中华医学会骨质疏松和
骨矿盐疾病分会 **推荐用书**

社区与基层医生
骨质疏松防治培训教程

主　编　李　梅　章振林　夏维波

副主编　游　利　霍亚南

秘　书　刘　巍　陈　琳

编　委　（以姓氏笔画为序）

丁　悦　王　鸥　王　覃　王以朋　付　勤　邢小平　吕金悍

朱　梅　刘　巍　刘建民　严世贵　严孙杰　李　梅　李玉坤

李蓬秋　汪　纯　宋纯理　张　浩　张　嘉　陈　林　陈　琳

陈　超　陈德才　林　强　罗湘杭　岳　华　郑丽丽　侯建明

姜　艳　袁凌青　夏维波　徐　进　徐　苓　徐又佳　唐　海

盛志峰　章振林　程　梅　程　群　程晓光　曾玉红　游　利

谢忠建　廖二元　薛庆云　霍亚南

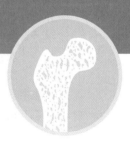

人民卫生出版社
·北　京·

图书在版编目（CIP）数据

社区与基层医生骨质疏松防治培训教程 / 李梅，章振林，夏维波主编. — 北京：人民卫生出版社，2021.9
ISBN 978-7-117-31987-4

Ⅰ.①社… Ⅱ.①李… ②章… ③夏… Ⅲ.①骨质疏松 – 防治 – 技术培训 – 教材 Ⅳ.①R681

中国版本图书馆 CIP 数据核字（2021）第 168207 号

人卫智网	www.ipmph.com	医学教育、学术、考试、健康，购书智慧智能综合服务平台
人卫官网	www.pmph.com	人卫官方资讯发布平台

社区与基层医生骨质疏松防治培训教程
Shequ yu Jiceng Yisheng Guzhishusong Fangzhi Peixun Jiaocheng

主　　编：李　梅　章振林　夏维波
出版发行：人民卫生出版社（中继线 010-59780011）
地　　址：北京市朝阳区潘家园南里 19 号
邮　　编：100021
E - mail：pmph @ pmph.com
购书热线：010-59787592　010-59787584　010-65264830
印　　刷：三河市潮河印业有限公司
经　　销：新华书店
开　　本：787 × 1092　1/16　印张：19　插页：4
字　　数：403 千字
版　　次：2021 年 9 月第 1 版
印　　次：2021 年 9 月第 1 次印刷
标准书号：ISBN 978-7-117-31987-4
定　　价：88.00 元

打击盗版举报电话：010-59787491　E-mail：WQ @ pmph.com
质量问题联系电话：010-59787234　E-mail：zhiliang @ pmph.com

主编简介

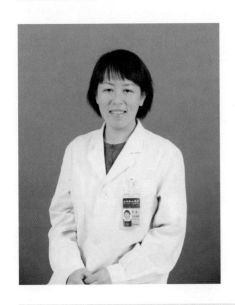

李 梅

- 医学博士，北京协和医院内分泌科主任医师、教授、博士研究生导师
- 北京协和医院内分泌科副主任
- 中华医学会骨质疏松和骨矿盐疾病分会候任主任委员
- 中华医学会骨质疏松和骨矿盐疾病分会社区与基层工作学组组长
- 北京医学会骨质疏松和骨矿盐疾病分会候任主任委员
- 中国研究型医院学会罕见病分会理事
- 《中华骨质疏松和骨矿盐疾病杂志》副主编、编辑部主任
- 《基础医学与临床杂志》《中国全科医学》《健康世界》杂志编委
- 《协和代谢性骨病学》副主编
- 《中国第一批罕见病目录释义》《罕见病诊疗指南（2019年版）》编委

主编简介

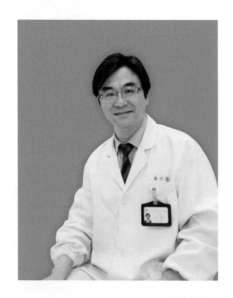

章振林

- 医学博士，二级教授，博士研究生导师
- 上海交通大学附属第六人民医院骨质疏松和骨病专科主任
- 上海市骨疾病临床研究中心主任
- 上海交通大学附属第六人民医院临床研究中心执行主任
- 中华医学会骨质疏松和骨矿盐疾病分会主任委员
- 2008、2011 年获上海市优秀学科带头人
- 2012 年获"上海市领军人才"
- 2012 年因"骨质疏松和单基因骨病的遗传机制和临床应用"获得上海市科学技术进步奖一等奖，第一完成人
- 2017 年获国务院政府特殊津贴
- 2018 年获得"国家名医"称号

主编简介

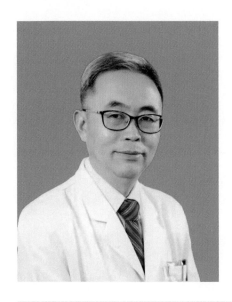

夏维波

- 主任医师、教授、博士研究生导师
- 北京协和医院内分泌科主任
- 中华医学会理事
- 国家卫生健康委员会合理用药专家委员会内分泌代谢组副组长
- 国际骨质疏松基金会科学顾问委员会理事
- 亚太骨质疏松联盟理事
- 中华医学会第五届骨质疏松与骨矿盐疾病分会主任委员
- 中华医学会内分泌学分会常务委员
- 北京医学会内分泌学分会副主任委员
- 北京医学会骨质疏松与骨矿盐疾病分会常务委员
- 北京市糖尿病防治协会副理事长
- 《中华骨质疏松和骨矿盐疾病杂志》主编
- 2019 年获得华夏医学奖一等奖（排名第一）
- 2019 年获得教育部科技进步奖二等奖（排名第一）

序

我国已步入人口老龄化社会，公共卫生健康方面正面临着前所未有的挑战。骨质疏松症作为一种老年人群最为常见的疾病，其患病率和危害性正迅速攀升。骨质疏松症的最严重后果——骨质疏松性骨折在老年人群中具有极高的致残性和致死性，给个人、家庭带来极大的痛苦和沉重的经济负担。对应于庞大的患者群，骨质疏松症的防治必须依赖各级医疗机构的共同努力、通力协作，才可能取得良好的效果。其中，社区与基层医疗机构是骨质疏松症预防、宣教、筛查、识别的第一道关口，是骨质疏松症及骨质疏松性骨折防治的重要战场。

中华医学会骨质疏松和骨矿盐疾病分会一直致力于骨质疏松症防治相关教材的编制与推广，以提高我国医疗系统对骨质疏松症的整体诊疗能力。《社区与基层医生骨质疏松防治培训教程》由中华医学会骨质疏松和骨矿盐疾病分会组织国内众多专家学者，通过问答的形式，对162个骨质疏松症诊疗中的常见问题进行答疑解惑，内容涵盖了骨质疏松症的基础知识、筛查、诊断、预防、治疗、长期疾病管理等多个方面，以一种简明、实用的方式对上述内容进行全面的梳理，结构清晰，重点突出，便于社区和基层医生在日常繁忙的工作中对骨质疏松症相关知识进行针对性学习提升，也非常适合在临床中遇到相关问题时进行快速查阅，具有很强的临床实用性。相信本书能成为广大基层医生在诊治骨质疏松症时值得细读与反复查阅的案头参考书。

徐苓
中国医学科学院北京协和医院
2021年6月于北京

前言

随着社会老龄化进程加剧，骨质疏松症患病率迅速攀升，其以骨量减少、骨强度下降、导致骨折风险增加为特征，又被称为"静静的骨骼杀手"。骨质疏松症已经成为我国突出的公共卫生问题，是导致老年人残疾和死亡的主要原因之一，严重影响老年人群的生活质量，甚至威胁生命。据统计，全球每 3 秒就会发生 1 起骨质疏松性骨折，50 岁以上人群中，1/3 的女性和 1/5 的男性会发生骨质疏松性骨折。我国流行病学调查显示，50 岁以上的人群中骨质疏松症患病率接近 1/5，而疾病前期骨量减少的患病率接近一半。因此，提高全民对骨质疏松症的认知和重视度，推动骨骼健康科学管理刻不容缓。

社区卫生服务中心和基层医院是管理慢性病的第一线和主战场，而社区和基层医生是慢病管理的主要执行者。对具备骨质疏松症危险因素的人群进行健康宣教、早期筛查、评估疾病风险、充分调动患者自我管理的主动性、提高其对治疗依从性、积极预防骨质疏松性骨折的发生，对于提升我国人群健康水平和减轻社会经济负担具有重要意义。此外，为促进骨质疏松症防治工作有效开展，明确各级医院分工和职责，上下联动，双向转诊，最终实现疾病的同质化管理十分重要。

为了满足社区和基层医生对骨骼健康管理的临床学习和实践工作的需要，为骨质疏松症的诊治提供培训教程，中华医学会骨质疏松和骨矿盐疾病分会组织本领域多名专家编写了本书。书籍着重于以临床问题为导向，从临床实践中提炼出骨质疏松症诊治中的常见问题，进行分析与总结，让大家通过通俗易懂的方式了解骨质疏松症的发病机制、危险因素、临床症状、如何预防及治疗等。此外，本书还融入的骨质疏松症分级诊疗的内容，细化了各级医院的分工、职责及流程，为今后骨质疏松症管理提供了新的思路。

全书由多学科专家联合撰写，分别来自内分泌科、骨质疏松科、骨科、风湿科、妇产科、放射科等，凝聚了专家们丰富的经验和宝贵的知识。相信本书兼具实用性和学术性，能够为骨质疏松症的防治和疾病管理提供帮助。

囿于时间，本书一定有不完善之处，还请广大读者今后不吝赐教、予以指正。

李　梅　章振林　夏维波

2021 年 6 月

目录

第三章
常用骨密度及骨测量知识

第四章
骨代谢指标及其他实验室检查相关知识

第五章
骨质疏松症鉴别诊断相关知识

第九章
骨质疏松症的基础治疗知识

第十章
抗骨质疏松症的药物治疗知识　　　　115

第十四章
骨质疏松症分级诊疗知识　　　　168

附录

第一章

骨骼基础知识

1 骨骼有哪些重要的功能?

骨骼是人体最大的器官,主要发挥以下几种重要功能:

(1)支撑功能:骨骼坚硬,具有特殊的形状,是人体重要的承重器官,维持机体的形态。如强健的脊柱、骨盆和股骨能让人直立并支持整个身体的重量。

(2)运动功能:不同的骨骼之间通常由关节和韧带连接。在神经系统支配下,骨骼和关节被骨骼肌、肌腱和韧带等带动而产生运动。不同的关节运动方式不同,如有的关节可以屈和伸,有的关节负责外展和内收等。

(3)保护功能:保护身体重要的内部器官,如颅骨保护大脑,胸骨和肋骨保护胸腔内的心脏和肺脏等。

(4)造血功能:骨骼中有骨髓腔,红骨髓分布在骨髓腔和骨松质的空隙,具有造血功能。

(5)储存功能:骨骼由大量的钙、磷等矿物质组成,是机体钙、磷等矿物质的储存库(人体 99% 的钙储存在骨骼中)。

(6)内分泌功能:骨骼细胞可分泌多种因子调节机体稳态。例如成骨细胞分泌的骨钙素(osteocalcin,OC)释放入血后调节血糖、大脑及生殖功能。成骨细胞和骨细胞可分泌成纤维细胞生长因子 23(fibroblast growth factor 23,FGF 23),作用于肾小管从而调节磷的重吸收;成骨细胞可通过分泌神经肽 Y(neuropeptide Y,NPY)影响机体脂肪代谢等。

(陈 林)

2 人体共有多少块骨骼? 包括几大类骨骼?

成年人体共有 206 块骨骼,按部位可分为颅骨、躯干骨、上肢骨和下肢骨 4 个部分,包括颅骨(22 块)、耳骨(6 块)、喉部骨骼(1 块)、肩部骨骼(4 块)、胸部骨骼(25 块)、脊椎(24 块)、手臂骨(6 块)、手骨(54 块)、骨盆(4 块)、腿骨(8 块)和足部(52 块)。按形态可分为长骨、短骨、扁平骨、不规则骨和籽骨 5 种类型。

(1)长骨:主要包括骨干和骨骺。骨干是由骨密质构成管壁的管状结构,内有骨髓腔,骨髓充填其中。骨骺主要由骨松质组成,与骨干密切相连,其表面有层透明软骨,可与其他骨骼形成关节。长骨主要分布与四肢，如肱骨和股骨等。

（2）短骨：呈立方状，外面包有一层薄的骨密质，中间为骨松质。短骨一般有多个关节面，主要分布在运动复杂，所需灵活性较大的部位，如腕关节和踝关节的骨骼。

（3）扁平骨：呈弯曲板状，由两层骨皮质和中间的骨松质构成，如颅骨、肋骨、胸骨等。

（4）不规则骨：形态不规则，一般由一层薄的骨皮质包裹骨松质，如髋骨和椎骨。

（5）籽骨：是包在肌腱里的骨，其功能是使肌腱远离关节，提高肌肉收缩力，如髌骨和豆状骨。

（陈　林）

3　骨组织有哪几类细胞成分？

成年骨组织中相关细胞主要包含 4 种：骨祖细胞（osteoprogenitor cell）、成骨细胞（osteoblast）、骨细胞（osteocyte）、破骨细胞（osteoclast）。其中骨祖细胞、成骨细胞和破骨细胞位于骨表面，骨细胞位于骨组织内。

（1）骨祖细胞：是骨组织的干细胞，位于骨组织和骨膜的交界面，其形态与骨膜中的成纤维细胞类似。当骨骼生长、改建或骨折修复时，骨祖细胞功能活跃，不断增殖分化为成骨细胞。

（2）成骨细胞：起源于间充质干细胞，是形成骨组织的关键细胞。成骨细胞分布在骨组织表面，常单层排列，锥形或立方形，表面伸出许多细小突起，并与邻近的成骨细胞或骨细胞的突起形成缝隙连接。细胞核成圆形，位于细胞质内远离骨表面的一段。成骨细胞是合成和分泌骨基质的有机成分，如Ⅰ型胶原和骨钙素，形成类骨质。此外，成骨细胞还释放基质小泡，小泡内含细小钙盐结晶，参与基质矿化。当成骨细胞处于非活跃状态时，其细胞变扁平，贴在骨组织表面，称为骨衬细胞（bone lining cell）。骨衬细胞也是骨内膜的主要组成细胞。在一定条件下，骨衬细胞也可以重新活跃参与成骨。

（3）骨细胞：是骨骼中数量最多的细胞，在所有骨组织细胞中比重高达 90%～95%。骨细胞来源于成骨细胞，当成骨细胞被自身分泌的类骨质包埋后，随着分泌能力的逐渐减弱，其胞体不断变小，突起逐渐延长，最终形成骨细胞。骨细胞胞体所在的间隙为骨陷窝，突起所在的腔隙为骨小管。骨陷窝和骨小管相通，构成骨组织内的物质传送通道。骨细胞的突起通过骨小管与其他骨细胞、成骨细胞和破骨细胞相连，负责细胞之间的信号传递，调节成骨和破骨细胞活性。骨细胞可感知机械应力，可通过分泌相关细胞因子如硬骨抑素（sclerotin），核因子κB受体活化因子配体（receptor activator of nuclear factor-κB ligand，RANKL）作用于成骨细胞和破骨细胞来影响骨骼。此外，骨细胞自身在一定条件下也具有骨吸收的作用，如在女性妊娠和哺乳期，骨细胞会发挥骨吸收作用，参与调节机体钙磷平衡。

（4）破骨细胞：是体内关键的发挥骨吸收作用的细胞。破骨细胞起源于造血系统的单核-巨噬细胞系，由多个单核细胞融合而成，数量少，散在分布在骨组织表面。破骨细胞胞体大，形态不规则，细胞核 3～60 个不等，多数情况下有 10～20 个核，多核是破骨细胞的重要特征，细胞核数目多少与其骨吸收能力有关。破骨细胞内细胞器丰富，含有大量的溶酶体和线粒体。处于吸收状态的破骨细胞紧贴骨组织的一侧，有许多毛刷样突起，称为皱褶缘，是发挥骨吸收的关键结构。环绕皱褶缘的胞质区呈均质状，缺乏细胞器，但含有大量肌动蛋白，称为封闭带。封闭带的细胞膜紧密地贴在骨表面，将内部所包围的区域（皱褶缘及其对应的骨组织）封闭起来，形成一个密闭的腔隙，成为吸收陷窝。在这个特殊的封闭环境中，破骨细胞释放多种水解酶（如抗酒石酸酸性磷酸酶、基质金属蛋白酶等）和酸性离子（如 H^+），降解骨基质，溶解无机质。这些降解物被破骨细胞吸收，在皱褶缘的胞质内形成吞饮泡或吞噬泡，被进一步降解。

（陈　林）

4　什么叫骨重建？

（1）骨重建：在成年人骨量维持过程中，破骨细胞发挥骨吸收作用清除旧骨，成骨细胞分泌形成新骨替代旧骨，这个过程称为骨重建。骨重建是维持骨量、骨结构、修复微损伤，保持骨骼机械性能及调节钙稳态的重要机制。骨重建依靠骨重建单位（bone remodeling unit，BRU）来实现，又可称为基本多细胞单位（basic multicellular unit，BMU）。在这个BMU 中，前方破骨细胞溶解吸收骨组织，后方成骨细胞不断分泌胶原成骨以填充骨吸收后留下的骨陷窝。骨重建一般过程为：破骨细胞被募集到需要重建的部位，被激活后启动骨重建过程；破骨细胞发挥骨吸收作用，降解骨质并形成吸收陷窝；破骨细胞通过偶联信号将成骨细胞吸引到骨吸收部位；成骨细胞合成胶原，分泌基质小泡等成骨填充陷窝；完成上述阶段后，骨重建单位进入静止期，等待下一个重建周期开始。骨重建过程需要破骨细胞和成骨细胞之间的密切偶联，二者处于平衡状态。在机体某些状态下，这种平衡被打破，可能导致吸收的骨并没有被完全填充，从而造成骨丢失。如绝经后，破骨细胞活性或数量显著增加，而成骨细胞功能并未相应改变，骨吸收大于骨形成时骨量丢失；在过量使用糖皮质激素时，成骨细胞功能下降而破骨细胞功能并未相应改变时，导致骨形成小于骨吸收功能，同样造成骨量丢失。

（2）骨重建的调控因素

1）生物力学因素：骨骼可以根据外界负荷和内部应力来调节骨量多少及分布，微结构的完整性。应力大的部位骨量和骨强度大，反之则小。如机械负荷对骨重建具有重要影响。骨骼失用或缺少负荷，如长期卧床、局部制动、失重状态等，会导致破骨细胞活性增加，骨吸收大于骨形成导致骨量快速丢失，其中承重部位的骨量会明显丢失。

骨骼感应外界机械应力，涉及力学信号的传递、骨组织细胞对力学信号的响应以及骨组织细胞间的相互协调作用。骨细胞是骨骼中主要的力学感受细胞，将力学信号传递给成骨细胞和破骨细胞等效应细胞，使骨形成和骨吸收处于动态平衡以维持骨骼力学稳定性。然而，力学影响骨重建的机制还不是很清楚。

2）非生物力学因素：调节骨重建的非生物力学因素主要包括内分泌因素和局部因素。①内分泌因素：机体内多种激素通过调控破骨细胞和成骨细胞功能参与骨重建。例如雌激素和降钙素可以抑制破骨细胞骨吸收功能；生长激素、雄激素等促进骨形成；甲状旁腺素、维生素 D 等既促进骨形成也可促进骨吸收。②局部因素：骨骼局部有多种因子参与调节骨重建，主要通过旁分泌和内分泌方式作用在骨骼细胞间，骨基质与骨骼细胞间传递信号。如成骨细胞和骨细胞可以分泌 RANKL 促进破骨细胞分化，同时分泌护骨因子（osteoprotegerin，OPG）抑制破骨细胞功能；破骨细胞可分泌骨形态发生蛋白 6（bone morphogenetic protein 6，BMP6）促进骨形成；骨细胞可分泌硬骨抑素抑制骨形成；破骨细胞吸收骨基质后释放的转化生长因子 -β1（transforming growth factor -β1，TGF-β1）可促进骨髓间充质干细胞向骨吸收的区域募集，并诱导其分化为成骨细胞，启动骨形成。

（陈　林）

5　调节成骨细胞作用的主要信号通路是什么？

在成骨细胞分化的过程中，受多条信号通路调控，在此我们简要介绍几种主要的调控通路。

（1）转录因子 Runx2 和 Osterix：Runx2 又称为 Cbfa1，是调控间充质干细胞向成骨方向分化的关键转录因子。Runx2 能调控成骨细胞分化早期基因骨碱性磷酸酶（alkaline phosphatase，ALP）的表达，促进成骨祖细胞分化为成骨前体细胞。Osterix 是 Runx2 的下游基因，高度特异性地在成骨细胞内表达。Osterix 决定了成骨细胞前体向成熟成骨细胞的分化。

（2）BMP 信号：骨形态生成蛋白（bone morphogenetic protein，BMP），属于 TGFβ 家族，BMP 与细胞表面的 BMP 受体（BMPRs）结合后，激活下游的 Smad1/5/8 信号通路，使 Smad1/5/8 磷酸化后与 Smad4 结合入核，调控 BMP 靶基因的转录，如 Runx2 和 Osterix 等，促进成骨细胞分化。BMP 是成骨细胞分化和骨形成所必需的。BMPR1 的一种亚型活化素受体样激酶 2（activatin receptor like kinase 2，ALK2）基因突变引起骨纤维发育不良。动物实验也发现 Bmp2/4 缺失小鼠成骨细胞功能障碍，骨形成异常。成骨细胞中 BMPR1 缺失小鼠也表现为骨质减少，成骨细胞数量减少及其分化和矿化障碍。

（3）WNT 信号：WNTs 属于分泌型糖蛋白，它们可同时结合到细胞表面受体卷曲蛋白frizzled（Frz）和低密度脂蛋白受体相关蛋白（low density lipoprotein receptor-related protein，LRP）5/6，激活下游糖原合成酶激酶3（glycogen synthase kinase-3，GSK3）及β-catenin信号通路。WNTs与其受体结合后，使GSK3失活和信号转导复合物的解体，不能磷酸化β-catenin，使β-catenin稳定性增加，进入细胞核，与转录因子TCF/LEF形成复合物，进而启动WNT靶基因表达，促进成骨。WNT信号与骨量维持密切相关。在人遗传病中，LRP5功能性缺失突变的患者患有严重的骨质疏松症。编码WNT信号抑制分子硬骨抑素的基因SOST突变后，导致骨硬化症（sclerosteosis），一种高骨量性疾病。动物实验中发现骨细胞中β-catenin缺失导致骨量减少。LRP5缺失的小鼠表现为骨量减少和成骨细胞增殖减弱，而LRP5过表达的转基因小鼠则表现为成骨细胞活性和数量持续增加。

（4）Notch信号：Notch受体有四种（1～4），其配体包括Delta 1、3、4和Jagged 1、2。Notch受体及其配体都属于跨膜蛋白。配体与Notch受体结合后，通过一系列反应，将胞内结构域（notch intracellular domain，NICD）切割下来，切割下的胞内片段进入细胞核，与转录因子C启动子结合因子1（C promoter-binding factor1，CBF1）结合调控靶基因的表达。目前一般认为Notch负性调节成骨细胞功能。Notch缺失小鼠成骨细胞前体分化增加。NICD能与Runx2结合并抑制其转录能力，从而干扰Runx2的促成骨作用。Notch还可以通过上调其靶基因Hey1抑制Runx2的转录活性，抑制骨形成。此外，过量表达NICD还可通过抑制WNT/β-catenin通路从而抑制成骨细胞的分化。

（5）甲状旁腺素（parathyroid hormone，PTH）信号：甲状旁腺素（PTH）由甲状旁腺合成和分泌，主要作用于骨骼、肾脏和肠。PTH可以促进肠道钙吸收及肾脏对钙的重吸收，并促进破骨细胞骨吸收作用，调节血钙。PTH相关蛋白（PTHrP）由多种类型的细胞表达，在调节血钙方面与PTH有类似的作用。

PTH和PTHrP可结合到细胞表面G蛋白偶联受体（G-protein coupled receptor，GPCR）上，通过激活下游蛋白激酶A（protein kinase A，PKA）、磷脂酶C（phospholipase C，PLC）、蛋白激酶C（protein kinase C，PKC）和促分裂原活化的蛋白激酶（mitogenactivated protein kinase，MAPK）等途径抑制成骨细胞凋亡，促进其分化。PTH间歇性应用会促进骨合成代谢，增加骨量，但PTH的持续应用会通过促进成骨细胞RANKL表达促进破骨细胞分化，导致骨吸收增加。

（6）FGF信号：成纤维细胞因子（fibroblast growth factor receptor）属于肝素结合生长因子家族，共有22种FGF。FGF与其受体FGFR结合后，可激活下游MAPK、PI3K-Akt、PLCγ和STAT等途径传递信号发挥生理功能。不同的FGF对成骨细胞作用不同，不同FGFR对成骨细胞的作用也不同。例如FGFR1可促进间充质干细胞分化为前成骨细胞，但抑制间充质干细胞的增殖，以及成骨细胞的成熟和矿化；FGFR3则促进间充质干细胞向成骨细胞分化，但抑制矿化。

（陈　林）

6 调节破骨细胞作用的主要信号通路是什么？

处于生长发育期的骨骼，骨构塑需要骨吸收。同样，处于矿物质代谢、骨骼修复的骨骼亦需要依靠骨吸收来完成。破骨细胞具有吸收骨基质，启动软骨内成骨，引导膜内成骨和骨重建等多种功能。破骨细胞是一种组织特异性的多核巨噬细胞。在病理情况下，甲状旁腺功能亢进性骨病、钙受体相关性骨病、维生素 D 相关性骨病（佝偻病 / 骨软化症）、FGF-23 相关性骨病、低骨量与骨质疏松症、低血磷性佝偻病、高骨量综合征、骨质硬化症、肿瘤性骨病、炎症性与变性性骨病等的病因与发病机制均与破骨细胞的数量或功能异常有直接或间接联系。

RANK-RANKL-OPG 系统被广泛认为是诱导破骨细胞分化过程中最重要的信号转导通路，大部分细胞因子都通过这个通路来调控成骨细胞和破骨细胞之间的动态平衡。

核因子-κB 受体活化因子（receptor activator for nuclear factor- r，RANK），是肿瘤坏死因子（TNF）受体家族成员之一，在破骨细胞前体细胞及成熟破骨细胞表面均有高度表达。人 RANK 蛋白有 616 个氨基酸残基，与小鼠有 70% 的同源性，其胞外结构域为 N-末端，包含 208 个氨基酸，主要功能是与 RANKL 的 C- 端结合发生作用，产生并传递信号，在胞内区域有 383 个氨基酸，因为其缺乏内在的活性激酶去磷酸化激活下游的信号分子，因此需要转接分子 TRAFs（肿瘤坏死因子受体相关因子）的参与，来诱导激发 NF-κB 和 c-Jun 氨基端激酶（JNK）的活性。NF-κB 途径和 JNK 途径是 RANK 和 RANKL 结合后介导破骨细胞分化的重要调节途径。

核因子-κB 受体活化因子配体（receptor activator for nuclear factor- r ligand，RANKL），是 TNF 超家族成员之一，RANKL 的表达依赖于 Cbf- 的活性，因此 Cbf- 也被认为是联系成骨细胞与破骨细胞的纽带。人的 RANKL 蛋白含有 317 个氨基酸，与小鼠有 87% 的同源性。RANKL mRNA 在淋巴组织及骨组织中含量高，而在心、胎盘、骨骼肌等非淋巴样组织中仅有低度表达。在体内，RANKL 主要以膜结合型和可溶型两种形式存在，膜结合型 RANKL 的生理功能较可溶型 RANKL 更强，关于 RANKL 的研究大多都是针对结合形式的 RANKL。RANKL 有三个亚型，分别是 RANKL1、RANKL2、RANKL3，在细胞内，这 3 种亚型形成同源或异源三聚体，这种三聚体结构对 RANKL 定位到膜上至关重要，并且这 3 种亚型具有共同的羧基末端活性受体结合域，因此他们能与相同的受体结合发挥作用。RANKL 的主要作用就是与破骨细胞前体细胞表面的 RANK 结合，启动下游的一系列信号通路，诱导破骨细胞的分化。

护骨因子（osteoprotegerin，OPG）也属于 TNF 受体超家族成员，以二聚体的形式分泌到胞外，单体的半衰期要比二聚体更长，而二聚体则比单体有更强的肝素结合能力，但是，二者的热、酸稳定性很相似，并且都具有抑制破骨细胞形成的能力。人体骨组织 OPG 主要在成骨细胞合成，淋巴组织中也可产生。OPG 主要功能是与 RANKL 竞争性结合，阻断 RANKL/RANK 通路，抑制破骨细胞分化成熟。另外，OPG 还可与肿瘤坏死因子相关性细胞凋亡诱导配体（TRAIL）结合，抑制 TRAIL 引导的细胞凋亡。

成骨细胞表达并释放 RANKL，和破骨细胞前体细胞表面的 RANK 结合后，募集 TNF 受体相关因子（TRAFs）结合到 RANK 的胞质区，其中 TRAF2、TRAF5、TRAF6 都能与 RANK 结合，并通过 JNK 途径、NF-κB 途径和 Akt 途径，启动并传递破骨细胞的分化信号。TRAF2、TRAF5 与 RANK 结合激活 c-Jun 氨基端激酶（JNK），JNK 诱导 c-Jun/Fos 活化蛋白 1（AP-1）活化，调节 c-Fos 的表达，促进破骨细胞前体发生增生、分化。TRAF6 与 RANK 结合激活磷脂酰肌醇 -3- 激酶（PI-3K），继而活化蛋白激酶 B（PKB、Akt），参与 NF-κB 活化，使 c-Fos 的表达增加，c-Fos 与活化的 T 细胞核因子（NFAT-c1）结合，启动破骨细胞特异性基因的转录，诱导破骨细胞前体分化为成熟破骨细胞。

OPG 可与 RANKL 竞争性结合，且结合能力要比 RANK 更强，能有效阻断 RANK/RANKL 信号通路，抑制破骨细胞分化，防止破骨细胞过度增长。RANKL/OPG 比值关系着破骨细胞分化的强弱，如果比值减小，成骨细胞表面的 RANKL 全部被 OPG 竞争性结合，而不能与破骨细胞前体上的 RANK 结合产生转录信号，导致破骨细胞的分化受到抑制；如果比值过度增大，OPG 难以拮抗 RANKL 和 RANK 的结合，使破骨细胞生成增多，骨吸收能力增强，因此 RANKL/OPG 保持一定的比值对于维持破骨细胞分化和骨代谢平衡具有重要意义。

总结来说，破骨细胞生成的关键调节步骤：成骨细胞产生的 RANKL 与破骨细胞前体细胞上的 RANK 结合，从而激活 NF-xB，促进破骨细胞分化；以及成骨细胞分泌的 OPG，可作为 RANKL 的受体，与 RANK 竞争性结合 RANKL 抑制破骨细胞的生成。绝经后女性由于雄激素水平降低，导致 RANKL 增加，RANKL/OPG 比值升高，过多的 RANKL 与破骨细胞前体及破骨细胞表面的 RANK 结合，从而促进破骨细胞分化、激活，导致其骨吸收作用增强，此时，骨吸收和骨形成呈负平衡状态，骨密度和骨强度下降，导致骨质疏松症发生。

以 RANK-RANKL-OPG 这一关键通路为靶点，通过研究产生了多种 OPG、RANKL 衍生物，近年来，人源化 RANKL 抑制剂地舒单抗（denosumab）应运而生，地舒单抗与体内 RANKL 相结合，阻止 RANKL 与破骨细胞表面的 RANK 结合，从而抑制破骨细胞的激活、分化和存活，从而达到抗骨质疏松的治疗目的。

（罗湘杭）

7　调节骨骼代谢的重要内分泌激素有哪些？

骨骼是机体的矿物质储存库和缓冲库，在内分泌激素、旁分泌激素、细胞因子和代谢酶的调节下，维持血清和组织矿物质代谢平衡与内环境稳定。调节骨骼代谢的重要内分泌激素主要有以下 5 种。

（1）甲状旁腺激素：甲状旁腺激素（parathyroid hormone，PTH）由甲状旁腺分泌，对维持机体钙磷平衡和骨代谢起着重要作用。PTH 与骨、肾等组织的靶细胞表面受体结合，激活一系列生理生化反应，使血钙浓度升高。升高的血钙反馈作用于甲状旁腺，降低 PTH 分泌，使血液中的钙浓度维持在正常范围内，保证机体内环境的相对稳定。

（2）维生素 D（vitamin D）：又名钙化醇，活化的维生素 D_3—$1,25(OH)_2D$ 是调节钙磷代谢的重要激素。当 $1,25(OH)_2D$ 水平升高时，可促进肠黏膜对钙的吸收增加而升高血钙，血钙离子增加可抑制 PTH 分泌，PTH 分泌减少可使肾内 1α- 羟化酶的活性下降，从而抑制肾脏 $1,25(OH)_2D$ 的合成，反之亦然。PTH 通过对 1α- 羟化酶和与活化维生素 D 的相互调节作用来完成其对 $1,25(OH)_2D$ 水平的精细调节作用。

（3）降钙素：降钙素由甲状腺素滤泡旁细胞合成和分泌的肽类激素，是一种钙调节激素，能抑制破骨细胞的生物活性、减少破骨细胞数量，减少骨量丢失并增加骨量。降钙素可减低血浆中钙、磷浓度，抑制钙、磷吸收。降钙素的分泌与流经甲状腺的血液中钙浓度有关。因此，血钙浓度增加可引起降钙素分泌增加和抑制骨吸收，使高钙血症患者的钙浓度下降。降钙素通过对骨的作用，与甲状旁腺素（PTH）一起调节体内钙平衡。

（4）性激素：性腺固醇类激素对骨的整体作用是保持骨代谢稳态，防止骨量丢失。雌激素、雄激素和孕激素是主要的性腺类固醇激素。雌激素通过抑制骨吸收中介因子和促进成骨性细胞因子的表达而发挥骨吸收抑制作用。当雌激素缺乏时，促进骨吸收的细胞因子的抑制效应被解除，骨吸收增强，导致骨量丢失。雌激素能促进女性骨内膜骨生成。另外，雄激素能刺激男性长骨皮质骨扩张。男女性雄激素受体和雌激素受体信号对骨量获得的不同作用，在青春期发育的早期，雌激素对男性和女性的骨骼生长发育是必需的，而在青春期发育和以后的时期内，因为雌激素和雄激素对骨骼的不同作用，产生两性骨骼形态差异，主要表现在骨骼的大小，男性骨骼体形较大是由于长骨扩张，在青春后期，雄激素促进桡骨扩张，而女性的雌激素则抑制其作用。

（5）糖皮质激素：糖皮质激素是由肾上腺皮质束状带合成及分泌的一类肾上腺皮质激素。若糖皮质激素过多可引起骨量减少，表现为骨吸收增加，骨形成减少，并间接抑制肠钙吸收，改变维生素 D 代谢。但只要未发生骨折及骨坏死，这种骨质疏松是可逆的。糖皮质激素也减少肠钙吸收，但不引起血清 $25(OH)D$ 和 $1,25(OH)_2D$ 降低，也不降低肠上皮细胞对维生素 D 的敏感性。糖皮质激素还可增加血清 PTH 水平，但可被钙剂和维生素 D 逆转。

综上，临床上根据上述多种激素调节骨骼代谢的原理，衍生出众多治疗骨质疏松症的药物，如甲状旁腺素类似物特立帕肽、活化的维生素 D 及其类似物，包括 1α 羟维生素 D_3（α- 骨化醇）和 $1,25$-$(OH)_2D$（骨化三醇）、降钙素类制剂有鳗鱼降钙素类似物和鲑降钙素、选择性雌激素受体调节剂类雷洛昔芬等。

（罗湘杭）

8　人类骨量一生有怎样的变化趋势？

骨质疏松症是以骨量减少，骨组织微细结构破坏，导致骨脆性和骨折危险性增加为特征的一种系统性、全身性的骨骼疾病。骨量是指单位体积内，骨组织中矿物质（钙、磷等）和骨基质（骨胶原、蛋白质、无机盐等）的含量。骨量的减少使得骨密度逐渐下降，到一定程度后出现骨质疏松症。

人类骨量随年龄增长大体可分为 6 个时期：

（1）骨量增长期：从出生至 20 岁，随年龄增长骨量持续增加。该期男性增长速度快于女性，这也是最终男性骨密度峰值高于女性的原因。

（2）骨量缓慢增长期：从 20～30 岁，骨量仍在缓慢增加，年增长率为 0.5%～1%。

（3）骨量峰值相对稳定期：从 30～40 岁，骨骼生长处于相对平衡状态，骨密度也处于一生的峰值期，女性骨峰值低于男性，该期约维持 5～10 年。

（4）骨量丢失前期：女性从 40～49 岁、男性 40～64 岁，骨量逐渐丢失；女性年丢失率为 0.4%～0.6%，男性为 0.3%～0.5%。

（5）骨量快速丢失期：主要见于绝经后女性，绝经后 1～10 年，骨量丢失速率明显加快，年丢失率为 1.5%～2.5%，约维持 5～10 年；男性不存在快速丢失期。

（6）骨量缓慢丢失期：65 岁以后，女性骨量丢失速率降低到绝经前水平，男性亦较以前出现一些轻微的骨量快速丢失，骨量年丢失率约为 0.5%～1%。

通过分期后，可根据每个时期的特点不同予以干预，增加骨量峰值，延缓骨量丢失。

（罗湘杭）

9　什么叫峰值骨量？

峰值骨量（peak bone mass）是指在生长和发育过程中达到的最大骨量，即人从出生后骨量就逐渐增加，到一定年龄时达到最高水平的骨量。峰值骨量特征包括骨质量、密度、强度、微结构和微修复机制。

研究发现，人体骨量在 30～35 岁达到峰值骨量。但是事实上，骨骼的不同部位达到峰值骨量的时间也不一样，并且女性比男性更早达到峰值。一项多中心研究发现，女性的腰椎和全髋部达到峰值骨量的年龄分别为 33～40 岁以及 16～19 岁。峰值骨量维持一段时间后随年龄的增加而逐渐下降。当骨量降低到一定程度，即可能导致骨质疏松症的发生。因此峰值骨量就比如同人体内的"骨银行"，年轻时峰值骨量越高，相当于在"银行"中的"储蓄"越多，可供人们日后消耗的骨量就越多。峰值骨量越低或出现越早，发生骨质疏松的危险越大；反之，峰值骨量越高或出现越晚，发生骨质疏松症的机会越小。据报道，峰值骨量增加 3%～5% 可降低 20%～30% 的骨折危险性。一些 meta 分析曾作出估计，峰值骨量增加 10% 可使骨质疏松症的发生延迟 13 年，使绝经后女性发生骨质疏松症的风险降低多达 50%。

预防骨质疏松，降低其危险性到最低程度方法主要是在骨发育成熟时期使峰值骨量达到最高，以尽可能降低成年人骨丢失的速率。

（罗湘杭）

10　峰值骨量受哪些因素的影响？

峰值骨量是指在生长和发育过程中到达的最大骨量。它与遗传、性别、钙的摄入、内分泌激素、锻炼及不良嗜好等因素有关。

（1）遗传因素：这是一种不可改变的因素，包括种族和性别。遗传因素造成了大约 60%～80% 的骨质量和骨质疏松症风险的差异性。在 9～25 岁的个体中，非裔美国人所有骨骼部位的面积骨密度都高于白人，其次是亚裔和西班牙裔。在儿童和青少年中，男性的面积骨密度和骨矿物质含量高于女性。

（2）性别：不管男性或女性，骨量会随着青春期的到来而很快增长，但是女性达峰值骨量的时间较男性早。峰值骨量随性别不同而略有区别。有研究提示，女性青春前期骨矿含量高于男性，青春期后男性的骨矿含量会高于同龄的女性。

（3）钙的摄入：骨组织的正常生长和发育需要适量的钙摄入。在青春期应该保证足够量的钙摄入才能到达最佳的峰值骨量。有研究表明，摄入含钙丰富食物的青少年骨量明显超过摄入不足的青少年，还发现了摄入足够量的含钙产品可以减少骨吸收，有利于获取较大的峰值骨量。

（4）内分泌激素：调节钙磷代谢的激素，甲状旁腺激素、降钙素和维生素 D 在调节骨基质的矿化中有重要作用。生长激素、甲状腺激素、性激素、糖皮质激素等均影响骨的生长。有研究发现，原发性性腺功能低下的患者腰椎骨密度较低，特纳（Turner）综合征的患者腰椎骨密度明显降低，血清中骨转换生化指标，如血碱性磷酸酶、骨钙素等会明显升高。

（5）锻炼：青少年时期积极的户外锻炼活动对峰值骨量的影响是十分确定的。保证钙的适量摄入时，体育锻炼对骨密度的作用超过补充钙质。相关研究表明，负重锻炼与腰椎骨密度有正相关关系。还有研究发现，退役的体操运动员骨密度较同龄人高，其原因提示与他们在青少年时期所从事的体操运动获得了较高的峰值骨量有关。在青春期增加体育锻炼可能会增加骨折的危险性，但是可以将峰值骨量最大化并且最大程度减少成年后骨质疏松的发生。

（6）不良嗜好：吸烟及饮酒对获取峰值骨量不利。研究表明，低龄吸烟会减少峰值骨量。要获取最大量的峰值骨量，应从青少年时期规律运动并且拒绝吸烟。相关研究提示，在骨骼生长期，慢性酒精摄入会减少峰值骨量水平，并且发现骨皮质或骨松质骨量均受影响。

骨质疏松症的特征是骨量低和骨组织的微结构损坏，在生长过程中应优化骨量积累以获得更高的峰值骨量，来预防未来骨质疏松症所致的骨折。

（罗湘杭）

参考文献

[1] 李继承，曾园山．组织学与胚胎学 [M]. 9 版．北京：人民卫生出版社，2016.

[2] 贺林，李保界．骨发育与骨疾病的现代研究 [M]．上海：上海交通大学出版社，2019.

[3] NAN S , JIN M , LIN C. Role of FGF/FGFR signaling in skeletal development and homeostasis: learning from mouse models[J]. Bone Res, 2014, 2(1): 9-32.

[4] PAKVASA M, HARAVU P, BOACHIE-MENSAH M, et al. Notch signaling: Its essential roles in bone and craniofacial development[J]. Genes Dis, 2021, 8(1): 8-24.

[5] MOORER M C, RIDDLE R C. Regulation of Osteoblast Metabolism by Wnt Signaling[J]. Endocrinol Metab (Seoul), 2018,33(3): 318-330.

[6] WU M , CHEN G , LI Y P. TGF-beta and BMP signaling in osteoblast, skeletal development, and bone formation, homeostasis and disease[J]. Bone Res, 2016, 4: 16009.

[7] LIN G L, HANKENSON K D. Integration of BMP, Wnt, and notch signaling pathways in osteoblast differentiation[J]. J Cell Biochem, 2011,112(12): 3491-3501.

[8] JIlKA R L.Molecular and cellular mechanisms of the anabolic effect of intermittent PTH[J]. Bone, 2007, 40(6): 1434-1446.

[9] MIAO D, HE B, JIANG Y, et al. Osteoblast-derived PTHrP is a potent endogenous bone anabolic agent that modifies the therapeutic efficacy of administered PTH 1-34[J]. J Clin Invest, 2005, 115(9): 2402-2411.

[10] SUN, YANG J, XIE Y, et al. Bone function, dysfunction and its role in diseases including critical illness[J]. Int J Biol Sci, 2019, 15(4): 776-787.

[11] SILVA I，BRANCO J C. Rank/Rankl/opg: literature review. Acta Reumatol Port[J]，2011, 36(3):209-218.

[12] 蒋鹏，宋科官．破骨细胞及其分化调节机制的研究进展 [J]．中国骨与关节杂志，2017, 6(3):223-227.

[13] 中华医学会和骨矿盐疾病分会．原发性骨质疏松症诊疗指南（2017）[J].中华骨质疏松和骨矿盐疾病杂志,2017,10(5):413-444.

[14] 廖二元，曹旭．湘雅代谢性骨病学 [M]．北京：科学出版社，2013.

[15] 张林，杨锡让．人体骨量变化研究发展 [J]．体育与科学，1999, 20(117):7-22.

[16] 赵琳，杨尔麟．骨量峰值影响因素的研究 [J].医学综述,2005,11(1):65-67.

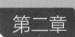

第二章

骨质疏松症知识概述

11 骨质疏松症的定义是什么?

世界卫生组织(World Health Organization,WHO)定义:骨质疏松症(osteoporosis,OP)是一种以骨量低下,骨微结构损坏,导致骨脆性增加,易发生骨折为特征的全身性骨病。其组织病理学特点是单位体积内的骨量(bone mass)降低,而骨矿盐和骨基质的比例正常。

美国国立卫生研究院(National Institutes of Health,NIH)定义:骨质疏松症是以骨强度下降、骨折风险性增加为特征的骨骼系统疾病。骨强度反映骨骼的两个主要方面,即骨密度和骨质量。

(游 利)

12 骨质疏松症分为哪几大类? 具体概念是什么?

骨质疏松症分为原发性骨质疏松症和继发性骨质疏松症两大类。

(1)原发性骨质疏松症(primary osteoporosis,POP):包括:①绝经后骨质疏松症(postmenopausal osteoporosis),又称Ⅰ型,一般发生在妇女绝经后5～10年内;②老年性骨质疏松症(senile osteoporosis),又称Ⅱ型,一般指老人70岁后发生的骨质疏松;③特发性骨质疏松症(idiopathic osteoporosis),指病因不明的青少年特发性低骨量。

(2)继发性骨质疏松症:由任何影响骨代谢的疾病和/或药物及其他明确病因导致的骨质疏松。

(游 利)

13 我国50岁后男女性骨质疏松症的患病率是多少?

2018年10月,国家卫生健康委员会、中国疾病预防控制中心慢病中心和中华医学会骨质疏松和骨矿盐疾病分会联合发布了首次中国居民骨质疏松症流行病学调查结果。

调查结果显示:骨质疏松症已经成为我国中老年人群的重要健康问题,50岁以上人群骨质疏松症总患病率为19.2%。50岁以上男性骨质疏松症患病率为6.0%,女性患病率则达到 32.1%，城市地区为 16.2%，农村地区为 20.7%。65 岁以上女性的骨质疏松症患病率更是达到 51.6%，其中男性为 10.7%，女性为 51.6%，城市地区为 25.6%，农村地区为 35.3%。我国男性骨质疏松症患病率水平与各国差异不大，女性患病率水平显著高于欧美国家，与日韩等亚洲国家相近。

（游 利）

14 我国 50 岁后男女性骨量减少的患病率是多少？

2018 年 10 月国家卫生健康委员会、中国疾病预防控制中心慢病中心和中华医学会骨质疏松和骨矿盐疾病分会联合公布了首次中国居民骨质疏松症流行病学调查结果。调查结果显示：我国低骨量（骨量减少）人群庞大，是骨质疏松症的高危人群。50 岁以上人群低骨量率为 46.4%，其中男性为 46.9%，女性为 45.9%，城市地区为 45.4%，农村地区为 46.9%。

居民对骨质疏松症认知普遍不足，骨密度检测率亟待提高。20 岁以上人群骨质疏松症相关知识知晓率仅为 11.7%，其中男性为 10.5%，女性为 13.0%，城市地区为 17.8%，农村地区为 8.1%。在骨质疏松症患者中，知晓自己患病的比例也较低，40～49 岁骨质疏松症患者的患病知晓率为 0.9%，50 岁以上患者的患病知晓率也仅为 7.0%。20 岁以上人群中，接受过骨密度检测的比例仅为 2.8%，其中男性为 2.5%，女性为 3.2%，城市地区为 5.0%，农村地区为 1.5%。50 岁以上人群中，接受过骨密度检测的比例为 3.7%，其中男性为 3.2%，女性为 4.3%，城市为 7.4%，农村为 1.9%。

（游 利）

15 我国 50 岁以上男性和绝经后女性骨质疏松症的诊断标准是什么？

骨质疏松症的诊断主要是基于双能 X 线吸收测定法（dualenergy X-ray absorptiometry，DXA）的骨密度测量结果和 / 或脆性骨折。

（1）基于骨密度测定的诊断：双能 X 线吸收测定法测量的骨密度是目前通用的骨质疏松症诊断指标。骨密度通常用 T- 值（T-Score）表示。

T- 值 =（骨密度实测值 – 同种族同性别正常青年人峰值骨密度）/ 同种族同性别正常青年人峰值骨密度的标准差。

50 岁以上男性和绝经后女性，骨质疏松症的诊断标准目前我国是参照 WHO 的诊断标准：

骨密度值低于同性别、同种族健康成人的骨峰值 1 个标准差及以内（T- 值 > – 1.0）

属正常；降低 1~2.5 个标准差（−2.5 < T- 值 ≤ −1.0）为骨量低下（或低骨量）；降低等于和超过 2.5 个标准差（T- 值 ≤ −2.5）为骨质疏松；骨密度降低程度符合骨质疏松诊断标准，同时伴有一处或多处脆性骨折为严重骨质疏松。

基于 DXA 测量的中轴骨（腰 1 至腰 4 椎体、股骨颈或全髋）骨密度或桡骨远端 1/3 骨密度对骨质疏松症的诊断标准是 T- 值 ≤ −2.5。

（2）基于脆性骨折的诊断：脆性骨折是指受到轻微创伤或日常活动中即发生的骨折。如髋部或椎体发生脆性骨折，无论骨密度结果如何，临床上即可诊断骨质疏松症。而在肱骨近端、骨盆或前臂远端发生的脆性骨折，骨密度测定显示低骨量（−2.5 < T- 值 ≤ −1.0），可诊断骨质疏松症。

（游 利）

16　我国 50 岁以下男性和绝经前女性低骨量的诊断标准是什么？

双能 X 线吸收仪测量的骨密度是目前通用的骨质疏松症诊断标准。对于儿童、绝经前女性和 50 岁以下男性，其骨密度水平的判断，建议用 Z 值表示。Z- 值 =（骨密度测定值 − 同种族同性别同龄人骨密度均值）/ 同种族同性别同龄人骨密度标准差。将 Z- 值 ≤ −2.0 视为"低于同年龄段预期范围"或低骨量。

（岳 华）

17　骨质疏松症的危险因素有哪些？

原发性骨质疏松症是一种受多重危险因素影响的全身性疾病，其危险因素包括遗传因素和非遗传因素。遗传因素主要影响骨骼大小、骨量、结构、微结构和骨骼质量。峰值骨量的 60%~80% 由遗传因素决定。多种基因的遗传变异被证实与骨量调节相关。非遗传因素主要包括环境因素、生活方式、疾病、药物、跌倒相关因素等。一般来说，危险因素越多，骨质疏松性骨折发生概率越高。临床上尽早识别骨质疏松症及脆性骨折的危险因素，对于筛查高危人群，早期诊治骨质疏松症，预防骨折发生具有非常重要的意义。

骨质疏松症的危险因素包括可控因素与不可控因素。前者主要与非遗传因素相关，而后者主要与遗传因素有关。

（1）不可控因素：种族（患骨质疏松症的风险白种人高于黄种人，黄种人高于黑种人）、高龄、女性绝经、脆性骨折家族史。

（2）可控因素

1）不健康的生活方式：包括体力活动少、吸烟（包括主动吸烟及被动吸烟）、过量饮酒（乙醇摄入量大于等于 3 单位 / 天，一个单位相当于 8~10g 乙醇，相当于 285ml 啤酒、

120ml 葡萄酒、30ml 烈性酒）、过多饮用含咖啡因的饮料、营养失衡、蛋白质摄入过多或不足、钙和 / 或维生素 D 缺乏、高钠饮食、体质量过低等。

2）影响骨代谢的疾病

内分泌系统疾病：1 型或 2 型糖尿病、甲状腺功能亢进症、甲状旁腺功能亢进症、皮质醇增多症（又称库欣综合征）、性腺功能减退症、早绝经（绝经年龄小于 40 岁）、腺垂体功能减退症、高泌乳素血症、神经性厌食、高钙尿症、雄激素抵抗综合征等。

风湿免疫性疾病：类风湿关节炎、系统性红斑狼疮、强直性脊柱炎等。

胃肠道疾病：炎性肠病、胃肠道旁路或其他手术、原发性胆汁性肝硬化、胰腺疾病、乳糜泻、吸收不良等。

血液系统疾病：多发性骨髓瘤、白血病、淋巴瘤、单克隆免疫球蛋白病、血友病、镰状细胞贫血、系统性肥大细胞增多症、珠蛋白生成障碍性贫血等。

神经肌肉疾病：癫痫、卒中、肌萎缩、帕金森病、脊髓损伤、多发性硬化等。

其他：慢性肾脏及心肺疾病、慢性代谢性酸中毒、慢性阻塞性肺疾病、器官移植术后、结节病、特发性脊柱侧凸、肠外营养、淀粉样变、艾滋病、抑郁症等。

3）影响骨代谢的药物：糖皮质激素（相当于泼尼松 >5mg/d，使用时间超过 3 个月）、抗癫痫药物、抗惊厥药物、巴比妥类药物、选择性 5- 羟色胺再摄取抑制剂、芳香化酶抑制剂、他莫昔芬（绝经前使用）、肿瘤化疗药物、抗排异药物（如环孢素和他克莫司）、氨甲蝶呤、肠外营养、去甲羟孕酮（绝经前避孕）、促性腺激素释放激素类似物、抗病毒药物、噻唑烷二酮类药物、质子泵抑制剂和过量使用甲状腺激素等。

充分认识骨质疏松症的危险因素后，我们就可以对个体进行骨质疏松症风险评估。目前临床上比较常用的风险评估的初筛工具为：国际骨质疏松基金会（International Osteoporosis Foundation，IOF）骨质疏松风险一分钟测试题和亚洲人骨质疏松自我筛查工具（osteoporosis self-assessment tool for Asians，OSTA）。一分钟测试题针对不同性别人群骨质疏松症可控及不可控危险因素进行简单病史询问，从而初步筛查疾病风险。OSTA 主要根据年龄和体质量筛查绝经后女性骨质疏松症的风险，因其所选的指标过少，所以特异性并不高，需结合其他危险因素进行判断。另外，世界卫生组织（WHO）所推荐的骨折风险预测工具（fracture risk-assessment tool，FRAX®）是根据患者的临床危险因素及股骨颈骨密度建立的模型，用于评估患者未来 10 年髋部骨折及主要骨质疏松性骨折（椎体、前臂、髋部或肩部）的概率。

（岳　华）

18 最常见的继发性骨质疏松症是什么？

继发性骨质疏松症是有明确病因引起以骨量减少，骨组织微结构破坏，导致骨脆性增加，易发生骨折为特征的骨病。主要包括各种疾病或药物所导致的骨质疏松。

（1）药物性骨质疏松症

1）糖皮质激素所致骨质疏松症：糖皮质激素主要通过抑制骨形成，加快骨吸收，从而影响骨密度。糖皮质激素对骨密度的影响与使用时间和剂量有关。使用时间越长，剂量越大，骨量丢失越显著。糖皮质激素增加骨折风险，尤其是椎体和髋部骨折风险。且于用药早期骨折风险即迅速增加。

2）甲状腺激素所致骨质疏松症：甲状腺激素用于甲状腺功能减退和甲状腺癌行甲状腺切除患者的替代治疗。甲状腺激素通过激活 RANKL 系统增加骨吸收，降低骨密度；另一方面，长期应用甲状腺激素治疗可降低双膦酸盐类药物对骨密度的有益影响。

3）芳香化酶抑制剂所致骨质疏松症：芳香化酶抑制剂用于乳腺癌术后治疗。常用药物包括阿那曲唑、来曲唑等。芳香化酶抑制剂通过抑制雄激素转换为雌激素，从而降低体内雌激素浓度，导致骨量丢失。研究表明，患者使用芳香化酶抑制剂治疗 5 年期间，每 30～50 例绝经后妇女会有 1 例发生一次脆性骨折，其中以椎体骨折最常见。

4）抗癫痫药物所致骨质疏松症：抗癫痫药物能激活肝脏的酶类，加速维生素 D 及其活性产物的代谢，从而降低血中 25(OH)D 水平，影响肠道钙的吸收，使得钙磷代谢紊乱；另外，抗癫痫药物还可直接动员骨钙释放。因此，抗癫痫药物可增加骨丢失和骨折发生率，多数骨折发生于椎体，年轻患者更常见。

5）其他药物所致骨质疏松症：质子泵抑制剂、肿瘤化疗药、抗凝药、选择性 5- 羟色胺再摄取抑制剂和噻唑烷二酮类药物等。

（2）妊娠哺乳相关骨质疏松症：妊娠哺乳相关骨质疏松症是指妊娠晚期至产后 18 个月内发生的骨质疏松症。其发生机制包括：①妊娠期钙质摄入不足和骨钙动员，使骨丢失增加；②哺乳期乳汁中钙主要来源于母体，同时暂时性的骨吸收增加，骨密度和骨微结构的改变影响骨强度；③妊娠哺乳期胎盘和乳房分泌大量 PTH 相关蛋白，加快骨丢失。妊娠哺乳相关骨质疏松症的主要表现为妊娠晚期或产后早期出现骨痛、轻微外力下骨折以及活动障碍等。

（3）减重手术后并发骨质疏松症：胃部减重手术减少胃容积，影响胃肠道的吸收功能，使得钙、磷和维生素 D 吸收不良；此外，随着体重降低，骨骼承受的机械负荷和力学刺激减少，将影响骨形成过程。同时，因为胃肠道和脂肪组织具有重要的内分泌功能，减重术后导致细胞因子和激素分泌异常，影响骨重建过程。最终导致骨量减少和骨折风险增加。

（4）失用性骨质疏松症：失用性骨质疏松症主要是由于骨骼负荷应力减少和骨组织内环境的改变导致全身或局部的骨量丢失。常见病因包括：①运动功能障碍；②肌肉 - 骨骼系统病变或损伤；③神经系统损伤。

失用性骨质疏松症主要表现为：①翻身、坐位及站立开始负重时疼痛；②肌肉萎缩松弛，肌力下降；③骨折风险增加，尤其是负重部位，如下肢骨。

（岳　华）

19　最常见的继发性骨质疏松症见于哪些系统的疾病？

继发性骨质疏松是指由任何影响骨代谢的疾病和 / 或药物、器官移植导致的骨质疏松，常见于以下系统疾病。

（1）内分泌系统疾病：①垂体疾病，包括肢端肥大症、垂体泌乳素细胞腺瘤、垂体促甲状腺激素细胞腺瘤、垂体促肾上腺皮质激素细胞腺瘤、腺垂体功能减退症等；②甲状腺疾病，包括甲状腺功能亢进症、甲状腺功能减退症等；③皮质醇增多症；④性腺疾病，包括性腺功能减退症 [高促性腺激素性性腺功能减退症：克兰费尔特（Klinefelter）综合征、特纳（Turner）综合征；先天性低促性腺激素性性腺功能减退症：卡尔曼（Kallmann）综合征、嗅觉正常的先天性低促性腺激素性性腺功能减退症]、雄激素不敏感综合征、5α 还原酶缺乏症、雄激素受体抵抗、芳香化酶缺乏等；⑤ 1 型或 2 型糖尿病；⑥其他如神经性厌食、高钙尿症、早绝经（绝经年龄小于 45 岁）等。

（2）风湿免疫系统：系统性红斑狼疮、类风湿关节炎、强直性脊柱炎等。

（3）胃肠道系统：①溃疡性结肠炎和克罗恩病；②原发性胆汁性肝硬化、胰腺疾病、乳糜泻、吸收不良等。

（4）血液系统疾病：多发性骨髓瘤、白血病、淋巴瘤、单克隆免疫球蛋白病、血友病、镰状细胞贫血、系统性肥大细胞增多症、珠蛋白生成障碍性贫血等。

（5）神经肌肉疾病：癫痫、卒中、肌萎缩、帕金森病、脊髓损伤、多发性硬化等。

（岳　华）

20　最常见的继发性骨质疏松症是什么？

继发性骨质疏松症是指在糖皮质激素治疗后、自身免疫性疾病或肢体废用等情况下，导致骨量低下、骨折风险升高的一种代谢性骨病。还可见于器官移植、血液系统疾病、消化系统疾病和泌尿系统等疾病，及抗肿瘤类、抗癫痫类、噻唑烷二酮类和芳香化酶抑制剂等药物应用后。糖皮质激素所致的骨质疏松症（glucocorticoid-induced osteoporosis，GIOP）是最常见的继发性骨质疏松。因为治疗疾病时超生理剂量的糖皮质激素类药物对骨组织的生长发育及正常代谢有明显不利的影响，且随着此类药物的广泛应用使得 GIOP 越来越常见。即使生理剂量的糖皮质激素药物治疗也可引起骨量丢失。研究显示：在糖皮质激素治疗数周后，其骨量开始流失且以治疗初期数月速度最快，每年可达 5% ~ 15%，而糖皮质激素治疗 1 年以上的患者骨质疏松症发病率高达 30% ~ 50%。GIOP 患者一般同时伴随多种疾病和并发症，发生骨折阈值显著低于其他原因所致的骨质疏松症，且椎体、髋部和前臂远端的骨折风险均高于未接受糖皮质激素治疗者。GIOP 是有一定诊治难度的继发性骨质疏松症，应重视 GIOP 的早期筛查和规范治疗，以降低其危险性，获得较好预后。

（章振林）

21　骨质疏松症的临床表现有哪些？

骨质疏松症早期可无明显或特定的临床症状，一般以腰背酸痛、四肢乏力或肌肉抽搐等非典型症状为主。有些患者甚至无任何临床症状，而严重患者可出现身高缩短甚至脊柱侧弯或严重驼背，甚至发生骨质疏松椎体压缩性骨折，可出现腰背部的剧烈疼痛，影响生活质量。总之，骨质疏松症主要临床表现有腰背部疼痛、身高缩短以及出现低暴力下骨折，常见部位为腰椎、胸椎、桡骨远端和髋部等。

骨质疏松症同高血压、糖尿病等慢性疾病一样已经成为全球性人类健康问题，严重危害中老年人群的健康和生活质量，带来沉重的经济和社会压力。因为罹患人群多且早期症状十分隐匿，所以被称为"悄无声息的流行病"或"静悄悄的杀手"。因此，对于骨质疏松症的临床诊治切勿仅仅关注症状或临床表现，应对于身材瘦小的老年人群、围绝经期女性、糖皮质激素类药物治疗者等，或有多次跌倒史和骨折史的患者提高警惕，尽早进行骨密度检查等必要筛查，早期发现、早期治疗。避免出现严重并发症。

（章振林）

22　什么是骨质疏松性骨折？

骨质疏松性骨折是脆性骨折，常见于骨量低下的骨质疏松症患者，是骨质疏松症最严重的并发症。骨质疏松导致骨骼矿物密度和骨质量下降、微结构破坏，致使骨脆性增加、正常的承载能力丧失，从而在无外力或小于站立高度跌倒等低暴力情况下发生骨折，也被认为是骨骼功能衰竭的表现。骨质疏松性骨折严重危害老年人的身心健康，造成巨大经济负担，降低生存期，有较高的致残率和致死率，且发生 1 次骨质疏松性骨折后，再发骨折的概率会明显升高。骨质疏松性骨折常见部位为腰椎、胸椎、桡骨远端和髋部等。我们应早期规范地针对高危人群完成骨质疏松的筛查，避免发生骨折等严重并发症。

（章振林）

23 最常见的骨质疏松性骨折包括哪些?

（1）脊柱椎体压缩性骨折：常发生于胸腰椎。在跌倒或慢性损伤的过程中椎体可出现楔形或双凹状的改变，甚至在无明显外力下，也可出现椎体高度的压缩从而发生骨折，可造成患者腰背部酸胀或疼痛，多发生于胸、腰段椎体，占所有椎体骨折70%以上。

（2）髋部骨折：常发生于股骨颈和股骨转子间，是最严重的骨质疏松性骨折，且因其常需要长期卧床，对骨折患者的康复和护理要求也极高，有较高致残率和死亡率，老年及一般情况差者愈后不佳，并造成巨大的经济负担。常因跌倒而发生，一般需要手术治疗。发生在股骨颈的骨折因其血供少，骨折不愈合率高且会造成股骨头坏死，发生率为20%～40%。

（3）桡骨远端骨折：常发生于桡骨远端2～3cm范围内，包含3种类型，柯莱斯（Colles）骨折、史密斯（Smith）骨折和巴顿（Barton）骨折。发生率较高，多因跌倒造成。此类骨折的女性患病率高于男性，且若治疗复位不及时，易造成腕关节或手指的功能障碍。

（4）肱骨近端骨折：常发生于肱骨外科颈，可由间接暴力造成。该骨折比较常见，但其中80%～85%为无或轻度移位骨折，仅15%～20%需手术治疗。

（章振林）

24 骨质疏松性骨折可以引发哪些不良后果?

骨质疏松性骨折最常见的不良后果是骨折相关的直接影响，如骨折部位的疼痛、功能障碍，治疗过程中较重的经济花费，以及骨折后续心理生理的康复过程。同时骨质疏松性骨折还会引发相关的并发症，直接严重影响患者的骨折预后甚至危及生命，譬如：①脂肪栓塞综合征，是骨折后严重的并发症，主要见于长骨的骨干骨折后，骨髓脂肪随创口进入血流，形成组织脏器的脂肪栓塞。老年人骨骼结构改变、脂肪增加，是此症的高危人群，应注意早期的辨别及诊断。累及相应脏器应积极对症治疗。②感染，老年人因呼吸系统及泌尿系统等重要脏器衰老、功能降低，加之骨折后的长期卧床，常并发感染性疾病，以坠积性肺炎和泌尿系统感染多见。应积极预防感染的发生，注意监控患者的生命体征及各项指标，注意无菌操作及日常护理，必要时抗感染治疗。③下肢深静脉血栓形成，常因骨折创伤的机械性损伤相应静脉，从而形成血栓。如股骨颈骨折伤及股总静脉，骨盆骨折伤及髂总静脉或其分支，均可并发髂股静脉血栓形成。此病较急，数小时内可出现患肢的肿胀及疼痛，严重时患肢皮肤青紫，提示患肢深浅静脉广泛性血栓形成。应注重术后预防，如抬高患肢及卧床休息，必要时抗凝溶栓或手术治疗。④压疮，是由于骨折后患者长期卧床，局部皮肤等组织长期受压，发生持续缺血、缺氧、营养不良而致组织溃烂坏死，是在骨折后康复治疗、护理中的一个普遍性问题。应帮助患者勤翻身、变动体位，注意下身清洁卫生、皮肤干燥等。治疗主要以创面换药、清除坏死组织为主。此外，骨质疏松性骨折如果不进行有效治疗，再次发生骨折风险极高，因此预防第一次骨折非常重要，而对于发生一次骨折后，需要积极的抗骨质疏松药物治疗。

（章振林）

参考文献

[1] 中华医学会骨质疏松和骨矿盐疾病分会. 原发性骨质疏松症诊疗指南（2017）[J]. 中华骨质疏松和骨矿盐疾病杂志, 2017, 10(5):413-444.

[2] 夏维波，章振林，林华，等. 原发性骨质疏松症诊疗指南 (2017) [J]. 中国骨质疏松杂志, 2019, 25(3): 281-309.

[3] COSMAN F, DE BEUR SJ, LEBOFF MS, et al. Clinician's Guide to Prevention and Treatment of Osteoporosis[J]. Osteoporos Int, 2014, 25(10):2359-2381.

[4] 孟讯吾，周学瀛. 协和代谢性骨病学 [M]. 北京：中国协和医学大学出版社，2021.

[5] 王伟，史晓林. 继发性骨质疏松症的病因病机 [J]. 2012 年第十二届国际骨质疏松研讨会暨第十届国际骨矿研究学术会议论文集，2012，88-89.

[6] 廖二元，曹旭. 湘雅代谢性骨病学 [M]. 北京：科学出版, 2013.

[7] Bollerslev J, Harris S T, Leder B Z. Glucocorticoid-induced osteoporosis[J]. J Clin Endocrinol Metab, 2012, 97(2):35A.

[8] 中华医学会和骨矿盐疾病分会. 骨质疏松性椎体压缩性骨折诊疗与管理专家共识 [J]. 中华骨质疏松和骨矿盐疾病杂志, 2018, 11(5):425-437.

[9] GAO C, XU Y, LI L, et al. Prevalence of osteoporotic vertebral fracture among community-dwelling elderly in Shanghai[J]. CMJ, 2019, 132(14): 1749-1751.

[10] DE LAET CE, VAN HOUT B A, BRRGER H, et al. Hip fracture prediction in elderly men and women: validation in the Rotterdam study[J]. J Bone Miner Res, 1998, 13(10): 1587-1593.

[11] CUMMINGS S R, BLACK D M, THOMPSON DE, et al. Effect of alendronate on risk of fracture in women with low bone density but without vertebral fractures: results from the Fracture Intervention Trail[J]. J Am Med Assoc, 1998, 280(24): 2077-2082.

[12] 黄强，王满宜，荣国威. 复杂肱骨近端骨折的手术治疗 [J]. 中华骨科杂志, 2005, 25(3):159-164.

[13] FUKUMOTO L E, FUKUMOTO K D. Fat Embolism Syndrome[J]. Nurs Clin North Am, 2018, 53(3):335-347.

[14] 中华医学会骨科学分会. 中国骨科大手术静脉血栓栓塞症预防指南 [J]. 中华骨科杂志, 2009, 29(6):602-604.

常用骨密度及骨测量知识

25　哪些人群应测量骨密度？

根据中华医学会骨质疏松和骨矿盐疾病分会 2017 年发布的《原发性骨质疏松症诊疗指南（2017）》推荐，符合以下任意一条的人群，建议接受骨密度检查。

65 岁以上女性，70 岁以上男性；

65 岁以下女性，70 岁以下男性有一个或多个骨质疏松危险因素者；

有脆性骨折史的成年人；

各种因素引起的性激素水平低下的成年人；

X 线影像已有骨质疏松改变者；

接受骨质疏松治疗、进行疗效监测者；

国际骨质疏松基金会（IOF）骨质疏松症一分钟测试题回答结果阳性者；

患有影响骨代谢疾病或使用影响骨代谢药物史者；

亚洲人骨质疏松自我筛查工具（OSTA）结果≤ - 1 者。

另外，对于有抽烟、酗酒、大量饮用咖啡、碳酸饮料等不良生活习惯，过度节食减肥、饮食不均衡、多坐少动的年轻人群，也建议接受骨密度检查。

（林　强）

26　双能 X 线骨密度测量的部位有哪些？

双能 X 线骨密度测量是目前临床和科研中最常用的骨密度测量方法，可用于骨质疏松症的诊断、骨折风险性预测和药物疗效评估，也是流行病学研究最常用的骨密度评估方法。其主要测量部位是中轴骨，包括：腰椎和股骨近端，如腰椎和股骨近端测量受限，可选择非优势侧（如右利手，则测量左侧）桡骨远端 1/3。

（林　强）

27　双能 X 线骨密度测量的 T 值和 Z 值有什么意义？

双能 X 线骨密度测量的骨密度是目前通用的骨质疏松症诊断指标。骨密度通常用 T-

值（T-Score）表示，T- 值 =（骨密度实测值 – 同种族同性别正常青年人峰值骨密度）/ 同种族同性别正常青年人峰值骨密度的标准差。基于 DXA 测量的中轴骨（腰 1 至腰 4 椎体、股骨颈或全髋）骨密度或桡骨远端 1/3 骨密度对骨质疏松症的诊断标准是 T- 值 ≤ – 2.5。对于儿童、绝经前女性和 50 岁以下男性，其骨密度水平的判断建议用同种族的 Z 值表示，Z- 值 =（骨密度测定值 – 同种族同性别同龄人骨密度均值）/ 同种族同性别同龄人骨密度标准差。将 Z- 值 ≤ – 2.0 视为 "低于同年龄段预期范围" 或低骨量。

（林　强）

28　哪些因素可能影响双能 X 线骨密度测量？

由于成像原理和方法的限制，影响双能 X 线骨密度测量的因素有：①腰椎椎体退行性改变，如椎体和小关节的骨质增生硬化等；②扫描区域内血管钙化；③椎体骨折；④脊柱侧弯；⑤严重肥胖；⑥体重过低；⑦扫描区域内患者衣物或体内的金属物品；⑧短期内使用了放射性核素、钡剂、椎管造影剂或肠道不能吸收的药物；⑨还有一点容易被忽视，就是双能 X 线骨密度仪本身的质量控制。

（林　强）

29　基于双能 X 线骨密度测量的骨质疏松症诊断标准是什么？

双能 X 线骨密度测量的骨密度是目前通用的骨质疏松症诊断指标。对于绝经后女性、50 岁及以上男性，建议参照 WHO 推荐的诊断标准，基于双能 X 线骨密度测量结果：①骨密度值低于同性别、同种族健康成人的骨峰值 1 个标准差及以内属正常；②降低 1 ~ 2.5 个标准差（– 2.5 < T- 值 ≤ – 1.0）为骨量低下（或低骨量），降低等于和超过 2.5 个标准差为骨质疏松；③骨密度降低程度符合骨质疏松诊断标准，同时伴有一处或多处脆性骨折为严重骨质疏松。

（林　强）

30　双能 X 线骨密度测量除了诊断骨质疏松症外，还有哪些用途？

双能 X 线骨密度测量是临床和科研最常用的骨密度测量方法，除用于骨质疏松症的诊断，还可进行骨折风险性预测和药物疗效评估，也是流行病学研究常用的骨骼评估方法。同时，还可以进行全身测量，用于身体的体成分（包括脂肪、肌肉和骨密度等）分析，特别是体内脂肪分布测量分析有助于临床相关疾病的诊治。部分新型双能 X 线骨密度测量仪还能采集胸腰椎椎体侧位影像，可用于椎体形态评估及其骨折的判定。

（林　强）

31　X 线片在诊断骨质疏松症中的价值有哪些？

X 线片可以诊断骨质疏松症，但很不敏感，不能用于早期诊断。通常认为骨量丢失 30% 以上，X 线片才能做出明确诊断，且诊断受医生主观因素影响。但对于骨折，X 线片是非常好的检查方法。椎体骨折常因无明显临床症状被漏诊，需要在骨质疏松性骨折的危险人群中开展椎体骨折的筛查。胸、腰椎 X 线侧位影像可作为判定骨质疏松性椎体压缩性骨折首选的检查方法。X 线检查在国内非常普及，操作相对简单，价格不高，辐射剂量相对较低。常规胸、腰椎 X 线侧位摄片的范围应分别包括胸 4 至腰 1 和胸 12 至腰 5 椎体。如在胸、腰椎 X 线侧位影像评估椎体压缩性骨折时见到其他异常 X 线征象时，应进一步选择适宜的影像学检查，进行影像诊断和鉴别诊断。

（林　强）

32　哪些人群应进行椎体 X 线评估？

根据中华医学会骨质疏松和骨矿盐疾病分会 2017 年发布的《原发性骨质疏松症诊疗指南（2017）》推荐，符合以下任意一条的人群，建议行胸腰椎侧位 X 线检查，以了解是否存在椎体骨折：

女性 70 岁以上和男性 80 岁以上，椎体、全髋或股骨颈 BMD 的 T- 值 ≤ − 1.0；

女性 65 ~ 69 岁和男性 70 ~ 79 岁，椎体、全髋或股骨颈 BMD 的 T- 值 ≤ − 1.5；

绝经后女性及 50 岁以上的男性，具有以下任一特殊危险因素：①成年期（ ≥ 50 岁）非暴力性骨折；②较年轻时最高身高缩短 ≥ 4cm；③一年内身高进行性缩短 ≥ 2cm；④近期或正在使用长程（>3 个月）糖皮质激素治疗。

（林　强）

33　骨密度用于药物治疗评估，应多久进行监测？

根据中华医学会骨质疏松和骨矿盐疾病分会 2017 年发布的《原发性骨质疏松症诊疗指南（2017）》推荐，针对目前已经上市的治疗骨质疏松症的药物，在药物首次治疗或改变治疗后每年、效果稳定后每 1 ~ 2 年重复骨密度测量，以监测疗效。

（林　强）

34 QCT 测量部位是什么？

定量 CT（quantitative computed tomography，QCT）是由美国加州大学旧金山分校的 Cann 和 Genant 教授于 1980 年提出的。它是利用临床 CT 扫描数据，经过 QCT 体模校准和分析软件进行骨密度测量的方法，由 CT 扫描机、质控和校准体模以及分析软件组成。随着 CT 技术的进步和 QCT 研究的进展，QCT 的临床应用越来越受到重视。与双能 X 线骨密度仪（DXA）的平面投影成像技术不同，QCT 采用的是 CT 的断面图像，测量得到的是体积骨密度（volumetric BMD，vBMD mg/cm^3）。体模研究结果显示 QCT 骨密度测量的短期重复性与 DXA 相当。QCT 骨密度受体重、骨折和退变的影响很小，结果更准确。理论上 QCT 可以测量人体多数骨骼的骨密度，目前临床上测量最多的是腰椎椎体的骨密度，其次是髋部的骨密度，并且有相应的诊断标准。其他部位可以测量，但没有诊断标准。QCT 可以测量椎体中央骨松质的体积骨密度，腰椎各椎体间骨密度差别不大，可以任意二个椎体的骨密度均值用于诊断骨质疏松。胸椎和颈椎的骨密度比腰椎高。QCT 髋部骨密度测量采用的是类 DXA 技术，感兴趣的划分和骨密度值，以及诊断标准都与 DXA 一致。QCT 骨密度测量可以和多数临床 CT 扫描同步进行，如胸部、腹部和腰椎 CT 扫描等，这样就没有增加患者的辐射，如果单独做 QCT，应该尽量采用低剂量扫描方案。除了测量骨密度，QCT 还可以测量肌肉和脂肪面积，以及肝脏脂肪含量，可以同时对人体骨密度，脂肪肝和肥胖进行同步评价，在慢病多病共检方面具有应用前景。

（程晓光）

35 QCT 在骨质疏松领域的应用价值是什么？

QCT 利用临床 CT 扫描图像，经过 QCT 体模校准和分析，常用于测量脊柱和髋部的骨密度，同时也可以测量脂肪面积和组织的脂肪含量，在骨质疏松防治中有广泛应用价值。目前 DXA 是公认的骨质疏松症诊断标准之一，与 DXA 相比 QCT 诊断骨质疏松症可能更灵敏，在 140 例绝经后妇女的 DXA 和 QCT 对照研究中发现 DXA 的检出率是 17.1%，而 QCT 的检出率是 46.4%；在 313 例 60 岁以上的男性的对照研究中同样发现 QCT 比 DXA 敏感（检出率 45.1% *vs* 10.9%，而且通过对腰椎图像的分析，两种检查不一致的病例多数有椎体骨折，血管钙化和肥胖等原因。在骨质疏松病情变化和疗效监测，QCT 能更敏感反映治疗后骨密度变化和骨结构的变化，而且可以把皮质骨和骨松质区分开，更好观察治疗的靶点。

（程晓光）

36 外周定量 CT 在骨质疏松领域的应用价值有哪些？

外周定量 CT（peripheral QCT，pQCT）与 QCT 利用临床 CT 扫描的方式不同，是一种专门的独立检测设备。它的特点是辐射剂量低，有效辐射剂量 <0.01mSv，分辨率约为 82μm，高分辨可达 61μm，除了测量骨密度，还可以测量骨小梁和骨几何形态参数。常用的测量部位是前臂和胫腓骨远端。pQCT 的测量结果与 QCT 一样是体积骨密度，还能测量骨的微结构，是研究骨代谢和强度的有力工具。通过多中心大样本研究已经建立了中国正常人群的 pQCT 参考值，并与白种人有差异。pQCT 可以用于疗效监测。荟萃分析发现 pQCT 具有很好预测骨折的能力。很显然，pQCT 在骨质疏松研究领域具有广泛应用前景。

（程晓光）

37 定量超声测量的部位有哪些？

定量超声测量（quantitative ultrasound，QUS）是利用超声波对人体骨骼进行测量的技术，与临床的超声检查不同，QUS 超声使用的频率比较高，可以透射骨组织。QUS 利用的是超声波，没有辐射。QUS 测量的参数主要是超声声速（speed of sound，SOS），指超声波在骨骼传送的数值（单位：M/sec）和超声频率衰减（broadband ultrasound attenuation，BUA），是由于骨及软组织对声波吸收和散射而使超声能量信号减低（单位：db/Mhz）。QUS 不能直接测量骨密度，它测量的 SOS 和 BUA 与骨密度有相关性，BUA 还与骨结构相关，骨质疏松时 SOS 减慢，BUA 减低。QUS 有两个探头，一个是发射，另一个是接收探头，与人体皮肤目前主要采用超声胶作为耦合剂。QUS 主要有两种，最常见的是测量人体跟骨的，因为跟骨骨松质多，足跟宽度超声可以透射，所以目前 QUS 主要都是测量跟骨的，包括 Hologic 的 Sahara、GE Lunar 的 Accheles 等。另外一种是测量皮质骨的 QUS，测量部位包括胫骨中段和桡骨远端 1/3，还有测量手指的，应用比较少。

（程晓光）

38 定量超声在骨质疏松领域的应用价值是什么？

QUS 可以测量骨骼的 SOS 和 BUA，主要测量部位是跟骨、胫骨和桡骨等部位。SOS 和 BUA 与骨密度和结构相关，在发生骨质疏松时，SOS 和 BUA 减低。QUS 具有无辐射、便携的特点，在妇幼人群有广泛应用，也有助于社区宣教和开展义诊。QUS 测量在儿童有着广泛的应用。SOS 和 BUA 降低时提示有骨质疏松症风险，所有目前 QUS 主要用于骨质疏松症筛查，社区指南提出 < -2.0 SD 可以作为筛查的阈值。QUS 筛查发现骨质疏松症高风险的患者，建议进一步做骨密度检查明确诊断。QUS 也可以用于骨折风险预测，

低 SOS 和 BUA 提示骨折风险增高，但没有共识的阈值标准。需要强调的是 QUS 不能诊断骨质疏松症。

（程晓光）

39 CT 扫描对骨质疏松症诊断的价值有哪些？

CT 扫描是目前临床常用的影像检查方法，在骨质疏松症诊疗中具有重要应用。首先脆性骨折是诊断骨质疏松症的标准之一，由于骨质疏松的原因，脆性骨折有时在 X 线片上表现不明显，可能会漏诊。例如髋部骨折移位不明显时 X 线片显示有困难，所以老年髋部外伤建议 X 线片和髋部 CT 扫描都要做，避免漏诊。骨质疏松症常见于老年人群，而老年人群骨性关节炎、肿瘤和转移癌也很常见，CT 平扫和增强扫描对鉴别诊断很有帮助。骨质疏松症在没有发生骨折之前，主要表现是骨量减少，CT 在显示骨量减少方面比 X 线片要敏感，但由于是阅片，取决于阅片者经验，没有公认的标准，重复性差。CT 图像可以测量 CT 值，可以反映骨组织的密度，CT 值高表示骨组织密度高，CT 低代表骨组织密度低。因为各个品牌的 CT 的骨组织 CT 值没有统一，所以不同 CT 品牌之间的 CT 差异比较大，不能直接比较。CT 扫描可以用于定量 CT（QCT）测量骨密度，将临床 CT 检查和 QCT 相结合，一举两得（详见本书第三章 QCT 相关内容）

（程晓光）

40 MRI 对骨质疏松症诊断的价值有哪些？

磁共振检查没有辐射，组织对比度高，可较 X 线片和 CT 更灵敏地显示骨髓早期改变，并可用于显示骨髓水肿，在显示细微骨折以及与骨肿瘤和感染的鉴别方面有独特优势。骨质疏松性脊柱骨折常常表现为椎体的压缩变形，而椎体压缩后在没有手术治疗的干预下不会自行恢复正常形态，这样 X 线片和普通 CT 扫描就无法区分椎体压缩变形是陈旧的骨折，还是新鲜骨折。而 MRI 压脂检查能清楚显示椎体是否有水肿，表现为压脂像上为高信号，如果没有水肿，MRI 表现和正常骨髓一样为低信号。MRI 检查对于选择椎体成形术的椎体非常重要，一般无骨髓水肿的椎体不宜手术，而有水肿的椎体可能是引起疼痛的原因，是责任椎体可以进行治疗。脊柱结核也表现为椎体压缩和破坏，在 X 线片上与骨折有时分辨不清，MRI 可清楚显示椎体破坏，椎间隙狭窄和冷脓肿。由于普通磁共振图像的信号没有标准化，故测量普通磁共振图像的信号强度本身没有意义。磁共振的特殊序列可以精准测量骨髓的脂肪含量，但目前还不能用于骨质疏松症的诊断。

（程晓光）

参考文献

[1] 中华医学会和骨矿盐疾病分会.原发性骨质疏松症诊疗指南（2017）[J].中华骨质疏松和骨矿盐疾病杂志,2017, 10(5):413-444.

[2] CANN C E, GENANT H K. Precise measurement of vertebral mineral content using computed tomography[J]. J Comput Assist Tomogr, 1980, 4(4):493-500.

[3] 端木羊羊,王玲,张勇,等.骨密度测量的准确度和精密度评价[J].中华放射学杂志,2021, 55(4):359-364.

[4] ENGELKE K, ADAMS J E, ARMBRECHT G, et al. Clinical use of quantitative computed tomography and peripheral quantitative computed tomography in the management of osteoporosis in adults: the 2007 ISCD Official Positions[J]. J Clin Densitom, 2008, 11(1):123-162.

[5] 中华医学会放射学分会骨关节学组,中国医师协会放射医师分会肌骨学组,中华医学会骨科学分会骨质疏松学组,等.骨质疏松的影像学与骨密度诊断专家共识[J].中华放射学杂志,2020, 54(8):745-752.

[6] 《中国定量 CT 骨质疏松症诊断指南 (2018)》工作组.中国定量 CT 骨质疏松症诊断指南 (2018) [J].中华健康管理学杂志,2019, 13(3):195-200.

[7] LI N, LI X M, XU L, et al. Comparison of QCT and DXA: Osteoporosis Detection Rates in Postmenopausal Women[J]. Int J Endocrinol, 2013, (2013):895474.

[8] XU X M, LI N, LI K, et al. Discordance in diagnosis of osteoporosis by quantitative computed tomography and dual-energy X-ray absorptiometry in Chinese elderly men[J]. J Orthop Translat, 2018,18:59-64.

[9] MCCLUNG M R, MARTIN J S, MILLER P D, et al. Opposite bone remodeling effects of teriparatide and alendronate in increasing bone mass[J]. Arch Intern Med, 2005, 165(15):1762-1768.

[10] 林园园,董进,夏维波.高分辨外周骨定量 CT 的临床应用[J].中华骨质疏松和骨矿盐疾病杂志,2016, 9(4):409-415.

[11] YU F, XU Y, HOU Y, et al. Age-, Site-, and Sex-Specific Normative Centile Curves for HR-pQCT-Derived Microarchitectural and Bone Strength Parameters in a Chinese Mainland Population[J]. J Bone Miner Res, 2020, 35(11):2159-2170.

[12] WHITTIER D E, BURT L A, HANLEY D A, et al. Sex- and Site-Specific Reference Data for Bone Microarchitecture in Adults Measured Using Second-Generation HR-pQCT[J]. J Bone Miner Res, 2020, 35(11):2151-2158.

[13] MIKOLAJEWICZ N, BISHOP N, BURGHARDT A J, et al. HR-pQCT Measures of Bone Microarchitecture Predict Fracture: Systematic Review and Meta-Analysis[J]. J Bone Miner Res, 2020, 35(3):446-459.

[14] KRIEG M A, BARKMANN R, GONNELLI S, et al. Quantitative ultrasound in the management of osteoporosis: the 2007 ISCD Official Positions[J]. J Clin Densitom, 2008, 11(1):163-187.

[15] HANS D, BAIM S. Quantitative Ultrasound (QUS) in the Management of Osteoporosis and Assessment of Fracture Risk[J]. J Clin Densitom, 2017, 20(3):322-333.

[16] LANGTON C M, PALMER S B, PORTER R W. The measurement of broadband ultrasonic attenuation in cancellous bone[J]. Eng Med, 1984, 13(2):89-91.

[17] NICHOLSON PH, Müller R, ChENG XG, et al. Quantitative ultrasound and trabecular architecture in the human calcaneus. J Bone Miner Res, 2001, 16(10):1886-1892.

[18] BARONCELLI G I. Quantitative ultrasound methods to assess bone mineral status in children: technical characteristics, performance, and clinical application[J]. Pediatr Res, 2008 , 63(3):220-228.

[19] 章振林,夏维波,汪纯,等.原发性骨质疏松症社区诊疗指导原则[J].中华骨质疏松和骨矿盐疾病杂志,2019, 12(1):1-10.

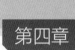

骨代谢指标及其他实验室检查相关知识

41　骨代谢指标有哪些？

　　骨骼是一种代谢活跃的组织，每时每刻都在进行新陈代谢。骨组织的代谢受到各种内分泌和旁分泌激素的影响，在代谢过程中产生的各种产物也会分布于血液、尿液或者其他体液中，因此，这些调节骨代谢的激素和骨代谢的产物被称为骨代谢标志物。

　　骨代谢标志物可分为一般生化标志物、骨代谢调控激素和骨转换标志物三类。

　　（1）一般生化标志物：主要指血钙、血磷、尿钙和尿磷等，是在各级医院均可检测的常规指标；血钙分为血清总钙和游离钙。游离钙能更准确地反映钙代谢状态，但在常规电解质中经常检测的是血清总钙，解读时要注意人血清白蛋白对检测值的影响，特别是在低蛋白血症的患者中，血清总钙检测值会较真实值偏低，具体校正公式为：血清总钙修正值（mmol/L）= 血钙测量值（mmol/L）+0.02×[40 − 人血清白蛋白浓度（g/L）]。尿钙磷反映的是肾脏对于钙磷的排泄，主要目的是为了维持正常的血钙磷，因此对尿钙磷（常用指标为 24 小时尿钙磷）的解读务必要结合血钙磷的水平，而不是拘泥于正常参考范围。例如，对于高血钙的患者，如尿钙增多为机体正常调节，但尿钙排泄反常的减少或偏少，则提示可能为高血钙的原因。对于血磷水平，高磷血症常为肾功能不全的结果，持续的低血磷通常是低磷骨软化的特征性表现，一定要谨慎地进行鉴别诊断。

　　（2）骨代谢调控激素：主要包括维生素 D 及其代谢产物、甲状旁腺激素（PTH）等。维生素 D 则经过多个器官的羟化，有多种形式，其中 25 羟维生素 D[25(OH)D] 是维生素 D 在体内的主要储存形式，可以反映个体的维生素 D 营养状态，而具有生理活性的 1,25(OH)$_2$D 是 25(OH)D 经 1α 羟化酶羟化后的产物，血浓度仅为 25(OH)D 的千分之一，不推荐常规检测，仅应用于某些代谢性骨病的鉴别诊断中。对于血钙来讲，PTH 和 1,25(OH)$_2$D 升高并维持血钙的稳定，但对于血磷的作用，却是相反：PTH 通过增加肾脏排磷以降低血磷，而维生素 D 则同步升高血钙和血磷，因此，PTH 过多分泌是造成的是高钙低磷血症，而维生素 D 中毒造成的则是高钙高磷血症。需要注意的是 PTH 易受生理节律和进餐状态的影响，推荐在过夜空腹状态下检测，而 25(OH)D 则不受影响。

　　（3）骨转换标志物：是能反映骨转换的标志物，可以反映骨骼细胞活性和骨基质代谢水平，通常分为骨形成标志物和骨吸收标志物两类。前者代表成骨细胞活性及骨形成状态，后者主要反映破骨细胞活性与骨吸收水平。在达到峰值骨量后，骨转换的主要作用为修复骨骼微损伤以及维持人体钙磷平衡，因此成人的骨形成标志物和骨吸收标志物的变化存在一定的偶联现象，即两者常常同步升高或降低。

在临床中，可通过骨代谢标志物的检测，推断体内钙磷和骨骼代谢的状态，是骨质疏松及其他代谢性骨病诊断、鉴别诊断和治疗评估的有利工具。

（王　睪）

42　什么是骨转换标志物？

在生理状态下，成人骨组织经历着持续不断的重建过程，叫作骨转换（bone turnover）。骨转换是一个连续的、由多种细胞协同工作的过程，其中骨吸收与骨形成密切偶联。先由破骨细胞吸收旧的骨质，形成骨陷窝，再由成骨细胞分泌Ⅰ型胶原并形成新的骨基质，然后是矿盐初级及次级矿化，最终新骨将骨陷窝填满。在成人中，这个过程不仅可以通过新陈代谢保持骨骼系统的机械完整性，也可以通过骨吸收和骨形成的时空性调节满足机体对于钙盐的需要。所谓骨转换标志物（bone turnover markers，BTMs），就是指骨转换中产生的反映骨骼细胞活性与骨基质代谢水平的生化产物，通常分为骨形成标志物和骨吸收标志物两类，前者代表成骨细胞活性及骨形成状态，后者主要反映破骨细胞活性与骨吸收水平，以及骨吸收时特别是基质降解的产物。

骨形成标志物包括Ⅰ型原胶原N端前肽（N-terminal propeptide of type Ⅰ collagen，PINP）、Ⅰ型原胶原C端前肽（C-terminal propeptide of type Ⅰ collagen，PICP）、骨特异性碱性磷酸酶（bone-specific alkaline phosphatase，bALP）和骨钙素的大N端片段（N-Mid OC，1～43氨基酸残基）。从名称来看似乎很复杂，但实际上前两个是骨基质的主要成分——成骨细胞合成的Ⅰ型原胶原在形成成熟的Ⅰ型胶原（用于构成骨基质）过程中被酶切下的前肽；骨源性碱性磷酸酶由成骨细胞合成分泌，可特异性地反映成骨细胞活动状态和骨形成；骨钙素则是骨骼中最丰富的非胶原蛋白，也是由成熟的成骨细胞合成，但羧基化的骨钙素大部分沉积在骨基质中，当骨基质降解时便进入血液，因此血中骨钙素的水平通常反映的是骨转换而非单纯骨形成的活性。在临床工作中，最常用的骨形成标志物是血清PINP和bALP，这两者都能特异性的反映骨形成活性，不受肾功能的影响，但注意PINP经肝脏代谢，因此受肝功能影响，而bALP检测时和ALP有10%～20%的交叉反应，对于肝功异常、总碱性磷酸酶升高的患者中，检测bALP也会有一定程度的升高。不过对于无法检测以上骨形成标志物的医疗机构，肝功能指标中的碱性磷酸酶可在多数情况下（即没有明显肝病的前提下）反映成骨形成，帮助医生判断骨转换水平。

骨吸收标志物包括Ⅰ型胶原交联氨基端肽区（type Ⅰ collagen cross-linked N-telopeptide，

NTX）或羧基端肽区（type Ⅰ collagen cross-linked C-telopeptide，CTX）、抗酒石酸酸性磷酸酶（tartrate-resistant acid phosphatase，TRACP）、吡啶啉（pyridinoline，Pry）、脱氧吡啶啉（deoxypyridinoline，D-Pry）和羟脯氨酸（hydroxyproline，HOP）。和骨形成标志物类似，这些骨吸收标志物大多数都是在破骨细胞进行骨吸收时，溶解骨基质后释放出的胶原产物，如吡啶交联物（吡啶啉、脱氧吡啶啉）就是成熟的胶原分子形成胶原纤维时共价相连形成的交联物，可增强胶原纤维的稳定性，而末端肽（包括 CTX 和 NTX）则是通过吡啶交联物将 3 个胶原分子相连形成三螺旋的重要结构，这些胶原产物，在骨吸收时被破骨细胞降解释放到血液、排泄到尿液中，检测其水平就可以判断体内骨吸收的活跃程度。而 TRACP 在活化的破骨细胞内表达明显增加，在骨吸收过程中起重要的作用。临床最常用的是血清 I 型胶原交联氨基端肽即 CTX，CTX 的特异性较高，在众多临床研究中展示出稳定反映破骨细胞活性的能力，对于抑制骨吸收的抗骨质疏松药物的疗效反映很敏感，是最常用的骨吸收标志物。需要注意的是，CTX 受生理节律以及肾功能的影响，在空腹和餐后状态下的水平可相差 30%，而肾功能不全的患者中可产生 CTX 在血液中的蓄积，因此对于 CTX 的检测，采样时患者务必处于过夜空腹状态，对于肾功能不全的患者，可结合骨形成标志物 PINP、bALP 和骨吸收标志物 TRACP 来判断骨转换的活跃程度，因为这些标志物并不受到肾功能的影响。

在诊断疾病时，如骨转换标志物超过参考范围上限的 1.5 倍，可认为骨转换率明显升高，常见于新发骨折、甲状旁腺功能亢进症、多发性骨髓瘤或骨质软化症等疾病。但建议分析病情时，务必将骨转换标志物的水平和其他骨代谢标志物（血尿钙磷、PTH、维生素 D）以及骨密度相结合，才能体现机体钙磷和骨骼代谢的全貌。

（王 覃）

43 骨代谢标志物有哪些应用价值？

骨骼是一种代谢相当活跃的组织，与全身其他组织器官一样，存在生长发育、衰老、病损等生命现象。骨组织在合成与分解代谢过程中将会产生许多代谢产物，并以不同浓度和结构方式分布于骨骼、血液、尿液或其他体液中。因此，临床上可以通过检测血液或尿液中的骨代谢产物和相关激素，间接推断骨骼代谢状态，这些可被检测的生化标志物与相关激素统称为骨代谢生化标志物或骨代谢标志物。骨代谢标志物可大致分为一般生化标志物、骨代谢调控激素和骨转换标志物（bone turnover markers，BTMs）3 类，其中一般生化标志物包括血钙、血磷、尿钙、尿磷；骨代谢调控激素包括维生素 D、甲状旁腺激素（PTH）、成纤维因子 23（亦称排磷因子或排磷素，fiberblast growth factor 23，FGF23）。

（1）一般生化标志物和骨代谢调控激素的应用：一般生化标志物和骨代谢调控激素可用于代谢性骨病的诊断、鉴别诊断及疾病监测等多个环节。

原发性骨质疏松症患者的骨代谢调节激素和血尿钙磷通常没有明显改变。鉴别原发性和继发性甲状旁腺功能亢进时，可结合血钙、PTH、血磷和维生素 D 水平一起分析，前者血钙浓度增高或达正常高限，后者血钙降低或达正常低限，再结合尿钙和肾功能及骨骼的特征性改变等临床情况作出鉴别。对于户外活动较少的中老年人而言，维生素 D 不足或缺乏十分常见，因维生素 D 不足而出现的相应生化改变，如血钙偏低、PTH 代偿性上升等时有所见，但其程度轻微，多易于纠正。

在发现血钙异常时，应考虑人血清白蛋白、血液稀释或浓缩以及其他因素的影响，并进行校正。

校正公式：血清总钙修正值（mmol/L）= 血钙测量值（mmol/L）+0.02×[40 − 人血清白蛋白浓度（g/L）]

国际骨质疏松基金会（International Osteoporosis foundation，IOF）建议血清 25 羟维生素 D（25-hydroxyvitamin D，25OHD）低于 20ng/ml 判为维生素 D 缺乏，20～30ng/ml 为维生素 D 不足，老年人 25OHD 水平高于 30ng/ml 可降低跌倒和骨折风险。

（2）骨转换标志物的应用

1）BTMs 在骨质疏松诊断分型和鉴别诊断中的应用：BTMs 不能用于骨质疏松症诊断，但可反映骨代谢状况。绝经后女性 BTMs 均值常高于绝经前，一般在绝经后 10 年内升高，此后，随着绝经年限的增加而逐渐下降。国内研究建议各实验室参照 35～45 岁绝经前健康女性的 BTMs 建立本地的成人参考范围，因为该年龄段女性钙平衡且骨骼健康最佳、没有明显的骨质流失。绝经后骨质疏松症患者的 BTMs 常在参考值范围内或上限水平，如果明显升高（超过参考值上限 1.5 倍以上），则应该排除继发性骨质疏松或其他代谢性骨病。

2）BTMs 在骨折风险预测中的应用：绝经后骨质疏松症是由于雌激素缺乏，骨重建率增加、骨吸收大于骨形成，从而导致骨丢失的。骨丢失将导致骨矿密度（bone mineral density，BMD）下降以及骨骼微结构破坏，即在 BMD 降低的基础上进一步降低骨强度，骨折风险增加。因此，骨转换标志物水平升高从理论上可预测骨折风险。但在有关 BTMs 与骨折关系的研究中，由于所涉及的 BTMs 指标种类繁多、骨折部位不同、统计方法各异、不同的混杂因素等原因，研究结论不一致，限制了 BTMs 在骨折风险预测方面的应用。

3）BTMs 在选择骨质疏松治疗方案中的应用：目前抗骨质疏松药物主要分为抑制骨吸收和促进骨形成两类。前者包括双膦酸盐、地舒单抗、选择性雌激素受体调节剂、雌激素、降钙素等，后者以甲状旁腺素类似物（parathyroid hormone analogue，PTHa）为代表。大部分研究认为基线 BTMs 较高的患者使用二膦酸盐后 BMD 增加更明显，但也有研究认为基线 BTMs 与使用二膦酸盐后 BMD 的变化无关。因此，临床上药物方案的选择需要综合考虑 BTMs、BMD、脆性骨折史、骨折风险因素、并发症、是否有药物禁忌证、药物依从性以及患者的社会经济背景等多种因素。

4）BTMs 在骨质疏松症疗效监测中的应用：BTMs 对骨质疏松症的治疗常可表现出明显而快速的反应，比如使用双膦酸盐后，BTMs 的下降发生在开始使用后的几天内，特别是骨吸收标志物的下降（可达 50% 或更多）。相比之下，BMD 的变化发生在几个月或几年以后，因此 BTMs 比 BMD 能更早地提供治疗反应的信息，也可部分解释 BMD 以外的骨折风险下降。

抑制骨吸收药物和促进骨形成药物对 BTMs 有不同的影响。使用抑制骨吸收药物后，骨吸收标志物先下降，之后骨形成标志物下降；使用促骨形成药物后，骨形成标志物先上升，然后才是骨吸收标志物上升。药物导致的 BTMs 改变与剂量和给药途径有关，剂量越大，BTMs 变化程度越大；静脉给药比口服变化更快。

使用 BTMs 进行疗效监测的前提是在用药前获得 BTMs 基线水平，随访时以同样的方法复查，以最大限度地减少个体内的生物变异度。关于复查 BTMs 的时机，可选择在使用抑制骨吸收药物的 3 个月左右，或使用促进骨形成药物的 3 个月内。在计算治疗前后 BTMs 变化率的时候，要注意结合检测指标的最小有意义变化值（least significant change，LSC）进行判断。

依从性对于抗骨质疏松药物的效果有明显的影响。在治疗过程中监测 BTMs，一方面可早期发现不依从治疗的患者，另一方面也可通过疗效鼓励患者坚持治疗。如果在初次启动抗骨质疏松治疗后的数月内，BTMs 没有出现预期的改变，也不能轻易否定目前的治疗方案，应该注意评估患者的自觉症状、依从性、诊断及用药方法是否恰当、检验误差、治疗期间是否骨折等多方面的因素，对疗效做出综合判断。

5）骨折后 BTMs 的变化：椎体骨折、股骨颈骨折和转子间骨折后患者的骨形成标志物逐渐上升，2~3 周时达到峰值，其后下降到骨折前水平；而骨吸收标志物也是逐渐上升，2~3 周时达峰值，其后略有下降，但直到骨折 8 周后仍保持高于骨折前的水平。

（陈德才）

44　骨形成标志物有哪些？

骨形成标志物是反映成骨细胞功能状态的直接或间接产物，反映成骨细胞功能的不同方面。

（1）Ⅰ型前胶原 C- 端前肽 /N- 端前肽：成骨细胞中含有大量的 Ⅰ 型前胶原，骨形成时 Ⅰ 型前胶原被蛋白酶切移，裂解为 Ⅰ 型前胶原 N 端前肽（N-terminal propeptide of type Ⅰ procollagen，PINP）、Ⅰ 型前胶原 C 端前肽（C-terminal propeptide of type Ⅰ procollagen，PICP）和 Ⅰ 型胶原 3 个片段。酶切后形成的片段，Ⅰ 型胶原被组装在类骨质中，无机矿物质（钙和磷）沉积于其表面，形成羟基磷灰石（类骨质矿化）；而 PINP 和 PICP 少量沉积在骨基质中，大部分作为代谢产物进入血液和尿液中。成骨细胞的活性越强，上述的前肽产物在血液循环中的浓度越高，故可以反映骨形成水平。

PINP、PICP 的分子量分别为 35kD 和 100kD，由于分子量较大，都不能被肾脏过滤清除，但会被肝脏代谢清除，因此肝脏疾病会影响 PINP 和 PICP 在血中的浓度。PINP、PICP 受昼夜节律的影响较小，室温下亦稳定，且其循环浓度基本不受饮食和肾功能的影响。

临床上，原发性甲状旁腺功能亢进症、佩吉特（Paget）病、骨软化症、肾性骨营养不良可见 PINP 和 PICP 升高。2010 年，国际骨质疏松基金会（The International Osteoporosis Foundation，IOF）建议可单独使用骨形成标志物 PINP 作为参考分析物。中国骨转化标志物研究（chinese bone turnover marker study，CBTMS）表明血 PINP 水平的峰值出现在 15～19 岁，之后逐渐下降，绝经后 10 年再度升高，70 岁后再次降低。30 岁至绝经前女性的血 PINP 平均水平为 40.42ng/ml。

（2）骨碱性磷酸酶：骨矿化过程中，成骨细胞分泌的骨特异性碱性磷酸酶（bone-specific alkaline phosphatase，bALP）将单磷酸酯水解成无机磷，增加局部无机磷的浓度，为羟基磷灰石的沉积提供磷酸，同时可水解抑制矿化结晶的焦磷酸盐，发挥钙结合蛋白或 Ca^{2+}-ATP 酶的作用。

骨碱性磷酸酶是总碱性磷酸酶的一部分，肝功能正常时，肝脏和骨骼来源的碱性磷酸酶各约占血液总碱性磷酸酶的一半。当骨碱性磷酸酶升高时，总碱性磷酸酶也相应升高，故后者也可部分反映骨形成状态。

在临床上，骨软化症、骨质疏松症、原发性甲状旁腺功能亢进症、Paget 病、肿瘤骨转移或骨肿瘤可见 bALP 升高。低碱磷酶血症的患者 ALP 水平和 bALP 水平均降低，甚至低于可测定范围。

（3）骨钙素：骨钙素（osteocalcin，OC）是骨基质中含量最丰富和骨形成过程产生较晚的标志物，由骨和牙齿中的成骨细胞合成类骨质时释放到细胞外基质，其中一小部分进入血液循环，当骨基质降解时其中的 OC 便进入循环中，因此可以测定血中的 OC。OC 是由肾脏排泄的，它的碎片可以在尿液中检测到。OC 完整分子在血清中不稳定，室温或标本长时间放置会导致免疫活性明显下降。OC 的大 N 端片段（N-Mid OC，1-43 氨基酸残基）比 OC 全段更稳定，检测敏感性和重复性更佳。

目前骨钙素作用尚不完全清楚，可能与影响类骨质矿化并在骨重建过程中起负反馈作用有关。在骨形成和骨吸收时，OC 均会增高，因此 OC 代表骨转化水平的综合状态。

OC 是评价绝经后骨质疏松骨转换率的一个有用指标，也是监测骨质疏松症药物疗效的一个指标。绝经后骨质疏松症患者中的 OC 水平可以显示正常、轻微降低或升高。高骨转换时 OC 升高，特别是绝经后的最初几年，源于雌激素降低引起骨转换率升高而致血 OC 水平升高。

（陈德才）

45　骨吸收标志物有哪些？

骨吸收标志物是在骨吸收过程中由破骨细胞分泌的或被代谢分解的骨组织产物。

（1）尿钙：尿钙是临床上最早用于评价骨代谢的指标之一。骨吸收时，骨钙首先释放进入血液循环，使血钙水平增加，进而使尿钙排出量上升，所以测定尿钙水平应能反映骨吸收状态。但影响尿钙水平的因素较多，如饮食中的含钙量、肠吸收钙的状态、肾功能状况等，因此，尿钙作为骨吸收标志物缺乏特异性。

（2）尿羟脯氨酸：尿羟脯氨酸（hydroxyproline，HOP）是最早被广泛应用的骨吸收标志物。由于各种类型的胶原中都含有羟脯氨酸，只有 10% 来自骨 I 型胶原的降解，所以尿中 HOP 的水平反映的是全身胶原的转换情况，其特异性较差。

（3）吡啶交联物：吡啶啉（pyridinoline，PYD）存在于各种骨骼和血管等结缔组织中，脱氧吡啶啉（deoxypyridinoline，DPD）只存在于骨骼和牙质的 I 型胶原中，因牙质在整体骨骼中所占份额极小，故可认为 DPD 主要源于骨骼。骨吸收时，PYD 和 DPD 以大约 3∶1 的比例释放，在血中不被降解，由肾脏排出，所以 DPD 可以被认为是评价抗骨吸收药物的敏感指标。

（4）I 型胶原交联末端肽：在骨组织中，I 型胶原交联氨基端肽区（type I collagen cross-linked N-telopeptide，NTX）或羧基端肽区（type I collagen cross-linked C-telopeptide，CTX）通过 PYD 或 DPD 将相邻两个 I 型胶原分子螺旋处相连。当 I 型胶原在赖氨酰氧化酶作用下降解后，释放出 NTX 和 CTX。

常用的 CTX 有 α-CTX 和 β-CTX 两种，其成为骨吸收标志物的依据是含有 I 型胶原分子间交联物的重要区段和近似交联物的残基，可保护其不受肾脏降解，稳定性较好。β-CTX 是 α-CTX 的异构体形式，所以检测 β-CTX 即可反映骨吸收状态。CTX 特异性较好，但受肝脏功能、进食和生理节律的影响较大，故检测时需要清晨空腹采集标本。

2010 年，国际骨质疏松基金会（IOF）建议使用骨吸收标志物 CTX 作为参考分析物。中国骨转化标志物研究（Chinese bone turnover marker study，CBTMS）表明血 β-CTX 水平的峰值出现在 15～19 岁，之后逐渐下降，绝经后 10 年再度升高，70 岁后再次降低。30 岁至绝经前女性的血 β-CTX 平均水平为 0.26ng/ml。

（5）抗酒石酸酸性磷酸酶 -5b：抗酒石酸酸性磷酸酶 -5b（tartrate-resistant acid phosphatase 5b，TRAP-5b）是由破骨细胞产生的酶类。破骨细胞将降解的胶原代谢产物吞入细胞中，并和含有 TRAP-5b 的细胞囊泡融合，在囊泡中胶原代谢产物被 TRAP-5b 产生的氧化应激产物破坏并和 TRAP-5b 一起从基底外侧细胞膜分泌到细胞外，将骨桥蛋白以及骨连素等非胶原蛋白去磷酸化，从而有利于破骨细胞与骨吸收处表面的粘接。因此，血清 TRAP-5b 与骨吸收水平呈正相关。在临床上，原发性甲状旁腺功能亢进症、骨质疏松症、

Paget 病、肾性骨营养不良、肿瘤骨转移或骨肿瘤以及甲亢等可见 TRAP-5b 升高。

（陈德才）

46 哪项指标能够反映维生素 D 的营养状况?

维生素 D 属于类固醇衍生物，是人体必需的维生素，其代谢产物多达 40 余种，但大部分代谢产物的半衰期很短，其中 25(OH)D 的半衰期相对较长，且不受钙磷代谢及甲状旁腺激素的影响，是反映体内维生素 D 贮备较好的指标，常用于评估维生素 D 的营养状况。

人体中维生素 D 根据来源不同，分为内源性维生素 D 和外源性维生素 D。内源性维生素 D 主要是体内合成，皮肤中的 7- 脱氢胆固醇在经过光照后转变为维生素 D_3。外源性维生素 D 的主要来源是食物，植物类食物维生素 D_2 含量较多，动物类食物维生素 D_3 含量较丰富。维生素 D_2 和维生素 D_3 统称为维生素 D，均不具备生物活性，且二者之间不能相互转换。维生素 D 在体内经过两次羟化反应后才能转变为具有生物活性的 $1,25(OH)_2D$，第一次羟化反应在肝脏进行，在酶的作用下转变成为 25(OH)D，第二次羟化反应在肾脏中进行，25(OH)D 转化为 $1,25(OH)_2D$，成为活性维生素 D。$1,25(OH)_2D$ 可作用于肠道，增加肠道钙磷吸收，作用于肾脏时则可增加钙的重吸收，维持血液中钙磷平衡。维生素 D 通过提高血钙水平抑制甲状旁腺激素分泌，减轻甲状旁腺功能亢进引起的骨吸收。此外，维生素 D 可直接作用于成骨细胞，并通过成骨细胞间接影响破骨细胞，为骨矿化提供良好条件。

目前 25(OH)D 主要的检测方法有两种：色谱分析法和免疫分析法。色谱分析法主要原理是依据样本的分子生物化学特性进行液相分离，对维生素 D 及其衍生物进行定量分析。色谱分析法包括液相色谱 - 串联质谱法和高效液相色谱法，其中液相色谱 - 串联质谱法是目前检测 25(OH)D 最优指标，液相色谱 - 串联质谱测量准确，特异性高，但是价格昂贵。而免疫分析法则存在特异性较低，25(OH)D 定量评估不精准等问题。25(OH)D 检测的样本常选择血清或者血浆，须由专业人员采集静脉血。除了采集静脉血之外，维生素 D 检测采样可选择干血斑技术。干血斑技术操作简单，即使用特制卡片收集指尖血，待其自然风干后即可运输，且对运输温度没有特殊要求。干血斑技术相较于静脉采血更为简便易行，有利于个体定期自行检测维生素 D 水平，评估维生素 D 的营养状况，干血斑技术是未来维生素 D 检验发展的重要方向。

（盛志峰）

47 如何判断维生素 D 充足、不足、缺乏?

维生素 D 是类固醇类衍生物，属于维持人体生命活动所必需的一种有机物质。自维生素 D 被发现以来，因其在钙磷代谢和骨骼健康中发挥的重要调节作用，常被用于骨质疏松症的发生、发展和防治中。

维生素 D 因其能调节钙磷代谢影响骨骼健康，常被作为健康补充制剂用于防治骨质疏松症。流行病学资料显示，维生素 D 缺乏和不足在我国人群中仍普遍存在，随着经济发展，人们的生活发生了变化，长时间的室内生活工作使得维生素 D 的缺乏成为广泛的公共健康问题。

影响维生素 D 及其补充的主要因素有遗传因素和非遗传因素两大类。遗传因素主要与维生素 D 代谢相关基因有关。非遗传因素主要有年龄、性别、地域、季节、肥胖等。随着年龄增长，人体吸收、合成和转化维生素 D 的能力逐渐下降，维生素 D 缺乏率也随之上升。而性别不同对维生素 D 的影响则与年龄有一定的关系，有研究表明，在 20 ~ 59 岁维生素 D 缺乏率在性别之间没有表现出明显的差异，当年龄 > 59 岁后，女性维生素 D 缺乏率则相对较高。地域对维生素 D 的影响表现在随着纬度的降低，居民体内维生素 D 的含量呈上升趋势，这可能是与不同地域之间紫外照射及温度差异有关。同理，季节对维生素 D 的影响也与光照有关，有研究发现同一地区人群夏季体内维生素 D 的含量高于冬季，此现象在北方地区居民中表现尤为明显。肥胖与维生素 D 缺乏之间存在相关性，维生素 D 是脂溶性维生素，当体脂过高时维生素 D 可存储于脂肪内，影响血液中游离维生素 D 的含量。

维生素 D 在体内不具备生物活性，必须在肝脏中转变为 25(OH)D，此为血液中维生素 D 的主要形式，也是评估维生素 D 营养状况的重要指标。肾脏随后将 25(OH)D 代谢成为具有生物活性的 1,25(OH)$_2$D。其中 1,25(OH)$_2$D 被运输至靶器官与维生素 D 受体结合，促进肠道吸收钙磷及肾脏重吸收钙，为骨骼矿化提供良好条件，此为维生素 D 的经典作用。除此之外，维生素 D 可直接对成骨细胞产生作用，调节血液中的钙磷平衡，影响骨吸收和骨形成。血清 25(OH)D 是反映维生素 D 营养状态的最佳指标，目前多数专家认为，维生素 D 充足：血清 25(OH)D > 30μg/L（> 75nmol/L）；维生素 D 不足：血清 25(OH)D 在 20 ~ 30μg/L（50 ~ 75nmol）；维生素 D 缺乏：血清 25(OH)D < 20μg/L（50nmol/L）。

维生素 D 安全剂量范围较广，且日常补充维生素 D 多为常规剂量，很少出现长时间大剂量补充维生素 D 的情况，故维生素 D 中毒的情况少见。目前一般认为血清 25(OH)D 水平超过 500nmol/L 时，可能会导致维生素 D 中毒。

（盛志峰）

48　甲状旁腺激素的检测意义是什么？

甲状旁腺激素是由甲状旁腺主细胞分泌的一种直链多肽蛋白，具有调节钙磷代谢的作用。人体正常甲状旁腺激素浓度范围在 10 ~ 50ng/L，激素水平随昼夜波动，清晨高，午后低。甲状旁腺激素与骨代谢密切相关，通过直接作用于骨骼肾脏和间接作用于肠道达到调节体内钙磷水平，从而影响骨代谢。甲状旁腺素的分泌受到多种因素影响，如维生素 D 含量、钙磷水平、蛋白激酶等。血钙水平升高会抑制甲状旁腺素分泌，血钙水平降低则会促进甲状旁腺激素分泌。此外，25(OH)D 可以对甲状旁腺素产生直接影响，抑制其转录，从而减少激素分泌。

甲状旁腺激素一方面通过促进肾脏对钙的重吸收，另一方面，甲状旁腺激素通过促进 1-α 羟化酶活化，促使 25(OH)D 转变成为活性维生素 D，增加肠道对钙的吸收。甲状旁腺激素对骨组织的作用表现为直接作用于破骨前体细胞，使成熟的破骨细胞数量增加，增强破骨细胞活性，骨吸收作用增强，血钙升高。此外，甲状旁腺激素还可以抑制成骨细胞的活性，使 I 型胶原和骨基质蛋白的合成分泌减少。

根据甲状旁腺激素剂量的不同，其对骨形成和骨吸收具有双重作用。当甲状旁腺激素分泌过多时，破骨细胞活性增强，对骨吸收作用强于骨形成，骨溶解增加，易发生骨质疏松。而在小剂量甲状旁腺激素的刺激下，骨形成作用强于骨吸收，对骨形成有促进作用。

甲状旁腺素增高常见于甲状旁腺功能亢进，甲状旁腺素降低则常见于甲状腺切除术所致的甲状腺功能减退，非甲状旁腺性高钙血症等。临床上骨质疏松症患者出现了血钙异常时，常需检测血清甲状旁腺激素。甲状旁腺激素有多种检测方法，包括生物学法、放射免疫测定法（RIA）、酶联免疫法（ELISA）等。其中放射免疫测定法因其敏感度良好，常规用于甲状旁腺激素的测定中，酶联免疫法对血液中甲状旁腺激素含量的测定更为精准。因为不同测量方法之间存在一定差异，故甲状旁腺激素正常值的参考范围暂时没有统一标准。

（盛志峰）

49　哪些因素会影响骨转换生化指标？

骨转化生化指标分为骨形成标志物和骨吸收标志物两大类。其中，骨形成标志物主要有骨特异性碱性磷酸酶、骨钙素、I 型前胶原 C- 端前肽 /N- 端前肽、护骨因子。骨吸收标志物主要有抗酒石酸酸性磷酸酶、I 型胶原交联 C- 末端肽、I 型胶原交联 N- 末端肽、尿吡啶啉、尿脱氧吡啶啉。

（1）骨形成标志物

1）骨特异性碱性磷酸酶，是成骨细胞的胞外酶之一，在成骨过程中发挥作用，是成熟成骨细胞和活性成骨细胞的标志物，在血清中性质稳定，不易分解。高转换的代谢性骨病中骨特异性碱性磷酸酶会增高，如变形性骨炎、甲状腺功能亢进、甲状旁腺功能亢进（包括原发性和继发性）、骨质疏松症（高转换型）、佝偻病、软骨病及骨转移癌等。

2）骨钙素，是一种非特异性胶原骨基质蛋白，参与调节骨吸收和成骨细胞分化，是骨形成的特异性生化指标。成骨功能变化影响血清中骨钙素的水平，骨钙素增高常见于生长期的儿童，以及肾功能不全、骨折、成骨不全、变形性骨炎、高转换型骨质疏松症、甲状腺功能及甲状旁腺功能亢进等。骨钙素降低常见于肾上腺皮质功能亢进、甲状腺功能减退、肝病及糖尿病患者，此外，孕妇也可表现出骨钙素减低。年龄对血清骨钙素水平呈负相关，但绝经后女性血清骨钙素增高，进入老年期后血清骨钙素逐渐减退。

3）Ⅰ型前胶原 C- 端前肽 /N- 端前肽是矿化骨中仅有的胶原类型，可以反映成骨细胞的活性，是骨形成的间接标志物。Ⅰ型前胶原 C- 端前肽升高常见于发育期儿童、妊娠晚期及绝经后妇女、骨肿瘤或骨转移、畸形性骨炎、严重肝损伤及肺纤维化等。Ⅰ型前胶原 N- 端前肽升高常见于骨代谢性疾病及肾功能不全。

4）护骨因子的主要作用是抑制破骨细胞产生，促进破骨细胞凋亡，在类风湿关节炎及强直性脊柱炎患者中，血清护骨因子水平升高。而当肿瘤转移导致溶骨性破坏时，血清护骨因子表达明显减低。此外，随着年龄增长，护骨因子分泌也会随之代偿性增加。

（2）骨吸收标志物

1）抗酒石酸酸性磷酸酶，主要存在于破骨细胞及肺泡巨噬细胞中，因其不受饮食、昼夜变化的影响，是骨代谢常用的特异性指标之一。原发性甲状旁腺功能亢进、畸形性骨炎、骨转移及高转换型骨质疏松症等抗酒石酸酸性磷酸酶往往增高。糖尿病及肾性骨病患者因体内钙、磷及维生素 D 代谢障碍，血清抗酒石酸酸性磷酸酶水平增高。恶性肿瘤骨转移引起骨代谢活跃，血清抗酒石酸酸性磷酸酶也会随之增高。此外，绝经后女性由于受雌激素水平下降的影响，血清抗酒石酸酸性磷酸酶显著增高。抗酒石酸酸性磷酸酶减低常见于甲状腺功能减退。

2）Ⅰ型胶原交联 C- 末端肽，是胶原降解的标志物，稳定性较好，能够代表破骨细胞骨吸收的活性，是骨吸收的重要标志物之一。Ⅰ型胶原交联 C- 末端肽水平升高多见于骨质疏松症、多发性骨髓瘤及骨转移，有研究表明女性的年龄会影响Ⅰ型胶原交联 C- 末端肽的表达。

3）Ⅰ型胶原交联 N- 末端肽，是骨胶原降解的产物之一，是反映骨吸收特异性及敏感性生化指标，在骨质疏松症、原发性甲状旁腺功能亢进、甲状腺功能亢进、骨转移、畸形性骨炎及多发性骨髓瘤的患者中Ⅰ型胶原交联 N- 末端肽的水平常常增高。

骨转化指标可用于评估骨代谢状态，为骨质疏松症诊断分型提供依据，与其他代谢性骨病的诊断进行鉴别等，在代谢性骨病中具有重要意义。

（盛志峰）

50 骨转换生化指标较正常上限升高，有什么临床意义？

骨转换生化指标，又称为骨转换标志物（bone turnover marker，BTMs），是骨组织本身的代谢（分解与合成）产物。骨转换生化指标分为骨形成指标和骨吸收指标，前者反映成骨细胞活性及骨形成状态，后者代表破骨细胞活性及骨吸收水平（表 4-1）。

表 4-1 骨转换生化指标

骨形成标志物	骨吸收标志物
血清碱性磷酸酶 (alkaline phosphatase, ALP)	空腹 2h 的尿钙 / 肌酐比值 (ratio of urinary calcium to creatinine, UCa/Cr)
血清骨钙素 (osteocalcin, OC)	血清抗酒石酸酸性磷酸酶 (tartrate-resistant acid phosphatase, TRACP)
血清骨特异性碱性磷酸酶 (bone alkaline phosphatase, BALP)	血清 I 型胶原交联 C- 末端肽 (serum C-terminal telopeptide of type I collagen, CTX)
血清 I 型原胶原 C- 端前肽 (procollagen type I C-peptide, PICP)	尿吡啶啉 (urinary pyridinoline, Pyr)
血清 I 型原胶原 N- 端前肽 (procollagen type I N-peptide, PINP)	尿脱氧吡啶啉 (urinary deoxypyridinoline, D-Pyr)
	尿 I 型胶原交联 C- 末端肽 (urinary C-terminal telopeptide of type I collagen, U-CTX)
	尿 I 型胶原交联 N- 末端肽 (urinary N-terminal telopeptide of type I collagene, U-NTX)

在正常人不同年龄阶段，或不同疾病状态时，骨转换标志物在血液循环或尿液中的水平会发生不同程度的变化，反映出全身骨骼的动态代谢状况。青少年期快速生长时，骨转换生化指标明显升高；妇女绝经后，骨转换生化指标亦会出现升高。另外，需注意多种疾病状态可导致骨转换活跃，骨转换生化指标升高。在骨折、骨肿瘤或实体瘤骨转移时可出现骨转换生化指标的升高；在甲状旁腺功能亢进症、Paget 骨病、骨软化症等代谢性骨病时可出现骨转换生化指标的升高；在肾性骨病、类风湿关节炎等其他疾病时亦可出现骨转换生化指标的升高。因此，当骨形成指标和 / 或骨吸收指标升高时，临床医生应结合患者的临床症状和其他生化指标，如肝肾功能、血钙、血磷、甲状旁腺素、25 羟维生素 D 的水平进行综合分析，才能获得正确临床诊断。

（姜　艳）

51　哪些因素影响骨转换标志物的测量？

骨转换生化指标对临床诊断和治疗具有重要意义，因此保证检测的准确性和可重复性是非常重要的。骨转换生化指标的测量需要考虑不同指标的生物变异度有所差异。例如，研究显示骨形成指标血清Ⅰ型原胶原 N- 端前肽（PINP）的批内和批间变异分别为 1.7% 和 4.4%，而骨吸收指标血清Ⅰ型胶原交联 C- 末端肽（CTX）批内和批间变异分别为 4.1% 和 5.7%。

另外，许多因素可能影响骨转化生化指标的测量。其中，骨吸收指标具有昼夜节律性，清晨时水平最高，之后逐渐下降，在夜间 0 至 2 点达到最低值。多数骨吸收和骨形成指标受到摄食影响，进食对骨吸收指标的影响更大，可以使测量值下降 20%～40%，而对骨形成指标影响稍小，使测量值下降 <10%。骨折对骨转换生化指标产生影响，可使骨吸收指标快速升高，之后出现骨形成指标缓慢升高，并可持续升高数月至一年。影响骨代谢的药物同样影响骨转换生化指标的测定。常见的影响骨转换生化指标的因素和检测注意事项见表 4-2。临床医生在分析骨转换生化指标结果时，应充分考虑到影响因素。

表 4-2　影响骨转换生化指标的的因素和检测注意事项

因素	对 BTMs 测量的影响	检测注意事项
昼夜节律	骨吸收指标清晨时水平最高,在夜间达到最低值	清晨 7∶30～10∶00 采血
进食	使骨吸收指标测量值下降 20%～40%,骨形成指标轻度下降	空腹采血
运动	剧烈运动使骨吸收指标降低,骨形成指标升高	采血前一天避免剧烈运动
饮酒	饮酒使 BTMs 水平下降	采血前一天避免过量饮酒
糖皮质激素	快速且剂量依赖性地使骨吸收指标下降	检测结果需充分考虑糖皮质激素的剂量
卧床 / 制动	使骨吸收指标升高,骨形成指标下降	病史问询
骨折	使骨转化指标升高	病史问询

注：BTMs. 骨转换标志物

（姜　艳）

52　目前推荐检测的敏感而特异的骨转换标志物有哪些？

在疾病诊断和治疗过程中建议至少选择检测一个骨形成指标和一个骨吸收指标，在疾病随访和疗效监测时应检测同样的指标，以观察疾病发展过程或者药物治疗前后的变化。目前，我国和多个国际指南均推荐使用Ⅰ型原胶原N-端前肽（PINP）作为首选的骨形成指标，Ⅰ型胶原交联C-末端肽（β-CTX）作为首选的骨吸收指标。

（1）PINP：成骨细胞合成Ⅰ型胶原时，首先合成的是原胶原。在原胶原的N-端和C-端各有一延长肽，称为前肽。当合成的原胶原以整分子从成骨细胞分泌到胞外介质时，分子两端的前肽分别被N-端蛋白酶和C-端蛋白酶切移出去。被酶切下的前肽，除少量沉积在骨基质中，大部分进入血液循环。成骨细胞的活性增强，原胶原合成增多，上述的前肽产物在血液循环中的浓度越高，PINP即是Ⅰ型原胶原N-端前肽，特异性好，受生理节律影响小，室温下稳定，循环浓度不受饮食和肾功能的影响，是评价骨形成的良好指标。

（2）β-CTX：成熟的Ⅰ型胶原分子，在其氨基端（N-端）和羧基端（C-端）呈现非螺旋的3条较短的肽链结构，通过吡啶啉或脱氧吡啶啉将相邻的两个Ⅰ型胶原分子相连。当骨吸收时，赖氨酰氧化酶降解Ⅰ型胶原，其氨基端（N-端）和羧基端（C-端）被释放出来，可以反映骨吸收过程中的胶原降解水平。CTX即Ⅰ型胶原交联C-末端肽，常用的CTX有α-CTX和β-CTX两者异构体，两者均含有Ⅰ型胶原分子间交联物的重要区段和近似交联物的残基，稳定性较好。临床常用的是β-CTX，特异性好，但会受肝肾功能、进食和生理节律的影响。

（姜　艳）

53　用于治疗评估时，多久检测一次骨标志物？

在抗骨质疏松的药物治疗中，骨转换生化指标的变化明显早于骨密度的变化。当使用强效的抑制骨吸收药物治疗时，骨转换生化指标快速下降，并于几个月内降至较低平台期，骨转换生化指标的下降与后续的骨密度变化和骨折风险的下降相关。而促骨形成药物如特立帕肽治疗后骨形成标志指标升高预示着随后的骨密度增加。指南建议应在开始抗骨质疏松治疗前检测基线值骨转换指标，使用促骨形成药物治疗后3个月、应用抑制骨吸收药物治疗后3~6个月时进行检测，以后可以每6个月检测一次，有助于对患者的治疗反应加以评估。

临床医生要注意，骨转换生化指标的变化超过最小有意义变化（least significant change，LSC）才具有临床意义。将骨转换生化指标测定的"精确度误差"乘以2.77可得到相应的LSC。因此，指南建议，当使用抑制骨吸收药物的患者，骨吸收指标降低大于50%，使用促骨形成药物的患者，骨形成指标升高大于30%，提示治疗有效。

（姜　艳）

54　低磷血症有临床意义吗？

正常的血磷水平是维持骨骼发育和骨骼完整性的重要条件，磷也是细胞能量代谢、RNA、DNA 分子组成以及细胞内信号传导过程中不可缺少的组成成分。正常人体含磷 750g±50g，86% 以羟基磷灰石的形式存在于骨和牙齿中。10% 左右与蛋白质、脂肪、糖及其他有机物结合存在于软组织。细胞外液含磷少于 1%。

血清磷浓度低于 0.81mmol/L（2.5mg/dl）称为低磷血症。但需注意，儿童血磷水平高于成年人，儿童血磷水平低于同年龄的正常参考下限即可诊断为低磷血症。临床上，低磷血症比较常见，5% 左右的住院患者发生低磷血症。而在酗酒及严重败血症的患者中，低磷血症的发生率高达 30%～50%。低磷血症的临床表现取决于磷酸盐缺乏的严重性和持续性。重度低磷血症（通常血磷水平低于 0.32mmol/L）的患者出现代谢性脑病、心肺功能异常、横纹肌溶解等严重后果；而长期低磷血症可导致佝偻病 / 骨软化症。

儿童及青少年发生长期低磷血症，使骨骺生长板矿化延迟，生长板增宽、结构紊乱，形成佝偻病。患儿主要表现为囟门闭合延迟、方颅、鸡胸、串珠肋、手 / 足镯征、胸廓下缘郝氏沟，在负重行走后出现下肢畸形，可表现为膝内翻（O 型腿）或膝外翻（X 型腿），并伴有生长迟缓、身材矮小、步态摇摆。患儿可出现进行性加重的骨畸形、多发性骨折、骨骼疼痛，还可能出现牙齿发育异常、牙周脓肿，影响正常生活和学习。

成年人发生长期低磷血症，导致骨骼矿化不良，出现骨软化症表现。病情呈现进行性发展，从早期轻微的、局部骨骼疼痛，逐渐发展为严重的、全身性疼痛，导致活动困难，需扶杖行走或依靠轮椅，病情严重者翻身困难、卧床不起。部分患者发生骨折，身高降低和骨骼畸形。肌肉症状也是低磷血症常见的表现，患者出现肌肉乏力、酸痛，以近端肌无力更加明显。

因此，临床医生对于出现骨痛、骨折、骨骼畸形或活动困难症状的患者，应注意监测血磷，密切关注血磷水平的变化，切勿忽略低磷血症的危害。

（姜　艳）

55　高钙血症有临床意义吗？

人体内钙（Ca）元素 99% 以羟基磷酸钙（也叫羟磷灰石）的形式储存在骨骼和牙齿中，血液中的钙仅占不到千分之一，由于细胞外液及血液中钙离子具有非常广泛的生理作用，血清钙浓度被严密控制在一个较窄的生理范围中。在血液中，40%～45% 的血清钙会与蛋白结合，其中以白蛋白为主，结合钙一般不具有生理作用。血清钙（总钙，通常称血钙）正常参考值为 2.2～2.7mmol/L（8.8～10.9mg/dl），血清游离钙（或称离子钙）正常参考值为（1.18±0.05）mmol/L，根据不同中心检测方法的不同会存在小的差异。

人体血钙水平的维持主要通过甲状旁腺激素（parathyroid hormone，PTH）和 1,25- 双羟维生素 D [1,25(OH)$_2$D] 作用于骨骼、肾脏及肠道进行调控。如果进入血液循环的钙超过尿液排泄或沉积于骨骼的钙，则会发生高钙血症，主要病理生理机制包括骨吸收破坏加速、胃肠道过度吸收钙或肾脏钙排泄减少，某些导致高钙血症的疾病可能涉及多种机制。高钙血症可以影响胃肠道、肾脏、心血管、骨骼肌肉系统及神经精神等多个器官系统。如果高钙血症较轻和 / 或呈慢性，患者可能无症状或诉非特异性症状；高钙血症较严重和 / 或呈急性时患者可以有明显的症状，甚至出现高钙危象 [血清总钙浓度 > 3.5mmol/L（14mg/dl）]。

高钙血症的病因中最常见的是原发性甲状旁腺功能亢进症（primary hyperparathyroidism，PHPT）和恶性肿瘤，占 90% 以上，此外还有许多其他原因，具体如下。

（1）甲状旁腺介导（PTH 依赖性）的疾病：高钙血症同时血 PTH 水平升高或不被抑制，主要包括原发或三发性甲状旁腺功能亢进症（简称：甲旁亢），罕见异位甲旁亢（非甲状旁腺来源肿瘤分泌 PTH）。

1）PHPT：是由甲状旁腺原发病变导致甲状旁腺激素（parathyroid hormone，PTH）分泌过多所致，包括遗传性及散发性 PHPT，其病变甲状旁腺病理类型有腺瘤、增生和腺癌，其中腺瘤最常见。增多的 PTH 作用于骨和肾脏，使骨吸收和骨钙释放入血增多，肾小管对钙的重吸收增加而对磷重吸收减少，并增加肾脏 1,25(OH)$_2$D 合成，导致血钙水平升高，当血钙上升超过一定水平而超过了肾重吸收的能力，尿钙排泄量便也增多。因此，PHPT 的特征性实验室检查结果包括高钙血症、高钙尿症、低磷血症、高磷尿症和高 PTH 血症。患者的血钙浓度通常为轻度升高，部分可表现为间歇性高钙血症，故可能需要连续或多次测定血钙。根据病史、骨骼病变、泌尿系统结石和高血钙的临床表现，以及高钙血症和高 PTH 血症并存可做出定性诊断，然后可通过超声、放射性核素扫描等有关定位检查明确甲状旁腺病变的部位。

2）三发性甲旁亢：有一些疾病状态如慢性肾功能不全、胃肠吸收不良等可影响血钙磷及维生素 D 水平，刺激甲状旁腺继发性分泌 PTH 增多，属于继发性甲旁亢，而在长期继发性甲旁亢的基础上，受到强烈和持久刺激的甲状旁腺组织发展为功能自主的增生或腺瘤，血钙水平高于正常伴 PTH 水平升高，为三发性甲旁亢。

3）长期服用锂剂可导致甲状旁腺组织增生，引起 PTH 依赖性高钙血症。

（2）非甲状旁腺介导（非 PTH 依赖性）的疾病：高钙血症同时 PTH 水平明显降低，包括很多种类的疾病。

1）恶性肿瘤相关性高钙血症：在恶性肿瘤患者中发生率约为 20%～30%，实体瘤和血液系统肿瘤均可发生，在美国最常见的是乳腺癌、肾癌、肺癌和多发性骨髓瘤。其机制主要包括肿瘤细胞分泌甲状旁腺激素相关蛋白（parathyroid hormone-related protein，PTHrP）、溶骨性转移伴局部释放细胞因子（包括破骨细胞活化因子）及肿瘤细胞产生 1,25(OH)$_2$D 等；恶性肿瘤在引起高钙血症前通常已有明显的临床表现。

2）肉芽肿性疾病：其中最常见的是结节病和结核病，其他还有克罗恩病、韦氏（Wegener）肉芽肿病、朗格汉斯细胞组织细胞增生症、组织胞浆菌病、球孢子菌、放线菌病、假丝酵母菌病、卡氏肺孢子菌肺炎、麻风病、猫爪病、硅胶诱发的肉芽肿、滑石肉芽肿等，主要机制是肺和淋巴结中活化的单个核细胞（特别是巨噬细胞）能够在肾外合成 $1,25(OH)_2D$，且该作用不受 PTH 的影响。

3）药物因素：①维生素 D 过多常见于服用大量维生素 D 或活性维生素 D 补充剂的患者，血中过高的 25- 羟维生素 D [25(OH)D] 或 $1,25(OH)_2D$ 通过增加钙吸收和骨质吸收而导致高钙血症，$1,25(OH)_2D$ 的半衰期较短故而诱导的高钙血症通常持续时间较短，而 25(OH)D 可以储存在脂肪中并逐渐释放，故其诱导的高钙血症持续时间更长；②其他药物，如噻嗪类利尿剂、茶碱、维生素 A 过量等也可能引起高钙血症。

4）其他疾病或因素：①甲状腺功能亢进症，因为甲状腺激素可介导骨吸收增加，15% ~ 20% 的甲状腺毒症患者会发生轻度高钙血症，而甲亢纠正后通常会缓解；②乳碱综合征，指由摄入大量牛奶或碳酸钙诱发的高钙血症、代谢性碱中毒以及肾功能不全，通常发生在过度补充碳酸钙治疗骨质疏松症或消化不良的情况下；③长期制动导致骨质吸收增加；④其他少见情况如嗜铬细胞瘤、肾上腺皮质功能减退、急性肾衰竭的多尿期（常见于存在横纹肌溶解的患者）、先天性乳糖酶缺乏等。

高钙血症如不能得到及时的治疗，可能会引起各系统功能紊乱甚至发生高钙危象而死亡，虽然有扩容、利尿、双膦酸盐、降钙素等降低血钙的措施，但这些仅是短期有效的治疗，最根本的办法是去除导致高血钙的病因。因此我们必须给予高钙血症足够的关注，积极寻找其背后的病因，及时针对原发病进行诊治。

（邢小平）

56 高钙血症时能够补钙或补维生素 D 吗？

高钙血症是一种临床常见的电解质紊乱，根据血钙水平，通常血钙正常上限至 3mmol/L 为轻度高钙血症，3 ~ 3.5mmol/L 为中度高钙血症，3.5mmol/L 以上为重度高钙血症。慢性的轻中度高钙血症可没有临床症状或仅有轻微的如纳差、恶心等消化道症状，但急性的血钙升高或重度高钙血症除消化道症状外可能出现 Q-T 间期缩短甚至心律失常以及乏力、肌无力乃至昏迷等神经精神症状，严重时可危及生命，故临床上除针对引起高钙血症的基础疾病进行治疗外，也应该及时对高钙血症进行纠正。对于有症状、体征的中度高钙血症及无论是否有症状的高钙血症，需要采取积极的水化、袢利尿剂、骨吸收抑制剂（降钙素类或静脉双膦酸盐类药物）等进行治疗。

摄入充足的钙和维生素 D 是防治骨质疏松症的基础措施，一项系统性回顾对全球 74 个国家和地区的成人膳食每日钙摄入量进行了分析，结果显示中国人群每日饮食中的钙含量仅为 338mg，显著低于《原发性骨质疏松症诊疗指南（2017）》所推荐的为维持骨骼健康的至少 800mg 的每日钙摄入量。而维生素 D 的缺乏会影响机体对饮食钙的吸收，导致体内骨吸收增加，骨钙释放入血，引起或加重骨质疏松症，因而指南推荐每日应摄入维生素 D 800 ~ 1 200IU 用于防治骨质疏松症。

多种疾病可导致骨质疏松症，原发性骨质疏松症患者血钙磷水平正常，指南所推荐钙及普通维生素 D 摄入量通常并不导致高钙血症。如患者存在高钙血症或在常规剂量的钙剂和 / 或维生素 D 制剂补充时出现高钙血症，首先应注意排查引起高钙血症的原发疾病。根据与血钙水平同时测定的血甲状旁腺激素（parathyroid hormone，PTH）水平，可将高钙血症分类为 PTH 依赖性的高钙血症和非 PTH 依赖性的高钙血症，前者包括原发或三发性甲状旁腺功能亢进症等，后者包括恶性肿瘤、药物、肉芽肿性疾病、制动等多种病因。这些导致高钙血症的疾病常常也可合并低骨量或骨质疏松，其根本治疗的方法是去除病因，如手术、化疗、放疗，控制原发病、立即停止使用导致血钙升高的药物、制动患者尽可能增加负重锻炼等。在出现高钙血症时，应停止补充钙剂，部分高钙血症患者在停止使用钙剂后，血钙水平可恢复正常。《原发性骨质疏松症诊疗指南（2017）》中也提出骨质疏松人群应避免在高钙血症时使用钙剂。原发性甲状旁腺功能亢进症是高钙血症最常见的原因之一，长期低钙摄入可能与甲状旁腺增生、加重骨丢失相关，但高钙摄入可能增加泌尿系结石或加重高尿钙的顾虑，相关诊治指南中建议此类患者，尤其是轻中度高钙血症的无症状甲旁亢患者，可维持正常饮食的钙摄入，但通常并不额外使用钙补充剂。

维生素 D 制剂包括普通维生素 D 和活性维生素 D（及其类似物），《原发性骨质疏松症诊疗指南（2017）》将高钙血症列为活性维生素 D 及其类似物应用的禁忌证，同时提出血钙正常者在应用维生素 D 制剂（尤其是活性维生素 D 制剂）时也应该定期随访监测血钙和尿钙水平。对于高钙血症患者是否能够补充普通维生素 D，存在争议，已有的临床研究结果主要见于原发性甲状旁腺功能亢进症患者。早期研究提示补充维生素 D 可能加重原发性甲旁亢患者的高钙血症和高钙尿症。但也有研究显示在原发性甲旁亢人群中，适当补充维生素 D 安全可靠，可以在不引起 / 加重高钙血症的同时降低 PTH 水平，可能减少术后低血钙和骨饥饿综合征的发生。一项 2021 年发表的系统回顾和荟萃分析对普通维生素 D 在原发性甲旁亢人群中应用的有效性和安全性进行了总结分析，发现在纳入的 11 项研究和 388 例患者中，使用包括维生素 D_2、维生素 D_3 和 25(OH)D 在内的维生素 D 制剂，在使血 PTH、碱性磷酸酶水平显著下降的同时，并未使血钙和 24 小时尿钙水平增加。这一分析与较早前同一主题的荟萃分析结果一致，提示在原发性甲旁亢导致高钙血症的人群中，维生素 D 安全有效。但需要注意的是，上述临床研究纳入的病例数及随访时间比较有限，多为无症状甲旁亢或轻症甲旁亢患者，对于重度高钙血症的甲旁亢患者尚缺乏相关数据；另外，根据国外《无症状原发性甲旁亢临床指南》的建议，此类患者可应用相对较小剂量的维生素 D（如 600 ~ 1 000IU/d 的维生素 D_3）制剂，监测血钙及尿钙水平，维持血清 25(OH)D 水平

20~30ng/ml 为宜。其他如多发性骨髓瘤、家族性低尿钙性高钙血症等可导致高钙血症疾病的诊疗经验中未见禁用维生素 D 的情况。结合以上指南和研究，轻中度高钙血症患者在定期严密监测血钙和尿钙的前提下，可适量应用维生素 D，以达到防治骨质疏松症的目的。

（邢小平）

57　什么是高钙尿症？

高钙尿症，又称高尿钙，即尿钙排泄增加。受饮食结构（如钙、钠、及蛋白质等含量）、维生素 D 水平、体内雌激素水平、妊娠、哺乳、肾小管功能等多种因素的影响，人体肠道钙吸收率差别较大（20%~70%），以维持每日约 400mg 元素钙被吸收入血的稳定水平。人体中的钙大部分沉积在骨骼和牙齿中，仅 1% 以结合钙或游离钙的形式存在于血液中。生理情况下每日经肾小球滤过的钙约 10 000mg，其中 98% 经肾小管重吸收，仅 2% 被排出体外。因此，人体的钙平衡受胃肠道、骨骼和肾脏的共同调节，当胃肠道摄入钙增加、骨骼释放钙增多或肾脏重吸收钙减少时，均会导致尿钙排泄的增加。

由于尿钙排泄与年龄、种族、性别等多种因素相关，且受多个器官、多种激素的共同调节，目前尚无统一的高钙尿症诊断标准，目前常用的诊断标准主要有 3 种：①正常饮食情况下，女性尿钙排泄量 > 250mg/24h，男性尿钙排泄量 > 300mg/24h；②尿钙排泄量 > 4mg/（kg·24h）；③随机尿钙/肌酐比值 > 0.21mg/mg。研究显示随机尿钙/肌酐比值在不同人群中变异较大，标准不统一，因此，24h 尿钙排泄量仍是目前诊断高钙尿症的主要临床依据。

根据病因不同，高钙尿症可分为特发性及继发性两大类，继发性指由各种病因，如钙、钠、蛋白摄入量过多、低钾饮食、低磷饮食、维生素 D 过量、甲状旁腺功能亢进、肿瘤、Paget 骨病等导致的尿钙排泄增加。特发性高钙尿症由 Albright 等首次提出，用来描述一种发病机制不明、血钙水平正常而尿钙升高的疾病，其缺乏继发性高钙尿症病因的证据，可能是遗传与环境因素共同作用的结果。根据病变部位不同，特发性高钙尿症还可分为 3 类：①肠吸收性（absorptive hypercalciuria, AH）：由肠道钙吸收增加导致的尿钙排泄增加，包括肠道直接吸收钙增多（Ⅰ型 AH）及 1,25(OH)$_2$D$_3$ 介导的钙吸收增多（Ⅱ型、Ⅲ型 AH）；②骨吸收性：由骨吸收增多、骨钙释放增加引起的尿钙排泄增加；③肾性：由肾小管对尿钙重吸收减少导致的尿中钙含量增加，该型常伴有继发性肠吸收和骨钙动员增多。

高钙尿症主要有两大危害，一是影响骨代谢，导致骨量减少与骨质疏松，增加骨折风险；二是影响泌尿系统，增加泌尿系结石或肾钙质沉着症的发生风险，导致非肾小球源性血尿、排尿困难、泌尿系感染等，严重时可出现肾功能衰竭。另有研究显示部分高钙尿症可导致继发性甲状旁腺功能亢进症，部分患者甚至可发展为三发性甲状旁腺功能亢进症。因此，早期明确病因并给予积极治疗对改善患者预后十分重要。对于已知病因的继发性高钙尿症，针对病因治疗是主要手段，而对于病因未明的特发性高钙尿症，严格控制尿钙排泄是治疗和改善预后的重要手段，其中包括饮食控制及应用噻嗪类利尿剂减少尿钙排泄，对于骨吸收性高钙尿症并伴有低骨量的患者还可应用双膦酸盐治疗。

（邢小平）

58　高钙尿症时能够补充钙剂吗？

通常认为高钙尿症的形成源于 3 类途径：肠道钙吸收增加、肾脏钙丢失增加，或骨吸收增加。对于高钙尿症患者，需首先评估尿钙升高的原因，包括是否存在可继发高钙尿症的疾病，如原发性甲状旁腺功能亢进、肾小管酸中毒等，但多数患者并无明确病因，为特发性高钙尿症，这其中包含部分常染色体显性遗传的疾病，但也受到环境（如膳食）的影响。

高钙尿症的危害主要在于其与肾结石的形成具有一定相关性，另外高钙尿症时局部小晶体聚集所致组织损伤，还可在无结石形成情况下引发血尿。尽管传统认为尿钙排泄女性超过 250mg/d、男性超过 300mg/d 即为高钙尿症，但目前尚无增加结石风险的尿钙水平阈值划定；通常认为尿钙排泄超过 100mg/d 后结石风险已经增高，且这一风险与尿钙水平呈正相关。高钙尿症时，建议慎用钙剂，以免增加肾结石的风险。

对于需额外服用钙补充剂的人群，则建议在开始应用钙补充剂之前以及应用钙补充剂后约 1 个月检测尿钙排泄，维持尿钙于 100～300mg/d 为宜。如果出现有临床意义的尿钙排泄增加，如出现肾结石、血尿等，可考虑加用噻嗪类利尿剂减少尿钙排泄。

（邢小平）

59　骨转换生化指标有昼夜节律吗？什么时候采血合适？

人体骨组织在一生中都在持续进行新陈代谢，表现为全身骨组织的不同部位不断进行的骨吸收和骨形成的代谢偶联，即骨转换（bone turnover），该过程中产生的一些代谢物称为骨转换生化标志物或骨转换标志物（bone-turnover markers，BTMs）。骨转换标志物分为骨形成标志物和骨吸收标志物。

现有多种证据（包括太空微重力状态下）人类和多种动物（如猴、马、犬及鼠）的多种 BTMs 都有明显的昼夜节律：峰值出现在早晨，低谷在下午至夜间，变化幅度达 15%～30%。这种节律在骨吸收标志物中比在骨形成标志物中更为明显。骨吸收标记物，包括血和尿 1 型胶原交联 C- 末端肽（cross linked C-telopeptide of type 1 collagen，CTX）、血和尿 1 型胶原交联 N- 末端肽（cross-linked N-telopeptide of type 1 collagen，NTX）以及尿吡啶交联物，在 24 小时内具有明显的类似正弦波形的节律。性别、年龄、绝经状态、取血时是否卧位或甲状旁腺激素与该节律的振幅均无关，而禁食和抗骨吸收治疗可降低该波动水平，但节律仍持续存在。骨形成标志物的节律与骨吸收标志物相似，但幅度和调节途径不同。骨钙素的节律类似于骨吸收标志物，在夜间凌晨达峰，该节律与血清皮质醇有关，而 1 型原胶原分子 N- 端前肽（amino-terminal procollagen of type I collagen，PINP）仅在部分研究观察到较小波动水平的节律。

在实际操作中，待测骨转换标志物样本的收集、贮存是否规范化会明显影响测定结果。由于昼夜节律的存在及进食的影响，除收集 24 小时尿标本外，应将收集样本时间标准化，尽量选取空腹血液样本进行检测。

（邢小平）

参考文献

[1] 中华医学会骨质疏松和骨矿盐疾病分会 . 骨代谢生化标志物临床应用指南 [J]. 中华骨质疏松和骨矿盐疾病杂志 .2015,8(4):283-293.

[2] 廖二元 , 袁凌青 . 内分泌代谢病学 [M]. 4 版 . 北京：人民卫生出版社 , 2019.

[3] 邱明才 , 戴晨琳 . 代谢性骨病学 [M]. 北京：人民卫生出版社 , 2012.

[4] VASIKARAN S, EASTELL R, O BRUYÈRE,et al.Markers of bone turnover for the prediction of fracture risk and monitoring of osteoporosis treatment: a need for international reference standards[J]. Osteoporos Int, 2011,22(2): 391-420.

[5] HU W W, ZHANG Z, HE J W, et al. Establishing Reference Intervals for Bone Turnover Markers in the Healthy Shanghai Population and the Relationship with Bone Mineral Density in Postmenopausal Women[J]. International Journal of Endocrinology,2013,2013:513925.

[6] The American Association of Clinical Endocrinologists. American Association of Clinical Endocrinologists/ American College of Endocrinology Clinical Practice Guidelines for the Diagnosis and Treatment of Postmenopausal Osteoporosis-2020 update[J]. ENDOCRINE PRACTICE, 2020,26(5):564-570.

[7] LI M, LI Y, DENG W, et al. Chinese Bone Turnover Marker Study: Reference Ranges for C-Terminal Telopeptide of Type I Collagen and Procollagen I N-Terminal Peptide by Age and Gender[J]. PLOS ONE, 2014, 9(8):e103841.

[8] 孟迅吾 , 周学瀛 . 协和代谢性骨病学 [M]. 北京：中国协和医科大学出版社 , 2021.

[9] 廖二元 , 曹旭 . 湘雅代谢性骨病学 [M]. 北京：科学出版社 , 2013.

[10] 夏维波 , 章振林 , 林华 , 等 . 维生素 D 及其类似物临床应用共识 [J]. 中华骨质疏松和骨矿盐疾病杂志 , 2018, 11(1):6-24.

[11] 张秀珍 , 张智海 , 徐辉 , 等 . 骨代谢生化指标临床应用专家共识 (2020) [J]. 中国骨质疏松杂志 ,2020, 26(6):781-796.

[12] 中华医学会骨质疏松和骨矿盐疾病分会 , 中华医学会内分泌分会代谢性骨病学组 . 甲状旁腺功能减退症临床诊疗指南 [J]. 中华骨质疏松和骨矿盐疾病杂志 , 2018, 11(4):7-22.

[13] LORENTZON M, BRANCO J, BRANDI ML, et al. Algorithm for the Use of Biochemical Markers of Bone Turnover in the Diagnosis, Assessment and Follow-Up of Treatment for Osteoporosis[J]. Adv Ther,2019, 36(10): 2811-2824.

[14] 中华医学会和骨矿盐疾病分会 . 原发性骨质疏松症诊疗指南（2017）[J]. 中华骨质疏松和骨矿盐疾病杂志 , 2017, 10(5): 413-444.

[15] VASIKARAN S, EASTELL R, BRUYERE O, et al. Markers of bone turnover for the prediction of fracture risk and monitoring of osteoporosis treatment: a need for international reference standards[J]. Osteoporos Int, 2011, 22(2):391-420.

[16] GARNERO P, VERGNAUD P, HOYLE N. Evaluation of a fully automated serum assay for total N-terminal propeptide of type I collagen in postmenopausal osteoporosis[J]. Clin Chem, 2008, 54(1):188-196.

[17] GARNERO P, BOREL O, DELMAS P D. Evaluation of a fully automated serum assay for C-terminal cross-linking telopeptide of type I collagen in osteoporosis[J]. Clin Chem, 2001, 47(4):694-702.

[18] 廖二元 , 徐苓 , 朱汉民 , 等 . 原发性骨质疏松症干预的疗效监测与评估专家意见 [J]. 中华骨质疏松和骨矿盐疾病杂志 , 2015, 8(1):1-6.

[19] ZHANG C, ZHAO Z, SUN Y, et al. Clinical and genetic analysis in a large Chinese cohort of patients with X-linked hypophosphatemia[J]. Bone, 2019, 121: 212-220.

[20] JIANG Y, XIA WB, XING X P, et al. Tumor-induced osteomalacia: an important cause of adult-onset hypophosphatemic osteomalacia in China: Report of 39 cases and review of the literature[J]. J Bone Miner Res, 2012, 27(9):1967-1975.

[21] LAFFERTY FW. Differential diagnosis of hypercalcemia[J]. J Bone Miner Res, 1991, 6 Suppl 2:S51-S59.

[22] 中华医学会和骨矿盐疾病分会 , 中华医学会内分泌分会代谢性骨病学组 . 原发性甲状旁腺功能亢进症诊疗指南（2014）[J]. 中华骨质疏松和骨矿盐疾病杂志 , 2014, 7(3):187-198.

[23] ZAGZAG J, HU M I, FISHER S B, et al. Hypercalcemia and cancer: Differential diagnosis and treatment[J]. CA Cancer J Clin, 2018, 68(5):377-386.

[24] LOWE H, CUSANO NE, BINKLEY N, et al. Vitamin D toxicity due to a commonly available "overthe counter" remedy from the Dominican Republic[J]. J Clin Endocrinol Metab, 2011, 96(2):291-295.

[25] BHALLA K, ENNIS D M, ENNIS E D. Hypercalcemia caused by iatrogenic hypervitaminosis A[J]. J AmDiet Assoc, 2005, 105(1):119-121.

[26] SONG A, ZHAO H, YANG Y, et al. Safety and efficacy of common vitamin D supplementation in primary hyperparathyroidism and coexistent vitamin D deficiency and insufficiency: a systematic review and meta-analysis[J]. J Endocrinol Invest,2021,44(8):1667-1677.

[27] MARCOCCI C, BOLLERSLEV J, KHAN AA, et al. Medical management of primary hyperparathyroidism: Proceedings of the fourth international workshop on the management of asymptomatic primary hyperparathyroidism[J]. J Clin Endocrinol Metab, 2014, 99(10):3607-3618.

[28] 全婷婷 , 王鸥 , 邢小平 . 高钙尿症病因学研究进展 [J]. 中华骨质疏松和骨矿盐疾病杂志 , 2015, 8(2):174-180.

[29] COE F L, CANTERBURY J M, FIRPO J J, et al. Evidence for secondary hyperparathyroidism in idiopathic hypercalciuria[J]. J Clin Invest, 1973, 52(1):134-142.

[30] CURHAN G C, WILLETT W C, SPEIZER F E, et al. Comparison of dietary calcium with supplemental calcium and other nutrients as factors affecting the risk for kidney stones in women[J]. Ann Intern Med, 1997, 126(7):497-504.

[31] EASTELL R, SZULC P. Use of bone turnover markers in postmenopausal osteoporosis[J]. Lancet Diabetes Endocrinol, 2017, 5(11):908-923.

[32] VAN DER SPOEL E, OEI N, CACHUCHO R, et al. The 24-hour serum profiles of bone markers in healthy older men and women[J]. Bone, 2019, 120:61-69.

[33] SWANSON C M, KOHRT W M, BUXTON O M,et al. The importance of the circadian system & sleep for bone health[J]. Metabolism, 2018, 84:28-43.

第五章

骨质疏松症鉴别诊断相关知识

60 什么叫作脆性骨折？

脆性骨折是指患者在日常活动时，受轻微外力或通常不会引起骨折的外力时发生的骨折。脆性骨折是全身骨质疏松基础上的局部骨组织病变，是骨强度下降的明确体现，也是骨质疏松症严重的后果。脆性骨折常见的骨折部位是脊柱、髋部、桡骨远端和肱骨近端、骨盆等。在临床中，脊柱的脆性骨折较为隐匿，很多时候患者并未意识到已经发生了脊柱的脆性骨折，经胸腰椎正侧位摄片才确诊。

（张　浩）

61 骨质疏松症应与哪些骨骼疾病进行鉴别诊断？

骨质疏松症往往有骨痛、骨折等临床表现，很多其他骨骼疾病以及继发于其他疾病的骨质疏松症都有类似的临床表现。例如：骨软化症、成骨不全症、低磷酸酶血症、畸形性骨炎、骨纤维异常增殖症，以及继发于其他疾病及药物导致的继发性骨质疏松症。继发性骨质疏松症会在下面的问题中详细描述，在此不再赘述。下面分别描述较常见的易与骨质疏松症相混淆的骨骼疾病。

（1）骨软化症：骨软化症与佝偻病都是骨骺和软骨的骨矿化损伤为特征的广泛性骨骼疾病，两者的区别在于发病年龄不同，佝偻病发病于骨骺生长板闭合前的儿童期，骨软化症发病于骨骺生长板闭合后的成人期。骨软化症的典型临床特征包括肌肉骨骼疼痛、骨骼畸形、肌肉无力、身高缩短。患者常有特征性的鸭步状走路姿势，伴有脊柱后凸、侧凸畸形和胸腔、骨盆畸形。与骨质疏松症相比，骨软化症患者椎体畸形的双凹腔更为规则。患者同时伴有胸廓、骨盆和长骨畸形的放射学表现，骨盆 X 线片呈三叶畸形。骨软化症还有一个特征性表现为假骨折或称为 Looser's 带，它们以钙化带的形式出现，垂直于骨表面，通常是营养动脉进入骨的地方。Looser's 带主要见于股骨近端、肱骨颈、耻骨支、腓骨、跖骨和肩胛骨外缘。

可以导致骨软化症的原因很多，有遗传因素、肿瘤因素、营养缺乏因素、很多疾病及药物都可以继发骨软化症。遗传因素导致的骨软化症往往伴有低磷血症及下肢畸形，患者常于幼儿时起病，遗传方式可 X 伴性遗传（PHEX 基因突变）或常染色体显性遗传（FGF23

基因突变）及少部分常染色体隐性遗传（DMP1 等基因突变）。肿瘤导致的骨软化症是由于肿瘤引起肾脏排泄磷的增加。这些肿瘤多来源于间叶组织的良性肿瘤，位置较隐匿，容易被漏诊或误诊。近年，生长抑素受体 ^{99m} 锝 - 标记奥曲肽显像、^{68} 镓（^{68}Ga）- 标记生长抑素类似物 PET-CT 等显像技术的发展使得更多的导致骨软化症的肿瘤被发现。营养缺乏导致的骨软化症多是由于维生素 D 的缺乏导致。继发于骨软化症的其他疾病，主要包括：干燥综合征、范科尼综合征等。继发于骨软化症的其他药物主要有抗乙肝及人类免疫缺陷病毒药物、抗癫痫药物、抗生素（利福平）、铝、铁剂等。我国乙肝患者众多，用抗肝炎病毒药物者出现骨痛，尤其要警惕药物导致的骨软化症。

（2）成骨不全症：成骨不全症是最常见的遗传性骨病之一，其最主要的临床表型就是骨脆性增加、反复发生脆性骨折、常伴有骨骼畸形及身材矮小；而骨骼外的组织和器官也常常被累及：如蓝巩膜、牙本质发育不全、关节韧带松弛、早熟性耳硬化等。成骨不全症的发病机制是由某种基因突变，导致 I 型胶原蛋白数量和质量的异常，从而引起骨密度和骨强度的下降。迄今国际上共发现 22 个致病基因，遗传模式主要呈常染色体显性遗传，少数呈隐性遗传或 X 伴性遗传。患者发病年龄经常是幼年，反复脆性骨折史，骨折最好发的部位是股骨。患者常具有特征性的蓝巩膜，在国人的研究中，蓝巩膜的表型占 COL1A1 和 COL1A2 突变导致 OI 的 80% 以上，听力下降及阳性骨折家族史都有助于诊断。患者的骨代谢指标一般在正常范围内，骨折后可有骨转换生化指标一过性轻度升高。成骨不全症患者骨骼 X 线片常表现为骨质稀疏；颅骨的囟门增宽伴缝间骨；脊柱侧凸或后凸畸形；四肢多发长骨骨折，长骨弯曲畸形等。绝大多数患者的骨密度显著低于同龄同性别正常人，但 I 型原胶原羧基端前肽裂解位点突变及极少数由 BMP1 基因突变所致成骨不全症患者骨密度升高，但骨强度下降。

（3）低磷酸酶血症：低磷酸酶血症是一种遗传性代谢性骨病，其特征性的表现主要是骨和牙齿的矿化不全，血清和骨的碱性磷酸酶活力缺乏。低磷酸酶血症的发生主要是由于编码组织非特异性碱性磷酸酶的基因（ALPL）突变所致。该病临床表型差异大，近年根据发病年龄和特征分为 6 型：围生期轻型、围生期致死型、婴儿型、儿童型、成人型和以牙齿矿化障碍为主的牙型。患者血碱性磷酸酶水平显著降低，骨骼常具有佝偻病样改变。与骨质疏松症相鉴别的主要还是成人型。成人型低磷酸酶血症患者往往到中年以后才发病，表型多变，通常伴有应力性骨折、骨软化和软骨钙化症引起的疼痛。深入询问病史，许多患者会提及既往过早缺失乳牙甚至恒牙的病史。低磷酸酶血症患者的血钙、磷水平一般正常，总血清碱性磷酸酶活性显著降低，是该疾病的主要诊断依据，ALPL 基因突变是诊断低磷酸酶血症必不可少的条件。成人型低磷酸酶血症患者 X 线片常表现为长骨密度减低、弯曲、干骺端增宽凹陷，也可能表现为股骨的假骨折。

（4）畸形性骨炎：畸形性骨炎是一种骨骼代谢疾病，这种疾病通常发生在 55 岁以后，其主要特征为破骨细胞缺陷导致的骨转换紊乱，致骨破坏的增加，反过来又刺激了旺盛的骨形成。畸形性骨炎的发病原因及机制迄今仍未完全明确。研究显示遗传和环境因素在该病的发生、发展过程中均发挥作用。其中已知的易感因素包括：麻疹病毒等感染以及钙和维生素 D 缺乏等，已知的致病基因有 SQSTM1、VCP 等 10 余种。患者的正常板层骨结构被网状骨、粗大的骨小梁取代，从而容易骨折和骨骼畸形。该疾病的典型症状包括骨痛、骨畸形、骨折、听力下降、神经根受压症状和头痛。在大多数情况下，该疾病累及多骨（多骨型），但也可能只累及单个骨（单骨型）。辅助检查中比较有诊断意义的是患者的骨转换指标如血碱性磷酸酶等会增高，而放射性核素骨扫描会显示病变部位核素异常浓聚。

（5）骨纤维异常增殖症：骨纤维异常增殖症是起源于骨的非遗传性罕见骨病变，主要表现为骨痛、骨骼畸形和脆性骨折。骨纤维异常增殖症与 GNAS 基因编码产生的激活型 Gsα 有关。该病临床表现可发生在任何年龄，大部分发生于青少年期。临床表型广泛，可无症状，也可全身多处骨骼受累，四肢长骨、肋骨、骨盆和颅面骨常见，累及到颅面骨可有视力、听力下降、内耳功能障碍、脑组织受压症状等。该病包括单骨型、多骨型两类。多骨型骨纤维异常增殖症如同时合并咖啡牛奶色斑、内分泌腺体功能亢进（如外周性早熟、甲状腺功能亢进、库欣综合征等），称为纤维性骨营养不良综合征（McCune-Albright syndrome）。临床分型中以单骨型最多，累及下肢骨多于上肢骨，股骨和胫骨为最常见的发病部位，而多骨型中病变常侵犯单侧肢体。在疾病活动期，可有碱性磷酸酶等骨转换指标升高。X 线检查病灶形态可有特征性的表现，包括：髋内翻、牧羊人手杖征、胫骨弯曲、哈里森沟（沿着横隔的附着处，在胸廓前部和侧面出现的斜沟）和髋臼前凸。在初次发病时，放射性核素骨闪烁显像有助于显示疾病的程度，病灶部位往往放射性分布异常浓聚；浓聚影反映受累骨骼的部位及范围；病变骨骼常常分布于身体的一侧，不超过身体的中线。

表 5-1 汇总了以上骨骼疾病的一些临床特点。

表 5-1　易误诊为骨质疏松症骨骼疾病的临床特点

	临床表现	生化指标	X 线片特点
骨软化症	肌肉骨骼疼痛、骨骼畸形、肌肉无力、身高缩短。患者常有特征性的鸭步状走路姿势	血钙或血磷低于正常，血碱性磷酸酶可高于正常	骨盆 X 线片呈三叶畸形。骨软化症的特征性表现为假骨折或称为 Looser's 带，主要见于股骨近端、肱骨颈、耻骨支、腓骨、跖骨和肩胛骨外缘
成骨不全症	反复发生脆性骨折、伴有骨骼畸形及身材矮小，常有家族史及儿童时起病。蓝巩膜是其较特征性的表型	骨代谢指标一般在正常范围内，骨折后可有骨转换生化指标一过性轻度升高	骨骼 X 线片常表现为骨质稀疏；颅骨的囟门增宽伴缝间骨；脊柱侧凸或后凸畸形；四肢多发长骨骨折，长骨弯曲畸形

续表

	临床表现	生化指标	X 线片特点
低磷酸酶血症	骨和牙齿的矿化不全，成人型低磷酸酶血症患者往往到中年以后才发病，表型多变，通常伴有应力性骨折、骨软化和软骨钙化症引起的疼痛。患者常有特征性的过早缺失乳牙、恒牙史	血钙、磷正常，血碱性磷酸酶可低于正常	X 线片常表现为长骨密度减低，弯曲，干骺端增宽凹陷，也可能表现为股骨的假骨折
畸形性骨炎	通常发生在 55 岁以后，该疾病典型症状包括骨痛、骨畸形、骨折、听力下降、神经根受压症状和头痛	血钙、磷正常，但骨转换指标如血碱性磷酸酶等会增高	骨骼 X 线片示骨小梁粗大，放射性核素骨扫描会显示病变部位核素异常浓聚
骨纤维异常增殖症	可发生在任何年龄，大部分发生于青少年期。可无症状，也可全身多处骨骼受累，四肢长骨、肋骨、骨盆和颅面骨常见，累及到颅面骨可有视力、听力下降、内耳功能障碍、脑组织受压症状	血钙、磷正常，疾病活动期，可有碱性磷酸酶等骨转换指标升高	X 线片有特征性的表现：髋内翻、牧羊人手杖征、胫骨弯曲、哈里森沟（沿着横隔的附着处，在胸廓前部和侧面出现的斜沟）和髋臼前凸

（张　浩）

62　哪些药物容易引起骨质疏松症？

引起骨量流失，导致骨质疏松症的药物很多（表 5-2），它们对骨密度及骨折都有较大的影响（表 5-3）。下面分别简单评述一下各个药物导致骨质疏松症的机制。

其中，最常见的是糖皮质激素导致的骨质疏松症（glucocorticoid-induced osteoporosis，GIOP）。糖皮质激素引起骨质疏松症的主要特征是长期抑制骨形成及早期短时间增加骨吸收。糖皮质激素还可通过间接作用导致骨丢失，主要包括通过增加肾脏排泄尿钙及抑制小肠吸收钙、磷，影响了钙、磷的稳态，从而引起继发性甲状旁腺功能亢进，导致骨丢失；肌量和力学敏感性下降导致跌倒风险增加；继发性激素水平降低等。

表 5-2　导致骨质疏松症的药物

内分泌系统用药	精神疾病及抗惊厥药	心血管疾病用药	免疫系统用药	胃肠道疾病用药
糖皮质激素	选择性 5- 羟色胺再摄取抑制剂	肝素	钙调磷酸酶抑制剂	质子泵抑制剂
甲状腺激素	抗惊厥药	口服抗凝药	抗逆转录病毒治疗	
芳香化酶抑制剂		袢利尿剂		
卵巢抑制剂				
雄激素抑制剂				
噻唑烷二酮类				

甲状腺激素用于治疗各种原因导致的甲状腺功能减退、甲状腺肿和甲状腺癌。甲状腺激素通过诱导骨吸收细胞因子的产生直接或间接地增加了骨吸收。甲状腺抑制治疗导致绝经后妇女骨质丢失，椎体和髋部骨折的风险增加 3～4 倍。芳香化酶抑制剂则是乳腺癌患者内分泌治疗的常用药物，也是通过增加骨转换而降低骨密度，并使椎体和非椎体骨折的相对风险增加。卵巢抑制剂包括促性腺激素释放激素受体激动剂和醋酸甲羟孕酮等。由于促性腺激素释放激素受体激动剂会初始引起垂体促性腺激素的释放，随后下调促性腺激素释放激素受体并抑制其分泌，从而抑制雌激素水平，导致骨质流失，骨密度下降约每年6%。使用促性腺激素释放激素激动剂的患者在停药后骨量恢复。醋酸甲羟孕酮抑制促性腺激素的分泌，抑制卵巢排卵和产生雌激素，也可以导致骨密度下降及骨折风险的增加。雄激素剥夺治疗方案可单独使用促性腺激素释放激素类似物或与抗雄激素联合使用，降低血清睾酮和雌二醇水平，增加骨转换和骨丢失，同时可使肌肉力量受损，增加骨折的风险。噻唑烷二酮类药物是用于治疗或预防 2 型糖尿病的胰岛素增敏药物，它们通过激活过氧化物酶体增殖物激活受体 γ（PPARγ）起作用，导致间充质细胞的脂肪生成增加而成骨细胞生成减少，同时降低胰岛素样生长因子 Ⅰ 的表达从而减少骨形成，并促进破骨细胞分化和骨吸收。

选择性 5- 羟色胺再摄取抑制剂通常用于治疗抑郁症，由于功能性 5 - 羟色胺受体和转运体存在于成骨细胞和骨细胞中，服用这类药物的绝经后妇女会出现骨丢失，非椎体骨折的风险增加 2 倍。抗惊厥药用于癫痫、精神疾病和慢性疼痛的治疗。抗惊厥药可能会导致骨丢失，但其机制尚不清楚。抗惊厥药也可能使维生素 D 代谢加速，对成骨细胞分化有直接抑制作用，丙戊酸盐和卡马西平还有抗雄激素作用。

心血管疾病用药中，肝素是常用的抗凝药。在体外，肝素抑制成骨细胞的分化和功能；在体内，肝素减少骨形成，并通过抑制护骨因子的表达而增加骨吸收。而口服抗凝剂对骨代谢的影响存在争议，并无足够证据证明这些药物会导致骨质疏松症和骨折。袢利尿剂抑制钠和氯的重吸收，从而抑制钙的重吸收，增加其肾脏排泄和骨转换，这导致长期服用这些药物的男性和绝经后女性骨密度降低，骨折风险增加。

在器官移植患者中，钙调磷酸酶抑制剂常与糖皮质激素联合使用作为免疫抑制剂。在体内，这些药物引起骨吸收显著增加而导致骨丢失。这些药物还会导致继发性甲状旁腺功能亢进，T 细胞细胞因子变化和维生素 D 代谢的改变，更加加剧了骨丢失。抗逆转录病毒治疗大大降低了人类免疫缺陷病毒（艾滋病毒）患者的发病率和死亡率，但此类药物通过增加破骨生成及骨吸收增加，引起线粒体损伤，损害成骨细胞功能和骨形成，从而导致骨丢失加快及骨密度的降低。

质子泵抑制剂是治疗消化道疾病的常用药物，质子泵抑制剂通过减少肠道钙吸收，增加体内骨吸收，从而降低腰椎和髋部的骨密度，并增加椎体和非椎体脆性骨折的风险。

表 5-3　药物导致骨质疏松症在骨密度和骨折方面影响

	骨密度		骨折	
	腰椎	髋部	椎体	非椎体
糖皮质激素	↓	↓	↑	↑
甲状腺激素	↓	↓	↑	↑
芳香化酶抑制剂	↓	↓	↑	↑
卵巢抑制剂	↓	↓	↑	↑
雄激素抑制剂	↓	↓	↑	↑
噻唑烷二酮类	↓	↓	↑	↑
选择性 5- 羟色胺再摄取抑制剂	↓	↓	—	↑
抗惊厥药	↓	↓		↑
肝素	↓	↓	↑	
口服抗凝药	—	—		—↑
袢利尿剂	↓	↓	↑	↑
钙调磷酸酶抑制剂	↓	↓	↑	↑
抗逆转录病毒治疗	↓	↓	↑	↑
质子泵抑制剂	↓	↓	↑	↑

↑表示增加；↓表示减少；—表示无变化

（张　浩）

63　哪些疾病容易引起继发性骨质疏松症？

很多疾病都可以导致继发性骨质疏松症，主要是内分泌系统疾病、胃肠道系统疾病、骨髓异常相关疾病、器官移植、风湿免疫系统疾病、神经肌肉疾病及其他各种原因导致的骨丢失疾病（表 5-4）。

表 5-4　导致继发性骨质疏松症的疾病

类别	病种
内分泌系统疾病	肢端肥大症、原发性慢性肾上腺皮质功能减退症、库欣综合征、神经性厌食、腺垂体功能减退症、性腺功能减退（原发性和继发性）、甲状旁腺功能亢进、甲状腺功能亢进、糖尿病（1 型和 2 型）、雄激素抵抗综合征、生长激素缺乏症
胃肠道系统疾病	酒精性肝病、脂泻病、慢性活动性肝炎、慢性胆汁淤积性疾病、胃大部切除术后、炎症性肠病、空肠回肠旁路术后、吸收不良综合征、胰功能不全、肠外营养、原发性胆汁性肝硬化

续表

类别	病种
骨髓异常相关疾病	淀粉样变性疾病、血色沉着病、血友病、白血病、淋巴瘤、肥大细胞增多症、多发性骨髓瘤、恶性贫血、结节病、镰状细胞性贫血、地中海贫血
风湿免疫系统疾病	类风湿关节炎、系统性红斑狼疮、强直性脊柱炎、风湿性多肌痛、其他风湿免疫疾病
神经肌肉疾病	癫痫、帕金森病、肌萎缩、卒中、多发性硬化、脊髓损伤
其他原因	器官移植后、慢性代谢性酸中毒、慢性阻塞性肺疾病、终末期肾病、充血性心衰、艾滋病、抑郁症、遗传性骨病

（张　浩）

64　哪些线索提示患者可能具有继发性骨质疏松症？

在患者来就诊时，首先应该详细询问其既往病史，包括任何慢性疾病及曾经的用药史，甄别有可能导致骨质疏松症的其他疾病及药物。同时也要询问相关的月经史、生育史、有无不良的生活习惯、如酗酒、抽烟、饮用碳酸饮料及咖啡、浓茶等。

详细的体格检查也很重要。例如，当观察到患者有贫血貌、一般情况较差，此时应该警惕患者是否有血液系统疾病或者恶性肿瘤；如果患者有满月脸、多血质，要考虑患者的骨质疏松症是否因内源性糖皮质激素分泌过多所致或者外源性药物引起。如果患者走路姿势有鸭步，要考虑是否伴随骨软化症。还有如果患者精神改变、口干、胃纳减退也要怀疑患者是否有高钙血症。临床上有的老年患者因为腰背痛合并抑郁症，甚至在精神卫生中心住院治疗，结果检查血钙等骨生化指标，发现是原发性甲状旁腺功能亢进症的高钙血症导致精神症状。

而血液骨代谢指标的检查更是鉴别诊断继发性骨质疏松症的好帮手，尤其是血钙、磷、碱性磷酸酶，这简单的三项检查，就能鉴别出很多常见的继发性骨质疏松症。因为在原发性骨质疏松症患者中，血钙、磷、碱性磷酸酶一般在正常范围。如果血钙高、血磷偏低、碱性磷酸酶增高，高度怀疑原发性甲状旁腺功能亢进症或恶性肿瘤导致的继发性骨质疏松症，此时如果再查血甲状旁腺激素，如果甲状旁腺激素高，则高度怀疑原发性甲状旁腺功能亢进，可能是恶性肿瘤所致的高钙血症；如果低血磷、碱性磷酸酶高，则要高度怀疑低磷骨软化症；如果低碱性磷酸酶，则要疑诊低磷酸酶血症。而血常规、肝肾功能及红细胞沉降率这些基本的检查，也能很好地帮助我们鉴别诊断。有时血常规检查是发现急性白血病等血液疾病的线索。而肝肾功能不全，有助于我们诊断继发性骨质疏松症，有时免疫电泳发现 M 蛋白等异常蛋白，提示血液系统肿瘤。而血沉的异常增高，也要提醒我们患者是否有肿瘤或其他炎症、或自身免疫系统疾病。有条件的医院，可以进一步测量 25 羟维生素 D、骨转换指标（Ⅰ型胶原 C 末端肽交联、Ⅰ型原胶原 N 端前肽、骨钙素）等，因为 25 羟维生素 D 反映患者的维生素 D 营养状态，而骨转换指标异常增高反映了其他高代谢性骨病或者肿瘤骨转移。表 5-5 汇总了血钙、磷、碱性磷酸酶对于鉴别继发性骨质疏松症的意义。

很多继发性骨质疏松症可以从病史、体格检查及血液化验发现蛛丝马迹，从而作出正确的鉴别。对于提示有继发性骨质疏松症的患者，社区医师应该建议患者到上级医院相应的专科做进一步检查以确诊。必要时，疼痛部位的磁共振、同位素全身骨显像、骨髓穿刺及活检都有助于确诊骨质疏松症的继发病因。

表 5-5　常见继发性骨质疏松症的鉴别

	钙	磷	碱性磷酸酶	其他
原发性甲状旁腺功能亢进	↑	—↓	↑	血甲状旁腺激素升高,X 线片会有指骨桡侧骨膜下吸收等表现
血液系统肿瘤	↑	—↑	↑	血常规有时异常,肝功能蛋白电泳可有异常,骨髓穿刺活检确诊
其他系统恶性肿瘤骨转移	↑	—↑	↑	肿瘤病史,一般情况差,血沉可高,同位素骨扫描异常
骨软化症	↓—	↓—	↑	走路鸭步,X 线片上假骨折,其他继发疾病相应化验指标异常
低磷酸酶血症	—	—	↓	患者既往常有过早缺失乳牙、恒牙的病史,X 线片上骨软化表现
肾性骨病	↓—	↑—	—↑	慢性肾脏疾病史,肾功能不全
原发性甲状旁腺功能减退	↓	↑	—	患者常有低钙抽搐等临床表现,影像学常有颅内钙化灶
糖皮质激素导致的骨质疏松症	—	—	—	有糖皮质激素使用史,伴随多血质、皮肤紫纹等表型

↑表示增加；↓表示减少；—表示正常

（张　浩）

参考文献

[1]　中华医学会骨科学分会骨质疏松学组. 骨质疏松性骨折诊疗指南 [J]. 中华骨科杂志 , 2017, 37(1):1-10.
[2]　中华医学会骨质疏松和骨矿盐疾病分会 . 原发性骨质疏松症诊疗指南 (2017) [J]. 中华骨质疏松和骨矿盐疾病杂志 , 2017, 10(5): 413-444.

[3]   FRANCIS R M, SELBY P L. Osteomalacia[J]. Baillieres Clin Endocrinol Metab, 1997, 11(1): 145-163.

[4]   孟讯吾，周学瀛 . 协和代谢性骨病学 [M]. 北京：中国协和医科大学出版社，2021.

[5]   GU J, WANG C, ZHANG H, et al. Targeted resequencing of phosphorus metabolismrelated genes in 86
        patients with hypophosphatemic rickets/osteomalacia[J]. Int J Mol Med, 2018, 42(3): 1603-1614.

[6]   YUE H, YU J B, HE J W, et al. Identification of two novel mutations in the PHEX gene in Chinese patients
        with hypophosphatemic rickets/osteomalacia[J]. PLoS One, 2014, 9(5):e97830.

[7]   LI X, JIANG Y, HUO L, et al. Nonremission and Recurrent Tumor-Induced Osteomalacia: A Retrospective
        Study[J]. J Bone Miner Res, 2020, 35(3):469-477.

[8]   章振林，魏哲 . 阿德福韦酯引起肾小管损害和骨软化临床研究进展 [J]. 中华内科杂志，2018, 57(12):
        935-937.

[9]   中华医学会骨质疏松和骨矿盐疾病分会 . 成骨不全症临床诊疗指南 [J]. 中华骨质疏松和骨矿盐疾病
        杂志，2019, 12(1):11-23.

[10]   LIU Y, ASAN, MA D, et al. Gene mutation spectrum and genotype-phenotype correlation in a cohort of
        Chinese osteogenesis imperfecta patients revealed by targeted next generation sequencing[J]. Osteoporos Int,
        2017, 28(10):2985-2995.

[11]   ZhANG Z L, ZhANG H, KE Y H, et al. The identification of novel mutations in COL1A1, COL1A2, and
        LEPRE1 genes in Chinese patients with osteogenesis imperfecta[J]. J Bone Miner Metab, 2012, 30(1): 69-77.

[12]   LINDAHL K, BARNES A M, FRATZL-ZELMAN N, et al. COL1 C-propeptide cleavage site mutations cause
        high bone mass osteogenesis imperfecta[J]. Hum Mutat, 2011, 32(6):598-609.

[13]   MORNET E. Hypophosphatasia[J]. Metabolism, 2018, 82:142-155.

[14]   刘海娟，李梅，邢小平，等 . 低磷酸酶血症一家系组织非特异性碱性磷酸酶 (TNSALP) 基因突变分析
        [J]. 基础医学与临床，2011, 31(3):263-267.

[15]   ZHANG H, KE Y H, WANG C, et al. Identification of the mutations in the tissue-nonspecific alkaline
        phosphatase gene in two Chinese families with hypophosphatasia[J]. Arch Med Res, 2012, 43(1):21-30.

[16]   许莉军，姜艳，夏维波 . 低磷酸酶血症的研究进展 [J]. 国际内分泌代谢杂志，2015, 35(3):211-214.

[17]   MENENDEZ-BUEYES L R, SOLER FERNANDEZ M D. Paget's Disease of Bone: Approach to Its
        Historical Origins[J]. Reumatol Clin, 2017, 13(2):66-72.

[18]   郑燕，杜洪泉，章振林 . 畸形性骨炎六例的临床诊治分析 [J]. 中华内分泌代谢杂志，2015, (2): 139-
        142.

[19]   GU J M, ZHANG Z L, ZHANG H, et al. Thirteen Chinese patients with sporadic Paget's disease of bone:
        clinical features, SQSTM1 mutation identification, and functional analysis[J]. J Bone Miner Metab, 2012,
        30(5):525-533.

[20]   DICAPRIO M R, ENNEKING W F. Fibrous dysplasia. Pathophysiology, evaluation, and treatment[J]. J Bone
        Joint Surg Am, 2005, 87(8): 1848-1864.

[21]   谭萨萨，沈啸翼，岳华，等 . 骨纤维结构不良临床特征及基因突变检测 [J]. 中华骨质疏松和骨矿盐疾
        病杂志，2018,11(4):339-345.

[22]   MAZZIOTTI G, CANALIS E, GIUSTINA A. Drug-induced osteoporosis: mechanisms and clinical
        implications[J]. Am J Med, 2010, 123(10): 877-884.

[23]   BUCKLEY L, HUMPHREY M B. Glucocorticoid-Induced Osteoporosis[J]. N Engl J Med, 2018,
        379(26):2547-2556.

[24]   FITZPATRICK L A. Secondary causes of osteoporosis[J]. Mayo Clin Proc, 2002, 77(5):453-468.

第六章

内分泌疾病与骨质疏松症相关知识

65 1 型糖尿病会合并骨质疏松症吗？

1 型糖尿病（type 1 diabetes mellitus，T1DM）常以青少年起病，是一种自身免疫性疾病，由环境因素在基因易感个体中触发。人体自身的免疫系统攻击破坏胰岛 β 细胞，导致低胰岛素血症和慢性高血糖，该人群易伴发低骨密度及骨质疏松性骨折已较为明确。大多数研究表明 T1DM 患者与年龄匹配的非 T1DM 患者相比，前臂、臀部和腰椎的骨密度中度降低。大量研究显示，TIDM 患者的骨密度较非糖尿病人群降低，其骨量减少和骨质疏松症的患病率高达 48% ~ 72%。

对于青少年患者，T1DM 对骨成熟和骨丢失的影响往往发生在发病后的最初几年，对成人 T1DM 发病（20 ~ 39 岁）的研究表明，在 T1DM 诊断时骨量已经减少。最近一项针对 T1DM 患者的 10 年随访研究表明，对于男性 T1DM 患者，骨密度下降主要发生在T1DM 的早期阶段。因此，T1DM 的发病年龄较早，而不是糖尿病的病程，会损害骨骼的生长和发育。

T1DM 患者由于处于胰岛素绝对缺乏状态，骨基质合成下降，成骨不活跃，骨吸收大于骨形成、骨基质分解、骨矿物质丢失，此外胰岛素不足还可通过影响活性维生素 D 合成的途径影响骨基质的形成及其矿化而引起骨质疏松。从病理生理学的角度来看，T1DM 骨代谢的特点是骨转换率低，特别是成骨细胞减少、成骨细胞分化和活性降低导致骨形成减少。此外，由于骨髓基质干细胞在低胰岛素血症和慢性高血糖的作用下功能受损，细胞周期缓慢，向成骨细胞分化的能力减弱。在分子水平上，Wnt/β-catenin 信号通路以及 Runx2 活性的抑制是导致成骨细胞代谢减慢的主要原因。

（刘建民　陶　蓓）

66 2 型糖尿病骨折风险会增加吗？

大量流行病学研究表明，2 型糖尿病（type 2 diabetes mellitus，T2DM）是骨折风险增加的独立危险因素，尽管 T2DM 患者骨折风险增加有时并不伴随骨密度（bone mineral density，BMD）的下降，有研究甚至提示其 BMD 水平高于正常对照人群，但骨折风险增加依然存在。T2DM 患者中常见的肥胖和高胰岛素血症可部分解释这些患者 BMD 的增高，值得注意的是，T2DM 患者高胰岛素血症和肥胖并不意味着骨折风险降低，肥胖和非肥胖的 T2DM 女性髋部骨折的发生率均高于体重匹配的 T2DM 女性。此外有研究发现 T2DM 患者远端胫骨、桡骨的小梁骨骨密度含量增高的同时伴有桡骨骨皮质呈现多孔性改变，提示 T2DM 患者骨皮质质量受损，从而骨折风险增加。因此不少学者认为 T2DM 患者虽然 BMD 没有明显下降但是骨强度的明显下降，更容易出现骨质疏松性骨折。

T2DM 导致骨代谢紊乱骨折风险增高的原因非常复杂，其中骨强度下降、骨质量受损是 T2DM 患者高骨折风险的内在因素。T2DM 的非酶促糖基化反应被认为是造成骨质量下降的原因之一。长期慢性高血糖导致骨基质中糖基化终末产物（AGE）积聚，AGE 积聚致使骨基质中 I 型胶原变性、骨强度下降、骨脆性增加，并促进成骨细胞凋亡。此外，造成 T2DM 患者骨脆性增加的原因涉及糖尿病病程、胰岛素抵抗、某些降糖药物如噻唑烷二酮类药物的使用、骨髓脂肪堆积以及较低的骨转换水平等。有研究发现 T2DM 患者由糖代谢紊乱引起钙、磷丢失增多，吸收障碍，以及膳食中钙摄入不足，可引发代谢性骨病。而维生素 D 缺乏所引起的继发性甲状旁腺功能亢进症也是造成 T2DM 患者骨折风险升高的内因。造成 T2DM 患者骨折的主要外在因素是骨折相关跌倒风险的增加，降糖药物使用不妥引起的低血糖反应、夜尿增加、糖尿病性视网膜病变导致视力下降、糖尿病性神经病变、足部溃疡、截肢导致平衡功能减退和直立性低血压等都与糖尿病患者的跌倒及其所引起的骨折有关。

总的来说，由于 T2DM 相关骨质量下降以及骨折相关跌倒风险的增加，T2DM 可以在 BMD 相对较高的情况下骨折风险增高。

（刘建民　陶　蓓）

67　甲状腺功能亢进症容易合并骨质疏松症吗？

甲状腺功能亢进症（简称：甲亢）患者血清中甲状腺激素分泌增多，可刺激破骨细胞活性，促进破骨细胞的骨吸收，使骨吸收大于骨形成。因而，甲亢常被认为是骨质疏松症的危险因素。此外甲亢患者存在明显高代谢状态，蛋白质分解代谢亢进且骨基质形成不足，致使钙盐沉积障碍。甲亢患者肠蠕动增强，常有腹泻症状，肠道钙盐吸收减少，同时尿钙排出增多，钙大量丢失后导致骨密度降低，增加了发生骨质疏松的风险。

甲亢患者与正常对照组相比，骨吸收标志物及骨形成标志物均明显升高，经过一段时间治疗后骨吸收标志物可显著降低。高骨转换速率是甲亢合并骨质疏松症患者的显著特征。

甲状腺激素 T_3 是 T_4 的生物活性衍生物，T_3 与骨细胞上 T_3 受体结合调控骨代谢及骨骼的生长和重塑，促进骨骼生长达到骨峰值。甲亢患者体内过多的 T_3 可直接作用于骨骼，导致骨转换增快，继而引起骨量的丢失。T_3 可以通过调节细胞因子及生长因子两种途径来增加成骨细胞及破骨细胞的活性，而破骨细胞功能增加更甚，骨转换加速导致骨量丢失。此外，甲状腺激素分泌增多可干扰活性维生素 D 的生成，使 1,25 双羟维生素 D 生成不足，同时维生素 D 代谢加快，导致肠钙吸收减少，诱发骨质疏松。甲亢性骨质疏松症与促甲状腺激素 TSH 也有着密切关系。即使是甲状腺激素水平正常、TSH 水平降低的亚临床甲亢患者，也同样会出现骨量减少和骨折风险增加，表明 TSH 有独立于甲状腺激素而调节骨代谢的作用。有研究报道当 TSH<0.1IU/L 时，腰椎骨折的风险增加 4 倍，非腰椎骨折的风险增加 3.2 倍。

综上所述，甲亢患者血清甲状腺激素升高、促甲状腺激素水平降低，骨转换加快，骨质疏松风险升高。

（刘建民　孙立昊）

68　甲状旁腺功能亢进症会引发哪些骨骼损害？

甲状旁腺功能亢进症时甲状旁腺素（PTH）合成和分泌增多，引起钙、磷和骨代谢紊乱。患者血中的 PTH 明显增高，导致成骨细胞和破骨细胞活动增加，骨转换率明显加快，其中以破骨细胞活跃为主，导致骨质破坏。引起骨病类型主要取决于 PTH 在血液循环中的水平，增长速率及持续时间等因素。在严重的甲状旁腺功能亢进症患者中，可以表现囊性纤维性骨炎的典型放射学特征，包括棕色瘤。也有软骨钙质沉着症、假性痛风、滑膜炎和骶髂关节炎的表现。其他 X 线片表现有膨胀性骨质破坏，皂泡样改变，皮质断裂不连续。溶骨性影像学表现为多发类圆形低密度影，这些与骨肿瘤 X 线片征象表现易于混淆。因此面对复杂严重的骨骼损害病变时考虑本病的可能性。通过血 Ca、PTH、骨转换标志物等检查加以验证。

甲状旁腺功能亢进症中骨质疏松症的患病率在 50%～65%，尤其是在绝经后妇女、老年患者以及体重指数和肌酐水平较低的患者中较为常见。

甲状旁腺功能亢进症患者中骨折风险增加。患者出现骨折表现，单处骨折、多发骨折、反复骨折、骨折不愈合均可出现。对健康对照组研究的系统回顾和 meta 分析显示所有骨折的风险增加 2 倍。对特定骨骼部位骨折风险的分析表明，前臂和脊柱风险增加，而髋关节的风险没有增加。

长期的甲状旁腺功能亢进症使患者骨骼多发损害严重变形，给患者带来痛苦。因此我们在临床上应警惕此类疾病，进行血清 PTH 和血电解质等指标的测定有助于发现甲状旁腺功能亢进症。

（刘建民　孙立昊）

69　皮质醇增多症患者容易合并骨质疏松症吗?

皮质醇是由肾上腺分泌的糖皮质激素。皮质醇在调节炎症、血压、维护结缔组织正常生理功能等方面具有重要作用。而当下丘脑 - 垂体功能紊乱、垂体腺瘤或异位肿瘤引起双侧肾上腺皮质增生，或肾上腺本身肿瘤使得皮质醇分泌过量时，则会出现肾上腺皮质功能亢进的情况，即皮质醇增多症，又称为库欣综合征。

皮质醇增多症可通过多种机制引起骨代谢的异常，对骨组织的直接作用是促进成骨细胞凋亡，破骨细胞的活动相对活跃，骨吸收增加，骨形成减少，骨质疏松易于发生；骨重建功能减退，骨微损伤后修复能力下降，骨脆性增加，导致骨质疏松症和骨折。

过量的皮质醇会导致维生素 D 代谢障碍、尿钙排泄增加以及肠道内钙吸收减少，导致甲状旁腺激素分泌增加，骨吸收增加，发生骨质疏松症。这也是皮质醇增多症患者容易发生骨折的主要原因。

皮质醇增多症所致的骨质疏松，其骨脆性增加，对外力承受性差，轻微外力即可导致骨折，尤其易造成脊椎压缩性骨折。腰椎骨折最为常见，原因可能与糖皮质激素对骨松质的影响大于皮质骨有关，骨转换在骨小梁表面进行，骨松质骨小梁表面大，富含骨松质的骨组织，如脊椎骨量丢失较快，更易发生骨质疏松。

研究显示，糖皮质激素过多造成的骨量丢失在最初数个月内最为迅速明显，而库欣综合征在得到诊断时往往糖皮质激素过多已存在很长时间。

综上所述，库欣综合征合并骨质疏松症发生率高，由此导致的脆性骨折发生率也很高。对于库欣综合征患者应重视维生素 D 水平、骨代谢指标及骨密度的监测，及早发现骨代谢异常，以免延误治疗。

（刘建民　孙立昊）

70　男性性腺功能减退会导致骨质疏松症吗?

正常睾丸功能对于维持各年龄段男性的机体功能至关重要，性腺功能减退被公认为是导致男性骨丢失和继发性骨质疏松症的最常见原因。性腺功能减退症是指血清睾酮水平低于成年男性参考范围，其在老年男性中很常见。一项对 80 岁以上男性的研究显示，49%的患者血清总睾酮浓度低于参考范围，91% 的患者血清游离睾酮浓度低于参考范围。研究表明，男性循环睾酮和雌二醇水平与骨密度直接相关，临床椎体骨折的男性患者中性腺功能减退比例高达 20%，髋部骨折的男性患者中性腺功能减退比例高达 50%。

不同于女性绝经后 5 ~ 10 年出现雌激素快速下降的现象，男性睾丸内分泌功能（即分泌睾酮功能）是逐渐缓慢下降的，且存在明显的个体差异。研究显示，男性 40 岁左右开始，血液循环总睾酮水平每年下降 1% ~ 2%，有生物活性的游离睾酮水平每年下降 2% ~

3%。睾酮对骨骼健康具有直接影响，雄激素受体在成骨细胞、破骨细胞、骨细胞和多能干细胞表达，提示雄激素能直接影响多种骨骼细胞活性，并参与全身骨代谢，尤其重要的是，睾酮具有刺激成骨细胞和骨细胞的活性，增加骨基质蛋白生成，明显促进骨骼合成代谢的作用。此外，研究显示雌激素对于维持男性骨密度也具有重要作用，而男性雌激素是雄激素的代谢产物，睾酮通过芳香化酶转变为雌激素，从而间接抑制破骨细胞活性，减少骨丢失，这对于维持男性骨量和骨强度也至关重要。

男性性腺功能减退症的症状包括肌肉量和肌力减少、脂肪量增加、骨密度降低、性欲下降、勃起功能障碍、出汗、失眠、抑郁和神经紧张等。男性性腺功能减退是导致骨丢失和继发性骨质疏松症的公认常见原因，在男性骨质疏松症诊断和治疗过程中，要注意关注性腺功能减退的问题，应询问相关临床症状，并完成性腺轴功能检查，包括血清卵泡刺激激素、促黄体激素、睾酮和雌激素的检测。

（李　梅）

71　什么叫作早绝经？

女性绝经是指卵巢功能衰退，月经停止。绝经分为自然绝经和人工绝经两种，自然绝经指卵巢内卵泡生理性耗竭所致绝经，人工绝经是指手术切除双侧卵巢或用其他方法停止卵巢功能，如放射治疗和化疗等。

早绝经是由于各种疾病及其他因素造成的绝经年龄提前，主要原因是卵巢功能减退，出现雌激素水平明显降低，其引发的长期后果包括总体死亡率、冠心病、老年痴呆、帕金森病、骨质疏松、情绪障碍、性功能异常等发生率增加，对女性身体健康带来明显的不利影响。

绝大多数女性是在 45～55 岁绝经，大约 5% 的女性较早绝经，即在 40～45 岁绝经，大约 1% 的女性在 40 岁之前绝经，称为卵巢早衰。女性早绝经的原因较为复杂，卵巢功能过早丧失可能与遗传性疾病、自身免疫性疾病、感染或与化疗、放疗或手术等有关。

（李　梅）

72　女性绝经后骨量会有怎样的变化？

绝经期过渡期和绝经期是女性内分泌系统发生明显改变的一段微妙时期，女性心理和生理多项功能会出现明显改变。事实上，女性在绝经过渡期就会出现雌激素水平逐渐下降、骨丢失速率加快、骨强度减低，这是决定女性老年阶段罹患骨质疏松和脆性骨折的关键时期。研究显示，在绝经过渡期就应该监测骨转换生化指标和骨量的变化，以早期预防绝经后骨质疏松症的发生。

在女性绝经后 5～10 年内，不仅会出现潮热、盗汗、情绪改变、睡眠障碍等更年期症状，而且会出现骨吸收生化指标升高、骨量快速丢失，骨密度明显下降。研究显示，绝经后 2 年，双能 X 线骨吸收仪测量的骨密度每年下降约 2.5%，绝经后 2～4 年，每年骨密度下降约 1.8%。采用定量 CT 测量的骨丢失率高于双能 X 线骨吸收仪，绝经后 5 年，每年骨丢失率为 4%～5%，以小梁骨骨丢失更明显，绝经后 5 年内椎体小梁骨总丢失率高达 30%～40%。由于破骨细胞和成骨细胞都具有雌激素受体，雌激素通过调节 OPG/RANK/RANKL 水平，抑制破骨细胞的生成与活性，减少骨丢失，因此，雌激素具有重要的骨骼保护作用。当女性绝经后，雌激素水平快速而显著降低，使得破骨细胞活性增加，骨吸收加快，引起皮质骨和小梁骨骨量明显下降，骨强度显著降低，导致骨折风险增加。

绝经后骨转换生化指标，尤其是骨吸收指标的明显上升，与骨丢失速率显著相关。注意评估绝经后女性，尤其是绝经后 5～10 年女性的骨转换生化指标和骨密度，对于骨质疏松症的早期诊断十分必要。围绝经期加强体育锻炼、补充营养和充足的钙剂及维生素 D，必要时在医生的指导与监控下给予恰当的激素替代治疗，包括雌激素及孕激素，对于减少绝经后骨量快速丢失，早期预防骨质疏松症具有积极的临床意义。

（李　梅）

73　腺垂体功能减退会骨质疏松吗？为什么？

脑垂体是人体最为重要的内分泌中枢，分为腺垂体（垂体前叶）和神经垂体（垂体后叶）两部分。脑垂体分泌多种激素，包括生长激素、促甲状腺激素、促皮质素、促性腺素、催产素、催乳素、黑色细胞刺激素等，还能够贮藏并释放下丘脑分泌的抗利尿激素，对于调节机体的生长发育、能量代谢、水盐平衡、生殖功能具有重要作用。多种垂体激素可直接调节骨重建和骨代谢，腺垂体功能减退、库欣病、肢端肥大症和高催乳素血症等垂体疾病都可能对骨骼健康带来不利影响，部分性和完全性腺垂体功能减退症患者常常伴有骨密度减低、骨折风险增加。

腺垂体功能减退的儿童和青少年，合并生长激素缺乏和继发性甲状腺功能减退的患者常常骨骼合成代谢不足，骨骼生长发育受到影响，成骨细胞活性不足，破骨细胞活性增加，导致患者骨密度低于同龄人，成年时的峰值骨量明显减低，这是其今后罹患骨质疏松症的重要原因。成年腺垂体功能减退症患者如果有生长激素缺乏、性腺功能减退，也会导致骨骼合成代谢不足，骨丢失速率加快，骨量逐渐减少，甚至引发骨质疏松症。此外，腺垂体功能减退症患者如果有肾上腺和甲状腺功能减退，需要长期给予糖皮质激素和甲状腺激素替代治疗，如果上述激素替代过量，也会加快骨丢失、减少骨形成，导致骨质疏松症。

因此，腺垂体功能减退症患者由于有多种内分泌激素水平不足，明显影响骨骼合成代谢与分解代谢，要重视腺垂体功能减退症与骨质疏松症和骨折高风险之间的密切关联。我们不仅应规律评估生长激素、胰岛素样生长因子、甲状腺激素、肾上腺激素和性腺激素水平，以精细调整内分泌激素替代治疗方案，重建正常垂体功能，而且应重视测量骨转换生化指标和骨密度，注意其合并骨质疏松症的可能。

研究显示，腺垂体功能减退症的患者，积极治疗原发病，给予合适的内分泌激素替代治疗，尤其是性腺激素和生长激素的适当替代治疗，有助于减少患者骨丢失、增加骨密度、降低骨折风险。必要时，可给予钙剂及维生素 D 的基础治疗，并依据患者的骨密度和骨折风险，酌情联合使用双膦酸盐、地舒单抗或特立帕肽等药物治疗，以增加患者骨密度，降低骨折风险。

（李　梅）

参考文献

[1] ELLER-VAINICHER C, ZHUKOUSKAYA V V, TOLKACHEV Y V, et al. Low bone mineral density and its predictors in type 1 diabetic patients evaluated by the classic statistics and artificial neural network analysis[J]. Diabetes Care, 2011, 34(10):2186-2191.

[2] SAHA M T, Sievänen H, SALO M K, et al. Bone mass and structure in adolescents with type 1 diabetes compared to healthy peers[J]. Osteoporos Int, 2009, 20(8):1401-1406.

[3] HAMILTON E J, DRINKWATER J J, CHUBB SAP, et al. A 10-year prospective study of bone mineral density and bone turnover in males and females with type 1 diabetes[J]. J Clin Endocrinol Metab, 2018, 103(9):3531-3539.

[4] MCCABE L, ZHANG J, RAEHTZ S. Understanding the skeletal pathology of type 1 and 2 diabetes mellitus[J]. Crit Rev Eukaryot Gene Expr, 2011, 21(2):187-206.

[5] STARUP-LINDA J. Diabetes, biochemical markers of bone turnover, diabetes control, and bone[J]. Front Endocrinol (Lausanne), 2013, 4:21.

[6] YAMAMOTO M, YAMAGUCHI T, YAMAUCHI M, et al. Diabetic patients have an increased risk of vertebral fractures independent of BMD or diabetic complications[J]. J Bone Miner Res, 2009, 24(4):702-709.

[7] LIAO C C, LIN C S, SHIH C C, et al. Increased risk of fracture and post fracture adverse events in patients with diabetes: two nationwide population-based retrospective cohort studies[J]. Diabetes Care,2014, 37(8):2246-2252.

[8] SHANBHOGUE V V, HANSEN S, FROST M, et al. Compromised cortical bone compartment in type 2 diabetes mellitus patients with microvascular disease[J]. Eur J Endocrinol, 2016, 174(2):115-124.

[9] NAPOLI N, CHANDRAN M, PIERROZ D D, et al.Mechanisms of diabetes mellitus-induced bone fragility[J]. Nat Rev Endocrinol, 2017, 13(4):208-219.

[10] GREGG E W, BECKLES G L, WILLIAMSON D F, et al. Diabetes and physical disability among older U.S. adults[J]. Diabetes Care. 2000, 23(9):1272-1277.

[11] HOLM J P, HYLDSTRUP L, JENSEN J E. Time trends in osteoporosis risk factor profiles: a comparative analysis of risk factors, comorbidities, and medications over twelve years[J]. Endocrine, 2016,54(1):241-255.

[12] GRIMNES G, EMAUS N, JOAKIMSEN R M, et al. The relationship between serum TSH and bone mineral density in men and postmenopausal women: the Troms study[J]. Thyroid, 2008, 18(11):1147-1155.

[13] BANDEIRA F, CUSANO N E, SILVA B C, et al. Bone disease in primary hyperparathyroidism[J]. Arq Bras Endocrinol Metabol, 2014, 58(5):553-561.

[14] 中华医学会骨质疏松和骨矿盐分会，中华医学会内分泌分会代谢性骨病学组 . 原发性甲状旁腺功能亢进症诊疗指南 [J]. 中华骨质疏松和骨矿盐疾病杂志 , 2014,3:187-198.

[15] MANCINI T, DOGA M, MAZZIOTTI G, et al. Cushing's Syndrome and Bone[J]. Pituitary, 2004, 7(4):249-252.

[16] 中国医师协会风湿免疫科医师分会，中华医学会风湿病学分会，中华医学会骨质疏松和骨矿盐疾病分会 . 中国糖皮质激素性骨质疏松症防治专家共识 (2020 版) [J]. 中华内科杂志 , 2021,60(1):13-21.

[17] 中华医学会骨质疏松和骨矿盐疾病分会 . 男性骨质疏松症诊疗指南 [J]. 中华骨质疏松和骨矿盐疾病杂志 , 2020, 13(6):381-395.

[18] GARY G, DEVON H, TERRA A. Male hypogonadism and osteoporosis:the effects, clinical consequences,and treatment of testosterone deficiency in bone health [J].International Journal of Endocrinology, 2017, (1):1-15.

[19] FAUBION S S, KUHLE C L, SHUSTER L T, et al. Long-term health consequences of premature or early menopause and considerations for management [J]. Climacteric, 2015, 18(4):483-491.

[20] KARLAMANGLA A S, BURNETT-BOWIE S M, CRANDALL C J. Bone Health during the Menopause Transition and Beyond[J]. Obstet Gynecol Clin North Am, 2018, 45(4):695-708.

[21] GALLAGHER J C. Effect of early menopause on bone mineral density and fractures[J]. Menopause, 2007, 14(3):567-571.

[22] BOLANOWSKI M, HALUPCZOK J, JAWIARCZYK-PRZYBYLOWSKA A. Pituitary disorders and osteoporosis[J].Int J Endocrinol, 2015, 2015:206853.

[23] MAZZIOTTI G, FRARA S, GIUSTINA A. Pituitary Diseases and Bone[J]. Endocr Rev, 2018, 39(4):440-488.

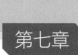

第七章

自身免疫性疾病与骨质疏松症知识

74 类风湿关节炎与骨质疏松症有关吗？其机制是什么？

类风湿关节炎（rheumatoid arthritis，RA）是一种自身免疫性全身炎性疾病，以远端对称性的滑膜炎为特征。其主要危害是造成炎症和肿胀关节的周围骨流失，关节骨侵蚀，以及全身性骨质疏松（osteoporosis，OP），是继发性骨质疏松症的常见原因之一。RA患者早期即可表现为关节端骨质疏松，后逐渐进展为全身性的骨质疏松。RA发病群体以中老年女性为主，随着老龄化、女性绝经，骨量不断流失，骨质疏松发生率逐渐上升，严重时RA可致患者关节畸形甚至功能丧失。RA对患者造成非常大的危害，并发OP会增加患者的致残率和死亡率。严重影响患者的生活质量，加重经济负担。

流行病学调查发现：RA患者的骨质疏松症发生率明显高于健康人群，其危险因素包括RA严重程度、RA疾病活动性、大剂量糖皮质激素（glucocorticoid，GC）治疗、原发性OP及其他继发性骨质疏松因素参与。正常的骨重塑取决于破骨细胞和成骨细胞之间作用的平衡。RA患者疾病本身的炎症性活动可能是其最重要的因素。RA通过细胞炎性因子诱导破骨细胞分化，抑制成骨细胞成熟，破坏骨动态平衡，加速骨流失，是导致骨质疏松的主要原因，同时RA引发的肢体活动障碍，也促进骨质疏松的发生和进展。

（1）炎性细胞因子的影响：RA患者的骨吸收增加明显，骨质疏松呈高转换型，尤其是疾病活动度高的RA患者，炎症控制后可以缓解。研究发现：RA合并骨质疏松症患者的骨转换标志物明显升高。RA患者疾病活动期产生大量炎性细胞因子造成骨破坏，如白介素6（interleukin-6，IL-6）、白介素1（interleukin-1，IL-1）、肿瘤坏死因子α（tumor necrosis factor-α，TNF-α），IL-6是RA患者炎性活动中骨重吸收和骨流失的重要刺激因素，IL-6过度表达影响骨微结构，影响骨重吸收和骨形成，减少成骨细胞，增加破骨细胞数目和活性，同时，IL-6具有调节TNF-α及IL-1诱导的骨重吸收作用。近期研究发现：IL-6利用细胞核因子κB受体活化因子（receptor activator of nuclear factor-κB，RANK）/细胞核因子κB受体活化因子配体（receptor activator of nuclear factor-κB ligand，RANKL）/护骨因子（osteoprotegerin，OPG）的相互作用激活破骨细胞从而导致骨的重吸收。另外，TNF-α的过度表达将导致全身性骨流失，RANKL对TNF-α的破骨细胞活性具有决定性作用，而OPG能够防止TNF-α诱导的骨流失。TNF-α对于骨重吸收的增加作用需要足够数量的 RANKL 存在。DKK-1（Dickkopf-1，DKK-1）在 RA 患者滑膜内表达，抑制 Wnt 信号通路以及骨形成。TNF-α 是 DKK-1 的强力诱导剂，并因此限制 Wnt 通路促进 OPG 形成，表明 TNF-α 能够导致骨吸收和骨形成的不平衡。研究发现：TNF-α 拮抗剂可明显延缓 RA 患者骨吸收的速率。

（2）OPG/RANKL/RANK 系统的影响：OPG/RANKL/RANK 系统直接调节破骨细胞的形成和功能，这三者均属于肿瘤坏死因子超家族。受体有 2 种，一种是 RANK，存在于破骨细胞前体细胞的细胞膜表面上，RANKL 作用于 RANK，引发包括 NF-κB 及有丝分裂原激活蛋白激酶（mitogen activated protein kinase，MAPK）通路在内的级联信号反应，最终导致破骨细胞的成熟及活化；另外一种受体是 OPG，OPG 与 RANKL 的结合能力比 RANK 强，可以竞争性地阻碍 RANKL 与 RANK 的结合，达到抑制破骨细胞分化的目的。

（3）淋巴细胞的影响：骨流失和骨侵蚀是疾病的两个重要方面。T 淋巴细胞刺激破骨细胞生成，而调节性 T 细胞抑制这一过程。T 细胞表面蛋白 4（cytotoxic T-lymphocyte-associated protein 4，CTLA-4）抑制 RANKL 和 TNF 介导的破骨细胞生成。在所有 T 细胞亚群中，Th17 是最重要的破骨细胞生成调节因子。破骨细胞聚集在滑膜以及软骨下骨组织之间，并且在 RA 患者滑膜内有大量破骨细胞前体，破骨细胞来源于骨髓中的单核巨噬细胞集落形成单位，破骨细胞及其功能增强是导致骨质疏松的主要原因，破骨细胞大量形成和激活与 RA 关节和骨破坏密切相关。

（4）激素的影响：体内循环激素水平下降，如雌激素，导致 T 细胞激活，以及分泌的 IL-6 和其他细胞因子造成骨动态平衡破坏，引起全身性骨流失。RA 患者不论是否使用激素治疗，其椎体骨折风险高于正常人，在未进行治疗的患者中骨流失同样存在并伴随疾病发展。研究发现 GC 对 RA 患者骨密度的影响具有双重性，一方面 GC 通过降低成骨细胞和骨细胞的活性对骨重塑产生不利影响；另一方面，GC 的强大抗炎作用可以降低 RA 患者的疾病活动性，从而消减炎性细胞因子对骨组织的破坏。

RA 是继发性骨质疏松症的常见原因，越来越受到临床医生的重视。由于绝大多数 RA 患者需要进行激素治疗，因此，应遵循有关糖皮质激素性骨质疏松症（corticosteroid-Induced osteoporosis，GIOP）预防和治疗指南，包括规范应用抗骨质疏松药物治疗。研究证实，骨的重吸收以及破骨细胞形成能够被 IL-6 抑制剂、TNF 抑制剂以及 OPG 所抑制。细胞因子抑制剂治疗能够有效改善骨损伤，并对骨质疏松症治疗有积极作用。控制疾病进程同样也是 RA 骨质疏松症治疗的重要方面。一系列生物制剂对骨密度（bone mineral density，BMD）的积极影响不能简单地归结为降低疾病活动。鉴于 IL-6 在 RA 和骨质疏松中的关键作用和 TNF-α 的相互作用，以及 RANK/RANKL 在骨质疏松治疗中的潜在价值，IL-6 抑制剂可能成为 RA 骨质疏松症治疗的新途径。在今后的临床工作中，应重视 RA 继发的 OP，定期对 RA 患者行骨密度及骨代谢生化指标检测，做到早期发现、早期预防，改善 RA 患者的关节功能和生活质量。

（程　梅）

75　强直性脊柱炎患者会罹患骨质疏松症吗？为什么？

强直性脊柱炎（ankylosing spondylitis, AS）是一种慢性进展性的炎症性脊柱关节病，主要影响骶髂关节、脊柱及髋关节等中轴关节，晚期常导致椎间盘的纤维环及其附近韧带的钙化和脊柱强直，严重者造成骨折、致残等并发症。近年来研究发现，骨质疏松、骨量减少在 AS 患者中普遍存在，是造成脊椎、髋关节骨折的重要原因。AS 有其自身特点：发生广泛性骨质疏松同时伴有脊柱周围软组织骨化及新骨生成。AS 患者骨质疏松发生率高，患者在青、中年阶段发病早、中期就已出现腰椎和股骨骨密度的减低，可导致脊柱骨折、后凸畸形及神经功能损害等并发症，导致中青年 AS 患者丧失工作、活动能力，严重影响患者生活质量。

AS 是一种过量骨吸收和过量骨形成并存的炎性疾病。近年来，大量研究表明：AS 患者合并 OP 的原因非常复杂，其发生机制可能是多种因素作用，在疾病的不同阶段可能存在不同的发生机制，早期阶段炎症反应所致的骨质破坏、骨代谢异常起主要作用，晚期阶段机械因素占主导作用。疾病的持续活动性、促炎症因子、机械因素（脊柱僵硬和颈椎畸形）导致身体活动减少，以及肠道功能紊乱导致的矿物质吸收不足都是 AS 患者合并 OP 的高风险因素。

（1）炎性细胞因子的影响：国内外研究发现，AS 患者早期阶段脊柱和髋关节周围的炎性反应导致破骨细胞活动增强，从而引起骨质破坏、骨量流失导致骨质疏松。AS 患者软骨与骨交界区有大量分泌肿瘤坏死因子 α（tumor necrosis factor-α，TNF-α）的 T 细胞和巨噬细胞浸润，并发现 TNF-α 及转化生长因子 -β1（transforming growth factor-β1，TGF-β1）mRNA 而非白介素 1（interleukin-1，IL-1）表达水平的升高，说明 TNF-α 参与了 AS 的发病。此外，AS 患者 TNF-α 与白介素 6（interleukin-6，IL-6）水平明显升高，与疾病活动程度相关，在高水平 TNF-α 的条件下，骨分解代谢增强，从而导致 OP。

（2）细胞核因子 κB 受体活化因子（RANK）/ 细胞核因子 κB 受体活化因子配体（RANKL）/ 护骨因子（osteoprotegerin，OPG）系统的影响：研究发现，AS 患者的 T 细胞内的 RANKL 合成明显增加，外周血 OPG 水平降低，且骨密度（bone mineral density，BMD）与 OPG 水平相关。与仅评估 RANKL 与 OPG 的水平相比，RANKL/OPG 的比值更能反映二者分泌失衡的程度。且合并骨质疏松症的 AS 患者其 RANKL/OPG 比值更高，RANKL/OPG 比值与影像学损害程度呈正相关，提示该系统失衡可能是 AS 骨量丢失机制之一；CD4$^+$T 细胞可能通过上调 RANKL 表达，参与 AS 破骨细胞分化成熟及骨吸收机制。因此推测 AS 的骨量丢失机制可能与局部或整体的 RANKL 相关。

（3）机械因素的影响：早期 AS 患者由于脊柱及外周关节疼痛与僵硬，致身体活动减少；晚期 AS 患者出现脊柱强直和颈椎畸形等，提示由于关节的僵硬、疼痛而造成制动、失用等因素也是导致骨质疏松不可忽视的因素。

AS 患者并发骨量减少和骨质疏松症较为常见，临床医师应加强患者的相关教育，引起患者重视，给予生活方式干预，适当补充钙剂和维生素 D，密切关注患者 BMD 的变化，进行骨折风险评估，做到早期发现，早期预防，达到防治 OP 控制病情和改善预后的目的。AS 患者应积极进行功能锻炼，既能缓解疼痛，减少复发，又能阻止关节及关节周围组织骨化，从而改善生存质量。

（程　梅）

76　红斑狼疮与骨质疏松症有关吗？为什么？

系统性红斑狼疮（systemic lupus erythematosus，SLE）是自身免疫介导的以免疫性炎症为突出表现的弥漫性结缔组织病。SLE 好发于育龄期女性，除常见的皮损、发热、关节炎、口腔溃疡等临床表现外，部分患者亦可见骨代谢异常。SLE 病情复杂，病程长，引起血管炎、狼疮肾炎。免疫炎症因子的反复影响、长期接受糖皮质激素治疗及内分泌代谢等诸多因素，均导致 SLE 患者骨丢失、骨损害，从而发生骨质疏松症。早期常无任何临床症状，易发生无症状骨折，严重者可导致患者腰椎压缩性骨折及股骨头坏死，极大地影响了患者的生活质量，严重者可导致死亡。

骨重塑是指骨组织在激素信号、旁分泌、自分泌以及物理应力刺激下以骨吸收为起点、以骨形成为终点不断地进行重塑，并通过该过程维持其矿化平衡及自身完整。由此可见，骨重塑取决于多种因素，而 SLE 的发病机制是基于全身的免疫功能紊乱和慢性炎症，该机制中的炎症及免疫因素、内分泌因素、药物因素等均可影响到骨重塑的过程，从而导致 OP。

（1）炎症及免疫因素：免疫系统异常激活可通过改变成骨细胞和破骨细胞之间的失偶联影响骨重建。研究表明：细胞核因子 κB 受体活化因子（receptor activator of nuclear factor κB，RANK）/细胞核因子 κB 受体活化因子配体（receptor activator of nuclear factor κB ligand，RANKL）/护骨因子（osteoprotegerin，OPG）系统是最为重要的骨代谢信号转导通路，该通路是成骨细胞与破骨细胞相互作用的重要途径，而 SLE 患者血清中的白介素 -1（Interleukin- 1，IL-1）等细胞因子能诱导并增加 RANKL 的表达，从而影响骨的生长发育、骨构塑和骨重建的过程。研究发现：绝经前 SLE 合并 OP 患者血清 RANKL 表达显著升高，这可能是由于 SLE 为免疫介导的炎症反应，在疾病发生及发展的过程中有许多炎症性细胞因子参与，而骨细胞和免疫细胞处于骨髓腔内的共同微环境中，骨骼系统和免疫系统之间可能存在相互调节的作用。伴有骨质疏松（OP）的 SLE 患者外周血 TGF-β1 水平降低、白介素 -10（Interleukin- 10，IL-10）水平升高，伴有骨坏死的 SLE 患者血清 IL-10 水平显著升高。由此可见，SLE 患者 OP 的发生可能与免疫系统的激活及炎症反应增加 RANKL 的表达有关。

（2）糖皮质激素因素：GC 作为治疗 SLE 的首选药物，长期应用可导致骨代谢失衡，诱发骨质疏松，GC 治疗已逐渐成为导致患者骨质疏松症发病的主要原因。研究发现：长期服用 GC 的 SLE 患者骨质疏松症和骨量减少的发生率明显增高。对于 OP 来说，GC 是一把双刃剑。一方面能诱发骨丢失，加重 OP 甚至导致骨折，另一方面又可通过控制 SLE 活动、抑制炎症反应从而减缓骨量丢失。GC 对骨代谢的影响机制复杂，主要包括：①抑制小肠对钙、磷的吸收及增加肾脏尿钙排泄，影响钙稳态；②抑制 I 型胶原蛋白和非胶原蛋白合成，减少骨基质的形成；③通过减少雌激素及睾酮的形成，加速骨转换；④引起肌萎缩及肌力下降等最终导致 OP 的发生。

（3）雌激素及其他因素：在国内外关于性别因素对 SLE 合并骨质疏松的影响的研究中，均提示女性患者的发病率明显高于男性，这可能与 SLE 患者性激素水平下降有关。雌激素降低引起骨转换率升高，导致血清 I 型原胶原 N- 端前肽、骨钙素、I 型胶原吡啶交联终肽水平增加。过度吸烟饮酒、维生素 D 及钙的摄入不足、缺乏日照、骨质疏松家族史等因素也同样会导致钙质的流失，最终诱发 OP。

在 SLE 的治疗中，骨质疏松症的预防和治疗同样重要。GC 的应用对骨质疏松的影响一直存在，其用量越大，疗程越长，发生骨质疏松症的概率越高，对于 SLE 并发骨质疏松的研究大多是针对长期应用 GC 所诱导的 OP。另外，SLE 患者应重视调整生活方式，戒烟戒酒，适度的负重锻炼，合理应用钙剂和维生素 D 等药物，病情许可下，尽量减少 GC 剂量。同时，要提高对 SLE 患者早期预防骨质疏松的认识，使 SLE 患者在控制疾病的同时，尽可能减少骨质疏松症及骨折的发生，提高患者的生活质量。

（程 梅）

77　糖皮质激素为什么会引起骨质疏松？

糖皮质激素因其强大的抗炎、免疫抑制等作用而广泛应用于呼吸系统疾病、肾脏疾病、风湿疾病、免疫系统疾病、皮肤疾病、器官移植等疾病的治疗，但长期应用 GC 会产生许多不良影响，糖皮质激素性骨质疏松症是激素最常见的不良反应。绝经后妇女及 50 岁以上男性为 GIOP 的高危人群。GIOP 引起的髋部、椎体和肋骨等部位骨折可对患者的生活质量造成严重的影响，且致残率和致死率高。GIOP 已成为全世界面临的严峻公共卫生问题，危害巨大。

GIOP 是临床最常见的继发性骨质疏松。GC 通过一系列复杂的病理生理机制引起骨质疏松，主要特征为骨形成持续性下降伴早期骨吸收一过性增加。它可直接作用于成骨细胞和破骨细胞，主要与成骨细胞凋亡增加和破骨细胞活性增强有关，其原因在于细胞核因子κB受体活化因子配体（receptor activator of nuclear factor-κB，RANKL）/护骨因子（osteoprotegerin，OPG）信号转导通路激活和Wnt信号通路抑制以及胰岛素样生长因子1（insulin-like growth factor 1，IGF-1）合成被抑制。GIOP就是一种以骨形成能力降低和骨吸收能力增强为主要特征的继发性骨质疏松症。

（1）GC对骨形成的影响：GC主要通过成骨细胞作为GC的主要作用靶点，与GC受体结合来发挥生物学作用。GC正是通过与其特异性受体结合而抑制成骨细胞的增殖、分化和其他功能，导致骨形成下降。早期激素可降低成骨细胞的招募，加速成骨细胞凋亡，随后持续地影响成骨细胞的数量和合成能力，导致新生骨的形成减少。目前认为，激素主要是通过GC受体及上调过氧化物酶体增殖物激活受体γ受体（peroxisome proliferators-activated receptor γ，PPARγ）2和抑制Wnt/β-catenin信号通路对成骨细胞产生上述影响。

（2）GC对骨吸收的影响：GC对破骨细胞具有多重调节作用，早期使用激素抑制破骨细胞生成，而长期使用则显著促进破骨细胞的生成，使骨吸收增强，骨量明显丢失。大剂量应用GC后，在骨松质中的破骨细胞数目迅速增多且寿命延长，从而使骨吸收明显增强，迅速出现骨量丢失，从而导致骨质疏松。激素能增加RANKL的生成，减少OPG的生成，从而增加破骨细胞的数量、寿命和活性。

（3）GC对骨细胞的影响：使用激素早期即可导致骨细胞凋亡，影响骨小管循环，降低骨质量。因此在用药早期，骨密度尚未降低时即可能引发骨折。

（4）GC对钙代谢的影响：GC对钙代谢的影响主要表现为钙吸收的减少和钙排泄的增加，使钙调节平衡紊乱。超生理剂量GC能够抑制肠道的钙吸收，其机制与GC作为促分解代谢药物，能够抑制小肠黏膜上皮细胞中的钙结合蛋白的合成和分泌有关，从而减少钙在肠道的吸收。超生理剂量的GC对肾皮质细胞的1-α羟化酶也有抑制作用，从而降低1,25-双羟维生素D$_3$的水平，导致肾小管钙重吸收的减少。

（5）其他因素的影响：主要包括甲状旁腺激素水平升高、性激素水平降低、肠道和肾脏对钙的吸收和重吸收减少、肌量和力学敏感性下降等因素间接导致骨量丢失。

GIOP的管理原则是早期规范防治、定期评估，尽可能减少糖皮质激素暴露。早期、规范地给予钙剂和维生素D的补充及抗骨质疏松治疗，可有效阻止或减少骨质丢失，预防骨质疏松性骨折的发生。在治疗前和治疗过程中均应定期检测骨密度，做到早期发现，早期治疗，提高患者的生活质量。

（程 梅）

参考文献

[1]　陈娟，林庆衍，陈梅卿.风湿性疾病与骨质疏松症 [J].中国骨质疏松杂志，2012, 18(1):83-86.

[2]　黄丹，南鹤.老年类风湿关节炎合并骨质疏松症的临床分析 [J].中国实验诊断学,2020,24(9):1501-1503.

[3]　关欣，王秀茹，王宽婷，等.类风湿关节炎患者骨质疏松症患病及治疗现状 [J].中华骨质疏松和骨矿盐疾病杂志，2016,9(1):22-26.

[4]　WYSHAM K D, BAKER J F, SHOBACK D M. Osteoporosis and fractures in rheumatoid arthritis[J]. Curr Opin Rheumatol,2021, 33(3):270-276.

[5]　ZHU Z, HU G, JIN F, et al. Correlation of osteoarthritis or rheumatoid arthritis with bone mineral density in adults aged 20-59 years[J]. J Orthop Surg Res, 2021, 16(1):190.

[6]　GHOZLANI I, GHAZI M, NOUIJAI A, et al. Prevalence and risk factors of osteoporosis and vertebral fractures in patients with ankylosing spondylitis[J]. Bone, 2009, 44(5):772-776.

[7]　陈娟，林庆衍，陈梅卿.风湿性疾病与骨质疏松症 [J].中国骨质疏松杂志，2012, 18(1):83-86.

[8]　钟驾云，吴歆，徐沪济.强直性脊柱炎合并骨质疏松或骨量减少临床研究进展 [J].诊断学理论与实践，2019,18(1):109-112.

[9]　李文思，曹双燕，古洁若.强直性脊柱炎患者骨密度随年龄的变化 [J].中华老年多器官疾病杂志,2012,11(12):885-888.

[10]　路平，阎小萍.强直性脊柱炎合并骨质疏松症患者临床特点、骨密度及骨代谢相关指标的研究 [J].中华骨质疏松和骨矿盐疾病杂志，2012, 5(1):12-19.

[11]　LI E K, TAM L S, GRIFFITH J F, et al. High prevalence of asymptomatic vertebral fractures in Chinese women with systemic lupus erythematosus[J].J Rheumatol, 2009, 36(8):1646-1652.

[12]　JUNG J Y, CHOI S T, PARK S H, et al. Prevalence of osteoporosis in patients with systemic lupus erythematosus: A multicenter comparative study of the World Health Organization and fracture risk assessment tool criteria[J]. Osteoporos Sarcopenia, 2020, 6(4):173-178.

[13]　王涛，江超，赵萍，等.系统性红斑狼疮合并骨质疏松或骨坏死患者外周血 IL-10、TGF-β 1 的水平检测及分析 [J].细胞与分子免疫学杂志,2018,34(11):1032-1035.

[14]　MUNNO O D, MAZZANTINI M, SEDIE A D, et al. Risk factors for osteoporosis in female patients with systemic lupus erythematosus[J]. Lupus, 2004, 13(9):724-730.

[15]　GU C, ZHAO R, ZHANG X, et al. A meta-analysis of secondary osteoporosis in systemic lupus erythematosus: prevalence and risk factors[J]. Arch Osteoporos, 2019, 15(1):1.

[16]　中国医师协会风湿免疫科医师分会，中华医学会风湿病学分会，中华医学会骨质疏松和骨矿盐疾病分会，等.2020 版中国糖皮质激素性骨质疏松症防治专家共识 [J].中华内科杂志,2021, 60(1):13-21.

[17]　廖二元.糖皮质激素所致骨质疏松症的预防和治疗 [J].药品评价，2012, 9(7):28-35.

[18]　COMPSTON J. Glucocorticoid-induced osteoporosis: an update[J].Endocrine, 2018, 61(1): 7-16.

[19]　丁香莹，梁敏.凋亡在糖皮质激素性骨质疏松症中的研究进展 [J].中国骨质疏松杂志，2017,23(12): 1660-1663,1680.

[20]　郭菌，冯巩，孟保峰，等.糖皮质激素性骨质疏松症的治疗进展 [J].医学综述，2020, 26(21):4173-4178.

第八章

常见影响骨代谢的药物相关知识

78 糖皮质激素导致骨质疏松的特点是什么？

糖皮质激素（glucocorticoid，GC）是由肾上腺皮质束状带分泌的一类甾体激素，具有调节糖、脂肪、和蛋白质的生物合成和代谢的作用，还具有抑制免疫应答、抗炎、抗毒、抗休克作用，是在临床广泛应用的抗炎药物。据估计全世界有 1%～2% 的人正长期接受 GC 治疗，比如支气管哮喘、类风湿关节炎、感染中毒性休克、恶性肿瘤、移植受者等。糖皮质激素性骨质疏松症（glucocorticoid-induced osteoporosis，GIOP）是临床最常见的继发性骨质疏松症。在长期接受 GC 治疗患者中，超过 10% 的患者会发生骨折，且骨折风险在绝经后妇女和老年男性中明显增加。

GC 通过与 GC 受体结合而发挥生物学作用。GC 能抑制成骨细胞产生，促进骨细胞和成骨细胞凋亡，减少骨细胞数量，同时，减少破骨细胞的凋亡，使破骨细胞寿命延长，导致骨吸收增加。GC 除了对骨细胞的直接影响外，还能对骨产生间接的影响，如：诱发性腺功能减退、降低肌肉强度、增加跌倒风险等。GC 过量也可通过抑制肠道钙吸收和增加肾脏钙排泄来影响钙稳态，从而导致骨质疏松症。

典型 GIOP 患者可存在疼痛、脊柱变形、脆性骨折等症状。GIOP 患者可有腰背痛或周身骨骼痛，负荷增加时疼痛加重或活动受限，严重时出现翻身、起坐及行走困难。严重者有身高变矮、驼背、脊柱畸形和伸展受限。胸椎压缩性骨折可导致患者胸廓畸形，影响心肺功能。腰椎骨折可改变腹腔解剖结构，导致便秘、腹痛、腹胀、食欲减低和过早饱胀感等。不少患者早期无明显症状，骨折后经 X 线或骨密度检查才发现已有骨质疏松。骨折常见部位为胸椎、腰椎、髋骨、桡骨远端和肱骨近端。

除此之外，GIOP 还有其独有的特点。研究表明 GC 对骨密度的影响与使用时长、使用剂量是相关的。它主要发病特点是使用 GC 后早期即发生迅速的骨质流失，第 1 年最明显，丢失 12%～20%，以后每年丢失约 3%。且 GC 剂量越大骨量丢失越多。同时需注意 GC 无安全阈值，即使小剂量 GC 亦可导致骨量丢失。

GC 对骨松质的影响大于皮质骨，因此在椎体部位更易发生骨折。研究表明，GC 治疗 6 个月，37% 的患者至少有一个椎体的压缩性骨折，其椎体、髋骨及非椎体骨折的风险分别是对照组的 2.60 倍、1.61 倍和 1.33 倍。GC 不仅影响骨密度，更导致骨质量下降，故 GIOP 患者在双能 X 线吸收仪检测中尚未出现骨质疏松时，也可能引发脆性骨折。

针对 GIOP 的特点，为了能对患者进行准确的治疗和有效管理，2017 年美国风湿病学会指南定义了 3 种骨折风险：高、中、低。对于每天服用 GC 2.5～7.5mg 的患者，高风险定义为 ≥ 40 岁成年人，既往有骨质疏松性骨折病史，或髋部、腰椎骨密度 T 值 ≤ - 2.5 的绝经后女性和年龄 ≥ 50 岁的男性，或常见骨质疏松性骨折骨折风险评估工具（fracture risk assessment tool，FRAX）10 年髋部骨折风险 ≥ 3% 或主要骨质疏松性骨折风险 ≥ 20%。FRAX 评估 10 年髋部骨折风险 > 1% 但 ≤ 3% 或主要骨质疏松性骨折风险 10%～19% 为中度风险。FRAX 评估 10 年髋部骨折风险 ≤ 1% 和主要骨质疏松性骨折风险 < 10% 为低风险。对于泼尼松剂量 > 7.5mg/d 的患者在计算骨折风险时，应增加 20% 的髋部骨折风险和 15% 的主要骨质疏松性骨折风险。在 40 岁以下的成年人中，高风险的标准是既往有骨质疏松性骨折病史。中风险为 GC 剂量 ≥ 7.5mg/d 且时间 ≥ 6 个月存在以下任一情况：髋部或腰椎骨密度 Z 值 < - 3 或快速骨量丢失 > 10%/ 年。对于起始 CG 长期治疗的患者，6 个月内应完成骨折风险的初始评估，每 12 个月需进行骨折风险再评估。

应用泼尼松剂量 ≥ 10mg/d 的患者，如果在 90 天内接受抗骨质疏松的药物治疗，1 年内骨质疏松性骨折发生率下降 48%，3 年内下降 32%。因此，我们要抓住骨质疏松症防治的最佳时期及时启动抗骨质疏松治疗。首先是生活方式的改善，包括均衡饮食、控制体重、戒烟、限酒、常规承重或对抗性锻炼等。补充钙剂和维生素 D 以及生活方式调整仍是 GIOP 防治的重点。应将 GC 的剂量控制在最低的有效剂量。对于高、中度骨折风险的患者建议抗骨质疏松治疗，口服双膦酸盐安全、经济、有效，推荐作为 GIOP 的治疗用药。双膦酸盐类药物能够特异性地与骨质中的羟基磷灰石结合，抑制骨吸收、增加骨密度，从而治疗骨质疏松症。其他的药物如特立帕肽、地舒单抗等在临床上也取得很好的效果。当激素停用 6 个月后，骨密度可部分恢复，骨折风险下降；但骨丢失量很大（超过 10%）则不能完全恢复，椎体变形和腰背痛可持续存在。停用 GCs 后，除钙剂及维生素 D 外，是否需要应用抗骨质疏松药物，需评估骨折风险后决定。如果处于骨折高风险的患者，建议继续抗骨质疏松治疗。

（霍亚南　王晨秀）

79　乳腺癌患者容易罹患骨质疏松症吗？为什么？

乳腺癌是世界上女性发病率最高的恶性肿瘤，占女性全部肿瘤的 25%，每年死亡人数超过 52 万。我国乳腺癌的发病率呈逐年上升的趋势，发病群体越来越年轻化，严重影响着我国女性的健康。目前采用手术、放疗、化疗、激素治疗及分子靶向治疗等相结合方法显著改善了乳腺癌的预后，减少了乳腺癌的复发率和死亡率，延长了患者的生存时间，5 年生存率为 70%～85%。随着生存期延长，乳腺癌及其治疗药物的毒副作用以及患者长期生存质量逐渐成为人们关注的重点。骨质疏松症是中老年女性常见疾病，以骨量减少、骨微结构破坏导致骨脆性增加、易发生骨折为特征。乳腺癌和骨质疏松症均为女性常见疾病，而且都与体内雌激素水平密切相关。那么，乳腺癌患者容易罹患骨质疏松症吗？

有研究显示，治疗后的乳腺癌患者具有更高的骨质疏松症的患病率，乳腺癌患者的髋部骨折风险较健康女性对照人群显著增加（HR=1.55，95% CI 为 1.13 ~ 2.11），跌倒风险亦显著增加（HR=1.15，95% CI 为 1.06 ~ 1.25）。

那么，为什么乳腺癌患者容易罹患骨质疏松症呢？

（1）肿瘤的直接作用：乳腺癌细胞具有促进破骨、抑制成骨的作用，并分泌 PTHrP、IL-1、IL-6 等因子，打破 RANK/ RANKL-OPG 系统的平衡状态，使正常的骨代谢发生紊乱，导致骨质疏松症的风险增加。晚期乳腺癌患者中有 65% ~ 75% 出现骨转移，使患者体内钙磷代谢失常，造成骨钙减少，诱发骨质疏松症。

（2）治疗药物的影响：乳腺癌的药物治疗在发挥其抗肿瘤作用的同时，也导致骨量快速丢失，引发骨质疏松症，增加骨折风险。

1）乳腺癌化疗不仅能减少早期乳腺癌的复发转移风险，也可缓解晚期患者病情。但化疗药物本身能够增加骨吸收，减少骨形成，由化疗引起的卵巢衰竭会加速乳腺癌患者的骨丢失，某些化学治疗药物包括环磷酰胺、氨甲蝶呤、5- 氟尿嘧啶和多柔比星被证明会损害卵巢并引起骨量减少。此外，多数化疗药物会引起恶心、呕吐及肝肾功能损害，影响活性维生素 D 的形成，以及胃肠道对钙、磷、镁、维生素 D 的吸收。在对系统治疗后门诊随访的乳腺癌患者检测 25- 羟维生素 D 发现，约 83.5% 的乳腺癌患者存在维生素 D 缺乏或不足。

2）高达 75% 的乳腺癌都表达雌激素受体、孕激素受体或两者阳性。内分泌疗法是激素受体阳性乳腺癌妇女的一线治疗方法。乳腺癌内分泌治疗包括激素受体调节剂治疗（他莫昔芬、戈舍瑞林、亮丙瑞林）及芳香酶抑制剂治疗（来曲唑、阿那曲唑、依西美坦）。不同治疗药物作用机制与靶点不同，对患者的影响程度也存在差异。他莫昔芬属于选择性雌激素受体调节剂，与雌二醇竞争性结合乳腺雌激素受体，诱导雌激素受体 -2 失活，来发挥抗癌作用，它还能选择性作用成骨和破骨细胞的雌激素受体，表现为雌激素样作用，能够抑制破骨细胞介导的骨吸收，有骨保护的作用。芳香化酶抑制剂通过阻断雌激素在受体水平上的作用或通过抑制雌激素的产生，导致雌激素耗竭，雌激素缺乏是绝经后及乳腺癌内分泌治疗导致骨质疏松症的主要原因。乳腺癌患者应用芳香化酶抑制剂的骨折风险比应用他莫昔芬的高 35%，比未应用芳香化酶抑制剂的高 17%，并且不同治疗方式导致的骨量流失作用会叠加。

3）其他治疗的影响：糖皮质激素造成的骨质疏松症是继发性骨质疏松症最常见的类型，在乳腺癌治疗时会加用糖皮质激素；放疗是乳腺癌综合治疗的重要局部治疗手段。放疗对治疗区域的骨骼可产生直接影响，射线损伤血管，造成低氧、低血管、低组织细胞的状态，导致骨组织坏死。放疗区骨质疏松、病理性骨折、损伤后骨质增生 / 陈旧性骨折是放疗后的常见并发症。

国内外的指南均提出乳腺癌患者应接受骨质疏松风险评估和治疗干预，并认为双能 X 线骨密度测定对乳腺癌患者骨质疏松症筛查及疗效评估有较高效性价比。2015 年《绝经后早期乳腺癌芳香化酶抑制剂治疗相关的骨安全管理中国专家共识》建议正在接受可能导致早绝经的治疗（化疗，卵巢去势）的绝经前乳腺癌患者都应该常规检查骨密度，并结合患者的骨生化标志物及骨折风险评估工具（the fracture risk assessment tool，FRAX）来综合考虑骨折风险。通过生活方式干预和药物治疗来预防和治疗乳腺癌骨质疏松症是非常必要的。对乳腺癌患者，常规检查骨密度，无论骨密度值如何都应给予维生素 D 和钙剂预防。对 T 值 ≤ −2.0 或者 FRAX10 年主要骨折风险 > 20% 或髋骨骨折 > 3% 的高危患者，强烈建议给予双膦酸盐药物干预治疗；对于中危患者可以结合危险因素考虑适时药物干预治疗。在绝经后女性辅助双膦酸盐治疗后，有额外的抗癌益处，使骨转移风险降低 34%，乳腺癌死亡率相对危险降低 17%，建议所有高复发风险的绝经后乳腺癌患者均应酌情使用双膦酸盐治疗。

（霍亚南　王晨秀）

80　过量甲状腺激素为什么会导致骨量逐渐减少？

甲状腺激素（thyroid hormone，TH）是由甲状腺滤泡上皮细胞分泌，对于骨骼生长和骨量维持具有重要作用。生理剂量 TH 刺激骨化中心、软骨骨化过程，对骨骼发育、线性生长、骨量维持均有重要作用。儿童期 TH 过多会导致骨骼线性生长加快、骨龄提前、颅缝早闭，成年期 TH 过多会引起高骨转换型骨质疏松症，骨重塑时间缩短，使每个重塑周期骨量损失约 10%。过量 TH 来源包括内源性和外源性。内源性主要是甲状腺功能亢进，外源性主要是 TH 的抑制性替代治疗。

甲状腺功能亢进对骨骼的不良影响包括：①过量的 TH 对于破骨细胞的刺激超过成骨细胞，骨吸收大于骨形成，导致高骨转换型骨质疏松症。TH 浓度与骨密度呈负相关，甲亢患者 TH 升高，骨密度降低，而血清 I 型前胶原羧基末端前肽、血清骨钙蛋白、碱性磷酸酶、护骨因子、β- 胶原降解产物及相关细胞因子如白细胞介素 -6、白细胞介素 -10、肿瘤坏死因子 α、IGF- I 水平显著升高。②过量的 TH 将导致机体代谢率升高，促进蛋白质分解，亦消耗了钙、磷、镁等元素，使之呈负平衡，尿钙排泄增加，机体为维持血钙稳定，骨吸收将代偿性增强。③甲亢患者体内过多 TH 通过下丘脑 - 垂体 - 甲状腺轴进行负反馈调节，抑制促甲状腺激素（thyroid stimulating hormone，TSH）合成和分泌，低水平的 TSH 对骨重建的负性调节作用减弱致骨量减少。并且 TSH 对骨骼的作用独立于 TH 之外。TSH 与 TSH 受体结合后促进间充质细胞的自我更新和软骨标志基因的表达，激活成骨细胞和抑制破骨细胞增殖分化，发挥骨调控作用从而维持骨量。当 TSH 水平低于 0.01mU/L 时，髋部、椎体骨折风险分别增加 2 倍和 3.5 倍。亚临床甲亢也被证实对骨密度有不良影响，甚至发现在正常范围内 TSH 低值者骨密度降低，骨质疏松症发病率增加。

并非所有的甲亢患者都出现骨质疏松症，研究发现，骨质疏松症患病率的差异和性别、年龄、甲亢病程的长短、甲亢的严重程度等可能相关。患者临床可仅表现为急躁易怒、怕热多汗、心悸手抖、多食易饥、消瘦等原发病表现，常因无明显骨质疏松表现而被忽略，病情进一步加重，出现腰腿痛、全身痛及周身无力与酸软症状，少数患者可有骨畸形，如驼背、骨盆变形等，严重时出现病理性骨折。对 65 岁以上妇女随访 4 年的前瞻性队列研究发现 TSH 水平 < 0.1mIU/L 导致椎体骨折的风险增加 4.5 倍，髋部骨折风险增加 3.6 倍。积极的抗甲亢及抗骨质疏松辅助治疗是目前较确切有效对抗甲亢性骨质疏松症的策略。

TH 对骨代谢的影响，与激素水平本身相关，而与激素来源无关。外源性应用 TH，只要 TSH 正常，并不是骨折的危险因素，但如果 TH 过量，导致 TSH 水平开始下降，则骨质疏松症的危险开始升高。TH 替代治疗是不会造成骨质疏松症的，但 TH 抑制治疗则是骨质疏松症的危险因素。

最常见的外源性 TH 过量是分化型甲状腺癌（differentiated thyroid cancer，DTC）患者术后的抑制性替代治疗。甲状腺乳头状癌和滤泡状癌合称为 DTC，目前指南均推荐 DTC 患者术后通过服用超生理量 TH，使机体处于亚临床甲状腺功能亢进状态，负反馈减少促甲状腺激素释放激素（thyroid stimulating hormone releasing hormone，TRH）与 TSH 分泌，减少甲状腺滤泡细胞增殖，从而减少肿瘤复发和转移风险。在 DTC 患者，给予过量的 TH，抑制 TSH，具有增加骨质疏松症和骨折风险的不利影响。那么在此类患者中，了解在治疗过程中是否有骨痛、身高变矮、轻微外力下骨折等临床症状，定期监测骨代谢指标、骨密度、骨骼 X 线片和骨折风险评估是十分有必要的。医生应充分权衡 TSH 抑制治疗的获益与风险，结合 DTC 复发风险、TSH 治疗反应和不良反应风险，制定个体化的 TSH 控制目标。

过量的 TH 导致的骨质疏松在 TH 恢复后骨骼能否完全恢复及恢复的程度、以及需要多长的时间仍存在争议。组织形态学研究发现甲亢患者的骨量丢失是不可逆的。即使不是活动性甲亢，具有甲亢病史仍然是发生髋部骨折的危险因素之一。对于存在过量的 TH 的患者，无论是内源性还是外源性，均建议患者保持健康的生活方式，保证充足的日晒，适量补充钙剂与维生素 D。对于合并骨量减少、骨质疏松、具有骨折高风险或已发生脆性骨折的患者，建议在补充钙和维生素 D 基础上，联合使用强有效的抗骨质疏松药物。首选双膦酸盐、地舒单抗等骨吸收抑制剂，骨形成促进剂同样有效。

（霍亚南　王晨秀）

81 抗病毒药物会导致骨骼出现哪些损害？

抗病毒药物是指能够抑制病毒或杀灭病毒的一类药物。按照结构分为：三环胺类（金刚烷胺、金刚乙胺）、焦磷酸类（膦甲酸）、蛋白酶抑制剂（沙奎那韦等）、核苷酸类 [阿德福维酯（adefovir dipivoxil，ADV）等] 及其他如干扰素等。国内外均有报道使用抗病毒药物导致骨骼的损害，引起骨软化、骨量丢失、骨质疏松甚至骨折的不良后果。虽然在临床上较常见，但很容易被忽视。

（1）骨软化：抗病毒药物相关低磷性骨软化症主要见于阿德福维酯（adefovir dipivoxil，ADV）、替诺福韦酯（tenofovir disoproxil fumarate，TDF）治疗超过 4 年的患者。ADV 是 5'- 单磷酸脱氧阿糖腺苷的核苷酸类抗病毒药物，该药 2002 年 9 月在美国上市，在我国于 2005 年 4 月用于 HBV 感染者的治疗，推荐剂量为 10mg/d，临床主要用于慢性乙型肝炎、对晚期艾滋病患者能延长其存活时间。TDF 于 2008 年被美国食品与药品管理局，2014 年被中国食品与药品监督管理局批准用于 HBV 感染者的治疗，推荐剂量 300mg/d。一般表现为骨痛，尤其是足跟和腰背部的疼痛、行走困难、病理性骨折等。生化检查表现为近端肾小管的重吸收功能障碍，表现为低磷血症、高尿磷症、血碱性磷酸酶升高、血肌酐升高、低钾血症；尿常规可表现为氨基酸尿、糖尿、蛋白尿；血气分析提示代谢性酸中毒。X 线片显示患者的骨质模糊、椎体变凹、假骨折等。需要与强直性脊柱炎、类风湿关节炎、骨肿瘤、血液系统相关疾病等疾病区别开来。

目前 ADV、TDF 导致骨软化症的发病机理涉及肾脏近端小管阴离子转运蛋白 1（organic aniontransporter1，OAT1）、成纤维生长因 23（fibroblast growth factor23，FGF23）和多重耐药蛋白 2（multidrug resistance protein2，MRP2）。有研究发现服用 ADV 的慢性乙型肝炎（chronic hepatitis B，CHB）患者，血清全段 FGF23 升高发生的概率与服用恩替卡韦的 CHB 患者相比较更高，两者相比低血磷发生的概率也更高，并且血清全段 FGF23 和血中磷的水平具有一定的相关性。

因此对于长期服用 ADV 或 TDF 的 CHB 患者需要规律监测肾功能，电解质及骨密度、ALP 及骨代谢指标等。对于已经出现肾毒性的患者，应该立即停药，尽快调整抗病毒方案，目前治疗方式可将 ADV 改为恩替卡韦或拉米夫定，并给予补充钙、骨化三醇。2017 年欧洲肝病年会乙型肝炎病毒感染临床实践指南要点指出，对于已经存在肾损伤的患者和具有肾损伤高危风险的患者，应尽可能避免应用 ADV 或 TDF 抗病毒治疗，推荐使用恩替卡韦或替比夫定抗病毒治疗。因为 ADV 引起的不良反应报道的病例日益增多，国家食品药品监督管理总局于 2014 年 12 月 10 日发布警告，关注长期应用阿德福韦酯引起的低磷血症及骨软化风险。

另外用于治疗 HIV 感染的利托那韦、沙奎那韦等蛋白质抑制剂和核苷酸类药物联用可能会增加肾毒性的风险，并且通过 PXR 通路，增加 CTY24 及 CTY3A4 的表达，加速了活性维生素 D 的分解代谢，也有导致骨软化的风险。

（2）骨量减少 / 骨质疏松：引起骨质流失的药物很多，抗病毒药物因为能够增加破骨细胞的骨吸收引起骨质流失，并导致线粒体损伤，影响成骨细胞的功能及骨形成，导致骨密度的降低。在 HIV 感染者中，TDF 被认为与患者骨量减少相关，在 CHB 患者中关于 TDF 与患者骨量减少的相关性还需进一步验证。一般认为核苷酸类抗病毒药物导致的骨量减少与药物导致的肾脏损伤，及后续的低磷血症有关。磷可促进骨基质合成和骨矿物质的沉积，促进骨形成并调节骨代谢。低磷血症可导致骨软化和骨质疏松。

（3）骨折：骨折发病率的资料非常有限，特别是 HIV 感染者，不能区分接受或是不接受核苷酸类抗病毒药物治疗的区别。研究发现分别在抗 HIV 治疗的女性和男性感染者中，骨折（脊柱和髋）风险分别增加了 40% 和 70%。成人严重的骨软化症可导致患者出现假骨折。常见于骨的内侧面、多为双侧，如股骨近端内侧、胫骨近端内侧、肋骨、耻骨前后支、肩胛骨外侧。假骨折可能非常细微，容易漏诊，也容易误诊。有部分患者因为假骨折至医院就诊时未能及时识别出真正的病因导致患者接受手术治疗，延误病情，加重患者的痛苦。

（4）其他：IFN-α 经常用于乙肝病毒的治疗，学者们发现 IFN-α 不仅能增加骨密度，还能改善慢性肝炎相关性骨质疏松，Gur 观察患有慢性乙型肝炎的儿童使用干扰素治疗半年后，发现这些儿童的股骨骨密度较治疗前明显升高。Hofmann 等也发现对 30 例慢性丙型肝炎患者进行为期 48 周聚乙二醇 IFN-α 治疗后，患者腰椎和髋骨密度明显上升。另外，目前已经证明 IFN-α 配合氨羟二磷酸二钠可以改善肥大细胞增多症引起的骨质疏松。IFN 改善骨密度治疗骨质疏松的机制尚不完全明确，相比于双膦酸盐这种成熟的抗骨质疏松药物，仍需要更加深入的研究。

既往详尽的用药史，包括目前应用和过去曾经使用过的药物，是确定药物导致骨损害的第一步。对于上述列举的药物，其合并骨疾病的临床研究还十分匮乏。在缺乏临床指南的情况下，我们按照常规骨软化、骨质疏松、骨折的预防和治疗方案来启动治疗，然后根据药物独特的生理作用来针对性的治疗以及停用或改用抗病毒药物。

（霍亚南　王晨秀）

82　哪些降糖药物对骨骼具有不利影响？

糖尿病已成为严重威胁人类寿命和生活质量的世界性健康问题。糖尿病患者骨折风险明显增加，1 型糖尿病（type 1diabetes mellitus，T1DM）患者髋部骨折风险是非糖尿病患者的 4 ~ 6 倍，2 型糖尿病（type 2 diabetes mellitus，T2DM）患者虽然多数无骨密度下降，但骨折风险仍增加；其机制可能与持续高糖引起的氧化应激、糖基化终末产物（advanced glyca-tion endproducts，AGEs）对骨基质和成骨细胞的毒性及胰岛素抵抗、低骨转换等有关。随着越来越多降糖药的使用，临床更加重视降糖药对骨代谢的影响，大量研究证实降糖药对骨代谢有一定作用。

降糖药物种类繁多，各类降糖药物对骨骼的影响不尽相同，临床医师应根据糖尿病患者病情，合理选择降糖药物，应关注下列药物可能对骨骼代谢具有不利影响：

（1）噻唑烷二酮类（Thiazolidinediones，TZDs）：为一类用于治疗 T2DM 患者的口服降糖药，其主要通过激活过氧化物酶体增生物激活受体 γ（peroxisome proliferators-activated receptor，PPAR-γ）改善胰岛素抵抗，增加肌肉组织和脂肪组织的胰岛素敏感性，而降低血糖。目前绝大部分研究证实 TZDs（罗格列酮、吡格列酮）与骨折风险增加有关，服用 TZDs 后，骨折发生率升高。

（2）钠-葡萄糖协同转运蛋白 2（sodiumglucose cotransporter 2，SGLT-2）抑制剂：SGLT-2 抑制剂通过促进尿糖排泄、降低体重等多重作用，起到降低血糖的疗效。然而 SGLT-2 抑制剂会增加肾小管对磷的重吸收，从而可能影响到钙磷代谢，使血磷升高，刺激 PTH 分泌，造成骨吸收增强。因此，此类药物对骨骼的影响引起了人们的高度关注。研究发现不同种类 SGLT-2 抑制剂对骨代谢的影响不同。目前大多数研究证实，卡格列净可能增加骨折风险，而达格列净、恩格列净、埃格列净与骨代谢和骨密度变化无显著相关性，其他种类的 SGL-2 抑制剂对骨的影响尚需要更多的研究证实。

《糖尿病患者骨折风险管理中国专家共识》就目前临床使用的降糖药物对骨代谢的影响，结合国内外文献进行了梳理，建议糖尿病患者，尤其是既往有骨折史或同时合并多种糖尿病慢性并发症（如糖尿病周围神经病变和视网膜病变）的潜在骨折高危患者，在制定降糖方案时，应避免使用噻唑烷二酮类药物（主要为罗格列酮，因其可增加糖尿病患者的骨折风险），可选择对骨骼有一定保护作用的二甲双胍、GLP-1 受体激动剂，或其他对骨折呈中性影响的药物如 DPP-4 抑制剂、α 糖苷酶抑制剂。而在磺脲类或胰岛素的应用中，应注意避免患者出现严重的低血糖，以免导致其骨折风险增加。SGLT-2 抑制剂可促进尿糖排泄、降低体重等，起到降低血糖的疗效，但因其会增加肾小管对磷的重吸收，可能影响钙磷代谢，使血磷升高，刺激甲状旁腺激素分泌，从而造成骨吸收增强，所以在选择降糖药时需注意 SGLT2 抑制剂可能存在导致骨折风险的问题。

（徐　进）

83　哪些治疗消化系统疾病的药物不利于骨骼健康？

一些消化系统疾病会引起骨骼受损，如慢性肝病易发生代谢性骨病，其中以原发性胆汁淤积性肝硬化、酒精性肝硬化、慢性活动性肝炎及肝移植术最常见，所引起的代谢性骨病以骨质疏松症为主；炎症性肠病主要包括克罗恩（Crohn）病和溃疡性结肠炎常伴有代谢性骨病。消化系统疾病常用药大致分为：①抗酸药（包括碱性抗酸药、H_2 受体拮抗剂、质子泵抑制剂）；②黏膜保护药；③胃肠道动力药；④抗胆碱药；⑤抗幽门杆菌药；⑥助消化药；⑦利胆药等。在众多消化系统常用药物中，目前发现对骨骼健康不利的是质子泵抑制剂。

长期应用质子泵抑制剂导致骨质疏松症的发病机制目前研究的尚不十分清楚。通常认为，食物中的钙在酸性环境中能游离出来，成为可以吸收的离子钙。质子泵抑制剂的强力抑酸作用提高了胃内 pH 值、破坏了胃和十二指肠上段的酸性环境，使钙不能离子化从而影响其吸收。长期的钙吸收不足引起低钙血症，刺激甲状旁腺素释放，继而促进破骨细胞所介导的骨质吸收，引起骨质疏松症，并增加骨折的风险。由于近年这些研究数据，FDA 于 2010 年 5 月 25 日向医生和患者发布警告，质子泵抑制剂可能增加骨折风险。

（徐　进）

84　抗凝药物对骨骼有损害吗？

非瓣膜性房颤及其他血栓栓塞性的疾病大多数需要抗凝治疗，其时间可维持数年甚至终生。抗凝药物一般包括传统抗凝药物和新型口服抗凝药物，传统抗凝药物主要有维生素 K 拮抗剂，如华法林，及间接凝血酶抑制剂，如肝素、低分子量肝素，新型口服抗凝药物主要有直接凝血酶抑制剂达（如比加群酯、美拉加群）和凝血因子 Xa 抑制剂（如利伐沙班、阿哌沙班、依度沙班等）。非瓣膜性房颤的发病率与年龄具有显著相关性，超过 65 岁的老年人群非瓣膜性房颤的发病率达 5.9%，75 岁人群发病率达 10% 以上，骨质疏松症发病率与年龄也显著相关，研究表明抗凝药物对骨骼有损害作用。

传统抗凝药物：传统抗凝药物在临床应用中被发现与骨质疏松症相关，增加骨质疏松症风险，且逆转困难。传统抗凝药物的使用可减低骨钙素（OC）的含量从而导致骨硬度下降，骨硬度的下降与抗凝治疗对术后骨折延迟愈合、继发骨质疏松症有一定影响。抗凝药的使用时间是致抗凝相关性骨质疏松症的显著因素，而传统抗凝药对骨代谢影响显著，临床长期使用导致抗凝相关性骨质疏松症发生率高。

（1）华法林（维生素 K 拮抗剂）：维生素 K 拮抗剂对患者的骨损害是直接和间接机制的结果。直接机制：维生素 K 在调节骨骼稳态方面具有双重作用，一方面，它作为一个蛋白同化剂促进造骨细胞的合成；另一方面，维生素 K 诱导破骨细胞的凋亡。华法林治疗的患者维生素 K 抑制导致不正常的非羧化骨钙蛋白，释放到血液循环中，骨钙素和 γ 羧基谷氨酸基质蛋白质 MGP 由于不完全的羧基化，导致骨质疏松症和血管钙化的风险增加。间接机制：在长期服用华法林治疗（超过 1 年）的非瓣膜性心房颤动患者人群中，严格限制多叶蔬菜摄入的患者的维生素 K_1 的浓度明显减少，其骨质疏松症发病率及程度较不限制饮食患者严重。很多研究表明华法林可导致骨质疏松症及提高骨折风险，华法林使用时间是导致抗凝相关性骨质疏松症的显著风险因素。

（2）间接凝血酶抑制剂（肝素、低分子量肝素）：长期以来就被认为与骨质疏松症和骨折的发生有关。其分子机制是由于肝素和骨蛋白的相互作用，成骨细胞合成骨头的减少，以及破骨细胞再吸收的增多。美国胸科医师学会指南指出在长时期接受普通肝素治疗的患者中有 30% 存在明显骨密度下降的症状，2%~3% 存在有症状的脊椎骨折。Douketis 等发现，妇女在怀孕期间接受肝素治疗每超过 1 个月，其产后的骨密度将会比怀孕期间未使用过肝素的妇女要低 7.1%。Galambosi 等现预防剂量的低分子量肝素和孕期骨密度下降无关，且不增加骨质疏松症发病风险，但大剂量 LMWH 对骨代谢的影响仍需进一步研究探索。近期 Veljanoski 等 Meta 分析表明低分子量肝素的中短期（3~6 个月）使用并不影响骨密度，但长时间应用低分子量肝素可能导致骨量下降甚至增加骨质疏松症风险。长期大量应用肝素的致骨质疏松症作用是持久的，并且不可逆，低分子量肝素较肝素而言相对安全，长期应用或优于肝素。

对长期需抗凝治疗的患者，特别是存在骨质疏松症和相关性骨折并发危险因素的患者如绝经妇女、老年患者等，实验室研究表明利伐沙班能影响骨代谢，存在致骨质疏松症的可能性。但在临床研究中与传统口服抗凝药物华法林相比，利伐沙班显示出更低的致骨质疏松症的风险。Namba 等进行前瞻性研究发现，21 例慢性房颤患者在华法林至少治疗 12 个月后更换为利伐沙班，并在改动开始时和半年后均测定了骨蛋白素（OPN）、骨碱性磷酸酶（BAP）和低羧化骨钙素（ucOC）。结果发现与基线相比，BAP 的血清水平有显著提高，相比之下 ucOC 和 OPN 的血清水平与基线相比有明显的下降，表明相比华法林，利伐沙班有着更小的导致骨质疏松的风险。Lau 等开展的一项对 8 152 例房颤患者，在大约 500 天的平均随访期间，发现达比加群组出现骨质疏松性髋部骨折和脊椎骨折的风险显著低于华法林组，上述临床研究均表明与传统的抗凝药物相比，新型口服抗凝药物存在更低的致骨质疏松风险，安全性更高。

综上所述，NOACs 中的达比加群、依度沙班对骨代谢的影响较少，可以减少抗凝相关骨质疏松症的发生。而利伐沙班在实验研究中虽可影响骨代谢，但临床实验却表明其与传统抗凝药物相比其发生抗凝相关性骨质疏松风险更低，NOACs 在临床应用中更具优势。现仍未有针对抗凝药物引起骨质疏松症的临床指南，在抗凝药物相关骨质疏松症的预防与治疗上缺乏权威性指导意见。从长远来看，长期抗凝治疗使用直接凝血酶和抗凝因子 Xa 抑制剂很可能具有相对较高的安全性，有望减少长期服用华法林所致的不良反应，尤其对于减少抗凝相关性骨质疏松等并发症的发生。但 NOACs 目前与骨质疏松症的关系尚未明确，这在一定程度上局限了新型口服抗凝药在临床上的推广与发展。

（徐　进）

85　前列腺癌内分泌治疗药物对骨骼有不利影响吗？

前列腺癌是男性最常见的恶性肿瘤之一，其发病率有增长趋势，前列腺癌是一种依赖雄激素的肿瘤，抑制雄激素分泌或阻断雄激素受体诱导前列腺癌细胞凋亡，能够在一定是时期内控制肿瘤。内分泌治疗即雄激素阻断治疗（Androgen—Depr ivationTherapy，ADT）已成为前列腺癌、特别是进展期前列腺癌的常用治疗方法，内分泌治疗药物包括抑制雄激素分泌的药物（如戈舍瑞林、亮丙瑞林和曲普瑞林等）和阻断雄激素受体药物（比卡鲁胺等）。长期内分泌药物治疗的副作用有潮热、认知障碍、贫血、男性乳房女性化、抑郁、性功能障碍等，均不同程度地降低了患者的生活质量，此外，还会导致患者发生快速骨质丢失、骨质疏松症，增加骨折发生的风险。

（1）雄激素与骨代谢：正常骨骼处于骨形成和骨吸收的动态平衡中，这一过程受成骨细胞和破骨细胞的调控，雄激素可以通过雄激素受体调控上述动态平衡。雄激素通过受体促进成骨细胞的增殖，影响成骨细胞合成与分泌各种生长因子和细胞因子，产生骨基质蛋白（胶原、骨钙素和成骨蛋白），促进成骨细胞分化；雄激素同时具有抑制骨吸收的作用，可抑制促进骨吸收的刺激因子如 PTH、IL-1、IL-6 的作用。

（2）内分泌治疗药物与骨损害：雄激素抑制骨质吸收和促进骨质形成，抗雄激素治疗治疗导致骨质吸收增加和骨质形成减少，最终导致骨质丢失和骨质疏松症。多个回顾性研究证实了 ADT 导致不同部位 BMD 下降。Morote 等对 390 例无骨转移的前列腺癌患者长期接受 ADT 治疗后骨骼情况进行纵向研究，ADT 治疗前、2、4、6、8、10 年骨质疏松症发生率为 35.4%、42.9%、49.2%、59.5%、65.7%、80.6%；同时期正常 BMD 的患者比例为 19.4%、17.8%、16.4%、10.8%、5.7%、0。提示骨质丢失将随着治疗时间的延长而增加。ADT 相关性骨质丢失使骨折发生的风险上升了数十倍。BMD 下降 10%～15% 可使骨折风险增加一倍。在另外一项回顾性研究中，接受 ADT 治疗前列腺癌患者为 288 例，对照组为 300 例，前者的骨折发生率是后者的 4 倍。此外，骨折还会影响患者的生活质量甚至生存时间。Oefelein 等报道 195 例有骨折病史的前列腺癌患者与对照组中位生存时间分别为 121 个月和 160 个月，有骨折病史患者死亡相对危险度高达 7 倍，骨折是生存期的独立负性危险因子。此外，有骨折病史的患者易再次发生骨折和出现其他并发症，加重了经济负担，最终增加死亡率。因此，ADT 可导致快速骨质丢失和骨质疏松，最终导致一系列严重后果。

骨质疏松症是雄激素阻断治疗的一种重要的合并症，并且出现骨质疏松性骨折要高于病理性骨折，使患者生活质量明显下降。为预防骨质疏松症的发生，对所有应用雄激素阻断治疗的患者，均注意监测骨密度，并鼓励患者早期体育锻炼，早期预防性应用钙剂和维生素 D，建议戒烟、戒酒，必要时给予双膦酸盐、地舒单抗等药物治疗骨质疏松症。

（徐　进）

参考文献

[1]   ANGELI A,GUGLIELMI G,DOVIO A，et al. High prevalence of asymptomatic vertebral fractures in post-menopausalwomen receiving chronic glucocorticoid therapy:across-sectional outpatient study[J].Bone, 2006,39(2):253-259.

[2]   STAA TPV, LEUFKENS HGM, ABENHAIM L, et al.Use of oralcorticosteroids and risk of fractures[J].J Bone Miner Res, 2000,15(6):993-1000.

[3]   BUCKLEY L, GUYATT G, FINK H A, et al.2017 American College of Rheumatology Guideline for the Prevention and Treatment of Glucocorticoid-Induced Osteoporosis[J]. Arthritis Care Res (Hoboken), 2017,69(8):1095-1110.

[4]   CHEN Z, MARICIC M, ARAGAKI A K, et al.Fracture risk increases after diagnosis of breast or other cancers in postmenopausal women:results from the Women's Health Initiative[J].Osteoporos Int,2009,20(4):527-536.

[5]   中国乳腺癌内分泌治疗多学科管理骨安全共识专家组 . 绝经后早期乳腺癌芳香化酶抑制剂治疗相关 的骨安全管理中国专家共识 [J]. 中华肿瘤杂志 ,2015, 0(7):554-558.

[6]   FLYNN R W,BONELLIE S R,LEESE G P. Serum thyroid-stimulating hormone concentration and morbidity from cardiovascular disease and fractures in patients on long-term thyroxine therapy[J].Clin Endocrinol Metab,2010,959 (1):186-193.

[7]   BAUER D C,NISLSEN T I,BJORO T,et al.Hyperthyroid levels of TSH correlate with low bone density:the HUNT 2study[J].Eur J Endocrinol,2009,161(5):779-786.

[8]   European Association for the Study of the Liver. EASL 2017 Clinical Practice Guidelines on the management of hepatitis B virus infection[J].Journal of Hepatology, 2017, 67(2):370-398.

[9]   GUR A,DIKICI B,NAS K,et al.Bone mineraI density and cytokjne levels during interferon therapy in children with chronic hepatitis B:does interferon therapy prevent from osteoporosis [J].BMc Gastmenterol,2005,5:30.

[10] 白秋芳 , 冯正平 . 降糖药与骨代谢相关性研究进展 [J]. 中国骨质疏松杂志 ,2019,25(3):416-420.

[11] 刘建民 , 朱大龙 , 母义明等 . 糖尿病患者骨折风险管理中国专家共识 [J]. 中华骨质疏松和骨矿盐疾病 杂志 ,2019,4:319-335.

[12] 赵红燕 , 刘建民 .2019 年《糖尿病患者骨折风险管理中国专家共识》解读 [J]. 诊断学理论与实践 , 2020,3:225-228.

[13] 冯正平 , 孟平 . 消化系统疾病与骨质疏松症的研究进展 [J]. 中国骨质疏松杂志 ,2004,10(4):132-134.

[14] 李锡岩 . 大量服用抗酸药引起骨软化症和肌衰 [J]. 药学情报通讯 ,1984,4:26.

[15] 黄小靖 , 张维维 , 陈正涛等 . 传统抗凝药物与新型口服抗凝药物对骨代谢影响的研究进展 [J]. 广东医 学 ,2019, 40(S1):207-211.

[16] 马建辉 . 关注前列腺癌患者的骨健康 [J]. 中华医学杂志 ,2010, 90(14):940-941.

[17] 吴云剑 , 董强 . 雄激素阻断治疗前列腺癌致骨质疏松 [J]. 西部医学 ,2008, 20(6):1286-1287.

骨质疏松症的基础治疗知识

86　哪些营养素有利于骨骼健康?

骨骼强壮是维持人体健康的关键,骨质疏松症的防治应贯穿生命的全过程。随着对骨质疏松症的病因和发病机制越来越深入的研究,目前认为主要是在遗传和环境双重因素影响下,饮食、运动、年龄、药物及吸烟等因素诱导下,骨吸收和骨形成失衡,骨量丢失,最终导致骨质疏松症的发生。其中,在防治骨质疏松症的过程中,营养素的作用不能忽视。各种营养素各负其责、相互配合,以保证骨骼正常的生理功能。

(1)钙和维生素 D 的重要作用:钙是形成骨骼的主要矿物质,在生命的所有阶段适宜的补钙都是十分重要的。充足的钙摄入有助于获得理想骨峰值、减缓骨丢失、改善骨矿化和维护骨骼健康。2016 版《中国居民膳食指南》建议成人每日钙推荐摄入量 800mg,50 岁及以上人群每日钙推荐摄入量为 1 000mg。尽可能通过食物摄入充足的钙,其中含钙高的食物来源主要是奶制品、豆制品和高钙低草酸蔬菜(芹菜、油菜)等,建议每天至少饮用 300ml 牛奶(含钙量 300～360mg),并食用其他含钙丰富的食物,以满足机体需要。若膳食钙摄入不足,可予补充钙剂。2013 年居民营养调查显示我国居民每日摄入元素钙约 400mg,故需口服补充 500～600mg 元素钙。

不同种类钙剂元素钙含量不同。其中,碳酸钙含钙量高,吸收率高,酸性环境更易吸收,建议与食物同服,上腹不适和便秘为常见不良反应。常用碳酸钙 D_3 片,每片含碳酸钙 1.5g(相当于钙 600mg)/维生素 D_3 125IU,口服,每次 1 片、每日 1～2 次。枸橼酸钙含钙量较低,但水溶性较好,胃肠道不良反应小,且枸橼酸有可能减少肾结石的发生,适用于胃酸缺乏和泌尿系结石风险的患者。枸橼酸钙片每片含枸橼酸钙 0.5g(相当于钙 100mg),口服,每次 2 片、每日 3 次。高钙血症或高尿钙症的患者避免使用钙剂。钙剂使用应注意安全性,超大剂量使用可能增加泌尿系结石和血管钙化的风险。每日 800～1 200mg 元素钙摄入(包括食物和钙剂)是相对安全的剂量范围。

钙摄入和维生素 D 摄入常作为相辅相成的两个营养骨骼健康的因子。充足的维生素 D 可促进钙吸收、骨骼矿化,增强肌力、改善平衡能力和降低跌倒风险。$1,25(OH)_2D$ 是维生素 D 活性产物,血清中 25(OH)D 的含量是临床上判断维生素 D 营养水平的最好的指标。维生素 D 是人体必需的脂溶性营养素之一,主要的两大来源是食物中摄入和皮肤内 7-脱氢胆固醇经过阳光中的紫外线照射生成。由于富含维生素 D 的食物种类少,若阳光照射不足，则易出现维生素 D 缺乏或者不足。一般认为，血清 25(OH)D 低于 20ng/ml 为维生素 D 缺乏，20～30ng/ml 为维生素 D 不足。我国人群维生素 D 缺乏发生率较高，既往对 7 个省份调查的报告显示，55 岁以上女性血清 25(OH)D 平均浓度为 18ng/L，61% 的绝经后女性存在维生素 D 缺乏。2016 版《中国居民膳食指南》建议我国成人维生素 D 推荐摄入量为 400IU/d，65 岁以上为 600IU/d，可耐受最高剂量为 2 000IU/d。用于骨质疏松症防治时，维生素 D 剂量可为 800～1 200IU/d，对于光照不足和老年人等维生素缺乏的高危人群，建议酌情检测血清 25(OH)D 水平，评估维生素 D 的营养状态以指导维生素 D 的补充。

（2）蛋白质的重要作用：蛋白质是骨合成骨胶原蛋白的主要营养物质，大约是骨骼体积的一半。充足的蛋白质摄入有助于维持骨骼和肌肉功能，降低骨质疏松性骨折后并发症的风险。有研究发现，低蛋白摄入（＜总热量的 12%）的绝经后妇女和年龄 ≥ 50 岁的男性，脆性骨折风险几乎是高蛋白摄入者（≥ 15% 的总热量）的 2 倍。但是，过高蛋白质的摄入也会增加尿钙的流失，出现钙的负平衡，对骨骼可能有害。所以，钙的摄入量可能会影响蛋白质对骨骼健康的作用。因此，建议骨质疏松患者及高危人群在钙摄入充足（800mg/d）的前提下，每日摄入蛋白质 0.8～1.0g/kg，并将蛋白质总量均衡分配到每日三餐膳食中，更有利于蛋白质的合成。

（3）其他营养素的作用：除了钙、维生素 D 以及蛋白质这些营养素以外，磷、镁、钠、维生素 A、维生素 C、维生素 E 及维生素 K 等对骨骼健康也是必需的，但在维持骨骼健康的作用相对较小。

1）磷：磷是构成骨骼的重要成分，具有调节骨细胞活性、促进骨机制合成与骨矿物质的沉淀、抑制骨吸收的作用。大多数食物中都含有丰富的磷酸盐，除了严重营养不良外，通常很难出现磷摄入不足。有研究表明，增加膳食中磷的摄入，可能导致骨吸收增加；但如果钙摄入充足，磷摄入过多不会干扰钙的吸收，也不会造成骨密度减低。所以，不建议常规补磷酸盐。2016 版《中国居民膳食指南》建议磷的成人推荐摄入量为 720mg/d，65 岁以上为 700mg/d，80 岁以上为 670mg/d。

2）镁：镁是骨细胞结构和功能所必需的元素，在促进骨骼生长和维持骨骼正常功能中发挥重要作用。镁在食物中分布广泛，如深色蔬菜、粗粮和坚果等，我国中老年人镁摄入量仍不足，但目前尚无证据建议防治骨质疏松症需要常规补镁。2016 版《中国居民膳食指南》建议镁的成人推荐摄入量为 330mg/d，65 岁以上为 320mg/d，80 岁以上为 310mg/d。

3）钠：钠盐的摄入增加可促进尿钙的排出，增加骨量丢失的风险。因此，建议骨质疏松患者需低钠饮食，成人每日食盐不多于 6g，老年人不多于 5g。

4）维生素 A：维生素 A 摄入量或血清维生素 A 水平由低到高对骨折风险的影响呈现 U 型量效关系。维生素 A 过量可促进骨吸收，导致骨量丢失，骨密度降低，从而骨折风险增加；但缺乏同样对骨骼长生不利影响。所以，应维持适宜的血清维生素 A 水平才有利于骨骼健康。目前适宜的维生素 A 摄入范围难以界定，但综合各项研究结果，每日摄入 1 500μg RE 以下的维生素 A 未见对骨骼健康造成不利影响。根据 2016 版《中国居民膳食指南》，骨质疏松患者维生素 A 的推荐摄入量，男性为 800μg RE/d，女性为 700μg RE/d。

5）维生素 C：维生素 C 作为一种重要的还原剂，在骨盐代谢及骨质生成过程中具有重要作用。维生素 C 既能促进钙盐沉积，又参与脯氨酸羟化反应，对骨骼的胶原蛋白合成、骨基质发育、促进软骨细胞和成骨细胞分化、限制骨吸收方面发挥重要作用。维生素 C 广泛存在于新鲜水果和蔬菜中，如橘子、柠檬和绿叶蔬菜等。由于目前研究有限，在维持骨健康方面维生素 C 尚无具体推荐剂量。根据中国营养学会推荐成人每日维生素 C 摄入量达到 200mg 可预防各种慢性疾病，每日总摄入量不可超过 2 000mg。鉴于此，建议骨质疏松患者应尽可能增加蔬菜水果等的摄入，以增加膳食维生素 C 的摄入。此外，由于具有良好的安全性，也可适当使用维生素 C 补充，但每日摄入量不可超过 2 000mg。

6）维生素 E：维生素 E 通过抗氧化、抗炎症和免疫调剂等机制影响骨代谢。细胞及动物模型证实，维生素 E 可通过多种信号调节途径促进成骨和抑制破骨，但无足够临床证据支持补充维生素 E 能够预防骨质疏松和骨折的发生。所以，不推荐为了骨骼健康常规补充维生素 E 制剂。2016 版《中国居民膳食指南》建议成人膳食维生素 E 的适宜摄入量为 14mg/d。

7）维生素 K：维生素 K 对骨钙素的合成具有调节作用，还促进骨形成、抑制骨吸收，双向调节骨代谢平衡。但对于骨质疏松患者是否常规补充维生素 K 以及用量，尚无足够证据。2016 版《中国居民膳食指南》建议中国成人维生素 K 适宜摄入量为 80μg/d。

综上所述，多种营养物质均对维护骨健康有重要意义。为此，我们需要加强全民健康意识，让人们重视膳食营养素在防治骨质疏松中发挥的重要作用。

（侯建明）

87 哪些不良饮食习惯对骨骼不利？

饮食是一个能够影响骨骼的强度、完善性以及骨折风险的因素，而这个因素是可改变的。营养不良会损害几乎所有的人体器官和骨骼系统。缺乏骨骼代谢必需物质，可能导致儿童骨骼发育不良，骨科手术患者恢复迟缓。目前已有大量证据表明，早期饮食习惯可以预测未来患骨质疏松症的风险。虽然遗传因素在骨质疏松症患病风险方面起着重要的作用，但 20%～40% 的成人峰值骨量受饮食和生活方式的影响，而这些因素是可改变的，甚至可以帮助预防疾病。所以，我们应该要知悉哪些不良的饮食习惯会对骨骼带来不利，以期能够通过改变这些不良饮食习惯优化骨量。

（1）过量饮酒：过量的饮酒每年造成全球 5.15% 的疾病和损害。已有研究证明，饮酒与骨质疏松症的发生有关，长期过量饮酒可引起酒精性骨质疏松症。乙醇是一种性腺毒素，过量或长期嗜酒，可引起性腺功能减退，性激素减少，骨量丢失增加，骨的生成减少；由于大量的饮酒，人体肝细胞受到损伤，导致维生素 D_3 的生成减少，影响肠道对钙、磷的吸收及利用。饮酒超过 70g/ 次或 100～200g/d 被认为是骨密度和骨重塑受损的高危因素。此外，饮酒量越大，饮酒与骨质疏松症发生的相关性越强。

长期饮酒行为对骨骼健康不利，有趣的是，通过戒酒能够增加骨密度，降低骨折风险。已有多项研究表明戒酒能够对骨代谢的损害有快速可逆性作用。而且，在酒精依赖的患者戒酒 3～4 年后骨密度增加的现象仍然能够被观察到，其中腰椎与股骨的骨密度明显高于戒酒前，但戒酒后骨密度是否能够恢复到正常仍需进一步考证。

（2）饮用过多含咖啡因的饮料：咖啡因普遍应用于含咖啡因饮料（如咖啡、茶、软饮料和能量饮料）以及某些食物（如巧克力）中，其中咖啡是膳食咖啡因摄入的主要来源，也是全球最受欢迎的饮料之一。目前咖啡因对骨骼代谢和骨折的影响尚无定论。一项前瞻性研究表明，每天每多喝一杯咖啡，骨折风险就开始升高；每天两杯以上的咖啡与骨折之间有更明显的相关性。咖啡因影响骨代谢的机制如下：①咖啡因增加尿、粪便中的钙排泄量，降低了肠道对钙的吸收效率，可能产生钙的负平衡；②咖啡因通过环腺苷酸介导直接作用于骨，对骨代谢有不利作用。因而日常生活中应避免过量摄入咖啡因。

（3）高钠饮食：2012 年我国居民每日钠盐摄入量为 10.5g，比《中国居民膳食指南》的推荐量多 75%。长期的高钠饮食可引起高血压、心血管疾病、胰岛素抵抗、血脂代谢异常等，受到大家关注，而高钠引起骨代谢疾病却很少受到重视。动物研究表明，高钠会抑制成骨细胞的分化及其功能，导致大鼠骨密度和骨强度降低，骨折发生率增加；在临床上，高钠饮食会增加骨质疏松患病风险，而且无论更年期妇女骨密度如何，高钠饮食都会增加骨折的危险。有研究显示，在钠摄入量为 2.3～4.1g/d 范围内，基于降低心血管疾病发病率和高血压发病率，以及降低收缩压和舒张压的证据，认为减少钠摄入量可以降低慢性疾病风险的证据强度较高，故建议钠摄入量少于 2.3g/d（钠盐 5.75g），适用于有或无高血压的成年人，不分性别、年龄或种族。因此，建议骨质疏松症患者低盐饮食，成人每天食盐不超过 6g，老年人不超过 5g。

（侯建明）

88　哪些不良生活习惯对骨骼不利？

在长期的骨质疏松防治过程中，生活习惯对骨代谢的影响不容忽视。良好的生活方式有利于骨骼的生长发育，维持正常的骨量和骨质量。因此，应给予患者生活教育指导，帮助其规避和纠正不良习惯。

（1）膳食结构不科学：膳食结构是指膳食中各类食物的数量及其在膳食中所占的比

重，健康、平衡的膳食结构是维护骨骼健康、防治骨质疏松的基础。常见的不利于骨代谢的不合理饮食结构有：①偏食挑食，饮食单一。膳食种类应多样化，谷类为主，荤素搭配、粗细搭配，以利于各种营养素吸收转化。平均每天应摄入 12 种以上食物，每周 25 种以上，包括谷薯类、蔬菜水果类、畜禽鱼蛋奶类、大豆坚果类等食物。②蔬菜、水果摄入不足，或以水果代替蔬菜、果汁代替鲜果，均不可取。③蛋白质摄入不足或超量。④浓茶、咖啡、碳酸饮料或能量饮料摄入过量。⑤高钠饮食。

（2）长期阳光照射不足：维生素 D 是人体必需的营养素，其活性产物 1,25(OH)$_2$D 促进小肠对钙的吸收，是维持骨健康的重要激素。人体维生素 D 的主要来源是皮肤内 7- 脱氢胆固醇经阳光中的紫外线照射生成。富含维生素 D 的食物种类很少，如脂肪较多的野生海鱼，其他种类食物中维生素 D 含量很低或缺乏。如果阳光照射不足，很容易出现维生素 D 缺乏或不足。所以，应注意增加户外活动，接受阳光照射时要求四肢暴露，不使用防晒霜，不隔玻璃、不打伞。老年人和皮肤颜色较深的个体，需要更长时间的阳光照射。如无法获得充足日照时，可以根据基础 1,25(OH)$_2$D 水平决定维生素 D 的补充剂量。

（3）过量或长期饮酒：酒精可能对成骨细胞有影响，减缓骨转化，但酒精影响骨骼的具体机制仍尚不清楚。饮酒与骨折风险之间存在关联的证据来自大型荟萃分析。过量饮酒（乙醇摄入量 ≥ 3 单位 / 天为过量饮酒，1 单位相当于 8 ~ 10g 乙醇）是骨质疏松症主要患病风险和骨折危险因素之一。

（4）抽烟：抽烟是骨折一个公认的危险因素。烟草中的尼古丁会降低肠道钙吸收，烟碱可抑制成骨细胞、刺激破骨细胞的活性，香烟中的金属镉亦会降低女性性激素水平，导致绝经提前，加快骨量丢失。研究表明，有既往吸烟史的患者骨折风险显著增加；吸烟对男性的任何骨折风险比明显高于女性；吸烟是绝经后骨质疏松症的独立危险因素。

（5）体重过低或肥胖：骨骼是一种重力感受器官，重力负荷和肌肉收缩可影响骨细胞的功能和代谢。肌肉与骨骼各部位的骨密度及骨强度正相关。体重过低的个体肌肉量少，对骨的负荷也轻，更容易发生骨质疏松症。低体重指数（body mass index，BMI）是骨质疏松症的重要危险因素，国际骨质疏松基金会将其列为骨质疏松风险评估的临床危险因素之一。日常生活中应避免盲目节食减肥，有营养不良风险患者注意增加营养补充。但并不是体重越重对骨骼越有利，肥胖患者膝骨关节炎和心脑血管合并症患病率明显升高，故需要将体重控制在合适的范围，维持 BMI 在 18.5 ~ 24kg/m^2 较为合理。

（6）缺乏运动：运动是保证骨骼健康的重要措施之一，适当的应力刺激能够减少患者骨量的丢失，平衡骨代谢，获得和保存骨量。即使是短时间的不活动对骨量也是非常有害的。因此，维持最低水平的运动量至关重要。规律适量的负重及肌肉强化运动可改善身体的灵活性、力量、姿势及平衡，还可维持和提高骨密度，降低跌倒和骨折风险。

（侯建明）

89　哪些运动对骨骼有利？如何选择合理的运动方式？

（1）运动不仅可增强肌力与肌耐力，改善平衡、协调性，还可改善骨密度、维持骨结构，降低跌倒与脆性骨折风险等。运动在预防骨质疏松症中的作用，取决于采用的运动类型、运动的频率、持续时间、运动的强度和开始运动的年龄。对骨骼有利的运动可分为以下几型。

1）有氧运动：有氧运动是指以糖和脂肪有氧代谢供能为主的运动。在一定的负荷范围内，有氧运动预防骨质疏松的效果与其运动强度及运动量成正比。例如：散步、广场舞、慢跑、爬楼梯、园艺劳动等。

2）渐进抗阻训练：渐进抗阻训练能够增加肌肉的横截面积、肌纤维数量，从而提高肌肉力量。大量研究表明，抗阻训练能够提高机体的骨密度，防止骨质流失，有效预防骨质疏松症。例如：推举杠铃、推举哑铃、坐姿划船等。

3）冲击性运动：冲击性运动是指在运动过程中，受力瞬间受力点对机体产生冲击性反作用力的运动，这些反作用力的冲击能刺激骨骼，从而促进骨形成，防止骨质流失。例如：跳绳、羽毛球、网球、排球、篮球等。

4）负重运动：负重运动形式较多，可以是抗阻训练（如负重蹲起、挺举等），也可以在有氧运动及冲击性运动的基础上额外负重，以增加运动的强度，对机体骨骼形成更大的刺激。

5）民族传统健身运动：我国的民族传统健身运动有着悠久的历史，种类繁多，有太极、五禽戏、八段锦等，长期练习对于身体机能的促进有着积极的作用。

6）组合式运动：组合式运动是指由两种或两种以上的运动方式组合而成的运动项目，如采用有氧运动＋抗阻运动、冲击性运动＋太极拳等。既能全面提升身体素质，又能针对性地提高某个部位的骨密度。组合式运动适用于各类人群，它能促进机体的肌肉力量、平衡能力、协调能力以及心肺功能等指标，从而提高机体的运动能力，使锻炼者能更好地接受并完成下一阶段的运动方案，形成良性循环，使运动的成骨效应达到最大化。

7）振动训练：振动训练是一种新兴的训练方法，目前在运动训练、康复理疗、航空等领域均得到广泛应用。全身振动训练的高频机械刺激，能以相对较小的负荷达到较好的训练效果。由于振动训练需要借助专门的特殊仪器，目前对普通大众而言，其普及率及使用率仍处于一个较低的水平。

（2）运动计划在预防骨质疏松症中的作用是不确定的，即不合理的运动不一定获益。必须确定运动方案的类型、强度和持续时间，决定的依据视患者的肌肉力量、运动范围、平衡、步态、心肺功能、合并症、骨密度、既往骨折的病史以及跌倒的风险而定。合理的运动需遵循个体化、循序渐进、长期坚持的原则。

1）特殊化及个人化原则：运动所产生的成骨效应具有明显的部位特异性，尤其是负重和抗阻运动，即承重部位骨量增加更明显。所以，运动训练的机械负荷必须要针对目标区域的骨骼，即区域特殊化。其次，在进行运动干预之前，应进行全面体检了解身体的健康水平，根据个体实际情况设计相应的运动处方，将运动效果最大化。

2）超负荷及循序渐进原则：运动处方的负荷量需要超过日常体力活动的负荷，当骨骼开始适应给予的既定负荷刺激后，需要循序渐进地增加负荷。

3）持之以恒原则：停止运动后，运动促进骨骼的积极效应也将减弱或消失。因此，必须持之以恒才能真正地预防、治疗骨质疏松症。

4）医务监督原则：在进行运动干预执行的过程中，应定期进行专业指导及效果评估，根据个人情况及时调整方案。

老年性骨质疏松症、绝经后骨质疏松症的预防及治疗方案主要以有氧运动、传统养生运动为主，低强度抗阻力量训练及低强度冲击性运动为辅；青少年骨骼健康运动方案则以中高强度的冲击性运动为主，有氧运动及抗阻力量训练为辅。运动强度及运动量根据个体情况进行阶段性调整。

（侯建明）

90　钙元素对人体有什么作用？

钙是人体极其重要的成分，钙在人体以复合物和离子两种形态存在。人体99%的钙都以钙磷复合物包含在骨骼和牙齿中，成熟骨中主要是晶状羟基磷灰石，新沉积骨中以无定形磷酸钙较多。骨骼中钙有两个主要作用：保证骨的正常生长发育，骨密度和骨强度的增加与骨基质中矿物钙的沉积关系密切，骨基质中的含钙矿物质占骨重量的2/3，人体在发育成长中骨钙的沉积代谢较为旺盛，随着年龄增加，成骨代谢减弱，破骨代谢增强，骨中钙质相应会流失，骨密度降低；骨钙的另外一个重要作用是提供维持细胞内外动态钙平衡的钙池，调节体内钙平衡主要是甲状旁腺素、维生素D和降钙素，而这些激素的合成、分解和分泌与血中钙磷浓度密切相关，当血钙浓度降低时，除了消化系统和泌尿系统对钙的吸收增加排出减少，骨的分解代谢也会增强，以维持血钙浓度。

虽然分布在体液及其他组织中的钙含量少于人体总钙的1%，但这些钙在细胞或细胞器内外快速交换对体内各种生理功能有着重要的作用。健康人血清中的钙约51%为游离离子形式，另外约40%和9%分别为蛋白复合物和离子配合物。参与体内各种生理过程的主要为离子钙，其生理作用主要为：①参与调节神经兴奋性，细胞膜外钙离子浓度降低，细胞兴奋性增高；②并通过肌质网终池中钙离子的内流和细胞膜外钙离子的内移等机制介导和参与平滑肌、骨骼肌和心肌的收缩；③维持心肌收缩的节律和收缩力，钙也是高血钾对心肌毒性的抑制剂；④影响细胞膜及毛细血管通透性，并参与调节生物膜的完整性和通透性，在一些过敏性疾病中，可以减少渗出；⑤钙离子作为凝血因子之一，与其他凝血因子结合成复合物，参与内源性及外源性凝血途径；⑥钙离子是重要的第二信使之一，结合并激活钙调蛋白等下游信号转导分子，参与细胞信号转导；⑦参与细胞增殖和凋亡的调控。

（丁　悦）

91　哪些食物含钙丰富？

膳食补钙是人们日常生活中最常见、最安全，也是最容易接受的一种补钙方式。许多食物都是良好的钙来源，合理选择补钙食物在骨质疏松症的基层管理中有着举足轻重、无可取代的地位。牛奶及奶制品是膳食钙的最好来源，其中酸奶的钙含量高且乳糖含量较低，适合作为乳糖不耐受人群的补钙选择。其他钙含量高的食物还包括芝麻及芝麻酱、豆类及豆制品、荠菜等绿叶蔬菜、黑木耳、海带、紫菜，其中芝麻及芝麻酱含有的热量较高，海带及紫菜的碘含量较高，因此有相关基础疾病的人群应注意控制摄入量。虾米、虾皮与普通虾类海产品相比，其外壳的可食性强，因此能提供的钙含量更可观。常见钙含量较高的食物介绍如下。

（1）牛奶及奶制品：牛奶及奶制品是膳食钙最好的来源，也是补钙食物中的首选。每100g的鲜牛奶可提供约 110 ~ 140mg 的钙。全脂、低脂、脱脂纯牛奶的钙含量与鲜牛奶相近。奶酪（干酪）的钙含量十分丰富，每100g 奶酪的钙含量高达 799mg。酸奶的钙含量亦较高，每100g 酸奶的钙含量约为 128mg，且酸奶中乳糖含量较低，故适合乳糖不耐受人群食用。

（2）芝麻及芝麻酱：芝麻与芝麻酱中亦含有较多的钙。每100g 白芝麻与黑芝麻的钙含量分别高达 620mg 与 780mg。芝麻酱中的钙含量较芝麻更胜一筹，每100g 芝麻酱中的钙含量高达 1 170mg。然而，芝麻酱中的热量高达 2 636kJ/100g，过量食用可能影响体内脂质代谢，故肥胖、高脂血症、脂肪肝及患有心血管疾病的人群，每日不宜食用过多芝麻酱。

（3）黄豆、黑豆及豆制品：豆类食品的钙含量普遍较高。每100g 黄豆与黑豆的钙含量分别为 191mg 与 224mg。豆制品千张（豆皮）的钙含量高达 313mg/100g。不同种类和制作工艺的豆腐，其钙含量不尽相同。南豆腐（石膏豆腐）和北豆腐（卤水豆腐）的钙含量较高，分别为 113mg/100g 与 105mg/100g，而内酯豆腐的钙含量仅为 57mg/100g。

（4）油菜、荠菜等绿叶蔬菜：许多绿叶蔬菜的钙含量也较高。每100g 油菜的钙含量为 191mg，每100g 雪里红的钙含量为 230mg，每100g 荠菜的钙含量为 294mg。胡萝卜缨的钙含量可高达 350mg/100g。然而，绿叶蔬菜的钙含量虽然较高，但同时亦含有较多的草酸，后者可在体内与钙形成稳定的草酸钙，从而影响人体对钙的吸收。

（5）黑木耳、海带、紫菜：部分菌类具有较高的钙含量。每100g 黑木耳的钙含量为

247mg。一些常见的藻类也具有较高的钙含量。每100g的紫菜和海带分别含有264mg和348mg的钙。海带和紫菜的碘含量都较高，具有防治缺碘性甲状腺肿的作用，但大量食用亦可导致碘甲亢、高碘性甲状腺肿等甲状腺疾病。因此，有甲亢相关高危因素的人群，应严格控制海带及紫菜的摄入量。

（6）虾米、虾皮：虾米和虾皮是含钙较高的海产品，其钙含量分别高达555mg/100g及991mg/100g。同时，虾皮和虾米还含有丰富的蛋白质，具有很高的营养价值。然而，虾皮和虾米的钠含量在日常食物中首屈一指，分别高达4 891mg/100g和5 057mg/100g，过量食用可能导致原发性高血压和肾功能损害。因此，有原发性高血压或肾功能减退的人群应谨慎食用。

（丁　悦）

92　人群推荐的补钙量是多少？

钙是人体骨骼的重要成分，人体内99%以上的钙以羟基磷灰石形式存在于骨骼和牙齿中，使骨骼保持一定的硬度、密度，以支持人的体重。骨骼内外的钙是处于不断交换的过程中的，骨内的钙释放到骨外，而骨外的钙又不断地沉积于骨内，形成动态的平衡，使得骨骼中的钙不断更新。

人体内钙的储备约在35岁时达到最高峰，此后骨骼中钙的交换速率将明显减慢，而呈现流失多、补进少的不平衡状态。绝经后妇女尤甚，由于雌激素分泌减少，骨质中的钙丢失速度加快。60岁以上的男性平均每10年会减少4%的钙，而女性往往较男性更高，故大部分老年人都会有不同程度的骨质疏松。

终生且足够的钙摄入对预防原发性骨质疏松症有重要作用。在生命早期，钙的足够摄入能够使人体获得最佳峰值骨量，减少生命后期罹患骨质疏松症的风险；绝经后妇女增加钙的摄入则能减缓骨钙丢失，进而降低骨质疏松症的发生概率。由此可见，需要注意补钙的人群包括：①生长发育期的儿童及青少年；②更年期绝经期后的妇女；③缺乏日照等使维生素D摄入不足者；④大量饮用咖啡茶、嗜烟酗酒、长期应用糖皮质激素等影响钙代谢者。结合最新的研究结果，人群推荐的补钙量如表9-1所示。

表9-1　人群推荐补钙量

年龄	性别	补钙量（mg/d）
0～6月龄婴儿	男与女	200
6～12月龄婴儿	男与女	260
1～3岁儿童	男与女	700

续表

年龄	性别	补钙量（mg/d）
4～8 岁儿童	男与女	1 000
9～18 岁青少年	男与女	1 300
19～50 岁成人	男与女	1 000
51～70 岁成人	男	1 000
51～70 岁成人	女	1 200
71 岁以上成人	男与女	1 200

　　正确的补钙应从日常膳食着手，食物中摄取的钙易于人体吸收，诸如奶制品、坚果等都是优秀的补钙食品。据调查显示，国内居民正常膳食摄入钙大约为 400mg/d，在此基础上，结合上表即可得出每日所需额外补充钙剂的量。总体而言，成人每日钙推荐摄入量为 800mg，50 岁及以上人群每日钙推荐摄入量为 1 000～1 200mg。

　　补充钙剂需适量，研究表明超过推荐剂量补充钙剂对防治骨质疏松症并无益处，更有可能增加肾结石和心血管疾病的风险。高钙血症和高钙尿症患者应避免使用钙剂。此外，钙剂的选择需综合考虑钙元素含量、安全性和有效性等多方面因素，为达最佳吸收效果，单次补钙用量不应超过 500～600mg，所需补钙量超过此值的患者应分次服用。

　　总而言之，在骨质疏松症的防治中，钙的补充极为重要。制定补钙计划前，需正确评估日常膳食中钙的摄入量以及体内钙与维生素 D 的水平，根据实际情况合理选择钙剂的剂型与用量。然而，仅仅补钙对骨质疏松症的防治是远远不够的，目前尚无证据表明单纯补钙可以替代其他抗骨质疏松症的药物治疗。对骨质疏松症患者而言，钙剂应与维生素 D、抗骨松药物等其他药物联合使用，以达最佳效果。

（丁　悦）

93　不同钙剂的元素钙含量有何差异？

　　有效的抗骨质疏松症的治疗应建立在充足的钙剂和维生素 D 补充的基础上。2013 版中国居民膳食营养素参考摄入量建议，对成年人而言，元素钙参考摄入量为 800mg/d，对于 50 岁以上的成年人而言，元素钙参考摄入量为 1 000～1 200mg/d。我们提倡尽可能通过饮食摄入充足的钙。饮食中钙摄入不足时，可给予钙剂补充。营养调查显示我国居民每日膳食约摄入元素钙 400mg，故尚需补充元素钙约 500～600mg/d。

　　不同种类固体形式钙剂中的元素钙含量见表 9-2。

表 9-2　不同钙剂的元素钙含量

化学名	元素钙含量 (%)
碳酸钙	40.00
氯化钙	36.00
醋酸钙	25.34
枸橼酸钙	21.00
乳酸钙	18.37
葡萄糖酸钙	9.30
氨基酸螯合钙	20.00

钙剂选择不仅需考虑其元素钙含量，还应综合考虑其安全性和有效性。碳酸钙含钙量高，吸收率高，易溶于胃酸，常见不良反应为上腹不适和便秘等。枸橼酸钙含钙量较低，但水溶性较好，不依赖胃酸消化，对肠胃刺激较小，所以胃肠道不良反应小，且枸橼酸可能减少肾结石的发生。枸橼酸钙等有机钙适用于胃酸缺乏患者、有肾结石风险的患者以及吸收障碍人群、炎症性肠病人群等。

高钙血症和高钙尿症时应避免使用钙剂。补充钙剂需适量，超大剂量补充钙剂可能增加肾结石和心血管疾病的风险。在骨质疏松症的防治中，钙剂应与其他药物联合使用。目前尚无充分证据表明单纯补钙可以替代其他抗骨质疏松药物治疗。

（丁　悦）

94　该如何服用钙剂更科学？

钙是人体必需的营养元素，是人体中骨骼及牙齿的主要成分，并且还有维持神经 - 肌肉的正常兴奋、维持心跳的正常节律及血液的正常凝固等调节功能。钙的摄入主要来自于膳食来源，但根据《中国居民膳食指南科学研究报告（2021）》指出，在我国居民中，普遍在奶类、鱼虾、大豆及上述食物制品等含丰富钙元素的食物存在摄入不足，尤其以奶类及其制品的摄入不足尤为严重，这也是我国居民钙摄入不足比例较高的主要原因。钙剂则可作为在膳食补钙的基础上的"弥补"。因此，目前在市面上可以见到种类繁多、琳琅满目的钙剂。然而，服用钙剂补钙也是有讲究的，除了要选择价格合宜且适合自己的钙剂外，还需要注意下列几个要点。

（1）首先要了解自己适合哪种钙剂：目前市售的钙剂简单可以归类为无机钙、有机酸钙及有机钙三大类。其中无机钙较为常见：如碳酸钙等，有着含钙量高，且价格低廉等优点，可作为大多数正常人的补钙首选。但其需要在胃酸的作用下将钙离子解离后人体方能吸收，因此对胃肠道有一定影响，且还有便秘等不良反应。有机酸钙目前在市场上的比重也逐渐增长，常见的有乳酸钙、葡萄糖酸钙、枸橼酸钙、醋酸钙等，因其溶解度较高，且多为液体或粉末形式包覆于胶囊内，对胃肠道刺激性较小，所以更适合胃酸缺乏的人群。还有一类为有机钙，目前市面上较少见，多为氨基酸螯合钙，其生物利用度高、吸收好，但价格相对于前述两者而言也相对较高。

此外，建议在使用钙剂时可以咨询专业医务人员。老年人士需添加维生素 D 来帮助钙吸收，但过量摄入维生素 D 可造成中毒，因此需在医师指导下服用。绝经妇女，特别是有骨质疏松者，可在医生指导下补充适量的人工合成雌激素，但要注意观察用药后的不良反应。配合正午阳光紫外线照射约 15 ~ 30 分钟，可使人体皮肤中的胆固醇转化为维生素 D，所以多晒太阳有利于补钙。

（2）注意补钙时机：虽然人体血钙于夜间处于较低水平，可于临睡前空腹服用钙剂，如其刺激胃酸分泌，可致夜间反酸、肠胃不适等不良反应。因此，服用钙剂的时间也可随餐服用或于餐后半小时内，此时由于胃酸在进食后开始大量分泌，可增加钙剂的解离，使其利用度增高。

此外，补充钙剂时还需注意当餐的食物及同阶段服用药物配伍。食物中若有大量蔬菜和水果类食物，可能含有过多的草酸；咖啡及茶类饮料中则有大量的单宁酸（鞣酸）；而气泡饮料中则有大量磷酸盐，皆可与钙形成不溶性钙盐，使钙的吸收大幅减少，因此建议配水服用钙剂可将食物对钙剂的影响降到最低。而当补钙前食用高脂饮食，食物中的脂肪可与钙形成二价钙皂，也会影响钙的吸收。药物方面，钙剂与异烟肼、皮质类固醇、四环素或含铝的制酸药合用，会减少钙的吸收；与铁剂合用时则可使铁剂吸收减少；而大剂量补充钙也会干扰一些微量元素（如锌）的吸收。因此，补钙不可顾此失彼，因此建议与上述药物间隔 1 至 2 小时以上再服用钙剂。

（3）依照标准适量补钙：每日钙的总摄入量（剂膳食来源钙＋钙补充剂）常规不应超过 2 000mg/d。有研究显示，补充剂与奶中钙吸收一样良好，且膳食中钙并不增加不良反应如肾结石的发生。目前我国营养学协会仍推荐膳食作为主要的钙补充源（至少 2/3 来自饮食）。可根据本书第 92 个问题相关内容找出适合自己的每日补钙量，再结合第 93 个问题相关内容计算不同种类钙剂所含钙量后进行补充。我国居民每日膳食约摄入元素钙 400mg，故尚需补充元素钙 500 ~ 600mg/d。此外，中国营养学会对特殊人群的日推荐钙摄入量标准为：孕妇和乳母 1 200 ~ 1 600mg；绝经期妇女 1 000mg；绝经后妇女和老年男性 1 500mg。

补钙时应注意安全有效的方式，并要遵照低剂量、个体化原则，而非在已经满足机体需要的基础上盲目增加。补充钙剂应以药物治疗看待，当每日补钙超过 2 000 ~ 2 500mg，或患者存在肾功能损害时，同样会发生不良反应。当体内钙离子高于正常标准时，早期表现有便秘、口干、头痛、食欲减退、烦躁、精神抑郁等；后期表现出现倦怠、嗜睡、意识模糊、高血压、心律失常、恶心呕吐等不良反应，且随钙自尿中排出，还可能造成泌尿系结石。由此可见，任何药物都有治疗作用和不良反应，要谨慎看待，不能掉以轻心。

总之，钙与人的健康密不可分，首要还是建议从日常膳食作为钙质的主要摄入来源，钙剂则作为膳食中钙摄入不足时的补充品。过度盲目地补充钙剂不但会造成身体的负担、危害健康安全，还会造成不必要的浪费。只有当正确认识和合理应用钙剂，才能使钙剂更好地发挥效用，达到保健、治疗和预防的目的。

（丁　悦）

95　哪些人群不能补钙？

钙剂临床应用范围广泛，具有多重作用，但以下人群不宜补钙：①对药物成分过敏者；②肾结石；③高血钙；④高尿钙；⑤胃酸缺乏；⑥地高辛中毒。

（李玉坤）

96　哪些人群慎用钙剂？

钙剂临床应用安全，但在以下情况，需慎用钙剂：

（1）喜食富含植酸与草酸食物：如菠菜、雪菜、苋菜、空心菜、竹笋、洋葱、茭白、毛豆等。植酸与草酸可与钙离子形成益于沉淀的钙盐，影响肠钙吸收。

（2）服用噻嗪类利尿剂：噻嗪类利尿剂与钙联合应用可增加肾小管对钙的重吸收易发生高钙血症。

（3）应用抗生素，如头孢曲松35%～67%原型从尿液排出，在尿液中与游离钙结合，形成结晶，可能形成肾结石，建议在使用前后2小时内不宜补钙，在用药期间多饮水。

其他如四环素类、喹诺酮类、氨基苷类等可与钙等再结合，形成不溶性的络合物；甲硝唑、红霉素与钙离子结合后，生成不溶性盐类沉积物。应用此类抗生素时，应慎用钙剂。

（李玉坤）

97　补钙会引起血管钙化吗？

补钙不会引起血管钙化。血管钙化是指病理性矿物质在血管系统的沉积。血管钙化可能导致骨形成减少。美国国家骨质疏松基金会和美国预防心脏病学会的临床指南认为，从食物和补充剂中摄取的钙累积量不超过2 000～2 500mg/d时，对心血管疾病结局是安全的。

（李玉坤）

98 补钙会导致骨质增生吗?

补钙不会导致骨质增生。骨质增生一般指增生性骨关节病,也称为增生性骨关节炎。增生性骨关节病是由于关节退行性变,致关节软骨破坏而引起的慢性增生性关节病。增生性骨关节病病因:①原发性增生性骨关节病是由于人体逐渐老化及退行性变,在骨关节方面的表现;②继发性增生性骨关节病是由于某种诱因,如外伤、手术或其他因素而导致的软骨破坏,或关节结构改变。由于关节面摩擦或压力不平衡等因素,造成关节面的退行性变。

(李玉坤)

99 补钙量有上限吗?

补充钙剂是骨质疏松症防治的基本和必须措施,但超大剂量补充钙剂可能增加肾结石和心血管疾病的风险。建议从食物和补充剂中摄取的钙累积量上限不超过 2 000 ~ 2 500mg/d。中国营养学会膳食钙参考摄入量见表 9-3。

表 9-3 中国营养学会膳食钙参考摄入量

年龄段	膳食钙参考摄入量 /(mg·d⁻¹)
< 6 月	200
7 ~ 12 月	250
1 ~ 3 岁	600
4 ~ 6 岁	800
7 ~ 10 岁	1 000
11 ~ 13 岁	1 200
14 ~ 17 岁	1 000
18 ~ 49 岁	800
> 50 岁	1 000
孕早期	800
孕中晚期、哺乳期	1 000

(李玉坤)

100 维生素 D 只是维生素吗?

维生素 D 不仅是维生素,更是体内重要的甾体类激素。维生素 D 在体内经 25 羟化酶的催化合成 25(OH)D,再经过 1α 羟化酶作用形成 $1,25(OH)_2D$,是体内维生素 D 的主要活性代谢物,可与组织中广泛存在的维生素 D 受体结合,发挥激素样作用。维生素 D 及其代谢物的主要生理作用是促进肠道吸收钙和磷,并抑制甲状旁腺素释放,维持血钙和磷水平正常,保证骨骼健康和神经肌肉功能正常。维生素 D 的骨骼外作用包括影响心血管、代谢、免疫、肿瘤发生等多方面。

(朱 梅)

101 维生素 D 的来源是什么?

人体维生素 D 主要来源于表皮中的 7- 脱氢胆固醇,在表皮经阳光中的紫外线照射后转变为维生素 D_3 前体,经温促作用转换为维生素 D_3。维生素 D 的另一来源是食物,包括植物性食物和动物性食物,含维生素 D_2 或 D_3 的食物种类很少,植物性食物(如受阳光照射后的蘑菇)含有较丰富的维生素 D_2,而动物性食物(如野生多脂肪海鱼)含有较丰富的维生素 D_3。

(朱 梅)

102 如何晒太阳,有利于维生素 D 的合成?

阳光中的紫外线(波长 290 ~ 315nm)照射皮肤可产生维生素 D_3;同时光照又可以使产生过多的维生素 D_3 前体及维生素 D_3 失活,而不会出现维生素 D_3 中毒的情况。人体 10% 的皮肤直接接触阳光 10min,皮肤可合成维生素 $D_3$1 000IU。如使头部和双侧上臂在 11:00 ~ 15:00 间直接阳光暴露每次 15 ~ 30min(取决于纬度、季节、空气污染等),每周 2 ~ 3 次可达到预防维生素 D 缺乏 / 不足的目的。使用防晒霜会阻挡紫外线,影响皮肤维生素 D 生物合成。不同季节的日光中紫外线量不同,照射皮肤后维生素 D 合成效果也有一定差别。皮肤色素深和老年人的皮肤接受日光照射后维生素 D 合成的效率较低,需要适当延长日照时间。

(朱 梅)

103 普通维生素 D 与活性维生素 D 的区别是什么?

普通维生素 D 本身不具有生物活性,须肝、肾羟化才能发挥作用;而 $1,25(OH)_2D$ 作为活性最高的维生素 D 药物，无须羟化、直接起效。普通维生素 D 仅为一种营养补充剂，而活性维生素 D 是一种治疗骨质疏松症的药物。活性维生素 D 不受血清 25(OH)D 的负反馈调节，可有效提高骨骼、肌肉等靶组织中 1,25(OH)₂D 水平。补充普通维生素 D 在不同人群中增加骨密度、降低骨折和跌倒风险的作用尚存争议。建议骨质疏松患者接受充足的阳光照射，促进皮肤合成内源性维生素 D。日照不足者可每天补充 600 ~ 1 000IU 的普通维生素 D。活性维生素 D 推荐用于年龄在 65 岁以上或合并血清肌酐清除率小于 60ml/min 者。活性维生素 D 能够增加肠钙吸收，减少继发性甲状旁腺功能亢进，抑制骨吸收，轻度增加患者骨密度、降低跌倒风险、减少椎体或非椎体骨折风险。

（朱　梅）

104　普通维生素 D 有哪些？

普通维生素 D 有维生素 D_3 和维生素 D_2 不同制剂应用于临床。维生素 D_3 和维生素 D_2 的作用强度、作用时间和使用途径均有差异。维生素 D_2 对维生素 D 结合蛋白的亲和力相对较低，导致维生素 D_2 较维生素 D_3 更快在组织中清除，并且生物利用度较低，一般前者为后者的 1/2 左右。基于目前医学共识和 25(OH)D_2 检测相关问题，维生素 D_3 作为首选制剂用于治疗维生素 D 缺乏，维生素 D_3 较维生素 D_2 更有效降低骨折风险。

（朱　梅）

105　活性维生素 D 有哪些？

1,25- 双羟维生素 D[1,25(OH)₂D] 是维生素 D 活性最强的代谢产物，能发挥最大的生理效应。一般来说，其他经过加工合成的维生素 D 代谢产物也被认为是活性维生素 D，但准确来讲，是活性维生素 D 的类似物，有时称为维生素 D 类似物或维生素 D 代谢物。目前国内常用的活性维生素 D 及其类似物有骨化三醇 [1,25(OH)₂D₃] 和阿法骨化醇（1α- 羟基维生素 D₃），另外还有国外上市、国内暂未上市的艾迪骨化醇（ED-71）。

骨化三醇是人体内维生素 D 受体（VDR）的配体，口服或静脉注射的骨化三醇入血后直接提升血清 1,25(OH)₂D₃ 水平，随后与人体内 VDR 结合，直接发挥其生物学效应。

阿法骨化醇是人工合成的维生素 D 类似物，其 1α 位已被羟化，口服吸收入血后，只需要在肝脏中 25- 羟化酶羟化生成具有活性的 1,25(OH)₂D₃，然后与 VDR 结合发挥作用。

艾迪骨化醇是新型维生素 D 类似物，其 2β 位有羟基丙氧基，与 1,25(OH)₂D₃ 相比，其半衰期更长，与血清维生素 D 结合蛋白（DBP）的亲和性高，与 VDR 的亲和性弱。目前已被日本批准用于骨质疏松症的治疗。

活性维生素 D 广泛应用于骨质疏松症、甲状旁腺功能减退症、骨软化症以及慢性肾脏病 - 矿物质异常（CKD-MBD）等多种代谢性骨病的治疗。

（1）在骨质疏松症中的应用：活性维生素 D 及其类似物属于骨质疏松症的治疗药物，推荐用于年龄在 65 岁以上或血清肌酐清除率小于 60ml/min 者。小剂量的活性维生素 D 能够促进骨形成和骨矿化，并抑制骨吸收，轻度增加患者骨密度。同时，活性维生素 D 还能增加老年人肌肉力量和平衡能力，减少跌倒发生并降低骨折风险。活性维生素 D 可以与抗骨吸收药物联合使用以发挥更好的抗骨质疏松药物的疗效。临床上建议骨质疏松症患者使用小剂量活性维生素 D，口服骨化三醇的剂量为 0.25 ~ 0.5μg/d，口服阿法骨化醇的剂量为 0.25 ~ 1.0μg/d。在明显缺乏维生素 D 的骨质疏松症患者，需补充普通维生素 D 纠正维生素 D 缺乏后，再给予活性维生素 D 以发挥更好的骨质疏松症的治疗作用。

（2）在甲状旁腺功能减退症中的应用：活性维生素 D 配合钙剂可以于甲状旁腺功能减退症的治疗，需要注意其治疗目标是维持血钙水平在正常范围的低值或稍低于正常水平，同时血磷水平维持在正常参考范围的上限值。因此在治疗过程中需灵活调整钙剂和活性维生素 D 的剂量，使血钙、血磷达到治疗目标值的同时，避免高钙尿症的发生。骨化三醇的剂量通常为 0.5 ~ 2.0μg/d，分 2 ~ 3 次服用，停药后作用在 2 ~ 3 天内消失；阿法骨化醇常用剂量为 0.5 ~ 4.0μg/d，每天服用一次，停药后作用消失需 1 周。对于维生素 D 缺乏的甲状旁腺功能减退患者，同时需补充维生素 D 以纠正维生素 D 的缺乏状态。

（3）在低血磷性佝偻病或骨软化症中的应用：活性维生素 D 可用于低血磷性佝偻病或骨软化症的治疗，可选用骨化三醇或阿法骨化醇，所用剂量可参照甲状旁腺功能减退症的治疗。活性维生素 D 不仅能增加肠道对钙的吸收，也能增加肠道对磷的吸收，因此，对于低血磷性佝偻病或骨软化患者，可使症状改善、血磷上升和骨密度提升。对于维生素 D 缺乏的低血磷性佝偻病或骨软化患者，同时需纠正维生素 D 的缺乏状态。对于药物所致的低血磷性骨软化症，需停用导致低磷血症的药物。而对于肿瘤性骨软化症，需进行肿瘤定位，用外科手术将肿瘤切除以去除病因。

（4）在 CKD-MBD 中的应用：活性维生素 D 能够抑制 PTH 从而纠正继发性甲状旁腺功能亢进症，但不建议过早使用，其主要原因是易升高血钙，因此适用于无高钙血症的继发性甲状旁腺功能亢进患者。使用活性维生素 D 前应纠正高血磷和维生素 D 缺乏。所用剂量应从小剂量开始，避免高钙血症和高磷血症。对于 CKD 3 ~ 5 期患者，将血钙和血磷维持在正常参考范围内。而对于 CKD 5 期患者，将 PTH 水平维持在正常上限的 2 ~ 9 倍。可选用骨化三醇、阿法骨化醇或帕立骨化醇。

（谢忠建　戴德兴）

106　维生素 D_2 和维生素 D_3 的差别是什么？

维生素 D 有内源性和外源性两种形式。内源性的维生素 D 在皮肤中合成，合成的维生素 D 为维生素 D_3（胆钙化醇，cholecalciferol）；而外源性的维生素 D 包括维生素 D_2（麦角固醇，ergocalciferol）或维生素 D_3，来自富含维生素 D 的食物和补充维生素 D 制剂。皮肤产生的维生素 D_3 和食物摄入的维生素 D_2 或 D_3 统称为维生素 D。

维生素 D_2 和维生素 D_3 为无活性形式，两者仅仅存在结构上侧链组成的区别，两者不能相互转换。但不管是维生素 D_2 还是维生素 D_3 都需要在肝脏进行 25 位羟化才能转变为 25- 羟维生素 D[25(OH)D]，25(OH)D 是体内的主要贮存形式，反映体内维生素 D 的营养状况。25(OH)D 在肾脏经过 1α 位羟化为 1,25 双羟维生素 D[1,25(OH)$_2$D]，随后在体内发挥生理作用。维生素 D_2 与维生素 D_3 的结构不同之处导致维生素 D_2 对维生素 D 结合蛋白（DBP）的亲和力较差，因此从循环中清除较快，但与维生素 D 受体（VDR）具有相同的亲和力。

人体维生素 D_3 的主要来源于表皮中的 7- 脱氢胆固醇，在经阳光中的紫外线（波长 290 ~ 315nm）照射后生成维生素 D_3 前体，维生素 D_3 前体经温促反应缓慢变成维生素 D_3。维生素 D 的另一来源是食物，包括植物性食物和动物性食物，但多数食物都不含有维生素 D，植物性食物（如受阳光照射后的蘑菇）含有较丰富的维生素 D_2，而动物性食物（如野生多脂肪海鱼）含有较丰富的维生素 D_3。

维生素 D 的补充制剂有包括口服和注射制剂，在我国广泛应用临床制剂有口服的维生素 D_3 和 D_2 和肌内注射的维生素 D_2。口服可以是空腹或与食物同服给药，因口服维生素 D_3 或 D_2 的剂量较小，可以每天或每周服用。由于肌内注射维生素 D_2 剂量相对较大，可以采用更长时间间隔（如每半年）的给药方式。维生素 D_2 和维生素 D_3 在疗效和安全性方面无显著差别。无论是何种给药方式，只要补充足够的维生素 D 就能维持体内较好的 25(OH)D 水平。

研究表明，每天口服 2 000IU 维生素 D_3 和单次大剂量肌内注射 600 000IU 维生素 D_2 都能将体内 25(OH)D 水平提高 20 ~ 40nmol/L，有效改善维生素 D 缺乏状态。口服维生素 D 能够短时间内迅速升高 25(OH)D 水平，并快速排泄出体外，长期口服维生素 D_3（600 ~ 2 000IU/d）会在第 3 个月达峰，一旦停药，25(OH)D 水平会出现下降，而单次大剂量口服维生素 D_3（500 000IU）会在第 1 个月达峰，随后 25(OH)D 水平下降。而单次大剂量肌内注射维生素 D 能缓慢升高 25(OH)D 水平，在第 3 个月达峰，维持至第 6 个月后开始缓慢下降。造成这种差别的原因可能是肌内注射的维生素 D 经局部吸收入血，与 DBP 结合后，向肝脏转运的速度受限，使 25(OH)D 升高缓慢且持续；而口服的维生素 D 与乳糜微粒和脂蛋白一同被吸收入血，被快速转运至肝脏，使 25(OH)D 水平升高迅速但持续时间短。同时肌内注射给药避免了经过肠道并解决了依从性差的问题，比口服制剂更适用于严重吸收不良或口服给药依从性差的患者。因此，对于维生素 D 缺乏人群，可以灵活选择维生素 D_2 或维生素 D_3 制剂。

（谢忠建　戴德兴）

107　人群每天需要多少维生素 D?

在阳光充足的季节和地区，维生素 D 可以通过接受阳光照射在皮肤内合成，较好的时间是在上午 10 点或 11 点至下午 2 点或 3 点之间，将四肢暴露于阳光 5～30min，每周 3 次即可使皮肤合成足够的维生素 D，但由于夏季以外的季节气温较低，无法充分暴露四肢，因此在夏季以外的季节，常常需要补充维生素 D。由于某些原因，无法接受足够的阳光照射，则需要补充维生素 D。

维生素 D 的补充剂包括普通维生素 D_2 和 D_3，这两种制剂的疗效和安全性方面基本无差别，但不推荐使用活性维生素 D 或其类似物来代替普通维生素 D。建议在启动维生素 D 补充后 2～3 个月再检测血 25(OH)D 水平，以评估疗效并调整剂量，因为此时 25(OH)D 上升到稳定水平。

需要补充多大剂量呢？根据 Holick 的研究结果，每日口服 2 000 单位的维生素 D，在 2～3 个月后，体内 25(OH)D 的水平可以提高 20～25nmol/L。根据我们的研究结果，每 4～6 个月肌内注射 60 万单位（15mg）的维生素 D 也同样能使体内 25(OH)D 的水平提高同样的幅度。因此，可以根据每个个体 25(OH)D 的基线水平来决定维生素 D 的补充剂量，使 25(OH)D 的水平达到 50nmol/L 甚至 75nmol/L 以上，较为理想。

维生素 D 的安全剂量很宽，对于维生素 D 补充的上限是多少，目前仍没有明确的研究资料。多数研究表明，只要 25(OH)D 的水平不超过 100ng/ml，一般是安全的。正常人体内具有完善的维生素 D 代谢调节系统，一般人群对维生素 D 的耐受剂量较大，只有当这套调节系统出现问题时，如结节病合并高钙血症或遗传性 24 羟化酶缺乏时，体内 $1,25(OH)_2D$ 失去控制，才是补充维生素 D 的禁忌。

总之，由于我国一般人群户外活动较少，加上防晒霜和遮阳伞的使用，导致皮肤合成的维生素 D 不足，并且缺乏维生素 D 的强化食品，大部分人群是处于维生素 D 缺乏或不足的状态，因此，推荐普通人群常规补充维生素 D。可选择口服或肌内注射途径，补充剂量根据基线状态决定，一般来讲，每日口服 800～2 000IU 维生素 D 或每 4～6 个月肌内注射 20 万～60 万单位的维生素 D，对于绝大多数人群，既能防止维生素 D 的严重缺乏，也不容易出现维生素 D 的过量。

（谢忠建　丁　亚　戴德兴）

108　维生素 D 对骨骼有什么益处？

维生素 D 的活性代谢产物 $1,25(OH)_2D$，对钙磷代谢以及骨代谢具有重要的调控作用，当出现维生素 D 的严重缺乏、维生素 D 代谢异常或作用时，则容易导致佝偻病和骨软化症。在儿童时期，骨骺生长板尚未闭合，生长板软骨矿化障碍导致特征性的骨骼畸形，称为佝偻病；成年后，生长板已闭合，骨重建部位新生成的类骨质矿化障碍，骨矿物质含量减少，致使骨骼易于变形和发生骨折，称为骨软化。当维生素 D 缺乏不是很严重时，也会影响到骨代谢，维生素 D 缺乏导致的甲状旁腺激素（PTH）分泌增多可出现骨基质的过度分解，从而出现骨质疏松。

（1）维生素 D 与佝偻病或骨软化症

1）营养性维生素 D 缺乏性佝偻病或骨软化症：营养性维生素 D 缺乏和 / 或钙缺乏可导致佝偻病或骨软化症。主要原因是患者缺少阳光照射导致皮肤维生素 D_3 合成不足。通常认为当血 25(OH)D 水平低于 8ng/ml（20nmol/L）时，就可能引起维生素 D 缺乏性佝偻病 / 骨软化症。此时，体内 $1,25(OH)_2D$ 合成不足，肠道钙吸收减少，血液中的离子钙水平偏低，刺激 PTH 分泌，虽然能刺激肠钙吸收及肾小管对钙的重吸收，但升高的 PTH 抑制了肾小管对磷的重吸收，使血磷水平下降。由于钙磷水平的下降，骨骼出现矿化不良。因此，常规补充维生素 D 能防止维生素 D 的严重缺乏，从而减少佝偻病或骨软化症的发生。

2）维生素 D 代谢异常致佝偻病 / 骨软化症

1α 羟化酶缺陷：常见于慢性肾脏疾病，另外可见于假性维生素 D 缺乏性佝偻病 I 型（PDDR I 型），亦称维生素 D 依赖性佝偻病 I 型（VDDR I 型），为常染色体隐性遗传疾病。因编码 1α- 羟化酶的 CYP27B1 基因突变，使酶的功能发生缺陷，导致 $1,25(OH)_2D$ 合成减少，肠道钙、磷吸收减少，出现低钙血症、继发性甲状旁腺功能亢进，轻微的低磷血症。血清 $1,25(OH)_2D$ 显著降低是该病的特征性生化改变。由于慢性肾脏疾病患者的肾脏仍然具有残存的 1α 羟化酶，所以仍然需要补充普通维生素 D，从而使肾脏和肾外组织合成一定量的 $1,25(OH)_2D$，必要时配合使用活性维生素 D 或其类似物。如果遗传性 1α 羟化酶缺乏是部分型，仍然需要补充维生素 D，同时需要补充活性维生素 D 或其类似物。但如果遗传性 1α 羟化酶缺乏是完全型，则补充维生素 D 是无效的，这种患者需要补充活性维生素 D 或其类似物。

25 羟化酶缺乏：主要见于严重的肝功能损伤、药物诱导 25 羟化酶缺乏和遗传性 25 羟化酶缺乏，使 25(OH)D 生成障碍，导致佝偻病或骨软化症。对于部分型 25 羟化酶缺乏，需要补充维生素 D 和或活性维生素 D 或其类似物。对于完全型 25 羟化酶缺乏，补充维生素 D 是无效的，需要补充活性维生素 D 或其类似物。

3）维生素 D 作用异常致佝偻病 / 骨软化症：维生素 D 依赖性佝偻病 II 型（VDDR II

型），又称遗传性维生素 D 抵抗性佝偻病，为常染色体隐性遗传疾病，因编码维生素 D 受体的 VDR 基因突变，导致 $1,25(OH)_2D$ 不能发挥正常的生理功能。血液中 $1,25(OH)_2D$ 显著升高，约有 2/3 患者并有秃发。补充普通维生素 D 是无效的。如果 VDR 只是部分失去功能，则可以补充活性维生素 D 或其类似物，但如果是完全型，则补充活性维生素 D 或其类似物是无效的，需要补充大剂量的钙剂。

4）低血磷性佝偻病 / 骨软化症的维生素 D 代谢异常：成纤维细胞生长因子 23（FGF23）相关低血磷性佝偻病 / 骨软化症包括遗传性低血磷性佝偻病和肿瘤相关的骨软化症。此类疾病患者血液循环中高水平的 FGF23 抑制肾小管钠磷共转运蛋白的表达和功能，使尿磷排出增加，血磷下降。同时 FGF23 抑制 1α- 羟化酶的合成与活性，使血 $1,25(OH)_2D$ 水平不适当降低，肠道钙磷吸收减少，加重低磷血症，导致矿化障碍，发生佝偻病或骨软化症。这种患者需要补充维生素 D，同时需要补充活性维生素 D 或其类似物。

（2）维生素 D 与骨质疏松症：当维生素 D 缺乏不是很严重时，PTH 的分泌刺激，使 PTH 水平升高，从而使血液循环中的 $1,25(OH)_2D$ 能维持在正常水平，以保证正常的肠钙吸收，使血钙维持正常，这是机体的一种代偿。但由于这种代偿，过多分泌的 PTH 促进骨吸收，使骨基质分解增加，从而发生骨质疏松症。因此，维持血液 $25(OH)D$ 的水平在正常状态将有利于防止 PTH 的过度分泌，从而防止骨质疏松症的发生，对于年老的骨质疏松症患者，可以配合小剂量的活性维生素 D 或其类似物，以防止肠钙吸收过低，并其能改善肌肉功能，防止跌倒所致的骨折。

（谢忠建　熊　安）

109　维生素 D 对骨外组织有好处吗？

维生素 D 是一种脂溶性类固醇衍生物，人体中的维生素 D 主要经阳光照射在表皮组织合成，少量从食物中获取。其主要功能是调节钙和磷的代谢，使血钙和血磷维持在正常水平，进而维持骨骼正常生长发育进程。维生素 D 的活性产物 1,25- 双羟维生素 D[$1,25(OH)_2D$] 除了对骨代谢发挥极其重要的作用外，对人体其他各组织器官发育和功能也起着重要的调节作用。

（1）肠道：$1,25(OH)_2D$ 促进肠道跨膜钙吸收是其最经典的作用之一。$1,25(OH)_2D$ 可通过跨细胞途径和细胞旁途径从肠腔吸收钙质，跨细胞途径在十二指肠占优势，且受 $1,25(OH)_2D$ 的调节。$1,25(OH)_2D$ 通过基因组和非基因组作用促进跨细胞钙转运。维生素 D 也促进肠道对磷的吸收和转运。与钙不同，磷的吸收转运主要集中在空肠，磷在肠道刷状缘和基底外侧膜的转运需要钠离子参与。$1,25(OH)_2D$ 可促进小肠上皮的钠 - 磷转运体（NaP_i-IIb）的基因表达。

（2）肾脏：$1,25(OH)_2D$ 调节钙重吸收的部位在远端肾小管，为不依赖于钠通道、逆电化学梯度的跨细胞转运。另一方面，磷大约 80% 通过位于近端肾小管刷状缘的钠 - 磷转运体（NaPi-2a 和 NaPi-2c）重吸收。甲状旁腺激素（PTH）促进肾小管对钙磷的重吸收是通过维生素 D 所完成的。$1,25(OH)_2D$ 可上调肾脏的维生素 D 受体（VDR）、钙结合蛋白、钙泵活性和 TRPV5 的表达而促进钙重吸收。PTH 和 FGF23 通过降低 NaPi-2a 的活性阻止磷的重吸收。

（3）皮肤：表皮角质细胞是人体内唯一能够进行维生素 D 代谢途径的细胞。$1,25(OH)_2D$ 可以通过刺激表皮角质细胞形成细胞内抑菌肽，进而抵抗皮肤的细菌感染。$1,25(OH)_2D$ 还能促进表皮角质细胞的分化。

（4）肝脏：肝脏有低水平的 VDR 表达。$1,25(OH)_2D$ 可以抑制肝星形细胞中 VDR 的表达，抑制肝星状细胞活化，从而抑制肝纤维化的进程。维生素 D 缺乏大鼠的肝脏再生受到抑制，提示 $1,25(OH)_2D$ 对肝细胞再生的具有促进作用。

（5）肺：Ⅱ型肺泡上皮细胞表达 VDR，$1,25(OH)_2D$ 可以促进Ⅱ型肺泡上皮细胞的成熟，包括增加磷脂的合成和表面活性物质的释放。动物实验显示，维生素 D 缺乏母鼠的胎鼠肺泡发育有异常。此外 $1,25(OH)_2D$ 能够激活支气管上皮细胞的固有免疫反应，从而抵抗肺部感染。

（6）乳腺：乳腺组织中有 VDR 的表达，$1,25(OH)_2D$ 对正常的乳腺发育具有促进作用。此外，乳腺癌细胞中也有 VDR 的表达，$1,25(OH)_2D$ 及其衍生物可以抑制乳腺癌细胞的增殖，进而延缓乳腺癌的发展进程。

（7）心脏：动物实验表明维生素 D 缺乏的动物心肌收缩能力下降。体外实验也表明 $1,25(OH)_2D$ 可以促进心肌细胞摄取钙。另外，$1,25(OH)_2D$ 抑制心钠肽的表达，特异性心肌细胞的 VDR 基因敲除导致心肌细胞肥大和纤维化。循环 25OHD 水平降低与男性心肌梗死发病率呈正相关关系。

（8）免疫系统：$1,25(OH)_2D$ 对免疫系统有调节作用。巨噬细胞、树突细胞以及激活的 T 淋巴细胞和 B 淋巴细胞可在细胞内合成 $1,25(OH)_2D$。$1,25(OH)_2D$ 通过促进抑菌肽的表达来增强固有免疫反应，而通过抑制树突细胞的抗原递呈抑制适应性免疫反应，降低 T 细胞的增殖。

（9）肿瘤：$1,25(OH)_2D$ 具有抗肿瘤的作用。多种恶性肿瘤细胞上有 VDR 的表达。$1,25(OH)_2D$ 对恶性肿瘤的预防和治疗作用包括它的抗增殖和促分化作用。此外，$1,25(OH)_2D$ 还可以刺激细胞周期抑制因子 P21 和 P27 的表达来延缓癌症进程。目前认为补充维生素 D 可以降低乳腺癌、结肠癌以及前列腺癌的发生风险。但用 $1,25(OH)_2D$ 及其类似物治疗肿瘤的研究结果并不能令人满意，特别是高尿钙的副作用，限制了 $1,25(OH)_2D$ 在肿瘤治疗中的应用。

（10）骨骼肌：成肌细胞上具有 VDR，但成熟的肌肉细胞不表达 VDR，$1,25(OH)_2D$

可能通过受体途径作用于成肌细胞，调节成肌细胞的分化，而通过非受体途径作用于成熟的骨骼肌，促进肌力的改善。研究表明 $1,25(OH)_2D$ 通过快速反应途径促进骨骼肌细胞钙离子内流，促进 PLC、PLA_2、PLD、PKC 和腺苷酸环化酶活性，这些物质均能改善肌肉功能。

综上所述，维生素 D 的活性产物 $1,25(OH)_2D$ 在骨外组织有广泛的作用，维持体内充足的维生素 D 水平有助于身体健康。因此人们需要，多晒太阳，并适当补充维生素 D。

（谢忠建　戴德兴　丁　亚）

110　如何判断维生素 D 是否充足？

维生素 D 不仅是调节钙磷代谢和维持骨骼健康的重要因子，对免疫系统、心血管系统、骨骼肌运动系统、神经系统、生殖系统和皮肤功能也起着调节作用。维生素 D 缺乏与糖尿病、肌少症、自身免疫性疾病、心血管疾病和肿瘤等密切相关。因此，将维生素 D 维持在适宜水平对机体健康具有重要意义。

人体内的维生素 D 主要在皮肤合成，少量从食物中摄取。维生素 D 首先在肝脏受 25 羟化酶的催化被转变为 25 羟维生素 D，然后在肾脏受 1α 羟化酶的催化被转变为活性的 1,25- 双羟维生素 D[1,25-di-hydroxyvitamin D，$1,25(OH)_2D$]，后者与维生素 D 受体结合发挥生物学作用。由此看来，测定血清 $1,25(OH)_2D$ 水平似乎更能反映个体的维生素 D 状态。但实际上，测定循环中 $1,25(OH)_2D$ 水平并不能对个体维生素 D 状态提供有用的评估，因为维生素 D 缺乏会导致甲状旁腺激素（parathyroid hormone，PTH）分泌增加，进而增强肾脏 1α 羟化酶的活性，促进 $25(OH)D$ 向 $1,25(OH)_2D$ 的转换，且血清 25OHD 的浓度远高于 $1,25(OH)_2D$ 的浓度，因此即使在 $25(OH)D$ 水平低下时，$1,25(OH)_2D$ 的水平仍能维持在正常范围。此外，$1,25(OH)_2D$ 半衰期约 $4 \sim 6$ 小时，25OHD 衰期约 $2 \sim 3$ 周，因此血 25OHD 浓度可更好地反映维生素 D 的储备水平。

那么，血 $25(OH)D$ 在什么水平较为理想呢？目前已进行了大量的研究，但仍有不少争议。早期的一些观察性研究试图通过测定健康人群血清 $25(OH)D$ 水平，以确定充足维生素 D 水平的参考值。但是，因为 $25(OH)D$ 的水平受遗传因素和多种环境因素等诸多因素的影响，故以这种方式获得的 $25(OH)D$ 参考范围并不能体现生理需要的水平，不能用于临床。2003 年 5 月在瑞士洛桑召开了第 5 届骨质疏松症营养问题国际研讨会，讨论结果认为，理想的 $25(OH)D$ 水平应满足以下要求：能最大程度地抑制血 PTH 浓度；能达到最大程度的肠钙吸收；能达到最高的骨密度；能最大程度地降低骨丢失率；能最大程度地降低跌倒风险和骨折发生率。

通过对血清 $25(OH)D$ 水平与上述几个"终点"之间关系的分析，对骨骼健康的理想血清 25(OH)D 水平基本上形成了以下共识：

维生素 D 严重缺乏：血清 25(OH)D 浓度 <10ng/ml（25nmol/L）

维生素 D 缺乏：血清 25(OH)D 浓度 <20ng/ml（50nmol/L）

维生素 D 不足：血清 25(OH)D 浓度 21～29ng/ml（25～75nmol/L）

维生素 D 充足：血清 25(OH)D 浓度 30～100ng/ml（75～250nmol/L）

但是上述标准是针对维持骨健康所需要的血 25(OH)D 水平，在免疫调节、细胞增殖、降低心血管疾病风险等方面合适的维生素 D 水平尚属未知。随着确认维生素 D 在非骨骼疾病获益的随机对照试验的开展，维生素 D 的推荐摄入量和理想的 25(OH)D 浓度可能需要根据这些结果进行调整。同时，为了达到理想的血 25(OH)D 水平，所推荐的维生素 D 摄入量可能还需要参考年龄、不同生理阶段、钙摄入、体脂、合并疾病、种族和日常阳光暴露等因素作出调整。

（王　鸥）

111　活性维生素 D 更适合哪些人群？

基于维生素 D 骨内外的广泛作用，体内充足的维生素 D 水平对维持人体健康有重要作用。1,25(OH)$_2$D 是维生素 D 的主要活性形式，由维生素 D 经肝、肾组织中的羟化酶两次羟化而来，与其受体 VDR 直接结合发挥广泛的生物学作用。"活性维生素 D"的概念是相对于"普通维生素 D"而言，是为了与天然维生素 D$_2$ 和维生素 D$_3$（或称作普通维生素 D）制剂相区别而命名。一般来说，所有经过加工的维生素 D 代谢产物或类似物制剂都可被认为是"活性维生素 D"，也称为"维生素 D 类似物"。目前临床上最常用的活性维生素 D 制剂有两种，阿法骨化醇和骨化三醇。骨化三醇 [1,25(OH)$_2$D$_3$] 是人体内 VDR 的配体，进入人体后无需经肝肾作用，可直接与 VDR 结合，发挥生物学效应；阿法骨化醇（1α- 羟基维生素 D$_3$）是人工合成的维生素 D 类似物，口服吸收入血后，需要在肝脏 25 羟化酶的作用下转化成 1,25(OH)$_2$D$_3$，然后与 VDR 结合发挥作用。

普通人群肝肾功能正常，机体可根据需要将普通维生素 D 转化为 1,25(OH)$_2$D 发挥生物学作用，因此通常仅需补充普通维生素 D 即可。但在某些特殊情况下，单独补充普通维生素 D 不能满足机体需要，需额外或重点补充活性维生素 D 治疗，包括：①活性维生素 D 在原发性骨质疏松症中的应用：保证足够的钙和普通维生素 D 摄入是骨质疏松症患者的基础治疗措施，老年骨质疏松症患者因年龄增长，经常伴随肝肾功能衰退（尽管血清学检查肝肾功能可能仍在参考范围内），即使血清 25- 羟基维生素 D 水平正常，因肾脏 1α 羟化酶活性不足，仍可能存在 1,25(OH)$_2$D 合成不足，需要额外补充活性维生素 D。所以有些患者在保证合理钙摄入及理想血清 25(OH)D 水平的情况下，仍需加用小剂量活性维生素 D，尤其伴有明确肝肾功能不全的骨质疏松症患者。此外，基于活性维生素 D 额外的抑制骨吸收、促进骨形成、改善肌力、降低跌倒及骨折风险等作用，骨质疏松症患者伴有肌少症、神经功能损害、肌力减退等情况，均可考虑加用适量活性维生素 D，或与其他抗骨质疏松药物联用进一步降低骨折风险。②活性维生素 D 在慢性肾脏病（chronic kidney disease，CKD）合并低骨量或骨质疏松症中的应用：CKD 患者肾脏 1α 羟化酶活性下降，需额外补充活性维生素 D 治疗骨质疏松症，但因其常合并钙磷代谢异常、继发性甲状旁腺功能亢进及肾性骨营养不良，骨质疏松症的诊断较为困难，需与 CKD 本身导致的代谢性骨病，尤其动力缺失性骨病相鉴别。近年来，多项前瞻性队列研究显示低骨密度与CKD 患者骨折风险增加有关，因此 2017 版《改善全球肾脏病预后组织（KDIGO）指南》建议，如病情需要，CKD 患者可进行骨密度测定评估骨折风险，指导治疗决策。对于CKD1～2 期合并骨质疏松症患者，由于其发生肾性骨病的风险较小，可参照普通人群骨质疏松症治疗方案，在补充钙剂基础上，给予活性维生素 D 治疗；对于 CKD3～5 期非透析患者，如存在低骨密度和/或骨折风险增加，应进一步检测血钙、磷、碱性磷酸酶、甲状旁腺素（PTH）、25-羟维生素 D 等生化指标，如存在生化异常，血 PTH 水平在纠正高血磷、低血钙和维生素 D 缺乏等因素后仍持续高于正常，考虑骨转换增加，建议使用活性维生素 D 抑制 PTH，抑制骨吸收，如生化异常伴血 PTH 水平在正常范围，建议根据骨活检结果决定是否给予活性维生素 D 治疗；对于 CKD5D 期伴低骨密度和/或骨折风险增加的患者，建议使用活性维生素 D 将血 PTH 水平维持在目标范围（正常上限的 2～9 倍）。

在应用活性维生素 D 治疗的过程中，应注意监测血钙及 24 小时尿钙水平，警惕高钙血症和高钙尿症的发生，及时调整药物剂量。

（王　鸥）

112　维生素 D 使用过多会中毒吗？

维生素 D 属于脂溶性维生素，长期过量摄入可使其在体内蓄积而引起毒性反应。维生素 D 摄入过量称为维生素 D 过多（hypervitaminosis D），称为维生素 D 中毒。

皮肤存储了由胆固醇生成的 7-脱氢胆固醇，在紫外线照射下可以转变为维生素 D_3，由于皮肤存储的 7-脱氢胆固醇有限，同时皮肤自身存在避免日光照射所致维生素 D_3 过度生成的机制，因此多晒太阳并不会引起维生素 D 中毒。完全暴露在阳光下可以产生相当于 20 000IU/d 维生素 D_3，这说明人体可以明显耐受和安全处理相对较大的每日剂量，在每日大量日光照射的极端情况下，例如救生员、农民等，也未见有中毒报道。但是过量摄入商业化生产的维生素 D 补充剂则会造成蓄积和中毒。

目前普遍认为，血清 25-羟维生素 D 浓度在 100ng/ml（250nmol/L）以下对于儿童和成年人是安全的，除了对维生素 D 过于敏感者以外。美国内分泌学会指南认为维生素 D 中毒不仅极为罕见，且 25(OH)D 水平至少在 150ng/ml（375nmol/L）以上才会考虑维生素 D 中毒。

大量研究表明，维生素 D 是维生素中毒性很小的一种。全美国 2006 年仅报道了 516 例维生素 D 中毒事件，是维生素 C 中毒的 1/4，仅占所有维生素产品的 0.8%，几乎所有（92%）患者都没有不良症状或体征，13% 需要就医，仅有 5 例（8%）有较明显的维生素 D 毒性症状，但均无严重不良反应的报道。采用美国国家中毒数据系统数据（NPDS）进行的回顾性分析发现 2000 年 1 月 1 日到 2014 年 6 月 30 日的 15 年半时间里，有 25 397 例报道维生素 D 过量，从 2000 年全年 196 例，到 2013 的每年 4 535 例，仅有 5 例涉及维生素 D 的严重后果，其中 2 例为婴儿应用维生素 D 滴剂误吸进入气管，行气管切开，只有 3 例为维生素 D 过量引起严重不良反应，没有死亡病例。有 106 例试图大量使用维生素 D 自杀，但是没有一例自杀成功。可见虽然使用维生素 D 补充剂的人数在增加，但维生素 D 过多造成的严重不良后果仍是比较少见的。

对于摄入多少剂量的维生素 D 会导致中毒目前仍无定论。可耐受最高摄入量（tolerable upper limit，UL）是指长期应用不会观察到不良影响的剂量，美国内分泌学会 2011 年建议的 UL 是 2 000IU/d，美国医学研究所（Institution of Medicine）将健康成人和 9～18 岁儿童的 UL 定为每日 100μg（4 000IU）。高维生素 D 摄入的持续时间可能是更重要的因素，每日服用 10 000IU 维生素 D_3 持续 6 个月被认为可能中毒。然而也有一些在使用极端高剂量的维生素 D 后发生中毒的病例被报道，包括 6 例死亡，而文献报道的维生素 D 单次中毒总剂量都在 200 万 IU 以上。

（王　鸥）

113　维生素 D 补多了有哪些不利影响？

维生素 D 过多（hypervitaminosis D），也称为维生素 D 中毒（vitamin D toxicity，VDT），最常见的原因是长期过量摄入维生素 D 导致其在体内蓄积，另外还有维生素 D 代谢通路障碍（如特发性婴儿高钙血症）或合并能够产生维生素 D 和／或其活性代谢产物的疾病（如肉芽肿性疾病和淋巴瘤等）。

维生素 D 的主要作用是促进肠道钙的吸收，并可协同甲状旁腺激素（parathyroid hormone，PTH）促进肾小管重吸收钙，其中毒的主要表现来源于过高水平的血钙，即高钙血症。过量维生素 D 首先表现为尿钙排泄增加，其次是 PTH 受抑制，在肾脏排泄减少的情况下，不能再处理来自饮食和骨骼动员而进入循环中的钙，血钙水平才开始上升，PTH 的减少也导致肾脏磷酸盐排泄减少，升高的血 25(OH)D 可与肠道内的维生素 D 受体直接相互作用，进一步增加肠道钙和磷酸盐的吸收，导致血钙和血磷的增加，超过饱和浓度的钙磷沉积在软组织如肾脏，导致肾钙化、肾结石和粥样硬化的血管钙化。

维生素 D 中毒主要为高血钙引起的肾脏损害，严重者可引起肾功能不全，另外还可以造成消化系统、神经系统、心血管、骨骼肌肉和免疫系统等多种器官系统的损害。具体如下：①非特异性症状，包括乏力、易疲劳、体重减轻和食欲减退等；②泌尿系统症状，包括烦渴、多饮、多尿；反复、多发泌尿系结石可引起肾绞痛、输尿管痉挛、肉眼血尿，甚至尿中排沙砾样结石等，少数病程长或病情重者可以引发肾功能不全；③消化系统症状，包括食欲减退、恶心、呕吐、消化不良及便秘等；④心血管系统表现，高钙血症可以促进血管平滑肌收缩，血管钙化，引起血压升高，严重高钙血症者可出现明显心律失常；⑤骨骼肌肉系统表现，可出现骨质脱矿和疼痛，也易出现四肢疲劳、乏力等；⑥精神心理异常，可出现淡漠、消沉、烦躁、反应迟钝、记忆力减退、倦怠、嗜睡、情绪抑郁、神经质、社会交往能力下降，甚至认知障碍等心理异常，严重者甚至出现幻觉、躁狂、昏迷等中枢神经系统症状。

如发生维生素 D 中毒，应立刻停药，适当补充钾、钠和镁，还可使用肾上腺皮质激素和利尿剂。补充任何维生素或其他营养补充剂均应考虑其安全性，避免矫枉过正，杜绝盲目将维生素作为营养品或安慰剂而滥用的行为。

（王 鸥）

参考文献

[1] 中国营养学会骨营养与健康分会，中华医学会骨质疏松和骨矿盐疾病分会 . 原发性骨质疏松症患者的营养和运动管理专家共识 [J]. 中华内分泌代谢杂志 , 2020, 36(8):643-654.

[2] 中华医学会骨质疏松和骨矿盐疾病分会 . 原发性骨质疏松症诊疗指南 (2017) [J]. 中华骨质疏松和骨矿盐疾病杂志 ,2017,10(5):413-444.

[3] LI M, LV F, ZHANG Z, et al. Establishment of a normal reference value of parathyroid hormone in a large healthy Chinese population and evaluation of its relation to bone turnover and bone mineral density[J]. Osteoporos Int, 2016,27(5):1907-1916.

[4] LANGSETMO L, BARR S I, BERGER C, et al. Associations of protein intake and protein source with bone mineral density and fracture risk: A population-based cohort study[J]. J Nutr Health Aging, 2015,19(8):861-868.

[5] WEAVER C M, GORDON C M, JANZ K F, et al. The National Osteoporosis Foundation's position statement on peak bone mass development and lifestyle factors: a systematic review and implementation recommendations[J]. Osteoporos Int, 2016,27(4):1281-1386.

[6] PUENTE L, RIVAS F V, Martínez E, et al. Factors Associated with Not Drinking Alcoholic Beverages in Dependent Individuals on Recovery[J]. Invest Educ Enferm, 2018, 36(3):e07.

[7] CHERAGHI Z, DOOSTI-IRANI A, ALMASI-HASHIANI A, et al. The effect of alcohol on osteoporosis: A systematic review and meta-analysis[J]. Drug Alcohol Depend, 2019, 197:197-202.

[8] ROH Y H, LEE E S, AHN J, et al. Factors affecting willingness to get assessed and treated for osteoporosis[J].

Osteoporos Int, 2019,30(7):1395-1401.

[9] TAE-HONG, SONG, JOO-CHEOL, et al. Increased Bone Mineral Density after Abstinence in Male Patients with Alcohol Dependence[J]. Clin Psychopharmacol Neurosci, 2018,16(3):282-289.

[10] Healthcare Improvement Scotland, Scottish Intercollegiate Guidelines Network. Management of osteoporosis and the prevention of fragility fractures: a national clinical guideline[J]. Scottish Intercollegiate Guidelines Network(SIGN),2020,6:1-144.

[11] 中华医学会,中华医学会杂志社,中华医学会全科医学分会,等.原发性骨质疏松症基层诊疗指南(实践版·2019) [J].中华全科医师杂志,2020,19,(4):316-323.

[12] 中华医学会物理医学与康复学分会,中国老年学和老年医学学会骨质疏松康复分会.原发性骨质疏松症康复干预中国专家共识 [J].中华物理医学与康复杂志,2019,41(1):1-7.

[13] ROSSINI M, ADAMI S, BERTOLDO F, et al. Guidelines for the diagnosis, prevention and management of osteoporosis[J]. Reumatismo,2016,68(1): 1-39.

[14] 中国老年学学会骨质疏松委员会.运动防治骨质疏松专家共识 [J].中国骨质疏松杂志,2015,21(11):1291-1302.

[15] 邱敏丽,谢雅,王晓红,等.骨质疏松症患者实践指南 [J].中华内科杂志,2020,59(12):953-959.

[16] 中华医学会骨科学分会创伤骨科学组,中华医学会骨科学分会外固定与肢体重建学组,国家骨科与运动康复临床医学研究中心 [J].中国脆性骨折术后规范化抗骨质疏松治疗指南(2021).中华创伤骨科杂志,2021,23(2):93-101.

[17] 中国康复医学会,兰州大学循证医学中心,中国康复研究中心康复信息研究所,等.骨质疏松症康复指南 [J].中国康复医学杂志,2019,34(11):1265-1272.

[18] 杨月欣,葛可佑.中国营养科学全书 [M].2 版.北京:人民卫生出版社,2019.

[19] TAI V, LEUNG W, GREY A, et al. Calcium intake and bone mineral density: systematic review and meta-analysis[J]. BMJ, 2015, 351:h4183.

[20] REID I R, BRISTOW S M, BOLLAND M J. Calcium supplements: benefits and risks. J Intern Med[J]. 2015, 278(4):354-368.

[21] LI K, WANG X F, LI DY, et al. The good, the bad, and the ugly of calcium supplementation: a review of calcium intake on human health[J]. Clin Interv Aging. 2018, 13:2443-2452.

[22] 中国营养学会.中国居民膳食营养素参考摄入量 (2013)[M].北京:科学出版社,2015.

[23] 杨月欣.中国食物成分表(标准版)[M].6 版.北京:北京大学医学出版社,2019.

[24] WEAVER C M, ALEXANDER D D, BOUSHEY C J, et al. Calcium plus vitamin D supplementation and risk of fractures: an updated meta-analysis from the National Osteoporosis Foundation[J]. Osteoporos Int, 2016, 27(1):367-376.

[25] CAMACHO P M, PETAK SM, BINKLEY N,et al. American Association of Clinical Endocrinologists/ American College of Endocrinology Clinical Practice Guidelines for the Diagnosis and Treatment of Postmenopausal Osteoporosis-2020 Update[J]. Endocr Pract. 2020 , 26(Suppl 1):1-46.

[26] COSMAN F, D E BEUR S J, LEBOFF M S, et al. Clinician's Guide to Prevention and Treatment of Osteoporosis[J]. Osteoporos Int, 2014,25(10):2359-2381.

[27] 中国营养学会.中国居民膳食指南科学研究报告 (2021) [M].北京:人民卫生出版社,2021.

[28] 王涛,杨龙.钙制剂在临床安全合理应用的分析研究 [J].中国药事,2018, 32(11):1571-1574.

[29] 中华医学会全科医学分会.原发性骨质疏松症基层诊疗指南 (2019 年) [J].中华全科医学杂志,2020,19(4):304-315.

[30] FERRARO P M , TAYLOR E N , GAMBARO G , et al. Soda and Other Beverages and the Risk of Kidney

Stones[J]. Clin J Am Soc Nephrol, 2013, 8(8):1389-1395.

[31] DAS S, CHOUDHURI D. Role of dietary calcium and its possible mechanism against metabolic disorders: A concise review[J]. J Food Biochem, 2021, 45(4):e13697.

[32] SUN J L,IN-KYU L, JAE-HAN J.Vascular Calcification—New Insights into Its Mechanism[J]. Int J Mol Sci. 2020, 21(8): 2685.

[33] CHUNG M, TANG AM, FU Z, et al. Calcium Intake and cardiovascular disease risk: an updated systematic review and meta-analysis[J]. Ann Intern Med, 2016, 165(12):856-866.

[34] KOPECKY S L, BAUER D C, GULATI M, et al. Lack of evidence linking calcium with or without vitamin d supplementation to cardiovascular disease in generally healthy adults: a clinical guideline from the national osteoporosis foundation and the american society for preventive cardiology[J]. Ann Intern Med, 2016, 165(12):867-868.

[35] 袁凌青，吴文，金小岚 . 维生素 D 缺乏的管理 [J]. 中华骨质疏松和骨矿盐疾病杂志，2018,11(1):73-77.

[36] 中华医学会和骨矿盐疾病分会 . 维生素 D 及其类似物临床应用共识 [J]. 中华骨质疏松和骨矿盐疾病杂志 ,2018,11(1):1-19.

[37] 夏维波 . 维生素 D 与临床 [M]. 北京：人民卫生出版社，2020.

[38] HOLICK M F. Vitamin D deficiency. N Engl J Med, 2007, 357(3):266-281.

[39] GIUSTINA A, ADLER R A, BINKLEY N, et al. Consensus statement from 2nd International Conference on Controversies in Vitamin D[J]. Rev Endocr Metab Disord, 2020, 21(1):89-116.

[40] DAWSON-HUGHES B, HEANEY R P, HOLICK M F, et al. Estimates of optimal vitamin D status[J]. Osteoporos Int, 2005, 16(7):713-716.

[41] PITTAS A G, DAWSON-HUGHES B, SHEEHAN P, et al. Vitamin D Supplementation and Prevention of Type 2 Diabetes[J]. N Engl J Med, 2019, 381(6):520-530.

[42] Kidney disease: improving global outcomes(KDIGO) CKD-MBD update work group. KDIGO 2017 clinical practice guideline update for the diagnosis, evaluation, prevention, and treatment of chronic kidney disease-mineral and bone disorder(CKD-MBD) [J]. Kidney Int Suppl,2017,7(3):1-59.

[43] HOLICK M F. Vitamin D is not as toxic as was once thought a historical and an up-to-dute perspective[J]. Mayo Clin Proc, 2015, 90(5):561-564.

[44] SPILLER H A, GOOD T F, SPILLER N E, et al. Vitamin exposures reported to US poison centers 2000-2014: Temporal trends and outcomes[J]. Hum Exp Toxicol, 2016, 35(5):457-461.

[45] ALSHAHRANI F, ALJOHANI N. Vitamin D: deficiency, sufficiency and toxicity[J]. Nutrient, 2013, 5(9):3605-3616.

[46] GALIOR K, GREBE S, SINGH R. Development of Vitamin D Toxicity from Overcorrection of Vitamin D Deficiency: A Review of Case Reports[J]. Nutrients, 2018, 10(8):953.

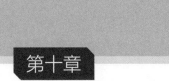

抗骨质疏松症的药物治疗知识

第十章

114　哪些患者要给予强有效的抗骨质疏松治疗药物？

具备以下情况之一者，临床确诊骨质疏松症，也是骨折高风险人群，应给予强有效的抗骨质疏松药物。

（1）发生椎体脆性骨折（临床或无症状）或髋部脆性骨折，除外其他代谢性骨病者。

（2）DXA 骨密度（腰椎、股骨颈、全髋或非优势侧桡骨远端 1/3）T 值 ≤ -2.5；其中非优势侧桡骨远端 1/3 只适用于髋骨及 / 或脊椎的骨密度无法测量或分析时、甲状旁腺功能亢进或过于肥胖超过检查床负荷的患者。

（3）DXA 骨密度低骨量（-2.5 < T 值 < -1.0）且发生过某些部位的脆性骨折（肱骨上段、前臂远端或骨盆）或 FRAX® 评估未来 10 年髋部骨折风险 ≥ 3% 或任何主要骨质疏松性骨折风险 ≥ 20%。

治疗骨质疏松症的主要目标是降低骨折发生的风险。骨形成促进剂、双膦酸盐类、地舒单抗以及 romosozumab 有循证医学证据能有效降低骨折风险，是强有效的抗骨质疏松治疗药物。参考国际上相关指南，骨质疏松症患者可根据骨折高风险和极高风险特征进行分级。患者骨折风险分级决定了初始药物和疗程的选择。

值得注意的是，评估为极高骨折风险患者应立即开始治疗并给予强有效的抗骨质疏松治疗药物，以预防更多骨折。近期发生骨折（如过去 12 个月内发生骨折）、接受骨质疏松治疗时发生骨折、多发性骨折、使用可导致骨骼损伤的药物引发的骨折（如长期糖皮质激素）、BMD T 值极低的患者（T 值 < -3.0）、高跌倒风险或跌伤史以及 FRAX® 或其他经过验证的骨折风险评估工具评估阈值为极高骨折风险（如 FRAX® 评估阈值为未来 10 年主要骨质疏松性骨折风险 > 30%，髋部骨折风险 > 4.5%），均视为极高骨折风险。阿巴洛肽、地舒单抗、romosozumab、特立帕肽和唑来膦酸，可选择用于极高骨折风险患者的初始治疗。将确诊为骨质疏松症但非极高骨折风险的患者视为高风险患者，阿仑膦酸钠、地舒单抗、利塞膦酸钠和唑来膦酸可选择用于高骨折风险患者的初始治疗。

（曾玉红）

115　抗骨质疏松症治疗的靶点是什么？

骨质疏松症是由于绝经和增龄造成骨重建失衡，骨吸收 / 骨形成比值升高，导致进行性骨丢失，骨强度下降而骨折风险增加。抗骨质疏松药物通过作用于以下靶点，抑制骨吸收或 / 和促进骨形成，调控骨代谢，纠正骨重建失衡而达到增加骨密度，降低骨折风险的治疗目的。

（1）雌激素受体：雌激素受体是核受体超家族中的成员，是一类能与 DNA 应答元件结合的配体依赖的转录调控因子，它分为 α 和 β 两个亚型，在骨组织中，雌激素受体 α 和雌激素受体 β 均高表达，但在乳腺和子宫中的表达则不相同。雌激素治疗骨质疏松症的作用主要通过其在成骨细胞和破骨细胞上的受体途径实现。雌激素与成骨细胞上的雌激素受体结合后，可促进成骨细胞的增殖、分化及矿化。雌激素可抑制破骨细胞前体细胞的募集和分化，抑制破骨细胞的形成及活性，并可诱导破骨细胞及其前体凋亡，降低其数量。

选择性雌激素受体调节剂（selective estrogen receptor modulators，SERMs）是一类在不同组织中对雌激素受体有不同作用的化合物，在骨组织，表现为雌激素样激动作用，通过 RANKL/RANK/OPG 系统相互调控，减少骨吸收。而在乳腺和子宫，表现为抗雌激素样作用，因而不刺激乳腺和子宫，有研究表明其能够降低雌激素受体阳性浸润性乳癌的发生率。

（2）降钙素受体：降钙素受体在破骨细胞和成骨细胞上表达，降钙素通过与受体结合，可短时迅速抑制破骨细胞的活性，长期抑制其增殖，使破骨细胞数量减少，从而达到抑制骨吸收，降低骨转换的作用。

（3）法尼基焦磷酸（FPP）合成酶：FPP 合成酶是破骨细胞分化成熟的关键酶，通过抑制甲羟戊酸途径中 FPP 合成酶的活性，从而抑制破骨细胞功能和数量。双膦酸盐是化学稳定的无机焦磷酸盐类似物，有一个由 P-C-P 键组成的核心结构，对羟基磷灰石有很强的亲和力。这种对骨表面的吸附使双膦酸盐与破骨细胞紧密接触，被部分成熟破骨细胞吞噬而抑制 FPP 合成酶活性，抑制破骨细胞功能并诱导破骨细胞凋亡。

（4）甲状旁腺激素受体：甲状旁腺素（PTH）是甲状旁腺分泌的一种激素，主要用于调节血钙和血磷的动态平衡及骨转换，以稳定血钙水平。成骨细胞是所有骨组织细胞中唯一具有 PTH 受体的细胞，PTH 与受体结合，通过促进成骨祖细胞增生分化、抑制成骨细胞凋亡及刺激成骨细胞产生、促进 IGF-1 和 TGF 发挥其骨合成效应，同时也会释放一系列细胞因子刺激破骨细胞，破骨与成骨虽然相偶联发生，但其作用效果远弱于成骨作用。特立帕肽（Teriparatide）是一种重组人甲状旁腺素（1-34）类似物，通过与成骨细胞表面表达的 PTH 受体相互作用，从而激活 cAMP 依赖的蛋白激酶 A 及钙依赖的蛋白激酶 C 信号通路并调节成骨细胞功能，小剂量间歇给药可刺激成骨细胞活性。

阿巴拉肽（abaloparatide）是一种新合成的甲状旁腺激素相关蛋白类似物，与 PTH 受体 1 起作用，选择性地与 RG 构象结合，导致了短暂信号反应的发生，促进成骨细胞分化、成熟，抑制成骨细胞凋亡，其诱导的合成代谢作用强于特立帕肽。并使成骨细胞表达RANKL减少，骨吸收能力减弱。

（5）核因子 κB 受体活化因子配体（RANKL）：RANKL 为肿瘤坏死因子超家族成员，在骨重塑中扮演了关键角色，核因子 κB 受体（RANK）是一种跨膜蛋白，是破骨细胞及其前体所表达的 RANKL 的同源性受体。RANK 与 RANKL 结合，启动细胞内信号，通过下游的 NF-κB 和 JNK 信号通路刺激破骨细胞活化、分化、迁移及存活，最终导致破骨细胞的骨吸收增加。RANKL 在破骨细胞形成中的突出作用使其成为以过度骨丢失为特征的主要靶点。地舒单抗（Denosumab）是一种抗 RANKL 的人 IgG2 单克隆抗体，能够抑制RANKL 与其受体 RANK 的结合，减少破骨细胞形成、功能和存活，从而降低骨吸收。

（6）硬骨抑素：硬骨抑素是骨细胞分泌的含 213 个氨基酸的糖蛋白，能够与 LP5/6 细胞外区域结合，拮抗 Wnt 通路，抑制骨形成；硬骨抑素也可竞争性结合 BMP 跨膜丝氨酸 -苏氨酸激酶受体，抑制 BMP 通路，减少骨形成，同时硬骨抑素还增加成骨细胞表达RANKL，促进骨吸收。罗莫单抗（Romosozumab）是人源性免疫球蛋白 IgG2，可结合并阻断硬骨抑素作用，促进骨形成、降低骨吸收，从而增加 BMD、降低骨折风险。

（7）维生素 D 受体：维生素 D 受体（VDR）不仅存在于成骨细胞中，也存在于破骨细胞中，故位于骨组织上的 VDR 的作用是双向的。位于成骨细胞上的 VDR 可影响遗传信息的转录过程，促进骨桥蛋白、骨钙蛋白的合成，促使成骨细胞分泌细胞因子，参与骨的形成和矿化。而位于破骨细胞上的 VDR 可抑制其增殖并促进破骨细胞的分化，促进骨钙、磷的释放。因而，VDR 对骨的合成和分解代谢起着双向调节作用，使得骨形成和骨吸收处于动态平衡状态。维生素 D 是人体内的一组脂溶性类固醇，与肠、骨、肾脏和甲状旁腺细胞中的核内维生素 D 受体结合，通过肠道钙磷的吸收、肾脏排泄和调节骨吸收水平，参与体内钙磷代谢。活性维生素 D 在增加骨密度、预防跌倒和防止椎体骨折方面有积极的作用。

（8）潜在靶点的研究：随着骨质疏松症分子机制研究的深入，针对成骨细胞和破骨细胞调控通路的治疗靶点被陆续发现。乙酰胆碱受体（AChR）、PPARγ、羧基端跨膜通道受体、LRP5 基因、mTOR 自噬基因等，有望成为影响骨重建功能治疗药物的新靶点。

（曾玉红　唐清华）

116　抗骨质疏松药物主要有几类？

抗骨质疏松药物按作用机制分主要有三大类：骨吸收抑制剂、骨形成促进剂及其他机制类药物。

（1）骨吸收抑制剂：通过减少破骨细胞产生（雌激素类）、降低破骨细胞活性（降钙素类），促进破骨细胞的凋亡（双膦酸盐类），进而抑制骨吸收和骨重建单位，从而减缓骨吸收，减少骨量丢失并维持骨量。包括双膦酸盐类（阿仑膦酸钠、利塞膦酸钠、伊班膦酸钠、唑来膦酸等）、核因子 kappa-B 受体活化因子配体（RANKL）抑制剂（地舒单抗）、降钙素类（鲑鱼降钙素、鳗鱼降钙素）、选择性雌激素受体调节剂（SERMs）（雷洛昔芬）、绝经激素治疗（雌激素补充或雌、孕激素补充疗法）和替勃龙等。

（2）骨形成促进剂：该类药物主要的作用机制是诱导骨衬细胞或成骨前体细胞变为成骨细胞，增加成骨细胞数量，促进成骨细胞分化，提高成骨细胞的活性，并抑制成骨细胞的凋亡，从而起到促进骨形成，增加骨量和改善骨结构的作用。包括甲状旁腺激素类似物（特立帕肽）和甲状旁腺激素相关肽类似物（阿巴洛肽）。

（3）其他机制类药物：这类药物作用靶点不同，但有抑制骨吸收和促进骨形成双重作用机制。包括硬骨抑素单克隆抗体（romosozumab）、活性维生素 D 及其类似物（骨化三醇、阿法骨化醇、艾地骨化醇）、维生素 K_2 制剂（四烯甲萘醌）等。romosozumab 是一种人源化单克隆抗体，与硬骨抑素结合后，通过增强 Wnt 信号通路传导增加成骨细胞骨形成，通过调控 OPG/RANKL 比值、增强 OPG 的表达而间接抑制破骨细胞介导的骨吸收，是第一个真正具有双重作用机制药物。活性维生素 D 及其类似物能促进骨形成及骨矿化，剂量适当时抑制骨吸收，对增加骨密度有益；能增加老年人肌肉力量和平衡能力，减少跌倒风险进而降低骨折风险。四烯甲萘醌是维生素 K_2 的一种同型物，是 γ-羧化酶的辅酶，在 γ-羧基谷氨酸的形成过程中起着重要作用，协助骨钙素羧化，促进骨形成，抑制骨吸收，具有提高骨量的作用。

（曾玉红）

117　骨吸收抑制剂有哪些？

骨吸收抑制剂包括双膦酸盐类、核因子 kappa-B 受体活化因子配体（RANKL）抑制剂、降钙素类、选择性雌激素受体调节剂（SERMs）、绝经激素治疗和替勃龙等。

（1）双膦酸盐类：是以 P-C-P 键为特征的焦磷酸盐稳定类似物，其效力取决于侧链的长度和结构。双膦酸盐类对骨羟基磷灰石有较强的亲和力，能够特异性结合到骨重建活跃的骨表面，通过减少破骨细胞的募集和活性，增加其凋亡而产生作用，是骨吸收强效抑制剂。研究表明双膦酸类药物可有效降低骨质疏松性骨折的风险，提高骨密度，是预防和治疗各种骨质疏松最广泛使用的药物，还获批用于治疗男性骨质疏松症和糖皮质激素诱导性骨质疏松症（GIOP）。目前常用的双膦酸盐有 4 种，包括阿仑膦酸钠、利塞膦酸钠、伊班膦酸钠和唑来膦酸，其中 3 种（阿仑膦酸钠、利塞膦酸钠和唑来膦酸盐）有广谱抗骨折作用的证据。

（2）RANKL 抑制剂：地舒单抗（denosumab）是一种核因子 kappa-B 受体活化因子配体（RANKL）抑制剂，为特异性 RANKL 的完全人源化单克隆抗体，能够抑制 RANKL 与其受体 RANK 的结合，减少破骨细胞形成、功能和存活，从而降低骨吸收、增加骨量、改善皮质骨和骨松质的强度。研究表明地舒单抗是比双膦酸盐更强的骨吸收抑制剂，可有效降低骨质疏松性骨折的风险，有广谱抗骨折疗效。长期治疗持续增加骨密度，无双膦酸盐常见的平台期。用于治疗骨折高风险的绝经后骨质疏松症，现已被美国 FDA 批准治疗男性骨质疏松症、GIOP 和抗激素治疗相关骨病。

（3）降钙素类：是一种钙调节激素，能抑制破骨细胞的生物活性、减少破骨细胞数量，减少骨量丢失并增加骨量。尚无研究发现注射用降钙素有抗骨折疗效，鼻喷剂降钙素已被证明可降低绝经后骨质疏松女性的新发椎体骨折风险。但降钙素有明显缓解骨痛的特点，临床短期使用可缓解骨质疏松症及其骨折引起的骨痛和控制骨折围手术期急性骨丢失。目前降钙素类制剂有两种：鳗鱼降钙素类似物和鲑鱼降钙素。

（4）选择性雌激素受体调节剂（SERMs）：SERMs 不是雌激素，而是与雌激素受体结合后，在不同靶组织导致受体空间构象发生不同改变，从而在不同组织发挥类似或拮抗雌激素的不同生物效应。如雷洛昔芬在骨骼与雌激素受体结合，发挥类雌激素的作用，抑制骨吸收，增加骨密度，降低椎体骨折发生的风险。而在乳腺和子宫则发挥拮抗雌激素的作用，能够降低雌激素受体阳性浸润性乳癌的发生率。雷洛昔芬是唯一一种广泛用于预防和治疗绝经后骨质疏松症的 SERM，其他几种正在临床研发中，其中巴多昔芬（bazedoxifene）已在欧洲获批显示可降低新发椎体骨折的风险。

（5）绝经激素治疗和替勃龙：绝经激素治疗（menopausal hormone therapy，MHT）能抑制骨转换，减少骨丢失，降低骨质疏松性椎体、非椎体及髋部骨折的风险，是防治绝经后骨质疏松症的有效措施。MHT 包括雌激素补充疗法（estrogen therapy，ET）和雌、孕激素补充疗法（estrogen plus progestogen therapy，EPT），未切除子宫的妇女应用雌激素治疗时必须联合应用孕激素，否则子宫内膜癌的风险会增加。替勃龙口服后代谢为三种活性分子，具有雌激素作用，雄激素和孕激素活性。在预防绝经后骨丢失方面与雌 - 孕激素联合治疗同样有效，且由于其雄激素作用，还可增加肌力和瘦体重。

（曾玉红）

118　骨形成促进剂有哪些？

成骨细胞来源于间充质干细胞，产生Ⅰ型胶原、骨钙素等多种骨基质蛋白，参与骨骼合成代谢及微损伤修复。成骨细胞的分化、成熟及活性主要受 Wnt 信号通路的调控，通过 Wnt 蛋白与由卷曲受体和低密度脂蛋白受体相关蛋白（low density lipoprotein receptor-related protein，LRP）家族 LRP5 和 6 组成的受体复合物结合激活 Wnt 通路，稳定细胞内 β-连环蛋白，后者进入细胞核，调节多种基因的转录，增加间充质干细胞向成骨细胞分化，并促进成骨细胞的成熟和存活。硬骨抑素（sclerostin，SOST）和 Dickkopf-1（DKK1）是 Wnt 通路的天然拮抗剂，能与 Wnt 共受体 LRP5/6 结合，阻止 β- 连环蛋白进入细胞核，抑制 Wnt 通路的活化，减少成骨细胞的分化与成熟。此外，甲状旁腺素（parathyroid hormone，PTH）可降低 SOST 的表达，促进成骨细胞分化，促进骨形成。骨形成促进剂明显促进骨形成，增加骨密度，降低骨折风险。骨形成促进剂类药物主要包括 PTH 类似物、Romosozumab、DKK1 单克隆抗体、DKK1 和 SOST 双抗体。

（1）PTH 及其类似物：甲状旁腺素是甲状旁腺分泌的 84 个氨基酸的多肽，可促进骨钙释放，肾小管及肠道对钙的回吸收，在钙稳态调节中发挥重要作用。PTH 对骨转换呈双相调节，持续高水平 PTH 会明显增加破骨细胞活性、促进骨吸收，导致骨丢失。短期间断 PTH 则明显增加成骨细胞介导的骨形成，使骨量增加。PTH 还抑制 SOST 的产生，活化 Wnt 通路，促进成骨细胞分化，抑制成骨细胞凋亡。

1）PTH1-34：特立帕肽（Teriparatide）是重组人 PTH 氨基端 1-34 片段，小剂量、间歇使用可刺激成骨细胞活性，促进骨形成。多项研究均提示特立帕肽能够增加骨量、改善骨微结构、提高骨强度，降低椎体和非椎体骨折的风险。特立帕肽对于男性骨质疏松症和糖皮质激素诱导的骨质疏松症也有一定的治疗效果。

特立帕肽总体安全性良好，常见不良反应包括恶心、肢体疼痛、头痛和眩晕。高钙血症和高尿钙也较常见，多为轻度。值得注意的是，大鼠在接受人类 4～28 倍剂量的 PTH1-34 后，骨肉瘤瘤风险明显增加，而 100 多万例接受特立帕肽治疗的患者中，仅报告了 3 例骨肉瘤，未超过一般人群骨肉瘤的患病率，但目前仍建议特立帕肽疗程不超过 24 个月。

2）重组人全段甲状旁腺素（PTH1-84）：PTH1-84 主要用于甲状旁腺功能减退症的治疗，其对骨质疏松症亦有治疗效果。PTH1-84 治疗能够显著缩短骨质疏松性骨折的愈合时间，并明显减轻患者疼痛。近期研究发现 PTH1-84 治疗 18 个月能够增加绝经后骨质疏松患者的骨小梁面积骨密度。PTH1-84 最常见的不良反应为高尿钙、高钙血症和恶心，且发生率高于 PTH1-34，可能与 PTH1-84 半衰期较长有关。此外 PTH 对钙稳态和骨重塑的调节作用不仅涉及氨基端与 PTH1R 的结合作用，还涉及羧基端结构域的受体。PTH 全段和羧基端片段能促进细胞凋亡，这可能减少骨肉瘤发生的风险，但目前 PTH1-84 仅在欧洲被批准用于绝经后骨质疏松症的治疗，建议疗程也不超过 24 个月。

3）Abaloparatide：甲状旁腺素相关肽（parathyroid hormone-related peptide，PTHrP）在肺、骨、心、脑、皮肤等组织表达，其氨基端 36 个氨基酸与 PTH 高度同源，能与 PTH 受体结合，促进前成骨细胞分化，抑制成骨细胞凋亡。Abaloparatide 是人工合成的 PTHrP1-34 类似物，其 41% 的氨基酸与人 PTH1-34 同源。Abaloparatide 可显著增加皮质骨厚度和骨小梁数量。PTH1R 有两种构象：RG 和 R0，与特立帕肽相比，Abaloparatide 对 RG 的选择性更高，作用时间更短，产生的下游信号更多，促骨形成作用更强，对骨吸收影响较小，致高钙血症的风险较低。Abaloparatide 显著提升绝经后骨质疏松患者的骨密度，降低骨折风险。

Abaloparatide 的安全性较好，常见不良反应为恶心、头痛和头晕，其高钙血症发生率较特立帕肽低，疗程亦建议不超过 24 个月。

（2）基于 Wnt 通路的药物治疗：硬骨抑素主要由骨细胞产生，能够抑制 Wnt 和骨形态发生蛋白通路，影响成骨细胞分化和功能，减少骨形成。SOST 还通过核因子 κB 活化因子受体配体通路，增加破骨细胞作用。Romosozumab 是人源化的 SOST 单克隆抗体，通过抑制 SOST 发挥促骨形成的作用。Romosozumab 在日本和美国食品药品监督管理局（Food and Drug Administration，FDA）获批用于治疗具有脆性骨折的严重 OP 患者。Romosozumab 增加绝经后女性的骨密度，促进骨形成、抑制骨吸收。Romosozumab 在男性 OP 中的治疗效果也得到证实。

Romosozumab 的总体安全性较好，常见不良事件包括注射部位反应和抗 Romosozumab 的抗体产生。值得关注的是，ARCH 研究中 Romosozumab 组和阿仑膦酸钠组分别有 50 例（2.5%）和 38 例（1.9%）患者出现严重心脑血管不良事件，而 FRAME 研究则显示各组心血管事件发生率无差异。

随着骨质疏松症发病机制研究的深入，抗骨质疏松药物治疗取得了快速发展。近十余年新型骨形成促进剂的研究取得长足进展。PTH 和 PTHrP 类似物通过刺激骨形成，有效增加骨密度并减少椎体和非椎体的骨折风险。针对硬骨抑素的单克隆抗体，可强有效地激活 Wnt 通路，促进骨形成，增加骨密度，表现出抗骨质疏松的巨大潜力，值得进一步研发及应用。

（陈　超）

119　双膦酸盐类药物抑制骨吸收的机制是什么？

正常人的体内有一种叫焦磷酸盐（pyrophosphonate，PP）的物质，它广泛地存在于细胞内外液中，参入骨骼的生理代谢过程—调节羟磷灰石（hydroxyapatitie，HA）的生成和溶解。

双膦酸盐（bisphosphonate，BP；多种双膦酸盐总称为双膦酸盐类 bisphosphonates，BPs）是 PP 的类似物，他们在化学结构上类似，这是其对骨骼具有较强亲和力的化学基础。不同的是 BPs 以碳原子代替氧原子与两个磷酸盐组结合，由无机盐变成了有机盐，而且这一改变，也决定了 BPs 非常稳定，不受一般的物理、化学因素的影响及酶的破坏。不同的 BPs 拥有不同的侧链，与 BPs 对骨的亲和力有关，即与 BPs 的抗骨吸收效力和作用机制有关。侧链不同，其抑制骨吸收的强度和机理均有所区别。

BPs 进入血液后，一部分迅速到达、沉积于骨表面，其余则以原型经肾脏随尿排出，一般不进入其他组织器官中。到达骨骼后的 BPs 迅速沉积于骨重建活跃的部位，一部分被破骨细胞摄取而发挥作用，其余则被埋入新形成的骨组织内。未吸附到骨组织的 BPs 则很快就经肾脏随尿排出体外，而被埋入骨内的 BPs 是没有活性的，须经过下一次骨重建时被破骨细胞摄取，发挥作用后再被排出体外。达到最大效力后，尽管继续用药其效力没有增加，但骨骼却"毫无止境"地摄取它，达到骨摄取饱和需要相当长的时间，甚至几十年。达到最大效力后继续用药，不是为增加效力，而是延长其效力维持的时间，给药的时间长、剂量大，结合到骨骼的 BPs 就多，停药后效力维持的时间就长。这是 BPs 作用时间长、可间断给药的基础。

双膦酸类药物已被国内外多个指南推荐用于骨质疏松的治疗，是目前临床上应用最为广泛的抗骨质疏松药物。双膦酸盐与骨骼羟磷灰石的亲和力高，能够特异性结合到骨重建活跃的骨表面，抑制破骨细胞功能，从而抑制骨吸收。不同双膦酸盐抑制骨吸收的效力差别很大，因此临床上不同双膦酸盐药物使用剂量及用法也有所差异。目前用于防治骨质疏松的双膦酸盐主要包括阿仑膦酸钠、唑来膦酸、利塞膦酸钠、伊班膦酸钠、依替膦酸二钠和氯膦酸二钠等。

（陈　超）

120　口服双膦酸盐类药物的服用有什么注意事项？

口服双膦酸盐类药物应空腹服药，并用足量（200～300ml）清水送服，服药后 30 分钟内避免平卧，应保持直立体位（站立或坐立），此期间应避免进食任何食品和药品。

注意事项：胃及十二指肠溃疡、反流性食管炎者慎用。导致食管排空延迟的食管疾病，例如食管狭窄或迟缓不能；不能站立或坐直 30 分钟者不能用；对本品任何成分过敏者禁用；肌酐清除率小于 35ml/min 者禁用；孕妇和哺乳期妇女禁用。

（陈　超）

121　静脉双膦酸盐初次使用会引起哪些急性期不良反应？该如何处理？

首次静脉注射唑来膦酸后有高达 20%～30% 的患者会出现急性期反应（acute phase response，APR），包括发热、肌痛、关节痛、头痛等流感样症状。其原理主要是含氮的双膦酸盐进入机体后干扰、阻止了体内的香叶基焦磷酸向法尼基焦磷酸转化，造成体内香叶基焦磷酸迅速积聚，进而激活体内的 γδ-T 细胞（体内一种介于特异性免疫和非特性免疫之间的免疫细胞），释放大量的 γ-干扰素、IL-6、TNF-α 等炎症介质，引起急性炎症反应。APR 一般发生在用药后的 3 天内，症状常常较轻（90% 的为轻～中度）、持续时间短（1～3 天），有明显的自限性，经适当休息及对症处理后均很快缓解，严重者可予非甾体类解热镇痛药对症处理。临床观察发现，在连续多年使用唑来膦酸的人群中，APR 的发生率逐年下降。

（陈　超）

122　双膦酸盐类药物会引起下颌骨坏死吗？该如何注意？

颌骨坏死（osteonecrosis of the jaw，ONJ，或颌骨慢性骨髓炎）是使用唑来膦酸钠（及其他 BPs）后罕见但却是很严重的并发症，由 Marx 于 2003 年首次报道，后来学者们将其称为双膦酸盐相关性颌骨坏死，全球已有数百例 ONJ 的报道，在合并有口腔、牙齿疾病的人群、特别是在近期有拔牙等口腔侵袭性治疗史的人群中多发。应用双膦酸盐类药物后，减慢了颌骨损伤的修复、延缓了口腔伤口的愈合、增加了口腔感染发生的概率，最终可导致 ONJ。ONJ 在恶性肿瘤骨转移患者接受双膦酸盐治疗中相对容易发生，因患者双膦酸盐使用剂量大、频率高，患者接受放化疗、体质虚弱，容易出现颌骨慢性炎症、甚至坏死，而其在骨质疏松症双膦酸盐治疗中罕见。

建议接受 BPs 治疗的患者，应注意口腔清洁，避免拔牙、种牙等侵入性口腔治疗，以减少 ONJ 的发生风险。

（陈　超）

123　双膦酸盐类药物会引起非典型股骨骨折吗？

双膦酸盐类药物（bisphosphonates，BPs）是治疗骨质疏松症的一线用药，其作用机制是通过抑制破骨细胞功能，诱导破骨细胞凋亡，减少骨吸收，从而提高骨密度，降低骨折发生率。它们的使用明显降低了椎体及非椎体骨折的发生率。然而长期应用双膦酸盐又引起罕见的非典型性股骨骨折（atypical femur fractures，AFF）风险。AFF 主要表现为长期使用 BPs 患者无创伤或低能量创伤或扭转造成的股骨转子下或股骨干骨折。双膦酸盐类药物致 AFF 确切的机制尚不明确，考虑与长期应用 BPs 抑制骨转换，导致骨重塑功能受损有关。这种微损伤的积累造成骨韧性降低，骨脆性增加，最终导致 AFF。

2010 年，美国骨矿研究协会将 AFF 的诊断标准分为主要标准和次要标准。主要标准包括：①骨折部位：转子下或股骨干；②损伤机制：无创伤或轻微外伤；③骨折线：横行或短斜形；④非粉碎性骨折；⑤不完全骨折仅累及外侧皮质，完全骨折累及双侧皮质，内侧可有一"尖峰"。次要标准包括：①局部的骨膜反应或外侧皮质发生"鸟嘴样"改变；②广泛的股骨干皮质增厚；③具有前驱症状——大腿或腹股沟处疼痛；④双侧骨折；⑤骨折延迟愈合；⑥相关药物使用史（BPs、糖皮质激素、质子泵抑制剂）；⑦合并疾病（糖尿病、类风湿关节炎、维生素 D 缺陷症）。

治疗：一旦发现有 AFF 特征的骨骼变化，如骨膜增厚或明显的应力骨折，应停止BPs 治疗，同时推荐患者补充钙剂和维生素 D。对于高危患者（如继发于骨质疏松症的二次骨折或应用 BPs 致骨转换过度抑制），建议启动重组甲状旁腺素 - 特立帕肽治疗。

手术治疗应在骨科大夫指导下，酌情进行，尤其是对于完全性骨折患者。

（郑丽丽）

124 什么是双膦酸盐类药物的"药物假期"？

"药物假期"是连续使用双膦酸盐治疗后停止治疗的时期，其基本原理源自于骨骼中积累的双膦酸盐独特药代动力学，可在停止治疗后数月或数年内继续释放而发挥延迟作用，即在患者仍然受益于抗骨折疗效的同时，药物不良反应的风险可能降低。双膦酸盐具有在骨骼中长期停留且持续产生抑制骨吸收作用的药代动力学特点。研究发现，中低骨折风险的绝经后骨质疏松患者在使用双膦酸盐 3~5 年后停药，即使骨密度有所下降，但双膦酸盐的抗骨吸收作用仍可维持，与继续用药的患者比较，除临床椎体骨折外，骨折风险并未明显升高。阿仑膦酸盐连续治疗患者与治疗 5 年后停药的患者比较，仅在临床上椎体骨折方面有额外的疗效，在影像表现上椎体骨折和非椎体骨折方面没有显著差异。同样唑来膦酸盐连续治疗患者与治疗 3 年后停药患者比较，影像表现上椎体骨折的风险降低，临床上椎体骨折或任何类型的非椎体骨折的风险无明显不同。而长期使用双膦酸盐可能造成对骨重建的过度抑制，特别是长期大剂量静脉使用可能有发生非典型股骨骨折和颌骨坏死等罕见不良反应的风险。基于双膦酸盐治疗 3~5 年后，继续使用未发现额外的收益；延长双膦酸盐的使用又可能会增加不良事件的发生率这两种不同的现象，双膦酸盐治疗骨质疏松药物假期的概念被提出，即骨质疏松患者口服双膦酸盐治疗 5 年后或静脉双膦酸盐治疗 3 年后，可考虑停药一段时间。

（郑丽丽）

125 何时该终止双膦酸盐的"药物假期"，重启治疗？

骨质疏松症是一种慢性疾病，因此它的治疗与管理也是一个长期的过程。双膦酸盐是治疗骨质疏松最常用的药物之一，但其临床最佳疗程目前仍未知。应从风险与收益的综合角度决定双膦酸盐的疗程，在口服治疗 5 年或静脉注射 3 年后，应重新全面评估骨折风险。

药物假期期间，如出现脆性骨折、骨密度明显降低或骨转换生化指标高于正常上限，建议应停止药物假期，重新启动抗骨质疏松药物治疗。药物假期的选择应个性化的权衡利弊，而非所有患者一概采用。

（郑丽丽）

126 哪些人群适用雌激素替代治疗？应注意哪些安全性问题？

国际绝经学会 2016 年对中年女性的健康管理及绝经激素替代治疗的建议指出：对于

绝经前后启动绝经激素替代治疗的女性，可获得骨质疏松性骨折一级预防的好处。绝经激素替代治疗可以改善骨重建的负平衡状态。关于绝经激素替代治疗的时机：虽然绝经激素替代治疗可以预防绝经后任何年龄的骨折发生，但是患者采用绝经激素替代治疗的年龄非常重要：①患者 50～60 岁或者绝经 < 10 年，绝经激素替代治疗可作为一线治疗；② 60～70 岁患者启动绝经激素替代治疗需要个体化评估受益及风险，应考虑其他有效的药物及最低有效剂量；③不推荐 > 70 岁患者启动绝经激素替代治疗。

围绝经期与绝经后妇女正确应用绝经激素替代治疗总体是安全的，但需要注意几点：①子宫内膜癌：是绝经激素替代治疗的禁忌证。②乳腺癌：是绝经激素替代治疗的禁忌证。③心血管疾病：绝经激素治疗不用于心血管疾病的预防。无心血管病危险因素的女性，60 岁以前或绝经不到 10 年开始激素治疗，可能对其心血管有一定的保护作用；已有心血管损害，或 60 岁后再开始激素治疗，则没有此保护作用。④血栓：绝经激素治疗轻度增加血栓风险，其是激素治疗的禁忌证。

（郑丽丽）

127　什么是选择性雌激素受体调节剂？

选择性雌激素受体调节剂类（selective estrogen receptor modulators，SERMs），不是雌激素，而是与雌激素受体结合后，在不同靶组织导致受体空间构象发生不同改变，从而在不同组织发挥类似或拮抗雌激素的不同生物效应。如 SERMs 制剂雷洛昔芬在骨骼与雌激素受体结合，发挥类雌激素的作用，抑制骨吸收，增加骨密度，降低椎体骨折发生的风险；而在乳腺和子宫则发挥拮抗雌激素的作用，因而不刺激乳腺和子宫。有研究表明其能够降低雌激素受体阳性浸润性乳癌的发生率。

雷洛昔芬药物总体安全性良好。国外研究报告该药轻度增加静脉栓塞的危险性，国内尚未见类似报道。故有静脉栓塞病史及有血栓倾向者，如长期卧床和久坐者禁用。对心血管疾病高风险的绝经后女性的研究显示，雷洛昔芬并不增加冠状动脉疾病和卒中风险。雷洛昔芬不适用于男性骨质疏松症患者。

（郑丽丽）

128　骨折后能马上使用双膦酸盐类药物吗？

双膦酸盐属于骨吸收抑制剂，能有效抑制破骨细胞活性从而起到治疗骨质疏松的作用。近年来诸多权威指南/共识已明确：规范使用双膦酸盐不影响骨折愈合。

从骨折愈合的过程来看，可分为三期：血肿炎症机化期、原始骨痂形成期、骨板形成塑形期。在炎症反应和软骨骨痂形成阶段，无破骨细胞参与；而骨性骨痂形成阶段，虽然双膦酸盐此时抑制破骨细胞，但不是过度抑制，因此，有足够的破骨细胞保证软骨骨痂向骨性骨痂转化。

在 HORIZON-RFT 研究中，纳入 2 127 例髋部骨折术后患者，观察髋部骨折术后不同时间段使用唑来膦酸对骨折愈合的影响，结果显示各个时间段给药，用药组均与对照组无显著差异。

国际骨质疏松基金会（International Osteoporosis Foundation，IOF）骨折工作组《骨折愈合专家共识》认为，抗骨质疏松药物对骨折愈合没有负面影响。2017 年《骨质疏松性骨折诊疗指南》《原发性骨质疏松症诊疗指南》均指明：骨折后，可以使用双膦酸盐，规范的双膦酸盐使用对骨质疏松性骨折愈合无不利影响。

（宋纯理）

129　地舒单抗是什么药物？

地舒单抗（英文名：Denosumab，旧称：迪诺塞麦，地诺单抗等）是一种全人源单克隆抗体，属于骨吸收抑制剂。高特异性和高亲和力地与核因子 -κ 受体活化因子配体 [receptor activator of nuclear factor-κB（NF-κB）ligand，RANKL] 结合，阻止 RANKL 与其受体 RANK 结合，从而抑制破骨细胞形成和活化，减少骨吸收、增加骨量、改善骨强度。地舒单抗对 RANKL 的结合具有高度特异性，目前未发现其与 TNF 家族的其他成员（如 TNF-α、TNF-β 等）结合。

地舒单抗是目前唯一上市的 RANKL 抑制剂。2020 年 6 月在我国获批上市。在国内外的许多相关指南中，建议地舒单抗作为治疗骨质疏松症的初始用药或首选药，如 2017年《原发性骨质疏松症诊疗指南》中推荐：对口服不能耐受、禁忌、依从性欠佳及高骨折风险者（如多发椎体骨折或髋部骨折的老年患者、骨密度极低的患者）可考虑使用，2020年美国临床内分泌医师协会 / 美国内分泌学院（AACE/ACE）《绝经后女性骨质疏松症诊断和治疗临床指南》中推荐，适合用作大多数高骨折风险的骨质疏松患者初始治疗。

地舒单抗自国外上市以来已有十余年历史，循证医学证据和使用经验其治疗骨质疏松、防治脆性骨折具有良好的有效性、安全性和依从性。在开始治疗前必须摄入足够的钙和维生素 D 以防止发生低钙血症。

（宋纯理）

130　地舒单抗对骨质疏松症有哪些效果？

地舒单抗在欧盟和美国在 5 个方面获批适应证：①治疗高骨折风险的绝经后妇女的骨质疏松症；②治疗高骨折风险的男性骨质疏松症，以增加骨量；③治疗高骨折风险的男性和女性糖皮质激素诱导的骨质疏松症；④接受雄激素剥夺疗法的高骨折风险的非转移性前列腺癌男性，以增加骨量；⑤接受芳香化酶抑制剂疗法的高骨折风险的乳腺癌女性，以增加骨量。

地舒单抗在中国获批的适应证为：用于骨折高风险的绝经后妇女的骨质疏松症。地舒单抗用于治疗骨折高风险的绝经后妇女的骨质疏松症，可显著降低椎体、非椎体和髋部骨折的风险。其Ⅲ期临床 FREEDOM 研究结果显示，地舒单抗治疗 3 年可显著降低新发椎体骨折风险 68%、髋部骨折风险 40% 以及非椎体骨折风险 20%。FREEDOM 扩展研究显示，治疗 10 年可持续提升各部位骨密度（腰椎、全髋、股骨颈和桡骨远端 1/3 处骨密度分别升高 21.7%、9.2%、9.0% 和 2.7%），骨折发生率保持在较低水平，安全性和耐受性良好。

（宋纯理）

131　地舒单抗能用于肝肾功能异常的患者吗？

地舒单抗的代谢不经肾脏代谢，故对肾功能无特殊要求。在临床研究中，未发现肾功能受损程度对地舒单抗的药代动力学的影响。在一项针对不同肾功能受损程度的患者（包括接受透析的患者）的研究中，肾功能受损程度对地舒单抗的药代动力学无影响。

地舒单抗可以用于肾功能不全的患者，也不需要调整剂量。但重度肾功能损害患者或接受透析的患者发生低钙血症的风险更高，因此，摄入足够的钙、维生素 D 和定期监测血钙水平对这类患者尤其重要。

目前没有地舒单抗在肝功能损害患者中的药代动力学数据。一般而言，单克隆抗体不经肝代谢清除，因此肝功能损害对地舒单抗无影响，可以应用。

（宋纯理）

132　促骨形成的药物有哪些？

目前国内外获批的促骨形成药物主要有以下几类，包括甲状旁腺激素类似物特立帕肽、甲状旁腺激素相关肽 Abaloparatide、硬骨抑素抗体 Romosozumab 等。

截至 2021 年 5 月，特立帕肽是国内唯一市售的促骨形成药。特立帕肽可刺激成骨细胞活性，促进骨形成，增加骨密度，改善骨质量，降低椎体和非椎体骨折发生的风险。特立帕肽终身治疗时间不能超过 24 个月。

2017 年 4 月 28 日，美国 FDA 批准了 Abaloparatide 用于治疗对市售骨质疏松症疗法无效或不耐受的骨折高危绝经后骨质疏松症女性（有骨质疏松性骨折史、多种骨折危险因素），该产品尚未在欧盟（EU）或中国获得批准。

Romosozumab是一种高亲和性的单克隆抗体，通过抑制硬骨抑素从而促进骨骼形成，目前该药物已经在美国、欧盟、日本等国家地区获批上市，用于治疗骨折高风险的绝经后骨质疏松症。截至2021年5月，尚未在中国获批上市。

（宋纯理）

133 特立帕肽适用于什么患者？

骨质疏松症是人体骨吸收与骨形成不平衡的结果，抑制骨吸收和促进骨形成均可治疗骨质疏松症。能促进成骨细胞的骨形成作用，用于治疗骨质疏松症的药物称为促骨形成药物。过去很长一段时间，学者们注重通过抑制骨吸收来治疗骨质疏松，双膦酸盐成为一线药物。临床上出现的促骨形成药物为骨质疏松症的治疗开辟了新途径。甲状旁腺素（PTH）是人体甲状旁腺主细胞合成分泌的激素，小剂量PTH能刺激成骨细胞促进骨形成。PTH包括PTH（1-84）和PTH（1-34）两种类型。PTH（1-34）又称特立帕肽，是全长PTH的N末端第1~34个氨基酸片断。复泰奥是特立帕肽的重组形式，它是迄今唯一被美国食品药品监督管理局（FDA）批准用于治疗骨质疏松症的促骨形成药物。目前临床上治疗骨质疏松症应用最广泛的药物为抑制骨吸收类药物，是当前促骨形成的代表性药物。

国内已上市的特立帕肽是重组人甲状旁腺素氨基端1-34活性片段（recombinant human parathyroid hormone1-34，rhPTH1-34），与天然PTH相比，特立帕肽对骨和肾脏具有相同的生理作用，不仅保存了hPTH的氨基端与hPTH-1受体结合调节成骨细胞的作用，同时能消除hPTH的C端肽链所带来的促骨细胞凋亡的不利影响。间断使用小剂量PTHa能刺激成骨细胞活性，促进骨形成，增加骨密度，改善骨质量，降低椎体和非椎体骨折的发生风险，同时可以增加软骨内成骨、膜内成骨与骨痂重建，加快骨组织修复，促进骨折愈合。相关研究发现，特立帕肽可显著降低绝经后妇女椎骨和非椎骨骨折风险，但对降低髋骨骨折风险的效果尚未证实。

特立帕肽适用以下患者。

（1）具有骨折高风险的绝经后骨质疏松症患者：《中国原发性骨质疏松症诊疗指南》推荐特立帕肽用于有骨折高风险的绝经后骨质疏松症的治疗。

（2）口服不耐受和极高骨折风险患者的初始治疗：AACE指南推荐特立帕肽适用于口服不耐受和极高骨折风险患者的初始治疗，在绝经后患有骨质疏松症骨折风险很高的女性，若存在严重或多发性脊椎骨折，使用特立帕肽药物治疗2年可有效减少椎骨和非椎骨骨折。

（3）男性骨质疏松症和糖皮质激素性骨质疏松症：国外还批准特立帕肽用于男性骨质疏松症和糖皮质激素性骨质疏松症的治疗，但此适应证未获我国国家药品监督管理局的批准。有研究已证明男性骨质疏松症患者使用rhPTH1-34，20μg/d或40μg/d治疗11个月可显著增加腰椎及髋部骨密度；rhPTH1-34，20μg/d治疗还显著增加男性糖皮质激素性骨质疏松症患者的骨密度，改善力学参数，此效果优于双膦酸盐。

特立帕肽的用法是每日皮下注射 20μg，注射部位应选择大腿或腹部，治疗的最长时间不超过 24 个月，患者终身仅可接受为期 24 个月的治疗。常见不良反应包括恶心、肢体疼痛、头痛和眩晕等，停药后应序贯使用抗骨吸收药物以维持骨密度，持续降低骨折风险。

（严孙杰）

134 特立帕肽有哪些禁忌证？

特立帕肽禁忌证包括特立帕肽任何辅料过敏者、妊娠及哺乳期妇女、高钙血症患者、严重肾功能不全患者、除原发性骨质疏松和糖皮质激素诱导的骨质疏松以外的其他骨骼代谢疾病（包括甲状旁腺功能亢进和 Paget's 病）、不明原因的碱性磷酸酶升高、之前接受过外照射或骨骼植入放射性治疗的患者，治疗应排除骨恶性肿瘤或伴有骨转移的患者。

（严孙杰）

135 什么是骨折高风险？

根据我国《原发性骨质疏松症诊疗指南（2017）》建议，将以下几种人群列为骨折高风险人群：①发生髋部或椎体脆性骨折，即使骨密度 T 值正常；②DXA 测量的中轴骨（椎体、全髋、股骨颈）及桡骨前 1/3 骨密度 T- 值 ≤ − 2.5，无论是否发生过骨折者；③骨密度测量符合低骨量（− 2.5<T 值 < − 1.0）＋肱骨近端、骨盆或前臂远端脆性骨折者。2020年美国临床内分泌医师学会（AACE）指南建议曾确诊为骨质疏松症的患者，应列入骨折高风险人群；具有骨质疏松性骨折临床危险因素，未发生骨折，骨密度 T 值介于 − 2.5 至 − 1.0 之间且骨折风险预测工具（fracture risk assessment tool，FRAX$^{@}$）评估骨折风险增加（10 年内髋部骨折概率 ≥ 3% 或任何主要骨质疏松性骨折概率 ≥ 20%）也为骨质疏松性骨折高风险人群。

（严孙杰）

136 什么是骨折极高风险？

根据美国临床内分泌医师学会（American Association of Clinical Endocrinologists，AACE）、美国内分泌学院（American College of Endocrinology，ACE）最新指南建议，骨质疏松症患者若满足 1 至 8 点中的任意 1 点，均可诊断为骨折极高风险：①近期骨折（在过去 12 个月内发生）；②骨质疏松症治疗期间发生骨折；③多发性骨折；④服用导致骨骼损伤的药物时骨折（长期使用糖皮质激素等）；⑤T 值评分非常低（T 值 < − 3.0）；⑥跌倒

风险高或有伤害性跌倒史；⑦骨折概率非常高的患者 FRAX® 达到任何主要骨质疏松性骨折概率>30%，髋部骨折>4.5%）；⑧其他经过验证的骨折风险算法具有非常高的骨折风险。

（严孙杰）

137　对骨折高风险人群应选择哪些治疗药物？

骨质疏松性骨折（或称脆性骨折）指受到轻微创伤或日常活动中即发生的骨折。脆性骨折是老年患者致死、致残的主要原因之一。据流行病学调查，发生髋部骨折后 1 年之内，20% 患者会死于各种并发症，约 50% 患者致残，生活质量明显下降。根据我国《原发性骨质疏松症诊疗指南（2017）》建议，所有符合骨质疏松诊断标准的患者均列为骨折高风险人群，建议进行药物治疗（详见本书"135. 什么是骨折高风险？"相关内容）。此外还应包括：骨密度 T 值介于 −2.5 至 −1.0 之间且 FRAX® 评估骨折风险增加（10 年内髋部骨折概率 ≥ 3% 或任何主要骨质疏松性骨折概率 ≥ 20%）和曾确诊为骨质疏松症的患者，同样应列入骨折高风险人群，建议药物治疗。

骨折高风险人群的药物治疗主要首选具有较广抗骨折谱的药物，包括双膦酸盐类、特立帕肽、地舒单抗，对上述药物不耐受者，可选用雌激素、选择性雌激素受体调节剂或降钙素等药物。

（严孙杰）

138　哪些抗骨质疏松药物可以联合使用？

合理的联合用药，应以提高疗效和 / 或降低不良反应为基本原则。骨质疏松症如同其他慢性疾病一样，不仅要长期、个体化治疗，也需药物联合或序贯治疗。

（1）同时联合方案：钙剂及维生素 D 作为基础治疗药物，可以与骨吸收抑制剂或骨形成促进剂联合使用。不建议相同作用机制的药物联合使用。

（2）序贯联合方案：骨吸收抑制剂和骨形成促进剂可以续贯治疗，以维持所取得的疗效。抗骨质疏松药物合理的长期续贯治疗方案，有待进一步临床研究探索。

（严孙杰）

139　哪些抗骨质疏松药物不能联合使用？

联合用药（Concomitant drugs）是指为了达到治疗目的而采用的两种或两种以上药物同时或先后应用，其结果主要是为了增加药物的疗效或为了减轻药物的毒副作用，但是有时也可能产生相反的结果。因此在给患者用药时，应小心谨慎，尽量减少用药种类，减少药物相互作用引起的药物不良反应。

（1）不建议联合应用相同机制的抗骨质疏松药物，如不建议双膦酸盐类药物与地舒单抗同时使用。

（2）不建议联合应用联合使用甲状旁腺素类似物等骨形成促进剂和双膦酸盐类骨吸收抑制剂，研究显示药物同时使用，获益并未加倍，而医疗花费相对较大。

（3）不建议活性维生素 D 及其类似物（vitamin D analogue）与大剂量的钙剂联合应用，以免增加肾结石的风险。

（严孙杰）

参考文献

[1] 《原发性骨质疏松症诊疗社区指导原则》编写组 . 原发性骨质疏松症社区诊疗指导原则 [J]. 中国全科医学，2019，22（10）：1125-1132.

[2] CAMACHO P M, PETAK S M, BINKLEY N,et al. American association of clinical endocrinologists / American college of endocrinology clinical practice guidelines for the diagnosis and treatment of postmenopausal osteoporosis.2020 update[J]. Endocr Pract,2020,26(Suppl 1):1-46.

[3] NOH JY , YANG Y, JUNG H. Molecular Mechanisms and Emerging Therapeutics for Osteoporosis[J].Int J Mol Sci. 2020;21(20):7623.

[4] UKON Y, MAKINO T, KODAMA J, et al. Molecular-Based Treatment Strategies for Osteoporosis: A Literature Review[J].Int J Mol Sci. 2019;20(10):2557.

[5] 郑文彬，李梅 . 骨形成促进剂用于骨质疏松症治疗 [J]. 中华骨质疏松和骨矿盐疾病杂志 ,2019,12(5): 525-531.

[6] 马在松，马锐，安伟，等 . 唑来膦酸钠的临床应用进展 [J]. 新疆医学 ,2019,49(12): 1180-1186.

[7] REID I, GAMBLE G, MESENBRINK P, et al. Characterization of and risk factors forthe acute-phase response after zoledronic acid [J]. J Clin Endocrinol Metab,2010, 95(9): 4380-4387.

[8] COLELLA G, CAMPISI G, FUSCO V. American Association of Oral and Maxillofacial Surgeons position paper : bisphosphonate- related osteonecrosis of the jaws - 2009 update：the need to renew the BRONJ definition [J]. J Oral Maxillofac Surg,2009,67(12):2698-2699.

[9] KOMATSUBARA S, MORI S, MASHIBA T, et al. Suppressed bone turnover by long-term bisphosphonate treatment accumulates microdamage but maintains intrinsic material properties in cortical bone of dog rib[J]. J Bone Miner Res, 2004, 19(6): 999-1005.

[10] 臧加成，马信龙 . 双膦酸盐相关性非典型股骨骨折临床诊疗 [J]. 中华骨科杂志 ,2018,38:943-952.

[11] SHANE E, BURR D, EBELING P R, et al. Atypical subtrochanteric and diaphyseal femoral fractures: report of a task force of the American Society for Bone and Mineral Research[J]. J Bone Miner Res,2010, 25(11): 2267-2294.

[12] SHANE E, BURR D, ABRAHAMSEN B, et al. Atypical subtrochanteric and diaphyseal femoral fractures: second report of a task force of the American Society for Bone and Mineral Research[J]. J Bone Miner Res, 2014, 29(1): 1-23.

[13] MIYAKOSHI N, AIZAWA T, SASAKI S, et al. Healing of bisphosphonate-associated atypical femoral fractures in patients with osteoporosis: a comparison between treatment with and without teriparatide[J].J Bone Miner Metab, 2015, 33(5): 553-559.

[14] 中华医学会骨质疏松和骨矿盐疾病分会 . 双膦酸盐治疗骨质疏松症的依从性管理和药物假期选择 [J]. 中华骨质疏松和骨矿盐疾病杂志 ,2020,13:103-109.

[15] WATTS N B, DIAB DL. Long-term use of bisphosphonates in osteoporosis[J]. J Clin Endocrinol Metab, 2010, 95: 1555-1565.

[16] 夏维波 . 双膦酸盐在骨质疏松症的应用 : 回眸中国 20 年 [J]. 中华骨质疏松和骨矿盐疾病杂志 ,2018,11: 521-531.

[17] BABER R J, PANAY N, FENTON A, et al. 2016 IMS Recommendations on women's midlife health and menopause hormone therapy[J]. Climacteric, 2016, 19(2):109-150.

[18] 中国老年学和老年医学学会骨质疏松分会妇产科专家委员会与围绝经期骨质疏松防控培训部 . 围绝经期和绝经后妇女骨质疏松防治专家共识 [J]. 中国临床医生杂志 ,2020,48:903-908.

[19] SHOBACK D, ROSEN C J, BLACK D M, et al. Pharmacological management of osteoporosis in postmenopausal women: an endocrine society guideline update[J]. J Clin Endocrinol Metab, 2020, 105(3): 587-594.

[20] KURLAND E S, COSMAN F, MCMAHON D J, et al. Parathyroid hormone as a therapy for idiopathic osteoporosis in men: effects on bone mineral density and bone markers [J]. J Clin Endocrinol Metab, 2000, 85(9): 3069-3076.

[21] ORWOLL E S, SCHEELE W H, PAUL S, et al. The effect of teriparatide [human parathyroid hormone (1-34)] therapy on bone density in men with osteoporosis [J]. J Bone Miner Res, 2003, 18: 9-17.

[22] GLÜER C C, MARIN F, RINGE J D, et al. Comparative effects of teriparatide and risedronate in glucocorticoidinduced osteoporosis in men: 18-month results of the EuroGIOPs trial [J]. J Bone Miner Res, 2013, 28(6): 1355-1368.

[23] LANGDAHL BL, MARIN F, SHANE E, et al. Teriparatide versus alendronate for treating glucocorticoid-induced osteoporosis: an analysis by gender and menopausal status [J]. Osteoporos Int, 2009, 20: 2095-2104.

[24] 张颖，彭永德 . 骨质疏松症治疗新药特立帕肽 [J]. 世界临床药物 , 2004，12:725-729.

[25] NGUYEN N D, FROST S A, CENTER J R, et al. Development of prognostic nomograms for individualizing 5-year and 10-year fracture risks[J]. Osteoporosis International,2008,19(10):1431-1444.

[26] HIPPISLEY-COX J, COUPLAND C. Predicting risk of osteoporotic fracture in men and women in England and Wales: prospective derivation and validation of Q Fracture Scores[J]. BMJ,2009,339(1):b4229–b4229.

[27] KANIS JA, HARVEY NC, MCCLOSKEY E, et al. Algorithm for the management of patients at low, high and very high risk of osteoporotic fractures[J]. Osteoporosis International, 2020, 31(1): 1-12.

[28] 夏维波 . 骨质疏松症高骨折风险患者的识别与防治策略 [J]. 中华骨质疏松和骨矿盐疾病杂志 ,2020,11(13):493-498.

[29] 卫生部 . 老年人跌倒干预技术指南 [J]. 中国老年 , 2011, 22(19): 12.

[30] CAMACHO P M, PETAK S M, BINKLEY N, et al. American Association Of Clinical Endocrinologists/ American College Of Endocrinology Clinical Practice Guidelines For The Diagnosis And Treatment Of Postmenopausal Osteoporosis - 2020 Update Executive Summary[J]. Endocrine practice,2020,26(5):564-570.

[31] 国家食品药品监督管理局药品评审中心 . 中药新药临床研究指导原则 [M]. 北京 : 中国医药科技出版社 ,2015,100.

第十一章

骨质疏松症的防治监测

140　抗骨质疏松症药物依从性该如何计算？

抗骨质疏松症药物的依从性问题是影响抗骨质疏松疗效的一个重要因素。用药依从性的评估方式多种多样，尚没有一种普遍认同的"金标准"或最佳方式，总体而言可分为直接法和间接法。

直接法通过随机或定期测定患者血液（或尿液、唾液等其他体液）中药物或其代谢产物的浓度来判断患者的服药情况。直接法具有客观、准确性高的优点，但在实际应用中也存在诸多缺点，比如：检测过程有时较为复杂，不是所有机构均有条件开展，且花费较高，临床实践中使用的便捷性较差；单次的测定结果仅能反映检测之前短时间的服药情况；测定结果的判读需要考虑药物的药代动力学特点，结果的解读相对较为复杂。因此，直接法在临床实践中应用较少，多用于药物临床试验。

间接法主要通过药物依从性量表（问卷）、药片计数法、用药日志等方法评估用药依从性。临床和研究中被使用的药物依从性量表有多种，比如 Morisky 用药依从性量表是目前国内外研究者应用较多的一种量表，其最初的版本包含 4 个问题：①您是否曾忘记服药；②您是否有时不注意服药；③当您自觉症状改善时，是否曾停止服药；④当您自觉症状恶化时，是否曾停止服药。每个问题回答"是"得 1 分，答"否"不得分。总分 0 分代表依从性高，1～2 分代表依从性中等，3～4 分代表依从性差。之后 Morisky 在此基础上又开发了 8 个条目的 Morisky 用药依从性量表。需要注意的是，应用量表对患者进行用药依从性评估时，需采用经过信度和效度检验的中文版量表。药片计数法在药物临床试验中应用较为广泛，通过计算患者实际服用的药物数量占应服用药物数量的比例来评估用药依从性，如某患者一段时间内应服用药物 100 片，实际用药 80 片，则依从性为 80%。药片计数法是间接法中较为客观的依从性评估方式，计数方法主要有人工药片计数和电子药瓶计数。患者的用药日志也是常用的用药依从性评估方式。比如，可通过患者报告的用药信息计算药物覆盖天数比例（the proportion of days covered，PDC），即患者实际用药治疗天数占观察总天数的比例，以此判断用药依从性。间接法的各种评估方式具有便捷、直观、实用性强的优点，因此临床实践和研究中多采用间接法对用药依从性进行评估，但间接法常需要患者充分配合，若患者刻意隐瞒用药情况，则无法准确反映用药依从性。

（夏维波　刘　巍）

141　抗骨质疏松症药物治疗的疗效指标有哪些？

抗骨质疏松症药物疗效监测的指标主要包括新发骨质疏松性骨折的评估、骨密度以及骨转换标志物等。

降低骨质疏松性骨折的风险是抗骨质疏松治疗的最终目标，也是临床研究中评价抗骨质疏松药物疗效的最重要研究终点。根据药物临床试验的结果，不同的抗骨质疏松药物在降低骨质疏松性骨折（椎体骨折、非椎体骨折、髋部骨折）方面显示出不同的循证医学证据。有些抗骨质疏松药物，例如阿仑膦酸钠、唑来膦酸、利塞膦酸钠、地舒单抗等，目前的研究结果显示其可以同时降低椎体骨折、非椎体骨折、髋部骨折的风险，因此这些药物通常也是抗骨质疏松治疗首选的药物。需要指出的是，抗骨质疏松药物治疗只能降低骨质疏松性骨折的风险，并不能完全消除骨折。因此，对于个体而言，不能因为在治疗过程中发生了一次骨折而认为治疗无效，需要结合用药依从性、骨密度、其他骨折危险因素等综合考虑，再决定是否需要调整抗骨质疏松治疗方案。

骨密度的稳定或提升与骨质疏松性骨折风险的降低之间存在较强的相关性。目前临床和科研中常用的骨密度测量方法有：双能 X 线吸收检测法（dual energy X-ray absorptiometry，DXA）、定量计算机断层照相术（quantitative computed tomography，QCT）、外周 QCT（peripheral quantitative computed tomography，pQCT）和定量超声（quantitative ultrasound，QUS）等。目前公认的骨质疏松症诊断标准是基于 DXA 测量的结果，因此 DXA 测定的骨密度是临床中常用的抗骨质疏松疗效监测指标。DXA 主要测量部位为中轴骨，包括腰椎和股骨近端；若腰椎和股骨近端测量受限，可选择非优势侧桡骨远端 1/3。抗骨质疏松治疗后，若骨密度上升或稳定，同时治疗期间无新发骨折，可认为治疗反应良好。若治疗期间出现骨密度明显下降，首先要排除检测操作误差所致，并查找是否存在造成骨量丢失的其他因素（如用药依从性不佳、合并其他导致骨量丢失的疾病等），综合评估后再决定是否调整治疗方案。与 DXA 测量的面积骨密度不同，QCT 和 pQCT 测量的是体积骨密度。QCT 可分别测量骨松质和皮质骨的体积密度，也可用于抗骨质疏松药物疗效的观察。pQCT 测量部位多为桡骨远端和胫骨，主要反映皮质骨的骨密度，高分辨 pQCT 还能显示骨微结构及计算骨力学性能参数。QUS 主要用于骨质疏松症的筛查，不能用于骨质疏松症的诊断和药物疗效的判断。建议抗骨质疏松治疗后每年监测 1 次骨密度，特殊病例可每半年监测 1 次。需要注意的是，抗骨质疏松治疗后骨折风险的下降并不完全依赖于骨密度的改善。

骨转换标志物（bone turnover markers，BTMs）是骨组织分解与合成代谢的产物，分为骨形成标志物和骨吸收标志物。骨形成标志物主要有：血清碱性磷酸酶（ALP）、血清骨钙素（OC）、血清骨特异性碱性磷酸酶（BALP）、血清 I 型原胶原 C- 端前肽（PICP）、血清 I 型原胶原 N- 端前肽（PINP）。骨吸收标志物主要有：空腹 2h 尿钙 / 肌酐比值、血清抗酒石酸酸性磷酸酶（TRACP）、血清 I 型胶原 C- 末端肽交联（S-CTX）、尿吡啶啉（Pyd）、尿脱氧吡啶啉（D-Pyd）、尿 I 型胶原 C- 末端肽交联（U-CTX）、尿 I 型胶原 N- 末端肽交联（U-NTX）。其中 PINP 和 S-CTX 分别是反映骨形成和骨吸收敏感性较高的标志物。由于骨质疏松性骨折风险的降低和骨密度的改善需要经过较长时间的治疗才能显现，而骨转换标志物是抗骨质疏松治疗早期了解药物是否起作用的重要参考，其变化要明显早于骨密度的改变。接受骨吸收抑制剂治疗的患者的骨吸收标志物降低大于 50%、接受骨形成促进剂治疗的患者的骨形成标志物升高大于 30%，则说明药物起效，但骨转换标志物的变化不能作为最终疗效的判断标准。抗骨质疏松治疗前需检测骨转换标志物，治疗开始后 3 个月监测 1 次骨转换标志物，之后每 3 ~ 6 个月监测 1 次。

（夏维波 刘 巍）

142 哪些药物治疗后可以短期停药？哪些抗骨质疏松药物需要长期序贯治疗？

抗骨质疏松药物按作用机制可分为骨吸收抑制剂、骨形成促进剂以及其他机制类药物。骨吸收抑制剂主要有：双膦酸盐类、降钙素、雌激素、选择性雌激素受体调节剂、RANKL 抑制剂等。骨形成促进剂主要有：甲状旁腺激素类似物等。其他机制类药物主要有：活性维生素 D 及其类似物、维生素 K_2、锶盐等。有些药物同时具有促进骨形成和抑制骨吸收的作用，如硬骨抑素（sclerostin）单抗 Romosozumab，但目前尚未在国内上市。

抗骨质疏松药物均需长期使用、达到一定疗程后才能发挥增加骨密度、降低骨折风险的作用。双膦酸盐类药物经长期使用而停用后，仍可能保持数年的抗骨质疏松性骨折的作用；但除双膦酸盐类以外的其他抗骨质疏松药物，在停用后其疗效会迅速下降。因此，抗骨质疏松药物治疗期间不应擅自停药。

双膦酸盐类药物治疗超过 5 年后，可能存在下颌骨坏死、非典型股骨骨折等罕见副作用风险增加的情况，且进一步的临床获益证据有限，因此建议口服双膦酸盐治疗 5 年、静脉双膦酸盐治疗 3 年后，评估骨质疏松性骨折风险，若为低风险，可停药进入"药物假期"；若仍为高风险，可继续使用双膦酸盐或序贯其他抗骨质疏松药物治疗（如地舒单抗、特立帕肽等）。对进入"药物假期"的患者，需定期评估其骨质疏松性骨折风险，必要时需再次启动双膦酸盐或其他抗骨质疏松药物治疗。若双膦酸盐治疗过程中出现不良反应、新发骨折等情况，经评估后需停药或换药，需考虑序贯其他抗骨质疏松药物治疗。

地舒单抗在停用后存在骨吸收增加、骨密度快速回落、多发性椎体骨折风险增加的情况。因此，对于正在接受地舒单抗治疗的患者，不应随意停药。若因各种原因需要停用地舒单抗，建议序贯使用其他骨吸收抑制剂（如双膦酸盐），以减缓骨密度的下降及骨折风险的增加。

动物试验显示，长期应用特立帕肽可能存在增加骨肉瘤发生的风险。因此，特立帕肽的疗程不应超过 2 年，停药后建议序贯使用骨吸收抑制剂（如双膦酸盐、地舒单抗），以维持或继续增加骨密度、降低骨折风险。

研究显示，长期使用鲑鱼降钙素可能与恶性肿瘤风险轻微增加相关，因此鲑鱼降钙素连续使用时间一般不应超过 3 个月，后续应序贯其他抗骨质疏松药物治疗。

综上，抗骨质疏松药物需要坚持较长时间的治疗才能起到降低骨质疏松性骨折风险的作用。除使用双膦酸盐类后进入"药物假期"的情况，其他抗骨质疏松药物若因达到疗程时间或其他各种原因而停用时，需全面评估患者骨质疏松性骨折的风险，以决定是否使用其他抗骨质疏松药物进行序贯治疗。

（夏维波　刘　巍）

143　如果抗骨质疏松药物治疗期间，又发生多次骨折，该如何处理？

抗骨质疏松药物治疗只能降低骨质疏松性骨折的风险，并不能使患者完全避免发生骨折。在抗骨质疏松治疗期间，若患者再次发生骨折，并非肯定是治疗无效。但如果患者在治疗期间发生骨折，特别是多次发生骨折，需启动对患者病情的全面评估，评估内容包括用药依从性、是否存在导致骨量丢失的继发因素、是否出现了导致骨量丢失的新发疾病或新的用药等。如果患者具有良好的治疗依从性，没有新发现的导致骨量丢失或骨折风险增加的其他因素（如多发性骨髓瘤、损害骨骼的药物等），在经过一段时间的抗骨质疏松药物治疗后仍出现骨密度显著下降或反复骨折，则提示可能存在治疗无效，此时需要考虑改变抗骨质疏松治疗的方案，具体如何转换抗骨质疏松药物（如骨吸收抑制剂与骨形成促进剂之间的转换）需结合病情个体化决定。

（夏维波　刘　巍）

参考文献

[1] LAM W Y, FRESCO P. Medication Adherence Measures: An Overview[J]. Biomed Res Int, 2015, 2015:217047.

[2] CADARETTE S M, BURDEN A M. Measuring and improving adherence to osteoporosis pharmacotherapy[J]. Curr Opin Rheumatol, 2010, 22(4):397-403.

[3] 廖二元，徐苓，朱汉民，等. 原发性骨质疏松症干预的疗效监测与评估专家意见[J]. 中华骨质疏松和

骨矿盐疾病杂志 ,2015,8(1):1-6.

[4] 中华医学会和骨矿盐疾病分会 . 原发性骨质疏松症诊疗指南（2017）[J]. 中华骨质疏松和骨矿盐疾病杂志 ,2017,10(5):413-444.

[5] EASTELL R, ROSEN C J, BLACK D M, et al. Pharmacological Management of Osteoporosis in Postmenopausal Women: An Endocrine Society Clinical Practice Guideline[J]. J Clin Endocrinol Metab, 2019, 104(5):1595–1622.

[6] CAMACHO P M, PETAK S M, BINKLEY N, et al. American association of clinical endocrinologists/american college of endocrinology clinical practice guidelines for the diagnosis and treatment of postmenopausal osteoporosis-2020 update[J]. Endocr Pract, 2020, 26(Suppl 1):1-46.

[7] SHOBACK D, ROSEN C J, BLACK D M, et al. Pharmacological Management of Osteoporosis in Postmenopausal Women: An Endocrine Society Guideline Update[J]. J Clin Endocrinol Metab, 2020, 105(3). 3.

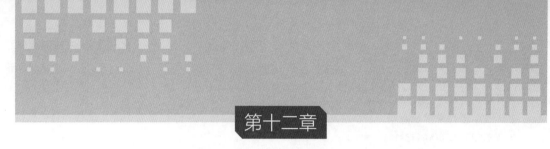

第十二章

骨质疏松性骨折的处理

144 骨质疏松性骨折的骨科处理原则是什么？

骨质疏松性骨折是继发于骨质疏松症，由低能量暴力导致的骨折，是骨质疏松症最严重的后果之一。随着人口老龄化，骨质疏松性骨折发病率快速升高，骨质疏松性骨折导致的医疗花费及社会负担也不断快速增长。

典型的骨质疏松性骨折部位包括脊柱、髋部、桡骨远端和肱骨近端，其中最常见的是椎体骨折，而髋部骨折是后果最严重的。身体其他部位的骨折大部分也与骨质疏松密切相关，如骨盆、肋骨、股骨远端、肱骨远端、踝关节。因此，任何部位出现低能量骨折，都应该进行骨质疏松的评估。

骨质疏松性骨折的治疗基本原则是复位、固定、功能锻炼和抗骨质疏松。骨质疏松性骨折患者多为高龄老年患者，合并内科基础疾病较多，病情复杂，必须对其全身状况、器官功能、风险及预后做全面评估。患者骨量下降，多为粉碎性骨折，内固定失败率相对较高；骨质疏松性骨折愈合缓慢，甚至不愈合，容易再发骨折。要综合考虑患者全身情况，实施手术或非手术的综合处理。重视围手术期抗骨质疏松治疗，包括药物治疗、物理治疗、康复训练、运动疗法等。

骨质疏松性骨折患者尽量早期接受手术治疗，但老年骨质疏松性骨折患者骨强度差，且合并症多。因此，术前应积极完善相关检查，对患者全身状况、基础疾病、器官功能、风险及预后做全面评估，快速干预限制手术开展的相关合并症，而不是等待所有检查指标均恢复正常才进行手术。

（1）髋部骨折：髋部骨折是骨质疏松性骨折中死亡率最高的，骨折后1年内死亡率超过30%，即使安全度过了围手术期，存活的患者活动能力也会受到很大的影响。手术内固定治疗的目标是尽早让患者恢复活动。治疗原则包括：

1）髋部骨折导致的疼痛、卧床等会给患者带来相当多的并发症，并导致很高的死亡率。与非手术治疗相比，老年髋部骨折手术治疗可明显降低患者死亡率。因此，除非患者身体状况很差无法耐受手术治疗或术中死亡的风险很高，都应该积极争取手术治疗。

2）争取在骨折24～48小时内进行手术，缩短从急诊到手术室时间，可以改善患者预后。

3）给予患者足够的镇痛，可联合多模式镇痛方案。

4）出院后加强骨质疏松管理，确保骨质疏松治疗，预防再发骨折。

5）手术方法选择：60 岁以下股骨颈骨折首选螺钉内固定，严重骨质疏松患者建议关节置换；60 岁以上稳定型股骨颈骨折推荐内固定，关节置换作为内固定失败的备选方案；60 岁以上不稳定型股骨颈骨折强烈推荐关节置换。移位股骨颈骨折推荐全髋关节置换；术前身体一般情况差、高龄股骨颈骨折的患者可选择半髋关节置换。稳定型股骨转子间骨折推荐选用股骨近端髓内钉或动力髋螺钉。不稳定型股骨转子间骨折推荐选用股骨近端髓内钉。股骨转子下骨折强烈推荐股骨近端髓内钉。

（2）椎体压缩性骨折：椎体压缩性骨折是最为常见的脆性骨折。这类患者应注意评估患者有无神经系统表现：皮肤感觉障碍、肌力下降、上运动神经元体征。神经系统异常可能提示椎管内或椎孔内存在椎体后缘骨折块，可能需要手术干预。

骨质疏松性椎体压缩性骨折的初始处理应包括控制疼痛和改变活动方式，口服镇痛药是缓解急性疼痛的一线治疗。手术指征包括：非手术治疗无效，腰背部疼痛严重；全身条件差，不宜长期卧床治疗；压缩性骨折经非手术治疗不愈合；伴神经损伤症状及体征等。

手术方案选择：微创手术包括经皮椎体成形术（PVP）、经皮椎体后凸成形术（PKP）、经皮椎弓根螺钉复位固定术等，具有快速缓解疼痛，早期下地活动等优点。开放手术多为骨折开放复位、神经减压内固定术，适用于需要神经减压或矫形的患者。患者多存在严重骨质疏松，对植入椎弓根螺钉的患者可采用不同方式的骨水泥强化技术，加强内固定的力学稳定性。

（3）肱骨近端骨折：应注意是否合并神经或血管损伤。大部分肱骨近端骨折无移位或仅轻微移位（一部分骨折），可实施保守治疗，包括用标准吊带或颈腕吊带固定。冰敷可减轻疼痛和肿胀，疼痛严重的患者通常需要镇痛药。

1）手术指征包括：有移位的肱骨外科颈二部分骨折；移位约 5mm 的大结节骨折；有移位的肱骨外科颈三部分骨折；年轻患者移位的肱骨外科颈四部分骨折。

2）手术方案选择：①内固定术　多种术式可供选择，锁定钢板、髓内钉、经骨缝合技术等。根据患者年龄、肩关节活动要求、骨质量、骨折类型选择合适的内固定方式；对于肱骨外科颈三部分和四部分骨折，遵循抬高肱骨头、头下充分植骨、利用固定肩袖和钢板缝线的原则，有利于提高手术成功率。②关节置换术包括半肩置换和反肩置换，适用于 70 岁以上老年人或骨质疏松或肱骨头血运破坏的患者。

（4）桡骨远端骨折：桡骨远端骨折是第二常见的骨质疏松性骨折。桡骨远端骨折急诊处理中最关键的步骤是确认是有无紧急病情，以及决定是否行骨折复位。患者存在明显的神经损伤（例如麻痹、严重无力）或血管损伤时，必须在镇痛后立即复位移位的骨折，以缓解症状。如复位后症状仍持续存在，则应考虑急诊手术处理。骨筋膜隔室综合征是需要立即手术减压的急症。如骨折无明显移位，可行手法复位并用石膏或夹板外固定。

1）手术指征包括：关节外骨折手法复位失败者；部分关节内骨折，关节面骨折移位者；完全关节骨折。

2）手术方案选择：①钢板螺钉内固定，手术切开复位内固定首选掌侧入路，除外背侧 Barton 骨折及背侧骨质缺损需术中植骨者；②外固定支架，桡骨远端粉碎无法使用钉板系统固定。

（薛庆云）

145　什么叫迫在眉睫的骨折风险？

什么叫迫在眉睫的骨折风险？通常是指骨质疏松症患者，在第一次急性骨折发生后会进入骨折的高发时期，短时间内再次发生脆性骨折的风险显著增加，因此被称为"迫在眉睫的骨折风险"。根据不同的文献报告，这种高骨折风险持续的时间为 1～2 年，距离首次骨折发生的时间越近，再发骨折的风险也就越高。

这种高风险产生的原因通常解释为：①患者本身存在的骨质疏松导致的骨强度下降已经达到易发骨折的临界点；②骨折后由于卧床制动手术干预以及有关药物治疗，包括骨折创伤导致的身体内分泌激素紊乱，患者在短期内出现快速丢失，骨强度进一步下降，轻微暴力就可以导致骨折的发生；③骨折后短期内患者存在较高的摔倒风险。创伤的应激反应，卧床和制动导致肌肉萎缩，运动能力下降。镇痛、降压、麻醉、安眠等药物导致患者反应和平衡能力下降，增加了患者摔倒风险。因此在临床工作中，我们急需尽快确定和评估这一类患者，及时进行包括健康教育指导、抗骨质疏松药物治疗、运动康复和预防摔倒等干预措施。

（薛庆云）

146　如何采取措施降低再骨折的风险？

骨质疏松性骨折发生后，预防骨质疏松再骨折迫在眉睫。国际上，骨折联络服务（fracture liaison service，FLS）能提高患者骨折后的主动防范意识，对骨质疏松性骨折干预有重要意义。这是一项专门针对骨质疏松性骨折设计的综合干预项目，其目的在于提高骨折后患者检查骨密度的主动意识，尽早了解并发现骨质疏松病变及其趋势，积极进行抗骨质疏松治疗。该项目由医疗机构的多学科医护人员组成，其核心是通过团队的互相协作，针对骨质疏松性骨折患者，从教育、监测、干预和随访等不同方面进行全方位的骨折后综合干预管理。但 FLS 在我国的运作有一定难度，因为目前我国的医院科室设置中尚无骨质疏松专业学科及科室。就现状而言，我国推行骨质疏松症的分级诊疗，即按照疾病的轻、重、缓、急及治疗难易程度进行分级，不同级别的医疗机构承担不同疾病状况的治疗，实现基层首诊和双向转诊，以有效利用卫生资源，做好骨质疏松症的防控和管理，同时提高医疗卫生机构开展骨质疏松症预防控制的能力。需要指导患者合理就医、规范治疗，以期得到适当的评估和骨质疏松治疗，降低未来骨折的风险，从而降低骨质疏松症及骨质疏松性骨折的发病率及其所致病死率。

具体从临床角度来说，对 65 岁以上的髋部或脊柱骨折患者，预防再骨折有如下建议。

（1）患者需要教育，需要让患者及其家属认识到：①骨折意味着他们可能患有骨质疏松症，而且再骨折的风险很高，特别是在接下来的 1~2 年内；②骨折意味着他们的行动能力和独立性可能会下降，比如必须使用助步器、拐杖或轮椅，或者从家搬到一个特定的居住场所，或者停止参与他们喜欢的活动，尤其他们将过早的面临更高的死亡风险；③最重要的是，他们可以采取行动来降低风险，包括像其他慢性疾病一样在卫生保健机构定期随访。

（2）定期评估跌倒的风险：①至少记录一下患者在过去 1 年内的跌倒情况；②尽量减少增加跌倒风险药物（如安眠药、抗癫痫药及治疗精神疾病药物）的使用；③评估患者跌倒风险增加的情况，包括光线昏暗、路面湿滑、地面障碍物、地毯松动、卫生间未安装扶手等环境因素，以及年龄老化、肌少症、视觉异常、感觉迟钝、神经肌肉疾病、缺乏运动、平衡能力差、步态异常、既往跌倒史、维生素 D 不足、营养不良、心脏疾病、直立性低血压、抑郁症、精神和认知疾患等自身因素；④强烈考虑将患者转给物理和 / 或职业治疗师或理疗师进行评估和干预，改善行动能力、步态和平衡能力，减少跌倒的风险。

（3）骨质疏松性骨折后应重视积极给予抗骨质疏松药物治疗，包括骨吸收抑制剂或骨形成促进剂等，注意：①不要因为骨密度测量而延迟治疗；②在开始使用双膦酸盐或地舒单抗治疗前，考虑患者的口腔健康；③口服药物治疗可以在住院时开始，并包括在出院医嘱中；④术后 2 周以后静脉和皮下注射药物可能是更好的选择，在恢复早期需关注由于维生素 D 缺乏或围手术期过度补水等因素导致的低钙血症，以及唑来膦酸输注后流感样症状的急性期反应，特别是以前没有应用过唑来膦酸或其他双膦酸盐的患者；⑤如果住院期间没有提供药物治疗，则应建立机制确保药物治疗在随访时及时提供。

（4）适量补充钙剂与维生素 D：建议老年人血清 25(OH)D 水平应达到或高于 75nmol/L（30μg/L），以降低跌倒和骨折风险。临床应用维生素 D 制剂时应注意个体差异和安全性，定期监测血钙和尿钙浓度。

（5）因为骨质疏松症是一种终身的慢性疾病，所以此类患者需要定期随访与再评估，其目的包括：①加强关于骨质疏松症和相关骨折的关键信息；②确定治疗计划执行过程中出现的任何障碍；③评估跌倒的风险；④监测不良疗效；⑤评估治疗计划的有效性；⑥确定是否需要改变治疗方法，包括任何抗骨质疏松药物的更换或停用。

除了上述基本建议，额外的建议包括：

（1）考虑将 65 岁或以上可能继发于骨质疏松症的髋部或脊柱骨折患者推荐给适当的专科医生做进一步的评估和治疗。

（2）对 65 岁以上的髋部或脊柱骨折患者提出忠告：①禁止吸烟；②限制饮酒，男性每天最多两杯，女性每天最多一杯；③规律运动（每周至少3次），包括负重、肌肉强化、平衡和姿势练习，根据他们的需要和能力，最好由物理治疗师或其他合格的专业人员监督。

（3）讨论药物治疗的益处和风险，包括：①没有药物治疗时骨质疏松性骨折的风险；②对于双膦酸盐和地舒单抗，非典型股骨骨折和下颌骨坏死的风险，以及如何识别潜在的预警信号。

（4）一线药物治疗选择包括：①口服阿仑膦酸钠或利塞膦酸钠，一般耐受性良好，为基层医务人员熟知，价格低廉；②如果口服双膦酸盐有困难，可静脉注射唑来膦酸或皮下注射地舒单抗、特立帕肽；③对于骨折风险高，特别是脊柱骨折患者，促进骨形成药物可能有益。

（5）药物治疗的最佳持续时间尚不清楚：①关于停止和重新开始应用抗骨质疏松药物的问题，一般建议个体化治疗。②大多数已发表的指南建议，在3～5年后重新评估双膦酸盐治疗的必要性。双膦酸盐在骨中的半衰期较长，有证据表明某些罕见不良事件的风险可能随着治疗的延长而增加。③应避免停用地舒单抗后而不使用其他抗骨吸收药物，因为可能出现快速骨丢失和增加骨折风险。同样，停用骨形成促进剂的患者也应接受抗骨吸收治疗。

（6）如果患者在接受药物治疗的同时仍然发生骨折，或无明显原因的骨丢失，或有并发症等其他因素使治疗复杂化（如甲状旁腺功能亢进症、慢性肾脏病），请转介给内分泌学专家。

综上所述，骨质疏松性骨折发生后，应注重骨骼的全面评估，尤其是骨转换指标测定和骨密度检查，以及全身疾病的综合评判。临床评估后，应强调骨质疏松性骨折的全程干预，包括个性化的抗骨质疏松治疗和预防骨质疏松再骨折。骨质疏松性骨折干预是一个长期系统工程，FLS能提高患者骨折后的主动防范意识，对骨质疏松性骨折干预有重要意义。针对我国医疗缺乏骨质疏松专科的现状，如何合理运用有限的医疗资源，强调多学科团队的联合，积极高效的干预骨质疏松及其骨折，建立有中国特色的FLS迫在眉睫。

（张　嘉）

147　什么叫骨折集簇现象？

1993年，Kaplan等将8个月内出现5个节段以上自发性或低暴力性胸椎和／或腰椎骨折的现象定义为集簇现象（cluster phenomenon）。集簇现象相对少见，是一种与骨质疏松症相关的多发椎体骨折现象，目前文献报道较少，然而一旦发生后果非常严重，应引起足够的重视。目前认为其可能的危险因素有以下几点。

（1）糖皮质激素：糖皮质激素是最常见的影响骨代谢的药物，长期（3个月以上）使用任何剂量的糖皮质激素均可能导致骨质疏松，即糖皮质激素诱导的骨质疏松症

（glucocorticosteroid-induced osteoporosis，GIOP）。GIOP 是医源性骨质疏松最常见的类型，其骨折发生率为 30% ~ 50%。有研究表明，GIOP 患者较原发性骨质疏松症患者发生椎体压缩性骨折（vertebral compression fracture，VCF）的风险高达 2 ~ 4 倍。在 Kaplan 的研究中，8 例发生椎体压缩性骨折集簇现象的患者中 5 例有长期服用糖皮质激素史，并且在发生集簇现象之前的 3 个月内都曾因为原发病病情加重而增加糖皮质激素的剂量。在其他关于集簇现象的文献中，患者均因某种原因长期使用糖皮质激素，即便有些患者在服药过程中未出现短期增加激素用量的情况，但其骨密度以及相关骨代谢指标与用药初期相比均提示骨质疏松有所加重，进而可能导致短时间内多发 VCF 的发生。

（2）邻近椎体再发骨折：近年来多项研究提示，VCF 的发生本身就可能增加再发骨折的概率。椎体发生骨折后增加对邻近椎体的机械性负担，如果发生过 2 个以上椎体骨折，再发 VCF 的风险增加至 12 倍。而目前被广泛用于治疗疼痛明显的新鲜 VCF 的经皮椎体强化术（percutaneous vertebral augmentation，PVA），包括经皮椎体成形术（percutaneous vertebroplasty，PVP）和经皮后凸成形术（percutaneous kyphoplasty，PKP），也可能因为骨水泥灌注术后椎体硬度增加以及骨水泥渗漏增加继发 VCF 的风险。PVP 及 PKP 术后新发 VCF 的发生率可达 11% ~ 52%，且多发生于术后 3 个月内。

此外，GIOP 脊柱骨折患者中，PVP 或 PKP 术后再发 VCF 的概率要高于原发性骨质疏松症患者，并且在初次手术后 1 年内更倾向于因为再发 VCF 行第 2 次甚至第 3 次手术，说明糖皮质激素用药史以及既往 VCF 史可能共同导致了集簇现象的发生。

对于出现脊椎骨折集簇现象的患者而言，骨折疼痛明显且持续时间更长，发生后凸畸形的概率增加，这就使早期诊断、及时治疗以及恰当的预防显得十分重要：

（1）临床上应格外警惕那些突然出现腰背痛加剧，且既往有 VCF 史和长期糖皮质激素用药史的患者。

（2）X 线、MRI 等检查均是诊断椎体压缩性骨折集簇现象的重要手段。

（3）治疗方面，目前非手术治疗仍被认为是症状性骨质疏松性 VCF 患者的标准治疗。

1）抗骨质疏松药物治疗方面，除口服传统的钙剂和维生素 D 类药物，建议皮下注射特立帕肽。特立帕肽是目前唯一的骨形成促进剂，其对于骨密度的改善以及减少骨质疏松性骨折发生等方面均优于阿仑膦酸钠，并且可一定程度上减缓骨水泥灌注后邻近节段椎体的继发骨折。当然，尽可能减少糖皮质激素的使用对减缓骨质疏松的进程也十分重要。

2）相对于保守治疗，目前大多数研究及 Meta 分析均支持经皮椎体强化术能够改善患者功能、生活质量，已成为流行的治疗策略。然而，GIOP 患者的 VCF 治疗仍有争议，已发表的随机对照试验结果相互矛盾，目前的数据还不足以推荐 PVA 作为常规治疗 GIOP 所致 VCF。

综上所述，临床工作中应对短时间内多个椎体集中发生压缩性骨折的集簇现象给予充分重视，格外警惕那些腰背痛迁延不愈并有明显突然加重主诉的患者。严重骨质疏松、长期糖皮质激素用药史、椎体压缩性骨折史、椎体手术史等因素可能共同促成了这一现象的产生。随着对集簇现象危险因素、诊治研究的不断深入，对其带来的严重后果的防治将会更加合理有效、个体化。

（张　嘉）

148　骨质疏松性骨折术后容易引发哪些骨科手术并发症？

骨质疏松症是一种常见疾病，其特征是骨量减低、骨的微观结构破坏、骨的脆性增加，从而导致骨折的风险增加，特别是在脊柱、髋部、腕部、肱骨近端和骨盆处常见。骨质疏松性骨折的治疗目标是使患者恢复到骨折前的功能水平。骨质疏松性骨折的骨量差、恢复缓慢，内固定失败率高。

（1）中远期并发症：①骨科内植物固定失败，包括内植物松动、下沉；内植物拔出，断裂；②人工关节假体周围骨折；③椎体骨折术后邻近椎体骨折；④椎体骨折术后原位再骨折。

（2）术中并发症：①椎体强化术中注入骨水泥向周围组织渗漏造成神经损伤，截瘫；②椎体强化术中注入骨水泥向血管渗漏造成血管堵塞，甚至肺栓塞，死亡；③椎体强化术中穿刺损伤血管、神经、脊髓。穿刺部位椎弓根骨折；④骨折部位内固定时邻近或远处骨骼骨折。

（3）骨科术后通用并发症：①术后肌肉萎缩、下肢静脉血栓、压疮、肺炎；②术后止疼药引起的胃肠道功能障碍，甚至精神障碍；③术后制动造成局部和全身进一步的骨量丢失；运动功能快速下降；康复缓慢。

（唐　海）

149　什么叫骨折联络服务？

骨质疏松症是以骨量减少、骨组织微结构破坏、骨骼脆性增加和易发生骨折为特征的全身性疾病，其所导致的脆性骨折已成为严重危害中老年人健康的疾病。目前，大部分脆性骨折患者在骨折治疗的同时并未接受规范的骨骼健康评估和抗骨质疏松治疗，这导致再发骨折的风险明显增加。为了改善脆性骨折的治疗现状、降低二次骨折的发生率，2012年，国际骨质疏松基金会（International Osteoporosis Foundation，IOF）在全球范围内倡导启动了攻克骨折行动（Capture the Fracture Campaign），旨在通过推行骨折联络服务（fracture liaison services，FLS）来提高脆性骨折患者骨质疏松症的检出率、治疗率和依从性，并降低二次骨折的发生率。

FLS 项目包含 4 项核心内容：①脆性骨折患者确认；②个体化骨健康评价；③处理、

随访和长期治疗；④随访患者治疗结局。脆性骨折患者和信息往往可以从骨科、急诊科、放射科或医院的出院登记系统中查到。骨健康状态的评价通常包括实验室检查和影像学检查等，一般在骨折后 2~6 周时进行。脆性骨折患者骨质疏松症的治疗，往往需要骨科医生、内分泌科医生、老年医学科医生、社区医生等的配合，应积极采用规范的抗骨质疏松药物治疗，以缓解疼痛、减少骨丢失、提高骨质量，从而降低再骨折的发生率。在对患者进行随访和长期治疗时，电子化的数据库非常重要。理想的 FLS 项目数据库应当具有与医院或医疗系统数据库进行数据交换与整合的能力。对 FLS 项目效果的定期总结和交流也非常重要，通常建议每 2~3 个月对项目运行情况和数据进行总结，每年进行项目回顾并制定年度计划。

FLS 项目对降低骨折发生率，降低死亡率以及骨骼健康的评估均具有积极的影响。我国已逐渐进入老龄化社会，在骨质疏松性骨折的预防和治疗方面，与西方发达国家相比，我国所面临的形势更加复杂和严峻。在这样的背景下，通过在国内实施和推广 FLS 项目，一方面可以提高临床医生、特别是骨科医生和社区医生对脆性骨折患者骨质疏松症诊断和治疗的重视程度，从而提高脆性骨折患者骨质疏松症的检出率和治疗率，另一方面可以更高效地开展针对脆性骨折的多学科综合治疗，及通过对患者及家属的健康教育降低二次骨折的发生率，进而节约有限的医疗资源、提升成本效益。

（唐　海）

150　骨折联络服务需要哪些科室的参与？

骨质疏松症是一种以骨量低下、骨组织微结构损坏导致骨脆性增加并易发生骨折为特征的全身性骨病，随着老龄化社会到来，骨质疏松症发生率越来越高，2018 年国家卫生健康委报告：中国 50 岁以上人群骨质疏松症发生率为 19.2%，65 岁以上发生率为 32.0%。骨质疏松性骨折亦称为脆性骨折，是骨质疏松症的最严重后果。患者一旦发生脆性骨折，其再骨折风险明显高于没有脆性骨折病史的患者，其再骨折的风险呈几何级数的上升，且该风险通常在骨折 2 年以后才趋于稳定，极大地影响了患者生活质量，增加了经济负担。因此术后患者立即开始规范化的抗骨质疏松症治疗十分重要。

然而，尽管脆性骨折患者数量高发，脆性骨折后再骨折风险高，但无论是临床医生、社区医生、患者及其家属都缺乏对脆性骨折术后规范化抗骨质疏松治疗的充分认识，管理上存在短板。骨质疏松症患者知晓自己患病的比例较低，50 岁以上患者的患病知晓率仅为 7.0%；脆性骨折患者依从性不高；骨科医生重点关注骨质疏松性骨折后患者手术和术后康复情况，对患者术后欠缺干预指导；社区医生对骨质疏松性骨折后的治疗不熟悉，难以落实长期随访管理工作。

为了解决这个情况，2012 年国际骨质疏松基金会（IOF）专门提出"攻克骨折（Capture

the Fracture Campaign）"行动，落实骨折联络服务（FLS）项目，对脆性骨折的患者提供一个标准化的医疗服务，以提高医务人员以及相关的组织对于骨质疏松性骨折疾病的重视及提高它的诊断率、治疗率，在全球范围内减少脆性骨折的再发。在这项行动当中，它大力呼吁多学科协作管理，不让任何一位骨折患者失去骨松治疗的机会。

FLS 是一项包含多学科的协作项目，针对中国国情，通常包括骨科、内分泌科、骨质疏松专科、骨内科、老年科、核医学科、放射科、康复科、疼痛科、中医科等，以及可能继发骨质疏松症的相关科室，如风湿科、妇产科、肿瘤科、肾内科、消化科等。此外可以依托社区，学习利用 FLS 体系，从教育、监测、干预和随访等不同方面对脆性骨折患者进行全方位的综合干预。

骨科医生很可能是首个能为骨质疏松性骨折患者提供评估和宣教机会的医生，骨科医生在脆性骨折治疗阶段已与患者和家属建立了联系，利于开展骨质疏松症诊断和治疗的相关教育，需告知家属及监护人发生骨折可能意味着患者患有骨质疏松症，骨折后 1~2 年再发骨折风险极高；反复的骨折会降低生活自理能力、并且降低预期寿命；骨质疏松症是一种慢性疾病，带病生存时间长，需要有效干预和长期管理。将骨科管理和抗骨质疏松症进行综合管理，向患者及家属提供骨质疏松性骨折的相关知识，强调不但要做好骨折术后的管理，更要做好抗骨质疏松治疗的管理。

通过首诊医生（通常为骨科医生）的评估和分配，或由专职协调员，与首诊医生（骨科医生）密切合作，安排和协调各科室、机构之间的联络以及医患之间的联络，最终由专科医生对骨松骨折患者做出评估和长期治疗、随访方案。骨质疏松性骨折患者通常为老年人，常合并其他器官和系统疾病，还有些患者需要鉴别继发性骨质疏松，明确病因，控制原发病，需要相应专科医生对合并用药的合理性及必要性做出判断，并选择合适的抗骨质疏松药物，制定个体化的康复计划，避免骨质疏松加重或发生再次骨折。

骨科、内分泌科、骨质疏松科、骨内科、老年科等专业医生，接诊脆性骨折术后患者后，对于骨质疏松诊断确立后的鉴别诊断至关重要，去探究患者骨折的根源，制定包含抗骨松药物的一整套骨质疏松治疗方案，并承担脆性骨折患者后续的治疗、随访任务。应继续详细了解病史，评价可能导致骨质疏松的各种危险因素 / 病因，启动再骨折风险评估和干预，必要时进一步辅助检查。诸多内分泌疾病与骨质疏松有千丝万缕的联系，如库欣综合征、糖尿病、甲状腺疾病、甲状旁腺疾病等；对于大多数的原发性骨质疏松患者，应告知其不仅关注骨折康复情况，更应重视定期随访，治疗骨质疏松是一个长期的过程，向患者说明药物治疗依从性与骨折治疗疗效的相关意义。同时规范患者的用药时间，并进行定期监测，定期复查骨转换标志物、骨密度等，进行生活方式调整指导。此外，做好医患教育与沟通、家属教育对提高管理的综合疗效，降低再骨折发生率也有助力作用。

放射科、核医学科拥有 X 线片、CT、MRI、双能 X 线骨密度仪和核医学等影像检查设备，其测量结果是骨质疏松症的诊断、风险预测和疗效评价的主要依据，如发现患者椎体压缩性骨折、骨小梁稀疏、骨密度 T 值 < －2.5 等情况，放射科医生可以将报告发给 FLS 团队的医生，起到发现骨质疏松的"前哨"作用。

疼痛科、康复科、中医理疗科等可针对骨质疏松症疼痛的特点、部位、疼痛的表现，通过专科治疗方法的应用及其发挥的作用达到疼痛的改善效果，提高患者生活质量，为患者提供长期支持，对患者治疗依从性方面发挥重大的作用。

风湿免疫疾病可导致继发性骨质疏松的发生，如糖皮质激素诱导的骨质疏松（GIOP）。慢性肾衰竭患者由于钙、磷及维生素 D 代谢障碍，导致肾性骨病，易发生骨痛、骨折、骨变形。妇科常常是围绝经期女性骨质疏松的筛查防治的第一道关口，雌激素水平下降与骨质疏松发生的关系密切。有些胃肠道疾病也可能通过复杂的机制引起骨质疏松症。各科室针对不同病因、不同疾病特点的骨质疏松，制定个体化治疗方案，同时对患者的指导和随访同样重要。

适合在基层诊治的骨质疏松症患者，基层医疗卫生机构应承担其确诊后连续性的基本治疗、功能康复及长期随访管理工作，通过建立居民健康档案、组织居民健康检查、开设健康讲座、定期电话或者上门指导等多种方式开展脆性骨折患者的管理，尤其应重视骨质疏松高危人群的生活方式干预及防跌倒干预。在管理过程中，与上级医院保持联系，必要时转诊，实现双向联动。

FLS 项目的建设不仅能为患者提供最佳的个体化诊疗，还可促进医院相关专业的协同发展，从而达到准确诊断、科学施治，避免过度诊疗和误诊误治。不同的医院可根据具体情况，多学科共同协商，寻求最为有效的识别和确认的方法，增加合作意识，形成一个有效完善的多学科协同诊疗机制。FLS 项目是一个系统性的长期工程，它的实施能够提高脆性骨折患者骨质疏松症的管理率、诊断率、抗骨质疏松症药物的使用率和依从性，更重要的是，FLS 能够达到降低再骨折和提高患者生活质量的目的。

（徐又佳　魏　祺）

151　骨质疏松性骨折康复治疗包括哪些方面？

骨质疏松性骨折是由于骨骼骨量降低、骨微结构破坏引起骨骼脆性增加，受到低能量外力作用而导致的骨折，又可称脆性骨折，是骨质疏松最严重的结果。该类骨折通常指在日常活动或者轻微创伤（从站立或更低高度跌倒）时发生的骨折。该类骨折最常见的发生部位为胸腰段椎体、髋部、桡骨远端和肱骨近端。

骨质疏松性骨折不同于一般意义上的骨折，其骨折部位骨量低，骨质量差，内固定物及植入物容易松动脱出，植骨容易被吸收，极易导致骨折不愈合或畸形愈合，甚至再发骨折。因此，骨质疏松性骨折治疗不应局限于单纯骨折的处理，应综合考虑骨质疏松症，并重视骨折后的康复治疗。骨质疏松性骨折康复治疗可以分为两类：①广义康复治疗；②狭义康复治疗。对骨质疏松性骨折患者早期及全程开展合理康复治疗，不仅能减轻社会的经济负担，还能早期恢复患者肢体功能，提高患者的生活质量。

广义康复治疗主要包括药物治疗和狭义康复治疗；狭义康复治疗主要包括健康宣教、运动疗法、物理因子治疗、作业疗法、辅助器具等。本节主要简单介绍狭义康复治疗。

（1）健康宣教：健康宣教指以患者为中心，针对到医院接受医疗保健服务的患者个体及其家属所实施的有目的、有计划、系统的健康教育活动，其目的是防治疾病，促进身心康复。

骨质疏松症是一种慢性疾病，带病生存时间长，长期和有效干预尤为重要。骨质疏松性骨折患者属于严重骨质疏松人群，骨折后 1~2 年再发骨折风险极高。骨折后住院期间对患者及家属的健康宣教至关重要。

1）饮食宣教：骨质疏松性骨折患者首先要戒烟限酒，避免浓茶、咖啡，多进食含钙丰富的食物，优质蛋白饮食。

2）预防跌倒宣教：跌倒常常是引起骨折首要的外因，所以预防跌倒对防止再发骨折非常重要。要告知患者及家属预防跌倒的意义及方法等。

3）预防相关并发症：骨质疏松性骨折，特别是髋部骨折，术后一般长期卧床，容易出现血栓、压疮、肺部感染等并发症。医生和护士应告知患者及家属，在日常护理中应如何去避免并发症的发生以及及时发现并发症的发生。

4）功能锻炼的意义及注意事项：长期的康复训练对预防再发骨折和骨质疏松症的治疗至关重要。所以医生及护士应向患者及家属宣传功能锻炼的意义，使其充分认识功能锻炼的重要性，消除思想顾虑，主动进行锻炼。此外，在患者受伤入院后应告知患者自身骨折类型，术前和术后应采取哪些锻炼，锻炼过程中应避免哪些锻炼形式，以及其他锻炼注意事项。

5）心理疏导：近些年有关研究报道，骨质疏松及骨折患者中有不少出现心理异常，比如焦虑、压抑等现象，这些心理异常对后期骨质疏松及骨折的康复影响甚大。医生及护士可通过针对性的语言、表情及行为等方式，疏导患者心理问题，辅助患者后期康复。

（2）运动疗法：运动疗法也称为功能锻炼，目的是通过医学指导、医学干预，帮助患者增加骨折周围肌力与肌耐力，提高全身平衡力、协调力，早日直立、早日步行。

骨质疏松性骨折患者常常会接受石膏固定（支具固定）、内植物固定、椎体成形、关节置换、制动等方法治疗；骨质疏松性骨折患者往往老年人多见；所以，骨质疏松性骨折治疗后短期因为疼痛、术后反应、切口愈合、骨折愈合等问题，患者局部活动减少、全身活动停止；短期活动减少，对骨质疏松性患者而言会出现急性骨量丢失、失用性肌萎缩、关节强直等并发症。因此，骨质疏松性骨折患者在不影响骨折愈合的前提下，应尽早开始功能锻炼。

适当的功能锻炼不仅可以恢复关节运动功能，增强肌肉力量，减少肌肉萎缩，还可以促进骨折早期愈合和防止再发骨折。骨质疏松性骨折患者建议在医生指导下，采用主动运动与被动运动相结合（以主动运动为主）运动方式循序渐进开展；运动方式可采用平卧位肌肉等长收缩训练或非负重关节屈伸训练的形式，可采用直立为静止状态负重、扶双拐部分负重行走、扶助行器全负重行走、"陪护员保护下独自行走等形式。

另外，因骨质疏松性骨折部位的不同，所采取的功能锻炼方式也有所不同，具体的还需根据患者骨折情况进行调整。

（3）物理因子疗法：物理因子疗法通常指对骨质疏松性骨折患者采用神经肌肉电刺激、针灸等方法，达到增强肌力、促进神经修复，改善肢体功能等目的的康复治疗。

物理因子疗法又可称为理疗，是利用电、光、声、磁、热等物理因子促进病后机体康复的一种治疗方法。物理因子疗法简便、无创、有效而安全，对骨折愈合有促进作用。低强度脉冲超声（low intensity pulsed ultrasound，LPUS）、脉冲电磁场（pulsating electromagnetic field，PEMF）、体外冲击波疗法（extra-corporeal shock wavetherapy，ESWT）、功能性电刺激（functional electrical stimulation，FES）和振动波等多种物理治疗方法均可选用。

（4）作业疗法：作业疗法是采用患者可操作的肢体活动、劳动等方法，使患者在作业中获得功能训练，最大限度地促进肢体协调功能恢复、降低重复训练的抵触情绪，帮助患者恢复独立生活能力的一种康复治疗方法。

在长期的劳动生活当中，人们早就在实践中采用适当的工作、劳动和文娱活动等来调节某些患者的身心状况，并获得治疗的效果。但作为一门专业，直到本世纪初作业疗法才逐渐形成，早期主要用于治疗精神病患者。在治疗活动中使患者的病情得以控制，提高治疗效果。后期作业疗法逐步应用于骨折患者的康复锻炼中，其目的是促进骨与软组织的愈合，缩短疗程，并促进患者运动功能的恢复，其主要作用是：①促进肿胀消退；②减轻肌肉萎缩的程度；③防止关节粘连、僵硬；④促进骨折愈合；⑤增加运动的协调性和灵活性，恢复独立生活能力，提高生活质量，早日重返社会。

作业疗法在骨折康复治疗中应用：

1）骨折固定期的作业疗法：①适时适度锻炼：骨折整复固定后，待患者全身状况和及骨折断段稳定，便可开始作业治疗，但作业治疗强度应在控制在合适的范围，不能超过患者的耐受程度。②早期活动患肢关节，促进功能恢复：在保证骨折端固定的条件下，正确活动患肢，加强骨折邻近部位关节的活动，以预防关节僵硬和萎缩。例如上肢骨折的患者可使用进食类、梳洗修饰类、穿衣类和沐浴类等自助具。或使用上肢悬吊架，有利于关节早期活动。对于下肢骨折患者需要采取保护性措施，如使用长柄穿鞋器、洗澡刷和防滑椅等。③主动运动与被动运动相结合。对于肌力较弱、关节较僵硬的患者，首先由治疗师在允许的活动弧内进行被动运动，随后要求患者主动运动，以维持经被动达到的运动范围。

2）骨折愈合期的作业疗法：①从主动运动开始，改善伤肢肌肉的功能：例如，主动肌、拮抗肌和肌肉静态的协同收缩，重点是恢复上肢的关节活动度、稳定性、负重和技巧。②视病情选择辅助治疗措施：若患肢肿胀仍然存在，除了采取抬高患肢和主动肌肉收缩外，也可采取压力治疗，如压力手套、袖套以及向心性按摩。为改善关节僵硬或疼痛，治疗师可采取蜡疗、水疗、热疗与运动练习等综合措施。③处理关节僵硬、关节粘连、瘢痕形成：对于骨折稳定而关节僵硬者，可采用关节松动术，以改善关节附加运动，并结合被动牵张，以增加被动活动，也可考虑采取夹板或持续被动运动机械增加被动 ROM。对于术后的粘连或瘢痕增生活动度受限者，应教会患者深度按摩，连续加压治疗，例如高弹性绷带和硅胶等，有利于瘢痕塑形。

（5）辅助器具：辅助器具是指安排部分骨质疏松性骨折患者佩戴合适矫形器，矫正姿势，缓解疼痛，预防再次骨折等康复方法。

辅助器具既可作为骨质疏松性骨折的保守治疗方法，也可作为术后促进康复的手段。在辅助器具保护下早期的功能锻炼和负重对于促进骨折愈合及防止骨质疏松进一步恶化具有重要作用。

1）辅助器具在桡骨远端骨折中的应用：骨质疏松性桡骨远端骨折相比非骨质疏松性骨折恢复时间更长，可能导致长期功能障碍，影响后期生活质量。静态渐进性拉伸夹板和动态拉伸夹板能延长软组织、恢复挛缩关节的运动范围，可用于治疗桡骨远端骨折后持续性腕关节僵硬和预防骨量丢失，在康复早期使用效果更佳。

2）辅助器具在胸腰椎骨折中的应用：胸腰段脊柱矫形器能提供刚性支撑并增加腹内压，形成围绕脊柱的半刚性圆柱体支撑，从而分担脊柱的负荷。研究表明，胸腰段脊柱矫形器能显著增加胸腰段 OVCF 患者的躯干肌肉力量，改善肺功能并减少脊柱后凸角度，减轻疼痛。相比于传统的刚性脊柱矫形器，目前的生物反馈激活腰背肌肉原理的较低程度固定的动态胸腰段脊柱矫形器逐步得到应用并取得良好疗效。

（徐又佳　郑　苗）

参考文献

[1] 中华医学会骨科学分会青年骨质疏松学组, 中国医师协会急救复苏专业委员会创伤骨科与多发伤学组, 上海市中西医结合学会骨质疏松专业委员会. 中国骨质疏松性骨折围手术期处理专家共识 (2018)[J]. 中国临床医学, 2018,25(5):860-866.

[2] KHAN A Z, RAMES R D, MILLER A N. Clinical Management of Osteoporotic Fractures[J]. Curr Osteoporos Rep,2018,16(3):299-311.

[3] ROUX C, BRIOT K. Imminent fracture risk[J]. Osteoporos Int, 2017, 28(6):1765-1769.

[4] ROBERT B C, GEMMA A, ROBERT A A, et al. Secondary Fracture Prevention: Consensus Clinical Recommendations from a Multistakeholder Coalition[J]. J Bone Miner Res,2020,35(1): 36-52.

[5] JULIE S T, ROBYN S, KAREN H, et al.Falls and Secondary Fracture Prevention[J].Fragility Fracture Nursing, 2018, 27-40.

[6] 中华医学会骨质疏松和骨矿盐疾病分会.原发性骨质疏松症诊疗指南（2017）[J].中国骨质疏松杂志，2019, 25(3): 281-309.

[7] PAULINE M C, STEVEN M P, NEIL B, et al. American Association of Clinical Endocrinologists/American College of Endocrinology Clinical Practice Guidelines for the diagnosis and treatment of postmenopausal osteoporosis-2020 update[J]. Endocr Pract, 2020, 26(suppl 1): 1-46.

[8] KAPLAN F S, SCHERL J D, WISNESKI R, et al. The cluster phenomenon in patients who have multiple vertebral compression fractures[J]. Clin Orthop Relat Res, 1993, (297): 161-167.

[9] SUN H L, SHARMA S, LI C D. Cluster phenomenon of vertebral refractures after percutaneous vertebroplasty in a patient with glucocorticosteroid-induced osteoporosis: case report and review of the literature[J]. Spine(Phila Pa1976), 2013, 38(25): e1628-e1632.

[10] 王牧川，边焱焱，张嘉.脊柱骨折"集簇现象"的诊断和治疗：1例报道及文献回顾[J].中华骨与关节外科杂志, 2018, 11(11): 862-865.

[11] 郭世绂，罗先正，邱贵兴.骨质疏松症的基础与临床[M].天津：天津科学技术出版社，2001.

[12] 唐海.椎体成形术及椎体后凸成形术[M].北京：北京大学医学出版社，2012.

[13] 杨惠林，刘强，唐海.骨质疏松性椎体压缩性骨折患者抗骨质疏松规范治疗专家共识[J].中华医学杂志，2018，98(11):803-807.

[14] 林华，徐又佳，刘强，等.骨质疏松性骨折围手术期干预指南[J].中华骨质疏松和骨矿盐疾病杂志,2018,11(5):438-448.

[15] KANIS J A, JOHNELL O, DELAET C, et al. A meta-analysis of previous fracture and subsequent fracture risk[J]. Bone,2004,35(2):375-382.

[16] 林华，朱秀芬，陈新，等.骨化三醇和平衡训练及肌力锻炼对绝经后骨质疏松女性跌倒风险的作用[J].中华健康管理学杂志,2012,6(3):162-165.

[17] AKESSON K, MARSH D, MITCHELL P J, et al. Capture the Fracture: a Best Practice Framework and global campaign to break the fragility fracture cycle[J]. Osteoporos Int, 2013, 24(8): 2135-2152.

[18] 中华医学会骨科学分会骨质疏松学组.骨质疏松性骨折诊疗指南[J].中华骨科杂志, 2017, 37(1): 1-10.

[19] MILLER A N, LAKE A F, EMORY C L. Establishing a fracture liaison service: an orthopaedic approach[J]. J Bone Joint Surg Am,2015,97(8):675-681.

[20] 中华医学会骨质疏松和骨矿盐疾病分会.中国骨质疏松症流行病学调查及"健康骨骼"专项行动结果发布[J].中华骨质疏松和骨矿盐疾病杂志,2019,12(4):317-318.

[21] JOHANSSON H, SIGGEIRSDÓTTIR K, HARVEY N C et al. Imminent risk of fracture after fracture[J].Osteoporos Int, 2017, 28: 775-780.

[22] 夏维波.开展"骨折联络服务"，减少再发骨折[J].中华骨质疏松和骨矿盐疾病杂志,2016,9(1):1-6.

[23] 中华医学会骨质疏松和骨矿盐疾病分会，中华医学会骨科学分会骨质疏松学组.骨质疏松性骨折患者抗骨质疏松治疗与管理专家共识[J].中华骨质疏松和骨矿盐疾病杂志.2015,18(3)：189-195.

[24] KANIS J A, ODEN A, JOHNELL O, et al.The burden of osteoporotic fractures: a method for setting intervention thresholds [J]. Osteoporos Int,2001,12(5):417-427.

[25] COSMAN F, DE BEUR SJ, LEBOFF MS, et al. Clinician's guide to prevention and treatment of osteoporosis[J].Osteoporos Int, 2014, 25(10):2359-2381.

[26] SALE J E, BEATON D, BOGOCH E. Secondary prevention after an osteoporosis-related fracture: an overview[J].Clin Geriatr Med,2014,30(2):317-332.

[27] BAUTMANS I,VAN ARKEN J,VAN MACKELENBERG M,et al. Rehabilitation using manual mobilization for thoracic kyphosis in elderly postmenopausal patients with osteoporosis[J].J Rehabil Med,2010,42(2):129-35.

[28] CONLEY R B, ADIB G, ADLER R A, et al. Secondary facture prevention: consensus clinical recommendations from a multistakeholder coalition[J]. J Bone Miner Res, 2020, 35(1):36-52.

[29] 中华医学会骨科学分会创伤骨科学组等 . 中国脆性骨折术后规范化抗骨质疏松治疗指南（2021）[J]. 中华创伤骨科杂志 ,2021,23(02):93-101.

[30] HEGDE V, JO J E, ANDREOPOULOU P, et al. Effect of osteoporosis medications on fracture healing[J]. Osteoporosis International. 2016, 27(3):861-871.

[31] SILVERMAN SL, KUPPERMAN ES,BUKATA S V, et al.Fracture healing: a consensus report from the International Osteoporosis Foundation Fracture Working Group[J].Osteoporos Int,2016,27(7):2197-2206.

[32] 邱贵兴，裴福兴，胡侦明，等 , 中国骨质疏松性骨折诊疗指南 (全文)(骨质疏松性骨折诊断及治疗原则)[J]. 中华关节外科杂志 (电子版),2015,9(6):795-798.

[33] 陆廷仁等 . 骨质疏松后骨折的预防与康复问题 [J]. 现代康复 .2001,5(4):23.

[34] 徐苓等 . 骨质疏松症 [M]. 上海：上海科学技术出版社，2011：314-324.

[35] 陆廷仁等 . 骨科康复学 [M]. 北京：人民卫生出版社，2007：403-405.

[36] 中华医学会骨科学分会青年骨质疏松学组等 . 中国骨质疏松性骨折骨修复策略专家共识（2019）[J]. 中华创伤杂志，2019,(09)：769-775.

[37] EDWARDS B J, SONG J, DUNLOP D D, et al. Functional decline after incident wrist fractures--Study of Osteoporotic Fractures:prospective cohort study[J].BMJ,2010,341:c3324.

[38] LUCADO A M, LI Z. Static progressive splinting to improve wrist stiffness after distal radius fracture a prospective,case series study[J].Physiother Theory Praet,2009, 25(4):297-309.

[39] PFEIFER M, BEGEROW B, MINNE H W. Effects of a new spinal orthosis on posture,trunk strength, and quality of life in women with postmenopausal osteoporosis:a randomized trial[J].Am J Phys Med Rehabil,2004,83(3):177-186.

[40] PFEIFER M, KOHLWEY L, BEGEROW B, et al. Effects of two newly developed spinal orthoses on trunk muscle stength,posture, and quality-of-life in women with postmenopausal osteoporosis: arandomizedtrial[J]. AmJ Phys Med Rehabil,2011,90(10):805-815.

[41] MURATA K, WATANABE G, KAWAGUCHI S, et al. Union rates and prognostic variables of osteoporotic vertebral fractures treated with a rigid external support[J]. J Neurosurg Spine, 2012, 17(5):469-475.

[42] MECCARIELLO L, MUZII V F, FALZARANO G,et al. Dynamic corset versus three-point brace in the treatment of osteoporotic compression fractures of the thoracic and lumbar spine: a prospective, comparative study[J].Aging Clin Exp Res,2017,29(3):443-449.

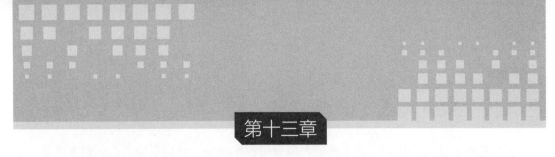

第十三章

骨骼与肌肉相互作用的相关知识

152　骨骼和肌肉之间有怎样的力学和内分泌联系？

骨骼与肌肉的发育和维持对于运动、健康和生活质量至关重要。骨骼肌肉系统保护我们的内脏，提供运动支撑功能，同时，骨骼与肌肉也是具有独立功能的系统，但彼此紧密联系，相互影响。在人类胚胎发育的过程中，它们均起源于近轴中胚层的体节，它们拥有相同的祖细胞，协同生长、发育、老化，共同完成某些生物学功能，肌肉与骨骼还具有相同的遗传基因，有研究显示肌肉和骨骼的编码基因同时与肌少症和骨质疏松症密切相关。在生长发育过程中，骨骼和肌肉质量和强度的增加受到性别、体重、年龄和体力活动的影响。进入老年期，骨量减少通常伴随肌量、肌力和抗阻能力的降低。肌少症时出现肌纤维萎缩、数量减少，与此同时，皮质骨弹性模量、抵抗力和硬度减弱，并发骨质疏松。肌肉和骨骼通过旁分泌信号和机械信号相互作用相互协调。

（1）骨骼与肌肉的力学联系：肌肉是骨骼机械刺激的主要来源，骨骼需增强其质量和强度以适应肌肉施加的机械负荷。骨骼肌发出的机械载荷通常包括不同大小和速度的纵向力和侧向力，由肌肉主动收缩或被动拉伸产生。在生长发育的关键阶段通过体育锻炼增加肌肉机械负荷导致骨矿物质积累、骨量和强度增加，然而各种原因引起的骨骼肌机械负荷降低会导致骨量和强度明显减退。研究表明，子宫内肌肉功能缺失会导致胎儿骨骼和关节发育受损，出生后至发育期（2～20岁），肌肉量与骨量之间也存在高度正相关。肌肉通过力学作用于骨骼而产生影响，力学主要是肌肉收缩，以应力刺激导致信号转导，细胞代谢改变，使骨密度及骨强度增加。例如，久坐、太空失重、瘫痪等不仅肌肉萎缩明显，也伴随骨密度及骨强度的减低。骨细胞也可直接通过肌肉收缩的机械刺激增加硬骨抑素合成从而调节骨形成。局部骨细胞群接收到机械信号并翻译成初始生物信号，就将产生一系列次级信号，将信号在细胞内传播到其他感受器或效应细胞。机械信号转导的信号通路揭示了机械刺激骨细胞或成骨细胞的多种变化，包括基因表达变化、蛋白质和脂质修饰（如磷酸化）、蛋白质降解、细胞内转位、分泌因子的释放，以及细胞形状和大小的改变等。尽管骨骼与肌肉的发育和维持在根本上依赖于机械刺激，但组织中机械负荷转化为代谢信号的确切机制尚不明确。众所周知，体育活动会影响肌肉和骨骼的代谢，临床证据表明，低幅度高频率的机械信号对骨骼和肌肉的合成代谢有促进作用，高幅度低频率的抗阻运动增加了股骨粗隆和手臂桡骨远端的骨密度。在评价不同运动对骨骼肌肉的影响时，久坐人群的骨量、肌肉功能值最低，足球、跑步人群的骨量和肌肉功能明显提高。

骨骼肌质量由蛋白质合成速率和蛋白质分解速率决定。机械负荷引起的肌肉质量改变与蛋白质合成增加相关，研究表明 mTOR（哺乳动物雷帕霉素靶蛋白）在机械刺激调节蛋白质合成和肌肉质量的途径中起核心作用，mTOR 是一种保守的丝氨酸/苏氨酸激酶，存在于至少两种蛋白复合物中：mTOR 复合物 1（mTORC1）和 mTORC2。其中 mTOR 复合体 1（mTORC1）是细胞生长的主要调节因子，具有调节 mRNA 翻译速率和核糖体数量的能力。重要的是，骨骼肌中的 mTORC1 信号可被不同类型的机械刺激激活，这种效应可以在细胞培养、离体肌肉和体内模型系统中观察到。而且，已经证明 mTORC1 信号的体内激活足以刺激蛋白质合成的增加和诱导肌纤维肥大，mTOR 的激酶活性对于机械负荷诱导的肌肉肥大是必要的。胰岛素样生长因子 1（Insulin-like growth factor 1，IGF-1）是参与 mTORC1 信号机械激活的分子之一，在机械负荷下表达增加，激活 PI3K/Akt/mTORC1 信号通路促进蛋白质合成和诱导肌肉肥大。

（2）骨骼与肌肉的内分泌联系：近年来的研究探索了骨骼肌的内分泌功能。1997 年 Se-Jin Lee's 首次报道了对肌肉发育生长有负调控作用的肌肉因子——肌肉生长抑制素（myostatin），动物和人体实验中已经证明抗阻运动和有氧运动会抑制肌肉生长抑制素的分泌。后续研究发现了更多的肌肉分泌因子，如可刺激血管生成的 IL-8、脑源性神经营养因子（BDNF）、促进白色脂肪转化为棕色脂肪的鸢尾素（irisin），可提高骨量的 IL-15，这些因子的发现再一次证明了肌肉的内分泌功能。实验发现，电刺激肌肉收缩时，体外完整的骨骼肌起到保护骨细胞的作用，有力地证明了肌肉收缩产生机械应力转化为肌肉因子释放的代谢信号介导了骨骼肌对骨骼的保护作用。另一方面，骨骼以往不被认为是内分泌器官，然而，研究发现骨骼能够生成分泌成纤维细胞生长因子 23（Fibroblast Growth Factor 23，FGF23）、硬骨抑素（sclerostin，SOST）、骨钙素（osteocalcin，OCN）、PGE2 和 WNT3a 等细胞因子。FGF-23 通过抑制肾小管上皮细胞的 α-羟化酶抑制 1,25OHD 的产生，在调节循环中磷酸盐和维生素 D 水平起重要作用，循环中 FGF23 对心肌可能产生负性影响，FGF23 水平升高与左心室肥厚独立相关。骨钙素是一种由成骨细胞分泌的骨源性内分泌因子，缺乏骨钙素小鼠表现出细胞增殖降低和胰岛素分泌减少并最终导致肥胖。在体外实验中，骨细胞能够分泌 PGE2 和 WNT3α，通过 WNT/β-catenin 通路促进肌肉生成和功能。多项动物和细胞研究都证实骨骼和肌肉之间通过旁分泌、内分泌相互作用，并对全身其他器官产生影响。

肌肉与骨骼系统作为运动系统的两大重要组分，除了在运动、支持方面的作用外，近年的研究揭示了它们在代谢、心血管等疾病中同样有不可忽视的作用。肌肉及骨骼作为具有内分泌功能的器官可通过分泌数百种小分子物质经血液循环作用于全身。另外，体内一些重要的内分泌因子可同时作用于肌肉与骨骼，维生素 D 缺乏的老年人发生肌少症和骨质疏松症的概率增加，跌倒和骨折风险明显升高；绝经后女性会出现肌肉和骨骼丢失，骨密度下降、肌肉功能衰退；肌肉和骨骼也会同时受疾病累及，过量糖皮质激素同时引起肌肉和骨骼的丢失；长期卧床失用性功能下降也会同时引起骨骼和肌肉的丢失；慢性炎症反应如结缔组织性疾病肌少症和骨质疏松也同步发生。因此，我们呼吁关注肌肉与骨骼，将其作为人体的重要器官，肌肉与骨骼的健康与否是影响人类健康和生活质量的重要指标。

（程　群　张海潮）

153　什么叫作肌少症?

肌少症（sarcopenia）最早由学者 Rosenberg 于 1989 年首次命名，被定义为与年龄相关的瘦体重下降，影响活动能力、营养状况。2010 年欧洲肌少症工作组（European Working Group on Sarcopenia in Older People，EWGSOP）发布了肌少症定义。肌少症是以肌肉质量和力量进行性和广泛性减少为特征的临床综合征，并导致身体残疾，生活质量下降以及死亡等不良后果的风险升高。2016 年 10 月，肌少症的国际编码 ICD-10 标志肌少症被识别为一种独立的疾病（M62.8）。随后，在世界各地一系列专家组不断努力下，肌少症的定义不断完善，并引入了肌肉功能的概念。根据最新的 2019 年亚洲肌少症工作组（Asia Working Group on Sarcopenia，AWGS）公布的最新肌少症诊断及治疗共识，肌少症是一种与年龄相关的肌肉质量减少，同时伴有肌肉力量和躯体功能下降。肌少症增加跌倒和骨折风险、损害日常生活活动能力、与心血管疾病、呼吸系统疾病和认知障碍有关，导致行动不便、生活质量降低、丧失独立性以及死亡。肌少症的发生不仅与性别、年龄相关，还受遗传、生活方式等因素的影响。肌少症可能在急性疾病和住院期间发病率急剧增加或在长期病程中缓慢发生。肌少症造成了严重的社会财政负担，增加了老年人群的住院风险，使住院费用明显增加。在住院的老年人中，入院时存在肌少症的患者住院费用较没有肌少症人群高 5 倍以上。在对社区、养老机构老年人进行的一项研究中发现步速较慢是日常生活活动中导致残疾的潜在驱动因素，而且在这些存在潜在危险因素的群体中，残疾与较低生活质量和较高的医疗费用有关。

肌少症是一种具有多种病因和多样结局的疾病。虽然肌肉减少主要发生在老年人中，但也可发生在年轻人中。在某些个体中，可以明确肌少症的病因，但某些个体无法找到确切病因。因此，当无明确病因仅有衰老时，则将肌少症视为原发性肌少症。当存在除增龄以外的其他病因时，则为继发性肌少症。老年人有多种致病因素难以准确鉴定为原发性或者继发性时，这情况将肌少症视为老年综合征。继发性肌少症包括与活动相关、疾病相关、营养相关等。活动相关的肌少症为由于长期卧床，久坐不动的生活方式或零重力状态；疾病相关的肌少症与脏器（心脏、肺、肝、肾、脑）功能衰竭、炎性疾病、恶性肿瘤或内分泌疾病相关；营养相关的肌少症包括饮食中能量和 / 或蛋白质摄入不足，例如营养不良、胃肠道疾病或服用引起厌食的药物。欧洲肌少症工作组确定了肌少症的亚类分为急性和慢性。持续时间少于 6 个月的肌少症定义为急性，而肌少症持续时间大于等于 6 个月定义为慢性。急性肌少症的发生通常与急性疾病或急性损伤相关，而慢性肌少症可能与慢性疾病或衰老相关。急性与慢性肌少症的定义是强调对可能患有肌少症个体进行定期的肌少症评估以确定病情发展或恶化速度，有助于预防或延缓肌少症进展和不良预后。

肌肉质量和力量在青壮年时期达到峰值然后开始逐渐下降，其中肌力下降更快。长期以来，对于肌少症的普遍认知认为其只在老年人群中发生，但目前研究发现肌少症可在生命的早期发生。尽管如此，老年个体之间仍然存在大量无法解释的肌量和肌力变化，这或许反映出老年人肌量和肌力的改变不仅与衰老有关，还与其青年时期肌肉峰值发育有关。

依据 AWGS 2014 的诊断标准，肌少症在社区老年人群的发病率在 5.5% ~ 25.7%，且男性肌少症发病率高于女性。程群教授的一项横断面研究发现上海地区 70 岁以上的女性和男性的肌少症患病率分别为 4.8% 和 13.2%，且随年龄增长，男性的肌量下降较女性明显。随着老龄化的发展，"十四五"期间我国将进入中度老龄化阶段。据民政部、国家卫生健康委等部门统计，我国目前有 2.5 亿老年人，4 000 万失能、半失能老年人，而养老护理人员仅有 30 万名。肌少症是造成老年人跌倒、骨折、失能、残疾甚至死亡的重要因素。因此，普及对肌少症的认识，不仅可以减少社会医疗费用的大额支出，还能避免失能老年人群进一步扩大。

（程　群　张海潮）

154　肌力可以用哪些方法测量？

老年人肌肉力量对于维持姿态稳定和保持生活能力至关重要，肌肉力量的降低会显著增加老年人跌倒、骨折风险。肌肉质量和力量在青壮年时期达到峰值然后开始逐渐下降，其中力量下降更快。所以肌力是较为重要的指标。目前，《亚洲肌少症诊断及治疗共识》推荐使用握力表示肌肉力量。AWGS（Asian Working Group for Sarcopenia，亚洲肌少症工作组）2019 推荐弹簧握力器或者液压式握力器用于肌少症的诊断。本文将介绍关于老年人肌力的其他测量方法，其中最具代表性的有两种，一种是康复医学领域最常使用的徒手肌力测量，另一种是应用等速肌力测试仪及手持测力计等工具对老年人肌力进行定量的测量。

（1）肌力定量测量方法：1959 年由 Asmussen 提出等速肌力测试在关节活动的全范围过程中连续测量肌力被认为是评定肌力最为理想的方法。等速肌力测试是指利用等速肌力测试仪，预先将受测老年人的肢体强制做恒速运动，等速肌力测试仪在肢体运动过程中运动肢体提供与肌肉张力相匹配的并随肌肉张力大小而改变的阻力。运用等速肌力测试仪测量下肢肌力时，受试者取坐位，所测得分越高说明肌力越好，等速肌力测试评价指标主要包括峰力矩（PT）、峰力矩体质量（PT/BW）、峰力矩角度（PTA）、力矩加速能（TAE）、屈伸肌峰力矩比（F /E）、平均功率（AP）、总功（TW）等，利用以上指标可测试肌力、耐力、爆发力和肌肉做功功率等指标，因其较高的信效度使得其在临床肌力检查和肌力训练中应用广泛，常用来在康复实验方案过程中对研究对象的肢体功能进行动态的监控，以便及时调整康复计划，达到最佳康复效果。

但等速肌力测试方法由于费用高、占地面积大等不足之处，实际应用受到了限制，随后手持式测力计弥补了这一缺陷。测试时受试老年人做下肢屈髋、伸膝、外展、后伸等动作进而测量被试者某个肢体肌肉等长收缩的最大值。手持式测力计具有重量轻、体积小、携带方便、检查费用低且检查结果与等速肌力测试相关性好等优势，使其在临床上应用推广迅速。手持式测力计对下肢肌力测试时具有较好的信效度，但研究结果显示，当检查者上肢力量强于被测试肌肉力量时，所测得的结果较为可信。

1RM 测试即一次重复最大重量测试，测量方式为受试者对每个重量均进行测试，并逐渐增加重量，直至受试者只能重复一次某一重量，则记录该重量为等张力。应用 1RM 测试测量出个人的最大肌力，进而为训练提供最大负荷的参考值。1RM 测试因其能很好地反映动力性肌力水平现已被包括美国、加拿大等体质大国作为评价国民健康指标之一。1RM 的传统测试方法为逐渐增加负荷直接测试，其结果准确但在实际操作上较为烦琐且费时费力，特别是针对老年人测试时直接应用最大肌力有导致老年人血压飙升，甚至导致心律失常及心肌损害的风险。

握力计、背力计和捏力计分别可应用于手指力、背部肌力和手指捏力进行定量肌力测量。握力在一定程度上能反映肌力的大小。近年来随着神经电生理检测理论的发展和肌力多指标综合评估概念的影响，使用神经传导速度测定、诱发电位检查、肌电图等方法也可定量测评肌力，层次分析法（AHP）、主成分分析法、人工神经网络、模糊综合也开始引入国内引入，但目前对于评定标准方面尚无统一规范。

（2）肌力非定量测量方法：徒手肌力检查（MMT）是在 1912 年由美国 Robert Lovett 教授提出。最初为第二次世界大战期间及之后出现外周神经损伤的患者而提出的一种徒手测量肌力的方法。检查时检查者针对每一块肌肉的测定都需要受试者肢体处于一个特定的姿势，以测定每块肌肉的独立功能。从 MMT 发展过程来看，基于英国医学研究理事会的6 级分级法将 MMT 主要分 3 种分级方法：McCreary 和 Kendall 法、Daniels 和 Worthingham 法、MRC 分级法及其改良版。原始的 MRC 量表的分级仅用数字（0 ~ 5）表示，但从 MRC 提出伊始，分级标准缺乏明确定量界限就一直为人诟病，使得其在临床评估中具有很大的误差性，其中存在较大争议、学者研究较多的是 MRC 经典的 5 级分级法和 2 ~ 5 级之间的 4 级评定属于评定者的主观判断，但由于测评者的主观判断在临床评估中敏感性较差且特异性不高，这就使得 MMT 在临床应用中受到了限制，但直到今天仍有学者试图将其改良，使之更加完善，但 MMT 因其简单易操作使得其成为临床工作中最常使用的肌力评定方法之一，在肌肉力量评定中占有非常重要的地位。

基于肌少症的定义，肌少症的评估相对简单、可行，选择合理的方法对老年人肌肉力量，耐力进行测评和可以更全面地评估老年人的体质状况，并且有利于引导老年人进行合理的肌肉力量练习。根据老年人肌力情况，并采取进一步针对性的预防措施。

（程　群　张海潮）

155　肌肉含量可以用哪些方法测量？

肌少症的目前的判定标准综合肌量、肌力和肌肉功能三方面，主要评估指标为肌量减少、肌力下降、日常活动功能失调等。研究发现随年龄增加，上肢肌量减少较下肢更为明显。因此，肌肉质量的测量可作为老年人群肌肉评估的指标之一。

实际上肌肉的体积密度是相对恒定的，约为 1.04kg/L。有多种肌肉质量评估的方法包括双能 X 线吸收仪（dualenergy X-ray absorptiometry，DXA）、电子计算机断层扫描（computed tomography，CT）、磁共振成像（magnetic resonance imaging，MRI）、生物电阻抗测量分析（bioelectrical impedance analysis，BIA）和外周骨定量 CT（peripheral quantitative computed tomography）等。CT 和 MRI 通过机体断层的肌肉质量测量、肌肉密度和脂肪组织测量，是目前最准确的测量方法，可作为诊断的"金标准"。但由于 CT 的 X 线放射量比 DXA 高以及 MRI 检查费用昂贵、测量分析过程复杂等因素使其在临床中较少应用。DXA 是一种应用更为广泛的无创测量肌量的仪器。此外，肌肉质量与体型相关。肌肉质量可以通过身高、体重或体质指数校正的方式更好预测老年人的临床不良结局。

DXA 的原理是使用两种不同能量 X 线同时扫描被测部位。由于被测部位骨和肌组织对低能量射线的吸收均高于对高能量的吸收，软组织吸收能量明显少于骨组织吸收量，通过软件可分别计算出受测部位骨和肌组织含量。DXA 测量部位分别为四肢、躯干或全身肌量等。骨骼肌质量指数（skeletal muscle index，SMI），即（骨骼肌量 / 体质量）× 100；身高校正的四肢骨骼肌指数（appendicular skeletal muscle mass/height^2，ASM/ht^2），即四肢骨骼肌质量 / 身高平方等。DXA 上述结果推算的是肌肉和脂肪的含量及其比例。

CT 测量肌肉原理是肌肉组织 CT 值（hounsfield unit，Hu），与其他组织 CT 值有明显区别、并通过软件测量区分。其中脂肪组织 CT 值为 −190 ～ −30Hu，肌肉组织 CT 值为 −29 ～ +150Hu，骨组织 CT 值为 152 ～ 1 000Hu。CT 可以选择人体典型层面进行扫描和分析，不宜进行大范围或全身扫描。

外周骨定量 CT（pQCT）是在临床 CT 机基础上测量肢体横断面的骨密度、骨形态并测量肢体断层面的肌肉面积、肌肉密度及肌肉内脂肪面积。外周骨定量 CT 的优点包括辐射量较低、扫描时间短及费用较常规 CT 低等。pQCT 测量的常见部位有胫骨和桡骨远端，目前具有较大机架的新型 pQCT 机可以测量股骨和肱骨等部位，但仅限于外周解剖部位，与 MRI 相比准确性较低。因此，通常选择肌肉面积和密度的测量结果。近年研发的高分辨 pQCT（HR-pQCT）的测量部位为胫骨远端，测量指标为其断层面肌肉和肌腱组织的密度。pQCT 的局限在于目前缺乏统一选择标准及测量方案，故测量结果差异较大。

MRI 测量是骨骼肌肌量测量评估的"金标准"，MRI 成像组织分辨率较高，无需电离辐射，能够清晰显示肌肉、结缔组织、骨骼和肌内脂肪成分、测量重复性好，能够迅速反映组织结构和成分变化，另外，MRI 还可显示肌肉内组织水肿、肌肉或筋膜内炎性病变、脂肪浸润、纤维化和肌萎缩等改变，这是区别其他肌量检测方法的显著优势。常规 MRI 可通过测量肌量、病变性质和病变范围而评估肌肉变化。常应用 T_1 加权像评估影像的序列，T_1 序列加权像上肌肉和脂肪对比清晰，有助于肌肉量化测量。MR（magnetic resonance，磁共振）设备的型号不同、测量分析软件的差异、测量部位的不同、不同的参照人群及标准等，均可导致报道的肌少症患病率不同。虽然 MRI 对肌肉和脂肪测量的重复性和准确性较高，但现在并没有统一的标准测量方法。除常规 MRI 对肌肉进行测量和评估以外，先进的 MR 技术也可用于肌肉的评估，如可通过 MR 波普（spectroscopy，MRS）成像量化分析评估肌肉的精细结构、肌肉功能和新陈代谢。也可通过对测量组织的 T_2 弛豫时间、又称 T_2 图（T_2 mapping）的方法评估肌萎缩状况。另外，弥散张量成像（diffusion tensor imaging，DTI）和血氧水平依赖成像（blood oxygenation level-dependent imaging，BOLD）可分别评估肌肉的结构和微循环状况。但这类 MRI 技术均较为复杂，目前也仅限于对罕见的继发性肌少症或其他少见肌病的研究。应用 MRI 测量肌量的局限性在于设备庞大、检测费用高昂、测量部位影像采集参数不同、测量和分析复杂、缺乏标准测量方法、检查时间较长、MRI 检查禁忌证等，这限制了 MRI 在肌肉评估中的临床应用。

生物电阻抗肌量测量（bioelectrical impedance analysis，BIA）利用人体组织中肌肉组织和脂肪组织中含水量不同，体内的水与电阻抗呈反向相关，通过引入体内小量交流电计算电流在体内肌肉中的水传导及阻抗信息，进而推算体内肌肉含量。该技术在测量过程安全、不产生电离辐射，重复性好，主要局限性是测量基于体内水的成分，受机体脱水、水肿、大量饮水、进食、温度改变、出汗等多种因素影响，另外 BIA 设备不同，设备校准难等也是影响其精确度的因素。为避免这些因素的影响，需仔细制定测量方案，包括每次随访测量应在同一时间点、采用同一 BIA 设备等，使测量结果尽可能反映实际的肌肉量。

超声是一种广泛使用的研究技术，可以测量肌肉数量以及作为肌肉质量的测量方法。超声可便携使用并能在床旁使用，但需要对操作人员进行专门培训并遵守严格的流程，以获得可靠和可重复的结果。但亚洲肌少症工作组认为目前仍需更多临床证据证实超声检测的有效性。

上述各种测量方法，均将肌量减少判定的阈值笼统地定义为低于正常人群峰值或参照值的 2 个标准差，但也有不同的判定标准。以 DXA 为例，通常将其肌量减少阈值定义为低于正常人肌量均值的 2 个标准差。亚洲肌少症工作组将身高校正后肌量的男女 DXA 诊断阈值分别定为 $7.0kg/m^2$ 和 $5.4kg/m^2$ 或 BIA 诊断阈值定为 $7.0kg/m^2$ 和 $5.7kg/m^2$。不同的检测方法均有其优缺点，需要有更多准确可靠的数据进一步验证和支持。

（程　群　张海潮）

156　肌少症的发病机制有哪些？

肌少症代表了一种肌肉萎缩综合征，其特征为在正常衰老过程中发生的骨骼肌质量、力量和强度的进行性、广泛性、退行性丧失。肌少症患者的临床症状与肌力下降相关，如乏力、跌倒、骨折、生活自理能力降低，以及代谢性疾病的发生风险升高，这些均导致老年人生活质量降低，和死亡风险升高。随着人口老龄化，肌少症的关注度也在逐渐提高，研究发现多种机制可能引起并加重肌少症，涉及多个肌肉生理学水平。这些机制包括激素水平、肌纤维组成、神经肌肉驱动、肌卫星细胞分化和增殖、炎症通路以及肌肉细胞内的蛋白质稳态和线粒体功能等。

衰老表现在细胞水平的损伤，如基因组不稳定、端粒长度丢失、表观遗传改变和蛋白稳态丧失。到目前为止，作为肌少症病因的遗传基础的证据仍然很少。年龄相关的 DNA 损伤，尤其是卫星细胞及其 DNA 修复能力可能在肌肉老化中发挥重要作用。研究表明衰老过程中卫星细胞中端粒损耗导致再生能力降低。端粒缩短被认为是肌少症的可能原因。一项在中国老年人群中进行的研究显示，较长的端粒与握力下降较慢相关。

（1）营养因素：蛋白质的减少在肌少症的发生中起着举足轻重的作用。蛋白质约占肌肉重量的 20%，随着年龄增长，蛋白质的摄入量相对不足，造成体内蛋白质合成减少、体重下降；老年人蛋白质合成速度下降，线粒体蛋白和骨骼肌重链蛋白合成速率的降低也导致了骨骼肌蛋白合成的不断下降。近年来骨骼肌老化的主要标志已被广泛研究，骨骼肌的蛋白减少显著促进了肌肉的萎缩发生。细胞内蛋白修饰诱导代谢转向蛋白质水解，导致酶功能障碍和氧化应激易感性增加。此外，临床许多慢性疾病及恶性肿瘤的发展过程均会不同程度消耗体内的蛋白质，这些情况均会导致机体蛋白质合成及分解代谢平衡失调，进而导致肌少症的发生。禁食的老年受试者的肌肉蛋白质合成也减少，尤其是在特定的肌肉部分，因此，衰老的厌食症及其潜在机制通过减少蛋白质摄入而导致肌少症。

（2）运动因素：运动减少是肌肉质量和力量减少的重要因素。研究发现运动明显减少时，肌肉力量的下降先于肌量的下降，低水平的体育活动会导致肌肉无力，进而导致活动水平下降。体育锻炼应该对肌少症具有保护作用，一些研究表明，保护作用的程度取决于活动的类型。有氧运动，如散步、跑步、骑自行车或游泳，会增加最大耗氧量，改善肌肉质量，神经肌肉适应性和肌肉功能，并与发病率和死亡率降低相关，而与体脂无关。运动或者抗阻训练可以促使肌细胞分泌胰岛素样生长因子（insulin-like growth factor，IGF）以及一些 IGF 结合蛋白，这些细胞因子可以抑制肌肉萎缩并促使肌细胞再生；同时运动可以使肌肉分泌前列腺素而促进肌卫星细胞的增殖；运动还可以促使人体产生核心蛋白（Decorin），其可以和肌肉生长抑制因子（myostatin）结合抑制后者的功能从而促进成肌细胞的增殖和分化。

（3）内分泌系统：多数研究显示，睾酮水平降低与肌少症的发生有关，补充睾酮可增加老年人的肌肉质量和功能。老年男性睾丸激素水平以每年 1% 的速度逐渐降低，老年人睾丸激素水平低与肌肉质量，力量和功能丧失之间存在联系。随着年龄的增长，性激素结合球蛋白水平的升高导致游离或可生物利用的睾丸激素水平降低。肌少症可能伴随身体和肌内脂肪量的进行性增加，这与胰岛素抵抗的风险增加相关。胰岛素在肌少症的发病机制中的发挥重要作用，即使其对肌肉合成的影响仍存争议。与年轻成人相比，老年患者摄入葡萄糖和氨基酸后胰岛素水平升高导致蛋白质合成减少和线粒体功能下降。中年期间频繁的体重增加导致胰岛素合成代谢作用下降，可能诱发肌少症。随着年龄的增长循环 25OHD 含量下降。一些横断面研究报告了低 1,25OHD 水平与低肌量，低肌肉强度，平衡能力下降和跌倒风险增加之间的关联。低水平的维生素 D 可减少肌肉合成代谢。有证据表明，随着年龄的增长，脂肪量增加，性激素循环水平降低，这与年龄相关的构成分解代谢刺激的促炎性细胞因子增加。肌少症是细胞因子相关衰老过程的结果之一。

（4）氧化应激与线粒体功能：氧化应激是由自由基在体内产生的一种负面作用，并被认为是导致衰老和疾病的一个重要因素。老年人骨骼肌进入衰老进程，不断产生大量 ROS，导致体内氧化与抗氧化失衡，损伤肌细胞结构和功能，进而影响钙离子转运，由此造成肌肉组织的损害。随着年龄的增长，线粒体功能可能受到肌肉线粒体 DNA（mtDNA）累积损伤的影响。这可能导致减少肌细胞蛋白质、ATP 合成的代谢率，促进骨骼衰老同时衰老骨骼肌产生大量 ROS，促进肌少症的发生。

（5）遗传因素：遗传因素是造成肌肉力量变化的主要因素，并可能导致对肌少症药物的易感性。遗传流行病学研究表明，个体肌肉力量差异的 36%~65%，下肢力量的 57% 和日常生活活动能力（ADL）的 34% 由遗传解释。

（6）神经 - 肌肉机制：肌少症中神经 - 肌肉功能减弱，α 运动神经元轴突丧失其关键作用。电生理神经速度的降低与最大纤维的脱落有关，减少了节间长度，并且节段性脱髓鞘随着衰老过程而发生。在老化过程中观察到渐进式去神经和再神经化过程，并导致纤维类型分组是肌少症发展过程中可能涉及的主要机制。在老化期间，卫星细胞的数量及其募集能力下降，其中Ⅱ型纤维比Ⅰ型纤维减少更显著。此外，老年受试者的肌肉容易受到损伤，创伤后恢复能力差易致肌少症。

肌少症是肌肉衰老的表征之一，多重因素和机制导致肌少症。生活方式例如运动不足、吸烟，营养缺乏以及衰老相关的激素改变和炎症因子的增加，神经肌肉功能丧失。低运动量和久坐不动是肌少症的重要因素，体育锻炼可从分子层面维持肌肉健康，深入了解肌少症机制，可为我们预防及治疗肌少症提供新思路。

（程　群　张海潮）

157　肌少症的诊断流程是怎样的？

欧洲肌少症工作组（EWGSOP）于 2010 年提出肌少症诊断策略，诊断肌少症不仅要有肌肉质量减少，同时还存在肌肉力量和 / 或躯体功能的下降。2018 年欧洲肌少症工作组修订了肌少症的定义及诊断，并提出肌少症的诊断流程：发现 - 评估 - 确诊 - 严重程度分级（find-assess-confirm-severity）。但相对于欧洲人群，亚洲人群在生活方式、饮食、运动、身体结构等各个方面存在较大差异，因此在诊断过程中有不同之处。

国际上对肌少症的临床和研究蓬勃发展。亚洲肌少症工作组（AWGS）2014 年共识将肌少症定义为"年龄相关的肌肉质量损失，伴有低肌肉强度和 / 或低体能"，并规定了每个诊断组分的临界值。考虑到社区基层医疗机构诊断肌少症的困难，AWGS 2014 支持使用生物电阻抗分析（BIA）进行肌量的检测。AWGS 2019 保留了之前的肌少症定义，但修订了某些诊断标准：低肌肉强度定义为男性握力 < 28kg，女性握力 < 18kg；低体能标准为 6 米步速 < 1.0m/s，简易身体能力测试（SPPB 评分）≤ 9 次或 5 次站起坐下试验 ≥ 12 秒。此外，亚洲肌少症工作组 2019 年提出了社区基层医疗机构和医院均从筛查小腿围、SARC-F（Sarcopenia-Five，简易五项评分问卷）（≥ 4）或 SARC-CalF（≥ 11）开始，便于早期识别肌少症的高危人群。在没有先进诊断设备的情况下，为实现早期发现与干预，亚洲肌少症工作组提出了"可能肌少症（possible sarcopenia）"这一概念，将出现肌肉力量下降和 / 或躯体功能下降定义为可能肌少症。社区医疗机构对发现"可能肌少症"的居民进行肌肉健康宣传教育并进行适当的生活方式干预，同时 AWGS 也鼓励将"可能肌少症"的居民转诊到上级医院明确诊断，但无论诊断是否明确，都应持续进行生活方式的干预。医师依据诊断流程明确肌少症诊断同时还应积极寻找潜在致病因素，对于可逆致病因素，应制定合适的个体化的干预方案。

（1）病例筛查 / 发现：AWGS 建议使用小腿围或 ARC-F 或 SARC-CalF 问卷先进行筛查。小腿围测量方法为使用非弹性带测量双侧小腿最大周径，可以代表肌肉质量。AWGS 简易筛查小腿围界值为男性 < 34cm，女性 < 33cm。另一替代测量小腿围的有效方法为指环试验（finger-ringtest）。指环试验是人们使用双手食指和拇指包绕非优势侧小腿周径，如果测量的小腿正好适合或小于这一长度，则将预测发生低骨骼肌质量的风险增加。这一简易方法可以让老年人群在家中实现对自身肌肉质量的简单评估。但小腿围测量可能会受脂肪的影响，受试者较胖时小腿围度很难低于阈值，从而干扰量表诊断结果。自评调查问

卷 SARC-F 能够不依赖仪器设备及界值、不受年龄和性别差异的影响，是简单、快速、有效的筛查工具。SARC-F 量表包含 5 项与老年人功能状态密切相关的内容，总分≥ 4 分为筛查阳性。SARC-F 虽对肌少症诊断敏感度低，但特异性高，可较准确识别躯体功能受损，且与不良临床结局相关。该量表包含的 5 项分别为肌肉力量（举起 / 搬运约 4.5kg 重物的难度）、辅助行走（步行穿越房间的难度）、座椅起立（从床或座椅站起的难度）、攀爬楼梯（攀爬 10 级台阶的难度）、跌倒次数（过去 1 年中跌倒的次数）。每项得分为 0 ~ 2 分，0 分为没有难度或跌倒次数为 0，1 分为有一定难度或跌倒次数为 1 ~ 3 次，2 分为难度较大无法完成或跌倒 4 次以上。SARC-F 可结合与肌肉质量具有相关性的小腿围指标，并将 SARC-F 量表和小腿围测试整合成一份新量表称为改良版 SARC-F 量表（enhancing SARC-F scale）或 SARC-Cal F 量表。

对于"可能肌少症"的人群识别需通过进一步评估肌肉力量（握力：男 < 28kg，女 < 18kg）或躯体功能（5 次起坐时间≥ 12 秒）。在急慢性医疗机构或临床研究中，医务人员应对患者存在功能下降或受限（非意愿性体重下降、抑郁情绪、认知受损、反复跌倒、营养不良）和慢性疾病（心力衰竭、慢性阻塞性肺疾病、糖尿病、慢性肾病等）进行筛查。而无临床表现的患者也可通过小腿围的检测或 SARC-F 量表或 SARC-CalF 量表早期发现是否存在肌肉功能减退。如存在可能临床情况及肌肉衰减，可进行肌肉力量、躯体功能和四肢骨骼肌含量测定。骨骼肌含量的检测需要专业设备及人员。AWGS 建议 DXA 诊断界值为男 < 28kg/m^2，女 < 5.4kg/m^2，或者多频 BIA 诊断界值为男 < 7.0kg/m^2，女 < 5.7kg/m^2。

（2）评估 - 肌力测定：AWGS 2019 仍然使用握力表示肌肉力量。在亚洲最常用的是弹簧式握力器，其次是液压式握力器。AWGS 2019 推荐使用这两种设备用于肌少症诊断，但不推荐用不同设备测量的结果直接进行比较，因为老年人用液压式握力器测量结果可能高于用弹簧式握力器。AWGS 2019 推荐：①使用液压式握力器，坐位，90°屈肘测量握力；②使用弹簧式握力器，站立位，伸肘测量握力；如果老年人不能独立站立，则选用坐位测量。用优势手或两只手分别最大力量等距收缩，至少 2 次测试，选取最大读数。AWGS 2019 推荐肌少症的握力诊断界值为：男性 <28.0kg，女性 <18.0kg。

（3）确诊 - 肌量测量：虽然磁共振成像（MRI）、计算机断层扫描（CT）、DXA 和 BIA 均可用于骨骼肌质量测定，但在亚洲最常使用的仪器是 DXA 和 BIA。采用多频 BIA 仪器与 DXA 测量的 ASM 结果最为接近。因此 AWG S2019 推荐使用 DXA 或多频 BIA 结合身高校正测量肌肉质量。不推荐家庭使用 BIA 设备，因其诊断准确性不高。虽然有研究报道超声检查法可用于评估下肢肌肉质量，但 AWGS 认为仍需更多证据支持其有效性。

（4）严重程度分级 - 躯体功能检测：躯体功能的评估可通过步行速度、5 次起坐试验、SPPB。AWGS 2019 统一的步速测量是：从移动开始以正常步速行走 6m 所需时间，中途不加速不减速，并至少测量两次，记录平均速度。AWGS 2014 推荐肌少症步速诊断界值为 0.8m/s。AWGS 2019 推荐 SPPB ≤ 9 分反应躯体功能下降。此外，考虑到在部分诊室没有 6m 步行路程的空间，因此，AWGS 2019 建议将 5 次起坐时间 ≥ 12 秒为反映躯体功能下降的界值，并且可以替代步速。根据肌肉力量、躯体功能、四肢骨骼肌含量三个方面综合评估的结果，可诊断出肌少症或严重肌少症。严重肌少症指同时存在骨骼肌含量减少，肌肉力量下降和躯体功能下降。符合步速 < 1.0m/s，SPPB ≤ 9 分和 5 次起坐时间 ≥ 12 秒中任一项均提示躯体功能下降可诊断为重度肌无力。

社区基层医疗机构可通过简单评估判断是否存在肌少症风险，并进行相应生活方式干预及健康宣教。居家的老年人也可通过指环试验初步判断自身肌肉健康状况，进行适当的抗阻运动能够阻止肌肉衰减。在未来让更多的人认识到肌肉健康的重要性，了解肌肉衰老、肌少症，每个人都能了解如何判断身体健康状况。"健康中国"的战略实现不仅需要专业医疗机构、医疗人员，还需要更多的人能够自我评估，掌握基本的医学知识。

（程　群　张海潮）

158　肌少症的治疗措施有哪些？

目前缺乏用于肌少症的预防和治疗方法，能够有效延缓肌少症发展的方法包括运动治疗、营养支持和药物干预。

（1）运动疗法：越来越多的证据支持缺乏体力活动是发生许多慢性疾病的风险因素，如糖尿病、癌症、肥胖、高血压、肌肉骨骼疾病和抑郁症。事实上，有规律的体育锻炼已成为预防慢性疾病和功能障碍的关键问题之一。因此运动对于所有年龄实现健康生活方式非常重要，尤其是在老年人群，积极锻炼的生活方式其获益远远超过潜在风险。与惯于久坐的老年人相比，进行常规运动的老年人疾病发生概率更低、身体功能障碍更少。在任何时间开始运动都不晚，即使是在 85 岁时才开始进行体育锻炼的老年人，预期寿命也会延长 3 年。因此，我们建议将运动训练作为预防和治疗与年龄相关肌少症的治疗方法。

目前推荐抗阻训练以消除与年龄相关的肌肉萎缩，因为它促进肌肉蛋白质合成代谢，以及肌肉组织形态改变。许多研究已经表明，老年人的抗阻训练在相对较高的强度和体积下进行能够观察到肌肉状况改善。阻力运动训练还能够通过改善最大耗氧量、线粒体密度和活性、胰岛素敏感性和能量消耗来改善肌少症。此外，它还可减少肌内脂肪堆积并改善肌肉功能。力量训练可以增加男性的总游离睾酮水平。研究还表明，抗阻训练可提高男性和女性运动后短期内生长激素的浓度。科学研究已证明包含中等强度抗阻训练和平衡练习的运动计划可增加患有肌少症的老年女性肌肉质量和步行速度。对肌少症老年人的运动建议是同时进行耐力和抗阻运动的干预计划，其中耐力训练应通过高频率、持续时间和强度增加（30 ~ 60min/d，一周 5 天的中等强度运动；20 ~ 30min/d 的高强度运动，一周 3 天，连续休息不超过 2 天），抗阻力训练应每周进行 2 次或 2 次以上的不连续训练，一组 8 ~ 10

次涉及主要肌肉群的练习，递增强度允许 8 ~ 12 次重复。但是对于患有某些疾病或可能存在病理情况的老年人应根据自身情况适当调整运动方案，避免出现运动损伤风险。

（2）营养支持：膳食蛋白质提供肌肉蛋白质合成所需的氨基酸，补充蛋白质可能与运动相结合，预防肌少症。既往研究发现肌少症和蛋白质之间存在相关性，较低的蛋白质摄入量与 DXA 测定的瘦体重损失和握力降低相关。

随机对照试验使用不同剂量的乳清蛋白，在一些情况下将其与运动相结合。乳清蛋白补充导致四肢骨骼肌质量、骨骼肌质量指数和步态速度显著增加。在年老体弱的个体中，运动与额外的蛋白质摄入相结合可能有助于最大限度地减少随着年龄增长发生的瘦体重损失和力量减弱。此外，可能导致肌少症的机制之一是氧化应激，活性氧（ROS）可上调炎性细胞因子如 TNF、IL-6 和 IL-1 表达，直接触发肌肉萎缩和功能丧失。有研究也表明维生素 C 与身体功能状态之间存在相关性：每日膳食维生素 C 摄入量与膝关节伸展强度和总体体能（基于步行速度，站起坐下试验和平衡试验）。

矿物质对机体结构和功能调节至关重要。例如，钙是肌纤维的主要调节信号分子，钙缺乏可能导致肌少症。通过对英国生物样本库 396283 例受试者进行的横断面分析显示，钙摄入量越高，肌少症的概率越低。这似乎表明每日钙摄入量在预防肌少症中具有重要作用。

（3）药物疗法：临床上目前还没有治疗肌少症的特效药物，治疗其他疾病的部分药物可能对于肌少症有益。目前可能用于干预肌少症的药物包括：维生素 D、雌激素 - 孕酮联合应用、脱氢表雄酮、生长激素、生长激素释放激素、睾酮 - 生长激素联合应用、胰岛素样生长因子 -1、吡格列酮、睾酮和血管紧张素转换酶抑制剂。对于维生素 D 基线水平低（＜ 25nmol/L）的老人，维生素 D 补充使肌力及体能得到改善，补充维生素 D 可显著降低跌倒和死亡风险。其他药物目前尚缺乏直接作用的证据或可靠的临床数据以及存在可能的不良反应，因此，并不推荐用于治疗肌少症。

肌少症的发生是与年龄相关的退行性改变，也有少数情况是其他疾病所致。肌少症可通过抗阻运动阻止肌肉萎缩、功能下降，并且抗阻运动对于肌肉内分泌功能、增强骨密度和调节能量代谢有着不可忽视的影响。

（程　群　张海潮）

参考文献

[1]   HIRSCHFELD H P, KINSELLA R, DUQUE G. Osteosarcopenia: where bone, muscle, and fat collide[J]. Osteoporos Int, 2017,28(10):2781-2790.

[2]   LAURENT M R, DEDEYNE L, DUPONT J, et al. Age-related bone loss and sarcopenia in men[J]. Maturitas, 2019,122:51-56.

[3]   JÄHN K, LARA-CASTILLO N, BROTTO L, et al. Skeletal muscle secreted factors prevent glucocorticoid-induced osteocyte apoptosis through activation of β -catenin[J]. Eur Cell Mater, 2012,24:197-209, 209-210.

[4]   QUARLES L D. Skeletal secretion of FGF-23 regulates phosphate and vitamin D metabolism[J]. Nat Rev Endocrinol, 2012,8(5):276-286.

[5]   FERRON M, LACOMBE J. Regulation of energy metabolism by the skeleton: osteocalcin and beyond[J]. Arch Biochem Biophys, 2014,561:137-146.

[6]   CRUZ-JENTOFT A J, BAEYENS J P, BAUER J M, et al. Sarcopenia: European consensus on definition and diagnosis: Report of the European Working Group on Sarcopenia in Older People[J]. Age Ageing, 2010,39(4):412-423.

[7]   CRUZ-JENTOFT A J, BAHAT G, BAUER J, et al. Sarcopenia: revised European consensus on definition and diagnosis[J]. Age Ageing, 2019,48(1):16-31.

[8]   ANTUNES A C, ARAÚJO D A, VERÍSSIMO M T, et al. Sarcopenia and hospitalisation costs in older adults: a cross-sectional study[J]. Nutr Diet, 2017,74(1):46-50.

[9]   YOSHIMURA N, MURAKI S, OKA H, et al. Is osteoporosis a predictor for future sarcopenia or vice versa? Four-year observations between the second and third ROAD study surveys[J]. Osteoporos Int, 2017,28(1):189-199.

[10] CHENG Q, ZHU X, ZHANG X, et al. A cross-sectional study of loss of muscle mass corresponding to sarcopenia in healthy Chinese men and women: reference values, prevalence, and association with bone mass[J]. J Bone Miner Metab, 2014,32(1):78-88.

[11] STARK T, WALKER B, PHILLIPS J K, et al. Hand-held dynamometry correlation with the gold standard isokinetic dynamometry: a systematic review[J]. PM R, 2011,3(5):472-479.

[12] MARTINS J, DA SJ, DA S M, et al. Reliability and Validity of the Belt-Stabilized Handheld Dynamometer in Hip- and Knee-Strength Tests[J]. J Athl Train, 2017,52(9):809-819.

[13] BIANCO A, FILINGERI D, PAOLI A, et al. One repetition maximum bench press performance: a new approach for its evaluation in inexperienced males and females: a pilot study[J]. J Bodyw Mov Ther, 2015,19(2):362-369.

[14] GAFNER S C, BASTIAENEN C H, FERRARI S, et al. Hip muscle and hand-grip strength to differentiate between older fallers and non-fallers: a cross-sectional validity study[J]. Clin Interv Aging, 2018,13:1-8.

[15] DOWHAN L, DECHICCO R, WELSH R, et al. Comparison Between Handgrip Dynamometry and Manual Muscle Testing Performed by Registered Dietitians in Measuring Muscle Strength and Function of Hospitalized Patients[J]. JPEN J Parenter Enteral Nutr, 2016,40(7):951-958.

[16] CHANG J S, KIM T H, KIM H, et al. Qualitative muscle mass index as a predictor of skeletal muscle function deficit in Asian older adults[J]. Geriatr Gerontol Int, 2017,17(1):99-107.

[17] ERLANDSON M C, LORBERGS A L, MATHUR S, et al. Muscle analysis using pQCT, DXA and MRI[J]. Eur J Radiol, 2016,85(8):1505-1511.

[18] DALAKAS M C. Inflammatory muscle diseases[J]. N Engl J Med, 2015,372(18):1734-1747.

[19] AL-GINDAN Y Y, HANKEY C R, LESLIE W, et al. Predicting muscle mass from anthropometry using magnetic resonance imaging as reference: a systematic review[J]. Nutr Rev, 2014,72(2):113-126.

[20] HEYMSFIELD S B, ADAMEK M, GONZALEZ M C, et al. Assessing skeletal muscle mass: historical overview and state of the art[J]. J Cachexia Sarcopenia Muscle, 2014,5(1):9-18.

[21] WIEDMER P, JUNG T, CASTRO J P, et al. Sarcopenia - Molecular mechanisms and open questions[J]. Ageing Res Rev, 2021,65:101200.

[22] CONZADE R, GRILL E, BISCHOFF-FERRARI H A, et al. Vitamin D in Relation to Incident Sarcopenia and Changes in Muscle Parameters Among Older Adults: The KORA-Age Study[J]. Calcif Tissue Int, 2019,105(2):173-182.

[23] CHEN L K, LIU L K, WOO J, et al. Sarcopenia in Asia: consensus report of the Asian Working Group for Sarcopenia[J]. J Am Med Dir Assoc, 2014,15(2):95-101.

[24] CHEN LK, WOO J, Assantachai P, et al. Asian Working Group for Sarcopenia: 2019 Consensus Update on Sarcopenia Diagnosis and Treatment[J]. J Am Med Dir Assoc, 2020,21(3):300-307.

[25] 李海鹏，田鹏，璩航，等 . SARC-F 量表在快速简易诊断老年人肌肉衰减症研究中的应用 [J]. 中国体育科技 , 2018,54(02):105-110.

[26] PETERMANN-ROCHA F, CHEN M, GRAY S R, et al. Factors associated with sarcopenia: A cross-sectional analysis using UK Biobank[J]. Maturitas, 2020,133:60-67.

[27] DE SPIEGELEER A, BECKWÉE D, BAUTMANS I, et al. Pharmacological Interventions to Improve Muscle Mass, Muscle Strength and Physical Performance in Older People: An Umbrella Review of Systematic Reviews and Meta-analyses[J]. Drugs Aging, 2018,35(8):719-734.

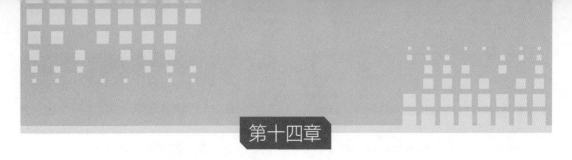

骨质疏松症分级诊疗知识

159　骨质疏松症分级诊疗的目标是什么?

　　建立完善的骨质疏松防治网络,各级医院均以中华医学会骨质疏松和骨矿盐疾病分会发布的"原发性骨质疏松症诊疗指南"为准则,开展骨质疏松症的防治工作,上下联动,双向转诊,实现疾病的同质化管理。将尽早发现骨质疏松高危人群、早诊断、早干预,切实降低骨质疏松症和骨质疏松性骨折发病率作为主要目标。

(汪　纯)

160　一级医院的分工及职责有哪些?

　　一级医院主要负责健康教育、骨质疏松高危人群的筛查建档、原发性骨质疏松症患者的慢病随访、康复和转诊服务。具体如下:

　　(1)主要由基层医院的全科医生负责此项工作,建立电子病历档案。有条件的基层医院可以建立骨质疏松专病门诊,固定门诊地点和时间、配备相对固定的医生和护士。

　　(2)配备基本药物(口服双膦酸盐、钙、维生素 D、活性维生素 D 及其类似物)。

　　(3)配备数字化 X 线机器,有条件的基层医院可以配备双能 X 线骨吸收仪(DXA)或超声骨密度仪。

　　(4)实验室检查项目需包括:血尿常规、血沉、肝肾功能、血清碱性磷酸酶、血钙、血磷和骨转换指标(β-CTX 及 PINP)。其中骨转换指标如基层医院无法检测,可送至合格的临床检验中心进行检测。

　　(5)利用已有的康复设备,为骨质疏松症患者,特别是骨质疏松性骨折患者提供康复治疗。

　　(6)加强骨质疏松症和骨质疏松性骨折的健康宣教,提高知晓度并重视其危害。

　　(7)进行跌倒风险评估、监测新发骨折。

　　(8)依靠医联体平台、已有的转诊网络或医院间合作,为患者提供转诊服务,并对其进行转诊后的回访。

　　建议转诊至二级及以上医院的具体情况包括:①骨质疏松高危人群,需要 DXA 骨密度检查和 / 或实验室检查明确诊断;②确诊为骨质疏松症,首次或随访中发现实验室检测

（血常规、尿常规、肝肾功能、血清 PTH、血钙、血磷、骨转换指标等）和 / 或 X 线检查异常；③新发骨折；④抗骨质疏松药物治疗后需上级医院评估疗效和安全性以决定后续治疗方案；⑤药物治疗后骨转换指标或骨密度变化异常，需进一步分析原因；⑥药物治疗出现不良反应；⑦医生判断患者需上级医院处理的情况或疾病时。

（汪　纯）

161　上级医院（二级和三级医院）的分工及职责包括哪些？

上级医院主要负责疾病诊断与鉴别诊断、治疗及康复方案制定、并发症处理、双向转诊、教育培训专病医生、社区带教、科研指导等。具体如下：

（1）对基层医院的全科医生和护士进行《原发性骨质疏松症诊疗指南》和转诊流程培训，指导开展相关科研工作。

（2）带教基层医院骨质疏松症专病门诊，并参与基层医院的健康宣教。

（3）接诊由基层转诊来的骨质疏松高危人群或诊断不明确者，完善实验室检查（包括蛋白电泳、免疫增殖病分型、各项激素水平测定、骨髓穿刺或活检等）、放射学检查（DXA、CT、MRI、同位素骨扫描或 PET-CT 等）或必要的分子生物学检查（sanger 测序或二代测序等），明确诊断和鉴别诊断，并制定治疗方案。

（4）对由基层转诊来的复诊患者评估治疗方案的安全性和疗效，制定后续治疗方案。

（5）对新发骨折的患者，确定手术和 / 或药物治疗方案。

（6）指导制定康复治疗方案。

（7）开展双向转诊，在诊断明确、药物治疗和康复方案确立、并发症处理结束后，经上级医疗机构医生判定可以转回基层继续治疗管理的患者，可转回基层医院。

（汪　纯）

162　骨质疏松症分级诊疗的流程是怎样的？

骨质疏松症分级诊疗的流程见图 14-1。

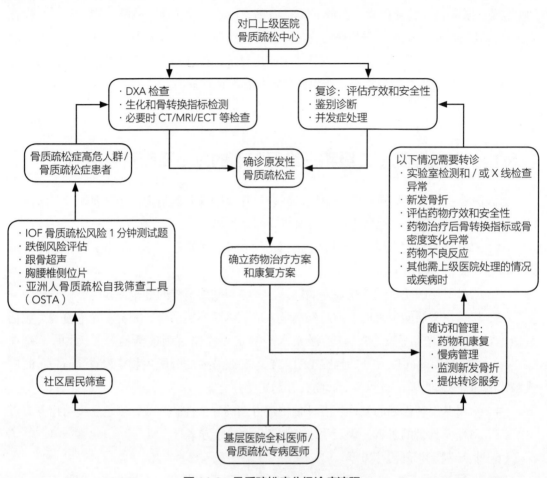

图 14-1　骨质疏松症分级诊疗流程

（汪　纯）

附 录

附录1　抗骨质疏松症药物

抗骨质疏松症药物用法：按照作用机制分为骨吸收抑制剂、骨形成促进剂、其他机制药物和中药，现就国家药品监督管理局已经批准的主要抗骨质疏松症药物的主要适应证和用法进行介绍（附表 1-1）。

附表 1-1　主要抗骨质疏松症药物的主要适应证和用法

分类	分类	通用名	适应证	疗效	用量	用法	注意事项	禁忌证	不良反应
骨吸收抑制剂	双膦酸盐类	阿仑膦酸钠	CFDA 批准治疗绝经后骨质疏松症和男性骨质疏松(有些国家还批准治疗糖皮质激素诱发的骨质疏松症)	增加骨质疏松者腰椎和髋部骨密度，降低椎体、非椎体和髋部骨折的风险	阿仑膦酸钠片,70mg/片,口服每次 1 片,每周 1 次；10mg/片,口服每日 1 次；阿仑膦酸钠肠溶片,70mg/片,口服每次 1 片,每周 1 次；10mg/片,口服每日 1 次；阿仑膦酸钠 D3 片:阿仑膦酸钠 70mg+维生素 D₃ 2 800IU 或 5 600IU 的复合片剂,口服每次 1 片,每周 1 次	空腹服用,用 200～300ml 白水送服,服药后 30 分钟内避免平卧,应保持直立体位(站立或坐立);此期间应避免进食牛奶、果汁等任何食品和药品	胃及十二指肠溃疡、反流性食管炎者慎用	导致食管排空延迟的食管疾病,例如食管狭窄或食管弛缓不能;不能站立或坐直 30 分钟者;对本品任何成分过敏者;肌酐清除率小于 3 5 m l/m i n者;孕妇和哺乳期妇女	①胃肠道不良反应:口服双膦酸盐后少数患者可能发生轻度胃肠道不良反应,包括上腹疼痛,反酸等症状。故严格按说明书提示的方法服用外,有活动性胃及十二指肠溃疡、返流性食管炎、功能性食管活动障碍者慎用。若存在肠吸收不良,可能影响双膦酸盐的吸收 ②一过性"流感样"症状:首次口服或静脉输注含氮双膦酸盐可出现一过性发热、骨痛和肌痛等类流感样不良反应,多在用药 3 天内明显缓解,症状明显者可用非甾体抗炎药或其他解热镇痛药对症治疗
		唑来膦酸	CFDA 批准治疗绝经后骨质疏松症患者腰椎和髋部骨	增加骨质疏松症患者腰椎和髋部骨	唑来膦酸静脉注射剂,5mg/瓶,静脉滴注,每年 1 次	静脉滴注至少 15 分钟以上,药物	低钙血症慎用,严重维生素 D 缺乏	对本品或其他双膦酸类药物过敏	

续表

分类	分类	通用名	适应证	疗效	用量	用法	注意事项	禁忌证	不良反应
骨吸收抑制剂	双膦酸盐类	唑来膦酸	疏松,有些国家还批准治疗男性骨质疏松症和糖皮质激素诱发的骨质疏松症	密度,降低椎体、非椎体和髋部骨折的风险		使用前应充分水化	者需注意补充足量的维生素D；患者在首次输注药物后可能出现一过性发热、肌肉关节疼痛等流感样症状,多数在1～3天内缓解,严重者可予以非甾体镇痛药对症处理；不建议预防性使用	者；肌酐清除率小于35ml/min者；孕妇及哺乳期妇女	③肾功能影响：进入血液的双膦酸盐类药物约60%以原形从肾脏排泄,对于肾功能异常的患者,应慎用此类药物或酌情减少药物剂量。特别是静脉输注的双膦酸盐类药物,每次给药前应检测肾功能,肌酐清除率＜35ml/min患者禁用。尽可能使患者水化,静脉输注唑来膦酸的时间应不少于15分钟,伊班膦酸钠静脉输注时间不少于2小时 ④下颌骨坏死(osteonecrosis of the jaw,ONJ)：双膦酸盐相关的ONJ罕见。绝大多数(超过90%)发生于恶性肿瘤患者应用大剂量注射双膦酸盐以后,以及存在严重口腔疾病的患者,如严重牙周病或多次牙科手术等。ONJ主要见于使用静脉注射双膦酸盐的肿瘤患者,发生率1%～15%,而在骨质疏松症患者中,
		利塞膦酸钠	CFDA批准治疗绝经后骨质疏松症和糖皮质激素诱发的骨质疏松症,有些国家还批准治疗男性骨质疏松	增加骨质疏松症患者腰椎和髋部骨密度,降低椎体、非椎体和髋部骨折的风险	利塞膦酸钠片剂,35mg/片,口服每次1片,每周1次；5mg/片,口服每次1片,每日1次	空腹服用,用200～300ml白水送服,服药后30分钟内避免平卧,应保持直立体位(站立或坐立),此期间应避免进食牛奶、果汁等任何食品和药品	胃及十二指肠溃疡、反流性食管炎慎用	导致食管排空延迟的食管异常,例如食管狭窄或贲门弛缓不能者；不能站立或坐直30分钟者；对本品任何成分过敏者；肌酐清除率小于35ml/min者；孕妇及哺乳期妇女	

续表

分类	分类	通用名	适应证	疗效	用量	用法	注意事项	禁忌证	不良反应
骨吸收抑制剂	双膦酸盐类	伊班膦酸钠	CFDA批准治疗绝经后骨质疏松症	增加骨质疏松症患者腰椎和髋部骨密度，降低椎体及非椎体骨折的风险	伊班膦酸钠静脉注射剂,1mg/安瓿,2mg静脉注,每3个月1次;国外已有伊班膦酸钠口服片剂上市,150mg/片,每月口服1片	静脉滴注药物前注意补水化,2mg分水加入250ml的0.9%氯化钠溶液静脉滴注2h以上。嘱患者多喝水;口服片剂应空腹服用,用200~300ml白水送服,服药后30分钟内避免平卧,应保持直立体位(站立或坐立),此期间应避免进食牛奶、果汁等任何食品和药汁	低钙血症者慎用,严重维生素D缺乏者需注意充足的维生素D;患者在首次药物后可能出现发热、肌肉疼痛等流感样症状,多数在1~3天内缓解,严重留滞可予以非甾体类解热镇痛药对症处理	肌酐清除率小于35ml/min或血肌酐>5mg/dl(或>442μmol/L);对本品或其他双膦酸类药物过敏者;孕妇及哺乳期妇女	ONJ发病率仅为0.001%~0.01%,略高于正常人群(<0.001%)。对需要接受口腔疾病或手术的患者,不建议使用该类药物。降低ONJ发生风险的措施:保持良好的口腔卫生。对存在ONJ高风险患者(伴有糖尿病、牙周病、使用糖皮质激素、免疫缺陷,吸烟等需要复杂侵入性口腔手术时,建议暂停双膦酸盐治疗3~6个月后,再实施口腔手术,术后3个月口腔科会诊,明确是否可恢复使用双膦酸盐 ⑤非典型股骨骨折(atypical femur fracture, AFF):即在低暴力下发生在股骨小转子以下到股骨髁上之间的骨折,AFF可能与长期应用双膦酸盐类药物有关。对于长期使用双膦酸盐患者(3年以上),一旦出现大腿或者腹股沟部位疼痛,应进行双股骨X线片检查,明
		依替膦酸二钠	CFDA批准治疗绝经后骨质疏松症和老龄性骨质疏松症	增加骨质疏松症患者腰椎和髋部骨密度,降低椎体骨折的风险	依替膦酸二钠片剂,0.2g/片,口服,每次1片,每日2次 依替膦酸二钠胶囊,0.2g/粒,口服,每次1粒,每日2次	两餐间服用,本品需间断、周期性服药,即服药两周,停药11周,然后再开始第2周期服药,停药期	肾功能损害者慎用	肌酐清除率小于35ml/min者;骨软化者;对本品或其他双膦酸类药物过敏者;孕妇及哺乳期妇女	

续表

分类	分类	通用名	适应证	疗效	用量	用法	注意事项	禁忌证	不良反应
骨吸收抑制剂	双膦酸盐类	依替膦酸二钠				同可补充钙剂及维生素D；服药2h内，避免食用高钙食品（例如牛奶或奶制品）、含矿物质的维生素、抗酸药			确定是否存在AFF，MRI或核素骨扫描均有助于AFF的确诊。长期使用双膦酸盐的患者中（通常3年以上，中位治疗时间7年），AFF风险轻微增加，停用双膦酸盐以后，风险随之下降。AFF在使用双膦酸盐患者中绝对风险非常低（3.2～50例/10万人年），一旦发生AFF，应立即停止使用双膦酸盐等抗骨吸收药物
		氯膦酸二钠	CFDA批准治疗各种骨型质疏松症	增加骨质疏松者患者腰椎和髋部骨密度，降低发生椎体-非椎体骨折的风险	氯膦酸二钠胶囊，200mg/粒，口服每次2或4粒或2粒，每日1或2次	空腹服用服药1小时内，避免食牛奶、食物或含钙和其他二价阳离子的药物	肝肾功能损害者慎用，开始治疗时，可能会出现腹泻，该反应程度通常是轻度的	肌酐清除率小于35ml/min者；骨软化者；对本品或其他双膦酸类药物过敏者；孕妇及哺乳期妇女	
	降钙素类	依降钙素	CFDA批准治疗骨质疏松症和骨质疏松引起的疼痛等	增加骨质疏松者患者腰椎和髋部骨密度，降低椎体骨折的风险	依降钙素注射剂，20U/支，20U肌内注射，每周1次；依降钙素注射剂，10U/支，10U肌内注射，每周2次	肌内注射或鼻喷	少数患者注射药物后出现面部潮红，恶心等不良反应，偶有过敏现象，可按照药品说明书的要求，确定是否做过敏试验	对本品过敏者	降钙素总体安全性良好，少数患者使用后出现面部潮红，恶心等不良反应，偶有过敏现象，可按照药品说明书的要求，确定是否做过敏试验。降钙素类制剂应用疗程要视病情及患者的其他条件而定

分类	分类	通用名	适应证	疗效	用量	用法	注意事项	禁忌证	不良反应
骨吸收抑制剂	降钙素类	鲑降钙素	CFDA批准预防因突然制动引起的急性骨丢失和由于骨质溶解、骨质减少引起的骨痛，其他治疗无效的骨质疏松症等	增加骨质疏松症患者腰椎和髋部骨密度，降低椎体及非椎体（不包括髋部）骨折的风险	鲑降钙素鼻喷剂，2ml(4 400IU)/瓶，200IU鼻喷，每日或隔日1次；鲑降钙素注射剂，50IU/支，50IU或100IU皮下或肌内注射，每日1次		少数患者使用药物后出现面目潮红、恶心等不反应，偶有过敏现象，可按照药品说明书的要求确定是否做过敏试验	对鲑降钙素或本品中任何赋形剂过敏者	2012年欧洲药品管理局人用药机构委员会通过Mete分析发现，长期使用(6个月或更长时间)鲑降钙素口服或鼻喷剂型与恶性肿瘤风险轻微增加相关，但无法确定该药物与恶性肿瘤之间的确切关系；鉴于鼻喷具有潜在增加肿瘤风险的可能，鲑降钙素连续使用时间一般不超过3个月
	绝经激素治疗类	雌/孕激素	围绝经期和绝经后女性，特别是有绝经相关症状(如潮热、出汗等)、泌尿生殖道萎缩症状，以及希望预防绝经后骨质疏松的妇女	增加骨质疏松症患者腰椎和髋部骨密度，降低椎体、髋部及非椎体骨折的风险，明显缓解更年期症状	有口服、经皮和阴道用药多种制剂。激素治疗的方案、剂量、制剂选择及治疗期限等，应根据情况而定个体	口服、经皮或经阴道用药	严格掌握雌激素治疗的适应证和禁忌证。绝经早期开始用(60岁以前或绝经不到10年)受益更大。使用最低有效剂量。定期进行(每年)安全性评估，特别是乳腺和子宫	雌激素依赖性肿瘤(乳腺癌、子宫内膜癌)，血栓性疾病，不明原因阴道出血及活动性肝病及结缔组织病为绝对禁忌证。子宫肌瘤、子宫内膜异位、有乳腺癌家族史、胆囊疾病和垂体催乳素瘤者慎用	绝经妇女正确使用绝经激素治疗，总体是安全的，以下几点为人们特别关注的问题：①子宫内膜癌：对有子宫的妇女长期只补充雌激素，证实可能增加子宫内膜癌的风险。自20世纪70年代以来，研究表明对有子宫妇女补充雌激素的同时适当补充孕激素，子宫内膜癌的风险不再增加。所以有子宫的妇女应用雌激素治疗时必须联合应用孕激素

续表

分类	分类	通用名	适应证	疗效	用量	用法	注意事项	禁忌证	不良反应
骨吸收抑制剂	绝经激素治疗类	雌/孕激素							②乳腺癌：国际绝经学会最新推荐：乳腺癌的相关因素很多，与绝经激素相关的乳腺癌风险很低，小于每年1/1 000，且应用5年内没有发现乳腺癌风险增加。美国妇女健康倡议（Womenk Health Initiative，WHI）研究中，单用雌激素超过7年，乳腺癌风险也没有增加，但雌激素加孕激素组5年后乳腺癌风险有所增加。关于绝经后激素治疗的全球共识指出，激素治疗与乳腺癌的关系及其取决于合成的孕酮与雌二醇联用，乳腺癌的风险更低。激素治疗是绝经激素治疗的禁忌 ③心血管疾病：绝经激素治疗不用于心血管疾病的预防。无心血管病危险因素的女性，60岁以前或绝经不到10年开始激素治疗，

续表

续表

分类	分类	通用名	适应证	疗效	用量	用法	注意事项	禁忌证	不良反应
骨吸收抑制剂	绝经激素治疗类	雌/孕激素							可能对其心血管有一定的保护作用；已有心血管损害，或 60 岁后再开始激素治疗，则没有此保护作用 ④绝经激素治疗轻度增加血栓风险。血栓是激素治疗的禁忌证。非口服雌激素因没有肝脏首过效应，其血栓风险更低 ⑤体质量增加：雌激素为非同化激素，常规剂量没有增加体质量的作用。只有当大剂量使用时才会引起体质量增加。绝经后激素使用的低剂量潴留不会引起水钠潴留。雌激素对血脂代谢和脂肪分布都有一定的有利影响
	选择性雌激素受体调节剂类	雷洛昔芬	CFDA 批准的适应证为预防和治疗绝经后骨质疏松症	降低骨转换至女性绝经前水平,阻止骨丢失,增加骨密度,降低发生椎骨折的风险	雷洛昔芬片剂,60mg/片,口服 每次 60mg,每日 1 次	口服	少数患者服药期间会出现潮热和下肢痉挛症状,潮热症状严重的围绝经期妇女不宜用	正在或既往有静脉栓塞性疾病者,包括深静脉血栓,肺栓塞,和视网膜静脉血栓者;肝功能减退	雷洛昔芬药物总体安全性良好。国外研究报告该药轻度增加静脉栓塞的危险性,国内尚未见类似报道。故有静脉栓塞病史及有静脉栓塞倾向者,如长期卧床和久坐者禁用。对心血管疾病高风险的

续表

分类	分类	通用名	适应证	疗效	用量	用法	注意事项	禁忌证	不良反应
骨吸收抑制剂	选择性雌激素受体调节剂类							包括胆汁淤积,肌酐清除率小于35ml/min者;难以解释的子宫出血者,以及有子宫内膜癌症状和体征;对雷洛昔芬或任何赋形剂成份过敏者	绝经后女性的研究显示,雷洛昔芬并不增加冠状动脉疾病和卒中风险。雷洛昔芬不适用于男性骨质疏松症患者
	RANKL抑制剂(国内未上市)	迪诺塞麦	较高骨折风险的绝经后骨质疏松症	增加骨质疏松(患者)腰椎和髋部骨密度,降低椎体、非椎体和髋部骨折风险	迪诺塞麦注射剂,规格60mg/ml,每半年使用60mg,皮下注射	皮下注射	治疗前必须纠正低钙血症,治疗前后需补充足够的钙剂和维生素D	低钙血症者	主要不良反应包括低钙血症,严重感染(膀胱炎,上呼吸道感染,肺炎,皮肤蜂窝织炎组织炎等),皮疹,皮疹,皮肤瘙痒,肌肉或骨痛等;长期应用可能会过度抑制骨吸收,而出现下颌骨坏死或非典型性股骨骨折
骨形成促进剂	甲状旁腺素类似物	特立帕肽	CFDA批准用于有骨折高风险的绝经后骨质疏松症的治疗;国外还批准用于	能有效地治疗绝经后严重骨质疏松,提高骨密度,降低椎体和非椎体骨折发生的危险	特立帕肽注射制剂,20μg/次,皮下注射,每日1次	皮下注射	少数患者注射立帕肽后特立钙浓度有一过性轻度升高,并在16～24小时内回到基线水平,用药	并发畸形性骨炎、骨骼疾病放射治疗史、肿瘤骨转移及并发高钙血症者;肌酐清除率小于	临床常见的不良反应为恶心、肢体疼痛、头痛和眩晕

续表

分类	分类	通用名	适应证	疗效	用量	用法	注意事项	禁忌证	不良反应
骨形成促进剂	甲状旁腺素类似物	特立帕肽	男性骨质疏松症和糖皮质激素性骨质疏松症的治疗				期间应监测血钙水平,防止高钙血症的发生;治疗时间不超过2年	35ml/min者;小于18岁的青少年和骨骺未闭合的青少年;对本品过敏者;不明原因ALP升高者	
其他机制类药物	活性维生素D及其类似物	α-骨化醇	CFDA批准的适应证为绝经后及老年性骨质疏松	适当剂量的活性维生素D能促进骨形成和矿化,并抑制骨吸收。活性维生素D对增加骨密度有益,能增加老年人肌肉力量和平衡能力,减少跌倒的发生率,进而降低骨折风险	α-骨化醇胶囊,0.25μg/粒、0.5μg/粒或1.0μg/粒,口服每次0.25~1.0μg,每日1次		治疗期间应注意监测血钙和尿钙,特别是同时补充钙剂者;肾结石患者慎用	高钙血症者	高钙血症,可出现便秘、乏力、抑郁、多尿、口渴厌食,严重者可有恶心、意识改变等
		骨化三醇	CFDA批准的适应证为绝经后及老年性骨质疏松症等	适当剂量的活性维生素D能促进骨形成和矿化,并抑制骨吸收;有研究表明,活性维生素D对增加骨密度有益,能增加老年	骨化三醇胶囊,0.25μg/粒、0.5μg/粒,口服,每次0.25μg,每日1次或2次或0.5μg/次,每日1次		治疗期间注意监测血钙和尿钙,特别是同时补充钙剂者;肾结石患者慎用	高钙血症者	高钙血症,可出现便秘、乏力、抑郁、多尿、口渴厌食,严重者可有恶心、意识改变等

续表

分类	分类	通用名	适应证	疗效	用量	用法	注意事项	禁忌证	不良反应
其他机制类药物	活性维生素 D 及其类似物	骨化三醇		人肌肉力量和平衡能力,降低跌倒风险,进而降低骨折风险					
	维生素 K₂ 类(四烯甲萘醌)	四烯甲萘醌	CFDA 批准的适应证为提高骨质疏松症患者的骨量	促进骨形成,并有一定抑制骨吸收的作用,能够轻度增加骨质疏松患者(患者的骨量)	四烯甲萘醌胶囊,15mg/粒,口服每次 15mg,每日 3 次		主要不良反应包括胃部不适,腹痛、腹泻,皮肤瘙痒、水肿和转氨酶轻度升高	服用华法林的患者	主要不良反应包括胃部不适,腹痛,皮肤瘙痒,水肿和转氨酶轻度升高
	锶盐	雷奈酸锶	CFDA 批准用于治疗绝经后骨质疏松	能显著提高骨密度,改善骨微结构,降低发生椎骨和非椎体骨折的风险	雷奈酸锶干混悬剂,2g/袋,口服每次 2g,睡前服用,最好在进食 2 小时之后服用		不宜与钙和食物同时服用,以免影响药物吸收	伴有已确诊的缺血性心脏病、外周血管病和/或脑血管疾病者,或伴有未控制的高血压者;肌酐清除率 < 30ml/min 的重度肾功能损害者	常见不良反应包括恶心、腹泻,头痛,皮炎和湿疹,一般在治疗初始时发生,程度较轻,多为暂时性,可耐受。罕见的不反应为药疹增多嗜酸性粒细胞增多和系统症状(drug rash with eosinophilin and systemic symptoms,DRESS)。具有静脉血栓风险的患者,包括既往有静脉血栓病史的患者,以及有药物过敏史者,应慎用雷奈酸锶。同时,应关注该药物可能引起心脑血管严重不良反应

附录 2　中药治疗（附表 2-1）

抗骨质疏松症中药制剂的主要适应证和用法介绍如下（附表 2-1）。

附表 2-1　抗骨质疏松症中药制剂的主要适应证和用法

中药制剂	适应证	功效	用法	不良反应	注意事项
骨碎补总黄酮制剂	CFDA 批准治疗原发性骨质疏松症骨量减少，见骨脆易折、腰背或四肢关节疼痛、畏寒肢冷或抽筋、下肢无力、夜尿频多	补肾、强骨、止痛	见 CFDA 批准的以骨碎补总黄酮为主要成分的中药制剂药物说明书	偶见口干，便秘，一般不影响继续治疗	①忌辛辣、生冷、油腻物；②感冒发热患者不宜服用；③有高血压、心脏病、肝病、糖尿病、肾病等慢性病严重者，应在医师指导下服用
淫羊藿苷制剂	CFDA 批准治疗骨质疏松症，症见腰脊疼痛，足膝酸软，乏力	滋补肝肾、活血通络、强筋壮骨	见 CFDA 批准的以淫羊藿为主要成分的中药制剂药物说明书	尚不明确	①忌食生冷、油腻食物；②感冒时不宜服用；③高血压、心脏病、糖尿病、肝病、肾病等慢性病严重者，应在医师指导下服用；④孕妇禁用
人工虎骨粉制剂	CFDA 批准用于腰背疼痛、腰膝酸软、下肢痿弱、步履艰难等症状的改善	具有健骨作用	见 CFDA 批准的以人工虎骨粉为主要成分的中药制剂药物说明书	未发现明显不良反应，偶见个别患者服药后出现口干	服药期间多饮水

附录 3　原发性骨质疏松症诊疗指南（2017）

中华医学会骨质疏松和骨矿盐疾病分会

一、概述

（一）定义和分类

骨质疏松症（osteoporosis，OP）是最常见的骨骼疾病，是一种以骨量低，骨组织微结构损坏，导致骨脆性增加，易发生骨折为特征的全身性骨病[1]。2001 年美国国立卫生研究院（National Institutes of Health，NIH）将其定义为以骨强度下降和骨折风险增加为特征的骨骼疾病，提示骨量降低是骨质疏松性骨折的主要危险因素，但还存在其他危险因素[2]。骨质疏松症可发生于任何年龄，但多见于绝经后女性和老年男性。骨质疏松症分为原发性和继发性两大类。原发性骨质疏松症包括绝经后骨质疏松症（Ⅰ型）、老年骨质疏松症（Ⅱ型）和特发性骨质疏松症（包括青少年型）。绝经后骨质疏松症一般发生在女性绝经后 5～10 年内；老年骨质疏松症一般指 70 岁以后发生的骨质疏松；特发性骨质疏松症主要发生在青少年，病因尚未明[3-4]。继发性骨质疏松症指由任何影响骨代谢的疾病和 / 或药物及其他明确病因导致的骨质疏松。本指南主要针对原发性骨质疏松症。

（二）流行病学

骨质疏松症是一种与增龄相关的骨骼疾病。目前我国 60 岁以上人口已超过 2.1 亿（约占总人口的 15.5%），65 岁以上人口近 1.4 亿（约占总人口的 10.1%）[5]，是世界上老年人口绝对数最大的国家。随着人口老龄化日趋严重，骨质疏松症已成为我国面临的重要公共健康问题。早期流行病学调查显示：我国 50 岁以上人群骨质疏松症患病率女性为 20.7%，男性为 14.4%；60 岁以上人群骨质疏松症患病率明显增高，女性尤为突出。据估算 2006 年我国骨质疏松症患者近 7 000 万，骨量减少者已超过 2 亿人[6]。尽管缺乏新近的流行病学数据，但估测我国骨质疏松症和骨量减少人数已远超过以上数字。

骨质疏松性骨折（或称脆性骨折）指受到轻微创伤或日常活动中即发生的骨折，是骨质疏松症的严重后果。骨质疏松性骨折的常见部位是椎体、髋部、前臂远端、肱骨近端和骨盆等[7]，其中最常见的是椎体骨折。国内基于影像学的流行病学调查显示，50 岁以上女性椎体骨折患病率约为 15%，50 岁以后椎体骨折的患病率随增龄而渐增，80 岁以上女性椎体骨折患病率可高达 36.6%[8]。髋部骨折是最严重的骨质疏松性骨折，近年来我国髋部骨折的发生率呈显著上升趋势。研究表明：1990—1992 年间，50 岁以上髋部骨折发生率男性为 83/10 万，女性为 80/10 万[9]；2002—2006 年间，此发生率增长为男性 129/10 万和女性 229/10 万，分别增加了 1.61 倍和 2.76 倍[10-12]。预计在未来几十年中国人髋部骨折发生率仍将处于增长期。据估计，2015 年我国主要骨质疏松性骨折（腕部、椎体和髋部）约为 269 万例次，2035 年约为 483 万例次，到 2050 年约达 599 万例次[13]。女性一生发生骨质疏松性骨折的危险性（40%）高于乳腺癌、子宫内膜癌和卵巢癌的总和，男性一生发生骨质疏松性骨折的危险性（13%）高于前列腺癌[14-15]。

　　骨质疏松性骨折的危害巨大，是老年患者致残和致死的主要原因之一。发生髋部骨折后 1 年之内，20% 患者会死于各种并发症，约 50% 患者致残，生活质量明显下降[16-17]。而且，骨质疏松症及骨折的医疗和护理，需要投入大量的人力、物力和财力，造成沉重的家庭和社会负担。据 2015 年预测，我国 2015、2035 和 2050 年用于主要骨质疏松性骨折（腕部、椎体和髋部）的医疗费用将分别高达 720 亿元、1 320 亿元和 1 630 亿元[13]。

　　然而，必须强调骨质疏松症可防、可治。需加强对危险人群的早期筛查与识别，即使已经发生过脆性骨折的患者，经过适当的治疗，可有效降低再次骨折的风险。目前我国骨质疏松症诊疗率在地区间、城乡间还存在显著差异，整体诊治率均较低。即使患者发生了脆性骨折（椎体骨折和髋部骨折），骨质疏松症的诊断率仅为 2/3 左右，接受有效抗骨质疏松药物治疗者尚不足 1/4[18]。鉴于我国目前骨质疏松症诊治率过低的严峻现实，本指南建议在医疗卫生工作中重视骨质疏松症及其骨折的防治，注意识别高危人群，给予及时诊断和合理治疗。

二、骨质疏松症发病机制

　　骨骼需有足够的刚度和韧性维持骨强度，以承载外力，避免骨折。为此，要求骨骼具备完整的层级结构，包括 I 型胶原的三股螺旋结构、非胶原蛋白及沉积于其中的羟基磷灰石。骨骼的完整性由不断重复、时空偶联的骨吸收和骨形成过程维持，此过程称为"骨重建"。骨重建由成骨细胞、破骨细胞和骨细胞等组成的骨骼基本多细胞单位（basic multicellular unit，BMU）实施。成年前骨骼不断构建、塑形和重建，骨形成和骨吸收的正平衡使骨量增加，并达到骨峰值；成年期骨重建平衡，维持骨量；此后随年龄增加，骨形成与骨吸收呈负平衡，骨重建失衡造成骨丢失。

　　适当的力学刺激和负重有利于维持骨重建，修复骨骼微损伤，避免微损伤累积和骨折。分布于哈佛管周围的骨细胞（占骨骼细胞的 90%~95%）可感受骨骼的微损伤和力学刺激，并直接与邻近骨细胞，或通过内分泌、自分泌和旁分泌的方式与其他骨细胞联系[19]。力学刺激变化或微损伤贯通板层骨或微管系统，通过影响骨细胞的信号转导，诱导破骨细胞前体的迁移和分化。破骨细胞占骨骼细胞的 1%~2%，由单核巨噬细胞前体分化形成，主司骨吸收。破骨细胞生成的关键调节步骤包括成骨细胞产生的核因子 -κB 受体活化体配体 [receptor activator of nuclear factor-κB（NF-κB）ligand，RANKL] 与破骨细胞前体细胞上的 RANK 结合，从而激活 NF-κB，促进破骨细胞分化。破骨细胞的增生和生存有赖于成骨细胞源性的巨噬细胞集落刺激因子（macro-phage colony-stimulating factor，M-CSF）与破骨细胞的受体 c-fms 相结合。成骨细胞分泌的护骨素（osteoprotegerin，OPG），也作为可溶性 RANKL 的受体，与 RANK 竞争性结合 RANKL，从而抑制破骨细胞的生成。RANKL/OPG 的比值决定了骨吸收的程度，该比值受甲状旁腺素（parathyroid hormone，PTH）、1,25 双羟维生素 D[1,25-dihydroxyvitamin D，1,25(OH)$_2$D]、前列腺素和细胞因子等的影响[20-21]。骨吸收后，成骨细胞的前体细胞能感知转化生长因子 -β1（transforming growth factor-β1，TGF-β1）的梯度变化而被募集。成骨细胞由间充质干细胞分化而成，主司骨形成，并可随骨基质的矿化而成为包埋于骨组织中的骨细胞或停留在骨表面的骨衬细胞。成骨细胞分泌富含蛋白质的骨基质，包括 I 型胶原和一些非胶原的蛋白质（如骨钙素）等；再经过数周至数月，羟基磷灰石沉积于骨基质上完成矿化[22]。

绝经后骨质疏松症主要是由于绝经后雌激素水平降低，雌激素对破骨细胞的抑制作用减弱，破骨细胞的数量增加、凋亡减少、寿命延长，导致其骨吸收功能增强。尽管成骨细胞介导的骨形成亦有增加，但不足以代偿过度骨吸收，骨重建活跃和失衡致使小梁骨变细或断裂，皮质骨孔隙度增加，导致骨强度下降。雌激素减少降低骨骼对力学刺激的敏感性，使骨骼呈现类似于废用性骨丢失的病理变化[23]。

老年性骨质疏松症一方面由于增龄造成骨重建失衡，骨吸收 / 骨形成比值升高，导致进行性骨丢失；另一方面，增龄和雌激素缺乏使免疫系统持续低度活化，处于促炎性反应状态。炎性反应介质肿瘤坏死因子 α（tumor necrosis factor-α，TNF-α）、白介素（interleukin，IL）-1、IL-6、IL-7、IL-17 及前列腺素 E2（prostaglandin E2，PGE2）均诱导 M-CSF 和 RANKL 的表达，刺激破骨细胞，并抑制成骨细胞，造成骨量减少。雌激素和雄激素在体内均具有对抗氧化应激的作用，老年人性激素结合球蛋白持续增加，使睾酮和雌二醇的生物利用度下降，体内的活性氧类（reactive oxidative species，ROS）堆积，促使间充质干细胞、成骨细胞和骨细胞凋亡，使骨形成减少。老年人常见维生素 D 缺乏及慢性负钙平衡，导致继发性甲状旁腺功能亢进。年龄相关的肾上腺源性雄激素生成减少、生长激素 - 胰岛素样生长因子轴功能下降、肌少症和体力活动减少造成骨骼负荷减少，也会使骨吸收增加。此外，随增龄和生活方式相关疾病引起的氧化应激及糖基化增加，使骨基质中的胶原分子发生非酶促交联，也会导致骨强度降低[24-25]。

骨质疏松症及其骨折的发生是遗传因素和非遗传因素交互作用的结果（图 1）。遗传因素主要影响骨骼大小、骨量、结构、微结构和内部特性。峰值骨量的 60% 至 80% 由遗传因素决定，多种基因的遗传变异被证实与骨量调节相关。非遗传因素主要包括环境因素、生活方式、疾病、药物、跌倒相关因素等。骨质疏松症是由多种基因 - 环境因素等微小作用积累的共同结果。

三、骨质疏松症危险因素及风险评估

（一）骨质疏松症危险因素

骨质疏松症是一种受多重危险因素影响的复杂疾病，危险因素包括遗传因素和环境因素等多方面。骨折是骨质疏松症的严重后果，也有多种骨骼外的危险因素与骨折相关。因此，临床上需注意识别骨质疏松症及其并发症骨折的危险因素，筛查高危人群，尽早诊断和防治骨质疏松症，减少骨折的发生。

骨质疏松症的危险因素分为不可控因素与可控因素，后者包括不健康生活方式、疾病、药物等（表1）。

1. 不可控因素

主要有种族（患骨质疏松症的风险：白种人高于黄种人，而黄种人高于黑种人）、老龄化、女性绝经、脆性骨折家族史。

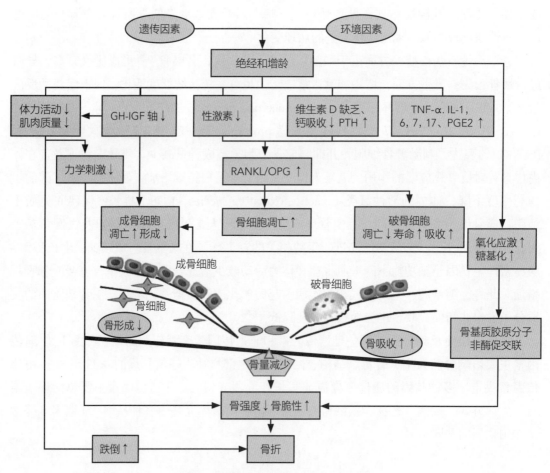

图1　原发性骨质疏松症的发病机制

表 1　骨质疏松症的主要危险因素[26]

不健康生活方式		
体力活动少	过量饮酒	吸烟
饮过多含咖啡因的饮料	营养失衡	蛋白质摄入不足
钙和 / 或维生素 D 缺乏	高钠饮食	低体质量
内分泌系统疾病		
甲状旁腺功能亢进症	垂体前叶功能减退症	早绝经（绝经年龄 < 40 岁）
库欣综合征	性腺功能减退症	糖尿病（Ⅰ型及Ⅱ型）
甲状腺功能亢进症	神经性厌食	雄激素抵抗综合征
高钙尿症		
胃肠道疾病		
炎性肠病	胃肠道旁路或其他手术	原发性胆汁性肝硬化
胰腺疾病	乳糜泻	吸收不良
血液系统疾病		
多发性骨髓瘤	白血病	淋巴瘤
单克隆免疫球蛋白病	血友病	镰状细胞贫血
系统性肥大细胞增多症	珠蛋白生成障碍性贫血	
风湿免疫性疾病		
类风湿关节炎	系统性红斑狼疮	强直性脊柱炎
其他风湿免疫性疾病		
神经肌肉疾病		
癫痫	卒中	肌萎缩
帕金森病	脊髓损伤	多发性硬化
其他疾病		
慢性代谢性酸中毒	终末期肾病	器官移植后
慢性阻塞性肺病	充血性心衰	结节病
特发性脊柱侧凸	抑郁	肠外营养
淀粉样变	艾滋病	
药物		
糖皮质激素	抗癫痫药	芳香化酶抑制剂
促性腺激素释放激素类似物	肿瘤化疗药	质子泵抑制剂
甲状腺激素	噻唑烷二酮类胰岛素增敏剂	抗凝剂（肝素）
铝剂（抑酸剂）	选择性 5- 羟色胺再摄取抑制剂	抗病毒药物
环孢霉素 A	他克莫司	

2. 可控因素

不健康生活方式：包括体力活动少、吸烟、过量饮酒、过多饮用含咖啡因的饮料、营养失衡、蛋白质摄入过多或不足、钙和 / 或维生素 D 缺乏、高钠饮食、体质量过低等。

影响骨代谢的疾病：包括性腺功能减退症等多种内分泌系统疾病、风湿免疫性疾病、胃肠道疾病、血液系统疾病、神经肌肉疾病、慢性肾脏及心肺疾病等。

影响骨代谢的药物：包括糖皮质激素、抗癫痫药物、芳香化酶抑制剂、促性腺激素释放激素类似物、抗病毒药物、噻唑烷二酮类药物、质子泵抑制剂和过量甲状腺激素等。

（二）骨质疏松症风险评估工具

骨质疏松症是受多因素影响的复杂疾病，对个体进行骨质疏松症风险评估，能为疾病早期防治提供有益帮助。临床上评估骨质疏松风险的方法较多，这里推荐国际骨质疏松基金会（International Osteoporosis Foundation，IOF）骨质疏松风险一分钟测试题[27] 和亚洲人骨质疏松自我筛查工具（osteoporosis self-assessment tool for Asians，OSTA），作为疾病风险的初筛工具。

1. IOF 骨质疏松风险一分钟测试题

IOF 骨质疏松风险一分钟测试题是根据患者简单病史，从中选择与骨质疏松相关的问题，由患者判断是与否，从而初步筛选出可能具有骨质疏松风险的患者。该测试题简单快速，易于操作，但仅能作为初步筛查疾病风险，不能用于骨质疏松症的诊断，具体测试题见表 2。

2. 亚洲人骨质疏松自我筛查工具[28]

OSTA 基于亚洲 8 个国家和地区绝经后妇女的研究，收集多项骨质疏松危险因素，并进行骨密度测定，从中筛选出 11 项与骨密度显著相关的危险因素，再经多变量回归模型分析，得出能较好体现敏感度和特异度的两项简易筛查指标，即年龄和体质量。计算方法是：

OSTA 指数 =[体质量（kg）- 年龄（岁）]× 0.2，结果评定见表 3。也可以通过简图（图 2）根据年龄和体质量进行快速查对评估。

OSTA 主要是根据年龄和体质量筛查骨质疏松症的风险，但需要指出，OSTA 所选用的指标过少，其特异性不高，需结合其他危险因素进行判断，且仅适用于绝经后妇女。

表 2 国际骨质疏松基金会（IOF）骨质疏松症风险一分钟测试题[27]

	编号	问题	回答
不可控因素	1	父母曾被诊断有骨质疏松或曾在轻摔后骨折？	是□否□
	2	父母中一人有驼背？	是□否□
	3	实际年龄超过 40 岁？	是□否□

续表

	编号	问题	回答
不可控因素	4	是否成年后因为轻摔后发生骨折？	是□否□
	5	是否经常摔倒（去年超过一次），或因为身体较虚弱而担心摔倒？	是□否□
	6	40 岁后的身高是否减少超过 3cm 以上？	是□否□
	7	是否体质量过轻？（BMI 值少于 19kg/m^2）	是□否□
	8	是否曾服用类固醇激素（例如可的松，泼尼松）连续超过 3 个月？（可的松通常用于治疗哮喘、类风湿关节炎和某些炎性疾病）	是□否□
	9	是否患有类风湿关节炎？	是□否□
	10	是否被诊断出有甲状腺功能亢进或是甲状旁腺功能亢进、1 型糖尿病、克罗恩病或乳糜泻等胃肠疾病或营养不良？	是□否□
	11	女士回答：是否在 45 岁或以前就停经？	是□否□
	12	女士回答：除了怀孕、绝经或子宫切除外，是否曾停经超过 12 个月？	是□否□
	13	女士回答：是否在 50 岁前切除卵巢又没有服用雌/孕激素补充剂？	是□否□
	14	男性回答：是否出现过阳萎、性欲减退或其他雄激素过低的相关症状？	是□否□
生活方式（可控因素）	15	是否经常大量饮酒（每天饮用超过两单位的乙醇，相当于啤酒 1 斤、葡萄酒 3 两或烈性酒 1 两）？	是□否□
	16	目前习惯吸烟，或曾经吸烟？	是□否□
	17	每天运动量少于 30min？（包括做家务、走路和跑步等）	是□否□
	18	是否不能食用乳制品，又没有服用钙片？	是□否□
	19	每天从事户外活动时间是否少于 10min，又没有服用维生素 D？	是□否□
结果判断		上述问题，只要其中有一题回答结果为"是"，即为阳性，提示存在骨质疏松症的风险，并建议进行骨密度检查或 FRAX® 风险评估	

BMI：体质量指数；FRAX：骨折风险评估工具

表 3　OSTA 指数评价骨质疏松风险级别

风险级别	OSTA 指数
低	> − 1
中	− 1 ~ − 4
高	< − 4

OSTA：亚洲人骨质疏松自我筛查工具

3. 骨质疏松性骨折的风险预测

世界卫生组织（World Health Organization，WHO）推荐的骨折风险预测工具（fracture risk as-sessment tool，FRAX®）[29-31]，根据患者的临床危险因素及股骨颈骨密度建立模型，用于评估患者未来10年髋部骨折及主要骨质疏松性骨折（椎体、前臂、髋部或肩部）的概率。针对中国人群的FRAX®可通过登陆以下网址获得：http://www.sheffield.ac.uk/FRAX/tool.aspx?country=2。

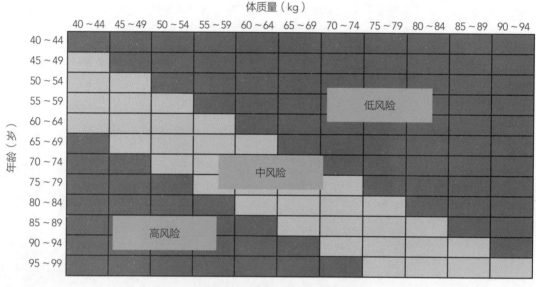

图2 年龄、体质量与骨质疏松风险级别的关系（OSTA）

OSTA：亚洲人骨质疏松自我筛查工具

FRAX®工具的计算参数主要包括部分临床危险因素和股骨颈骨密度[29]（表4）。FRAX®工具应用中存在的问题与局限：

（1）应用人群：不需FRAX®评估者：临床上已诊断骨质疏松症（即骨密度T-值≤−2.5）或已发生脆性骨折者，不必再用FRAX®评估骨折风险，应及时开始治疗。

表4 FRAX®计算依据的主要临床危险因素、骨密度值及结果判断

危险因素	解释
年龄	模型计算的年龄是40 ～ 90岁,低于或超过此年龄段,按照40或90岁计算
性别	选择男性或女性
体质量	填写单位是kg
身高	填写单位是cm

续表

危险因素	解释
既往骨折史	指成年期自然发生或轻微外力下发生的骨折,选择是与否
父母髋部骨折史	选择是与否
吸烟	根据患者现在是否吸烟,选择是与否
糖皮质激素	如果患者正在接受糖皮质激素治疗或接受过相当于泼尼松 > 5mg/d 超过 3 个月,选择是
类风湿关节炎	选择是与否
继发性骨质疏松	如果患者具有与骨质疏松症密切关联的疾病,选择是 这些疾病包括 1 型糖尿病、成骨不全症的成人患者、长期未治疗的甲状腺功能亢进症、性腺功能减退症或早绝经（< 45 岁）、慢性营养不良或吸收不良、慢性肝病
过量饮酒	乙醇摄入量大于等于 3 单位 /d 为过量饮酒 一个单位的相当于 8 ~ 10g 乙醇,相当于 285ml 啤酒,120ml 葡萄酒,30ml 烈性酒
骨密度	先选择测量骨密度的仪器,然后填写股骨颈骨密度的实际测量值(g/cm2),如果患者没有测量骨密度,可以不填此项,系统将根据临床危险因素进行计算
结果判断	FRAX® 预测的髋部骨折概率≥3% 或任何主要骨质疏松性骨折概率≥20% 时,为骨质疏松性骨折高危患者,建议给予治疗;FRAX® 预测的任何主要骨质疏松性骨折概率为 10% ~ 20% 时,为骨质疏松性骨折中风险;FRAX® 预测的任何主要骨质疏松性骨折概率 < 10%,为骨质疏松性骨折低风险

FRAX：骨折风险评估工具

需要 FRAX® 评估风险者：具有一个或多个骨质疏松性骨折临床危险因素,未发生骨折且骨量减少者（骨密度为 *T*- 值 – 1.0 ~ – 2.5）,可通过 FRAX® 计算患者未来 10 年发生主要骨质疏松性骨折及髋部骨折的概率。对于 FRAX® 评估阈值为骨折高风险者,建议进行骨密度测量,并考虑给予治疗[31]。

FRAX® 工具不适于已接受有效抗骨质疏松药物治疗的人群。

（2）地区、人种差异问题：FRAX® 的骨折相关危险因素基于来自欧洲、北美、亚洲、澳大利亚等多个独立大样本前瞻性人群研究和大样本的荟萃分析,因此有一定的代表性。由于针对我国骨质疏松性骨折发病率及其影响因素的大样本流行病学研究正在进行中,初步研究提示目前 FRAX® 预测结果可能低估了中国人群的骨折风险[32]。

（3）判断是否需要治疗的阈值：建议给予患者治疗的 FRAX® 阈值,尚存争议,有研究认为不同国家、性别、不同年龄段应有不同的干预阈值[31-35]。美国指南建议 FRAX® 预测的髋部骨折概率≥3% 或任何主要骨质疏松性骨折概率≥20% 时,为骨质疏松性骨折高危患者,建议给予治疗;而欧洲部分国家建议 FRAX® 预测的髋部骨折概率≥5% 为治疗阈值。鉴于 FRAX® 可能低估中国人群的骨折风险,本指南建议 FRAX® 预测的髋部骨折概率≥ 3% 或任何主要骨质疏松性骨折概率≥ 20% 时，为骨质疏松性骨折高危患者，建议给予治疗。

（4）FRAX® 的其他不足：除 FRAX® 包括的骨折危险因素，还有其他因素也与骨折发生相关 [29-30]。如跌倒是诱发骨折的重要危险因素，但 FRAX® 计算中没有包括跌倒。FRAX® 的危险因素纳入了糖皮质激素使用史，但没有涉及糖皮质激素的治疗剂量及疗程。FRAX® 也没有纳入与骨质疏松症相关的多种其他药物。FRAX® 尽管列入了部分与骨质疏松症相关的疾病，包括类风湿关节炎、糖尿病、成骨不全症等，但有待进一步完善。

4. 跌倒及其危险因素

跌倒是骨质疏松性骨折的独立危险因素，跌倒的危险因素包括环境因素和自身因素等 [36-37]，应重视对下列跌倒相关危险因素的评估及干预。

环境因素：包括光线昏暗、路面湿滑、地面障碍物、地毯松动、卫生间未安装扶手等。

自身因素：包括年龄老化、肌少症、视觉异常、感觉迟钝、神经肌肉疾病、缺乏运动、平衡能力差、步态异常、既往跌倒史、维生素 D 不足、营养不良、心脏疾病、体位性低血压、抑郁症、精神和认知疾患、药物（如安眠药、抗癫痫药及治疗精神疾病药物）等。

四、骨质疏松症临床表现

骨质疏松症初期通常没有明显的临床表现，因而被称为"寂静的疾病"或"静悄悄的流行病"。但随着病情进展，骨量不断丢失，骨微结构破坏，患者会出现骨痛，脊柱变形，甚至发生骨质疏松性骨折等后果。部分患者可没有临床症状，仅在发生骨质疏松性骨折等严重并发症后才被诊断为骨质疏松症。

（一）疼痛

骨质疏松症患者，可出现腰背疼痛或全身骨痛。疼痛通常在翻身时、起坐时及长时间行走后出现，夜间或负重活动时疼痛加重，并可能伴有肌肉痉挛，甚至活动受限。

（二）脊柱变形

严重骨质疏松症患者，因椎体压缩性骨折，可出现身高变矮或驼背等脊柱畸形。多发性胸椎压缩性骨折可导致胸廓畸形，甚至影响心肺功能；严重的腰椎压缩性骨折可能会导致腹部脏器功能异常，引起便秘、腹痛、腹胀、食欲减低等不适。

（三）骨折

骨质疏松性骨折属于脆性骨折，通常指在日常生活中受到轻微外力时发生的骨折。骨折发生的常见部位为椎体（胸、腰椎），髋部（股骨近端），前臂远端和肱骨近端；其他部位如肋骨、跖骨、腓骨、骨盆等部位亦可发生骨折。骨质疏松性骨折发生后，再骨折的风险显著增加。

（四）对心理状态及生活质量的影响

骨质疏松症及其相关骨折对患者心理状态的危害常被忽略，主要的心理异常包括恐惧、焦虑、抑郁、自信心丧失等。老年患者自主生活能力下降，以及骨折后缺少与外界接触和交流，均会给患者造成巨大的心理负担[38-40]。应重视和关注骨质疏松症患者的心理异常，并给予必要的治疗。

五、骨质疏松症诊断及鉴别诊断

骨质疏松症的诊断基于全面的病史采集、体格检查、骨密度测定、影像学检查及必要的生化测定。临床上诊断原发性骨质疏松症应包括两方面：确定是否为骨质疏松症和排除继发性骨质疏松症。

（一）常用骨密度及骨测量方法

骨密度是指单位体积（体积密度）或者是单位面积（面积密度）所含的骨量。骨密度及骨测量方法较多，不同方法在骨质疏松症的诊断、疗效监测以及骨折危险性评估中的作用有所不同。目前临床和科研常用的骨密度测量方法有双能 X 线吸收检测法（dual energy X-ray absorptiometry，DXA）、定量计算机断层照相术（quantitative computed tomography，QCT）、外周 QCT（peripheral quantitative computed tomography，pQCT）和定量超声（quantitative ultrasound，QUS）等。目前公认的骨质疏松症诊断标准是基于 DXA 测量的结果。

我国已经将骨密度检测项目纳入 40 岁以上人群常规体检内容[41]，临床上为诊治骨质疏松症的骨密度测定指征见表 5。

表 5　骨密度测量的临床指征

符合以下任何一条，建议行骨密度测定
· 女性 65 岁以上和男性 70 岁以上者
· 女性 65 岁以下和男性 70 岁以下，有一个或多个骨质疏松危险因素者
· 有脆性骨折史的成年人
· 各种原因引起的性激素水平低下的成年人
· X 线影像已有骨质疏松改变者
· 接受骨质疏松治疗、进行疗效监测者
· 患有影响骨代谢疾病或使用影响骨代谢药物史者
· IOF 骨质疏松症一分钟测试题回答结果阳性者
· OSTA 结果 ≤ − 1 者

IOF：国际骨质疏松基金会；OSTA：亚洲人骨质疏松自我筛查工具

1. DXA 检测骨密度

DXA 骨密度测量是临床和科研最常用的骨密度测量方法，可用于骨质疏松症的诊断、骨折风险性预测和药物疗效评估，也是流行病学研究常用的骨骼评估方法。其主要测量部位是中轴骨，包括：腰椎和股骨近端，如腰椎和股骨近端测量受限，可选择非优势侧桡骨远端 1/3（33%）。DXA 正位腰椎测量感兴趣区包括椎体及其后方的附件结构，故其测量结果受腰椎的退行性改变（如椎体和椎小关节的骨质增生硬化等）和腹主动脉钙化影响。DXA 股骨近端测量感兴趣区分别为股骨颈、大粗隆、全髋和 Wards 三角区的骨密度，其中用于骨质疏松症诊断感兴趣区是股骨颈和全髋。另外，不同 DXA 机器的测量结果如未行横向质控，不能相互比较。新型 DXA 测量仪所采集的胸腰椎椎体侧位影像，可用于椎体形态评估及其骨折判定（vertebral fracture assessment，VFA）。

2. 定量 CT

QCT 是在 CT 设备上，应用已知密度的体模（phantom）和相应的测量分析软件测量骨密度的方法。该方法可分别测量松质骨和皮质骨的体积密度，可较早地反映骨质疏松早期松质骨的丢失状况。QCT 通常测量的是腰椎和 / 或股骨近端的松质骨骨密度。QCT 腰椎测量结果预测绝经后妇女椎体骨折风险的能力类似于 DXA 腰椎测量的评估。QCT 测量也可用于骨质疏松药物疗效观察[42-43]。

3. 外周骨定量 CT

pQCT 测量部位多为桡骨远端和胫骨。该部位测量结果主要反映的是皮质骨骨密度，可用于评估绝经后妇女髋部骨折的风险。因目前无诊断标准，尚不能用于骨质疏松的诊断及临床药物疗效判断。另外，高分辨 pQCT 除测量骨密度外，还可显示骨微结构及计算骨力学性能参数[42-43]。

4. 定量超声

QUS 定量超声测量的主要是感兴趣区（包括软组织、骨组织、骨髓组织）结构对声波的反射和吸收所造成超声信号的衰减结果，通常测量部位为跟骨。QUS 测量结果不仅与骨密度有不同程度的相关，还可提供有关骨应力、结构等方面的信息。目前主要用于骨质疏松风险人群的筛查和骨质疏松性骨折的风险评估，但还不能用于骨质疏松症的诊断和药物疗效判断。目前国内外尚无统一的 QUS 筛查判定标准，可参考 QUS 设备厂家提供的信息，如结果怀疑骨质疏松，应进一步行 DXA 测量。

（二）胸腰椎 X 线侧位影像及其骨折判定

椎体骨折常因无明显临床症状被漏诊，需要在骨质疏松性骨折的危险人群中开展椎体骨折的筛查。胸腰椎 X 线侧位影像可作为判定骨质疏松性椎体压缩性骨折首选的检查方法。常规胸腰椎 X 线侧位摄片的范围应分别包括胸 4 至腰 1 和胸 12 至腰 5 椎体。基于胸腰椎侧位 X 线影像并采用 Genant 目视半定量判定方法[44]（图 3），椎体压缩性骨折的程度可以分为 Ⅰ、Ⅱ、Ⅲ度或称轻、中、重度。该判定方法分度是依据压缩椎体最明显处的上下高度与同一椎体后高之比；若全椎体压缩，则压缩最明显处的上下高度与其邻近上一椎体后高之比；椎体压缩性骨折的轻、中、重度判定标准分别为椎体压缩20%～25%、25%～40%及40%以上。

另外，DXA胸腰椎的侧位椎体成像和脊椎CT侧位重建影像的椎体压缩骨折的判定也可参照上述标准。如在胸腰椎X线侧位影像评估椎体压缩性骨折时见到其他异常X线征象时，应进一步选择适宜的影像学检查，进行影像诊断和鉴别诊断。

建议存在以下情况时，行胸腰椎侧位X线影像或DXA侧位椎体骨折评估（VFA），以了解是否存在椎体骨折（表6）。

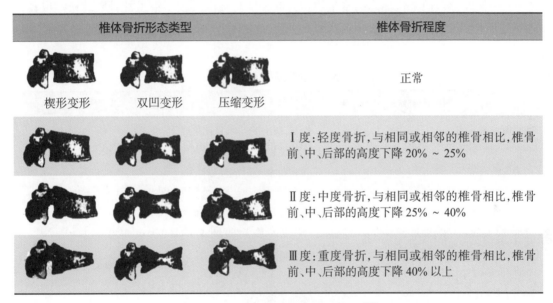

椎体骨折形态类型			椎体骨折程度
楔形变形	双凹变形	压缩变形	正常
			Ⅰ度:轻度骨折,与相同或相邻的椎骨相比,椎骨前、中、后部的高度下降20%～25%
			Ⅱ度:中度骨折,与相同或相邻的椎骨相比,椎骨前、中、后部的高度下降25%～40%
			Ⅲ度:重度骨折,与相同或相邻的椎骨相比,椎骨前、中、后部的高度下降40%以上

图3 Genant目视半定量判定方法[44]

表6 进行椎体骨折评估的指征

符合以下任何一条,建议行胸腰椎X线侧位影像及其骨折判定
· 女性70岁以上和男性80岁以上,椎体、全髋或股骨颈骨密度 *T*-值≤-1.0
· 女性65～69岁和男性70～79岁,椎体、全髋或股骨颈骨密度 *T*-值≤-1.5
· 绝经后女性及50岁以上男性,具有以下任一特殊危险因素:
-成年期(≥50岁)非暴力性骨折
-较年轻时最高身高缩短≥4cm
-1年内身高进行性缩短≥2cm
-近期或正在使用长程(>3个月)糖皮质激素治疗

（三）骨转换标志物

骨转换标志物（bone turnover markers，BTMs），是骨组织本身的代谢（分解与合成）产物，简称骨标志物。骨转换标志物分为骨形成标志物和骨吸收标志物（表7），前者反映成骨细胞活性及骨形成状态，后者代表破骨细胞活性及骨吸收水平。在正常人不同年龄段，以及不同疾病状态时，血循环或尿液中的骨转换标志物水平会发生不同程度的变化，代表了全身骨骼代谢的动态状况[45-48]。这些标志物的测定有助于鉴别原发性和继发性骨质疏松、判断骨转换类型、预测骨丢失速率、评估骨折风险、了解病情进展、选择干预措施，监测药物疗效及依从性等。原发性骨质疏松症患者的骨转换标志物水平往往正常或轻度升高。如果骨转换生化标志物水平明显升高，需排除高转换型继发性骨质疏松症或其他疾病的可能性，如原发性甲状旁腺功能亢进症、畸形性骨炎及某些恶性肿瘤骨转移等。

表7　骨转换生化标志物

骨形成标志物	骨吸收标志物
血清碱性磷酸酶 （alkaline phosphatase，ALP）	空腹 2h 尿钙 / 肌酐比值 （ratio of urinary calcium to creatinine，UCa/Cr）
血清骨钙素 （osteocalcin，OC）	血清抗酒石酸酸性磷酸酶 （tartrate-resistant acid phosphatase，TRACP）
血清骨特异性碱性磷酸酶 （bone alkaline phosphatase，BALP）	血清 I 型胶原 C- 末端肽交联 （serum C-terminal telopeptide of type 1 collagen，S-CTX）
血清 I 型原胶原 C- 端前肽 （procollagen type 1 C-peptide，P1CP）	尿吡啶啉 （urinary pyridinoline，Pyr）
血清 I 型原胶原 N- 端前肽 （procollagen type 1 N-peptide，P1NP）	尿脱氧吡啶啉 （urinary deoxypyridinoline，D-Pyr）
	尿 I 型胶原 C- 末端肽交联 （urinary C-terminal telopeptide of type 1 collagen，U-CTX）
	尿 I 型胶原 N- 末端肽交联 （urinary N-terminal telopeptide of type 1 collagen，U-NTX）

在以上诸多标志物中，推荐空腹血清 I 型原胶原 N- 端前肽（procollagen type 1 N-peptide，P1NP）和空腹血清 I 型胶原 C- 末端肽交联（serum C-terminal telopeptide of type 1 collagen，S-CTX）分别为反映骨形成和骨吸收敏感性较高的标志物。

（四）骨质疏松症诊断

骨质疏松症的诊断主要基于 DXA 骨密度测量结果和 / 或脆性骨折。

1. 基于骨密度测定的诊断

DXA 测量的骨密度是目前通用的骨质疏松症诊断指标。对于绝经后女性、50 岁及以上男性，建议参照 WHO 推荐的诊断标准，基于 DXA 测量结果（表 8）：骨密度值低于同性别、同种族健康成人的骨峰值 1 个标准差及以内属正常；降低 1～2.5 个标准差为骨量低下（或低骨量）；降低等于和超过 2.5 个标准差为骨质疏松；骨密度降低程度符合骨质疏松诊断标准，同时伴有一处或多处脆性骨折为严重骨质疏松。骨密度通常用 T- 值（T-Score）表示，T- 值 =（实测值 - 同种族同性别正常青年人峰值骨密度）/ 同种族同性别正常青年人峰值骨密度的标准差。基于 DXA 测量的中轴骨（腰椎 1-4、股骨颈或全髋）骨密度或桡骨远端 1/3 骨密度对骨质疏松症的诊断标准是 T- 值 ≤ － 2.5。

表 8　基于 DXA 测定骨密度分类标准

分类	T- 值
正常	T- 值 ≥ － 1.0
低骨量	－ 2.5 ＜ T- 值 ＜ － 1.0
骨质疏松	T- 值 ≤ － 2.5
严重骨质疏松	T- 值 ≤ － 2.5+ 脆性骨折

T- 值 =（实测值 - 同种族同性别正常青年人峰值骨密度）/ 同种族同性别正常青年人峰值骨密度的标准差；DXA：双能 X 线吸收检测法

对于儿童、绝经前女性和 50 岁以下男性，其骨密度水平的判断建议用同种族的 Z 值表示，Z- 值 =（骨密度测定值 - 同种族同性别同龄人骨密度均值）/ 同种族同性别同龄人骨密度标准差。将 Z- 值 ≤ － 2.0 视为"低于同年龄段预期范围"或低骨量。

2. 基于脆性骨折的诊断

脆性骨折是指受到轻微创伤或日常活动中即发生的骨折。如髋部或椎体发生脆性骨折，不依赖于骨密度测定，临床上即可诊断骨质疏松症。而在肱骨近端、骨盆或前臂远端发生的脆性骨折，即使骨密度测定显示低骨量（－ 2.5 ＜ T- 值 ＜ － 1.0），也可诊断骨质疏松症。骨质疏松症的诊断标准见表 9。骨质疏松症诊疗流程见图 4。

表 9　骨质疏松症诊断标准

骨质疏松症的诊断标准（符合以下三条中之一者）
· 髋部或椎体脆性骨折
· DXA 测量的中轴骨骨密度或桡骨远端 1/3 骨密度的 T- 值 ≤ － 2.5
· 骨密度测量符合低骨量（－ 2.5 ＜ T- 值 ＜ － 1.0)+ 肱骨近端、骨盆或前臂远端脆性骨折

DXA：双能 X 线吸收检测法

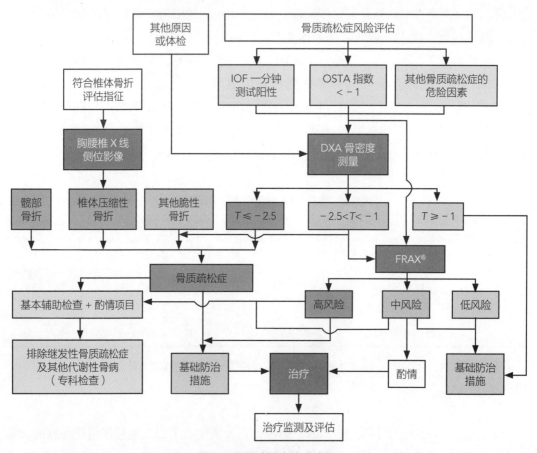

图 4 骨质疏松症诊疗流程

（五）骨质疏松症鉴别诊断及实验室检查

1. 骨质疏松症鉴别诊断

骨质疏松可由多种病因所致。在诊断原发性骨质疏松症之前，一定要重视和排除其他影响骨代谢的疾病，以免发生漏诊或误诊。需详细了解病史，评价可能导致骨质疏松症的各种病因、危险因素及药物，特别强调部分导致继发性骨质疏松症的疾病可能缺少特异的症状和体征，有赖于进一步辅助检查。需要鉴别的病因参见表 1，主要包括：影响骨代谢的内分泌疾病（甲状旁腺疾病、性腺疾病、肾上腺疾病和甲状腺疾病等），类风湿关节炎等免疫性疾病，影响钙和维生素 D 吸收和代谢的消化系统和肾脏疾病，神经肌肉疾病，多发性骨髓瘤等恶性疾病，多种先天和获得性骨代谢异常疾病，长期服用糖皮质激素或其他影响骨代谢药物等。

2. 基本检查项目

对已诊断和临床怀疑骨质疏松症的患者至少应做以下几项基本检查，以助诊断和鉴别诊断。

（1）基本实验室检查：血常规，尿常规，肝、肾功能，血钙、磷和碱性磷酸酶水平，血清蛋白电泳，尿钙、钠、肌酐和骨转换标志物等。

原发性骨质疏松症患者通常血钙、磷和碱性磷酸酶值在正常范围，当有骨折时血碱性磷酸酶水平可有轻度升高。如以上检查发现异常，需要进一步检查，或转至相关专科做进一步鉴别诊断。

（2）骨骼 X 线影像：虽可根据常规 X 线影像骨结构稀疏评估骨质疏松，但 X 线影像显示骨质疏松时其骨质已丢失达 30% 以上。胸腰椎侧位 X 线影像可作为骨质疏松椎体压缩性骨折及其程度判定的首选方法。另外，X 像影像所示的骨质密度受投照条件和阅片者主观等因素的影响，且不易量化评估，故 X 线影像不用于骨质疏松症的早期诊断。但根据临床症状和体征选择性进行相关部位的骨骼 X 线影像检查，可反映骨骼的病理变化，为骨质疏松症的诊断和鉴别诊断提供依据。

3. 酌情检查项目

为进一步鉴别诊断的需要，可酌情选择性进行以下检查，如血沉、C- 反应蛋白、性腺激素、血清泌乳素、25 羟维生素 D（25-hydroxy-vitamin D，25OHD）、甲状旁腺激素、甲状腺功能、尿游离皮质醇或小剂量地塞米松抑制试验、血气分析、尿本周蛋白、血尿轻链，甚至放射性核素骨扫描、骨髓穿刺或骨活检等检查。

六、骨质疏松症防治

骨骼强壮是维持人体健康的关键，骨质疏松症的防治应贯穿于生命全过程，骨质疏松性骨折会增加致残率或致死率，因此骨质疏松症的预防与治疗同等重要。骨质疏松症的主要防治目标包括改善骨骼生长发育，促进成年期达到理想的峰值骨量；维持骨量和骨质量，预防增龄性骨丢失；避免跌倒和骨折。骨质疏松症初级预防：指尚无骨质疏松但具有骨质疏松症危险因素者，应防止或延缓其发展为骨质疏松症并避免发生第一次骨折；骨质疏松症二级预防和治疗：指已有骨质疏松症或已经发生过脆性骨折，防治目的是避免发生骨折或再次骨折。

骨质疏松症的防治措施主要包括基础措施、药物干预和康复治疗。

（一）基础措施[35]

包括调整生活方式和骨健康基本补充剂。

1. 调整生活方式

（1）加强营养，均衡膳食：建议摄入富含钙、低盐和适量蛋白质的均衡膳食，推荐每日蛋白质摄入量为 0.8 ~ 1.0g/kg 体质量，并每天摄入牛奶 300ml 或相当量的奶制品[49]。

（2）充足日照：建议上午 11：00 到下午 3：00 间，尽可能多地暴露皮肤于阳光下晒 15 ~ 30min（取决于日照时间、纬度、季节等因素），每周两次，以促进体内维生素 D 的合成[50]，尽量不涂抹防晒霜，以免影响日照效果。但需注意避免强烈阳光照射，以防灼伤皮肤。

（3）规律运动：建议进行有助于骨健康的体育锻炼和康复治疗。运动可改善机体敏捷性、力量、姿势及平衡等，减少跌倒风险。运动还有助于增加骨密度。适合于骨质疏松症患者的运动包括负重运动及抗阻运动，推荐规律的负重及肌肉力量练习，以减少跌倒和骨折风险。肌肉力量练习包括重量训练，其他抗阻运动及行走、慢跑、太极拳、瑜伽、舞蹈和乒乓球等。运动应循序渐进、持之以恒。骨质疏松症患者开始新的运动训练前应咨询临床医生，进行相关评估。

（4）戒烟。

（5）限酒。

（6）避免过量饮用咖啡。

（7）避免过量饮用碳酸饮料。

（8）尽量避免或少用影响骨代谢的药物。

2. 骨健康基本补充剂

（1）钙剂：充足的钙摄入对获得理想骨峰值、减缓骨丢失、改善骨矿化和维护骨骼健康有益。2013 版中国居民膳食营养素参考摄入量（附件表 S1）建议，成人每日钙推荐摄入量为 800mg（元素钙），50 岁及以上人群每日钙推荐摄入量为 1 000～1 200mg[51]。尽可能通过饮食摄入充足的钙[26]，饮食中钙摄入不足时，可给予钙剂补充。营养调查显示我国居民每日膳食约摄入元素钙 400mg，故尚需补充元素钙约 500～600mg/d。钙剂选择需考虑其钙元素含量、安全性和有效性。不同种类钙剂中的元素钙含量见附件表 S2，其中碳酸钙含钙量高，吸收率高，易溶于胃酸，常见不良反应为上腹不适和便秘等。枸橼酸钙含钙量较低，但水溶性较好，胃肠道不良反应小，且枸橼酸有可能减少肾结石的发生，适用于胃酸缺乏和有肾结石风险的患者。高钙血症和高钙尿症时应避免使用钙剂。补充钙剂需适量，超大剂量补充钙剂可能增加肾结石和心血管疾病的风险。在骨质疏松症的防治中，钙剂应与其他药物联合使用，目前尚无充分证据表明单纯补钙可以替代其他抗骨质疏松药物治疗。

（2）维生素 D：充足的维生素 D 可增加肠钙吸收、促进骨骼矿化、保持肌力、改善平衡能力和降低跌倒风险。维生素 D 不足可导致继发性甲状旁腺功能亢进，增加骨吸收，从而引起或加重骨质疏松症。同时补充钙剂和维生素 D 可降低骨质疏松性骨折风险[52]。维生素 D 不足还会影响其他抗骨质疏松药物的疗效。在我国维生素 D 不足状况普遍存在[53-55]，7 个省份的调查报告显示：55 岁以上女性血清 25OHD 平均浓度为 18µg/L，61.0% 绝经后女性存在维生素 D 缺乏[48]。2013 版中国居民膳食营养素参考摄入量（附件表 S3）建议，成人推荐维生素 D 摄入量为 400IU（10µg）/d；65 岁及以上老年人因缺乏日照、以及摄入和吸收障碍常有维生素 D 缺乏，推荐摄入量为 600IU（15µg）/d；可耐受最高摄入量为

2 000IU（50μg）/d[50]；维生素 D 用于骨质疏松症防治时，剂量可为 800～1 200IU/d。对于日光暴露不足和老年人等维生素 D 缺乏的高危人群，建议酌情检测血清 25OHD 水平，以了解患者维生素 D 的营养状态，指导维生素 D 的补充。有研究建议老年人血清 25OHD 水平应达到或高于 75nmol/L（30μg/L），以降低跌倒和骨折风险。临床应用维生素 D 制剂时应注意个体差异和安全性，定期监测血钙和尿钙浓度。不推荐使用活性维生素 D 纠正维生素 D 缺乏，不建议 1 年单次较大剂量普通维生素 D 的补充[56-57]。

（二）抗骨质疏松症药物

有效的抗骨质疏松症药物可以增加骨密度，改善骨质量，显著降低骨折的发生风险，本指南推荐抗骨质疏松症药物治疗的适应证（表 10）：主要包括经骨密度检查确诊为骨质疏松症的患者；已经发生过椎体和髋部等部位脆性骨折者；骨量减少但具有高骨折风险的患者。

表 10　抗骨质疏松症药物治疗适应证

抗骨质疏松症药物治疗适应证
· 发生椎体脆性骨折（临床或无症状）或髋部脆性骨折者
· DXA 骨密度（腰椎、股骨颈、全髋部或桡骨远端 1/3）T- 值 ≤ － 2.5，无论是否有过骨折
· 骨量低下者（骨密度：－ 2.5 ＜ T- 值 ＜ － 1.0），具备以下情况之一：
－ 发生过某些部位的脆性骨折（肱骨上段、前臂远端或骨盆）
－ FRAX® 工具计算出未来 10 年髋部骨折概率 ≥ 3% 或任何主要骨质疏松性骨折发生概率 ≥ 20%

DXA：双能 X 线吸收检测法；FRAX：骨折风险评估工具

抗骨质疏松症药物按作用机制可分为骨吸收抑制剂、骨形成促进剂、其他机制类药物及传统中药（表 11）。通常首选使用具有较广抗骨折谱的药物（如阿仑膦酸钠、唑来膦酸、利塞膦酸钠和迪诺塞麦等）。对低、中度骨折风险者（如年轻的绝经后妇女，骨密度水平较低但无骨折史）首选口服药物治疗。对口服不能耐受、禁忌、依从性欠佳及高骨折风险者（如多发椎体骨折或髋部骨折的老年患者、骨密度极低的患者）可考虑使用注射制剂（如唑来膦酸、特立帕肽或迪诺塞麦等）。如仅椎体骨折高风险，而髋部和非椎体骨折风险不高的患者，可考虑选用雌激素或选择性雌激素受体调节剂（selected estrogen receptor modulators，SERMs）。新发骨折伴疼痛的患者可考虑短期使用降钙素。迪诺塞麦（denosumab）是 RANKL 的抑制剂，为单克隆抗体，国外已经广泛使用，在国内已经完成三期临床试验[26]，尽管尚未（即将）上市，亦纳入本指南。中药具有改善临床症候等作用，但降低骨质疏松性骨折的证据尚不足。现就国家食品药品监督管理局（China Food and Drug Administration，CFDA）已经批准的主要抗骨质疏松症药物的特征和应用规范介绍如下（药物类别按照英文字母排序）。

表 11　防治骨质疏松症主要药物

骨吸收抑制剂	骨形成促进剂	其他机制类药物	中药
双膦酸盐 降钙素 雌激素 选择性雌激素受体调节剂 RANKL 抑制剂（国内尚未上市）	甲状旁腺激素类 似物	活性维生素 D 及其类似物 维生素 K2 类 锶盐	骨碎补总黄酮制剂 淫羊藿苷类制剂 人工虎骨粉制剂

1. 双膦酸盐类

双膦酸盐（bisphosphonates）是焦磷酸盐的稳定类似物，其特征为含有 P-C-P 基团。是目前临床上应用最为广泛的抗骨质疏松症药物。双膦酸盐与骨骼羟磷灰石的亲和力高，能够特异性结合到骨重建活跃的骨表面，抑制破骨细胞功能，从而抑制骨吸收。不同双膦酸盐抑制骨吸收的效力差别很大[58]，因此临床上不同双膦酸盐药物使用剂量及用法也有所差异[58-59]。目前用于防治骨质疏松症的双膦酸盐主要包括阿仑膦酸钠（表 12）、唑来膦酸（表 13）、利塞膦酸钠（表 14）、伊班膦酸钠（表 15）、依替膦酸二钠（表 16）和氯膦酸二钠（表 17）等[58-66]。

双膦酸盐类药物总体安全性较好，但以下几点值得关注[26, 67-71]：

（1）胃肠道不良反应：口服双膦酸盐后少数患者可能发生轻度胃肠道反应，包括上腹疼痛、反酸等症状。故除严格按说明书提示的方法服用外，有活动性胃及十二指肠溃疡、返流性食管炎者、功能性食管活动障碍者慎用。若存在肠吸收不良，可能影响双膦酸盐的吸收。

表 12　阿仑膦酸钠

阿仑膦酸钠	
适应证	CFDA 批准治疗绝经后骨质疏松症和男性骨质疏松症,有些国家还批准治疗糖皮质激素诱发的骨质疏松症。
疗效	增加骨质疏松症患者腰椎和髋部骨密度,降低发生椎体、非椎体和髋部骨折的风险。
用法	阿仑膦酸钠片剂,70mg/ 片,口服每次 1 片,每周 1 次;10mg/ 片,口服每次 1 片,每日 1 次;阿仑膦酸钠肠溶片,70mg/ 片,口服每次 1 片,每周 1 次;10mg/ 片,口服每次 1 片,每日 1 次;阿仑膦酸钠 D_3 片:阿仑膦酸钠 70mg + 维生素 D_3 2 800IU 或 5 600IU 的复合片剂,口服每次 1 片,每周 1 次。
服用方法	空腹服用,用 200 ～ 300mL 白水送服,服药后 30min 内避免平卧,应保持直立体位(站立或坐立);此期间应避免进食牛奶、果汁等任何食品和药品。
注意事项	胃及十二指肠溃疡、返流性食管炎者慎用。
禁忌证	导致食管排空延迟的食管疾病,例如食管狭窄或迟缓不能;不能站立或坐直 30min 者;对本品任何成分过敏者;肌酐清除率小于 35mL/min 者;孕妇和哺乳期妇女。

CFDA：国家食品药品监督管理总局

表 13　唑来膦酸

唑来膦酸	
适应证	CFDA 批准治疗绝经后骨质疏松症,有些国家还批准治疗男性骨质疏松症和糖皮质激素诱发的骨质疏松症。
疗效	增加骨质疏松症患者腰椎和髋部骨密度,降低发生椎体、非椎体和髋部骨折的风险。
用法	唑来膦酸静脉注射剂,5mg/ 瓶,静脉滴注,每年 1 次。
输注方法	静脉滴注至少 15min 以上,药物使用前应充分水化。
注意事项	低钙血症者慎用,严重维生素 D 缺乏者需注意补充足量的维生素 D;患者在首次输注药物后可能出现一过性发热、肌肉关节疼痛等流感样症状,多数在 1 ~ 3d 内缓解,严重者可予以非甾体类解热镇痛药对症处理;不建议预防性使用。
禁忌证	对本品或其他双膦酸类药物过敏者;肌酐清除率小于 35mL/min 者;孕妇及哺乳期妇女。

CFDA：国家食品药品监督管理总局

表 14　利塞膦酸钠

利塞膦酸钠	
适应证	CFDA 批准治疗绝经后骨质疏松症和糖皮质激素诱发的骨质疏松症,有些国家还批准治疗男性骨质疏松症。
疗效	增加骨质疏松症患者腰椎和髋部骨密度,降低发生椎体、非椎体和髋部骨折的风险。
用法	利塞膦酸钠片剂,35mg/ 片,口服每次 1 片,每周 1 次;5mg/ 片,口服每次 1 片,每日 1 次。
服用方法	空腹服用,用 200 ~ 300mL 白水送服,服药后 30min 内避免平卧,应保持直立体位(站立或坐立),此期间应避免进食牛奶、果汁等任何食品和药品。
注意事项	胃及十二指肠溃疡、返流性食管炎者慎用。
禁忌证	导致食管排空延迟的食管异物,例如食管狭窄或迟缓不能;不能站立或坐直 30min 者;对本品任何成分过敏者;肌酐清除率小于 35mL/min 者;孕妇及哺乳期妇女。

CFDA：国家食品药品监督管理总局

表 15　伊班膦酸钠

伊班膦酸钠	
适应证	CFDA 批准治疗绝经后骨质疏松症。
疗效	增加骨质疏松症患者腰椎和髋部骨密度,降低椎体及非椎体骨折的风险。
用法	伊班膦酸钠静脉注射剂,1mg/ 安瓿,2mg 静脉滴注,每 3 个月 1 次;国外已有伊班膦酸钠口服片剂上市,150mg/ 片,每月口服 1 片。
输注或服用方法	静脉滴注药物前注意充分水化,2mg 加入 250mL 0.9% 氯化钠溶液静脉滴注 2h 以上,嘱患者多喝水;口服片剂应空腹服用,用 200 ~ 300mL 白水送服,服药后 30min 内避免平卧,应保持直立体位(站立或坐立),此期间应避免进食牛奶、果汁等任何食品和药品。

续表

伊班膦酸钠

注意事项	低钙血症者慎用,严重维生素 D 缺乏者需注意补充充足的维生素 D;患者在首次输注药物后可能出现发热、肌肉疼痛等流感样症状,多数在 1 ~ 3d 内缓解,严重者可予以非甾体类解热镇痛药对症处理。
禁忌证	肌酐清除率小于 35mL/min 或血肌酐 > 5mg/dL(或 > 442μmol/L)者;对本品或其他双膦酸类药物过敏者;孕妇及哺乳期妇女。

CFDA：国家食品药品监督管理总局

表 16　依替膦酸二钠

依替膦酸二钠

适应证	CFDA 批准治疗绝经后骨质疏松症和增龄性骨质疏松症。
疗效	增加骨质疏松症患者腰椎和髋部骨密度、降低椎体骨折的风险。
用法	依替膦酸二钠片剂,0.2g/ 片,口服每次 1 片,每日 2 次。 依替膦酸二钠胶囊,0.2g/ 粒,口服每次 1 粒,每日 2 次。
服用方法	两餐间服用,本品需间断、周期性服药,即服药两周,停药 11 周,然后再开始第 2 周期服药,停药期间可补充钙剂及维生素 D;服药 2h 内,避免食用高钙食品(例如牛奶或奶制品)、含矿物质的维生素、抗酸药。
注意事项	肾功能损害者慎用。
禁忌证	肌酐清除率小于 35mL/min 者;骨软化者;对本品或其他双膦酸类药物过敏者;孕妇及哺乳期妇女。

CFDA：国家食品药品监督管理总局

表 17　氯膦酸二钠

氯膦酸二钠

适应证	CFDA 批准治疗各种类型骨质疏松症。
疗效	增加骨质疏松症患者腰椎和髋部骨密度,降低发生椎体、非椎体骨折的风险。
用法	氯膦酸二钠胶囊,200mg/ 粒,口服每次 2 或 4 粒,每日 1 或 2 次。
服用方法	空腹服用。服药 1h 内,避免进食牛奶、食物或含钙和其他二价阳离子的药物。
注意事项	肝肾功能损害者慎用。开始治疗时,可能会出现腹泻,该反应通常是轻度的。
禁忌证	肌酐清除率小于 35mL/min 者;骨软化者;对本品或其他双膦酸类药物过敏者;孕妇及哺乳期妇女。

CFDA：国家食品药品监督管理总局

（2）一过性"流感样"症状：首次口服或静脉输注含氮双膦酸盐可出现一过性发热、骨痛和肌痛等类流感样不良反应，多在用药 3d 内明显缓解，症状明显者可用非甾体抗炎药或其他解热镇痛药对症治疗[71]。

（3）肾脏毒性：进入血液的双膦酸盐类药物约 60% 以原形从肾脏排泄，对于肾功能异常的患者，应慎用此类药物或酌情减少药物剂量。特别是静脉输注的双膦酸盐类药物，每次给药前应检测肾功能，肌酐清除率＜ 35mL/min 患者禁用。尽可能使患者水化，静脉输注唑来膦酸的时间应不少于 15min，伊班膦酸钠静脉输注时间不少于 2h。

（4）下颌骨坏死（osteonecrosis of the jaw，ONJ）：双膦酸盐相关的 ONJ 罕见。绝大多数（超过 90%）发生于恶性肿瘤患者应用大剂量注射双膦酸盐以后，以及存在严重口腔疾病的患者，如严重牙周病或多次牙科手术等。ONJ 主要见于使用静脉注射双膦酸盐的肿瘤患者，发生率不等，约 1%～15%[67-70]。而在骨质疏松症患者中，ONJ 发病率仅为 0.001%～0.01%，略高于正常人群（＜ 0.001%）。对患有严重口腔疾病或需要接受牙科手术的患者，不建议使用该类药物。降低 ONJ 发生风险的措施：在开始抗骨吸收治疗前完成必要的口腔手术，在口腔手术前后使用抗生素，采用抗菌漱口液，拔牙后正确闭合创面，保持良好的口腔卫生。对存在 ONJ 高风险患者（伴有糖尿病、牙周病、使用糖皮质激素、免疫缺陷、吸烟等）需要复杂侵入性口腔手术时，建议暂停双膦酸盐治疗 3～6 个月后，再实施口腔手术，术后 3 个月如无口腔特殊情况，可恢复使用双膦酸盐。

（5）非典型股骨骨折（atypical femur fracture，AFF）：即在低暴力下发生在股骨小转子以下到股骨髁上之间的骨折，AFF 可能与长期应用双膦酸盐类药物有关。对于长期使用双膦酸盐患者（3 年以上），一旦出现大腿或者腹股沟部位疼痛，应进行双股骨 X 线摄片检查，明确是否存在 AFF，MRI 或核素骨扫描均有助于 AFF 的确诊。长期使用双膦酸盐的患者中（通常 3 年以上，中位治疗时间 7 年），AFF 风险轻微增加，停用双膦酸盐以后，风险随之下降。AFF 在使用双膦酸盐患者中绝对风险非常低（3.2～50 例/10 万人年），一旦发生 AFF，应立即停止使用双膦酸盐等抗骨吸收药物。

2. 降钙素类

降钙素（calcitonin）是一种钙调节激素，能抑制破骨细胞的生物活性、减少破骨细胞数量，减少骨量丢失并增加骨量[72-75]。降钙素类药物的另一突出特点是能明显缓解骨痛，对骨质疏松症及其骨折引起的骨痛有效[76-77]。目前应用于临床的降钙素类制剂有两种：鳗鱼降钙素类似物（表 18）和鲑降钙素（表 19）。

降钙素总体安全性良好，少数患者使用后出现面部潮红、恶心等不良反应，偶有过敏现象，可按照药品说明书的要求，确定是否做过敏试验。降钙素类制剂应用疗程要视病情及患者的其他条件而定。

2012 年欧洲药品管理局人用药机构委员会通过 Meta 分析发现，长期使用（6 个月或更长时间）鲑降钙素口服或鼻喷剂型与恶性肿瘤风险轻微增加相关，但无法肯定该药物与恶性肿瘤之间的确切关系[78]；鉴于鼻喷剂型鲑降钙素具有潜在增加肿瘤风险的可能，鲑降钙素连续使用时间一般不超过 3 个月[79]。

3. 绝经激素治疗

绝经激素治疗（menopausal hormone therapy，MHT）[80-85] 类药物（表 20）能抑制骨转换，减少骨丢失。临床研究已证明 MHT 包括雌激素补充疗法（estrogen therapy，ET）和雌、孕激素补充疗法（estrogen plus progestogen therapy，EPT），能减少骨丢失，降低骨质疏松性椎体、非椎体及髋部骨折的风险，是防治绝经后骨质疏松症的有效措施。

表 18　依降钙素

依降钙素	
适应证	CFDA 批准治疗骨质疏松症和骨质疏松引起的疼痛等。
疗效	增加骨质疏松症患者腰椎和髋部骨密度，降低椎体骨折的风险。
用法	依降钙素注射剂,20U/ 支,20U 肌肉注射,每周 1 次; 依降钙素注射剂,10U/ 支,10U 肌肉注射,每周 2 次。
注意事项	少数患者注射药物后出现面部潮红、恶心等不良反应,偶有过敏现象,可按照药品说明书的要求,确定是否做过敏试验。
禁忌证	对本品过敏者。

CFDA：国家食品药品监督管理总局

表 19　鲑降钙素

鲑降钙素	
适应证	CFDA 批准预防因突然制动引起的急性骨丢失和由于骨质溶解、骨质减少引起的骨痛,其他药物治疗无效的骨质疏松症等。
疗效	增加骨质疏松症患者腰椎和髋部骨密度,降低椎体及非椎体(不包括髋部)骨折的风险。
用法	鲑降钙素鼻喷剂,2mL（4 400IU)/ 瓶,200IU 鼻喷,每日或隔日 1 次; 鲑降钙素注射剂,50IU/ 支,50IU 或 100IU 皮下或肌肉注射,每日 1 次。
注意事项	少数患者使用药物后出现面部潮红、恶心等不良反应,偶有过敏现象,可按照药品说明书的要求确定是否做过敏试验。
禁忌证	对鲑降钙素或本品中任何赋形剂过敏者。

CFDA：国家食品药品监督管理总局

表 20　绝经激素治疗类药物

雌 / 孕激素	
适应证	围绝经期和绝经后女性,特别是有绝经相关症状(如潮热、出汗等)、泌尿生殖道萎缩症状, 以及希望预防绝经后骨质疏松症的妇女。
疗效	增加骨质疏松症患者腰椎和髋部骨密度、降低发生椎体、髋部及非椎体骨折的风险,明显 缓解更年期症状。
用法	有口服、经皮和阴道用药多种制剂。激素治疗的方案、剂量、制剂选择及治疗期限等,应根 据患者个体情况而定。
注意事项	严格掌握实施激素治疗的适应证和禁忌证,绝经早期开始用(60 岁以前或绝经不到 10 年) 受益更大。使用最低有效剂量,定期进行(每年)安全性评估,特别是乳腺和子宫。
禁忌证	雌激素依赖性肿瘤(乳腺癌、子宫内膜癌)、血栓性疾病、不明原因阴道出血及活动性肝病和 结缔组织病为绝对禁忌证。子宫肌瘤、子宫内膜异位症、有乳腺癌家族史、胆囊疾病和垂 体泌乳素瘤者属酌情慎用。

绝经妇女正确使用绝经激素治疗, 总体是安全的, 以下几点为人们特别关注的问题。

（1）子宫内膜癌: 对有子宫的妇女长期只补充雌激素, 证实可能增加子宫内膜癌的风险。自 20 世纪 70 年代以来, 研究表明对有子宫妇女补充雌激素的同时适当补充孕激素, 子宫内膜癌的风险不再增加。所以, 有子宫的妇女应用雌激素治疗时必须联合应用孕激素。

（2）乳腺癌: 国际绝经学会最新推荐: 乳腺癌的相关因素很多, 与绝经激素治疗相关的乳腺癌风险很低, 小于每年 1/1 000, 且应用 5 年内没有发现乳腺癌风险增加。美国妇女健康倡议（Women's Health Initiative, WHI）研究中, 单用雌激素超过 7 年, 乳腺癌风险也没有增加, 但雌激素加孕激素组 5 年后乳腺癌风险有所增加[80-81]。关于绝经激素治疗的全球共识指出, 激素治疗与乳腺癌的关系主要取决于孕激素及其应用时间长短。与合成的孕激素相比, 微粒化黄体酮和地屈孕酮与雌二醇联用, 乳腺癌的风险更低。乳腺癌是绝经激素治疗的禁忌症。

（3）心血管病疾病: 绝经激素治疗不用于心血管疾病的预防。无心血管病危险因素的女性, 60 岁以前或绝经不到 10 年开始激素治疗, 可能对其心血管有一定的保护作用; 已有心血管损害, 或 60 岁后再开始激素治疗, 则没有此保护作用。

（4）血栓: 绝经激素治疗轻度增加血栓风险。血栓是激素治疗的禁忌证。非口服雌激素因没有肝脏首过效应, 其血栓风险更低。

（5）体质量增加: 雌激素为非同化激素, 常规剂量没有增加体质量的作用。只有当大剂量使用时才会引起水钠潴留、体质量增加。绝经后激素治疗使用的低剂量一般不会引起水钠潴留。雌激素对血脂代谢和脂肪分布都有一定的有利影响。

鉴于对上述问题的考虑，建议激素补充治疗遵循以下原则：①明确治疗的利与弊；②绝经早期开始用（＜ 60 岁或绝经 10 年之内），收益更大，风险更小；③应用最低有效剂量；④治疗方案个体化；⑤局部问题局部治疗；⑥坚持定期随访和安全性监测（尤其是乳腺和子宫）。⑦是否继续用药，应根据每位妇女的特点，每年进行利弊评估。

4. 选择性雌激素受体调节剂类

选择性雌激素受体调节剂类（selective estro-gen receptor modulators，SERMs），SERMs 不是雌激素，而是与雌激素受体结合后，在不同靶组织导致受体空间构象发生不同改变，从而在不同组织发挥类似或拮抗雌激素的不同生物效应。如 SERMs 制剂雷洛昔芬（表 21）在骨骼与雌激素受体结合，发挥类雌激素的作用，抑制骨吸收，增加骨密度，降低椎体骨折发生的风险；而在乳腺和子宫则发挥拮抗雌激素的作用，因而不刺激乳腺和子宫，有研究表明其能够降低雌激素受体阳性浸润性乳癌的发生率[86-88]。

雷洛昔芬药物总体安全性良好。国外研究报告该药轻度增加静脉栓塞的危险性，国内尚未见类似报道。故有静脉栓塞病史及有血栓倾向者，如长期卧床和久坐者禁用。对心血管疾病高风险的绝经后女性的研究显示，雷洛昔芬并不增加冠状动脉疾病和卒中风险。雷洛昔芬不适用于男性骨质疏松症患者。

表 21　雷洛昔芬

雷洛昔芬	
适应证	CFDA 批准的适应证为预防和治疗绝经后骨质疏松症。
疗效	降低骨转换至女性绝经前水平,阻止骨丢失,增加骨密度,降低发生椎体骨折的风险。
用法	雷洛昔芬片剂,60mg/ 片,口服每次 60mg,每日 1 次。
注意事项	少数患者服药期间会出现潮热和下肢痉挛症状,潮热症状严重的围绝经期妇女暂时不宜用。
禁忌证	正在或既往患有静脉血栓栓塞性疾病者,包括深静脉血栓、肺栓塞和视网膜静脉血栓者;肝功能减退包括胆汁瘀积,肌酐清除率小于 35mL/min 者;难以解释的子宫出血者,以及有子宫内膜癌症状和体征者;对雷洛昔芬或任何赋形剂成份过敏者。

CFDA：国家食品药品监督管理总局

5. 甲状旁腺素类似物

甲状旁腺素类似物（parathyroid hormone analogue，PTHa）是当前促骨形成的代表性药物，国内已上市的特立帕肽（表 22）是重组人甲状旁腺素氨基端 1-34 活性片段（recombinant human parathyroid hormone 1-34，rhPTH1-34）。间断使用小剂量 PTHa 能刺激成骨细胞活性，促进骨形成，增加骨密度，改善骨质量，降低椎体和非椎体骨折的发生风险[89-90]。

表 22 特立帕肽

特立帕肽	
适应证	CFDA 批准用于有骨折高风险的绝经后骨质疏松症的治疗；国外还批准用于男性骨质疏松症和糖皮质激素性骨质疏松症的治疗。
疗效	能有效地治疗绝经后严重骨质疏松，提高骨密度，降低椎体和非椎体骨折发生的危险。
用法	特立帕肽注射制剂，20μg/ 次，皮下注射，每日 1 次。
注意事项	少数患者注射特立帕肽后血钙浓度有一过性轻度升高，并在 16 到 24h 内回到基线水平。用药期间应监测血钙水平，防止高钙血症的发生；治疗时间不超过 2 年。
禁忌证	并发畸形性骨炎、骨骼疾病放射治疗史、肿瘤骨转移及并发高钙血症者；肌酐清除率小于 35mL/min 者；小于 18 岁的青少年和骨骺未闭合的青少年；对本品过敏者。

CFDA：国家食品药品监督管理总局

患者对 rhPTH1-34 的总体耐受性良好。临床常见的不良反应为恶心、肢体疼痛、头痛和眩晕。在动物实验中，大剂量、长时间使用特立帕肽增加大鼠骨肉瘤的发生率[91-92]。但该药在美国上市后 7 年骨肉瘤监测研究中，未发现特立帕肽和人骨肉瘤存在因果关系[93]。特立帕肽治疗时间不宜超过 24 个月，停药后应序贯使用抗骨吸收药物治疗，以维持或增加骨密度，持续降低骨折风险。

6. 锶盐

锶（strontium）是人体必需的微量元素之一，参与人体多种生理功能和生化效应。锶的化学结构与钙和镁相似，在正常人体软组织、血液、骨骼和牙齿中存在少量的锶。雷奈酸锶（表 23）是合成锶盐，体外实验和临床研究均证实雷奈酸锶可同时作用于成骨细胞和破骨细胞，具有抑制骨吸收和促进骨形成的双重作用，可降低椎体和非椎体骨折的发生风险[94]。

表 23 雷奈酸锶

雷奈酸锶	
适应证	CFDA 批准用于治疗绝经后骨质疏松症。
疗效	能显著提高骨密度，改善骨微结构，降低发生椎体和非椎体骨折的风险。
用法	雷奈酸锶干混悬剂，2g/ 袋，口服每次 2g，睡前服用，最好在进食 2h 之后服用。
注意事项	不宜与钙和食物同时服用，以免影响药物吸收。
禁忌证	伴有已确诊的缺血性心脏病、外周血管病和 / 或脑血管疾病者，或伴有未控制的高血压者；肌酐清除率 < 30mL/min 的重度肾功能损害者。

CFDA：国家食品药品监督管理总局

雷奈酸锶药物总体安全性良好。常见的不良反应包括恶心、腹泻、头痛、皮炎和湿疹，一般在治疗初始时发生，程度较轻，多为暂时性，可耐受。罕见的不良反应为药物疹伴嗜酸性粒细胞增多和系统症状（drug rash with eosinophilia and systemic symptoms，DRESS）[95-96]。具有高静脉血栓风险的患者，包括既往有静脉血栓病史的患者，以及有药物过敏史者，应慎用雷奈酸锶。同时，需要关注该药物可能引起心脑血管严重不良反应，2014年欧洲药品管理局发布了对雷奈酸锶的评估公告：在保持雷奈酸锶上市许可的情况下限制该药物的使用，雷奈酸锶仅用于无法使用其他获批药物以治疗严重骨质疏松症患者。用药期间应对这些患者进行定期评估，如果患者出现了心脏或循环系统问题，例如发生了缺血性心脏病、外周血管病或脑血管疾病，或高血压未得到控制，应停用雷奈酸锶。存在某些心脏或循环系统问题，例如卒中和心脏病发作史的患者不得使用本药物[97-98]。

7. 活性维生素 D 及其类似物

目前国内上市用于治疗骨质疏松症的活性维生素 D 及其类似物（vitamin D analogue）有 1α 羟维生素 D3（α-骨化醇）（表 24）和 1,25 双羟维生素 D_3（骨化三醇）（表 25）两种，国外上市的尚有艾迪骨化醇。因不需要肾脏 1α 羟化酶羟化就有活性，故得名为活性维生素 D 及其类似物。活性维生素 D 及其类似物更适用于老年人、肾功能减退以及 1α 羟化酶缺乏或减少的患者，具有提高骨密度，减少跌倒，降低骨折风险的作用[99]。

治疗骨质疏松症时，应用上述剂量的活性维生素 D 总体是安全的。长期使用时，应在医师指导下使用，不宜同时补充较大剂量的钙剂，并建议定期监测患者血钙和尿钙水平。在治疗骨质疏松症时，可与其他抗骨质疏松药物联合应用。

表 24　α-骨化醇

α-骨化醇	
适应证	CFDA 批准的适应证为绝经后及老年性骨质疏松症等。
疗效	适当剂量的活性维生素 D 能促进骨形成和矿化，并抑制骨吸收。活性维生素 D 对增加骨密度有益，能增加老年人肌肉力量和平衡能力，减少跌倒的发生率，进而降低骨折风险。
用法	α-骨化醇胶囊，0.25μg/粒、0.5μg/粒或 1.0μg/粒，口服每次 0.25～1.0μg，每日 1 次。
注意事项	治疗期间应注意监测血钙和尿钙，特别是同时补充钙剂者；肾结石患者慎用。
禁忌证	高钙血症者。

CFDA：国家食品药品监督管理总局

表 25　骨化三醇

骨化三醇	
适应证	CFDA 批准的适应证为绝经后及老年性骨质疏松症等。
疗效	适当剂量的活性维生素 D 能促进骨形成和矿化，并抑制骨吸收；有研究表明，活性维生素 D 对增加骨密度有益，能增加老年人肌肉力量和平衡能力，降低跌倒风险，进而降低骨折风险。
用法	骨化三醇胶囊，0.25μg/ 粒、0.5μg/ 粒，口服每次 0.25μg，每日 1 次或 2 次或 0.5μg/ 次，每日 1 次。
注意事项	治疗期间注意监测血钙和尿钙，特别是同时补充钙剂者；肾结石患者慎用。
禁忌证	高钙血症者。

CFDA：国家食品药品监督管理总局

8. 维生素 K 类（四烯甲萘醌）

四烯甲萘醌（menatetrenone）（表 26）是维生素 K2 的一种同型物，是 γ- 羧化酶的辅酶，在 γ- 羧基谷氨酸的形成过程中起着重要作用。γ- 羧基谷氨酸是骨钙素发挥正常生理功能所必需的，具有提高骨量的作用[100]。

表 26　四烯甲萘醌

四烯甲萘醌	
适应证	CFDA 批准的适应证为提高骨质疏松症患者的骨量。
疗效	促进骨形成，并有一定抑制骨吸收的作用，能够轻度增加骨质疏松症患者的骨量。
用法	四烯甲萘醌胶囊，15mg/ 粒，口服每次 15mg，每日 3 次。
注意事项	主要不良反应包括胃部不适、腹痛、皮肤瘙痒、水肿和转氨酶轻度升高。
禁忌证	服用华法林的患者。

CFDA：国家食品药品监督管理总局

9. RANKL 抑制剂

迪诺塞麦（denosumab）（表 27）是一种核因子 kappa-B 受体活化因子配体（RANKL）抑制剂，为特异性 RANKL 的完全人源化单克隆抗体，能够抑制 RANKL 与其受体 RANK 的结合，减少破骨细胞形成、功能和存活，从而降低骨吸收、增加骨量、改善皮质骨或松质骨的强度。现已被美国 FDA 批准治疗有较高骨折风险的绝经后骨质疏松症[26, 101]。

表 27   迪诺塞麦

迪诺塞麦	
适应证	国外批准的适应证为较高骨折风险的绝经后骨质疏松症。
疗效	增加骨质疏松症患者腰椎和髋部骨密度，降低椎体、非椎体和髋部骨折风险。
用法	迪诺塞麦注射剂，规格 60mg/1mL，每半年使用 60mg，皮下注射。
注意事项	治疗前必须纠正低钙血症，治疗前后需补充充足的钙剂和维生素 D；主要不良反应包括低钙血症、严重感染（膀胱炎、上呼吸道感染、肺炎、皮肤蜂窝组织炎等）、皮疹、皮肤瘙痒、肌肉或骨痛等；长期应用可能会过度抑制骨吸收，而出现下颌骨坏死或非典型性股骨骨折。
禁忌证	低钙血症者。

（三）使用抗骨质疏松药物临床关注问题

1. 关于疗程的建议

抗骨质疏松药物治疗的成功标志是骨密度保持稳定或增加，而且没有新发骨折或骨折进展的证据。对于正在使用抑制骨吸收药物的患者，治疗成功的目标是骨转换指标值维持在或低于绝经前妇女水平。患者在治疗期间如发生再次骨折或显著的骨量丢失，则需考虑换药或评估继发性骨质疏松的病因；如果治疗期间发生一次骨折，并不能表明药物治疗失败，但提示该患者骨折风险高[102]。

除双膦酸盐药物外，其他抗骨质疏松药物一旦停止应用，疗效就会快速下降，双膦酸盐类药物停用后，其抗骨质疏松性骨折的作用可能会保持数年[26]。另外，由于双膦酸盐类药物治疗超过 5 年的获益证据有限，而且使用超过 5 年，可能会增加罕见不良反应（如下颌骨坏死或非典型股骨骨折）的风险[26, 102]，建议双膦酸盐治疗 3～5 年后需考虑药物假期。目前建议口服双膦酸盐治疗 5 年，静脉双膦酸盐治疗 3 年，应对骨折风险进行评估，如为低风险，可考虑实施药物假期停用双膦酸盐；如骨折风险仍高，可以继续使用双膦酸盐或换用其他抗骨质疏松药物（如特立帕肽或雷洛昔芬）[26, 102]。特立帕肽疗程不应超过两年。

抗骨质疏松药物疗程应个体化，所有治疗应至少坚持 1 年，在最初 3～5 年治疗期后，应该全面评估患者发生骨质疏松性骨折的风险，包括骨折史、新出现的慢性疾病或用药情况、身高变化、骨密度变化、骨转换生化指标水平等。如患者治疗期间身高仍下降，则须进行胸腰椎 X 线摄片检查[26, 102]。

2. 关于骨折后应用抗骨质疏松药物

骨质疏松性骨折后应重视积极给予抗骨质疏松药物治疗，包括骨吸收抑制剂或骨形成促进剂等[103-107]。迄今很多证据表明使用常规剂量的抗骨吸收药物，包括口服或静脉双膦酸类药物，对骨折愈合无明显不良影响[103-104]。骨质疏松性骨折后，应建议开展骨折联络服务（fracture liaison service，FLS）管理项目，促进多学科联合诊治骨质疏松性骨折，及时合理使用治疗骨质疏松症的药物，以降低再发骨折的风险。

3. 抗骨质疏松药物联合和序贯治疗

骨质疏松症如同其他慢性疾病一样，不仅要长期、个体化治疗，也需药物联合或序贯治疗[108]。甲状旁腺素类似物等骨形成促进剂获准使用后，药物的序贯或联合治疗更为普遍。目前已有的骨质疏松联合治疗方案，大多以骨密度变化为终点，其抗骨折疗效，尚有待进一步研究[109]。总体来说，联合使用骨质疏松症治疗药物，应评价潜在的不良反应和治疗获益，此外，还应充分考虑药物经济学的影响[110]。联合治疗方案包括同时联合方案及序贯联合方案。根据药物作用机制和特点，对联合用药暂做以下建议。

（1）同时联合方案：钙剂及维生素 D 作为基础治疗药物，可以与骨吸收抑制剂或骨形成促进剂联合使用[101]。

不建议联合应用相同作用机制的药物。个别情况为防止快速骨丢失，可考虑两种骨吸收抑制剂短期联合使用，如绝经后妇女短期使用小剂量雌/孕激素替代与雷洛昔芬，降钙素与双膦酸盐短期联合使用[110]。

联合使用甲状旁腺素类似物等骨形成促进剂和骨吸收抑制剂，可增加骨密度，改善骨转换水平，但缺少对骨折疗效的证据[111-114]，考虑到治疗的成本和获益，通常不推荐。仅用于骨吸收抑制剂治疗失败，或多次骨折需积极给予强有效治疗时[110]。

（2）序贯联合方案：尚无明确证据指出禁忌各种抗骨质疏松药物序贯应用。特别是如下情况要考虑药物序贯治疗：①某些骨吸收抑制剂治疗失效、疗程过长或存在不良反应时；②骨形成促进剂（PTH 类似物）的推荐疗程仅为 18 ~ 24 个月[110]，此类药物停药后应序贯治疗。推荐在使用甲状旁腺激素类似物等骨形成促进剂后序贯使用骨吸收抑制剂，以维持骨形成促进剂所取得的疗效[115]。

（四）中医中药治疗

中医学文献中无骨质疏松之名，按骨质疏松症主要临床表现，中医学中相近的病症有骨痿，见于没有明显的临床表现，或仅感觉腰背酸软无力的骨质疏松患者（"腰背不举，骨枯而髓减"）；骨痹，症见"腰背疼痛，全身骨痛，身重、四肢沉重难举"的患者。根据中医药"肾主骨"，"脾主肌肉"及"气血不通则痛"的理论，治疗骨质疏松症以补肾益精、健脾益气、活血祛瘀为基本治法。中药治疗骨质疏松症多以改善症状为主，经临床证明有效的中成药可按病情选用。可能改善本病证候的，且药物有效成分较明确的中成药主要包括骨碎补总黄酮[116-118]（表 28），淫羊藿苷[119-123]（表 29）和人工虎骨粉（表 30）。

此外，中药古方青娥丸[124-126]、六味地黄丸、左归丸、右归丸及 CFDA 批准具有改善骨质疏松症候的中成药临床上均可根据中医辨证施治的原则运用。根据 2015 年 12 月 CFDA 发布的《中药新药治疗原发性骨质疏松症临床研究技术指导原则》，中药可以与钙剂和维生素 D 联用[127]。

近年来，有关服用含有补骨脂成分的中药制剂导致肝损伤的报告较多，故建议有肝病的骨质疏松症患者禁用该类制剂。

表 28　骨碎补总黄酮

骨碎补总黄酮制剂	
适应证	CFDA 批准治疗原发性骨质疏松症、骨量减少,症见骨脆易折、腰背或四肢关节疼痛、畏寒肢冷或抽筋、下肢无力、夜尿频多。
功效	补肾、强骨、止痛。
用法	见 CFDA 批准的以骨碎补总黄酮为主要成分的中药制剂药物说明书。
不良反应	偶见口干,便秘,一般不影响继续治疗。
注意事项	1. 忌辛辣、生冷、油腻食物;2. 感冒发热患者不宜服用;3. 有高血压、心脏病、肝病、糖尿病、肾病等慢性病严重者,应在医师指导下服用。

CFDA：国家食品药品监督管理总局

表 29　淫羊藿苷

淫羊藿苷制剂	
适应证	CFDA 批准治疗骨质疏松症,症见腰脊疼痛,足膝酸软,乏力。
功效	滋补肝肾、活血通络、强筋壮骨。
用法	见 CFDA 批准的以淫羊藿苷为主要成分的中药制剂药物说明书。
不良反应	尚不明确。
注意事项	1. 忌食生冷、油腻食物;2. 感冒时不宜服用;3. 高血压、心脏病、糖尿病、肝病、肾病等慢性病严重者,应在医师指导下服用;4. 孕妇禁用。

CFDA：国家食品药品监督管理总局

表 30　人工虎骨粉

人工虎骨粉制剂	
适应证	CFDA 批准用于腰背疼痛、腰膝酸软、下肢痿弱、步履艰难等症状的改善。
功效	具有健骨作用。
用法	见 CFDA 批准的以人工虎骨粉为主要成分的中药制剂药物说明书。
不良反应	未发现明显不良反应,偶见个别患者服药后出现口干。
注意事项	服药期间多饮水。

CFDA：国家食品药品监督管理总局

（五）康复治疗

针对骨质疏松症的康复治疗主要包括运动疗法、物理因子治疗、作业疗法及康复工程等。

1. 运动疗法

运动疗法简单实用，不仅可增强肌力与肌耐力，改善平衡、协调性与步行能力，还可改善骨密度、维持骨结构，降低跌倒与脆性骨折风险等，发挥综合防治作用。运动疗法需遵循个体化、循序渐进、长期坚持的原则。治疗性运动包括有氧运动（如慢跑、游泳）、抗阻运动（如负重练习）、冲击性运动（如体操、跳绳）、振动运动（如全身振动训练）等[128]。我国传统健身方法太极拳等可增加髋部及腰椎骨密度，增强肌肉力量，改善韧带及肌肉、肌腱的柔韧性，提高本体感觉，加强平衡能力，降低跌倒风险。运动锻炼要注意少做躯干屈曲、旋转动作。骨质疏松性骨折早期应在保证骨折断端稳定性的前提下，加强骨折邻近关节被动运动（如关节屈伸等）及骨折周围肌肉的等长收缩训练等，以预防肺部感染、关节挛缩、肌肉萎缩及废用性骨质疏松；后期应以主动运动、渐进性抗阻运动及平衡协调与核心肌力训练为主。

2. 物理因子治疗

脉冲电磁场、体外冲击波、全身振动、紫外线等物理因子治疗可增加骨量[129-131]；超短波、微波、经皮神经电刺激、中频脉冲等治疗可减轻疼痛；对骨质疏松骨折或者骨折延迟愈合可选择低强度脉冲超声波、体外冲击波等治疗以促进骨折愈合[130, 132]。神经肌肉电刺激、针灸等治疗可增强肌力、促进神经修复，改善肢体功能。联合治疗方式与治疗剂量需依据患者病情与自身耐受程度选择。

3. 作业疗法

作业疗法以针对骨质疏松症患者的康复宣教为主，包括指导患者正确的姿势，改变不良生活习惯，提高安全性。作业疗法还可分散患者注意力，减少对疼痛的关注，缓解由骨质疏松症引起的焦虑、抑郁等不利情绪。

4. 康复工程

行动不便者可选用拐杖、助行架等辅助器具，以提高行动能力，减少跌倒发生。此外，可进行适当的环境改造如将楼梯改为坡道，浴室增加扶手等，以增加安全性。骨质疏松性骨折患者可佩戴矫形器，以缓解疼痛，矫正姿势，预防再次骨折等。

总之，骨质疏松症是慢性病，涉及骨骼、肌肉等多种组织、器官，需要综合防治。在常规药物、手术等治疗的同时，积极、规范、综合的康复治疗除可改善骨强度、降低骨折发生外，还可促进患者生活、工作能力的恢复。

（六）骨质疏松症防治监测

骨质疏松症是一种慢性疾病，其治疗是一个长期的过程，在接受治疗期间应对如下情况进行监测：疗效，钙和维生素 D 的摄入是否充足，药物的不良反应，对治疗的依从性和新出现的可能改变治疗预期效果的共患病。骨质疏松症药物治疗的目的是显著提高骨强度，从而降低骨折风险。临床上，对疗效的监测受限于缺少直接检测"骨强度"的临床工具，目前可使用替代指标监测疗效，如骨密度和骨转换标志物及脊椎影像学检查。

1. 治疗依从性监测

依从性差是骨质疏松症治疗中普遍存在的问题，提高依从性是防治诸如骨质疏松症等慢性无症状性疾病所面临的挑战。因为患者对疾病危害的认知度低，坚持治疗的积极性不够。时间愈久，愈易忽视，依从性越低，影响骨质疏松症的治疗效果。

提高骨质疏松症治疗的依从性需要有效的医患沟通，密切监测，及早发现存在的问题。树立有效治疗可降低骨折风险的信念，有助于维持患者良好的依从性；及时告知患者骨转换生化标志物和骨密度结果，并解释其与骨折风险下降相关，可鼓励患者坚持治疗；应用简便的治疗方案也有助于改善依从性[133-134]。

2. 骨密度检测在疗效监测中的作用

尽管抗骨质疏松药物的长期抗骨折效力是否取决于其增加和维持骨密度的能力仍存有争议[135]。但临床试验研究已经广泛采用 DXA 检测骨密度作为疗效判断的指标。连续检测骨密度已经成为临床实践中监测疗效的重要手段[136]。

必须强调，使用抗骨吸收药物治疗时，骨密度的变化并非是预测骨折风险下降的敏感指标。研究显示，骨密度增加仅能解释双膦酸盐治疗相关的骨折风险下降的 7%～18%[137] 和雷诺昔芬治疗相关的脊椎骨折风险下降的 4%[138]；而迪诺塞麦治疗 36 个月全髋骨密度变化可解释其降低新发椎体骨折风险的 35% 和降低非椎体骨折风险的 84%[139]。提示骨密度变化对解释骨折风险的下降在不同的药物是不同的，这也表明骨密度以外的其他因素对骨折风险下降可能更重要。早期监测骨密度的变化对预测抗骨吸收药物治疗反应的价值有限。而促骨形成药物治疗时，骨密度的增加对解释临床骨折风险的下降占有更大比重，如特立帕肽引起脊椎骨密度增加可解释脊椎骨折风险下降的 30%～41%[140]，骨密度的监测对促骨形成药物治疗疗效评估比抗骨吸收治疗有更大价值。

在治疗期间精确地发现骨密度变化，要求其变化大于测定的精确度误差（precision error）。从严格的统计学观点看，需监测 95% 置信区间的最小有意义变化值（least significant change，LSC），骨密度的变化值至少应为精确度误差的 2.77 倍[141]。为了将精确度误差降至最低，连续骨密度测量最好在同一台仪器由同一技术员实施。如何评估精确度误差和计算 LSC 可参见网站（www.ISCD.org）。尽管将骨密度变化作为监测疗效的指标仍有争议，但美国国家骨质疏松基金会（National Osteoporosis Found-ation，NOF）和国际临床骨密度测量学会（International Society for Clinical Densitometry，ISCD）均推荐骨密度测量为治疗的常规监测指标[26, 142]。NOF 建议应每两年进行一次重复测量骨密度[26]，而 ISCD 提倡首次随访测定应在启动治疗或改变治疗后 1 年进行。但本指南仍推荐在药物首次治疗或改变治疗后每年、效果稳定后每 1～2 年重复骨密度测量，以监测疗效[26, 133, 142]。

QCT 测量的腰椎体积骨密度（vBMD）可用于监测男女两性与衰老、疾病和治疗相关的骨密度变化，但应根据体模数据建立其精确度[26]。

pDXA、pQCT 和 QUS 测量的外周骨骼并不能如脊椎和髋部对治疗有相同幅度的反应，故目前还不宜用于监测治疗反应[26]。

3. 骨转换标志物在治疗监测中的作用

在抗骨质疏松药物治疗中，BTMs 的变化明显早于骨密度。当用强效的抗骨吸收治疗时，BTMs 快速下降，并于几个月内降至较低平台期[143]，这种 BTMs 短期的下降与后续持久的骨密度变化和骨折风险的下降相关[143-146]。而对促骨形成药物如特立帕肽，早期的骨形成标志物的升高预示着随后骨密度增加[140]。监测中当患者 BTMs 的变化超过 LSC 时，才具临床意义。LSC 是将 BTMs 测定的"精确度误差"乘以 2.77 得到的。为避免 BTMs 生物变异的影响，应采集禁食过夜标本。如重复测定，应在相同时间采集标本并在同一实验室检测[26]。

4. 脊椎影像学检查

每年进行精确的身高测定对于判断骨质疏松症治疗疗效非常重要。当患者身高缩短 2cm 以上，无论是急性还是渐进，均应进行脊椎影像学检查，以明确是否有新脊椎骨折发生。在为明确是否有椎体骨折而行首次脊椎影像学检查后，若再次出现提示新发椎体骨折的状况，如身高变矮、出现新的腰背痛、形体变化或在作胸 X 线检查时偶然发现新的脊椎畸形时，应再次行相应的脊椎影像学检查。若患者考虑短暂停药（药物假期），应重复进行脊椎影像学检查以明确有无新发椎体骨折；若治疗期间仍有新发椎体骨折，则表明需要更强的治疗或继续治疗，而不是考虑停药[26]。

（七）分级诊疗

骨质疏松症的分级诊疗，即按照疾病的轻、重、缓、急及治疗难易程度进行分级，不同级别的医疗机构承担不同疾病状况的治疗，实现基层首诊和双向转诊，以有效利用卫生资源，做好骨质疏松症的防控和管理，同时提高医疗卫生机构开展骨质疏松症预防控制的能力[147-149]。

1. 骨质疏松症分级诊疗服务目标

以基层首诊、双向转诊、急慢分治、上下联动作为骨质疏松症分级诊疗的基本诊疗模式，逐步实现不同级别、不同类别医疗机构之间的有序转诊。指导患者合理就医、规范治疗，从而降低骨质疏松症及骨质疏松性骨折的发病率及其所致病死率[149-150]。

2. 不同医疗机构骨质疏松症分级诊疗流程及分工[151]

分级诊疗流程如图 5 所示，各级医疗机构在骨质疏松症诊疗中分工如下：

一级医院：乡镇卫生院、村卫生室、社区卫生服务机构等基层医疗卫生机构，通过建立居民健康档案、组织居民健康检查等多种方式开展骨质疏松症高危人群筛查，登记确诊的骨质疏松症患者。开展社区人群骨质疏松症及相关危险因素的健康教育；开展患者随访、基本治疗及康复治疗；对诊断不明者、严重并发症者及时转往上级医院诊疗 [147, 149, 152-154]。

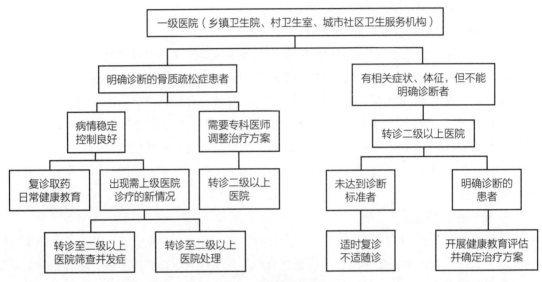

图 5　分级诊疗流程

二级医院：负责骨质疏松症临床初步诊断，按照诊疗指南、制定个体化治疗方案；诊断不明及重症者尽快转诊到三级医院诊治，对病情稳定者进行随诊 [147, 149, 152-154]。

三级医院：负责骨质疏松症确诊，根据需要完善相关检查，明确病因。开展综合及规范的治疗。治疗后病情稳定者可以转诊到一、二级医疗机构进行后续治疗、随访及康复 [147, 149, 152-154]。

附件：

表 S1　中国营养学会膳食钙参考摄入量

年龄段	膳食钙参考摄入量（mg/d）
＜ 6 月	200
7 ~ 12 月	250
1 ~ 3 岁	600
4 ~ 6 岁	800
7 ~ 10 岁	1 000
11 ~ 13 岁	1 200

续表

年龄段	膳食钙参考摄入量（mg/d）
14 ~ 17 岁	1 000
18 ~ 49 岁	800
> 50 岁	1 000
孕早期	800
孕中晚期、哺乳期	1 000

（引自中国居民膳食营养素参考摄入量速查手册，中国标准出版社，2014）

表 S2　不同钙剂元素钙含量

化学名	元素钙含量（%）
碳酸钙	40.00
磷酸钙	38.76
氯化钙	36.00
醋酸钙	25.34
枸橼酸钙	21.00
乳酸钙	18.37
葡萄糖酸钙	9.30
氨基酸螯合钙	~ 20.00

表 S3　中国营养学会膳食维生素 D 参考摄入量

年龄段	维生素 D 推荐摄入量（IU/d）
< 65 岁	400
≥ 65 岁	600
孕期、哺乳期	400

（引自中国居民膳食营养素参考摄入量速查手册，中国标准出版社，2014）

参考文献

[1] Consensus development conference: diagnosis, prophylaxis, and treatment of osteoporosis [J]. Am J Med, 1993, 94: 646-650.

[2] NIH Consensus Development Panel on Osteoporosis Prevention, Diagnosis, and Therapy, March 7-29, 2000: Highlights of the Conference [J]. South Med J, 2001, 94: 569-573.

[3] Glaser DL, Kaplan FS. Osteoporosis. Definition and clinical presentation [J]. Spine (Phila Pa 1976), 1997, 22: 12S-16S.

[4] Riggs BL, Wahner HW, Dunn WL, et al. Differential changes in bone mineral density of the appendicular and axial skeleton with aging: relationship to spinal osteoporosis [J].J Clin Invest, 1981, 67: 328-335.

[5] 中华人民共和国国家统计局 . 中国统计年鉴 [M]. 北京：中国统计出版社，2015.

[6] 中国健康促进基金会骨质疏松防治中国白皮书编委会 . 骨质疏松症中国白皮书 [J]. 中华健康管理学杂志 , 2009, 3: 148-154.

[7] Siris ES, Adler R, Bilezikian J, et al. The clinical diagnosis of osteoporosis: a position statement from the National Bone Health Alliance Working Group [J]. Osteoporos Int, 2014, 25: 1439-1443.

[8] Xu L, Cummings SR, Qin MW, et al. Vertebral fractures in Beijing, China: the Beijing Osteoporosis Project [J]. J Bone Miner Res, 2000, 15: 2019-2025.

[9] Xu L, Lu A, Zhao X, et al. Very low rates of hip fracture in Beijing, People's Republic of China the Beijing Osteoporosis Project[J]. Am J Epidemiol, 1996, 144: 901-907.

[10] Xia WB, He SL, Xu L, et al. Rapidly increasing rates of hip fracture in Beijing, China [J]. J Bone Miner Res, 2012, 27: 125-129.

[11] Tian FM, Zhang L, Zhao HY, et al. An increase in the incidence of hip fractures in Tangshan, China [J]. Osteoporos Int, 2014, 25: 1321-1325.

[12] Wang J, Wang Y, Liu WD, et al. Hip fractures in Hefei, China: the Hefei osteoporosis project [J]. J Bone Miner Metab, 2014, 32: 206-214.

[13] Si L, Winzenberg TM, Jiang Q, et al. Projection of osteoporosis-related fractures and costs in China: 2010-2050 [J]. Osteoporos Int, 2015, 26: 1929-1937.

[14] Melton LR, Chrischilles EA, Cooper C, et al. Perspective. How many women have osteoporosis? [J]. J Bone Miner Res, 1992, 7: 1005-1010.

[15] Cauley JA. The determinants of fracture in men [J]. J Musculoskelet Neuronal Interact, 2002, 2: 220-221.

[16] Keene GS, Parker MJ, Pryor GA. Mortality and morbidity after hip fractures[J]. BMJ, 1993, 307: 1248-1250.

[17] Osnes EK, Lofthus CM, Meyer HE, et al. Consequences of hip fracture on activities of daily life and residential needs [J]. Osteoporos Int, 2004, 15: 567-574.

[18] Wang O, Hu Y, Gong S, et al. A survey of outcomes and management of patients post fragility fractures in China [J]. Osteoporos Int, 2015, 26: 2631-2640.

[19] Curtis EM, Moon RJ, Dennison EM, et al. Recent advances in the pathogenesis and treatment of osteoporosis [J]. Clin Med (Lond), 2015, 15: s92-s96.

[20] Walsh MC, Choi Y. Biology of the RANKL-RANK-OPG system in immunity, bone, and beyond [J]. Front Immunol, 2014, 5: 511.

[21] Franceschi C, Campisi J. Chronic inflammation (inflammaging) and its potential contribution to age-associated diseases [J]. J Gerontol A Biol Sci Med Sci, 2014, 69: S4-S9.

[22] Starup-Linde J, Vestergaard P. Management of endocrine disease: diabetes and osteoporosis: cause for concern? [J]. Eur J Endocrinol, 2015, 173: R93-R99.

[23] Feng J, Liu S, Ma S, et al. Protective effects of resveratrol on postmenopausal osteoporosis: regulation of SIRT1-NF-kappa B signaling pathway [J]. Acta Biochim Biophys Sin (Shanghai), 2014, 46: 1024-1033.

[24] Orimo H, Nakamura T, Hosoi T, et al. Japanese 2011 guidelines for prevention and treatment of osteoporosis—executive summary [J]. Arch Osteoporos, 2012, 7: 3-20.

[25] Schulman RC, Weiss AJ, Mechanick JI. Nutrition, bone, and aging: an integrative physiology approach [J]. Curr Osteoporos Rep, 2011, 9: 184-195.

[26] Cosman F, de Beur SJ, Leboff MS, et al. Clinician's guide to prevention and treatment of osteoporosis [J]. Osteoporos Int, 2014, 25: 2359-2381.

[27] International Osteoporosis Foundation. IOF One-minute osteoporosis risk test [EB/OL].[2017-08-25]. https://www.iofbonehealth.org/iof-one-minute-osteoporosis-risk-test.

[28] Nayak S, Edwards DL, Saleh AA, et al. Systematic review and meta-analysis of the performance of clinical risk assessment instruments for screening for osteoporosis or low bone density [J]. Osteoporos Int, 2015, 26: 1543-1554.

[29] Centre for Metabolic Bone Diseases, University of Sheffield. Fracture risk assessment tool [EB/OL]. Sheffield, SYT：[2017-08-25]. http://www.sheffield.ac.uk/FRAX/tool.aspx?country=2.

[30] Kanis JA, Harvey NC, Cooper C, et al. A systematic review of intervention thresholds based on FRAX: A report prepared for the National Osteoporosis Guideline Group and the International Osteoporosis Foundation [J]. Arch Osteoporos, 2016, 11: 25.

[31] Kanis JA, Mccloskey EV, Johansson H, et al. European guidance for the diagnosis and management of osteoporosis in postmenopausal women [J]. Osteoporos Int, 2013, 24: 23-57.

[32] Zhang ZM, Qu YN, Sheng ZF, et al. How to decide intervention thresholds based on FRAX in central south Chinese postmenopausal women[J]. Endocrine, 2014,45:195-197.

[33] Lin J, Yang Y, Fei Q, et al. Validation of three tools for identifying painful new osteoporotic vertebral fractures in older Chinese men: bone mineral density, Osteoporosis Self-Assessment Tool for Asians, and fracture risk assessment tool [J]. Clin Interv Aging, 2016, 11: 461-469.

[34] Cheung E, Cheung CL, Kung AW, et al. Possible FRAX-based intervention thresholds for a cohort of Chinese postmenopausal women [J]. Osteoporos Int, 2014, 25: 1017-1023.

[35] 中华医学会骨质疏松和骨矿盐疾病分会 . 原发性骨质疏松症诊治指南 (2011 年) [J]. 中华骨质疏松和骨矿盐疾病杂志 , 2011, 4: 2-17.

[36] Myers AH, Young Y, Langlois JA. Prevention of falls in the elderly [J]. Bone, 1996, 18: 87S-101S.

[37] Li F, Eckstrom E, Harmer P, et al. Exercise and Fall Prevention: Narrowing the Research-to-Practice Gap and Enhancing Integration of Clinical and Community Practice [J]. J Am Geriatr Soc, 2016, 64: 425-431.

[38] Borgstrom F, Lekander I, Ivergard M, et al. The International Costs and Utilities Related to Osteoporotic Fractures Study (ICUROS)—quality of life during the first 4 months after fracture [J]. Osteoporos Int, 2013, 24: 811-823.

[39] Peasgood T, Herrmann K, Kanis JA, et al. An updated systematic review of Health State Utility Values for osteoporosis related conditions [J]. Osteoporos Int, 2009, 20: 853-868.

[40] Marques A, Lourenco O, Da SJ. The burden of osteoporotic hip fractures in Portugal: costs, health related quality of life and mortality [J]. Osteoporos Int, 2015, 26: 2623-2630.

[41] 国务院办公厅 . 中国防治慢性病中长期规划（2017—2025 年）[EB/OL].（2017-02-14）[2017-08-25]. http://www.gov.cn/ zhengce/ content/2017/02/14/content_5167886. htm.

[42] Shepherd JA, Schousboe JT, Broy SB, et al. Executive Summary of the 2015 ISCD Position Development

Conference on Advanced Measures From DXA and QCT: Fracture Prediction Beyond BMD [J]. J Clin Densitom, 2015, 18: 274-286.

[43]　Engelke K, Adams JE, Armbrecht G, et al. Clinical use of quantitative computed tomography and peripheral quantitative computed tomography in the management of osteoporosis in adults: the 2007 ISCD Official Positions [J]. J Clin Densiton, 2008,11:123-162.

[44]　Genant HK, Wu CY, van Kuijk C, et al. Vertebral fracture assessment using a semiquantitative technique [J]. J Bone Miner Res, 1993, 8: 1137-1148.

[45]　Hu WW, Zhang Z, He JW, et al. Establishing reference intervals for bone turnover markers in the healthy shanghai population and the relationship with bone mineral density in postmenopausal women [J]. Int J Endocrinol, 2013, 2013:513925. doi: 10.1155/2013/513925.

[46]　Gao C, Qiao J, Li SS, et al. The levels of bone turnover markers 25(OH)D and PTH and their relationship with bone mineral density in postmenopausal women in a suburban district in China [J]. Osteoporos Int, 2017, 28:211-218.

[47]　Li M, Li Y, Deng WM, et al. Chinese Bone Turnover Marker Study: reference ranges for C-terminal telopeptide of type I collagen and procollagen I N-terminal peptide by age and gender [J]. PLoS One, 2014, 9: e103841.doi:10.1371/journal.pone.0103841.

[48]　Li M, Lv F, Zhang ZL, et al. Establishment of a normal reference value of parathyroid hormone in a large healthy Chinese population and evaluation of its relation to bone turnover and bone mineral density [J]. Osteoporos Int, 2016, 27:1907-1916.

[49]　中国营养学会 . 中国居民膳食指南（2016）[M]. 北京：人民卫生出版社，2016.

[50]　Holick MF. Vitamin D deficiency [J]. New Engl J Med, 2007, 357: 266-281.

[51]　中国营养学会 . 中国居民膳食营养素参考摄入量速查手册 [M]. 北京：中国标准出版社 , 2014.

[52]　Larsen ER, Mosekilde L, Foldspang A. Vitamin D and calcium supplementation prevents osteoporotic fractures in elderly community dwelling residents: a pragmatic population-based 3-year intervention study [J]. J Bone Miner Res, 2004, 19: 370-378.

[53]　Lu H, Zhang Z, Ke Y, et al. High prevalence of vitamin D insufficiency in China: relationship with the levels of parathyroid hormone and markers of bone turnover [J]. PLoS One, 2012, 7: e47264. doi:10.1371/journal. pone.0047264.

[54]　Ning Z, Song S, Miao L, et al. High prevalence of vitamin D deficiency in urban health checkup population[J]. Clin Nutr, 2016, 35:859-863.

[55]　Zhao J, Xia W, Nie M, et al. The levels of bone turnover markers in Chinese postmenopausal women: Peking Vertebral Fracture Study[J]. Menopause, 2011,18:1237-1243.

[56]　Smith H, Anderson F, Raphael H, et al. Effect of annual intramuscular vitamin D on fracture risk in elderly men and women—a population-based, randomized, double-blind, placebo-controlled trial [J]. Rheumatology (Oxford), 2007, 46: 1852-1857.

[57]　Sanders KM, Stuart AL, Williamson EJ, et al. Annual high-dose oral vitamin D and falls and fractures in older women: a randomized controlled trial [J]. JAMA, 2010, 303: 1815-1822.

[58]　Russell RG, Watts NB, Ebetino FH, et al. Mechanisms of action of bisphosphonates: similarities and differences and their potential influence on clinical efficacy [J]. Osteoporos Int, 2008, 19: 733-759.

[59]　Russell RG. Bisphosphonates: the first 40 years [J]. Bone, 2011, 49: 2-19.

[60]　Bone HG, Hosking D, Devogelaer JP, et al. Ten years' experience with alendronate for osteoporosis in postmenopausal women [J]. New Engl J Med, 2004, 350: 1189-1199.

[61] Lyles KW, Colon-Emeric CS, Magaziner JS, et al. Zoledronic acid and clinical fractures and mortality after hip fracture [J]. New Engl J Med, 2007, 357: 1799-1809.

[62] Mcclung MR, Geusens P, Miller PD, et al. Effect of risedronate on the risk of hip fracture in elderly women. Hip Intervention Program Study Group [J]. New Engl J Med, 2001, 344: 333-340.

[63] Chesnut CR, Skag A, Christiansen C, et al. Effects of oral ibandronate administered daily or intermittently on fracture risk in postmenopausal osteoporosis [J]. J Bone Miner Res, 2004, 19: 1241-1249.

[64] Harris ST, Watts NB, Jackson RD, et al. Four-year study of intermittent cyclic etidronate treatment of postmenopausal osteoporosis: three years of blinded therapy followed by one year of open therapy [J]. Am J Med, 1993, 95: 557-567.

[65] Gu JM, Wang L, Lin H, et al. The efficacy and safety of weekly 35-mg risedronate dosing regimen for Chinese postmenopausal women with osteoporosis or osteopenia: 1-year data [J]. Acta Pharmacol Sin, 2015, 36: 841-846.

[66] Zhang ZL, Liao EY, Xia WB, et al. Alendronate sodium/vitamin D_3 combination tablet versus calcitriol for osteoporosis in Chinese postmenopausal women: a 6-month, randomized, open-label, active-comparator-controlled study with a 6-month extension [J]. Osteoporos Int, 2015, 26: 2365-2374.

[67] Khan AA, Morrison A, Hanley DA, et al. Diagnosis and management of osteonecrosis of the jaw: a systematic review and international consensus [J]. J Bone Miner Res, 2015, 30:3-23.

[68] Ruggiero SL, Dodson TB, Assael LA, et al. American Association of Oral and Maxillofacial Surgeons position paper on bisphosphonate-related osteonecrosis of the jaws—2009 update [J]. J Oral Maxillofac Surg, 2009, 67: 2-12.

[69] Hellstein JW, Adler RA, Edwards B, et al. Managing the care of patients receiving antiresorptive therapy for prevention and treatment of osteoporosis: executive summary of recommendations from the American Dental Association Council on Scientific Affairs [J]. J Am Dent Assoc, 2011, 142: 1243-1251.

[70] Shane E, Burr D, Abrahamsen B, et al. Atypical subtrochanteric and diaphyseal femoral fractures: second report of a task force of the American Society for Bone and Mineral Research [J]. J Bone Miner Res, 2014, 29: 1-23.

[71] Ding Y, Zeng JC, Yin F, et al. Multicenter study on observation of acute-phase responses after infusion of Zoledronic Acid 5 mg in Chinese women with postmenopausal osteoporosis [J]. Orthop Surg, 2017, 9: 282-287.

[72] Chesnut CR, Silverman S, Andriano K, et al. A randomized trial of nasal spray salmon calcitonin in postmenopausal women with established osteoporosis: the prevent recurrence of osteoporotic fractures study. PROOF Study Group [J]. Am J Med, 2000, 109: 267-276.

[73] Chesnut CR, Azria M, Silverman S, et al. Salmon calcitonin: a review of current and future therapeutic indications [J]. Osteoporos Int, 2008, 19: 479-491.

[74] Karachalios T, Lyritis GP, Kaloudis J, et al. The effects of calcitonin on acute bone loss after pertrochanteric fractures. A prospective, randomised trial [J]. J Bone Joint Surg Br, 2004, 86: 350-358.

[75] Tsakalakos N, Magiasis B, Tsekoura M, et al. The effect of short-term calcitonin administration on biochemical bone markers in patients with acute immobilization following hip fracture [J]. Osteoporos Int, 1993, 3: 337-340.

[76] Lyritis GP, Ioannidis GV, Karachalios T, et al. Analgesic effect of salmon calcitonin suppositories in patients with acute pain due to recent osteoporotic vertebral crush fractures: a prospective double-blind, randomized, placebo-controlled clinical study [J]. Clin J Pain, 1999, 15: 284-289.

[77] Knopp JA, Diner BM, Blitz M, et al. Calcitonin for treating acute pain of osteoporotic vertebral compression fractures: a systematic review of randomized, controlled trials [J]. Osteoporos Int, 2005, 16: 1281-1290.

[78] Food and Drug Administration. Queations and answers: Changes to the indicated population for miacalcin(calcitonin-salmon) [EB/OL].(2013-03-11)https://www.fda.gov/drugs/drugsafety/postmarketdrugsafe-tyinformationforpatientsandproviders/ucm388641.htm

[79] 朱汉民，廖二元. 鲑鱼降钙素专家讨论会纪实 [J]. 中华骨质疏松和骨矿盐疾病杂志，2013,6: 370-372.

[80] Cauley JA, Robbins J, Chen Z, et al. Effects of estrogen plus progestin on risk of fracture and bone mineral density: the Women's Health Initiative randomized trial [J]. JAMA, 2003, 290: 1729-1738.

[81] Rapp SR, Espeland MA, Shumaker SA, et al. Effect of estrogen plus progestin on global cognitive function in postmenopausal women: the Women's Health Initiative Memory Study: a randomized controlled trial [J]. JAMA, 2003, 289: 2663-2672.

[82] Greenspan SL, Resnick NM, Parker RA. Combination therapy with hormone replacement and alendronate for prevention of bone loss in elderly women: a randomized controlled trial [J]. JAMA, 2003, 289: 2525-2533.

[83] Jackson RD, Wactawski-Wende J, Lacroix AZ, et al. Effects of conjugated equine estrogen on risk of fractures and BMD in postmenopausal women with hysterectomy: results from the women's health initiative randomized trial [J]. J Bone Miner Res, 2006, 21: 817-828.

[84] Qaseem A, Forciea MA, Mclean RM, et al. Treatment of low bone density or osteoporosis to prevent fractures in men and women: A Clinical Practice Guideline Update From the American College of Physicians [J]. Ann Intern Med, 2017, 166: 818-839.

[85] Greenspan SL, Resnick NM, Parker RA. Early changes in biochemical markers of bone turnover are associated with long-term changes in bone mineral density in elderly women on alendronate, hormone replacement therapy, or combination therapy: a three-year, double-blind, placebo-controlled, randomized clinical trial [J]. J Clin Endocrinol Metab, 2005, 90: 2762-2767.

[86] Ettinger B, Black DM, Mitlak BH, et al. Reduction of vertebral fracture risk in postmenopausal women with osteoporosis treated with raloxifene: results from a 3-year randomized clinical trial. Multiple Outcomes of Raloxifene Evaluation (MORE) Investigators [J]. JAMA, 1999, 282: 637-645.

[87] Cummings SR, Eckert S, Krueger KA, et al. The effect of raloxifene on risk of breast cancer in postmenopausal women: results from the MORE randomized trial. Multiple Outcomes of Raloxifene Evaluation [J]. JAMA, 1999, 281: 2189-2197.

[88] Vogel VG, Costantino JP, Wickerham DL, et al. Effects of tamoxifen vs raloxifene on the risk of developing invasive breast cancer and other disease outcomes: the NSABP Study of Tamoxifen and Raloxifene (STAR) P-2 trial [J]. JAMA, 2006, 295: 2727-2741.

[89] Neer RM, Arnaud CD, Zanchetta JR, et al. Effect of parathyroid hormone (1-34) on fractures and bone mineral density in postmenopausal women with osteoporosis [J]. New Engl J Med, 2001, 344: 1434-1441.

[90] Jiang Y, Zhao JJ, Mitlak BH, et al. Recombinant human parathyroid hormone (1-34) [teriparatide]improves both cortical and cancellous bone structure [J]. J Bone Miner Res, 2003, 18: 1932-1941.

[91] Vahle JL, Long GG, Sandusky G, et al. Bone neoplasms in F344 rats given teriparatide [rhPTH(1-34)]are dependent on duration of treatment and dose [J]. Toxicol Pathol, 2004, 32: 426-438.

[92] Vahle JL, Sato M, Long GG, et al. Skeletal changes in rats given daily subcutaneous injections of recombinant human parathyroid hormone (1-34) for 2 years and relevance to human safety [J]. Toxicol Pathol, 2002, 30: 312-321.

[93] Andrews EB, Gilsenan AW, Midkiff K, et al. The US postmarketing surveillance study of adult osteosarcoma and teriparatide: study design and findings from the first 7 years [J]. J Bone Miner Res, 2012, 27: 2429-2437.

[94] Meunier PJ, Roux C, Seeman E, et al. The effects of strontium ranelate on the risk of vertebral fracture in women with postmenopausal osteoporosis [J]. New Engl J Med, 2004, 350: 459-468.

[95] European Medicines Agency. EMEA recommends changes in the product information for Protelos/Osseor due to the risk of severe hypersensitivity reactions[EB/OL].[2017-08-25]. http://www.ema.europa.eu/docs/en_GB/

document_library/Press_release/2009/11/WC500015592.pdf.

[96] Pernicova I, Middleton ET, Aye M. Rash, strontium ranelate and DRESS syndrome put into perspective. European Medicine Agency on the alert [J]. Osteoporos Int, 2008, 19: 1811-1812.

[97] European Medicnes Agency. Recommendation to restrict the use of Protelos/Osseor (strontium ranelate)[EB/OL].[2017-08-25].http://www.ema.europa.eu/ema/index.jsp?curl=pages/news_and_events/news/2013/04/news_detail_001774.jsp&mid=WC0b01ac058001d126.

[98] Abrahamsen B, Grove EL, Vestergaard P. Nationwide registry-based analysis of cardiovascular risk factors and adverse outcomes in patients treated with strontium ranelate [J]. Osteoporos Int, 2014, 25:757-762.

[99] Bischoff-Ferrari HA, Dawson-Hughes B, Staehelin HB, et al. Fall prevention with supplemental and active forms of vitamin D: a meta-analysis of randomised controlled trials [J]. BMJ, 2009, 339: b3692.

[100] Jiang Y, Zhang ZL, Zhang ZL, et al. Menatetrenone versus alfacalcidol in the treatment of Chinese postmenopausal women with osteoporosis: a multicenter, randomized, double-blinded, double-dummy, positive drug-controlled clinical trial [J]. Clin Interv Aging, 2014, 9: 121-127.

[101] Cummings SR, San MJ, Mcclung MR, et al. Denosumab for prevention of fractures in postmenopausal women with osteoporosis [J]. New Engl J Med, 2009, 361: 756-765.

[102] Camacho PM, Petak SM, Binkley N, et al. American Association of Clinical Endocrinologists and American College of Endocrinology clinical practice guidelines for the diagnosis and treatment of postmenopausal osteoporosis－2016 [J]. Endocr Pract, 2016, 22: 1-42.

[103] Goldhahn J, Feron JM, Kanis J, et al. Implications for fracture healing of current and new osteoporosis treatments: an ESCEO consensus paper [J]. Calcif Tissue Int, 2012, 90: 343-353.

[104] Li YT, Cai HF, Zhang ZL. Timing of the initiation of bisphosphonates after surgery for fracture healing: a systematic review and meta-analysis of randomized controlled trials [J]. Osteoporos Int, 2015, 26: 431-441.

[105] Hadji P, Zanchetta JR, Russo L, et al. The effect of teriparatide compared with risedronate on reduction of back pain in postmenopausal women with osteoporotic vertebral fractures [J]. Osteoporos Int, 2012, 23: 2141-2150.

[106] Finkelstein JS, Hayes A, Hunzelman JL, et al. The effects of parathyroid hormone, alendronate, or both in men with osteoporosis [J]. New Engl J Med, 2003, 349: 1216-1226.

[107] Mcguire R. AAOS Clinical Practice Guideline: the treatment of symptomatic osteoporotic spinal compression fractures [J]. J Am Acad Orthop Surg,2011,19:183-184.

[108] Palacios S, Mejia A. Antiresorptives and anabolic therapy in sequence or combination for postmenopausal osteoporosis [J]. Climacteric, 2015, 18: 453-455.

[109] 夏维波. 骨质疏松症的联合治疗与序贯治疗 [J]. 中华骨质疏松和骨矿盐疾病杂志 , 2011, 4: 73-81.

[110] Cosman F. Anabolic and antiresorptive therapy for osteoporosis: combination and sequential approaches [J]. Curr Osteoporos Rep, 2014, 12: 385-395.

[111] Finkelstein JS, Wyland JJ, Lee H, et al. Effects of teriparatide, alendronate, or both in women with postmenopausal osteoporosis [J]. J Clin Endocrinol Metab, 2010, 95: 1838-1845.

[112] Cosman F, Eriksen EF, Recknor C, et al. Effects of intravenous zoledronic acid plus subcutaneous teriparatide [rhPTH(1-34)]in postmenopausal osteoporosis [J]. J Bone Miner Res, 2011, 26: 503-511.

[113] Deal C, Omizo M, Schwartz EN, et al. Combination teriparatide and raloxifene therapy for postmenopausal osteoporosis: results from a 6-month double-blind placebo-controlled trial [J]. J Bone Miner Res, 2005, 20: 1905-1911.

[114] Cosman F, Nieves J, Woelfert L, et al. Parathyroid hormone added to established hormone therapy: effects on vertebral fracture and maintenance of bone mass after parathyroid hormone withdrawal [J]. J Bone Miner Res,

2001, 16: 925-931.

[115] Rittmaster RS, Bolognese M, Ettinger MP, *et al.* Enhancement of bonemass in osteoporotic women with parathyroid hormone followed by alendronate[J]. J Clin Endocrinol Metab. 2000;85：2129-2134.

[116] Shi XL, Li CW, Wan QZ, *et al.* Drynaria total flavonoids decrease cathepsin K expression in ovariectomized rats [J]. Genet Mol Res, 2014, 13: 4311-4319.

[117] Ang ES, Yang X, Chen H, *et al.* Naringin abrogates osteoclastogenesis and bone resorption via the inhibition of RANKL-induced NF-kappa B and ERK activation [J]. FEBS Lett, 2011, 585: 2755-2762.

[118] Xu T, Wang L, Tao Y, *et al.* The Function of Naringin in Inducing Secretion of Osteoprotegerin and Inhibiting Formation of Osteoclasts [J]. Evid Based Complement Alternat Med, 2016, 2016: 8981650.

[119] Mok SK, Chen WF, Lai WP, *et al.* Icariin protects against bone loss induced by oestrogen deficiency and activates oestrogen receptor-dependent osteoblastic functions in UMR 106 cells [J]. Br J Pharmacol, 2010, 159: 939-949.

[120] Zhu HM, Qin L, Garnero P, *et al.* The first multicenter and randomized clinical trial of herbal Fufang for treatment of postmenopausal osteoporosis [J]. Osteoporos Int, 2012, 23: 1317-1327.

[121] Liu M, Zhong C, He RX, *et al.* Icariin associated with exercise therapy is an effective treatment for postmenopausal osteoporosis [J]. Chin Med J (Engl), 2012, 125: 1784-1789.

[122] Ouyang L, Zhang Q, Ruan X, *et al.* Treatment effect of Bushen Huayu extract on postmenopausal osteoporosis in vivo [J]. Exp Ther Med, 2014, 7: 1687-1690.

[123] Chen G, Wang C, Wang J, *et al.* Antiosteoporotic effect of icariin in ovariectomized rats is mediated via the Wnt/beta-catenin pathway [J]. Exp Ther Med, 2016, 12: 279-287.

[124] Yang YP, Shuai B, Shen L, *et al.* Effect of Qing'e formula on circulating sclerostin levels in patients with postmenopausal osteoporosis [J]. J Huazhong Univ Sci Technolog Med Sci, 2015, 35: 525-530.

[125] Shuai B, Shen L, Zhu R, *et al.* Effect of Qing'e formula on the in vitro differentiation of bone marrow-derived mesenchymal stem cells from proximal femurs of postmenopausal osteoporotic mice [J]. BMC Complement Altern Med, 2015, 15: 250.

[126] Shuai B, Zhu R, Yang YP, *et al.* Positive effects of Qing'e Pill on trabecular microarchitecture and its mechanical properties in osteopenic ovariectomised mice [J]. Chin J Integr Med, 2016,Epub ahead of print. doi：10.1007/s11655-016-2604-0.

[127] 国家食品药品监督管理局药品评审中心 . 中药新药临床研究指导原则 [M]. 北京：中国医药科技出版社 , 2015: 100.

[128] Roghani T, Torkaman G, Movasseghe S, *et al.* Effects of short-term aerobic exercise with and without external loading on bone metabolism and balance in postmenopausal women with osteoporosis [J]. Rheumatol Int, 2013, 33: 291-298.

[129] Rubin CT, Donahue HJ, Rubin JE, *et al.* Optimization of electric field parameters for the control of bone remodeling: exploitation of an indigenous mechanism for the prevention of osteopenia [J]. J Bone Miner Res, 1993, 8: S573-S581.

[130] Saggini R, Di Stefano A, Saggini A, *et al.* Clinical application of shock wave therapy in musculoskeletal disorders: part I [J]. J Biol Regul Homeost Agents, 2015, 29: 533-545.

[131] Oliveira LC, Oliveira RG, Pires-Oliveira DA. Effects of whole body vibration on bone mineral density in postmenopausal women: a systematic review and meta-analysis [J]. Osteoporos Int, 2016,27: 2913-2933.

[132] Schandelmaier S, Kaushal A, Lytvyn L, *et al.* Low intensity pulsed ultrasound for bone healing: systematic review of randomized controlled trials [J]. BMJ, 2017, 356: j656.

[133] Caro JJ, Ishak KJ, Huybrechts KF, *et al.* The impact of compliance with osteoporosis therapy on fracture rates

in actual practice [J]. Osteoporos Int, 2004, 15: 1003-1008.

[134] Rabenda V, Reginster JY. Overcoming problems with adherence to osteoporosis medication [J]. Expert Rev Pharmacoecon Outcomes Res, 2010, 10: 677-689.

[135] Rabenda V, Bruyere O, Reginster JY. Relationship between bone mineral density changes and risk of fractures among patients receiving calcium with or without vitamin D supplementation: a meta-regression [J]. Osteoporos Int, 2011, 22: 893-901.

[136] Compston J. Monitoring osteoporosis treatment [J]. Best Pract Res Clin Rheumatol, 2009, 23: 781-788.

[137] Cummings SR, Karpf DB, Harris F, et al. Improvement in spine bone density and reduction in risk of vertebral fractures during treatment with antiresorptive drugs [J]. Am J Med, 2002, 112: 281-289.

[138] Sarkar S, Mitlak BH, Wong M, et al. Relationships between bone mineral density and incident vertebral fracture risk with raloxifene therapy [J]. J Bone Miner Res, 2002, 17: 1-10.

[139] Austin M, Yang YC, Vittinghoff E, et al. Relationship between bone mineral density changes with denosumab treatment and risk reduction for vertebral and nonvertebral fractures [J]. J Bone Miner Res, 2012, 27: 687-693.

[140] Chen P, Miller PD, Delmas PD, et al. Change in lumbar spine BMD and vertebral fracture risk reduction in teriparatide-treated postmenopausal women with osteoporosis [J]. J Bone Miner Res, 2006, 21: 1785-1790.

[141] Gluer CC, Blake G, Lu Y, et al. Accurate assessment of precision errors: how to measure the reproducibility of bone densitometry techniques [J]. Osteoporos Int, 1995, 5: 262-270.

[142] ISCD. 2007 Offical Positions of the International Society for Clinical Densitometry [EB/OL]. [2017-08-25]. http://www.iscd.org/Visitors/positions/OfficialPositionsText.cfm.

[143] Delmas PD. Markers of bone turnover for monitoring treatment of osteoporosis with antiresorptive drugs [J]. Osteoporos Int, 2000, 11: S66-S76.

[144] Eastell R, Barton I, Hannon RA, et al. Relationship of early changes in bone resorption to the reduction in fracture risk with risedronate [J]. J Bone Miner Res, 2003, 18: 1051-1056.

[145] Bauer DC, Black DM, Garnero P, et al. Change in bone turnover and hip, non-spine, and vertebral fracture in alendronate-treated women: the fracture intervention trial [J]. J Bone Miner Res, 2004, 19: 1250-1258.

[146] Sarkar S, Reginster JY, Crans GG, et al. Relationship between changes in biochemical markers of bone turnover and BMD to predict vertebral fracture risk [J]. J Bone Miner Res, 2004, 19: 394-401.

[147] 张雪，杨柠溪. 英美分级诊疗实践及对我国的启示 [J]. 医学与哲学 , 2015, 36: 78-81.

[148] Brixi H, Mu Y, Targa B, et al. Engaging sub-national governments in addressing health equities: challenges and opportunities in China's health system reform [J]. Health Policy Plan, 2013, 28: 809-824.

[149] 国务院办公厅 , 国务院办公厅关于推进分级诊疗制度建设的指导意见 [EB/OL]. [2016-10-31]. http://www.gov.cn/zhengce/content/2015-09/11/content_10158.htm

[150] 方少华. 全民医保背景下实现分级诊疗的路径研究 [J]. 卫生经济研究 , 2014,34: 18-21.

[151] 国家卫生和计划生育委员会：糖尿病分级诊疗技术方案 [EB/OL]. [2016-10-31]. http://www.nhfpc.gov.cn/ewebeditor/uploadfile/2015/12/20151201154944649.doc.

[152] 余红星，冯友梅，付旻，等. 医疗机构分工协作的国际经验及启示—基于英国、德国、新加坡和美国的分析 [J]. 中国卫生政策研究 , 2014, 7: 10-15.

[153] IOF：Clinical Guidance on Management of Osteoporosis2012 [S/OL]. [2017-08-25]. http://www.iofbonehealth.org/sites/default/files/PDFs/National%20 Guidelines/Malaysia_CG_Mgmt_Osteoporosis_2012-0912-final.pdf.

[154] Yip WC, Hsiao WC, Chen W, et al. Early appraisal of China's huge and complex health-care reforms [J]. Lancet, 2012, 379: 833-842.

（收稿日期：2017-09-09）

附录 4　原发性骨质疏松症社区诊疗指导原则

2017 年 10 月中华医学会骨质疏松和骨矿盐疾病分会发布了《原发性骨质疏松症诊疗指南》（2017 版）[1]。该指南的发布对促进我国骨质疏松症的规范诊疗起到了推动作用。骨质疏松症的预防重于治疗，基层医疗卫生机构不仅是骨质疏松症预防宣教、危险因素评估、高危人群筛查的第一道关口，也是与二、三级医院开展全专结合、双向转诊、家庭医生制服务等重要的实施点。为此，中华医学会骨质疏松和骨矿盐疾病分会在《原发性骨质疏松症诊疗指南》（2017 版）[1] 基础上，修订了原发性骨质疏松症社区诊疗指导原则，便于广大社区和基层医疗卫生机构的全科或专病医师实际应用，与三级或二级医院开展有效合作，切实做好转诊和随访管理工作，积极推进骨质疏松症防治工作。

第一部分：骨质疏松症在社区的筛查、诊断与治疗

骨质疏松症定义

根据 1994 年世界卫生组织（World Health Organization，WHO）的定义，骨质疏松症是一种以骨量减少，骨组织微结构破坏，骨骼脆性增加和易发生骨折为特点的全身性疾病。

2001 年美国国立卫生研究院（National Institutes of Health，NIH）又将骨质疏松症定义为一种以骨强度降低导致骨折危险增加为特征的骨骼疾病。骨强度反映骨密度和骨质量两个方面。

骨质疏松症分类

骨质疏松症分为原发性和继发性两大类。原发性又分为绝经后骨质疏松症（Ⅰ型，一般发生在女性绝经后 5 ~ 10 年内）、老年骨质疏松症（Ⅱ型，一般指 70 岁以后发生的骨质疏松）和特发性骨质疏松症（主要发生在青少年，病因未明）。继发性骨质疏松症指由任何影响骨代谢的疾病和 / 或药物及其他明确病因导致的骨质疏松症。本骨质疏松症社区诊疗指导原则仅涉及原发性骨质疏松症。

骨质疏松症临床表现

疼痛、脊柱变形和脆性骨折是骨质疏松症的典型临床表现。约有 50% 骨质疏松症患者早期无明显症状，常在发生脆性骨折后或者检测骨密度时才发现。

疼痛：常见部位为腰背部，有些表现为全身疼痛，严重时翻身、起坐和行走困难。可伴肌肉痉挛，甚至活动受限。

脊柱变形：骨质疏松症可表现为身高缩短、驼背或脊柱畸形等。

骨折：骨质疏松症患者易发生脆性骨折。脆性骨折是指低能量或非暴力导致的骨折。

例如：从站立高度或者低于站立高度跌倒或因其他日常活动而发生的骨折。好发部位为胸椎、腰椎、髋部、肱骨近端及桡、尺骨远端等。

对心理状态及生活质量的影响：应重视和关注骨质疏松症患者的心理异常。骨质疏松症及其骨折对患者心理状态的危害常被忽视，主要心理异常包括：恐惧、焦虑、抑郁、自信心丧失等。

骨质疏松风险评估及骨质疏松性骨折的风险预测

社区卫生服务中心的工作重在筛查，对于辖区内居住的中、老年居民，可采用如下方法进行骨质疏松风险因素评估。

1. 国际骨质疏松基金会（International Osteoporosis Foundation，IOF）骨质疏松风险 1min 测试题：

（1）父母曾被诊断有骨质疏松症或曾在轻摔后骨折？

（2）父母中一人有驼背？

（3）实际年龄超过 60 岁？

（4）是否成年后因为轻摔后发生骨折？

（5）是否经常摔倒（去年超过 1 次），或因为身体较虚弱而担心摔倒？

（6）40 岁后的身高是否减少超过 3cm？

（7）是否体质量过轻？体质量指数（body mass index，BMI）小于 19kg/m^2？

（8）是否曾服用类固醇激素连续超过 3 个月？

（9）是否患有类风湿关节炎？

（10）是否被诊断出有甲状腺功能亢进或甲状旁腺功能亢进、1 型糖尿病、克罗恩病或乳糜泻等胃肠疾病或营养不良？

（11）女士回答：是否在 45 岁或以前停经？

（12）女士回答：除了怀孕、绝经或子宫切除外，是否曾停经超过 12 个月？

（13）女士回答：是否在 50 岁前切除卵巢又没有服用雌 / 孕激素补充剂？

（14）男性回答：是否出现过阳萎、性欲减退或其他雄激素过低的相关症状？

（15）是否经常大量饮酒（每天饮用超过 2 个单位的乙醇，相当于啤酒 500mL、葡萄酒 150mL 或烈性酒 50mL）？

（16）目前有吸烟习惯或曾经吸烟？

（17）每天运动量少于 30min（包括做家务、走路和跑步等）？

（18）是否不能食用乳制品，又没有补充钙剂？

（19）每天从事户外活动时间是否少于 10min，又没有补充维生素 D？

上述问题，只要其中有一题回答结果为"是"，即为阳性，提示存在骨质疏松症的风险，建议进行骨密度检查或骨折风险评估工具（fracture risk assessment tool，FRAX®）风险评估。

2. 亚洲人骨质疏松自我筛查工具（osteoporosis self-assessment tool for Asian，OSTA）：OSTA 指数 =[体质量（kg）- 年龄（岁）]×0.2。对于 OSTA ＜ −1 者，建议进行双能 X 线吸收检测法（dual energy X-ray absorptiometry，DXA）检测（表 1）。

表 1　OSTA 指数评价骨质疏松风险级别

风险级别	OSTA 指数
低	＞ − 1
中	− 1 ～ − 4
高	＜ − 4

OSTA：亚洲人骨质疏松自我筛查工具

由于 OSTA 所选用的指标过少，故特异性不高、需结合其他危险因素进行判断，且仅适用于绝经后女性。

3. 骨质疏松性骨折的风险预测：WHO 推荐的骨折风险预测工具 FRAX®，用于评估受试者未来 10 年髋部及主要骨质疏松性骨折（椎体、前臂、髋部或肩部）的发生风险。针对中国人群的 FRAX® 可通过登陆以下网址获得：http://www.sheffield.ac.uk/FRAX/tool.aspx?country=2。关于 FRAX® 计算依据的主要临床危险因素、骨密度值、应用人群，以及存在问题和局限性等可参照《原发性骨质疏松症诊疗指南》（2017 版）[1]。FRAX® 的结果判断见表 2。

表 2　FRAX® 计算骨折发生风险判断

骨质疏松性骨折风险	FRAX® 结果
低	任何主要骨质疏松性骨折概率 ＜ 10%
中	任何主要骨质疏松性骨折概率 10% ～ 20%
高	髋部骨折概率 ≥ 3% 或任何主要骨质疏松性骨折概率 ≥ 20%

FRAX®：骨折风险评估工具

4. 跌倒风险筛查和平衡功能及肌力评估：跌倒是骨质疏松性骨折的独立危险因素，引起跌倒的危险因素包括环境因素和自身因素两大类。环境因素包括：光线昏暗、路面湿滑、地面障碍物、地毯松动、卫生间未安装扶手等。自身因素包括：增龄、肌少症、视觉异常、感觉迟钝、神经肌肉疾病、缺乏运动等。须重视对社区 65 岁及以上居民进行跌倒相关危险因素的评估及干预。跌倒风险评估流程见图 1。

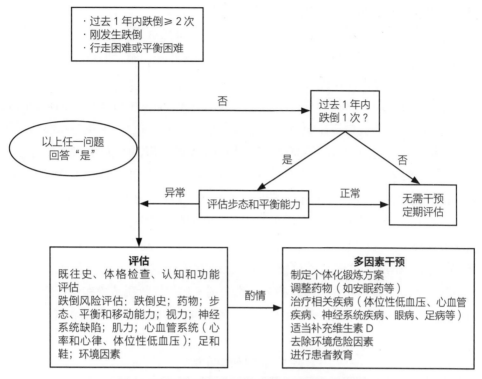

图 1　社区 65 岁及以上居民跌倒风险评估流程图

　　建议对 65 岁及以上具有跌倒风险的社区居民进行步态和平衡能力的评估："起立 - 行走"计时测试（timed up and go test，TUG）时间延长是非椎体骨折的独立危险因素，在临床实践中可行性强，且是简单易行的躯体能力评估方法 [2]。

　　TUG 方法：患者坐在一个稳定的带有扶手的椅子上（约 45cm 高）；允许使用扶手或常规的步行辅助手段。测试内容为受试者从椅子上站起，向前直线行走 3m，转身返回并再次坐下，记录受试者从开始到返回座位所用时间（以秒为单位）（图 2）。正式测试前，允许患者练习 1～2 次，以确保患者理解整个测试过程。

　　TUG 结果判断：如果完成测试的时间超过 10～12s，则提示活动能力显著下降，需要进一步评估。

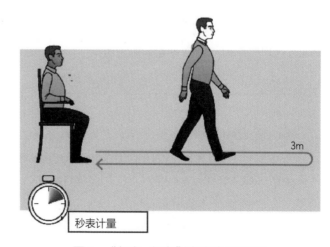

图 2　"起立 - 行走"计时测试示意图

骨质疏松症及其骨折的早期筛查

定量超声（quantitative ultrasound，QUS）测量：可部分反映骨骼材料和生物力学特征。虽然测量结果不能作为骨质疏松症诊断标准和药物疗效判断，但可用于骨质疏松症风险人群的筛查和骨质疏松性骨折的风险评估。

根据 2007 年国际临床骨密度测量学会（International Society for Clinical Densitometry，ISCD）制定的标准，跟骨是临床超声进行骨检测的唯一有效部位。由于检测部位及方法的不同，跟骨超声所得到的 T 值不能简单的等同于 DXA 的 T 值，不能用 − 2.5 作为骨质疏松诊断标准。若跟骨超声测量结果 T 值低于 − 1.0 SD，进一步推荐进行 DXA 骨密度检测[3-4]。

胸、腰椎侧位 X 线检查及椎体压缩性骨折的判定：胸、腰椎压缩性骨折是老年人最常见的骨质疏松性骨折类型，大多数在无明显创伤或仅有轻度创伤（如扭伤、平地滑倒等）情况下，甚至仅在日常生活中，因咳嗽、喷嚏、弯腰等动作即可引起骨折。由于椎体骨折漏诊率高，亟需在骨质疏松性骨折的高危人群中开展椎体骨折的筛查。

中华医学会骨质疏松和骨矿盐疾病分会发布的《原发性骨质疏松症诊疗指南》（2017版），建议进行胸、腰椎侧位 X 线检查或 DXA 侧位椎体骨折评估筛查的指征（表 3）[1]。

表3　椎体骨折评估指征

符合以下任何一条，建议行胸、腰椎 X 侧位线 检查及其骨折判定
· 女性 70 岁以上和男性 80 岁以上，椎体、全髋或股骨颈骨密度 T 值 ≤ − 1.0
· 女性 65 ~ 69 岁和男性 70 ~ 79 岁，椎体、全髋或股骨颈骨密度 T 值 ≤ − 1.5
· 绝经后女性及 50 岁以上男性，具有以下任一特殊危险因素：
—成年期（≥ 50 岁）发生非暴力性骨折
—较年轻时最高身高缩短 ≥ 4cm
—1 年内身高进行性缩短 ≥ 2cm
—近期或正在使用长程（> 3 个月）糖皮质激素治疗

胸、腰椎侧位 X 线检查可作为判定骨质疏松性椎体压缩性骨折首选检查方法。骨折最常发生部位为 L1 椎体，之后依次是 T12、T7-9 椎体[5]。常规胸、腰椎侧位 X 线检查范围应包括 T4-L1 和 T12-L5 椎体。椎体压缩性骨折，包括楔形、双凹或压缩变形，基于胸、腰椎侧位 X 线检查并采用 Genant 目视半定量法[6] 判定椎体压缩性骨折的程度（图 3）。通常轻度椎体压缩性骨折患者易被漏诊，对于有高危因素或明显临床症状的患者应请有经验的放射科医师协助判断。

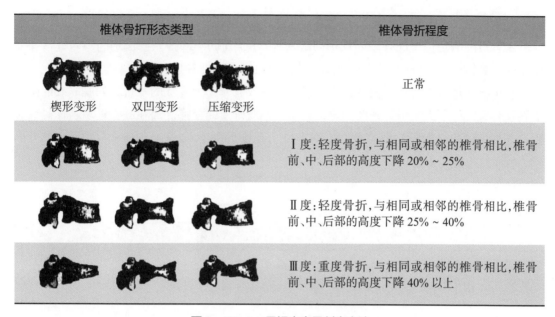

椎体骨折形态类型	椎体骨折程度
楔形变形　　双凹变形　　压缩变形	正常
	Ⅰ度:轻度骨折,与相同或相邻的椎骨相比,椎骨前、中、后部的高度下降 20%～25%
	Ⅱ度:轻度骨折,与相同或相邻的椎骨相比,椎骨前、中、后部的高度下降 25%～40%
	Ⅲ度:重度骨折,与相同或相邻的椎骨相比,椎骨前、中、后部的高度下降 40% 以上

图 3　Genant 目视半定量判定方法

骨质疏松症诊断

骨质疏松症症诊断主要基于 DXA 测量结果和 / 或脆性骨折。

基于骨密度测定的诊断:目前采用 DXA 测量腰椎和髋部骨密度是诊断骨质疏松症公认的标准。临床上常用的测量部位是中轴骨(L1-4、股骨颈或全髋)或非优势侧的桡骨远端 1/3。对于绝经后女性、50 岁及以上男性,建议参照 WHO 推荐的诊断标准(表 4)。骨密度降低程度符合骨质疏松症诊断标准,同时伴有 1 处或多处脆性骨折为严重骨质疏松症[7]。

表 4　基于 DXA 测定骨密度分类标准

分类	T 值
正常	T 值≥ － 1.0
骨量减少	－ 2.5 ＜ T 值 ＜ － 1.0
骨质疏松症	T 值≤ － 2.5
严重骨质疏松症	T 值≤ － 2.5 + 脆性骨折

T 值 =(实测值 - 同种族同性别正常青年人峰值骨密度)/同种族同性别正常青年人峰值骨密度的标准差;
DXA:双能 X 线吸收检测法

对于儿童、绝经前女性和 50 岁以下男性，其骨密度水平的判断建议用 Z 值表示。Z 值 =（骨密度测定值 - 同种族同性别同龄人骨密度均值）/ 同种族同性别同龄人骨密度标准差。将 Z 值 ≤ - 2.0 视为"低于同年龄段预期范围"或低骨量。

基于脆性骨折的诊断：脆性骨折是指低能量或者非暴力导致的骨折，如髋部或椎体发生脆性骨折，可不依赖于骨密度测定，临床上诊断骨质疏松症。而在肱骨近端、骨盆或前臂远端发生的脆性骨折，即使骨密度测定显示骨量减少（ - 2.5 < T 值 < - 1.0），也可诊断为骨质疏松症（表 5）。

表 5 骨质疏松症诊断标准

骨质疏松症的诊断标准（符合以下 3 条中之一者）
髋部或椎体脆性骨折
DXA 测量中轴骨骨密度或非优势侧桡骨远端 1/3 骨密度的 T 值 ≤ - 2.5*
骨密度测量符合骨量减少（ - 2.5 < T 值 < - 1.0）+ 肱骨近端、骨盆或前臂远端脆性骨折

DXA：双能 X 线吸收检测法；* 非优势侧桡骨远端 1/3 只适用于髋骨及 / 或脊椎的骨密度无法测量或分析时、甲状旁腺功能亢进或过于肥胖超过检查床负荷的患者

骨质疏松症鉴别诊断及实验室检查

基本检查包括血、尿常规，红细胞沉降率，肝、肾功能，血钙、磷和碱性磷酸酶等。

上述检查项目有助于骨质疏松症鉴别诊断，诊断原发性骨质疏松症前，应排除其他影响骨代谢的疾病，如以上检查指标存在异常，需进一步检查或转至上级医院做专科检查。

选择性项目：C 反应蛋白、25 羟维生素 D、甲状旁腺素、甲状腺功能、性腺激素、尿游离皮质醇、血清及尿蛋白电泳和肿瘤标志物等。

骨转换标志物：骨转换标志物包括骨形成和骨吸收指标，具有鉴别诊断、判断骨转换类型、评估骨折风险，以及选择干预措施和监测药物疗效等价值。IOF 推荐空腹血清 1 型原胶原 N- 端前肽（procollagen type 1 amino-terminal propeptide，P1NP）和血清 1 型胶原 C-末端肽交联（C-terminal telopeptide of type 1 collage，CTX）分别为反映骨形成和骨吸收敏感性较高的标志物 [8-9]。

其他影像学检查：包括磁共振、CT 或放射性核素骨扫描等。

骨质疏松症防治

基础措施：包括调整生活方式和骨骼健康基本补充剂。

1. 调整生活方式：（1）加强营养、均衡膳食：建议摄入富含钙质、低盐和适量蛋白质的均衡膳食，推荐每日蛋白质摄入量为 0.8 ~ 1.0g/kg 体质量，并每天摄入牛奶 300mL 或相当量的奶制品。（2）充足日照：建议上午 11 点至下午 3 点之间，尽可能多地暴露皮

肤于阳光下晒 15～30min（取决于日照时间、纬度、季节等因素）。（3）规律运动，适合骨质疏松症患者的运动包括负重运动及抗阻运动，推荐规律的负重及肌肉力量练习，以减少跌倒和骨折风险。（4）戒烟、限酒、避免过量饮用咖啡和碳酸饮料。（5）尽量避免或少用影响骨代谢的药物。

2. 骨健康基本补充剂：包括钙剂和维生素 D，有效的抗骨质疏松症的治疗应在充足的钙剂和维生素 D 补充的基础上，具体推荐量见表 6[1]。不推荐使用活性维生素 D 纠正维生素 D 缺乏，不建议 1 年单次较大剂量普通维生素 D 的补充。

表 6　钙和维生素 D 推荐摄入量

	成人	≥ 50 岁	≥ 65 岁	骨质疏松症患者
元素钙参考摄入量（mg/d）	800	1 000～1 200	1 000～1 200	1 000～1 200
维生素 D 推荐摄入量（U/d）*	400	600	600	800～1 200

* 维生素 D 40U 等于 1μg

药物干预：包括抗骨质疏松药物适应证及用法。

1. 抗骨质疏松症药物适应证：有效的抗骨质疏松症药物可以增加骨密度、改善骨质量、显著降低骨折的发生风险。《原发性骨质疏松症诊疗指南》（2017 版）[1] 推荐抗骨质疏松症药物治疗的适应证：（1）发生椎体脆性骨折（临床或无症状）或髋部脆性骨折者；（2）DXA（腰椎、股骨颈、全髋或非优势侧桡骨远端 1/3）T 值 ≤ -2.5，无论是否有过骨折。其中非优势侧桡骨远端 1/3 只适用于髋骨及 / 或脊椎的骨密度无法测量或分析时、甲状旁腺功能亢进或过于肥胖超过检查床负荷的患者；（3）骨量减少者（骨密度：-2.5＜T 值＜-1.0），具备以下情况之一：发生过某些部位的脆性骨折（肱骨上段、前臂远端或骨盆）；FRAX® 工具计算出未来 10 年髋部骨折概率 ≥ 3% 或任何主要骨质疏松性骨折发生概率 ≥ 20%。

2. 抗骨质疏松症药物用法：按照作用机制分为骨吸收抑制剂、骨形成促进剂、其他机制药物和中药，现就国家食品药品监督管理局已经批准的主要抗骨质疏松症药物的主要适应证和用法进行介绍（表 7）[1]。

表 7　防治骨质疏松症主要药物适应证和用法

分类	种类	药物名称	主要适应证	常用剂量和用法
骨吸收抑制剂	双膦酸盐	阿仑膦酸钠	绝经后骨质疏松症；男性骨质疏松症（有些国家还批准用于糖皮质激素诱发的骨质疏松症）	70mg/ 片、10mg/ 片、70mg+维生素 D₃ 2 800U/ 片或 5 600U/ 片；70mg/ 周或 10mg/d，晨起空腹口服，保持上半身直立 30min
		唑来膦酸	绝经后骨质疏松症；男性骨质疏松症（有些国家还批准用于糖皮质激素诱发的骨质疏松症）	5mg/ 支，静脉滴注 5mg/ 年
		利塞膦酸钠	绝经后骨质疏松症；糖皮质激素诱发的骨质疏松症（有些国家还批准用于男性骨质疏松症）	5mg/ 片或 35mg/ 片；5mg/d 或 35mg/ 周，晨起空腹口服，保持上半身直立 30min
		伊班膦酸钠	绝经后骨质疏松症	1mg/ 支，2mg 静脉滴注，每 3 个月 1 次
		氯膦酸二钠	各种类型骨质疏松症	200mg/ 粒，400 ~ 800mg 口服，每日 1 ~ 2 次
	降钙素	依降钙素	骨质疏松症和骨质疏松引起的疼痛等	20U/ 支，20U 肌肉注射每周 1 次；10U/ 支，10U 肌肉注射每周 2 次
		鲑降钙素	预防因突然制动引起的急性骨丢失和由于骨质溶解、骨质减少引起的骨痛，其他药物治疗无效的骨质疏松症等	鼻喷剂 4 400U/ 瓶，200U 鼻喷，每日或隔日 1 喷；注射剂 50U/ 支，50U 或 100U 皮下或肌肉注射，每日 1 次
	绝经激素	雌激素 / 雌孕激素复合制剂	围绝经期和绝经后女性，特别是有绝经相关症状（如潮热、出汗等）泌尿生殖道萎缩症状，以及希望预防绝经后骨质疏松症的妇女	口服、经皮和阴道用药多种制剂，个体化治疗
	选择性雌激素受体调节剂	雷洛昔芬	预防和治疗绝经后骨质疏松症	60mg/ 片，60mg 口服，每日 1 次
	RANKL 抑制剂（国内尚未上市）	迪诺塞麦	高骨折风险的绝经后骨质疏松症	60mg/ 支，60mg 皮下注射，每半年 1 次
骨形成促进剂	甲状旁腺激素类似物	特立帕肽	高骨折风险的绝经后骨质疏松症（有些国家还批准用于男性骨质疏松症和糖皮质激素性骨质疏松症）	2.4mL/ 支，20μg，皮下注射，每日 1 次

续表

分类	种类	药物名称	主要适应证	常用剂量和用法
其他机制药物	活性维生素 D 及其类似物	阿法骨化醇	绝经后及老年性骨质疏松症	0.25μg/ 粒、0.5μg/ 粒、1μg/粒；0.25 ～ 1.0μg，口服，每日 1 次
		骨化三醇	绝经后及老年性骨质疏松症	0.25μg/ 粒、0.5μg/ 粒；0.25μg 口服每日 1 次或 2 次；或 0.5μg 口服每日 1 次
	维生素 K2 制剂	四烯甲萘醌	提高骨质疏松症患者的骨量	15mg/ 粒；15mg 口服，每日 3 次
中药	补肾、强骨、止痛	骨碎补总黄酮制剂	原发性骨质疏松症、骨量减少，症见骨脆易折、腰背或四肢关节疼痛、畏寒肢冷或抽筋、下肢无力、夜尿频多	用法和剂量参见相关药品说明书
	滋补肝肾、活血通络、强筋健骨	淫羊藿苷类制剂	骨质疏松症，症见腰脊疼痛，足膝酸软，乏力	用法和剂量参见相关药品说明书
	健骨	人工虎骨粉制剂	腰背疼痛、腰膝酸软、下肢痿弱、步履艰难	用法和剂量参见相关药品说明书

康复治疗：骨质疏松症的康复治疗是社区卫生服务中心的工作重点，具体内容参见《原发性骨质疏松症诊疗指南》（2017 版）[1]。

抗骨质疏松药物的疗效监测与评估

骨质疏松症药物治疗是个长期过程，具体疗程可参照《原发性骨质疏松症诊疗指南》（2017 版）[1]，建议在治疗不同时期进行相关检查和评估（表 8）。

表 8　骨质疏松症药物治疗前后建议监测内容

监测内容	开始治疗前	治疗开始 3 个月	治疗开始 6 个月	每年
肝肾功能、血常规	√		√	√
血清 Ca、P、ALP、PTH、25OHD	√	√	√	√
骨转换指标	√	√	√	√
DXA 检测骨密度	√			√
新发椎体骨折	√			√
药物安全性	√	√	√	√

Ca：钙；P：磷；ALP：碱性磷酸酶；PTH：甲状旁腺素；25OHD：25 羟维生素 D；DXA：双能 X 线吸收检测法；√：建议监测

第二部分：骨质疏松症分级诊疗和社区管理

骨质疏松症分级诊疗

骨质疏松症的分级诊疗，需按照疾病的轻、重、缓、急，以及诊疗难易程度进行分级，不同级别的医疗机构承担不同疾病状况的诊治，有效利用卫生资源，做好骨质疏松症的防控和管理[10-12]。

骨质疏松症分级诊疗服务目标：以"基层首诊、双向转诊、急慢分治、上下联动"作为分级诊疗的基本模式，逐步实现不同级别、不同类别医疗机构之间的双向转诊及患者的有序诊疗。通过不同级别、不同类别医疗机构之间分工协作、通力配合，逐步实现骨质疏松症的全面防控，规范诊疗和全程管理，从而降低骨质疏松症的患病率、骨质疏松性骨折的发病率及其致残、致死率[12-13]。

不同医疗机构骨质疏松症分级诊疗分工：分级诊疗流程如图4所示，各级医疗机构在骨质疏松症诊疗中分工如下[1]：（1）一级医院：乡镇卫生院、村卫生室、社区卫生服务机构等基层医疗卫生机构，通过建立居民健康档案、组织居民健康检查等多种方式开展骨质疏松症高危人群筛查，登记确诊的骨质疏松症患者；开展社区人群骨质疏松症及相关危险因素的健康教育；开展患者随访、基本治疗及康复治疗；鼓励有诊断条件的基层医疗卫生机构，在上级医院指导下开展骨质疏松症临床诊断；对诊断不明者、严重并发症者及时转往上级医院诊疗。（2）二级医院：负责骨质疏松症临床初步诊断，遵照《原发性骨质疏松症诊疗指南》（2017版）[1]制定个体化的治疗方案；诊断不明及重症者应转诊到三级医院诊治，对病情稳定者进行随诊。（3）三级医院：负责骨质疏松症确诊，根据需要完善相关检查，明确病因。开展综合及规范的治疗。治疗后病情稳定者可以转诊到一、二级医疗机构进行连续性治疗、随访及康复。

基层医疗卫生机构转诊

基层医疗卫生机构应承担原发性骨质疏松症的高危筛查、识别、确诊后连续性治疗、功能康复及长期随访管理工作，同时需要判别继发性骨质疏松症及不适合在基层诊治的骨质疏松症患者，并及时转诊[14-15]。

以下情况应及时转诊至上级医院：（1）骨质疏松症初筛后，基层医疗卫生机构如无确诊条件，须转诊至上级医院明确诊断、制定治疗方案，然后转回基层医疗卫生机构进行长期规范随访治疗和管理，并定期（一般可为0.5~1年）到上级医院复诊，评估患者治疗及管理效果。（2）首次诊断骨质疏松症，但病因不明，或疑似继发性骨质疏松症患者。（3）严重骨质疏松症患者或伴全身疼痛症状明显者。（4）继发性骨质疏松患者病因无法明确或无法治疗的患者。（5）经规范治疗后症状、体征无改善的骨质疏松症患者。（6）骨质疏松症患者并发心、脑血管疾病及其他内分泌代谢疾病等或出现新的特殊情况，基层医疗卫生机构处理困难者。（7）基层医疗卫生机构因治疗药物等条件限制需转诊处理者。

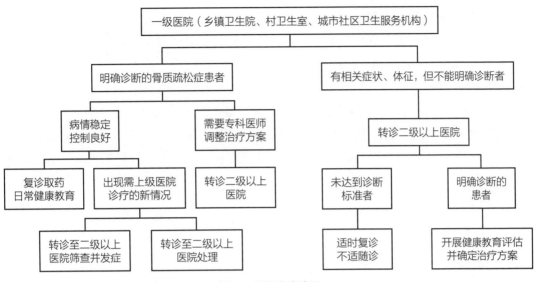

图 4　分级诊疗流程

骨质疏松症社区随访管理

可将社区骨质疏松管理对象分为一般人群、高危人群、骨质疏松症患者和骨质疏松性骨折患者 4 类，进行分层分类管理，内容包括健康教育、高危筛查、生活方式调控、疾病诊断与规范治疗、功能评定与康复、家庭及社区支持等融于一体的连续性综合性管理。

为实施不同风险的骨质疏松人群社区分层管理，应建立基于全科医生的骨质疏松社区管理团队，由全科医生、骨质疏松专病医生、专病护士、康复治疗师、管理对象及家属等组成；基层医疗卫生机构应该对骨质疏松不同风险的社区人群进行分层管理（表 9），尤其应重视骨质疏松高危人群的生活方式干预及防跌倒干预[16-17]。

表 9　社区骨质疏松症分层管理内容及成员组成

对象	管理内容	实施者
一般人群	健康骨骼维护：给予针对性的健康教育及生活方式指导	全科医生及其助手
高危人群	生活方式及防跌倒干预、骨健康基本补充剂及必要的抗骨质疏松药物应用	全科医生、骨质疏松专病医生
骨质疏松症患者	骨质疏松规范诊断及药物疗效、依从性、安全性的随访	全科医生、全科医生助手、骨质疏松专病医生、专病护士
严重骨质疏松症患者	骨折后康复，再骨折的预防；抗骨质疏松症药物长期随访	全科医生、骨质疏松专病医生、康复治疗师

鉴于当前骨质疏松管理人群实施全覆盖尚无基础，可先关注重点人群，从骨质疏松症和严重骨质疏松症患者管理开始，有条件的地区可覆盖骨质疏松高危人群及骨量低下者，具体方式可参照高血压、糖尿病等慢性病采用患者自我管理、同伴管理或群组管理等方式[18-19]。

《原发性骨质疏松症社区诊疗指导原则》撰写者既有专门从事骨质疏松防治的三级医院专家，也有社区卫生服务中心的全科医生，本指导原则适应于基层医疗卫生机构的医务人员，服务管理人群包括辖区内一般人群、骨质疏松高危人群、骨质疏松症及其骨折患者，而且具有较强的可操作性，希望基层医务人员遵循本指导原则，切实做好骨质疏松症社区防控工作。

参考文献

[1]　中华医学会骨质疏松和骨矿盐疾病分会 . 原发性骨质疏松症诊疗指南 (2017) [J]. 中华骨质疏松和骨矿盐疾病杂志 , 2017, 10 : 413-443.

[2]　Zhu K, Devine A, Lewis JR, et al. Timed up and go' test and bone mineral density measurement for fracture prediction [J]. Arch Intern Med, 2011, 171: 1655-1661.

[3]　Krieg MA, Barkmann R, Gonnelli S, et al. Quantita-tive ultrasound in the management of osteoporosis: the 2007 ISCD Official Positions [J]. J Clin Densitometry, 2008, 11: 163-187.

[4]　Simonelli C, Adler RA, Blake GM, et al. Dual-Energy X-Ray Absorptiometry Technical issues: the 2007 ISCD Official Positions [J]. J Clin Densitometry, 2008, 11: 109-122.

[5]　中华医学会骨质疏松和骨矿盐疾病分会 . 骨质疏松性椎体压缩骨折诊疗与管理专家共识 [J]. 中华骨质疏松和骨矿盐疾病杂志 , 2018, 11: 425-437.

[6]　Genant HK, Wu CY, van Kuijk C, et al. Vertebral fracture assessment using a semiquantitative technique [J]. J Bone Mineral Res, 1993, 8: 1137-1148.

[7]　WHO Study Group.Assessment of fracture risk and its application to screening for postmenopausal osteoporo-sis[R]. World Health Organization Technical Report Series， 1994， 843: 1-129.

[8]　Biver E. Use of bone turnover markers in clinical practice [J]. Curr Opin Endocrinol Diabetes Obesity, 2012, 19: 468-473.

[9]　Lee J, Vasikaran S. Current recommendations for laboratory testing and use of bone turnover markers in management of osteoporosis [J]. Ann Lab Med, 2012, 32: 105-112.

[10]　张雪，杨柠溪 . 英美分级诊疗实践及对我国的启示 [J]. 医学与哲学 , 2015, 36: 78-81.

[11]　Brixi H, Mu Y, Targa B, et al. Engaging sub-national governments in addressing health equities: challenges and opportunities in China's health system reform [J]. Health Policy Plan, 2013, 28: 809-824.

[12]　中华人民共和国国务院办公厅 . 关于推进分级诊疗制度建设的指导意见 [J]. 中国实用乡村医生杂志 , 2015, 22: 3-6.

[13]　方少华 . 全民医保背景下实现分级诊疗的路径研究 [J]. 卫生经济研究 , 2014, 30: 18-21.

[14]　章振林，夏维波，金小岚，等 . 骨质疏松诊治进展及分级诊疗制度之讨论 [J]. 中国实用内科杂志，2016, 36: 928-934.

[15]　中华人民共和国卫生和计划生育委员会 . 中国疾病预防控制工作进展（2015 年）[J]. 首都公共卫生，2015, 9: 97-101.

[16]　蔡泳，杨颖华，万和平，等 . 上海市社区骨质疏松三级预防和健康管理模式研究 . 上海卫生政策研究年度报告（2017）[M]. 北京：科学出版社，2018: 150-156.

[17]　刘海蛟，周鹏，卫洋洋，等 . 上海市枫林社区老年女性骨质疏松性椎体骨折危险因素研究 [J]. 上海医药 , 2018, 39: 24-26.

[18]　国家卫生计生委办公厅 . 糖尿病分级诊疗服务技术方案 . 国卫办医函〔2015〕1026 号 [S]. 北京：卫计委，2015.http://www.nhfpc.gov.cn/yzygj/s3593g/ 201512/073b50bd7d2b4454872126f2bc830410.shtml.

[19]　徐玲，孟群 . 第五次国家卫生服务调查结果之二：卫生服务需要、需求和利用 [J]. 中国卫生信息管理杂志 , 2014, 11: 193-194.

（收稿日期：2018-12-22）

《原发性骨质疏松症诊疗社区指导原则》编写组

组　长： 章振林　夏维波

副组长： 汪　纯　岳　华　尹香君　易春涛　顾文钦　游　利

　　　　　霍亚南　邓忠良　孙艳格

秘书长： 李　梅

成　员： （按姓氏笔划排序）

　　　　丁　悦　王以朋　王　鸥　尹香君　邓忠良　付　勤

　　　　孙艳格　朱　梅　刘建民　李　梅　李玉坤　李明全

　　　　吴　文　余　卫　沈　霖　陈　林　陈德才　汪　纯

　　　　林　华　林建华　金小岚　易春涛　岳　华　郑丽丽

　　　　侯建明　袁凌青　夏维波　徐又佳　唐　海　顾文钦

　　　　盛志峰　章振林　谢忠建　程晓光　游　利　霍亚南

执笔人： 汪　纯　岳　华　顾文钦　夏维波　章振林

顾　问： 廖二元　孟迅吾　徐　苓

编写组作者单位：

北京协和医院（夏维波、余卫、王以朋、李梅、王鸥）；上海交通大学附属第六人民医院（章振林、汪纯、岳华）；南京大学医学院附属鼓楼医院（林华）；成都军区总医院（金小岚）；中国医科大学附属盛京医院（付勤）；中南大学湘雅第二医院（谢忠建、袁凌青、盛志峰）；第三军医大学大坪医院（陈林）；福建省立医院（侯建明）；北京积水潭医院（程晓光）；天津医科大学总医院（朱梅）；郑州大学第一附属医院（郑丽丽）；河北医科大学第三医院（李玉坤）；上海交通大学医学院附属瑞金医院（刘建民）；解放军第 323 医院（李明全）；广东省人民医院（吴文）；华中科技大学附属协和医院（沈霖）；四川大学华西医院（陈德才）；苏州大学附属第二医院（徐又佳）；北京友谊医院（唐海）；福建医科大学附属第一医院（林建华）；广州中山大学孙逸仙纪念医院（丁悦）；中国疾病预防控制中心慢性非传染性疾病预防控制中心（尹香君）；上海市枫林社区卫生服务中心（易春涛、顾文钦）；江西省人民医院（霍亚南）；上海交通大学附属第一人民医院（游利）；重庆医科大学附属第二医院（邓忠良）；首都医科大学附属复兴医院月坛社区卫生服务中心（孙艳格）

附录5 男性骨质疏松症诊疗指南

中华医学会骨质疏松和骨矿盐疾病分会

通信作者：章振林　Email:zhangzl@sjtu.edu.cn，上海交通大学附属第六人民医院骨质疏松和骨病专科，上海市骨疾病临床研究中心　200233

本指南由《中华内分泌代谢杂志》和《中华骨质疏松与骨矿盐疾病杂志》同步发表

DOI:10.3760/cma.j.cn311282-20200914-00633

Guideline for the diagnosis and treatment of male osteoporosis

Chinese Society of Osteoporosis and Bone Mineral Research

Corresponding author: Zhang Zhenlin, Email: zhangzl @ sjtu. edu. cn, Shanghai Clinical Research Center of Bone Diseases, Department of Osteoporosis and Bone Diseases, Shanghai Jiao Tong University Affiliated Sixth People's Hospital, Shanghai 200233, China

This guideline is co-published by Chinese Journal of Endocrinology and Metabolism as well as Chinese Journal of Osteoporosis and Bone Mineral Research

DOI: 10.3760/ cma.j.cn311282-20200914-00633

一、前言

　　骨质疏松症是一种与增龄相关的骨骼疾病，以骨量减低、骨组织微结构损坏、导致骨脆性增加、骨折易发为特征的全身性骨病。随着我国社会人口老龄化的加剧，我国骨质疏松症的患病率显著攀升，给患者及其家庭和社会带来沉重负担。以往骨质疏松症的诊断和治疗更关注女性，对男性骨质疏松症的重视度不足。中华医学会骨质疏松和骨矿盐疾病分会联合中国疾病预防控制中心进行的中国居民骨质疏松症流行病学调查显示：我国50岁以上人群的骨质疏松症总体患病率为19.2%；男性患病率为6.0%；而需要进行防治的低骨量人群总体患病率为46.4%，男性更高达46.9%[1]。另一项近期流行病学调查也显示，依据双能X线吸收仪（dual energy X ray absorptiometry，DXA）骨密度检测结果，我国50岁以上男性骨质疏松症的患病率为6.46%[2]。不仅如此，50岁以上男性有1/5会发生骨质疏松性骨折，髋部骨折中有近30%发生于男性[3-4]，且男性骨质疏松性骨折导致的后果更为严重，其致残率和致死率均明显高于女性[5-7]。由此可见，男性骨质疏松症患病率并不低，但其诊断和治疗的比例显著低于女性，对男性骨质疏松症的重视度以及诊断和治疗水平亟需提高。

　　中华医学会骨质疏松和骨矿盐疾病分会于2017年修订了《原发性骨质疏松症诊疗指

南》[8]，对提高我国骨质疏松症的诊断及治疗水平发挥了有益的作用。近年，我国在男性骨质疏松症的流行病学、诊断和治疗等方面都取得了一定的研究进展，中华医学会骨质疏松和骨矿盐疾病分会现制定《男性骨质疏松症诊疗指南》，旨在提高我国男性骨质疏松症的规范化诊断及治疗水平。

二、男性骨质疏松症流行病学和危险因素

（一）男性骨质疏松症的流行病学

目前我国是世界上老年人口最多的国家之一[8]。骨质疏松症已成为我国公共健康问题，预计到 2050 年我国骨质疏松症患者将达到 1.2 亿[2]。然而，骨质疏松症通常被认为是女性的健康问题，其对男性的影响和危害常被忽视。2018 年，中华医学会骨质疏松和骨矿盐疾病分会联合中国疾病预防控制中心发布的中国骨质疏松症流行病学调查结果显示[1]：40～49 岁、50 岁以上和 65 岁以上男性人群骨质疏松症患病率分别为 2.2%、6.0% 和 10.7%；骨量减少患病率更高 40～49 岁和 50 岁以上男性人群骨量减少患病率分别高达 34.4% 和 46.9% 而相应年龄段女性患病率则为 31.4% 和 45.9%。这与 2006 年上海开展的一项针对 1084 例 50 岁以上男性骨质疏松调查结果非常相近，后者股骨颈部位骨量减少患病率为 47.9%[9]。调查同时发现[1]，20 岁以上男性骨质疏松症相关知识知晓率仅为 10.5%，而接受骨密度检测的比例为 2.5%，在 50 岁以上人群中，骨质疏松症相关知识知晓率仅为 7%，接受骨密度检测的男性比例只有 3.2%。

骨质疏松性骨折（或称脆性骨折）指受到轻微创伤或日常活动即发生的骨折，是骨质疏松症的严重后果。中国骨质疏松性髋部骨折患病率快速增长，1988～1992 年，北京地区 50 岁以上男性髋部骨折发生率为 97/10 万；而 2002～2006 年间，男性髋部骨折发生率上升到 129/10 万，增加 1.33 倍[10]。来自唐山地区的调查显示，2015 年男性髋部骨折的发生率为 45.39/10 万；在 75 岁以上男性人群中，髋部骨折发病率显著上升[11]。

新近发布的上海市 10 个社区骨质疏松椎体压缩性骨折（osteoporotic vertebral compression fracture，OVCF）横断面调查（纳入研究对象 14 075 例，其中男性 6 313 例）显示，60 岁以上男性 OVCF 患病率为 17%；而且 70 岁之前男性 OVCF 患病率高于女性[12]。另一项来自上海的调查显示，65 岁以上老年男性 OVCF 患病率为 20.7%；85 岁以上患病率高达 33.3%[13]。

此外，男性髋部骨折发生 1 年后的累积死亡率为 20%～40%[5, 14-16]，是女性死亡率的 2～3 倍[6, 17]。不仅如此，椎体骨折后 10 年，男性预期生存率不到 10%，较女性明显缩短[18-19]。尤其值得关注的是，与女性相比，男性骨质疏松症就诊率更低；而且男性骨质疏松症患者发生髋部骨折后，其抗骨质疏松药物治疗依从性更差，停药率约为女性的 2 倍[20]。

由于低骨量或骨质疏松症患者早期通常没有明显的临床表现，导致公众对骨质疏松症的危害认知不足，且各级临床医师对男性骨质疏松症重视不够，致使男性骨质疏松症就诊率、骨密度检测率以及诊断和治疗率均非常低。及早发现男性骨质疏松症及其骨折的高危人群，是防治疾病的关键。

（二）男性骨密度和骨质疏松症风险的影响因素

1. 男性骨密度的影响因素：（1）骨骼的性别差异：男、女性在骨量和骨结构方面存在性别差异。骨量方面，人体髋部峰值骨量的出现早于椎体峰值骨量，但在椎体，男性较女性峰值骨量出现更早；而在髋部，男性的峰值骨量获得晚于女性[21]。骨量丢失速率男女亦有不同，女性骨丢失在围绝经期明显加速，然后以较低的速率持续，而男性骨量丢失的速率持续较低[22]。骨结构方面，年轻男性的皮质骨孔隙率和松质骨小梁数目及厚度均比年轻女性高。但随着增龄，男性皮质骨孔隙率增加速率低于女性，骨小梁厚度丧失超过女性[23]。男性皮质骨丢失主要在 70～75 岁之后，而女性在中年期就会出现大量的皮质骨丢失。这与绝经引起的骨转换率和骨孔隙率增加一致。男性的中轴骨小梁厚度下降明显，而女性骨小梁病变主要表现为数目减少和穿孔[24]。（2）增龄与激素水平降低：性激素在维持骨量中起着重要的作用。影响女性骨代谢的性激素是雌激素，而影响男性骨代谢的性激素包括睾酮、双氢睾酮和雌二醇等。男性骨质疏松的发生也与芳香化酶和雌激素受体的功能和数量改变以及随增龄而出现的生长激素（GH）和胰岛素样生长因子 I（IGF-I）水平下降有关。（3）遗传因素：与女性一样，遗传因素在决定男性骨骼体积、骨密度、骨骼结构和微结构等方面均具有重要作用。人群间骨密度的变异 50%～80% 归因于遗传因素，后者对年轻时期峰值骨量的获得起主要作用，而成年后的骨丢失速度主要由环境因素决定。骨质疏松症及其骨密度等表型是复杂疾病或性状，尽管有大量研究包括全基因组关联研究（genome-wide association studies，GWAS）分析骨质疏松症表型骨密度、骨折等与遗传基因变异的关系[25-29]，但迄今尚未发现有明确的风险基因型与男性骨质疏松症相关。（4）负荷与肌肉：运动与肌肉力量有助于骨量的提高或维持[30-31]。肌肉收缩和运动给骨骼带来力学刺激，促进骨形成，有助于修复骨骼微损伤，改善骨骼微结构，增加骨密度。国内一项采用跟骨超声检测骨密度的回顾性研究结果显示，60 岁以上老年男性和女性的握力与骨质疏松症发生风险呈负相关[32]。研究发现肌肉组织可以通过释放肌肉细胞因子鸢尾素（irisin）和肌肉生成抑制素（myostatin）等调节成骨细胞和破骨细胞功能[25-26]，且上述细胞因子与骨密度呈正相关[27]。而随着年龄增加，骨骼肌量减低，肌肉内脂肪堆积，导致肌肉力量减低和肌肉功能下降，促进骨量丢失，骨密度下降。（5）继发因素：导致继发性骨质疏松症的原因参见表 1[33]。

表1　继发性骨质疏松症的病因

内分泌／代谢病	营养／胃肠道状态	药物	胶原代谢异常	其他
性腺功能减退、皮质醇增多症、甲状旁腺功能亢进症、骨软化症、糖尿病(1型/2型)、甲状腺功能亢进症、肢端肥大症、生长激素缺乏、卟啉病	钙缺乏、维生素D缺乏、吸收不良综合征/营养不良(包括乳糜泻、囊性纤维化、克罗恩病和胃切除或旁路手术)、慢性肝病、全胃肠外营养、酗酒、神经性厌食	糖皮质激素、噻唑烷二酮类药物、抗癫痫药物、芳香化酶抑制剂、化疗/免疫抑制剂、醋酸甲羟孕酮、促性腺激素释放激素抑制剂、肝素、锂剂、质子泵抑制剂、选择性血清素再摄取抑制剂、甲状腺激素(超生理剂量)	成骨不全、埃勒斯-丹洛斯综合征、胱硫醚合成酶缺乏引起的高胱氨酸尿症、马凡综合征	制动、肾小管酸中毒、肾功能不全/衰竭、类风湿性关节炎、艾滋病/HIV、强直性脊柱炎、慢性阻塞性肺病、戈谢病、血友病、高钙尿症、重度抑郁症、骨髓瘤和一些癌症、器官移植、系统性肥大细胞增多症、地中海贫血

2. 男性骨质疏松症的危险因素：骨质疏松症是遗传因素和环境因素共同作用的复杂疾病，其危险因素分为不可控因素与可控因素，后者包括不健康生活方式、疾病和药物等。（1）不可控因素：种族（白种或黄种人）、高龄（＞70岁）、既往脆性骨折史（特别是髋部、腕部和椎体）、父亲或母亲有髋部脆性骨折史。（2）可控因素：①不健康生活方式：如吸烟、过量饮酒等。50～69岁低体重（BMI<20kg/m²），体重降低（较健康成年人或近期体重减少>10%），缺乏体力活动，肌少症等。②影响骨代谢的疾病：特别是性腺功能减退症、雄激素抵抗综合征等。③影响骨代谢的药物：包括抗雄激素药物（如：非那雄安）等。

三、男性骨质疏松症实验室检查

1. 一般项目检查：包括血常规、尿常规、肝肾功能，血钙、血磷和碱性磷酸酶水平，血清蛋白电泳，尿钙、尿磷、尿肌酐等，25羟维生素D [25-hydroxyvitamin D，25(OH)D]、甲状旁腺素（PTH）水平。男性骨质疏松症患者上述指标的变化和女性无明显差异。

2. 性激素检测：（1）雄激素（睾酮／游离睾酮）、血清卵泡刺激素（FSH）、黄体生成素（LH）及性激素结合球蛋白（SHBG）：游离睾酮可以作用于雄激素受体，促进成骨功能、抑制破骨活性，直接影响骨代谢；FSH可刺激免疫细胞产生肿瘤坏死因子α（TNF-α），增强破骨细胞活性，促进骨吸收[34]。SHBG可使睾酮和雌二醇的生物利用度下降，体内的活性氧簇（reactive oxidative species，ROS）堆积，促使间充质干细胞、成骨细胞和骨细胞凋亡，抑制骨形成。男性性腺功能减退者或老年男性，游离睾酮水平明显降低，血清FSH、LH、SHBG水平明显升高，导致骨量丢失和骨折风险增加。其中血清FSH浓度的变化对骨丢失的预测能力优于雌激素和雄激素水平的变化[35]，且与骨转换指标呈正相关。（2）雌激素：男性体内的雌激素是由睾酮通过芳香化酶转化而来，对骨骼发挥作用，男性性腺功能减退或者老年男性雄激素水平下降导致其雌激素水平降低，骨吸收加快。

3. 骨转换标志物（bone turnover markers，BTMs）检测：BTMs 是骨组织本身分解与合成代谢的产物，可在血液或尿液中检测到，能动态反映骨重塑。BTMs 分为骨形成标志物和骨吸收标志物（表 2），前者反映成骨细胞活性及骨形成状态，后者代表破骨细胞活性及骨吸收水平。

表 2　骨转换生化标志物

骨形成标志物	骨吸收标志物
血清碱性磷酸酶 （alkaline phosphatase，ALP）	24h 尿钙 / 肌酐比值 （ratio of 24h urinary calcium to creatinine Uca/Cr）
血清骨特异性碱性磷酸酶 （bone alkaline phosphatase，BALP）	血清抗酒石酸酸性磷酸酶 （tartrate-resistant acid phosphatase，TRACP）
血清 Ⅰ 型原胶原 C 端前肽 （procollagen type 1 C-peptide，P1CP）	血清 Ⅰ 型胶原 C- 末端肽交联 （serum C-terminal telopeptide of type Ⅰ collagen，S-CTX）
血清 Ⅰ 型原胶原 N 端前肽 （procollagen type 1 N-peptide，P1NP）	尿吡啶啉 （urinary ridinoline，Pyd）
血清骨钙素 （osteocalcin，OC）	尿脱氧吡啶啉 （urinary deoxypyridinoline，D-Pyd）
	尿 Ⅰ 型胶原 C- 末端肽交联 （urinary C-terminal telopeptide of type Ⅰ collagen，U-CTX）
	尿 Ⅰ 型胶原 N- 末端肽交联 （urinary N-terminal telopeptide of type Ⅰ collagen，N-CTX）

BTMs 虽然不能用于骨质疏松症的诊断，但有助于对骨质疏松症诊断进行分型、判断骨转换类型、预测骨丢失速率、评估骨折风险、监测药物疗效及依从性等。原发性骨质疏松症患者的 BTMs 水平往往正常或轻度升高。如果 BTMs 超过参考范围上限的 1.5 倍，可认为水平明显升高，需排除高转换型继发性骨质疏松症或其他疾病，如原发性甲状旁腺功能亢进症、甲状腺功能亢进症、畸形性骨炎及某些恶性肿瘤骨转移等。目前国际上推荐空腹血清 Ⅰ 型原胶原 N- 端前肽（procollagen type1 N-peptide，PINP）和血清 Ⅰ 型胶原 C- 末端肽交联（serum C-teminal telopeptide of type 1 collagen，S-CTX）分别作为反映骨形成和骨吸收的首选标志物。由于影响 BTMs 检测结果的因素较多（特别是 S-CTX），因此，建议禁食一晚后于早上空腹状态下收集血液和尿液标本，如能同一时间段采集则有助于减少检测误差。

同样可将上述指标作为男性骨质疏松症骨转换类型、鉴别诊断、疗效和依从性判断的重要依据。我国一项有关骨转换指标参考值范围的多中心研究发现，中国男性 PINP 和 S-CTX 水平在 15～19 岁达到峰值，随后逐步下降，在 40～69 岁保持低水平，70 岁以后再次出现下降；与同年龄段女性相比，15～19 岁男性的 PINP 和 S-CTX 水平显著增高；而小于 64 岁绝经后女性 PINP 和 S-CTX 水平显著高于 50～64 岁男性；PINP 和 S-CTX 水平与 25(OH)D 水平呈负相关 [36-37]。老年男性骨转换指标水平应与 35～45 岁健康男性进行比较，该年龄段 BTMs 水平通常作为正常参考值范围。根据上海一项针对健康男性的研究，血清 S-CTX、PINP 和骨钙素水平正常值参考范围为 0.1～0.612、16.89～65.49 和 5.58～25.62ng/ml [38]。

4. 特殊检查项目：为进一步鉴别诊断，可酌情选择以下指标进行检查，如红细胞沉降率、C- 反应蛋白、性腺激素、血清催乳素、甲状腺功能、血和尿游离皮质醇、血气分析、尿本周蛋白、血和尿轻链；必要时可进行放射性核素骨扫描、骨髓穿刺或骨活检等检查。

四、男性骨质疏松症的风险评估、诊断和鉴别诊断

（一）男性骨质疏松症的风险评估

男性骨质疏松症的病情比较隐匿，常常在发生脆性骨折后才引起注意，因此评估个体罹患骨质疏松症和发生脆性骨折的风险，对骨质疏松症的早期诊断及脆性骨折的预防十分重要。

1. 骨质疏松症的风险评估：对于骨质疏松症的风险评估，建议选择国际骨质疏松基金会（Internationl Osteoporosis Foundation，IOF）骨质疏松风险一分钟测试题 [39]，该测试题主要用于 50～70 岁的男性，高风险者应进行骨密度检测。而对于 70 岁以上的男性，可直接进行骨密度检测。

2. 脆性骨折的风险评估：对于脆性骨折的风险评估，建议选择骨折风险预测工具（fracture risk assessment tool，FRAX®） [40]。FRAX® 主要用于无脆性骨折的低骨量患者（骨密度 T 值 - 1.0～- 2.5 SD），经 FRAX® 评估后，如被认定为骨折高风险者，应考虑治疗。而对于已被诊断为骨质疏松症（骨密度 T 值 ≤ - 2.5 SD）或已发生脆性骨折者，不必再用 FRAX® 进行骨折风险评估，应及时给予治疗 [35]。值得注意的是，FRAX® 的预测结果可能低估了中国人群的骨折风险 [41-42]。

（二）男性骨质疏松症的诊断

男性骨质疏松症的诊断应遵循与其他疾病诊断相同的基本原则，即依据患者病史、体格检查和其他临床相关检查，具体可参照中华医学会骨质疏松和骨矿盐疾病分会 2017 年发布的原发性骨质疏松症诊疗指南中的诊断标准 [8]。该标准主要包括两个方面：一是基于脆性骨折的判定；二是基于骨密度的判定。

1. 基于脆性骨折判定：脆性骨折是指在站立的高度跌倒所导致的骨折，属于典型的骨质疏松性骨折。脆性骨折是骨质疏松症诊断的重要部分，如发生脆性骨折，无论骨密度测量结果如何，即可诊断为骨质疏松症。脆性骨折可通过病史加以评估；椎体的骨质疏松性骨折可根据胸腰椎侧位 X 线影像或者椎体骨折评估（vertebral fracture assessment，VFA）加以判定，基于侧位 X 线影像的判定依据为 Genant 半定量方法[43]。另外，胸腰椎的 CT 和（或）MRI 影像有助于椎体骨折的影像诊断和鉴别诊断。

2. 基于骨密度判定：以 DXA 骨密度测量结果诊断骨质疏松时，可选择世界卫生组织（WHO）推荐的判定标准[44]。测量部位通常为腰椎 1～4 和股骨近端（股骨颈和全髋部），如腰椎 1～4 和股骨近端不能满足测量和诊断的需要[35, 45-46]，可选择非优势侧桡骨远端 1/3 处的测量结果进行评估[35, 46-47]。本指南建议 DXA 诊断的测量部位及感兴趣区首选髋部，这主要是因为它对髋部骨折风险的预测值较高[48]，不首选腰椎主要是因为老年人腰椎退行性变较为明显，可导致测量结果出现假性增高。但也有指南认为，腰椎是疗效评估的首选部位[47]。

DXA 诊断骨质疏松症的标准见表 3[8]。需说明的是，该标准仅适用于 50 岁以上的男性，多个测量部位及感兴趣区的测量结果应选较低的 T 值作为评估指标[47]。对于 50 岁以下男性，推荐使用 Z 值进行评估[49]，Z 值 =（骨密度测定值 - 同种族同性别同龄人骨密度均值）/ 同种族同性别同龄人骨密度标准差。将 Z 值 ≤ - 2.0 SD 判读为"低于同年龄段预期范围"或低骨量。

表 3　DXA 诊断男性骨质疏松症的标准

分类	标准
骨量正常	T 值 ≥ - 1.0 SD
低骨量	- 2.5 SD<T 值 < - 1.0 SD
骨质疏松	T 值 ≤ - 2.5 SD
严重骨质疏松	T 值 ≤ - 2.5 SD+ 脆性骨折

注：T 值 =（实测值 - 同种族同性别正常青年人峰值骨密度）/ 同种族同性别正常青年人峰值骨密度的标准差；DXA：双能 X 线吸收检测法

对于 DXA 骨密度的峰值选择，目前尚存争议。国际临床骨密度测量学会（International Society for Clinical Densitometry，ISCD）认为，男性骨质疏松症诊断时 T 值的参照峰值可来自女性人群[50]，而 IOF 则认为男性诊断骨质疏松 T 值的参照峰值应来自男性人群[51]。美国第三次国家健康和营养调查（NHANES Ⅲ）研究显示，50 岁以上男性人群如选用女性参照数据，骨质疏松和低骨量所占比例均减少[52]。据此，ISCD 建议选用年轻成年白种男子数据库计算 T 值和 Z 值，并进行相应的评估[49]。

本指南建议 WHO 推荐的 DXA 诊断标准可作为男性骨质疏松症的诊断标准，但 T 值的计算宜选用中国人群男性的参考数据

3. 骨密度测定方法选择：DXA 是目前最常用也是公认的诊断骨质疏松症的检查方法，还可用于治疗随访和疗效监测。需注意的是，腰椎 DXA 骨密度检测结果易受到肥胖、腹主动脉钙化、脊柱畸形和骨质增生等因素影响。若存在以上因素可能影响腰椎 DXA 骨密度测定结果时，可选择 DXA 股骨近端或外周前臂的测量结果加以评估。

X 线影像的椎体骨折检测或评估简单易行，尤其适用于 60 岁以上的男性。其影像可以显示是否存在椎体骨折，在不同级别医院均适用，并可据此判定受检者是否存在椎体骨折或诊断骨质疏松症。但 X 线平片的局限性在于对无椎体骨折的受检者，其影像难以反映骨密度的丢失，不宜用于骨质疏松的早期诊断。

外周超声骨密度检测设备具有便携性，且超声检查无辐射，适合在基层医院用于筛查工作。但外周超声骨密度检测结果不能用于诊断骨质疏松症，仅限于筛查。对于筛查出的高危人群，建议到上级医院做进一步评估和确诊。

定量 CT（quantitative computed tomography，QCT）在骨质疏松症诊断中的作用正引起人们关注，但国际上尚未建立统一的诊断标准。美国放射学会（American College of Radiology，ACR）提出，脊柱 QCT 骨密度低于 80mg/cm^3、介于 80mg/cm^3 和 120mg/cm^3 之间和高于 120mg/cm^3 分别相当于 WHO 标准中的骨质疏松、骨量减少和骨量正常，或许可用于临床诊断；但同时指出目前尚无公认的诊断阈值。因此，在目前情况下对需要进行 QCT 测量的受检者，其检测结果可参照 ACR 建议或相关国内外研究[53]进行评估。

骨小梁分数（trabecular bone score，TBS）在 DXA 测量基础上可提供骨密度以外的信息，但无统一的评估骨质疏松的标准。

（三）男性骨质疏松症鉴别诊断

在诊断骨质疏松症时，区分原发性骨质疏松症还是其他疾病所致继发性骨质疏松症是临床诊断中的重要环节。继发性骨质疏松症在男性的发生率从 30% 到 70% 不等。有研究表明，43% 的男性骨质疏松症患者属于继发性骨质疏松症。

由于继发性骨质疏松症的病因很多，对任何患有骨质疏松症的男性患者都应该进行详细的病史询问和仔细的体格检查，并询问是否用过导致骨质疏松的任何药物。此外，还需询问可导致骨质流失的生活方式因素，包括吸烟、酗酒、缺乏运动和营养不良等。

在仔细病史询问和体格检查后，可进行常规的实验室检查（参见男性骨质疏松症实验室检查部分）。根据病情和常规检查项目的结果，确定进一步的检测项目。例如：对于性腺功能减退者，需进行睾酮、游离睾酮、SHBG 和促性腺激素测定平；对于有甲状腺疾病的患者，需要进行甲状腺功能测定；对于有库欣综合征症状和体征的患者，需要进行血、尿皮质醇等指标的测定；对于红细胞沉降率升高的患者，需要进行免疫学方面的检查；对

于贫血患者，需要进行血清蛋白电泳、血游离 κ 和 λ 轻链检测，必要时进行骨髓穿刺检查。对于起病年龄轻、病程短、骨痛明显、骨转换指标水平较高、抗骨质疏松药物治疗反应差、或有骨质疏松家族史的患者，更要重视骨质疏松症的鉴别诊断，以明确疾病的原因。

五、男性骨质疏松症治疗

（一）基础措施

1. 调整生活方式：建议摄入富含营养的均衡膳食，以钙质和维生素丰富、蛋白质适量的饮食为宜。推荐蔬菜、水果、低脂牛奶、奶制品、鱼类、全麦、坚果及橄榄油等膳食 [54-56]。

建议规律运动，以改善机体平衡、肌力等，降低跌倒风险。抗阻力运动及负重运动能够维持甚至轻度增加骨密度。开始运动训练前，建议咨询临床医师，进行相关评估，以保证安全性 [57-61]。

由于大量酒精摄入与老年男性骨丢失、骨折风险升高相关。男性吸烟与骨折风险的相关性较女性显著 [35]，故应戒烟、限酒。建议避免过量饮用咖啡或碳酸饮料，避免或减少应用影响骨代谢的药物。

2. 充足的钙及维生素 D 摄入：充足的钙和维生素 D 的摄入对于获得理想峰值骨量、延缓骨量丢失、改善和维护骨健康有益 [8, 62-63]。

在过去多项男性抗骨质疏松药物研究中，均给予 500～1 000mg/d 元素钙及 400～1 200IU/d 维生素 D 的补充 [35]。国外指南推荐 70 岁以下成年男性摄入元素钙 1 000mg/d，70 岁以上补充补充 1 200mg/d[64-65]。2013 年版中国居民膳食营养素参考推荐 50 岁以下成人摄入元素钙 800mg/d，50 岁及以上人群摄入 1 000～1 200mg/d[8]。可通过饮食摄入充足的钙，如饮食钙摄入不足，可补充钙剂。不建议骨质疏松症患者补充超大剂量的钙剂；高钙血症及高尿钙症患者应避免使用钙剂，以避免增加肾结石和心血管疾病风险。

维生素 D 缺乏在中国普遍存在，老年人、摄入和吸收障碍等疾病患者更易出现维生素 D 缺乏。2013 年版中国居民膳食营养素参考推荐维生素 D 摄入量在成人为 400IU/d，65 岁以上老年人为 600IU/d，如用于骨质疏松症防治可予 800～1 200IU/d[8]。对于存在维生素 D 缺乏危险因素的人群，建议有条件时监测血清 25(OH)D 和 PTH 水平，以指导维生素 D 的补充；建议血清 25(OH)D 浓度范围保持在 20～50ng/ml 以维持骨健康 [66]，对于骨折风险高的男性，美国内分泌学会推荐血清 25(OH)D 水平在 30ng/ml 以上 [35]。建议维生素 D 缺乏患者补充更大剂量的维生素 D，具体可参考中华医学会骨质疏松和骨矿盐疾病分会制定与发布的《维生素 D 及其类似物临床应用共识》[67]。

（二）抗骨质疏松症药物治疗

抗骨质疏松症药物治疗的适应证：（1）发生过脆性椎体或髋部骨折者。（2）DXA 骨密度（腰椎、股骨颈、全髋部或桡骨远端 1/3）T 值 ≤ − 2.5 SD。（3）骨量减少（上述部位骨密度 − 2.5 SD < T 值 < − 1.0 SD），且①发生过肱骨上段、前臂远端或骨盆骨折者，或② FRAX® 工具计算未来 10 年髋部骨折概率 ≥ 3% 或任何主要骨质疏松性骨折概率 ≥ 20%。（4）继发性骨质疏松症（如糖皮质激素性骨质疏松症），其治疗参考相关指南并积极治疗原发疾病。

我国国家市场监督管理总局目前批准用于男性骨质疏松症的药物包括：阿仑膦酸钠和唑来膦酸；活性维生素 D 制剂（骨化三醇及阿法骨化醇），降钙素类；四烯甲萘醌，可用于骨质疏松症治疗，但说明书未作性别界定；雄激素替代治疗可用于男性性腺功能减退症的患者。除此之外，欧美国家批准用于男性骨质疏松症治疗的药物还包括利塞膦酸钠、地舒单抗（denosumab）及甲状旁腺素类似物（特立帕肽）。雄激素替代治疗有益于改善男性性腺功能减退症患者的骨密度，但不推荐用于性腺功能正常者。药物分述如下（表 4）。

表 4 男性骨质疏松症中的抗骨质疏松药物

| 药物 | 剂量及用法 | 批准情况 | | 疗效 | | 禁忌证 | 注意事项 |
		中国	欧美	BMD	骨折风险		
双膦酸盐类							
阿仑膦酸钠	10mg/d 或 70mg/周，空腹口服 200～300ml 白开水送服，服药后 30min 内避免平卧，保持直立体位，此期间避免进食及服用其他药品	男性骨质疏松症	男性骨质疏松症	增加腰椎及髋部 BMD	降低椎体及非椎体骨折风险；病例-对照研究：降低高龄老年男性髋部骨折风险	导致食管排空延迟的食管疾病；不能直立位 30min 者；eGFR<35ml/min 者；过敏者	胃十二指肠溃疡、反流性食管炎者慎用
唑来膦酸	5mg，静脉滴注，至少 15min，1 次/年 *	男性骨质疏松症	男性骨质疏松症	增加腰椎及髋部 BMD	降低新发形态学椎体骨折风险	过敏者；eGFR <35ml/min 者	低钙血症者慎用，严重维生素 D 缺乏者需补充足量维生素 D
利塞膦酸钠	5mg/d 或 35mg/周，服药方法同阿仑膦酸钠	-	男性骨质疏松症	增加腰椎及髋部 BMD	降低椎体及非椎体骨折风险	同阿仑膦酸钠	同阿仑膦酸钠

续表

药物	剂量及用法	批准情况		疗效		禁忌证	注意事项
		中国	欧美	BMD	骨折风险		
地舒单抗	60mg/ml,皮下注射,1次/半年*	-	男性骨质疏松症	增加腰椎、髋部、桡骨远端1/3等各部位BMD	降低前列腺癌ADT患者新发椎体骨折风险	低钙血症	治疗前须纠正低钙血症,补充足量钙剂和维生素D
特立帕肽	20μg/d,皮下注射,1次/d	-	男性骨质疏松症	增加腰椎及髋部BMD	-	畸形性骨炎、骨骼疾病放射治疗史、肿瘤骨转移,高钙血症者;eGFR<35ml/min者;小于18岁的青少年和骨骺未闭合的青少年;过敏者	注意监测血钙水平,避免高钙血症;治疗时间不超过2年
十一酸睾酮	250mg,肌内注射,1次/月	男性性腺功能减退	男性性腺功能减退	增加腰椎BMD	-	前列腺癌患者及可疑者	有水肿倾向的心脏病、肾脏病和高血压患者慎用
活性维生素D制剂及其类似物	骨化三醇0.25μg,qd或bid,0.25~1.0μg/d,单次或分次口服;艾地骨化醇(ED-71)0.75μg/d	骨质疏松症	-	增加腰椎和(或)髋部BMD	-	高钙血症者	监测血钙及尿钙,特别是同时补充钙剂者;肾结石患者慎用
降钙素类	鲑降钙素鼻喷剂200IU/喷,qd或qod;鲑降钙素注射剂50~100IU/d,皮下或肌内注射;依降钙素注射剂20IU/次,肌内注射,1次/周	骨质疏松症及其引起的骨痛		增加腰椎BMD	-	过敏者	请注意说明书中有关过敏试验的内容
四烯甲萘醌	15mg tid,口服	骨质疏松症	-	维持BMD	-	服用华法林患者	

续表

药物	剂量及用法	批准情况		疗效		禁忌证	注意事项
		中国	欧美	BMD	骨折风险		
中药	人工虎骨粉 3 粒 tid；骨碎补总黄酮 1 粒 tid；淫羊藿苷 3 粒 bid	骨质疏松症	-	改善骨质疏松症候群	-	无	

注：BMD：骨密度；eGFR：估算的肾小球滤过率；ADT：雄激素剥夺治疗；* 肿瘤相关骨骼事件治疗剂量及频率参考相关指南

1. 双膦酸盐类药物（bisphosphonates）：能抑制破骨细胞功能，促进其凋亡，从而抑制骨吸收。

多项研究显示，无论是原发性骨质疏松症或部分继发性骨质疏松症，非转移性前列腺癌接受雄激素剥夺治疗（androgen deprivatiom therapy，ADT）、HIV 相关性骨质疏松症、糖皮质激素诱导的骨质疏松症等，口服阿仑膦酸钠 70mg/ 周或 10mg/d 治疗 6 个月～2 年，均有效增加腰椎、髋部或股骨颈骨密度[68-70]。利塞膦酸钠 5mg/d 或 35mg/ 周治疗结果与之类似[71]。来自瑞典的研究显示，阿仑膦酸钠可降低 80 岁以上超高龄男性髋部骨折风险[72]，近期一项 meta 分析显示，阿仑膦酸钠或利塞膦酸钠可显著降低男性骨质疏松症患者的椎体和非椎体骨折风险[73]。

静脉使用双膦酸盐制剂中，每年静脉输注 1 次的唑来膦酸（5mg），可有效增加原发性或继发性男性骨质疏松症患者腰椎或股骨近端各部位骨密度，降低骨转换指标水平[74-76]。对原发或性腺功能减退性男性骨质疏松症患者的研究显示，静脉输注唑来膦酸 5mg/ 年，可显著降低新发形态学椎体骨折的风险[77]。

双膦酸盐类药物总体安全性较好，需要关注的不良反应包括胃肠道症状、一过性"流感样"症状、长期应用存在下颌骨坏死及非典型骨折等风险，并应注意肌酐清除率 <35ml/min 的患者慎用或禁用。

2. 地舒单抗（denosumab）：是核因子 κB 受体活化因子配体（RANKL）的特异性人源化单克隆抗体，可减少破骨细胞形成、功能及存活，抑制骨吸收。研究显示，地舒单抗 60mg 皮下注射，1 次 / 半年，治疗 2～3 年可显著增加原发及前列腺癌接受 ADT 骨质疏松症男性患者腰椎、髋部、桡骨远端 1/3 等部位骨密度[78-82]，且可降低非转移性前列腺癌接受 ADT 患者的新发椎体骨折风险[81]。

地舒单抗总体安全性较好，治疗前要注意纠正低钙血症，补充充足的钙剂和维生素 D。不良反应主要包括低钙血症、严重感染（膀胱炎、呼吸道感染、皮肤蜂窝织炎等）、皮疹、皮肤瘙痒、肌痛或骨痛等；长期用药者有出现下颌骨坏死及非典型股骨骨折的个例报告。

3. 甲状旁腺素类似物（parathyroid hormone analogue）：甲状旁腺素间歇小剂量应用可增加成骨细胞活性，促进骨形成。目前国内仅有重组人甲状旁腺素氨基端 1～34 活性片段（recombinant human parathyroid hormone 1～34，rhPTH1-34）。纳入特发性、老年性或性腺功能减退骨质疏松症男性患者的大样本研究显示，rhPTH1-34 20μg/d 或 40μg/d 治疗 11 个月显著增加腰椎及髋部骨密度[83-84]。rhPTH-34 20μg/d 治疗还显著增加男性糖皮质激素性骨质疏松症患者的骨密度，改善力学参数，此效果优于双膦酸盐[85-86]。

rhPTH-34 临床常见不良反应包括恶心、肢体疼痛、头痛和眩晕等，建议疗程不超过 24 个月，停药后应序贯使用抗骨吸收药物以维持骨密度，持续降低骨折风险。

4. 睾酮替代治疗（testosterone replacement therapy，TRT）：性腺功能减退症是男性继发性骨质疏松症的常见病因之一。对于先天性或年轻起病的性腺功能减退症男性，TRT 有助于预防骨丢失、降低骨吸收水平、获得更好的峰值骨量[87]。在老年男性中，TRT 对骨密度的改善作用与睾酮缺乏程度相关。在血睾酮水平 200～300ng/dl 以下的男性患者中，十一酸睾酮 250mg 肌内注射，1 次 /4 周或者睾酮凝胶治疗 1～3 年可显著增加腰椎骨密度，显著改善骨微结构参数，但对股骨颈骨密度无明显影响[88-91]。TRT 更适用于合并雄激素缺乏的患者，尚无有力证据显示其能够降低骨折风险。因此，对于并发高骨折风险的性腺功能减退症男性，建议联合使用抗骨吸收药物治疗[92-93]。常用的方法：口服阿仑膦酸钠 70mg/ 周，或静脉注射唑来膦酸 5mg/ 年。

TRT 的不良反应包括发生红细胞增多症、高密度脂蛋白（high density lipoprotein，HDL）水平降低、乳房胀痛及增大、前列腺增大、下丘脑 - 垂体 - 性腺轴受抑制、水肿、睡眠呼吸困难加重等[90]。前列腺癌患者或可疑者禁忌 TRT，有水肿倾向的肾脏病、心脏病和高血压患者慎用。

5. 其他抗骨质疏松药物：（1）活性维生素 D 及其类似物：传统药物包括骨化三醇及阿法骨化醇，有助于增加骨密度、改善低骨量人群肌肉功能、减少跌倒风险。一项为期 2 年的研究观察到阿法骨化醇 1μg/d 较维生素 D_3 1 000IU/d 能够显著增加男性骨质疏松患者腰椎及全髋骨密度，减少跌倒及新发椎体、非椎体骨折发生率[94]。新型维生素 D 类似物艾地骨化醇（eldecalcitol ED-71）的观察性研究显示，ED-71 0.75μg/d 治疗 1 年，可增加男性骨质疏松患者的腰椎骨密度，显著降低骨转换水平[95]。长期应用活性维生素 D 及其类似物制剂时，建议定期监测血钙和尿钙水平，高钙血症患者禁忌。（2）降钙素类：通过减少破骨细胞活性及数量，抑制骨吸收，增加腰椎骨密度；还可缓解骨痛，适用于骨质疏松及其骨折导致的骨痛[96-98]。降钙素类药物不良反应包括面部潮红、恶心等。鲑降钙素连续使用时间一般不超过 3 个月。（3）维生素 K 类（四烯甲萘醌）：是维生素 K2 的同型物，促进骨形成，具有一定程度抑制骨吸收的作用。两项小样本研究显示，对于接受糖皮质激素治疗的自身免疫性疾病男性患者，在双膦酸盐基础上加用四烯甲萘醌 15mg tid，能够改善骨形成指标，并维持骨密度[99]。四烯甲萘醌的主要不良反应包括胃部不适、腹痛、皮肤瘙痒、水肿和转氨酶轻度升高，服用华法林的患者禁忌使用。（4）新型抗骨质疏松药物：新型骨形成促进剂类药物罗莫佐单抗（romosozumab）及阿巴洛肽（abaloparatide）已在国外用于绝经后骨质疏松症的治疗，国内尚未上市。罗莫佐单抗为硬骨抑素（sclerostin）的人源化单克隆抗体，可在促进骨形成的同时抑制骨吸收，在纳入骨质疏松症男性患者的Ⅲ期临床试验中，为期 1 年的治疗使患者腰椎和全髋部及股骨颈骨密度较安慰剂组显著增加[100-101]。阿巴洛肽为人甲状旁腺素相关肽（PTH-related peptide PTHrP）氨基端 1 ~ 36 片段的类似物，以与 PTH 不同的方式作用于 PTH 受体，可明显促进骨形成，同时其增加骨吸收的程度低于特立帕肽，可显著降低绝经后骨质疏松症患者的新发椎体及非椎体骨折。该药尚无在男性骨质疏松症患者使用的报告，但已在去睾丸雄性骨质疏松大鼠模型的研究中发现，将其以 5 或 25μg·kg⁻¹·d⁻¹皮下注射治疗 8 周，可显著促进骨形成、增加骨密度、改善骨微结构[102-103]。（5）中药：祖国医学文献中无骨质疏松疾病名称，按照疾病主要临床症状，相近的中医病症有骨痿、骨痹症。可能具有改善骨质疏松症候的中药包括骨碎补总黄酮、淫羊藿苷和人工虎骨粉等，但上述药物对骨密度提升和骨折风险降低的循证医学证据需进一步证实，其对男性骨质疏松症的疗效及安全性研究，也亟待开展。

（三）骨质疏松症防治的监测、治疗疗程及疗效判断

对男性骨质疏松症的监测，建议评估治疗依从性、骨密度情况及 BTMs 变化。研究显示，男性患者接受抗骨质疏松药物治疗率低于女性[104]，对其治疗更应给予重视。DXA 测量骨密度仍是目前推荐的主要疗效监测指标，通常建议 1 年监测 1 次（快速骨量丢失患者，如使用糖皮质激素、内分泌治疗药物，建议半年检测 1 次骨密度）。骨转换指标的变化早于骨密度，可在治疗起始后 3 个月进行检测。对于骨吸收抑制剂，骨吸收标志物的下降与骨密度改善、骨折风险降低相关；对于骨形成促进剂，骨形成标志物的升高与随后的骨密度增加相关。骨密度及骨转换标志物的变化需结合检查或检验的最小有意义变化进行判断[8, 92-93]。

关于疗程：除了双膦酸盐以外，其他药物不存在药物假期。对于口服双膦酸盐治疗 5 年后患者，如果骨折风险不高（T 值 > − 2.5 SD 或无骨折）则考虑药物假期；如果骨折风险依然高，继续另外 5 年的治疗。对于静脉给予双膦酸盐，高骨折风险患者治疗 3 年后考虑药物假期；对于极高骨折风险患者，骨折风险不再高时，再继续治疗直至 6 年，考虑药物假期[33]。若药物假期期间，骨折风险升高，骨密度降低超过 DXA 测定的最小有意义变化值以及 BTMs 升高，可考虑结束药物假期，继续抗骨质疏松治疗[33]。

疗效判断：骨质疏松治疗有效是指骨密度稳定或增加，无新发骨折或椎体骨折进展；使用抗骨吸收药物者，如骨转换指标达到或低于 35 ~ 45 岁健康男性中位数水平；使用促骨形成药物，如骨形成标志物显著增加，则认为治疗有效；接受治疗期间再发骨折或骨丢失严重的患者考虑替代方案或再次评估继发性骨质疏松的病因；治疗期间出现 1 次骨折不代表治疗失败；当出现 2 次或以上脆性骨折可认为治疗失败[33]。

六、目前存在的问题和发展方向

男性骨质疏松症是一种危害严重而又没有受到充分重视的疾病，需要在公众以及相关医务人员中广泛宣传和教育，提高其诊治水平。

男性骨质疏松症的相关数据库，包括 T 值的诊断标准以及骨折风险评估的 FRAX 工具，目前大多借用女性的诊断阈值，需要做进一步的研究，充实男性数据库，制定更加适合男性骨质疏松症的相关标准。

男性骨质疏松症的药物临床研究远远落后于女性人群，目前国内获得批准的治疗男性骨质疏松症的药物仅有阿仑膦酸钠和唑来膦酸。建议加快开展针对男性骨质疏松症的药物临床研究，让更多男性骨质疏松症患者从治疗中获益。

指南专家委员会名单：

编写组名单

顾　　　问：孟迅吾　徐　苓　廖二元

组　　　长：章振林

副 组 长：夏维波　李　梅　程晓光　谢忠建　徐又佳

执 行 组 长：刘建民

执行副组长：岳　华

成员及单位（按姓氏笔画排序）：王鸥（北京协和医院），王覃（四川大学华西医院），王以朋（北京协和医院），付勤（中国医科大学附属盛京医院），邢小平（北京协和医院），吕金捍（宁夏自治区人民医院），朱梅（天津医科大学总医院），刘建民（上海交通大学医学院附属瑞金医院），严世贵（浙江大学医学院附属第二医院），李梅（北京协和医院），李玉坤（河北医科大学第三医院），李蓬秋（四川省人民医院），余卫（北京协和医院），陈林（陆军军医大学大坪医院），陈德才（四川大学华西医院），汪纯（上海交通大学附属第六人民医院），张克勤（上海同济大学附属同济医院），林华（南京大学医学院附属鼓楼医院），金小岚（西部战区总医院），岳华（上海交通大学附属第六人民医院），郑丽丽（郑州大学附属第一医院），赵东宝（海军军医大学附属长海医院），胡予（复旦大学附属中山医院），姜艳（北京协和医院），侯建明（福建省立医院），夏维波（北京协和医院），袁凌青（中南大学湘雅二医院），徐又佳（苏州大学附属第二医院），唐海（北京友谊医院），章振林（上海交通大学附属第六人民医院），谢忠建（中南大学湘雅二医院），程晓光（北京积水潭医院），程群（复旦大学附属上海华东医院），游利（上海交通大学附属第一人民医院），霍亚南（江西省人民医院）

参考文献

[1] 中华医学会骨质疏松和骨矿盐疾病分会.中国骨质疏松症流行病学调查及"健康骨骼"专项行动结果发布 [J].中华骨质疏松和骨矿盐疾病杂志，2019，12(4):317-318. DOI: 10.3969/ j.issn.1674-591.019.04.001.

[2] Zeng Q，Li N，Wang Q，et al. The prevalence of osteoporosis in China, a nationwide, multicenter DXA survey[J]. J Bone Miner Res，2019，34(10):1789-1797. DOI: 10.1002/ jbmr.3757.

[3] Khosla S，Amin S，Orwoll E. Osteoporosis in men [J]. Endocr Rev，2008，29(4):441-464. DOI: 10.1210/ er.2008-0002.

[4] Drake MT，Khosla S. Male osteoporosis [J]. Endocrinol Metab Clin North Am，2012，41(3):629-641. DOI: 10.1016/ j.ecl.2012.05.001.

[5] Center JR，Nguyen TV，Schneider D，et al. Mortality after all major types of osteoporotic fracture in men and women: an observational study [J]. Lancet，1999，353(9156):878-882. DOI: 10.1016/ S0140-6736(98)09075-8.

[6] Forsén L，Sogaard AJ，Meyer HE，et al. Survival after hip fracture: short-and long-term excess mortality according to age and gender [J]. Osteoporos Int，1999，10 (1): 73-78. DOI: 10. 1007/s001980050197.

[7] Johnell O，Kanis JA. An estimate of the worldwide prevalence and disability associated with osteoporotic fractures [J]. Osteoporos Int，2006，17(12):1726-1733. DOI: 10.1007/ s00198-006-0172-4.

[8] 中华医学会骨质疏松和骨矿盐疾病分会.原发性骨质疏松症诊疗指南 (2017)[J].中华骨质疏松和骨矿盐疾病杂志，2017，10(5):413-443. DOI: 3969/ j.issn.1674-2591.2017.05.002.

[9] Zhang ZL，Qin YJ，Huang QR，et al. Bone mineral density of the spine and femur in healthy Chinese men[J]. Asian J Androl，2006，8(4):419-427. DOI: 10.1111/ j.1745-7262.2006.00170.x.

[10] Xia WB，He SL，Xu L，et al. Rapidly increasing rates of hip fracture in Beijing, China[J]. J Bone Miner Res，2012，27(1):125-129. DOI: 10.1002/ jbmr.519.

[11] Tian FM，Sun XX，Liu JY，et al. Unparallel gender-specific changes in the incidence of hip fractures in Tangshan, China [J]. Arch Osteoporos，2017，12(1):18. DOI: 10.1007/ s11657-017-0313-8.

[12] Gao C，Xu Y，Li L，et al. Prevalence of osteoporotic vertebral fracture among community-dwelling elderly in Shanghai [J]. Chin Med J (Engl)，2019，132 (14): 1749-1751. DOI: 10. 1097/ CM9. 0000000000000332.

[13] 杜艳萍，唐雯菁，洪维，等.上海社区老年人群椎体骨折现况及城郊差异 [J].中华骨质疏松和骨矿盐疾病杂志，2017，10(4):367-374. DOI: 10.3969/ j.issn.1674-2591.2017.04.010.

[14] Tarazona-Santabalbina FJ，Belenguer-Varea A，Rovira-Daudi E，et al. Early interdisciplinary hospital intervention for elderly patients with hip fractures : functional outcome and mortality [J]. Clinics (Sao Paulo)，2012，67(6):547-556. DOI: 10.6061/ clinics/2012(06)02.

[15] Cummings SR，Melton LJ. Epidemiology and outcomes of osteoporotic fractures[J]. Lancet，2002，359(9319):1761-1767. DOI: 10.1016/S0140-6736(02)08657-9.

[16] Kanis JA，Oden A，Johnell O，et al. The components of excess mortality after hip fracture[J]. Bone，2003，32(5):468-473. DOI: 10.1016/s8756-3282(03)00061-9.

[17] Haentjens P，Magaziner J，Colón-Emeric CS，et al. Meta-analysis: excess mortality after hip fracture among older women and men[J]. Ann Intern Med，2010，152(6):380-390. DOI: 10.7326/0003-4819-152-6-201003160-00008.

[18] Bliuc D，Nguyen ND，Milch VE，et al. Mortality risk associated with low-trauma osteoporotic fracture and subsequent fracture in men and women[J]. JAMA，2009，301(5):513-521. DOI: 10.1001/ jama. 2009.50.

[19] Bliuc D，Nguyen ND，Alarkawi D，et al. Accelerated bone loss and increased post-fracture mortality in elderly women and men [J]. Osteoporos Int，2015，26(4):1331-1339. DOI: 10.1007/ s00198-014-3014-9.

[20] Carnevale V，Nieddu L，Romagnoli E，et al. Osteoporosis intervention in ambulatory patients with previous hip fracture: a multicentric，nationwide Italian survey [J]. Osteoporos Int，2006，17 (3): 478-483. DOI: 10.1007/ s00198-005-0010-0.

[21] Berger C，Goltzman D，Langsetmo L，et al. Peak bone mass from longitudinal data: implications for the prevalence，pathophysiology，and diagnosis of osteoporosis[J]. J Bone Miner Res，2010，25(9): 1948-1957. DOI: 10.1002/ jbmr.95.

[22] Berger C，Langsetmo L，Joseph L，et al. Change in bone mineral density as a function of age in women and men and association with the use of antiresorptive agents[J]. CMAJ，2008，178(13):1660-1668. DOI:10.1503/ cmaj.071416.

[23] Macdonald HM，Nishiyama KK，Kang J，et al. Age-related patterns of trabecular and cortical bone loss differ between sexes and skeletal sites: a population-based HR-pQCT study[J]. J Bone Miner Res，2011，26 (1):50-62. DOI: 10.1002/ jbmr.171.

[24] Khosla S. Pathogenesis of age-related bone loss in humans [J]. J Gerontol A Biol Sci Med Sci，2013，68(10):1226-1235. DOI: 10. 1093/ gerona/ gls163.

[25] Wu LF，Zhu DC，Tang CH，et al. Association of plasma irisin with bone mineral density in a large Chinese population using an extreme sampling design[J]. Calcif Tissue Int，2018，103(3):246-251. DOI: 10.1007/ s00223-018-0415-3.

[26] Qin Y，Peng Y，Zhao W，et al. Myostatin inhibits osteoblastic differentiation by suppressing osteocyte-derived exosomal microRNA-218: a novel mechanism in muscle-bone communication [J]. J Biol Chem，2017，292 (26): 11021-11033. DOI: 10. 1074/ jbc. M116. 770941.

[27] Trajanoska K，Rivadeneira F. The genetic architecture of osteoporosis and fracture risk [J]. Bone，2019，126: 2-10. DOI: 10. 1016/ j. bone.2019.04.005.

[28] Chen JF，Lin PW，Tsai YR，et al. Androgens and androgen receptor actions on bone health and disease: from androgen deficiency to androgen therapy[J]. Cells，2019，8 (11):1318. DOI: 10. 3390/cells8111318.

[29] Falahati-Nini A，Riggs BL，Atkinson EJ，et al. Relative contributions of testosterone and estrogen in regulating bone resorption and formation in normal elderly men[J]. J Clin Invest，2000，106(12):1553-1560. DOI: 10.1172/ JCI10942.

[30] Langsetmo L，Hitchcock CL，Kingwell EJ，et al. Physical activity，body mass index and bone mineral density-associations in a prospective population-based cohort of women and men: the Canadian Multicentre Osteoporosis Study (CaMos)[J]. Bone，2012，50(1):401-408. DOI: 10.1016/ j.bone.2011.11.009.

[31] Chen LR，Hou PH，Chen KH. Nutritional support and physical modalities for people with osteoporosis: current opinion[J]. Nutrients，2019，11(12):2848. DOI: 10.3390/ nu11122848.

[32] Ma Y，Fu L，Jia L，et al. Muscle strength rather than muscle mass is associated with osteoporosis in older Chinese adults[J]. J Formos Med Assoc，2018，117(2):101-108. DOI: 10.1016/ j.jfma.2017.03.004.

[33] Camacho PM，Petak SM，Binkley N，et al. American Association of Clinical Endocrinologists/ American College of Endocrinology clinical practice guidelines for the diagnosis and treatment of postmenopausal osteoporosis-2020 update[J]. Endocr Pract，2020，26(Suppl 1):1-46. DOI: 10.4158/ GL-2020-0524SUPPL.

[34] Smith C，Voisin S，Al SA，et al. Osteocalcin and its forms across the lifespan in adult men[J]. Bone，2020，

130:115085. DOI: 10.1016/j.bone.2019.115085.

[35] Watts NB，Adler RA，Bilezikian JP，et al. Osteoporosis in men: an Endocrine Society clinical practice guideline [J]. J Clin Endocrinol Metab，2012，97(6):1802-1822. DOI: 10.1210/ jc.2011-3045.

[36] Li M，Li Y，Deng W，et al. Chinese bone turnover marker study:reference ranges for C-terminal telopeptide of type I collagen and procollagen I N-terminal peptide by age and gender[J]. PLoS One，2014，9(8):e103841. DOI: 10.1371/ journal.pone.0103841.

[37] Lu HK，Zhang Z，Ke YH，et al. High prevalence of vitamin D insufficiency in China: relationship with the levels of parathyroid hormone and markers of bone turnover[J]. PLoS One，2012，7(11): e47264. DOI: 10.1371/ journal.pone.0047264.

[38] Hu WW，Zhang Z，He JW，et al. Establishing reference intervals for bone turnover markers in the healthy Shanghai population and the relationship with bone mineral density in postmenopausal women [J]. Int J Endocrinol，2013，2013:513925. DOI: 10. 1155/2013/513925.

[39] Kharroubi A，Saba E，Ghannam I，et al. Evaluation of the validity of osteoporosis and fracture risk assessment tools (IOF One Minute Test，SCORE，and FRAX) in postmenopausal Palestinian women[J]. Arch Osteoporos，2017，12(1):6. DOI: 10.1007/ s11657-016-0298-8.

[40] Kanis JA，Harvey NC，Cooper C，et al. A systematic review of intervention thresholds based on FRAX : A report prepared for the National Osteoporosis Guideline Group and the International Osteoporosis Foundation[J]. Arch Osteoporos，2016，11(1):25. DOI: 10.1007/ s11657-016-0278-z.

[41] 李育红，章振林. 骨折风险评估工具 (FRAX®) 对男性骨折的预测价值 [J]. 中华骨质疏松和骨矿盐疾病杂志，2013，6(4):303-307. DOI: 10.3969/ j.issn.1674-2591.2013.04.005.

[42] Zhang Z，Ou Y，Sheng Z，et al. How to intervention thresholds bases on FRAX in central south Chinese postmenopausal women. Endocrine，2014，45:195-197. DOI: 10.1007/ s12020-013-0076-y.

[43] Genant HK，Wu CY，van Kuijk C，et al. Vertebral fracture assessment using a semiquantitative technique[J]. J Bone Miner Res，1993，8 (9):1137-1148. DOI: 10.1002/ jbmr.5650080915.

[44] Assessment of fracture risk and its application to screening for postmenopausal osteoporosis. Report of a WHO Study Group[J]. World Health Organ Tech Rep Ser，1994，843:1-129.

[45] Kanis JA，Melton LJ，Christiansen C，et al. The diagnosis of osteoporosis[J]. J Bone Miner Res，1994，9(8):1137-1141. DOI: 10.1002/ jbmr.5650090802.

[46] Papaioannou A，Morin S，Cheung AM，et al. 2010 clinical practice guidelines for the diagnosis and management of osteoporosis in Canada: summary[J]. CMAJ，2010，182(17):1864-1873. DOI: 10.1503/ cmaj.100771.

[47] Compston J，Cooper A，Cooper C，et al. UK clinical guideline for the prevention and treatment of osteoporosis[J]. Arch Osteoporos，2017，12 (1):43. DOI: 10.1007/ s11657-017-0324-5.

[48] Kanis JA，McCloskey EV，Johansson H，et al. A reference standard for the description of osteoporosis[J]. Bone，2008，42(3):467-475. DOI: 10.1016/ j.bone.2007.11.001.

[49] Baim S，Binkley N，Bilezikian JP，et al. Official Positions of the International Society for Clinical Densitometry and executive summary of the 2007 ISCD Position Development Conference[J]. J Clin Densitom，2008，11(1):75-91. DOI: 10.1016/ j.jocd.2007.12.007.

[50] Binkley NC，Schmeer P，Wasnich RD，et al. What are the criteria by which a densitometric diagnosis of osteoporosis can be made in males and non-Caucasians? [J]. J Clin Densitom，2002，5 Suppl: S19-S27. DOI: 10.1385/ jcd:5:3s:s19.

[51] Kanis JA. An update on the diagnosis of osteoporosis [J]. Curr Rheumatol Rep，2000，2 (1): 62-66. DOI:

10. 1007/ s11926-996-0070-y.

[52] Looker AC，Orwoll ES，Johnston CC，et al. Prevalence of low femoral bone density in older U.S. adults from NHANES III[J]. J Bone Miner Res，1997，12(11):1761-1768. DOI: 10.1359/ jbmr. 1997. 12. 11. 1761.

[53] Xu XM，Li N，Li K，et al. Discordance in diagnosis of osteoporosis by quantitative computed tomography and dual-energy X-ray absorptiometry in Chinese elderly men[J]. J Orthop Translat，2018，18:59-64. DOI: 10.1016/ j.jot.2018.11.003.

[54] Denova-Gutiérrez E，Méndez-Sánchez L，Muñoz-Aguirre P，et al. Dietary patterns，bone mineral density，and risk of fractures: a systematic review and meta-analysis[J]. Nutrients，2018，10(12):1922. DOI: 10.3390/ nu10121922.

[55] Fabiani R，Naldini G，Chiavarini M. Dietary patterns in relation to low bone mineral density and fracture risk: a systematic review and meta-analysis[J]. Adv Nutr，2019，10 (2): 219-236. DOI: 10. 1093/advances/ nmy073.

[56] Langsetmo L，Shikany JM，Cawthon PM，et al. The association between protein intake by source and osteoporotic fracture in older men: a prospective cohort study[J]. J Bone Miner Res，2017，32(3):592-600. DOI: 10.1002/ jbmr.3058.

[57] Bolam KA，Skinner TL，Jenkins DG，et al. The osteogenic effect of impact-loading and resistance exercise on bone mineral density in middle-aged and older men: a pilot study[J]. Gerontology，2015，62 (1):22-32. DOI: 10.1159/000435837.

[58] Duckham RL，Masud T，Taylor R，et al. Randomised controlled trial of the effectiveness of community group and home-based falls prevention exercise programmes on bone health in older people: the ProAct65 + bone study[J]. Age Ageing，2015，44(4):573-579. DOI: 10.1093/ageing/ afv055.

[59] Kukuljan S，Nowson CA，Sanders KM，et al. Independent and combined effects of calcium-vitamin D3 and exercise on bone structure and strength in older men: an 18-month factorial design randomized controlled trial [J]. J Clin Endocrinol Metab，2011，96 (4): 955-963. DOI: 10.1210/ jc.2010-2284.

[60] Tønnesen R，Schwarz P，Hovind PH，et al. Physical exercise associated with improved BMD independently of sex and vitamin D levels in young adults[J]. Eur J Appl Physiol，2016，116 (7):1297-1304. DOI:10.1007/ s00421-016-3383-1.

[61] Stattin K，Michaëlsson K，Larsson SC，et al. Leisure-time physical activity and risk of fracture: a cohort study of 66，940 men and women [J]. J Bone Miner Res，2017，32(8):1599-1606. DOI: 10.1002/jbmr.3161.

[62] Overton ET，Chan ES，Brown TT，et al. Vitamin D and calcium attenuate bone loss with antiretroviral therapy initiation: a randomized trial[J]. Ann Intern Med，2015，162(12):815-824. DOI: 10.7326/M14-1409.

[63] Alibhai SM，Mohamedali HZ，Gulamhusein H，et al. Changes in bone mineral density in men starting androgen deprivation therapy and the protective role of vitamin D[J]. Osteoporos Int，2013，24(10):2571-2579. DOI: 10.1007/ s00198-013-2343-4.

[64] Ross AC，Manson JE，Abrams SA，et al. The 2011 report on dietary reference intakes for calcium and vitamin D from the Institute of Medicine: what clinicians need to know[J]. J Clin Endocrinol Metab，2011，96(1):53-58. DOI: 10.1210/ jc.2010-2704.

[65] Cosman F，de Beur SJ，LeBoff MS，et al. Clinician' s guide to prevention and treatment of osteoporosis[J]. Osteoporos Int，2014，25(10):2359-2381. DOI: 10.1007/ s00198-014-2794-2.

[66] Gennari L，Bilezikian JP. New and developing pharmacotherapy for osteoporosis in men[J]. Expert Opin

261

Pharmacother，2018，19(3): 253-264. DOI: 10.1080/14656566.2018.1428559.

[67] 中华医学会骨质疏松和骨矿盐疾病分会．维生素 D 及其类似物临床应用共识 [J]．中华骨质疏松和骨矿盐疾病杂志，2018，11(1):1-19. DOI: 10.3969/ j.issn.1674-9081.2018.02.007.

[68] Klotz LH，McNeill IY，Kebabdjian M，et al. A phase 3，double-blind，randomised，parallel-group，placebo-controlled study of oral weekly alendronate for the prevention of androgen deprivation bone loss in nonmetastatic prostate cancer: the Cancer and Osteoporosis Research with Alendronate and Leuprolide (CORAL) study [J]. Eur Urol，2013，63(5):927-935. DOI: 10.1016/ j.eururo.2012.09.007.

[69] Greenspan SL，Nelson JB，Trump DL，et al. Effect of once-weekly oral alendronate on bone loss in men receiving androgen deprivation therapy for prostate cancer: a randomized trial[J]. Ann Intern Med，2007，146 (6):416-424. DOI: 10.7326/0003-4819-146-6-200703200-00006.

[70] Orwoll E，Ettinger M，Weiss S，et al. Alendronate for the treatment of osteoporosis in men[J]. N Engl J Med，2000，343(9):604-610. DOI: 10.1056/ NEJM200008313430902.

[71] Boonen S，Lorenc RS，Wenderoth D，et al. Evidence for safety and efficacy of risedronate in men with osteoporosis over4 years of treatment: Results from the 2-year，open-label，extension study of a 2-year，randomized，double-blind，placebo-controlled study[J]. Bone，2012，51(3):383-388. DOI: 10.1016/ j. bone.2012.06.016.

[72] Axelsson KF，Wallander M，Johansson H，et al. Hip fracture risk and safety with alendronate treatment in the oldest-old[J]. J Intern Med，2017，282(6):546-559. DOI: 10.1111/ joim.12678.

[73] Nayak S，Greenspan SL. Osteoporosis treatment efficacy for men: a systematic review and meta-analysis[J]. J Am Geriatr Soc，2017，65 (3):490-495. DOI: 10.1111/ jgs.14668.

[74] Boonen S，Orwoll E，Magaziner J，et al. Once-yearly zoledronic acid in older men compared with women with recent hip fracture[J]. J Am Geriatr Soc，2011，59 (11): 2084-2090. DOI: 10. 1111/ j. 1532-5415.2011.03666.x.

[75] Sambrook PN，Roux C，Devogelaer JP，et al. Bisphosphonates and glucocorticoid osteoporosis in men: results of a randomized controlled trial comparing zoledronic acid with risedronate[J]. Bone，2012，50(1):289-295. DOI: 10.1016/ j.bone.2011.10.024.

[76] Huang J，Meixner L，Fernandez S，et al. A double-blinded，randomized controlled trial of zoledronate therapy for HIV-associated osteopenia and osteoporosis[J]. AIDS，2009，23(1):51-57. DOI: 10.1097/ QAD.0b013e32831c8adc.

[77] Boonen S，Reginster JY，Kaufman JM，et al. Fracture risk and zoledronic acid therapy in men with osteoporosis[J]. N Engl J Med，2012，367(18):1714-1723. DOI: 10.1056/ NEJMoa1204061.

[78] Langdahl BL，Teglbjærg CS，Ho PR，et al. A 24-month study evaluating the efficacy and safety of denosumab for the treatment of men with low bone mineral density: results from the ADAMO trial [J]. J Clin Endocrinol Metab，2015，100 (4): 1335-1342. DOI: 10. 1210/ jc. 2014-4079.

[79] Sugimoto T，Matsumoto T，Hosoi T，et al. Three-year denosumab treatment in postmenopausal Japanese women and men with osteoporosis: results from a 1-year open-label extension of the Denosumab Fracture Intervention Randomized Placebo Controlled Trial (DIRECT) [J]. Osteoporos Int，2015，26 (2):765-774. DOI: 10. 1007/ s00198-014-2964-2.

[80] Pérez Ruixo JJ，Zheng J，Mandema JW. Similar relationship between the time course of bone mineral density improvement and vertebral fracture risk reduction with denosumab treatment in postmenopausal osteoporosis and prostate cancer patients on androgen deprivation therapy[J]. J Clin Pharmacol，2014，54(5):503-512. DOI:10.1002/jcph.228.

[81] Smith MR，Egerdie B，Hernández TN，et al. Denosumab in men receiving androgen-deprivation therapy for prostate cancer[J]. N Engl J Med，2009，361(8):745-755. DOI: 10.1056/ NEJMoa0809003.

[82] Yoshida T，Kinoshita H，Taniguchi H，et al. A randomized，open-label，controlled trial of monthly oral minodronate or semiannual subcutaneous injection of denosumab for bone loss by androgen deprivation in Asian men with prostate cancer: the PRevention of Osteopenia with Minodronate And DEnosumab (PROMADE) study [J]. Osteoporos Int，2020，31（7): 1251-1259. DOI: 10. 1007/s00198-019-05271-5.

[83] Kurland ES，Cosman F，McMahon DJ，et al. Parathyroid hormone as a therapy for idiopathic osteoporosis in men: effects on bone mineral density and bone markers[J]. J Clin Endocrinol Metab，2000，85(9): 3069-3076. DOI: 10.1210/ jcem.85.9.6818.

[84] Orwoll ES，Scheele WH，Paul S，et al. The effect of teriparatide [human parathyroid hormone (1-34)] therapy on bone density in men with osteoporosis[J]. J Bone Miner Res，2003，18(1):9-17. DOI: 10.1359/ jbmr.2003.18.1.9.

[85] Glüer CC，Marin F，Ringe JD，et al. Comparative effects of teriparatide and risedronate in glucocorticoid-induced osteoporosis in men: 18-month results of the EuroGIOPs trial[J]. J Bone Miner Res，2013，28(6):1355-1368. DOI: 10.1002/ jbmr.1870.

[86] Langdahl BL，Marin F，Shane E，et al. Teriparatide versus alendronate for treating glucocorticoid-induced osteoporosis: an analysis by gender and menopausal status [J]. Osteoporos Int，2009，20（12): 2095-2104. DOI: 10.1007/ s00198-009-0917-y.

[87] Laitinen EM，Hero M，Vaaralahti K，et al. Bone mineral density，body composition and bone turnover in patients with congenital hypogona-dotropic hypogonadism[J]. Int J Androl，2012，35(4):534-540. DOI:10.1111/ j.1365-2605.2011.01237.x.

[88] Aversa A，Bruzziches R，Francomano D，et al. Effects of long-acting testosterone undecanoate on bone mineral density in middle-aged men with late-onset hypogonadism and metabolic syndrome: results from a36 months controlled study[J]. Aging Male，2012，15(2):96-102. DOI: 10.3109/13685538.2011.631230.

[89] Snyder PJ，Kopperdahl DL，Stephens-Shields AJ，et al. Effect of testosterone treatment on volumetric bone density and strength in older men with low testosterone: a controlled clinical trial[J]. JAMA Intern Med，2017，177（4): 471-479. DOI: 10. 1001/ jamainternmed. 2016.9539.

[90] Borst SE，Yarrow JF. Injection of testosterone may be safer and more effective than transdermal administration for combating loss of muscle and bone in older men[J]. Am J Physiol Endocrinol Metab，2015，308 (12):E1035-E1042. DOI: 10.1152/ ajpendo.00111.2015.

[91] Tracz MJ，Sideras K，Boloña ER，et al. Testosterone use in men and its effects on bone health. A systematic review and meta-analysis of randomized placebo-controlled trials[J]. J Clin Endocrinol Metab，2006，91(6):2011-2016. DOI: 10.1210/ jc.2006-0036.

[92] Corona G，Goulis DG，Huhtaniemi I，et al. European Academy of Andrology（EAA）guidelines on investigation，treatment and monitoring of functional hypogonadism in males: Endorsing organization: European Society of Endocrinology [J]. Andrology，2020，8(5):970-987. DOI: 10.1111/ andr.12770.

[93] Bhasin S，Brito JP，Cunningham GR，et al. Testosterone therapy in men with hypogonadism: an endocrine society clinical practice guideline[J]. J Clin Endocrinol Metab，2018，103（5): 1715-1744. DOI: 10.1210/ jc.2018-00229.

[94] Ringe JD，Farahmand P，Schacht E，et al. Superiority of a combined treatment of Alendronate and Alfacalcidol compared to the combination of Alendronate and plain vitamin D or Alfacalcidol alone in established postmenopausal or male osteoporosis（AAC-Trial) [J]. Rheumatol Int，2007，27(5):425-434.

DOI: 10.1007/ s00296-006-0288-z.

[95] Kondo S，Kakihata H，Nishida Y，et al. The safety and effectiveness profile of eldecalcitol in a prospective，post-marketing observational study in Japanese male patients with osteoporosis[J]. J Bone Miner Metab，2019，37(2):292-300. DOI: 10.1007/ s00774-018-0915-2.

[96] Trovas GP，Lyritis GP，Galanos A，et al. A randomized trial of nasal spray salmon calcitonin in men with idiopathic osteoporosis: effects on bone mineral density and bone markers[J]. J Bone Miner Res，2002，17(3):521-527. DOI: 10.1359/ jbmr.2002.17.3.521.

[97] Huusko TM，Karppi P，Kautiainen H，et al. Randomized，doubleblind，clinically controlled trial of intranasal calcitonin treatment in patients with hip fracture[J]. Calcif Tissue Int，2002，71(6):478-484. DOI: 10.1007/ s00223-001-2111-x.

[98] Tóth E，Csupor E，Mészáros S，et al. The effect of intranasal salmon calcitonin therapy on bone mineral density in idiopathic male osteoporosis without vertebral fractures—an open label study [J]. Bone，2005，36(1):47-51. DOI: 10.1016/ j.bone.2004.09.003.

[99] Sasaki N，Kusano E，Takahashi H，et al. Vitamin K2 inhibits glucocorticoid-induced bone loss partly by preventing the reduction of osteoprotegerin (OPG)[J]. J Bone Miner Metab，2005，23(1):41-47. DOI: 10.1007/ s00774-004-0539-6.

[100] Padhi D，Allison M，Kivitz AJ，et al. Multiple doses of sclerostin antibody romosozumab in healthy men and postmenopausal women with low bone mass: a randomized，double-blind，placebo-controlled study [J]. J Clin Pharmacol，2014，54 (2):168-178. DOI: 10. 1002/jcph.239.

[101] Lewiecki EM，Blicharski T，Goemaere S，et al. A phase Ⅲ randomized placebo-controlled trial to evaluate efficacy and safety of romosozumab in men with osteoporosis[J]. J Clin Endocrinol Metab，2018，103(9):3183-3193. DOI: 10.1210/ jc.2017-02163.

[102] Besschetnova T，Brooks DJ，Hu D，et al. Abaloparatide improves cortical geometry and trabecular microarchitecture and increases vertebral and femoral neck strength in a rat model of male osteoporosis [J]. Bone，2019，124:148-157. DOI: 10. 1016/ j. bone. 2019. 04. 025.

[103] Chandler H，Lanske B，Varela A，et al. Abaloparatide，a novel osteoanabolic PTHrP analog，increases cortical and trabecular bone mass and architecture in orchiectomized rats by increasing bone formation without increasing bone resorption[J]. Bone，2019，120: 148-155. DOI: 10.1016/ j.bone.2018.10.012.

[104] Jung Y，Ko Y，Kim HY，et al. Gender differences in anti-osteoporosis drug treatment after osteoporotic fractures[J]. J Bone Miner Metab，2019，37(1):134-141. DOI: 10.1007/ s00774-018-0904-5.

（收稿日期：2020-09-14）

（本文编辑：周丽斌）

附录6 维生素 D 及其类似物临床应用共识

中华医学会骨质疏松和骨矿盐疾病分会

自 20 世纪初对佝偻病的研究发现维生素 D 以来,维生素 D 与钙磷代谢和骨骼健康的重要关联被不断发现。我国内分泌学先驱刘士豪教授和朱宪彝教授针对维生素 D 与钙磷代谢和骨软化的研究,以及由他们提出并命名的"肾性骨营养不良"得到了国际学者的广泛认可。维生素 D 及其相关制剂(或称类似物)的应用从根本上遏制了全球范围内佝偻病/骨软化症的广泛流行趋势。然而,维生素 D 缺乏和营养不足在人群中仍普遍存在,全球约有超过 10 亿人群的血清 25 羟维生素 D(25 hydroxyvitamin D,25OHD)水平达不到维持骨骼肌肉健康所推荐的 $30\mu g/L$(75nmol/L)水平,因此维生素 D 作为基本健康补充剂用于骨质疏松症的防治。维生素 D 在体内经过两步羟化后形成 1,25 双羟维生素 D [1,25-dihydroxyvitamin D,$1,25(OH)_2D$],后者是体内维生素 D 的主要活性形式并发挥重要的生理作用,又被称为"D 激素"或"活性维生素 D"。近年来,有许多与维生素 D 结构相似且具有活性维生素 D 样作用的化学物质(活性维生素 D 类似物)被不断开发并应用于临床,特别是用于骨质疏松症、佝偻病、慢性肾脏病和皮肤病等疾病。随着维生素 D 受体(vitamin D receptors,VDR)和 $25OHD\text{-}1\text{-}\alpha$ 羟化酶($1\alpha\text{-hydroxylase}$,CYP27B1)在许多骨外组织中被发现,维生素 D 的作用已不再囿于调节钙磷代谢和维护骨骼健康,其在肌肉、心血管疾病、糖尿病、癌症、自身免疫和炎性反应等中的作用也逐渐被关注,维生素 D 已成为临床及基础研究的热点。

维生素 D 概述

维生素 D 是一种脂溶性的开环固醇类物质,包括动物来源的维生素 D_3 [胆骨化醇,cholecalciferol,化学名:9,10- 开环胆甾 -5,7,10(19)- 三烯 -3β- 醇] 和植物来源的维生素 D_2 [麦角固醇,ergocalciferol,化学名:9,10- 开环麦角甾 -5,7,10(19),22- 四烯 -3β- 醇],化学结构见图 1。维生素 D 在体内经 25 羟化酶的催化合成 25OHD,是体内的主要贮存形式,反映体内维生素 D 的营养状态。25OHD 经过 1α 位羟化成为 $1,25(OH)_2D$,是体内维生素 D 的主要活性代谢物,与组织中广泛存在的维生素 D 受体结合,发挥激素样作用,又称 D 激素。因此,维生素 D 亦被看作是激素原[1]。维生素 D 及其代谢物的主要生理作用是促进钙和磷在肠道中吸收,并抑制甲状旁腺素(parathyroid hormone,PTH)释放,维持血钙和磷水平正常,进而保证骨骼健康和神经肌肉功能正常。维生素 D 的骨骼外作用包括对肌肉、心血管、代谢、免疫、肿瘤发生、妊娠和胎儿发育等多方面的影响[2]。

维生素 D 的发现源自 1920—1930 年对佝偻病的研究，维生素 D 缺乏、代谢异常或过量主要影响骨代谢和钙、磷稳态，D 激素属于"钙调激素"之一。严重维生素 D 缺乏和代谢异常会导致佝偻病 / 骨软化症；维生素 D 不足与骨质疏松症及其骨折密切相关。推荐维持骨骼健康的循环 25OHD 水平应达到 30μg/L（75nmol/L）以上。同时，维生素 D 缺乏和作用不足还与多种疾病的发生发展相关联 [3]。老年人可能存在维生素 D 营养缺乏、活性维生素 D 的生成减少和作用不足，并容易并发肌少症、虚弱症和跌倒风险增加。

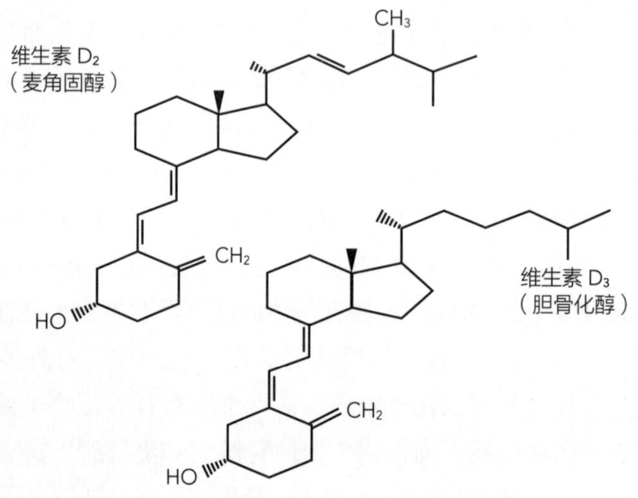

图 1　维生素 D 的化学结构

随着社会经济发展和生活方式变化，特别是户外生活、工作时间的减少，维生素 D 缺乏已经成为全球性的公共健康问题 [4]。流行病学资料表明维生素 D 缺乏在我国人群中普遍存在 [5-6]。近年来，维生素 D 与骨骼健康及多种疾病的联系受到了广泛重视，维生素 D 检测、补充和活性维生素 D 及其类似物使用日趋频繁，但所采用的制剂和方法各异。为指导公众科学获得充足的维生素 D 营养、合理补充维生素 D 和规范使用维生素 D 类似物，中华医学会骨质疏松和骨矿盐疾病分会组织本领域的相关专家，著此共识，期作指引。

维生素 D 代谢及其生理作用

人体维生素 D 主要来源于表皮中的 7- 脱氢胆固醇，在表皮经阳光中的紫外线（波长 290～315nm）照射后转变为维生素 D_3 前体，经温促作用转换为维生素 D_3[7]。维生素 D 的另一来源是食物，包括植物性食物和动物性食物，含维生素 D_2 或 D_3 的食物种类很少，植物性食物（如受阳光照射后的蘑菇）含有较丰富的维生素 D_2，而动物性食物（如野生多脂肪海鱼）含有较丰富的维生素 D_3。与外源性维生素 D_2 或 D_3 相比，内源性维生素 D_3 在血液中的半衰期更长[8]。维生素 D_2 和 D_3 为无活性形式，两者不能互相转化，统称为维生素 D。维生素 D 需经两次羟化才能转变为 1,25(OH)$_2$D，成为具有生物活性的 D 激素。第一步羟化主要在肝脏完成，维生素 D 通过维生素 D 结合蛋白（vitamin D binding protein，DBP）的运输到达肝脏，在肝细胞内经维生素 D-25 羟化酶（25-hydroxylase，CYP2R1 和 CYP27A1）催化转变为 25OHD，该过程为非限速反应[7, 9]。约 85%～90% 的 25OHD 在血液循环中与 DBP 结合，10%～15% 与白蛋白结合，游离部分不足 1%。由于与白蛋白结合部分容易解离，与游离部分一起被称为生物可利用的 25OHD[10]。第二步羟化主要在肾脏完成，肾小球滤液中的 25OHD 在 DBP 协助下进入肾小管细胞，在细胞内 CYP27B1 催化下，转变为 1,25(OH)$_2$D，该过程为限速反应，主要受 PTH 的调控，PTH 刺激 1α- 羟化酶的合成[7, 9]。1,25(OH)$_2$D 被 DBP 运输到靶器官组织，如肠道、肾脏和骨骼，与这些组织细胞内的 VDR 结合后，上调或下调靶基因的转录，从而发挥其经典作用，包括促进肠道内钙和磷的吸收，以及促进肾小管内钙的重吸收[7, 9, 11]，从而有利于骨骼矿化。此外，1,25(OH)$_2$D 还直接作用于成骨细胞，并通过成骨细胞间接作用于破骨细胞，从而影响骨形成和骨吸收，并维持骨组织与血液循环中钙、磷的平衡[12]。

VDR 除存在于肠道、肾脏和骨骼以外，还存在于许多其他组织，1,25(OH)$_2$D 作用于这些组织细胞内的 VDR 后，发挥许多非经典作用，包括抑制细胞增生、刺激细胞分化、抑制血管生成、刺激胰岛素合成、抑制肾素合成、刺激巨噬细胞内抑菌肽合成、抑制 PTH 合成和促进骨骼肌细胞钙离子内流等[1, 13-15]。

1,25(OH)$_2$D 在发挥这些作用的同时，还激活靶细胞内的维生素 D-24 羟化酶（24-hydroxylase，CYP24A1），使 25OHD 和 1,25(OH)$_2$D 转变为无活性的代谢产物，这是 1,25(OH)$_2$D 的一种重要自身调节机制[7, 16]，其目的是防止 1,25(OH)$_2$D 在靶细胞内的作用过强。此外，一些肾外组织也具有产生 1,25(OH)$_2$D 的能力，这些组织表达 CYP27B1，能将 25OHD 转变为 1,25(OH)$_2$D，与来源于血液循环中的 1,25(OH)$_2$D 共同调节局部组织细胞的功能[7, 14]（图 2）。

维生素 D 缺乏及其危险因素

维生素 D 缺乏的诊断标准

体内可检测到的维生素 D 代谢物约有 40 多种，其中 25OHD 是循环中存在最多的代谢物，可反映机体维生素 D 的营养水平。血清 25OHD 水平检测已被公认为反映维生素 D 状态的最合理指标。目前国际、国内多数机构和专家认为：血清 25OHD < 20μg/L（50nmol/L）为维生素 D 缺乏（deficiency），20～30μg/L（50～75nmol/L）为维生素 D 不

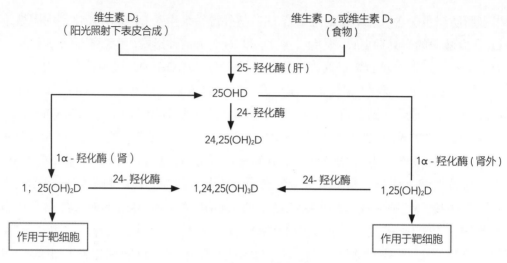

图2　维生素 D 的代谢途径

足（insufficiency），> 30μg/L（> 75nmol/L）为维生素 D 充足，< 10μg/L（< 25nmol/L）为严重缺乏[17]。按照该标准，全球维生素 D 不足或缺乏相当普遍，约占总人口的50%～80%[17-18]。中国不同纬度城市的调查显示，人群普遍存在维生素 D 不足或缺乏[19-21]。我国五大城市1 436名健康人群横断面研究显示：血清25OHD平均水平为（19.87±8.14）μg/L，其中25OHD > 30μg/L、20～30μg/L 及 < 20μg/L 的比例分别为11.7%、31.3% 和57.0%[6]。上海地区2 588名20～89岁人群中维生素 D 不足者男、女性分别为84% 和89%，维生素 D 缺乏者分别为30% 和46%，25OHD < 10μg/L（25nmol/L）分别为2% 和3.6%[22]。对10 038名45～75岁的兰州城市居民检测，发现维生素 D 缺乏人群占75.2%[23]。

血清25OHD测定方法

　　血清25OHD浓度测定最早使用氚（^{3}H）标记的25OHD进行竞争性蛋白结合分析（competitive protein binding assay，CPBA），但^{3}H标记繁杂，且需要处理放射性废物（^{3}H的半衰期很长），故该方法已被放弃。免疫层析法及酶联免疫法都是使用25OHD的特异性抗体进行分析，前者步骤简单，可以用于快速筛查；后者所获得的抗原-抗体复合物的信号经过酶联信号放大作用，比前者提高了灵敏度。化学发光法（chemiluminescent immunoassay，CL）本质上也属于竞争性蛋白结合分析，无放射性污染，且仪器可自动化分析，避免了手工操作误差，节约成本，国内较广泛使用该方法。液相色谱与质谱串联分析（liquid chromatography-mass spectrometry/mass spectrometry，LC-MS/MS）能够区分25OHD$_3$、25OHD$_2$及其他与25OHD分子结构相似的物质，该检测方法的特异性最高，且灵敏度也极高，可以认为是25OHD检测的"金"标准，但是检测耗费较大。

　　目前临床常用的血25OHD测定方法为化学发光法，该方法检测的成分不仅包括

$25OHD_3$，也包括 $25OHD_2$ 及 25OHD 代谢产物，但不包括 $1,25(OH)_2D$，所检测的成分能够代表体内维生素 D 营养状态。

维生素 D 缺乏风险因素和筛查

维生素 D 缺乏与环境和遗传因素有关。影响维生素 D 水平的因素很多，包括年龄、肤色、季节、地理纬度、海拔、日照时间、着装习惯、防晒措施、饮食习惯、空气污染、肥胖以及影响维生素 D 代谢的药物等。老年人皮肤维生素 D 合成量显著减少，同等程度日照合成维生素 D 的能力只有年轻人的 30%[24]，老年女性维生素 D 缺乏的风险比男性高 1.5 倍[25]；黑色素通过吸收紫外线降低皮肤维生素 D 合成，故肤色黑的人维生素 D 缺乏的风险更高[26]；而季节、纬度和海拔不同，紫外线的照射时间与强度差异大[27]，秋冬季比春夏季维生素 D 合成少[28]；随着海拔升高，皮肤合成维生素 D 会相应的增加[28]。另外，着装习惯和户外活动时间也影响皮肤维生素 D 的合成[29-30]。使用防晒霜可使皮肤合成维生素 D 的总量明显下降[31]。食用多脂鱼可补充维生素 D，且野生三文鱼维生素 D 的含量比人工饲养者高[28]。多项研究显示，城市对流层臭氧量高于农村，致城市居民维生素 D 缺乏风险明显升高[32]，农村女性维生素 D 水平比城市女性高[33-34]。同时，空气污染地区维生素 D 缺乏现象明显高于无污染地区[35-37]，若孕期暴露于污染空气，可致胎儿脐带血维生素 D 水平降低，导致婴儿维生素 D 缺乏[38]。超重和肥胖与维生素 D 缺乏风险存在相关性[39]。长期使用某些药物，如苯妥英钠、苯巴比妥、利福平等，可加快体内维生素 D 分解代谢而致维生素 D 缺乏[40]。

此外，遗传因素也是影响维生素 D 代谢的原因之一[41-43]。通过不同人种或者地区的研究，明确了血 25OHD 水平的差异与维生素 D 结合蛋白、7 脱羟胆固醇还原酶（7-dehydrocholesterol reductase）和 25 羟化酶的编码基因（上述蛋白质编码基因分别为 GC、DHCR7 和 CYP2R1 基因）的遗传变异具有高度相关性。已发现影响 25OHD 水平的 3 个重要风险位点，即 GC 基因 rs2282679、DHCR7 基因 rs7944926 和 CYP2R1 基因 rs10741657 位点；单个遗传变异位点可解释 25OHD 水平群体间差异的 1%～4%，携带上述 3 个风险基因型位点的人群，更容易出现 25OHD 缺乏[44-48]。此外，药物基因组学研究提示上述基因的遗传变异影响普通维生素 D 补充后的疗效[45]。

虽然维生素 D 缺乏或不足在全球人群中非常普遍，但并不主张在人群普遍筛查血 25OHD 水平，而推荐在具有维生素 D 缺乏风险及需要维持合理维生素 D 营养状态的人群中进行血 25OHD 水平的筛查（表 1）。

表 1 建议筛查血 25OHD 水平的人群

建议筛查人群	
特殊人群	妊娠和哺乳期女性
	有跌倒史和 / 或有非创伤性骨折史的老年人
	缺乏日照的人群(室内工作、夜间工作等)
	肥胖儿童和成人(BMI ≥ 30kg/m²)
	接受减重手术的人群
疾病状态	佝偻病
	骨软化症
	骨质疏松症
	甲状旁腺功能亢进症
	慢性肾脏病
	肝功能衰竭
	小肠吸收不良综合征
	急 / 慢性腹泻、脂肪泻
	胰腺囊性纤维化
	炎性反应性肠病(克罗恩病、溃疡性结肠炎)
	放射性肠炎
	淋巴瘤
	形成肉芽肿的疾病
	结节病
	结核病
	艾滋病
	组织胞浆菌病
	球孢子菌病
	慢性铍中毒
某些药物	抗癫痫药物:苯妥英钠、苯巴比妥等
	糖皮质激素:泼尼松等
	抗结核药物:利福平等
	唑类抗真菌药物:酮康唑等
	某些调脂药物:考来烯胺(消胆胺)等

BMI:体质量指数

维生素 D 与佝偻病 / 骨软化症

佝偻病（rickets）/ 骨软化症（osteomalacia）是生长板软骨和类骨质矿化障碍所致代谢性骨病[49]。17 世纪中叶佝偻病在欧洲工业化国家广泛流行，一度成为危害儿童生命的主要原因，直到 20 世纪初维生素 D 的发现，才阐明了维生素 D 缺乏是佝偻病的病因[50]。在儿童时期，骨骺生长板尚未闭合，生长板软骨矿化障碍导致特征性的骨骼畸形，称为佝偻病；成年后，生长板已闭合，骨重建部位新形成的类骨质矿化障碍，骨矿物质含量减少，致使骨骼易于变形和发生骨折，称为骨软化症。佝偻病多见于 6 个月至 2 岁的婴幼儿，可出现方颅，手镯、脚镯征，肋串珠，严重时出现鸡胸、O 型腿或 X 型腿，生长缓慢。骨软化症早期症状不明显，逐渐出现乏力、骨痛、行走困难，严重者出现四肢长骨、肋骨、骨盆和脊柱等处的病理性骨折，身高变矮，甚至卧床不起[51]。维生素 D 缺乏、维生素 D 代谢异常及作用异常是佝偻病和骨软化症的重要病因。

维生素 D 缺乏性佝偻病 / 骨软化症

维生素 D 缺乏和 / 或钙缺乏可导致佝偻病 / 骨软化症，又称营养性佝偻病。主要原因是患者缺少日照导致皮肤维生素 D_3 合成不足。其他原因尚有膳食中维生素 D 缺乏和消化道疾患致维生素 D 吸收不良，如胃肠切除、小肠吸收不良，肝胆疾病，慢性胰腺炎等[7, 17]。通常认为当血 25OHD 水平低于 10μg/L（25nmol/L）时，就可能引起维生素 D 缺乏性佝偻病 / 骨软化症[50]。此时，体内 1,25(OH)$_2$D 相对不足，肠道钙吸收减少，血液中的离子钙水平偏低，刺激甲状旁腺素分泌[7, 17, 52]，从而增加肠钙吸收及肾小管对钙的重吸收，但升高的甲状旁腺素抑制了肾小管对磷的重吸收，使血磷水平下降，骨骼矿化不良[53]。

维生素 D 代谢异常致佝偻病 / 骨软化症

1α 羟化酶缺陷：常见于慢性肾功能不全所致肾性骨营养不良，另外可见于假性维生素 D 缺乏性佝偻病 Ⅰ 型（pseudo-vitamin D deficiency rickets type Ⅰ，PDDR Ⅰ型），亦称维生素 D 依赖性佝偻病 Ⅰ 型（vitamin D-dependant rickets type Ⅰ，VDDR Ⅰ型），为常染色体隐性遗传疾病[54]。因编码 1α- 羟化酶的 CYP27B1 基因突变，使酶功能缺陷，导致 1,25(OH)$_2$D 合成减少，肠道钙、磷吸收减少，出现低钙血症、继发性甲状旁腺功能亢进，轻微的低磷血症。血清 1,25(OH)$_2$D 显著降低是该病的特征性生化改变[55]。活性维生素 D 对该病具有良好的治疗效果。

25 羟化酶缺乏：主要见于严重的肝功能损伤、药物诱导 25 羟化酶缺乏和遗传性 25 羟化酶缺乏，使 25OHD 生成障碍，导致佝偻病 / 骨软化症[56]。

维生素 D 作用异常致佝偻病 / 骨软化症

维生素 D 依赖性佝偻病 Ⅱ 型（vitamin D-dependant rickets type Ⅱ，VDDR Ⅱ型），又称遗传性维生素 D 抵抗性佝偻病，为常染色体隐性遗传疾病，因编码维生素 D 受体的

VDR 基因突变，导致 1,25(OH)$_2$D 不能发挥正常的生理功能。血液中 1,25(OH)$_2$D 显著升高，约有 2/3 患者并发秃发[57]。

低血磷性佝偻病 / 骨软化症的维生素 D 代谢异常

成纤维细胞生长因子 23（fibroblast growth factor 23，FGF23）相关低血磷性佝偻病 / 骨软化症包括遗传性低血磷性佝偻病[58] 和肿瘤相关的骨软化症[59]。此类疾病患者血液循环中高水平的 FGF23 抑制肾小管钠磷共转运蛋白的表达和功能，使尿磷排出增加，血磷下降。同时 FGF23 抑制 1α- 羟化酶的合成与活性，使血 1,25(OH)$_2$D 水平不适当降低，肠道钙磷吸收减少，加重低磷血症，导致矿化障碍，发生佝偻病 / 骨软化症[58]。

维生素 D 与骨质疏松症

骨质疏松症是以骨密度降低、骨组织微结构损伤，导致骨强度下降、骨折危险性增加为特征的全身性骨骼疾病[60-61]。随着增龄，骨质疏松性骨折风险显著增加，同时易伴发肌少症，使患者的生活质量下降，甚至死亡风险增加[62-63]。由于维生素 D 对骨骼和肌肉均发挥着重要的调节作用，其在骨质疏松症的发生、发展和防治中的作用不容忽视。

1,25(OH)$_2$D 是重要的钙调节激素之一，增加肠道及肾脏钙吸收，促进正钙平衡。维生素 D 可通过升高血钙水平或直接作用于甲状旁腺，抑制甲状旁腺素分泌，减少继发性甲状旁腺功能亢进症的发生，进而减轻后者引起的过度骨吸收[6-7]。此外，维生素 D 通过结合于成骨细胞和骨细胞核的 VDR，作用于维生素 D 反应元件，能够调节多种基因的表达，包括骨钙素、骨形态发生蛋白、FGF-23、同源 X 染色体连锁的磷酸盐调节内肽酶（phosphate regulating endopeptidase homolog X-linked，PHEX）、低密度脂蛋白相关蛋白 -5（LDL receptor related protein 5，LRP-5）等，影响骨构建、重建和矿化[64]。此外，维生素 D 还调节骨骼肌细胞的增生、分化、肌管的大小，对肌肉量与肌功能发挥重要影响[65-66]。

骨质疏松症的发生，取决于年轻时获得的峰值骨量和中老年阶段的骨丢失速率。研究表明，D 激素是调节骨骼生长发育的重要内分泌激素，青少年阶段，合成及摄取足量的维生素 D，能够促进骨骼构建与矿化，有助于获得较高的峰值骨量[67]。此后，充足的维生素 D 帮助维持正钙平衡，减少骨转换失衡和骨丢失加速。多项研究显示维生素 D 缺乏与中老年人甲状旁腺素水平增高、骨吸收增加、骨量丢失、跌倒和骨折风险升高相关[48, 68-69]。随机安慰剂对照研究显示，补充维生素 D 800～1 000IU/d，能够降低骨转换水平，减少骨丢失率，增加腰椎和髋部骨密度[70-71]。另外，跌倒是骨质疏松性骨折的主要诱因，我国 70 岁以上人群，跌倒的发生率超过 20%[72]，每天补充 700～1 000IU 的维生素 D，可明显降低老年人群跌倒的发生[73-74]。Meta 分析表明，维生素 D 及钙剂联合治疗能够降低老年人群骨折风险[75]。

活性维生素 D 及其类似物在骨质疏松症治疗中也发挥重要作用。临床上常用阿法骨化醇（1α 羟维生素 D）或骨化三醇 [1,25(OH)$_2$ 维生素 D]。由于老年人群皮肤合成维生素 D 能力下降，肾脏对 25OHD 的 1α 羟化能力减弱，活性维生素 D 尤其适用于老年患者或有肾脏疾病的患者。研究显示，骨化三醇和阿法骨化醇能够改善肌肉功能和平衡能力，降低老年人跌倒风险[76-77]。老年人群的系统综述显示，骨化三醇和阿法骨化醇能够降低骨吸收生化指标水平，增加骨密度[78]。我国研究也显示，骨化三醇联合碳酸钙治疗，明显增加腰椎和股骨颈骨密度[79]。也有研究表明，骨化三醇和阿法骨化醇能够降低跌倒和非椎体骨折的风险[78]。

维生素 D 骨骼外作用

维生素 D 与 2 型糖尿病

人群研究表明维生素 D 不足与 2 型糖尿病（type 2 diabetes mellitus，T2DM）发生率增加有关[80-81]，维生素 D 缺乏是 T2DM 患病的潜在危险因素[82-83]。横断面研究提示在 T2DM 和代谢综合征人群中，维生素 D 水平与胰岛素敏感性及胰岛 β 细胞功能具有独立相关性[84-85]。具有较高 25OHD 浓度者，空腹及糖负荷后 2h 血糖水平均较低[86]。纵向队列研究和 Meta 分析均显示较高维生素 D 摄入与 T2DM 发生风险降低存在关联性[87-88]。观察性研究也揭示维生素 D 缺乏与糖尿病慢性并发症，如糖尿病性视网膜病变的发生有关[89]。

然而，目前对于补充维生素 D 是否能降低或预防 T2DM 的发生并无肯定结果。多项双盲随机对照药物试验研究表明维生素 D 缺乏的糖尿病前期患者，短期或长期甚至是大剂量补充维生素 D 均不能降低其进展为 T2DM 的风险[90-92]。

有关维生素 D 糖调节作用的机制包括：通过直接激活 VDR 或通过干扰胰岛素受体启动基因区域的维生素 D 反应元件影响胰岛 β 细胞的功能[93-94]；通过增强胰岛素受体与胰岛素反应，改善胰岛素敏感性和葡萄糖转运[95-97]；诱导胰岛素原向胰岛素转换增加。此外维生素 D 也可通过间接调节钙稳态影响疾病的进展[98]。最新研究表明活性维生素 D 通过下丘脑室旁核 VDR，起到减少摄食、降低体重、改善糖耐量和胰岛素敏感性的作用[99]。

维生素 D 与心血管疾病

心脏及血管平滑肌中表达 VDR 及 1α- 羟化酶和 24- 羟化酶[100]，维生素 D 可能通过影响或调节炎性反应细胞因子[101]、血管钙化[102]、肾素 - 血管紧张素 - 醛固酮系统[103] 参与心血管保护作用。维生素 D 可通过抑制 PTH 的分泌（PTH 可降低脂肪分解）[104] 和增加血钙水平（钙会降低肝脏三酰甘油的形成和分泌）[105] 等途径改善血脂代谢。

低维生素 D 水平与动脉粥样硬化[106-107]、冠状动脉疾病、心肌梗死[108]、心力衰竭[109]、卒中[110]、心血管病死率[111] 和全因病死率等相关，是心血管疾病的独立危险因素[112]。而补充维生素 D 对于血压、人群总体的全因病死率及心血管病发病率和病死率的影响存在争议；少量随机对照临床试验表明补充维生素 D 可以改善心衰患者的预后[113]，但需要进一步确定维生素 D 缺乏与冠心病、心肌梗死之间是否存在因果联系。

维生素 D 与肌力和跌倒

肌力下降是跌倒的诱因之一，已有研究发现补充维生素 D 可以改善肌力、降低跌倒风险。维生素 D 既可通过 VDR 调节靶基因的转录，直接促进肌细胞发育，又可通过快速跨膜通路促进钙离子内流，增强肌肉收缩功能[64, 114-117]，也可调节血钙和磷水平间接影响肌肉的功能[118-120]。观察性研究提示，严重维生素 D 缺乏者肌力下降，跌倒风险增加[72, 121]。随机对照试验结果表明，适量补充维生素 D 可以改善肌力、降低跌倒风险，尤其是对基础维生素 D 水平较低的人群，若同时补充钙剂效果更显著[122]，但具体剂量和疗程尚无定论。老年人群跌倒发生率高且后果严重，因此对老年人群补充适量的维生素 D 对改善肌力和减少跌倒更具价值[120]。

维生素 D 与免疫和肿瘤

$1,25(OH)_2D$ 能够抑制 T 淋巴细胞的活化和增生，影响细胞因子的表达、诱导单核细胞的分化、增加中性粒细胞和单核细胞的抗菌肽生成、抑制树突状细胞的成熟和分化。动物实验显示 $1,25(OH)_2D$ 可预防 1 型糖尿病、自身免疫性脑脊髓炎 - 多发性硬化的发生[123-125]，一项来自缺乏日光照射地区的研究提示，婴儿期补充维生素 D 能降低今后 1 型糖尿病的风险[126]。补充维生素 D 有助于缓解系统性红斑狼疮[127]、炎性反应性肠病的病情[128]。动物实验和体外细胞培养研究均表明 $1,25(OH)_2D$ 促进细胞分化和抑制肿瘤细胞增生，且具有抗炎、促凋亡、抑制血管生成的特性[128]。多个对结、直肠癌患者的观察性研究表明，血清 25OHD 水平与癌症发生率呈负相关[129-130]。但维生素 D 与肿瘤的相关性仍需要大规模的随机对照研究证实，特别是以防治肿瘤作为主要观察终点的研究。

维生素 D 临床应用

维生素 D 缺乏

预防维生素 D 缺乏的一般措施：增加日照和富含维生素 D 食物的摄入是预防维生素 D 缺乏 / 不足的经济有效的方法。通常，春、夏和秋季 11：00 – 15：00 将面部和双上臂暴露于阳光 5～30min（取决于多因素），每周 3 次即可达到预防目的[7, 131-132]。缺少日照时建议补充维生素 D，维生素 D_2 或维生素 D_3 均可，二者在疗效和安全性方面无显著差别[133]。

对维生素 D 缺乏高危人群，维生素 D 摄入量的推荐见表 2[17]。

表 2　维生素 D 缺乏高危人群维生素 D 补充推荐

年龄	建议补充剂量（IU/d）	年龄	可耐受摄入上限（IU/d）
0 ~ 1 岁	400 ~ 1 000	0 ~ 6 个月	1 000
> 1 ~ 18 岁	600 ~ 1 000	> 6 个月 ~ 1 岁	1 500
> 18 ~ 50 岁	1 500 ~ 2 000	> 1 ~ 3 岁	2 500
> 50 ~ 70 岁	1 600 ~ 2 000	> 3 ~ 8 岁	3 000
70 岁以上	1 600 ~ 2 000	8 岁以上	4 000

　　建议妊娠和哺乳期妇女补充维生素 D 1 500 ~ 2 000IU/d，而具有维生素 D 缺乏高风险者可耐受上限是 10 000IU/d；建议肥胖儿童和成人及用抗惊厥药、糖皮质激素、抗真菌药和抗艾滋病药物的儿童和成人至少需要同年龄段 2 ~ 3 倍的维生素 D 方能满足需要。

　　维生素 D 缺乏的防治策略[17]：对维生素 D 缺乏的防治，建议用普通维生素 D_2 或 D_3 制剂。不建议单次超大剂量补充维生素 D 的用法，不推荐用活性维生素 D 或其类似物纠正维生素 D 缺乏。

　　对 0 ~ 1 岁维生素 D 缺乏婴幼儿建议用维生素 D_2 或 D_3 2 000IU/d 或 50 000IU/ 周，用 6 周以使血清 25OHD 水平达到 30μg/L（75nmol/L）以上，继而以 400 ~ 1 000IU/d 维持；对 >1 ~ 18 岁的维生素 D 缺乏儿童和青少年，建议用维生素 D_2 或 D_3 2 000IU/d 或 50 000IU/ 周，用 6 周以使血清 25OHD 水平达 30μg/L（75nmol/L）以上，继而以 600 ~ 1 000IU/d 维持；对维生素 D 缺乏所有成年人，建议用 50 000IU/ 周或 6 000IU/d 的维生素 D_2 或 D_3 8 周以使血清 25OHD 水平达 30μg/L（75nmol/L）以上，继而以 1 500 ~ 2 000IU/d 维持；对肥胖患者、小肠吸收不良综合征患者和正在使用影响维生素 D 代谢药物的患者，建议用高剂量（常规剂量的 2 ~ 3 倍，至少 6 000 ~ 10 000IU/d）的维生素 D 治疗维生素 D 缺乏，以达到血清 25OHD 水平在 30μg/L（75nmol/L）以上，继而以 3 000 ~ 6 000IU/d 维持。

　　在有"肾外"产生 1,25(OH)₂D 的疾病（如结节病、结核病）的患者，用维生素 D 治疗期间，建议监测血清 25OHD 水平和血、尿钙水平，以防止高钙血症。

　　对有原发性甲状旁腺功能亢进症并发维生素 D 缺乏的患者，建议酌情考虑维生素 D 治疗，且建议监测血清钙水平。

　　启动维生素 D 治疗后 3 ~ 6 个月，再检测血清 25OHD 水平，以判断疗效和调整剂量。

佝偻病 / 骨软化症

　　预防营养缺乏性佝偻病 / 骨软化症需保证足够的维生素 D 与钙的营养。充足日照是预防维生素 D 缺乏最为安全和经济有效的办法[134]。缺乏日照时建议补充维生素 D 预防维生素 D 缺乏，补充剂量参见上节内容。

维生素 D 缺乏佝偻病 / 骨软化症患者给予充足的普通维生素 D 和钙剂干预后，常有显著疗效。维生素 D 缺乏的治疗剂量参见上节内容。胃肠吸收不良的患者口服维生素 D 的需要量更大，或采用肌肉注射方式。建议将 25OHD 水平至少提高到 20μg/L（50nmol/L）以上，最好达到 30μg/L（75nmol/L）以上。应适当补充钙剂保证人体每日钙需要量。可监测血钙以及尿钙排出量，以便调整维生素 D 剂量。

PDDR Ⅰ型或 VDDR Ⅰ型的治疗在活性维生素 D 及其类似物上市之前，通常用普通维生素 D2 万～10 万 IU/d，但效果不好且易导致体内大量维生素 D 蓄积。目前常采用阿法骨化醇 0.5 ～1.5μg/d 或骨化三醇 0.5 ～1.0μg/d 治疗，同时补充适量钙剂。活性维生素 D 治疗能使 PDDR Ⅰ型佝偻病痊愈，患儿的生长速度趋于正常[55]。VDDR Ⅱ型患者，由于体内维生素 D 受体抵抗，需要更大剂量的阿法骨化醇或骨化三醇，甚至需要静脉补充钙剂维持血钙稳定[57]。

FGF23 相关的低血磷性佝偻病 / 骨软化症的治疗需要补充磷和使用活性维生素 D。采用中性磷酸盐溶液补充磷，骨化三醇剂量为儿童 20 ～30ng/（kg·d），成人 0.50 ～0.75μg/d，分两次服用[135]。如使用阿法骨化醇，其剂量约为骨化三醇的 1.5 倍。此类患者通常无需补充钙，除非存在显著的钙缺乏。治疗中需注意监测血钙磷、尿钙磷和血甲状旁腺素的水平。

甲状旁腺功能减退症

甲状旁腺功能减退症（hypoparathyroidism，简称甲旁减）是一种少见的内分泌疾病，因甲状旁腺素产生减少导致钙、磷代谢异常，以低钙血症、高磷血症伴 PTH 水平降低或在不适当的正常范围内为特征，临床上可表现为手足搐搦、癫痫发作，可并发颅内钙化及低钙性白内障等慢性并发症[136]。甲状腺手术是成年起病甲旁减的最常见病因，其经典治疗为长期口服钙剂和维生素 D 制剂[136-138]。

除了每日补充元素钙 1.0 ～3.0g（分次服用）外，维生素 D 及其类似物可促进肠道的钙吸收，在甲旁减的长期治疗中具有重要地位。各种维生素 D 制剂在甲旁减患者中的使用剂量如下[137-138]：

骨化三醇 [1,25(OH)$_2$D]：常用剂量为 0.25 ～2.0μg/d，但也有患者需要更大的剂量。由于半衰期短，剂量超过 0.75μg/d 时建议分次服用；停药后作用消失也较快（2 ～3d）。

阿法骨化醇 [1α(OH)D$_3$]：常用剂量为 0.5 ～4.0μg/d，其升高血钙的作用弱于骨化三醇，剂量大约为骨化三醇的 1 ～2 倍，半衰期长于骨化三醇，可每日一次服用；停药后作用消失约需 1 周。

普通维生素 D（维生素 D$_2$ 或 D$_3$）：由于 PTH 作用缺乏，单独用于甲旁减治疗时需要很大的剂量，且不同患者间剂量变异范围较大，治疗剂量 1 万～20 万 U/d，维生素 D$_3$ 作用或强于维生素 D$_2$。普通维生素 D 半衰期长（2 ～3 周），使用剂量较大时可在人体脂肪组织内蓄积，停药后需要更长的时间（2 周~4 个月）才失效，尤需警惕高钙血症的风险。此外，对于以活性维生素 D 或 PTH1-84 为主要治疗方案的患者，推荐每日补充普通维生素 D 400~800IU，也可根据血清 25OHD 维生素 D 水平补充普通维生素 D 以避免维生素 D 缺乏或不足 [137, 139]。

双氢速变固醇（dihydrotachysterol）：常用治疗剂量为 0.3~1.0mg/d（每日一次），停用后作用消失时间约为 1~3 周。国内目前无此制剂。

钙剂和维生素 D 制剂的剂量应个体化，必须定期监测血钙磷水平以及尿钙排量，治疗目标为维持血钙水平轻度低于正常或位于正常低值范围，同时避免高钙尿症。噻嗪类利尿剂可以促进肾小管对钙的重吸收，减少尿钙的排出，联合低盐饮食适用于尿钙水平明显升高的患者。

骨质疏松症

普通维生素 D 常作为骨骼健康的基本营养补充剂，但补充普通维生素 D 在不同人群中增加骨密度、降低骨折和跌倒风险的作用尚存争议 [70-71, 122, 140-141]。建议骨质疏松症患者接受充足的阳光照射，促进皮肤合成内源性维生素 D。日照不足者可每天补充 600~1 000IU 的普通维生素 D，也有研究表明对于维生素 D 缺乏患者每天补充更大剂量的维生素 D（>2 000IU/d），可增加骨密度 [69]。建议定期监测患者血清 25OHD 和甲状旁腺素水平，以指导调整普通维生素 D 的补充剂量 [17, 60]，建议至少将血清 25OHD 浓度调整到 20μg/L（50nmol/L）以上，最好在 30μg/L（75nmol/L）以上，以防止维生素 D 缺乏引发的继发性甲状旁腺功能亢进症和骨密度的降低 [6, 17, 142]。部分研究显示，每天补充 700~1 000IU 普通维生素 D，能够降低跌倒风险 [74]。就骨质疏松症的防治而言，不建议患者常规单次补充超大剂量（>500 000IU/ 年）的普通维生素 D，有研究显示其可导致老年人跌倒风险升高 [143-144]。若患者血清 25OHD 浓度超过 150μg/L（375nmol/L）则可能出现维生素 D 中毒 [17]。

活性维生素 D 及其类似物是经过羟基化的维生素 D 类似物，属于骨质疏松症的治疗药物，推荐用于年龄在 65 岁以上或血清肌酐清除率小于 60ml/min 者。临床应用的活性维生素 D 及其类似物包括骨化三醇和阿法骨化醇等 [145]。活性维生素 D 能够增加肠钙吸收，减少继发性甲状旁腺功能亢进，抑制骨吸收，轻度增加患者骨密度、降低跌倒风险、减少椎体或非椎体骨折风险 [77-78]。活性维生素 D 可以与其他抗骨质疏松药物联合使用。建议骨质疏松症患者服用骨化三醇的剂量通常为 0.25~0.5μg/d，阿法骨化醇的剂量为 0.25~1.0μg/d。对于明显缺乏维生素 D 的骨质疏松症患者，必要时可予普通维生素 D 以纠正维生素 D 的营养缺乏，同时给予活性维生素 D 以发挥其对骨质疏松症的治疗作用。需要注意的是，使用活性维生素 D 的患者，不能根据血清 25OHD 浓度调整药物剂量，而可依据血清 PTH 水平及骨转换生化指标，评估药物的疗效。

无论使用普通维生素 D，还是活性维生素 D 制剂，或者两者联合使用，都建议定期监测患者血清钙及 24h 尿钙浓度，根据其水平调整药物剂量，以避免药物过量所引发的高钙血症或高尿钙的发生，以保证治疗的安全性 [78, 145]。

艾地骨化醇（eldecalcitol，ED-71）是新型维生素 D 类似物，其与 1,25(OH)$_2$D 相比，血清半衰期更长，抑制破骨细胞的活性更强，使骨密度增加的幅度更明显，已在国外上市用于骨质疏松症防治 [146-147]。

慢性肾脏病 - 矿物质和骨异常

维生素 D 代谢异常是慢性肾脏病 - 矿物质和骨异常（chronic kidney disease-mineral and bone disorder，CKD-MBD）发生机制中的关键环节。维生素 D 代谢异常及 CKD-MBD 可发生于 CKD 早期，并贯穿于肾功能减退全过程，其与患者并发症及病死率增加密切相关。合理应用活性维生素 D 及其类似物有助于治疗 CKD-MBD，改善患者生存质量。

活性维生素 D 及其类似物在 CKD-MBD 的应用：活性维生素 D 及其类似物主要用于 CKD 继发甲状旁腺功能亢进症的治疗。由于 CKD-MBD 患者钙、磷和甲状旁腺素间关系复杂且相互影响 [148]，因此应用活性维生素 D 时，应动态观察钙、磷和 PTH 变化，并综合判断 [149]。目前常用于 CKD-MBD 的维生素 D 制剂主要有骨化三醇、阿法骨化醇和帕立骨化醇（paricalcitol）等，应用上述药物将血 PTH、钙、磷等维持在目标范围。CKD 3 ~ 5 期非透析患者适宜的 PTH 水平目前尚不清楚，需对患者 PTH 水平进行早期监测和动态评估，建议将升高的血磷降至接近正常范围，且避免高钙血症 [149]。CKD 5D 期（5 期且已透析）患者 PTH 水平应维持于正常上限的 2 ~ 9 倍。

对 CKD 3 ~ 5 期非透析患者，如 PTH 水平高于正常，建议首先积极控制高血磷、低血钙和维生素 D 缺乏等因素。对 CKD 4 ~ 5 期非透析患者，当发生严重且进展性甲状旁腺功能亢进时，可使用骨化三醇或其类似物 [149]。近来研究显示帕立骨化醇对 CKD 非透析患者心血管事件无益，且增加高血钙风险 [150-151]。鉴于维生素 D 类似物缺乏随机对照研究证明其在 CKD 预后中的获益，且有增加高钙血症的风险，PTH 水平轻中度升高可能是机体的适应性反应，故建议骨化三醇或其类似物主要用于 CKD 4 ~ 5 期并发重度进展性继发性甲状旁腺功能亢进者。

CKD 3 ~ 5D 期患者使用活性维生素 D 或其类似物，建议从小剂量开始，如骨化三醇 0.25μg/d 或阿法骨化醇 0.25μg/d 或帕立骨化醇 1.0μg/d，并根据 PTH、钙、磷水平调整剂量（增加或减少原剂量的 25% ~ 50%）。CKD 5D 期患者，如 PTH 水平超过目标值或在目标范围内进行性升高，建议使用活性维生素 D 制剂，如骨化三醇 0.25 ~ 0.5μg/d 或阿法骨化醇 0.25 ~ 1.0μg/d 或帕立骨化醇 1.0 ~ 2.0μg/d。如使用活性维生素 D 并调整剂量后，PTH 仍超过目标值，可间断使用较大剂量活性维生素 D 冲击治疗，如骨化三醇 2.0 ~ 4.0μg/次，每周 2 ~ 3 次，并根据 PTH 水平调整剂量。

使用活性维生素 D 制剂治疗前后应监测患者钙磷水平：CKD 3 ~ 5 期非透析患者，使用活性维生素 D 制剂后每个月监测血钙磷水平连续 3 个月，以后每 3 个月 1 次；每 3 个月监测 1 次 PTH 水平。CKD 5D 期初始或大剂量使用活性维生素 D 制剂者，建议第 1 个月每 2 周监测 1 次血钙、磷水平，以后每个月 1 次；全段 PTH 水平在开始 3 个月每个月监测 1 次，以后每 3 个月 1 次。如 PTH 水平低于正常上限的一半，或出现高钙、高磷血症时，建议活性维生素 D 制剂减量或停用。

活性维生素 D 与 CKD- 骨质疏松：CKD 3～5D 期患者，容易并发骨质疏松，甚至骨质疏松性骨折，髋部、股骨颈和桡骨远端低骨密度可预测 CKD 3～5D 期患者的骨折风险[152-153]，故建议 CKD 患者重视骨密度测定，以帮助治疗决策。

并发骨质疏松和 / 或高骨折风险的 CKD 患者，可考虑使用骨化三醇或其类似物，但需结合 CKD 分期，并综合考虑血钙、磷和 PTH 水平：CKD 1～2 期患者，可参照普通人群，给予钙剂联合骨化三醇或维生素 D 类似物；CKD 3～5 期非透析患者，如 PTH 在正常范围，应参照骨代谢状态或骨活检结果，决定是否予活性维生素 D；CKD 3～5 期非透析患者，如果 PTH 进行性升高或高于正常值上限，建议使用活性维生素 D；CKD 5D 期患者，根据 PTH 水平，调整活性维生素 D 的剂量及给药方法，使 PTH 水平达到目标值。

维生素 D 类似物在皮肤疾病中的应用

人工合成的维生素 D 类似物卡泊三醇（calcipotriol）是一种选择性维生素 D 受体激动剂（vitamin D receptor agonist，VDRA），与 VDR 结合发挥一系列生物学效应，如控制炎性反应、调节免疫应答、抑制角质形成细胞过度增生、诱导表皮正常分化成熟等。其外用制剂被广泛应用于银屑病、鱼鳞病、掌跖角化病等皮肤病的治疗。卡泊三醇软膏一般用于头皮、面部、皮肤皱褶处以外部位的皮损，搽剂则主要用于头皮部位病灶。卡泊三醇治疗银屑病的使用方法是取软膏 / 搽剂少量涂于患处皮肤，早晚各一次。一般用药 2 周起效，6～8 周疗效最佳，可使半数以上寻常型银屑病患者皮损完全消退或显著改善。若患者单用卡泊三醇搽剂，则每周用量应少于 60ml。当患者单用软膏，或同时使用软膏和搽剂时，每周卡泊三醇总量不应超过 5mg，按 0.005% 浓度计算，即 100g 卡泊三醇软膏（1ml 卡泊三醇搽剂相当于 1g 软膏）。

安全性方面，按照规范的方法，在合适的部位外用适当剂型、剂量的卡泊三醇不会导致高钙血症。一旦发生高钙血症，停药 3d 后即可缓解[154]。并发肾功能不全、与环磷酰胺合用易导致高钙血症[155-157]，绝大多数成年患者，每周外用 100g 以内的软膏或搽剂不会引起血钙升高。卡泊三醇禁用于高钙血症者。

有研究提出孕妇及哺乳期妇女外用该药应控制在 3～4 周、每周 25～50g 以内[158]。儿童外用卡泊三醇的安全性目前尚未完全确定，故儿童外用卡泊三醇时应更为谨慎。老年患者使用剂量可参照成人水平。

维生素 D 的安全性

普通维生素 D 安全剂量范围宽，人群中极少会长期使用超过最大耐受剂量的维生素 D，少有因普通维生素 D 摄入过量导致中毒的报道[17]。生理剂量补充普通维生素 D 导致高钙血症的风险非常小，不需常规监测血钙及尿钙。尿钙升高可能是监测维生素 D 过量较为敏感的指标，一般认为 24h 尿钙大于 7.5mmol（300mg）为高钙尿症[159]。尿钙受多种因素的影响，在服用维生素 D 的人群中，不能简单地认为尿钙升高就是维生素 D 中毒，典型的维生素 D 中毒通常表现为高血钙及其相关症状，如烦渴、多尿、呕吐、食欲下降、肾结石等[160-162]。

通常可通过检测血清 25OHD 浓度判断是否存在维生素 D 中毒。尽管不同研究间差异很大，导致维生素 D 中毒的血 25OHD 水平常在 224μg/L（560nmol/L）以上[163]，其对应的维生素 D 补充剂量多超过每天 30 000IU，且应用时间较长[164]。对于健康人群，25OHD 水平不宜超过 150μg/L（375nmol/L），否则中毒风险增加。

过量补充维生素 D 可能导致尿钙升高，尿钙持续超过 10mmol/d（400mg/d）可能增加肾结石和肾脏钙盐沉着的风险[165]。然而，由于普通维生素 D 的安全剂量范围很广，常规剂量补充普通维生素 D 一般不增加肾结石和肾钙盐沉着、进而损害肾功能的风险[161]。同时常规剂量补充维生素 D 也不增加心脑血管事件风险，甚至可能有保护作用[166-167]。维生素 D 缺乏和过量都可能与血管钙化的发生相关。

活性维生素 D 及其类似物（骨化三醇、阿法骨化醇和帕立骨化醇等）导致高尿钙的风险明显高于普通维生素 D，特别是联合补充钙剂时[168-169]。活性维生素 D 剂量越大，发生高钙血症的风险越高。

活性维生素 D 的半衰期短，一旦发现用药期间出现高尿钙或高血钙，应立即减量或停药，特别需要注意同时减少钙剂和含钙食物的摄入，血钙水平多数能很快恢复[168]。对于需要长期使用活性维生素 D 治疗的患者，建议在启动治疗后的 1、3 及 6 个月分别监测尿钙磷及血钙磷水平，此后建议每年监测两次血钙磷、尿钙磷及肾功能，以确定长期治疗方案的安全性[170]。慢性肾功能不全需持续透析的患者，无法测定尿钙磷，使用活性维生素 D 期间需动态监测血 PTH、血钙、血磷是否控制达标，并每年监测异位钙化情况，根据结果及时调整药物剂量[171-172]。

综上所述，维生素 D 总体安全性好。使用常规剂量普通维生素 D 一般不需要监测血钙和尿钙；在长期使用活性维生素 D、维生素 D 联合钙剂及其用于 CKD 患者时，则需要更加关注其安全性。

总结

维生素 D 及其类似物目前已广泛用于健康促进、疾病预防和治疗。充足日光照射是预防维生素 D 缺乏最安全、价廉和有效的手段。对不能充分日照或维生素 D 营养不足者可补充维生素 D。维生素 D 是防治骨质疏松症的基本健康补充剂。活性维生素 D 及其类似物在临床上也常被用于佝偻病 / 骨软化症、骨质疏松症、甲状旁腺功能减退症、CKD-

MBD 和皮肤疾病等。维生素 D 及其类似物的使用需要注意其安全性，监测血、尿钙水平，防止维生素 D 中毒。尽管维生素 D 对钙、磷代谢调节和骨骼以外的作用被不断发现，但其在糖尿病、肿瘤、免疫疾病和感染性疾病防治中所需的剂量和效果尚不确定。随着未来研究的深入，期待更多新型维生素 D 制剂和新的药物适应证被不断开发和应用。

参考文献

[1]　周学瀛，夏维波 . 维生素 D 到底是什么？ [J]. 中华骨质疏松和骨矿盐疾病杂志，2015，8：90-92.

[2]　Bikle D. Nonclassic actions of vitamin D[J]. J Clin Endocrinol Metab，2009, 94: 26-34.

[3]　Holick MF. The Vitamin D solution: a 3-step strategy to cure our most common health problems[M]. New York：Plume，2011.

[4]　Holick MF，Chen TC. Vitamin D deficiency: a worldwide problem with health consequences[J]. Am J Clin Nutr，2008，87: 1080S-1086S.

[5]　Chen J，Yun C，He Y，et al. Vitamin D status among the elderly Chinese population: a cross-sectional analysis of the 2010-2013 China National Nutrition and Health Survey (CNNHS) [J]. Nutr J，2017，16:3.

[6]　Li M，Lv F，Zhang Z，et al. Establishment of a normal reference value of parathyroid hormone in a large healthy Chinese population and evaluation of its relation to bone turnover and bone mineral density[J]. Osteoporos Int，2016，27: 1907-1916.

[7]　Holick MF. Vitamin D deficiency[J]. N Engl J Med，2007，357: 266-281.

[8]　Haddad JG，Matsuoka LY，Hollis BW，et al. Human plasma transport of vitamin D after its endogenous synthesis[J]. J Clin Invest，1993，91: 2552-2555.

[9]　DeLuca HF. Overview of general physiologic features and functions of vitamin D[J]. Am J Clin Nutr，2004，80: 1689S-1696S.

[10]　Bikle DD，Gee E，Halloran B，et al. Assessment of the free fraction of 25-hydroxyvitamin D in serum and its regulation by albumin and the vitamin D-binding protein[J]. J Clin Endocrinol Metab，1986，63: 954-959.

[11]　Christakos S，Dhawan P，Liu Y，et al. New insights into the mechanisms of vitamin D action[J]. J Cell Biochem，2003，88: 695-705.

[12]　Eisman JA，Bouillon R. Vitamin D: direct effects of vitamin D metabolites on bone: lessons from genetically modified mice[J]. Bonekey Rep，2014，3: 499.

[13]　Adams JS，Hewison M. Update in vitamin D[J]. J Clin Endocrinol Metab，2010,95: 471-478.

[14]　Liu PT，Stenger S，Li H，et al. Toll-like receptor triggering of a vitamin D-mediated human antimicrobial response[J]. Science，2006，311: 1770-1773.

[15]　Bouillon R，Bischoff-Ferrari H，Willett W. Vitamin D and health: perspectives from mice and man[J]. J Bone Miner Res，2008，23: 974-979.

[16]　Xie Z，Munson SJ，Huang N，et al. The mechanism of 1,25-dihydroxyvitamin D(3) autoregulation in keratinocytes[J]. J Biol Chem，2002，277: 36987-36990.

[17] Holick MF, Binkley NC, Bischoff-Ferrari HA, et al. Evaluation, treatment, and prevention of vitamin D deficiency: an endocrine society clinical practice guideline[J]. J Clin Endocrinol Metab, 2011, 96: 1911-1930.

[18] van Schoor N, Lips P. Global overview of vitamin D status[J]. Endocrinol Metab Clin North Am, 2017, 46: 845-870.

[19] Hu Y, Chen J, Wang R, et al. Vitamin D nutritional status and its related factors for Chinese Children and Adolescents in 2010-2012[J].Nutrients, 2017, 9: 1024.

[20] Ning Z, Song S, Miao L, et al. High prevalence of vitamin D deficiency in urban health checkup population[J]. Clin Nutr, 2016 , 35: 859-863.

[21] Man PW, van der Meer IM, Lips P, et al. Vitamin D status and bone mineral density in the Chinese population: a review[J]. Arch Osteoporos, 2016, 11:14.

[22] Lu H, Zhang Z, Ke Y, et al. High prevalence of vitamin D insufficiency in China: relationship with the levels of parathyroid hormone and markers of bone turnover[J]. PLoS One 2012, 7: e47264. doi: 10.1371/ journal.pone. 0047264.

[23] Zhen D, Liu L, Guan C, et al. High prevalence of vitamin D deficiency among middle-aged and elderly individuals in northwestern China: its relationship to osteoporosis and lifestyle factors[J]. Bone, 2015, 71: 1-6.

[24] Vieth R, Ladak Y, Walfish PG. Age-related changes in the 25-hydroxyvitamin D versus parathyroid hormone relationship suggest a different reason why older adults require more vitamin D[J]. J Clin Endocrinol Metab, 2003, 88: 185-191.

[25] Touvier M, Deschasaux M, Montourcy M, et al. Determinants of vitamin D status in Caucasian adults: influence of sun exposure, dietary intake, sociodemographic, lifestyle, anthropometric, and genetic factors[J]. J Invest Dermatol, 2015, 135: 378-388.

[26] Clemens TL, Adams JS, Henderson SL, et al.Increased skin pigment reduces the capacity of skin to synthesis vitamin D_3[J]. Lancet, 1982, 1: 74-76.

[27] Grigalavicius M, Juzeniene A, Baturaite Z, et al. Biologically efficient solar radiation: Vitamin D production and induction of cutaneous malignant melanoma[J]. Dermatoendocrinology, 2013, 5: 150-158.

[28] Holick MF, Chen TC, Lu Z, et al.Vitamin D and skin physiology: a D-lightful story[J]. J Bone Miner Res, 2007, 22: 28-33.

[29] Buyukuslu N, Esin K, Hizli H, et al.Clothing preference affects vitamin D status of young women[J]. Nutr Res, 2014, 34: 688-693.

[30] Tsur A, Metzger M, Dresner-Pollak R. Effect of different dress style on vitamin D level in healthy young Orthodox and ultra-Orthodox students in Israel[J].Osteoporos Int, 2011, 22: 2895-2898.

[31] Matsuoka LY, Ide L, Wortsman J, et al. Sunscreens suppress cutaneous vitamin D_3 synthesis[J]. J Clin Endocrinol Metab, 1987, 64: 1165-1168.

[32] Agarwal KS, Mughal MZ, Upadhyay P, et al. The impact of atmospheric pollution on vitamin D status of infants and toddlers in Delhi[J].India Arch Dis Child, 2002, 87: 111-113.

[33] Chen J, Yun C, He Y, et al. Vitamin D status among the elderly Chinese population: a cross-sectional analysis of the 2010-2013 China national nutrition and health survey (CNNHS)[J]. Nutr J, 2017, 16: 3.

[34] Manicourt DH, Devogelaer JP. Urban tropospheric ozone increases the prevalence of vitamin D deficiency among Belgian postmenopausal women with outdoor activities during summer[J]. J Clin Endocrinol Metab, 2008, 93: 3893-3899.

[35] Feizabad E, Hossein-Nezhad A, Maghbooli Z, et al. Impact of air pollution on vitamin D deficiency and bone health in adolescents[J]. Arch Osteoporos. 2017, 12: 34.

[36] Hosseinpanah F，Pour SH，Heibatollahi M，*et al.*The effects of air pollution on vitamin D status in healthy women: a cross sectional study[J]. BMC Public Health，2010，10: 519.

[37] Kelishadi R，Moeini R，Poursafa P，*et al.* In-dependent association between air pollutants and vitamin D deficiency in young children in Isfahan，Iran[J]. Paediatr Int Child Health，2014，34: 50-55.

[38] Baïz N，Dargent-Molina P，Wark JD，*et al.* Gestational exposure to urban air pollution related to a decrease in cord blood vitamin d levels[J]. J Clin Endocrinol Metab，2012，97: 4087-4095.

[39] Leary PF，Zamfirova I，Au J，*et al.* Effect of Latitude on Vitamin D Levels[J]. J Am Osteopath Assoc，2017，117: 433-439.

[40] Leung C，Warner J，Harris M，*et al.* Symptomatic Hypocalcemia Secondary to Rifampicin-induced Hypovitaminosis D[J]. Pediatr Infect Dis J，2016，35: 822-823.

[41] Hunter D，De Lange M，Snieder H，*et al.* Genetic contribution to bone metabolism，calcium excretion，and vitamin D and parathyroid hormone regulation[J]. J Bone Miner Res，2001，16: 371-378.

[42] Shea MK，Benjamin EJ，Dupuis J，*et al.* Genetic and non-genetic correlates of vitamins K and D[J]. Eur J Clin Nutr，2009，63: 458-464.

[43] Wjst M，Altmüller J，Braig C，*et al.* A genome-wide linkage scan for 25-OH-D(3) and 1，25-(OH)$_2$-D$_3$ serum levels in asthma families[J]. J Steroid Biochem Mol Biol，2007，103: 799-802.

[44] Wang TJ，Zhang F，Richards JB，*et al.* Common genetic determinants of vitamin D insufficiency: a genome-wide association study[J]. Lancet，2010，376: 180-188.

[45] Nissen J，Vogel U，Ravn-Haren G，*et al.*Common variants in CYP2R1 and GC genes are both determinants of serum 25-hydroxyvitamin D concentrations after UVB irradiation and after consumption of vitamin D$_3$-fortified bread and milk during winter in Denmark[J]. Am J Clin Nutr，2015，101: 218-227.

[46] Ordóñz-Mena JM，Maalmi H，Schöttker B，*et al.* Genetic variants in the vitamin D pathway，25(OH)D Levels，and mortality in a large population-based cohort study[J]. J Clin Endocrinol Metab，2017，102: 470-477.

[47] Zhang Z，He JW，Fu WZ，*et al.* An analysis of the association between the vitamin D pathway and serum 25-hydroxyvitamin D levels in a healthy Chinese population[J]. J Bone Miner Res，2013，28: 1784-1792.

[48] Li SS，Gao LH，Zhang XY，*et al.* Genetically low vitamin d levels，bone mineral density，and bone metabolism markers: a Mendelian Randomisation study[J]. Sci Rep，2016，6: 33202.

[49] Thacher TD，Fischer PR，Pettifor JM. Rickets: vitamin D and calcium deficiency[J]. J Bone Miner Res，2007，22: 638.

[50] Shaw NJ，Mughal MZ. Vitamin D and child health Part 1 (skeletal aspects)[J]. Arch Dis Child，2013，98: 363-367.

[51] 孟迅吾 . 骨软化症和佝偻病 [M]// 史轶蘩 . 协和内分泌代谢学 . 北京 : 科学出版社，1999：1529-1542.

[52] Lieben L，Masuyama R，Torrekens S，*et al.* Normocalcemia is maintained in mice under conditions of calcium malabsorption by vitamin D-induced inhibition of bone mineralization[J]. J Clin Invest, 2012，122: 1803-1815.

[53] Tiosano D，Hochberg Z. Hypophosphatemia: the common denominator of all rickets[J]. J Bone Miner Metab, 2009，27: 392-401.

[54] Kim CJ，Kaplan LE，Perwad F，*et al.* Vitamin D 1alphahydroxylase gene mutations in patients with 1alpha-hydroxylase deficiency[J]. J Clin Endocrinol Metab, 2007，92: 3177-3182.

[55] Cui N，Xia W，Su H，*et al.* Novel mutations of CYP27B1 gene lead to reduced activity of 1 α -hydroxylase in Chinese patients[J]. Bone, 2012, 51: 563-569.

[56] Thacher TD，Fischer PR，Singh RJ，*et al.* CYP2R1 Mutations Impair Generation of 25-hydroxyvitamin D

and Cause an Atypical Form of Vitamin D Deficiency[J]. J Clin Endocrinol Metab, 2015，100:E1005-E1013.

[57] Pang Q，Qi X，Jiang Y，*et al.* Clinical and genetic findings in a Chinese family with VDR-associated hereditary vitamin D-resistant rickets[J]. Bone Res, 2016, 4: 16018.

[58] Huang XL，Jiang Y，Xia WB. FGF23 and Phosphate Wasting Disorders[J]. Bone Res, 2013, 2: 120-132.

[59] Jiang Y，Xia WB，Xing XP，*et al.* Tumor-induced osteomalacia: an important cause of adult-onset hypophosphatemic osteomalacia in China: Report of 39 cases and review of the literature[J]. J Bone Miner Res，2012，27: 1967-1975.

[60] 中华医学会骨质疏松和骨矿盐疾病分会.原发性骨质疏松症诊疗指南 [J].中华骨质疏松和骨矿盐疾病杂志，2017，10：413-444.

[61] WHO. Facts about ageing[EB/OL].[2018-02-04].http://www.who.int/ageing/about/facts/en/indexhtml.

[62] Chen W，Simpson JM，March LM，*et al.* Co-morbidities only account for a small proportion of excess mortality after fracture: a record linkage study of individual fracture types[J]. J Bone Miner Res，2018，Epub ahead of print. doi: 10.1002/jbmr.3374.

[63] Cruz-Jentoft AJ，Baeyens JP，Bauer JM，*et al.* Sarcopenia: European consensus on definition and diagnosis: Report of the European Working Group on sarcopenia in older people[J]. Age Ageing，2010，39:412-423.

[64] Haussler MR，Whitfield GK，Kaneko I，*et al.* Molecular mechanisms of vitamin D action[J].Calcif Tissue Int，2013，92: 77-98.

[65] Olsson K，Saini A，Strömberg A，*et al.* Evidence for vitamin D receptor expression and direct effects of 1α，25(OH)$_2$D$_3$ in human skeletal muscle precursor cells[J]. Endocrinology，2016，157: 98-111.

[66] Kotlarczyk MP，Perera S，Ferchak MA，*et al.* Vitamin Ddeficiencyis associated with functional decline and falls in frail elderly women despite supplementation[J]. Osteoporos Int，2017，28: 1347-1353.

[67] Weaver CM，Gordon CM，Janz KF，*et al.* The National Osteoporosis Foundation's position statement on peak bone mass development and lifestyle factors: a systematic review and implementation recommendations[J]. Osteoporos Int，2016 ，27: 1281-1386.

[68] Seamans KM，Hill TR，Scully L，*et al.* Vitamin d status and indices of bone turnover in older European adults[J].Int J Vitam Nutr Res，2011，81: 277-285.

[69] Kruger MC，Kruger IM，Wentzel-Viljoen E，*et al.* Urbanization of black South African women may increase risk of low bone mass due to low vitamin D status，low calcium intake，and high bone turnover[J]. Nutr Res，2011，31: 748-758.

[70] Ebeling PR. Vitamin D and bone health: epidemiologic studies[J]. Bonekey Rep，2014，3: 511.

[71] Reid IR，Bolland MJ，Grey A. Effects of vitamin D supplements on bone mineral density: a systematic review and meta-analysis[J]. Lancet，2014, 11，383: 146-155.

[72] Dawson-Hughes B，Mithal A，Bonjour JP，*et al.* IOF position statement: vitamin D recommendations for older adults[J]. Osteoporos Int，2010，21: 1151-1154.

[73] Bischoff-Ferrari HA，Dawson-Hughes B，Willett WC，*et al.* Effect of Vitamin D on falls: a meta-analysis[J]. JAMA，2004，291: 1999-2006.

[74] Bischoff-Ferrari HA，Dawson-Hughes B，Staehelin HB，*et al.* Fall prevention with supplemental and active forms of vitamin D: a meta-analysis of rando-mised controlled trials[J]. BMJ，2009，339: b3692.

[75] Chung M，Lee J，Terasawa T，*et al.* Vitamin D with or without calcium supplementation for prevention of cancer and fractures: an updated meta-analysis for the U.S. Preventive Services Task Force[J]. Ann Intern Med，2011，155: 827-838.

[76] Bischoff-Ferrari HA，Orav EJ，Dawson-Hughes B. Effect of cholecalciferol plus calcium on falling in

ambulatory older men and women: a 3-year randomized controlled trial[J]. Arch Intern Med，2006，166: 424-430.

[77] O'Donnell S，Moher D，Thomas K，*et al*. Systematic review of the benefits and harms of calcitriol and alfacalcidol for fractures and falls[J].J Bone Miner Metab，2008，26: 531-542.

[78] Liao RX，Yu M，Jiang Y，*et al*. Management of osteoporosis with calcitriol in elderly Chinese patients: a systematic review[J].Clin Interv Aging，2014，28，9: 515-526.

[79] Zhang ZL，Liao EY，Xia WB，*et al*. Alendronate sodium/vitamin D_3 combination tablet versus calcitriol for osteoporosis in Chinesepostmenopausal women: a 6-month，randomized，open-label，active-comparator-controlled study with a 6-month extension[J].Osteoporos Int，2015，26: 2365-2374.

[80] Pittas AG，Sun Q，Manson JE，*et al*. Plasma 25-hydroxyvitamin D concentration and risk of incident type 2 diabetes in women[J]. Diabetes Care，2010，33: 2021-2023.

[81] Forouhi NG，Ye Z，Rickard AP，*et al*. Circulating 25-hydroxyvitamin D concentration and the risk of type 2 diabetes: results from the European Prospective Investigation into Cancer (EPIC)-Norfolk cohort and updated meta-analysis of prospective studies[J]. Diabetologia，2012，55: 2173-2182.

[82] Takiishi T，Gysemans C，Bouillon R，*et al*. Vitamin D and diabetes[J]. Rheum Dis Clin North Am，2012，38: 179-206.

[83] Palomer X，Gonzalez-Clemente JM，Blanco-Vaca F，*et al*. Role of vitamin D in the pathogenesis of type 2 diabetes mellitus[J]. Diabetes Obes Metab，2008，10: 185-197.

[84] Flores M. A role of vitamin D in low-intensity chronic inflammation and insulin resistance in type 2 diabetes mellitus? [J]. Nutr Res Rev，2005，18: 175-182.

[85] Martini LA，Wood RJ. Vitamin D status and the metabolic syndrome[J]. Nutr Rev，2006，64: 479-486.

[86] Mirhosseini N，Vatanparast H，Mazidi M，*et al*. The effect of improved serum 25-hydroxyvitamin D status on glycemic control in diabetic patients: A meta-analysis[J]. J Clin Endocrinol Metab，2017，102: 3097-3110.

[87] Gagnon C，Lu ZX，Magliano DJ，*et al*. Serum 25-hydroxyvitamin D，calcium intake，and risk of type 2 diabetes after 5 years: results from a national，population-based prospective study (the Australian Diabetes，Obesity and Lifestyle study) [J]. Diabetes Care，2011，34: 1133-1138.

[88] Mitri J，Muraru MD，Pittas AG. Vitamin D and type 2 diabetes: a systematic review[J]. Eur J Clin Nutr，2011，65: 1005-1015.

[89] Luo BA，Gao F，Qin LL. The association between Vitamin D deficiency and diabetic retinopathy in type 2 diabetes: A meta-analysis of observational studies[J]. Nutrients，2017，20: 307.

[90] de Boer IH，Tinker LF，Connelly S，*et al*. Women's Health Initiative Investigators. Calcium plus vitamin D supplementation and the risk of incident diabetes in the Women's Health Initiative[J]. Diabetes Care，2008，31: 701-707.

[91] Davidson MB，Duran P，Lee ML，*et al*. High-dose vitamin D supplementation in people with prediabetes and hypovitaminosis D[J]. Diabetes Care，2013，36: 260-266.

[92] Jorde R，Sollid ST，Svartberg J，*et al*. Vitamin D 20，000 IU per week for five years does not prevent progression from prediabetes to diabetes[J]. J Clin Endocrinol Metab，2016，101: 1647-1655.

[93] Zostautiene I，Jorde R，Schirmer H，*et al*. Genetic variations in the vitamin D receptor predict type 2 diabetes and myocardial infarction in a community-based population: The Troms Study[J]. PLoS One，2015，10: e0145359. doi: 10.1371/journal.pone.0145359.

[94] Li L，Wu B，Liu JY，*et al*. Vitamin D receptor gene polymorphisms and type 2 diabetes: a meta-analysis[J]. Archives Med Res，2013，44: 235-241.

[95] Pilz S, Kienreich K, Rutters F, et al. Role of vitamin D in the development of insulin resistance and type 2 diabetes[J]. Curr Diab Rep, 2013, 13: 261-270.

[96] Norman AW. Minireview: vitamin D receptor: new assignments for an already busy receptor[J]. Endocrinology, 2006, 147: 5542-5548.

[97] Maestro B, Campion J, Dávila N, et al. Stimulation by 1, 25- dihydroxyvitamin D_3 of insulin receptor expression and insulin responsiveness for glucose transport in U-937 human promonocytic cells[J]. Endocr J, 2000, 47: 383-391.

[98] Pittas AG, Lau J, Hu FB, Dawson-Hughes B. The role of vitamin D and calcium in type 2 diabetes.A systematic review and meta- analysis[J]. J Clin Endocrinol Metab, 2007, 92: 2017-2029.

[99] Sisley SR, Arble DM, Chambers AP, et al. Hypothalamic vitamin D improves glucose homeostasis and reduces weight[J]. Diabetes, 2016, 65: 2732-2741.

[100] Chen S, Glenn DJ, Ni W, et al. Expression of the vitamin D receptor is increased in the hypertrophic heart [J]. Hypertension, 2008, 52: 1106-1112.

[101] Zanetti M, Harris SS, Dawson-Hughes B. Ability of vitamin D to reduce inflammation in adults without acute illness [J]. Nutr Rev, 2014, 72: 95-98.

[102] Hansen D, Rasmussen K, Rasmussen LM, et al. The influence of vitamin D analogs on calcification modulators, N-terminal pro-B-type natriuretic peptide and inflammatory markers in hemodialysis patients: a randomized crossover study [J]. BMC Nephrol, 2014, 15: 130.

[103] Norman PE, Powell JT. Vitamin D and cardiovascular disease [J]. Circ Res, 2014, 114: 379-393.

[104] Adami S, Viapiana O, Gatti D, et al.Relationship between serum parathyroid hormone, vitamin D sufficiency, age, and calcium intake [J]. Bone, 2008, 42: 267-270.

[105] Cho HJ, Kang HC, Choi SA, et al.The possible role of Ca^{2+} on the activation of microsomal triglyceride transfer protein in rat hepatocytes [J]. Bio Pharm Bull, 2005, 28: 1418-1423.

[106] Giovinazzo S, Alibrandi A, Campenni A, et al. Correlation of cardio-metabolic parameters with vitamin D status in healthy premenopausal women [J]. J Endocrinol Invest, 2017, 40: 1337-1343.

[107] Hao Y, Ma X, Luo Y, et al. Additional role of serum 25-hydroxyvitamin D_3 levels in atherosclerosis in Chinese middle-aged and elderly men[J]. Clin Exp Pharmacol Physiol, 2014, 41: 174-179.

[108] Milazzo V, Metrio MD, Cosentino N, et al. Vitamin D and acute myocardial infarction [J]. World J Cardiol, 2017, 9: 14-20.

[109] Gotsman I, Shauer A, Zwas DR, et al. Vitamin D deficiency is a predictor of reduced survival in patients with heart failure, vitamin D supplementation improves outcome [J]. Eur J Heart Fail, 2012, 14: 357-366.

[110] Afshari L, Amani R, Soltani F, et al. The relation between serum Vitamin D levels and body antioxidant status in ischemic stroke patients: a case-control study [J]. Adv Biomed Res, 2015, 4: 213.

[111] Anderson JL, May HT, Horne BD, et al. Relation of vitamin D deficiency to cardiovascular risk factors, disease status, and incident events in a general healthcare population [J]. Am J Cardiol, 2010, 106: 963-968.

[112] Pérez-Hernández N, Aptilon-Duque G, Nostroza-Hernández MC, et al. Vitamin D and its effects on cardiovascular diseases: a comprehensive review [J]. Korean J Intern Med, 2016, 31: 1018-1029.

[113] Schleithoff SS, Zittermann A, Tenderich G, et al. Vitamin D supplementation improves cytokine profiles in patients with congestive heart failure: a doubleblind, randomized, placebo-controlled trial [J]. Am J Clin Nutr, 2006, 83: 754-759.

[114] Endo I, Inoue D, Mitsui T, et al. Deletion of vitamin D receptor gene in mice results in abnormal skeletal muscle development with deregulated expression of myoregulatory transcription factors [J]. Endocrinology,

2003，144: 5138-5144.

[115] Srikuea R，Zhang X，Park-Sarge OK，*et al.* VDR and CYP27B1 are expressed in C2C12 cells and regenerating skeletal muscle: potential role in suppression of myoblast proliferation [J]. Am J Physiol Cell Physiol，2012，303: C396-C405.

[116] Ryan ZC，Craig TA，Folmes CD，*et al.* 1Alpha，25-Dihydroxyvitamin D_3 regulates mitochondrial oxygen consumption and dynamics in human skeletal muscle cells[J]. J Biol Chem，2016，291: 1514-1528.

[117] 曾琴，谢忠建 . 维生素 D 与骨骼肌 [J]. 中华骨质疏松和骨矿盐疾病杂志，2016，9: 103-109.

[118] Wang Y，DeLuca HF. Is the vitamin D receptor found in muscle? [J]. Endocrinology，2011，152:354-363.

[119] Priemel M，von Domarus C，Klatte TO，*et al.* Bone mineralization defects and vitamin D deficiency: histomorphometric analysis of iliac crest bone biopsies and circulating 25-hydroxyvitamin D in 675 patients[J]. J Bone Miner Res，2010，25: 305-312.

[120] Rosen CJ，Adams JS，Bikle DD，*et al.* The Nonskeletal Effects of Vitamin D: An Endocrine Society Scientific Statement[J]. Endocrine Rev，2012，33: 456-492.

[121] Visser M，Deeg DJ，Lips P，*et al.* Low vitamin D and high parathyroid hormone levels as determinants of loss of muscle strength and muscle mass (sarcopenia): the Longitudinal Aging Study Amsterdam[J]. J Clin Endocrinol Metab，2003，88: 5766-5772.

[122] Murad MH，Elamin KB，Abu Elnour NO，*et al.* The effect of vitamin D on falls.A systematic review and meta-analysis[J]. J Clin Endocrinol Metab，2011，96: 2997-3006.

[123] Mathieu C，Waer M，Laureys J，*et al.* Prevention of autoimmune diabetes in NOD mice by 1，25 dihydroxyvitamin D_3[J]. Diabetologia，1994，37:552-558.

[124] Koduah P，Paul F，Dör JM. Vitamin D in the prevention，prediction and treatment of neurodegenerative and neuroinflammatory diseases[J]. EPMA J，2017，8:313-325.

[125] Rolf L，Muris AH，Hupperts R，*et al.* Illuminating vitamin D effects on B-cells-the multiple sclerosis perspective[J]. Immunology，2016, 147：275-284.

[126] Hyppönen E，Läärä E，Reunanen A，*et al.* Intake of vitamin D and risk of type 1 diabetes: a birthcohort study[J]. Lancet,2001，358:1500-1503.

[127] Sakthiswary R，Raymond AA. The clinical significance of vitamin D in systemic lupus erythematosus: a systematic review[J].PLoS One，2013，8：e55275. doi: 10.1371/journal.pone.0055275.

[128] Meeker S，Seamons A，Maggio-Price L，*et al.* Protective links between vitamin D，infiammatory bowel disease and colon cancer[J].World J Gastroenterol，2016，22: 933-948.

[129] Dou R，Ng K，Giovannucci EL，*et al.* Vitamin D and Colorectal Cancer: Molecular，Epidemiological，and Clinical Evidence[J].Br J Nutr，2016 ，115: 1643-1660.

[130] Song M，Nishihara R，Wang M，*et al.* Plasma 25-hydroxyvitamin D and colorectal cancer risk according to tumour immunity status[J].Gut，2016，65: 296-304.

[131] Holick MF. High prevalence of vitamin D inadequacy and implications for health[J]. Mayo Clin Proc，2006，81:353-373.

[132] Moan J，Porojnicu AC，Dahlback A，*et al.* Addressing the health benefits and risks，involving vitaminDor skin cancer，of increased sun exposure[J]. Proc Natl Acad Sci USA，2008，105:668-673.

[133] Holick MF，Biancuzzo RM，Chen TC，*et al.* Vitamin D_2 is as effective as vitaminD3 in maintaining circulating concentrations of 25-hydroxyvitamin D[J]. J Clin Endocrinol Metab，2008，93:677-681.

[134] Holick MF. Sunlight "D" ilemma: risk of skin cancer or bone disease and muscle weakness[J]. Lancet，2001，357:4-6.

[135] Carpenter TO, Imel EA, Holm IA, et al. A clinician's guide to X-linked hypophosphatemia[J]. J Bone Miner Res, 2011, 26: 1381-1388.

[136] 史轶蘩. 协和内分泌代谢学 [M]. 北京：科学出版社，1999：1478-1486.

[137] Bollerslev J, Rejnmark L, Marcocci C, et al. European society of endocrinology clinical guideline: treatment of chronic hypoparathyroidism in adults[J]. Eur J Endocrinol, 2015, 173:1-20.

[138] Brandi ML, Bilezikian JP, Shoback D, et al. Management of hypoparathyroidism: summary statement and guidelines[J]. J Clin Endocrinol Metab, 2016, 101: 2273-2283.

[139] Sikjaer T, Rejnmark L, Thomsen JS, et al. Changes in 3-dimensional bone structure indices in hypoparathyroid patients treated with PTH(1-84): a randomized controlled study[J]. J Bone Miner Res, 2012, 27: 781-788.

[140] Kruger MC, Chan YM, Lau LT, et al. Calcium and vitamin D fortified milk reduces bone turnover and improves bone density in postmenopausal women over 1 year[J]. Eur J Nutr, 2017, Epub ahead of print. doi: 10.1007/s00394-017-1544-6.

[141] Laiz A, Malouf J, Marin A, et al. Impact of 3-monthly vitamin D supplementation plus exercise on survival after surgery for osteoporotic hip fracture in adult patients over 50 years: a pragmatic randomized, partially blinded, controlled trial[J]. J Nutr Health Aging, 2017, 21: 413-420.

[142] IOM.IOM dietary reference ranges for calcium and vitamin D[EB/OL].(2012-02-13). http://www. iom.edu/ Reports/2010/DietaryReference-Intakes-for-Calcium-and-Vitamin-D.aspx.

[143] Sanders KM, Stuart AL, Williamson EJ, et al.Annual high-dose oral vitamin D and falls and fractures in older women. A randomized controlled trial[J]. JAMA, 2010, 303: 1815-1822.

[144] Bleicher K, Cumming RG, Naganathan V, et al. Ushaped association between serum 25-hydroxyvitamin D and fracture risk in older men: results from the prospective population-based CHAMP study[J]. J Bone Miner Res, 2014, 29: 2024-2031.

[145] Cianferotti L, Cricelli C, Kanis JA, et al.The clinical use of vitamin D metabolites and their potential developments: a position statement from the European Society for Clinical and Economic Aspects of Osteoporosis and Osteoarthritis (ESCEO) and the International Osteoporosis Foundation (IOF)[J]. Endocrine, 2015, 50:12-26.

[146] Matsumoto T, Ito M, Hayashi Y, et al. A new active vitamin D$_3$ analog, eldecalcitol, prevents the risk of osteoporotic fractures-a randomized, active comparator, double-blind study[J]. Bone, 2011, 49: 605-612.

[147] Hagino H, Takano T, Fukunaga M, et al. Eldecalcitol reduces the risk of severe vertebral fractures and improves the health-related quality of life in patients with osteoporosis[J]. J Bone Miner Metab, 2013, 31: 183-189.

[148] EVOLVE Trial Investigators, Chertow GM, Block GA, et al. Effect of cinacalcet on cardiovascular disease in patients undergoing dialysis[J]. N Engl J Med, 2012, 367: 2482-2494.

[149] Kidney disease: improving global outcomes (KDIGO) CKD-MBD update work group. KDIGO 2017 clinical practice guideline update for the diagnosis, evaluation, prevention, and treatment of chronic kidney disease-mineral and bone disorder (CKD-MBD)[J]. Kidney Int Suppl, 2017, 7: 1-59.

[150] Thadhani R, Appelbaum E, Pritchett Y, et al. Vitamin D therapy and cardiac structure and function in patients with chronic kidney disease: the PRIMO randomized controlled trial[J]. JAMA, 2012, 307: 674-684.

[151] Li XH, Feng L, Yang ZH, et al. The effect of active vitamin d on cardiovascular outcomes in predialysis chronic kidney diseases: a systematic review and meta-analysis[J]. Nephrology (Carlton), 2015, 20: 706-714.

[152] Iimori S, Mori Y, Akita W, et al. Diagnostic usefulness of bone mineral density and biochemical markers of bone turnover in predicting fracture in CKD stage 5D patients-a single-center cohort study[J]. Nephrol Dial

Transplant，2012，27: 345-351.

[153] West SL，Lok CE，Langsetmo L，*et al.* Bone mineral density predicts fractures in chronic kidney disease[J]. J Bone Miner Res，2015，30: 913-919.

[154] Bleiker TO，Bourke JF，Mumford R，*et al.* Longterm outcome of severe chronic plaque psoriasis following treatment with high-dose topical calcipotriol[J]. Br J Dermatol，1998，139: 285-286.

[155] Hardman KA，Heath DA，Nelson HM. Hypercalcaemia associated with calcipotriol (Dovonex) treatment[J]. BMJ，1993，306: 896-896.

[156] Russell S，Young MJ. Hypercalcaemia during treatment of psoriasis with calcipotripl[J]. Br J Dermatol，1994，130: 795.

[157] Kawahara C，Okada Y，Tanikawa T，*et al.* Severe hypercalcemia and hypernatremia associated with calcipotriol for treatment of psoriasis[J]. J Bone Mineral Metab，2004，22: 159-162.

[158] Rademaker M，Agnew K，Andrews M，*et al.* Psoriasis in those planning a family，pregnant or breast-feeding. The Australasian Psoriasis Collaboration[J]. Australasian J Dermatol，2017，Epub ahead of print. doi: 10.1111/ajd.12641.

[159] Gallagher JC，Smith LM，Yalamanchili V. Incidence of hypercalciuria and hypercalcemia during vitamin D and calcium Supplementation in older women[J]. Menopause，2014，21: 1173-1180.

[160] Vogiatzi MG，Jacobson-Dickman E，DeBoer MD. Drugs，and therapeutics committee of the pediatric endocrine society. Vitamin D supplementation and risk of toxicity in pediatrics: A review of current literature[J]. J Clin Endocrinol Metab，2014，99: 1132-1141.

[161] Kara C，Gunindi F，Ustyol A，*et al.* Vitamin D intoxication due to an erroneously manufactured dietary supplement in seven children[J]. Pediatrics，2014，133: e240-e244. doi: 10.1542/peds.2013-0711.

[162] Hawkes CP，Schnellbacher S，Singh RJ，*et al.* 25-hydroxyvitamin D can interfere with a common assay for 1，25-dihydroxyvitamin D in vitamin D intoxication[J]. J Clin Endocrinol Metab，2015，100: 2883-2889.

[163] Hathcock JN，Shao A，Vieth R，*et al.* Risk assessment for vitamin D[J]. Am J Clin Nutr，2007，85: 6-18.

[164] Tripkovic L，Lambert H，Hart K，*et al.* Comparison of vitamin D_2 and vitamin D_3 supplementation in raising serum 25-hydroxyvitamin D status: a systematic review and meta-analysis[J]. Am J ClinNutr，2012，95: 1357-1364.

[165] Wilhelm SM，Wang TS，Ruan DT，*et al.* The American Association of Endocrine Surgeons Guidelines for Definitive Management of Primary Hyperparathyroidism[J]. JAMA Surg，2016，151: 959-968.

[166] Zittermann A. The biphasic effect of vitamin D on the musculoskeletal and cardiovascular system[J]. Int J Endocrinol，2017，2017: 3206240.

[167] Al Mheid I，Patel RS，Tangpricha V，*et al.* Vitamin D and cardiovascular disease: is the evidence solid?[J]. Eur Heart J，2013，34: 3691-3698.

[168] Tebben PJ，Singh RJ，Kumar R. Vitamin D-mediated hypercalcemia: mechanisms，diagnosis，and treatment[J]. Endocr Rev，2016，37: 521-547.

[169] Trillini M，Cortinovis M，Ruggenenti P，*et al.* Paricalcitol for secondary hyperparathyroidism in renal transplantation[J]. J Am Soc Nephrol，2015，26: 1205-1214.

[170] Shoback D. Hypoparathyroidism[J]. N Engl J Med，2008，359:391-403.

[171] Stein EM，Shane E. Vitamin D in organ trans-plantation[J]. Osteoporos Int，2011，22: 2107-2118.

[172] Melamed ML，Thadhani RI. Vitamin D therapy in chronic kidney disease and end stage renal disease[J]. Clin J Am Soc Nephrol, 2012，7: 358-365.

（收稿日期：2018-01-09）

《维生素 D 及其类似物的临床应用共识》编写组名单

顾　问： 孟迅吾　徐　苓　廖二元　朱汉民　黄公怡　周学瀛　陶天遵

组　长： 夏维波

副组长： 章振林　林　华　金小岚　余　卫　付　勤

秘　书： 李　梅　王　鸥　袁凌青

成　员：（按姓氏笔画排序）

丁　悦　王　鸥　付　勤　宁志伟　邢小平　朱　梅

刘建民　刘跃华　李玉坤　李　梅　吴　文　余　卫

张克勤　陈德才　林　华　岳　华　金小岚　侯建明

姜　艳　袁凌青　袁群生　夏维波　盛志峰　章振林

董　进　程　群　谢忠建　裴　育

编写组作者单位

北京协和医院（孟迅吾、徐苓、周学瀛、夏维波、余卫、邢小平、刘跃华、李梅、袁群生、王鸥、姜艳）；北京医院（黄公怡）；中国人民解放军总医院（裴育）；首都医科大学附属北京朝阳医院（宁志伟）；上海交通大学附属第六人民医院（章振林、岳华）；复旦大学附属华东医院（朱汉民、程群）；上海交通大学医学院附属瑞金医院（刘建民）；上海同济大学附属同济医院（张克勤）；南京大学医学院附属鼓楼医院（林华）；成都军区总医院（金小岚）；中国医科大学附属盛京医院（付勤）；中南大学湘雅二医院（廖二元、谢忠建、袁凌青、盛志峰）；福建省立医院（侯建明）；天津医科大学总医院（朱梅）；河北医科大学第三医院（李玉坤）；广东省人民医院（吴文）；中山大学孙逸仙纪念医院（丁悦）；四川大学华西医院（陈德才）；哈尔滨医科大学附属第二医院（陶天遵）；山西医科大学第一医院（董进）

支气管扩张症

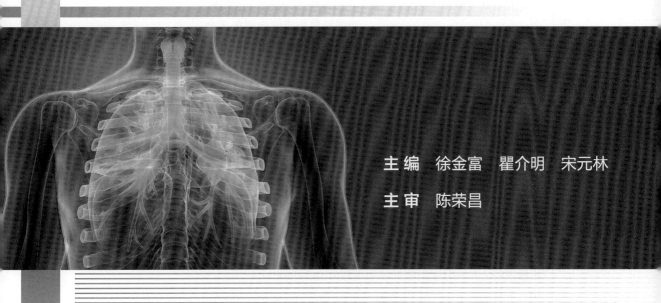

主编 徐金富 瞿介明 宋元林

主审 陈荣昌

人民卫生出版社

·北京·

图书在版编目（CIP）数据

支气管扩张症 / 徐金富，瞿介明，宋元林主编. —
北京：人民卫生出版社，2021.9（2022.10重印）
ISBN 978-7-117-31957-7

Ⅰ. ①支… Ⅱ. ①徐…②瞿…③宋… Ⅲ. ①支气管
扩张－诊疗 Ⅳ. ①R562.2

中国版本图书馆 CIP 数据核字（2021）第 167927 号

| 人卫智网 | www.ipmph.com | 医学教育、学术、考试、健康，购书智慧智能综合服务平台 |
| 人卫官网 | www.pmph.com | 人卫官方资讯发布平台 |

支气管扩张症
Zhiqiguan Kuozhangzheng

主　　编：徐金富　瞿介明　宋元林
出版发行：人民卫生出版社（中继线 010-59780011）
地　　址：北京市朝阳区潘家园南里 19 号
邮　　编：100021
E - mail：pmph @ pmph.com
购书热线：010-59787592　010-59787584　010-65264830
印　　刷：北京华联印刷有限公司
经　　销：新华书店
开　　本：787 × 1092　1/16　印张：22
字　　数：480 千字
版　　次：2021 年 9 月第 1 版
印　　次：2022 年 10 月第 3 次印刷
标准书号：ISBN 978-7-117-31957-7
定　　价：98.00 元

打击盗版举报电话：010-59787491　E-mail：WQ @ pmph.com
质量问题联系电话：010-59787234　E-mail：zhiliang @ pmph.com

编 者 （按姓氏汉语拼音排序）

白久武（同济大学附属上海市肺科医院）

蔡后荣（南京大学医学院附属鼓楼医院）

曹　彬（中日友好医院）

曹卫军（同济大学附属上海市肺科医院）

陈　碧（上海交通大学医学院附属仁济医院）

陈　昶（同济大学附属上海市肺科医院）

陈　雪（同济大学附属同济医院）

陈荣昌（深圳市人民医院）

陈亚红（北京大学第三医院）

程克斌（同济大学附属上海市肺科医院）

褚海青（同济大学附属上海市肺科医院）

戴若璇（同济大学附属上海市肺科医院）

丁　薇（上海市浦东新区浦南医院）

范莉超（同济大学附属上海市肺科医院）

高金明（北京协和医院）

顾　晔（同济大学附属上海市肺科医院）

关伟杰（广州医科大学附属第一医院）

桂徐蔚（同济大学附属上海市肺科医院）

韩昱飞（同济大学附属上海市肺科医院）

黄华蓉（同济大学附属上海市肺科医院）

江　森（同济大学附属上海市肺科医院）

蒋捍东（上海交通大学医学院附属仁济医院）

揭志军（复旦大学上海市第五人民医院）

金美玲（复旦大学附属中山医院）

巨默涵（复旦大学附属中山医院）

李　燕（南京大学医学院附属鼓楼医院）

李　玉（山东大学齐鲁医院）

李成伟（同济大学附属上海市肺科医院）

李建雄（同济大学附属上海市肺科医院）

梁　硕（同济大学附属上海市肺科医院）

刘　漪（昆明市第二人民医院）

陆海雯（同济大学附属上海市肺科医院）

罗柳林（同济大学附属上海市肺科医院）

罗荣光（同济大学附属上海市肺科医院）

马德东（山东大学齐鲁医院）

马明葱（广州医科大学附属第一医院）

毛　贝（同济大学附属上海市肺科医院）

米文君（北京大学第三医院）

倪颖梦（上海交通大学医学院附属瑞金医院）

瞿介明（上海交通大学医学院附属瑞金医院）

任　涛（上海市第六人民医院）

沙　巍（同济大学附属上海市肺科医院）

申昆玲（首都医科大学附属北京儿童医院）

施　毅（中国人民解放军东部战区总医院）

施天昀（复旦大学上海市第五人民医院）

时国朝（上海交通大学医学院附属瑞金医院）

史景云（同济大学附属上海市肺科医院）

宋元林（复旦大学附属中山医院）

苏奕亮（同济大学附属上海市肺科医院）

田欣伦（北京协和医院）

王　昊（首都医科大学附属北京儿童医院）

王　红（同济大学附属上海市肺科医院）

王玉光（首都医科大学附属北京中医医院）

卫　平（同济大学附属上海市肺科医院）

谢作舟（昆明市第二人民医院）

徐保平（首都医科大学附属北京儿童医院）

徐金富（同济大学附属上海市肺科医院）

徐凯峰（北京协和医院）

徐小勇（中国人民解放军东部战区总医院）

杨加伟（同济大学附属上海市肺科医院）

易祥华（同济大学附属同济医院）

宇小婷（同济大学附属同济医院）

张　静（复旦大学附属中山医院）

张　炜（上海中医药大学附属曙光医院）

赵建康（中日友好医院）

卓　超（广州医科大学附属第一医院）

编写秘书：陆海雯　毛　贝

序　言

　　支气管扩张症是威胁国人健康的一大常见疾病。近年来,国际上关于支气管扩张症的临床及临床前研究,深化了对支气管扩张症病机和诊疗的认识。然而在我国,尽管人口基数大,支气管扩张症患者人数众多,但开展的研究却相对较少,关于支气管扩张症的专著更是缺乏。为总结国内对支气管扩张症的研究现状和流行病学特点,瞿介明教授、徐金富教授和宋元林教授团队邀请了众多呼吸领域的专家共同编写了《支气管扩张症》一书,填补了国内空白。

　　在全体参编人员的共同努力下,本书终于和大家见面了。本书从基础医学角度分析了支气管扩张症的发病机制、病理生理学变化、免疫学机制和病原学特点,也介绍了支气管扩张症的流行病学现状、临床诊疗方法及诊疗过程中存在的实际问题,提出解决方法。同时,对支气管扩张症的研究方向、诊疗策略和临床管理进行了深入探讨。

　　在医疗领域飞速发展的今天,随着新挑战的不断出现,新的观念和新的技术也应运而生。作为医疗行业的从业者,我们的职业生涯也充满了机遇与挑战。尽管我国目前医疗工作状况距离国际前沿水平仍有很大距离,但是我们的同行们都在认真做好临床与科研工作,努力追赶前行。这本书汇集了多位呼吸领域专家的专业积累,体现了他们的科学态度和学识水平。

　　希望本书可以为医疗界同仁提供有价值的研究与临床诊疗参考,推动我国支气管扩张症的现代研究和诊疗工作。也希望本书可以为支气管扩张症患者和家属提供关于疾病的有用信息。

中国工程院院士
中国工程院副院长
中国医学科学院北京协和医学院院校长
2021 年 8 月

前　言

　　支气管扩张症作为一种常见的慢性呼吸系统疾病，病程长，病变不可逆转，影响广大患者的生活质量，给患者家庭和社会带来了沉重的经济负担。2012 年欧洲成立多中心支气管扩张症调查和研究联盟，这对全球的支气管扩张症临床研究起了巨大的推动作用。然而，作为威胁国人健康的一大常见病，支气管扩张症目前尚未得到足够重视，支气管扩张症稳定期患者的管理落后于国际先进水平。为此，中国支气管扩张症临床诊治与研究联盟于 2019 年成立，旨在推动我国支气管扩张症的研究与临床实践。

　　国内目前尚无支气管扩张症方面的专著，因此迫切需要整合全国此方面的专家，发挥专业优势，编写一部权威、实用的专著。《支气管扩张症》由全国呼吸内科学领域具有多年临床、教学、科研工作经验的专家、教授编写，共分 27 章，包括基础知识、临床诊断及鉴别诊断相关问题、病因学诊断及合并症相关问题、治疗相关问题、管理与临床研究等。本书系统阐述了支气管扩张症的临床与基础最新进展，既可为临床医师处理实际问题提供权威的参考，也可为临床科研工作者提供宝贵的研究资料。

　　尽管本书在编写过程中历经多次修改，但难免有疏漏或不当之处，敬请广大读者和专家批评指正。

　　本书从立意到出版得到了钟南山院士和王辰院士的勉励和指导，以及各界专家的大力支持和众多同道的帮助，在此一并表示衷心的感谢。

徐金富　瞿介明　宋元林

2021 年 8 月

目 录

第四篇　支气管扩张症治疗相关问题

第五篇　支气管扩张症的管理与临床研究

支气管扩张症

第 一 篇

支气管扩张症基础知识

第一章
概　　论

支气管扩张症是一种气道慢性炎症性和感染性疾病，以慢性咳嗽咳痰、反复感染和呼吸道损伤重构为主要特征，在世界范围内都有较高的患病率和病死率。患者常表现为持续咳嗽、咳脓痰、反复胸部不适及精神委靡等症状，伴随支气管扩张症的高患病率所带来的沉重医疗负担及人均住院费用的升高，支气管扩张症逐渐得到患者与医务人员的重视与关注。

一、对支气管扩张症的认识发展简史

早在 1819 年，听诊器的发明者、法国医生 René Laënnec 就在他的书中第一次描述到支气管扩张症的概念。他通过研究病例报道、详细的临床检查和相关的验尸报告指出，任何以慢性咳痰为特点的疾病都可能导致支气管扩张症，最可能的致病条件是肺结核和百日咳。自支气管扩张症被第一次定义以来，其一直是一种在临床上占重要地位却知之甚少的疾病。

直至 1919 年，当时流感正在欧洲和北美大陆蔓延，现代医学之父 William Osler 医生与世长辞；他生前坚持要求为其诊治的医师在其去世之后对其尸体进行解剖，最终医师们怀疑 Osler 实际上死于未确诊的支气管扩张症的并发症，这才开始对支气管扩张症有了更加详细的研究。

随着支气管扩张症逐渐走入人们的视野、社会卫生条件和就医环境的改善、医务工作人员业务水平的提高、人们对疾病预防意识的增强及抗生素的使用，支气管扩张症的患病率在发达国家呈明显下降的趋势。在一篇将支气管扩张症定义为"孤儿肺部疾病"（orphan lung diseases）之一的文献中的数据表明，支气管扩张症已经影响 1/（1 000～250 000）的成年人，尤其在女性中更为常见，并且患病率会随着年龄的增长而增多。20 世纪 50 年代以来，随着抗生素的及时使用及疫苗覆盖率的提高，患病率有所降低。如 1969 年，来自英国的 Field 通过随访研究指出支气管扩张症患病率已经由 1940 年的 48/ 万降至 1960 年的 10/ 万。随后，芬兰学者在 1997 年的报道中也给出了一套研究数据指出支气管扩张症住院率已经由 1972 年的 143/100 万降至 1992 年的 87/100 万，就诊率也以年均 1.3% 的比率下降。

但是由于社会经济发展不平衡等相关问题，在发展中国家及发达国家的社会弱势群体中，支气管扩张症仍有较高患病率。来自发达国家（澳大利亚、新西兰和北美地区）的队列研究结果表明，生活条件差和儿童早期急性呼吸道感染率高的土著社区的儿童支气管扩张症患病率也非常高。

21 世纪以来，来自发达国家的流行病学调查结果显示，支气管扩张症的患病率和住院率呈增加趋势。美国一项研究表明从 1993—2006 年，成年支气管扩张症患病率尤其是 75 岁以上老年人群有上升趋势。这可能与高分辨率 CT 的广泛应用及专业性研究的增多有关，使得之前错诊漏诊的患者得到了明确的诊断，同时临床上免疫抑制剂的使用、患者自身寿命延长也可能与此相关。

关于我国支气管扩张症系统规范的流行病学统计数据有限，我国香港地区 1990 年的数据显示支气管扩张症的住院率约为 16.4/10 万。因此我国急需组织大规模多中心的研究，进行支气管扩张症的流行病学调查，以便获得完整的流行病学资料，了解我国最新患病情况。

二、支气管扩张症的研究现状与思考

（一）支气管扩张症的临床关注度与科研情况

近年来，呼吸系统感染性疾病领域内，临床水平的提高有目共睹，同时基础研究也硕果累累。作为一种常见的慢性呼吸道疾病，支气管扩张症病程长，病变不可逆转，由于反复感染，特别是广泛性支气管扩张症可能严重损害患者肺的组织结构和功能，影响患者的生活质量，给患者家庭和社会都带来沉重的经济负担。

而与其他慢性气道疾病[如支气管哮喘或慢性阻塞性肺疾病（简称慢阻肺）等]相比，社会中包括医护人员都对支气管扩张症的关注度远远不够，文献报道也相对较少。目前，国际上已经有针对慢阻肺的慢性阻塞性肺疾病全球创议（Global Initiative for Chronic Obstructive Lung Disease，GOLD），目前已经更新到 GOLD2019 版。也有全球哮喘防治创议（Global Initiative for Asthma，GINA）针对哮喘的诊断治疗进行规范。国际上整体重视度的提高使得每年有大量的专家对慢阻肺和哮喘进行相关临床和基础研究，研究结果也会相互借鉴讨论，这也为这些疾病的预防、诊断和治疗提供统计学数据，从而使得全球患者受益。

但是，同样作为肺部慢性感染性疾病之一的支气管扩张症甚至没有被列入到慢性气道疾病当中，这也导致了无论是在科研上还是临床关注度上，支气管扩张症的受重视程度与系统性研究都严重不足，使得其发展相对落后于其他肺部疾病。而没有国际的大数据支撑，临床医务工作者对支气管扩张症的理解往往来自临床经验与少量高质量文献报道，这对患者病情的早期诊断、评估及规范化的稳定期和急性加重期的处理都会造成偏移。

我国支气管扩张症的患病率性别差异不明显，且长期以来缺乏重视，检查手段落后等，目前没有完整的流行病学资料，仍需进行大规模的流行病学调查。

（二）支气管扩张症的诊断现状与不足

目前临床上对于支气管扩张症的诊断主要还是依靠胸部高分辨率 CT，随着 CT 相关器械的精确度和敏感度增高，支气管扩张症的影像学诊断也因此变得简单。但是在诊断方面依旧有以下问题存在：

1. 早期诊断不准确　在我国，这主要是针对基层医疗机构及欠发达地区而言，高分辨率 CT 设备的缺乏和技术的落后，以及体检概念没有普及推广，导致支气管扩张症患者无法在疾病早期被筛查出来。欠发达地区患者本身对疾病的认识不足也导致了早期就诊的患者比例比较低。

2. 病因学诊断未受重视　目前国际上缺乏统一的支气管扩张症诊断流程,这使得临床上无法全面、及时地进行诊断。而感染类疾病的病因学诊断往往较为复杂,牵涉面广;支气管扩张症也不例外,是由于多种病原体的反复感染使得支气管结构破坏继发了支气管扩张症的产生。

目前研究表明支气管扩张症的病因包括反复下呼吸道感染(特别是细菌性肺炎、百日咳、支原体感染及病毒感染如麻疹),结核和非结核分枝杆菌感染,异物和误吸,大气道先天性异常,纤毛功能异常如卡塔格内综合征(Kartagener syndrome),其他气道疾病如变应性支气管肺曲霉病、弥漫性泛细支气管炎。但随着社会进步,一些新的支气管扩张症病因也逐渐走入人们的视野,如艾滋病、肺和骨髓移植术后及免疫缺陷等。

在我国,支气管扩张症的病因在发生变化,特发性支气管扩张症、肺炎后支气管扩张症和肺结核感染后支气管扩张症已是我国支气管扩张症的主要病因。随着我国疫苗接种和抗结核治疗的发展,传染性疾病如麻疹、百日咳、结核等导致的支气管扩张症减少,但是特发性支气管扩张症增多,无法明确详尽病因的特发性支气管扩张症的增多也从另一个角度表明我们对支气管扩张症病因的研究与认识不足。详尽的病因学检查对诊断和治疗都非常重要,在临床和科研工作中都应该对这一现象充分重视起来。

过去十年的国际研究中,已经清楚地指出与支气管扩张症的不良预后和疾病进展相关或可预测的因素。这些因素包括年龄较大、肺功能差及铜绿假单胞菌的定植。近期有一篇纳入 21 项观察性队列研究(包括 3 683 名受试者)的荟萃分析证实铜绿假单胞菌定植与支气管扩张症患者的病死率和住院率的增加密切相关。

我们需要更多支气管扩张症相关的临床与基础相结合的调查研究去寻找更多的病因学及病原学上的切入点,探索支气管扩张症具体的发病机制,从而更加深入准确地对疾病进行诊断治疗。

3. 缺乏疾病严重程度评估方法　目前国际上有两项专门针对支气管扩张症严重程度的评分系统:BSI 评分系统和 FACED 评分系统,两种系统都有较高的诊断效能。而以上两种系统的开发是依靠国际多中心的数据开展,在我国并没有得到全面应用。而我国目前也尚无全面用于支气管扩张症严重程度评估的方法,这使得支气管扩张症严重程度的评估难以标准化、统一化,也直接导致医务人员难以对患者进行有效的分层管理。

4. 支气管扩张症患者自身认识不足　由于临床上对支气管扩张症的忽视,我国在对慢性呼吸道疾病的鉴别诊断中考虑支气管扩张症的情况往往不够,卫生部门对支气管扩张症的宣传推广力度也远远不足,众多因素导致患者对自身疾病的认识不足且随访意识较差,从而不利于其疾病的早期预防和诊断,也使得后续的治疗和稳定期的管理出现问题。

(三)支气管扩张症合并其他疾病

虽然在许多患者中,支气管扩张症往往被认为是特发性或感染后导致的,但是已经有很多国内外文献报道支气管扩张症与慢阻肺、结缔组织疾病及免疫缺陷相关。GOLD 指南在 2014 年也正式将支气管扩张症列为慢阻肺的第七个合并症。支气管扩张症与慢阻肺的合并存在导致疾病进程的改变，慢阻肺合并支气管扩张症与症状持续时间、脓痰及痰液分离出铜绿假单胞菌存在一定的相关性，且合并支气管扩张症的慢阻肺患者，其病死率比一般患者更高。我国的近期研究表明支气管哮喘的存在是支气管扩张症的独立危险因素。国际上多处开展了针对支气管扩张症合并非结核分枝杆菌肺病的相关研究。

2016 年 12 月的最新一项多中心高质量的研究结果发表在 *The Lancet Respiratory Medicine* 上，它的统计学数据表明支气管扩张症作为"孤儿病"的现象正在逐步消除。该研究自 2006 年 6 月 1 日至 2013 年 11 月 22 日，从来自欧洲四个中心研究人群中筛选了 1 340 例支气管扩张症患者，分析了其中 986 例。主要发现了伴发疾病在支气管扩张症中频繁发生，并且可能对患者生存产生负面影响。来自发达国家的支气管扩张症成年患者通常具有几种合并症。而这些合并症的存在增加了支气管扩张症严重程度，提高了患者的住院率和病死率。支气管扩张症的慢性炎症效应可能驱动病症例如冠状动脉疾病的进展，而结缔组织病的免疫功能异常可能引发或加重支气管扩张症。

随着支气管扩张症合并其他疾病的研究进展，我们逐渐意识到支气管扩张症不再是独立的疾病，更像是一种综合征。而这些合并疾病研究的深入、相关病理生理机制的明朗，会给支气管扩张症及其他肺部疾病的治疗与管理提供较大的帮助。

（四）支气管扩张症的治疗现状与不足

2010 年英国胸科协会（BTS）发布了非囊性纤维化支气管扩张症诊疗指南，强调了对支气管扩张症的病因诊断，只有把握疾病本质才能进行针对性治疗。如西方的相关临床研究结果及我们的荟萃分析结果表明，吸入抗生素治疗和大环内酯类长期维持治疗对稳定期支气管扩张症具有一定的疗效。

国内目前针对支气管扩张症治疗的探索相对较少，国内部分专家在学习欧美指南的过程中，结合我国国情，于 2012 年在《中华结核和呼吸杂志》上发布了《成人支气管扩张症诊治专家共识（2012 版）》，以作为国内广大呼吸系统疾病工作者学习和工作的参考，这对我国支气管扩张症的规范诊治起到了一定的推动作用。

目前临床医师主要的任务是处理支气管扩张症的急性加重状态，对稳定期的处理比较欠缺，无推荐的有效治疗。绝大部分情况下，我们只是任由患者病情逐步进展，至下一次急性加重时再次住院干预。在一次次的急性加重中，患者的肺功能出现恶化，下呼吸道细菌负荷增加，甚至出现耐多药或泛耐药病原体。

国外目前推荐的稳定期患者长期口服或吸入抗菌药物的效果及其对细菌耐药的影响尚需进一步研究，因此国内专家共识并不推荐。目前国内迫切需要组织大规模、设计严密、实施规范的临床试验，验证上述探索性治疗，以确定相关治疗措施在国内支气管扩张症患者中的疗效和安全性。

总之，支气管扩张症是威胁国人健康的一大常见病，其患病率和病死率均居高不下。

近年来国际上已经有相当规模的临床及临床前研究，显示支气管扩张症治疗有较大的进展。中国人口基数大，患者群体多，但临床开展的相关研究少，因此亟待多中心大样本研究来制定符合我国国情的规范的支气管扩张症诊断流程及治疗策略，全面系统地探索诊治新途径、新方法，造福中国百姓。

（徐金富　瞿介明　宋元林）

参 考 文 献

[1] LAËNNEC RT, LAËNNEC RT, LAËNNEC R. De L'Auscultation médiate：ou traité du diagnostic des maladies des poumons et du Cœur, fondé principalement sur ce nouveau moyen d'exploration. Edinb Med Surg J, 1822, 18（72）：447-474.

[2] ROGUIN A. Rene Theophile Hyacinthe Laënnec（1781-1826）：the man behind the stethoscope[J]. Clin Med Res, 2006, 4（3）：230-235.

[3] RYU J H, RICHELDI L. Orphan lung diseases[J]. Semin Respir Crit Care Med, 2016, 37（3）：319-320.

[4] CHANG A B, GRIMWOOD K, MAGUIRE G, et al. Management of bronchiectasis and chronic suppurative lung disease in indigenous children and adults from rural and remote Australian communities[J]. Med J Aust, 2008, 189（7）：386-393.

[5] SINGLETON R J, VALERY P C, MORRIS P, et al. Indigenous children from three countries with non-cystic fibrosis chronic suppurative lung disease/ bronchiectasis[J]. Pediatr Pulmonol, 2014, 49（2）：189-200.

[6] KWAK H J, MOON J Y, CHOI Y W, et al. High prevalence of bronchiectasis in adults：analysis of CT findings in a health screening program[J]. Tohoku J Exp Med, 2010, 222（4）：237-242.

[7] SEITZ A E, OLIVIER K N, STEINER C A, et al. Trends and burden of bronchiectasis-associated hospitalizations in the United States, 1993-2006[J]. Chest, 2010, 138（4）：944-949.

[8] BILTON D. Update on non-cystic fibrosis bronchiectasis[J]. Curr Opin Pulm Med, 2008, 14（6）：595-599.

[9] ANWAR G A, MCDONNELL M J, WORTHY S A, et al. Phenotyping adults with non-cystic fibrosis bronchiectasis：a prospective observational cohort study[J]. Respir Med, 2013, 107（7）：1001-1007.

[10] CHALMERS J D, GOEMINNE P, ALIBERTI S, et al. The bronchiectasis severity index. An international derivation and validation study[J]. Am J Respir Crit Care Med, 2014, 189（5）：576-585.

[11] LONNI S, CHALMERS J D, GOEMINNE P C, et al. Etiology of non-cystic fibrosis bronchiectasis in adults and its correlation to disease severity[J]. Ann Am Thorac Soc, 2015, 12（12）：1764-1770.

[12] GAO Y H, GUAN W J, LIU S X, et al. Aetiology of bronchiectasis in adults：a systematic

literature review[J]. Respirology，2016，21（8）：1376-1383.

[13] MARTÍNEZ-GARCÍA M A，DE LA ROSA CARRILLO D，SOLER-CATALUÑA J J，et al. Prognostic value of bronchiectasis in patients with moderate-to-severe chronic obstructive pulmonary disease[J]. Am J Respir Crit Care Med，2013，187（8）：823-831.

[14] WILCZYNSKA M M，CONDLIFFE A M，MCKEON D J. Coexistence of bronchiectasis and rheumatoid arthritis: revisited[J]. Respir Care，2013，58（4）：694-701.

[15] MAO B，YANG J W，LU H W，et al. Asthma and bronchiectasis exacerbation[J]. Eur Respir J，2016，47（6）：1680-1686.

[16] MCDONNELL M J，ALIBERTI S，GOEMINNE P C，et al. Comorbidities and the risk of mortality in patients with bronchiectasis: an international multicentre cohort study[J]. Lancet Respir Med，2016，4（12）：969-979.

第二章

支气管扩张症的流行病学

　　20 世纪以来，随着生活条件的改善、疫苗的普及和抗生素的广泛使用，在一些发达国家支气管扩张症的患病率出现下降。然而，近来有报道认为，在部分地区或种族中，支气管扩张症的患病率、住院率和病死率却表现出明显的升高。由于对支气管扩张症流行病学的研究较少，所采用的诊断标准或者统计学方法又各不相同，因此很难获得世界范围内支气管扩张症流行情况的趋势。

　　由于早期的技术所限，早期支气管扩张症患者的诊断尚存在很多遗漏。近年来随着高分辨率 CT（high resolution CT，HRCT）的发展，支气管扩张症诊断标准日趋完善，根据 Eastham 等的报道，在胸部 HRCT 出现后支气管扩张症的发病率较前增加了近 10 倍。这说明，早期研究统计获得的患病率很可能只是支气管扩张症患者中的冰山一角，实际患病率远超出预期。尤其在发展中国家，尚没有权威证据提出支气管扩张症的患病率有下降的趋势。即便在发达国家，由于人们对于生活质量的要求和支气管扩张症带来的对生活的影响，支气管扩张症仍是需要重点关注和研究的疾病。

　　支气管扩张症也曾被认为是其他肺部慢性疾病如哮喘、慢阻肺的合并症，进而在一些研究中未被记录支气管扩张症独立的患病率，掩盖了真实的发病情况。在各类检查技术发展成熟的今天，临床医师在诊断时越来越多地考虑影像学表现的变化，这在一定程度上提高了临床医师诊断支气管扩张症时的技术水平，但当过分依赖影像学检查时，也会使那些未表现出症状的患者被忽略，因此在进行流行病学研究的时候，除了要考虑有明确影像学表现的患者，相关临床症状也不能忽视。

　　早在 1953 年，研究人员首次对支气管扩张症的流行病学进行了大规模的研究，地点为英国的 Bedford 镇，据该研究调查，该镇支气管扩张症的患病率为 1.3‰。但是由于当时胸部 CT 检查还未广泛普及和抗生素的缺乏，加之作者排除了一些表现为其他肺部疾病病理特征的患者，这个患病率对评估疾病流行情况的参考价值很低。

　　幸运的是，在这之后越来越多的国家开始进行支气管扩张症患病率的研究，但由于不同研究人员采用的定义、研究方法等的不同，无法对各研究之间的结果进行直接比较。因此，我们在这里对已有的研究按照不同国家地域进行分别描述，以期能够在支气管扩张症的流行趋势和特点等描述性问题上了解一二。

一、国外支气管扩张症的流行病学及研究现状

(一)美国

在支气管扩张症的流行病学研究上,美国是目前研究最多、时间跨度最长的国家。1999—2001 年,美国 18～34 岁人群中支气管扩张症的患病率为 4.2/10 万,超过 75 岁人群的患病率为 271.8/10 万,其中以女性和老年患者的患病率较高。而根据 Donnell 等发表在 *Chest* 上的数据,美国所有年龄层中,约有 25/10 万患有支气管扩张症。尽管从以上数据看来,美国的支气管扩张症患病率并不是很高。但是,由于这些数据并不是来自常规的抽样调查方法,而多是来自保险公司,考虑到美国还有大量人群无法支付医疗保险的情况,支气管扩张症在美国的患病情况可能被低估。

最近一次较大规模对美国支气管扩张症流行病学的调查研究是在 2000—2007 年,研究显示,整个研究期间,支气管扩张症的患病率在美国呈增加趋势,每 22 296 人就至少有一个支气管扩张症患者,8 年间的平均患病率为 1 106/10 万(95% CI: 1 092～1 121),患病率每年增加 8.7%。

从支气管扩张症的流行病学特点上看,美国男性和女性的年增加率无明显差别。但是女性罹患的风险较男性高 36%(OR = 1.36, 95% CI: 1.32～1.40)。由于胸部 CT 检查对于支气管扩张症的诊断至关重要,该研究按研究人群的胸部 CT 检查次数进行了分层,结果显示,在只进行了 1 次胸部 CT 检查的人群中,亚洲人比白种人和黑种人的患病率高 2.5 倍和 3.9 倍。随着胸部 CT 检查次数的增加,这一差距进一步加大。这说明种族因素对支气管扩张症患病的影响是明显的。在美国整个人群中,亚洲人群的患病率也是最高的。随着年龄增加,支气管扩张症的患病率也随之增加,在年龄 80～84 岁的妇女中,年平均患病率最高 537/10 万(95% CI: 523～551)。在各个年龄组中,女性相对于男性的患病率要高 1.3～1.6 倍。

相对于其他支气管扩张症流行地区而言,美国的患病率并不是很高,但是其给美国带来的经济负担却不容忽视。2001 年,美国支气管扩张症患者的年度医疗平均费用为 13 244 美元,高于许多其他诸如心脏病(12 000 美元)和慢阻肺(11 000～13 000 美元)等慢性疾病。

在美国,支气管扩张症相关的病死率在 10%～16%,死亡原因主要是支气管扩张症相关的呼吸衰竭。美国健康质量与研究机构对 1993—2006 年的研究显示,支气管扩张症相关住院率为 16.5/10 万,1993—2006 年美国男性和女性的相关住院的年增长率分别为 2.4% 和 3.0%。

整体而言,美国的支气管扩张症的流行趋势处于增加状态,女性的疾病负担比男性更大,而且患病率随年龄增长而增加。亚洲人的患病率相对于白种人更高,对于亚洲人群的支气管扩张症流行性的明显升高,尚不能通过合并症的流行差异来解释,因为其合并症的差异在不同性别和种族群体中相近。

(二)韩国

Hyun Jung Kwak 和他的同事们对韩国 2008 年的支气管扩张症发病情况进行了一次

横断面研究分析。他们通过回顾性研究的方式，以胸部 CT 影像为依据，对 1 409 例因为呼吸系统疾病做胸部 CT 检查的患者进行了影像学回顾分析，结果显示整个研究人群中支气管扩张症的患病率达到 9.1%。这其中，女性的患病率明显高于男性（11.5% vs. 7.9%，$P=0.022$），并且患病率随着患者年龄的增加而明显增加。对于年龄超过 70 岁的患者，患病率升高至 20.4%。该研究还指出，在影像学诊断的支气管扩张症患者中，有 46% 的患者未表现出相应症状，尚无证据能确定这些患者是否会转为有症状的患者。由于该研究选择的人群患有呼吸系统基础疾病，考虑到研究人群的偏倚会提高支气管扩张症的检出率，该研究结果较真实结果可能会偏高。中国人群的基因遗传背景与韩国具有类似性，因此这一数据值得参考。

（三）英国

英国对支气管扩张症流行情况的研究较为细致，可以较清晰地显示出英国 2004—2013 年支气管扩张症的发病率、患病率的变化趋势。

在所有年龄组中，女性支气管扩张症的发病率从 2004 年的 21.24/10 万增加到 2013 年的 35.17/10 万，男性从 2004 年的 18.19/10 万增加到 2013 年的 26.92/10 万。2004 年和 2013 年英国男性和女性支气管扩张症的发病率均随着年龄的增加而增加，大于 70 岁的人群中，发病率的增加较其他年龄组更加明显。

英国人群总体患病情况同发病情况相似也呈增长状态，女性支气管扩张症的患病率从 2004 年的 350.5/10 万增加到 2013 年的 566.1/10 万，男性患病率从 2004 年的 301.2/10 万增加到 2013 年的 485.5/10 万。而 40 岁以下年龄组整体患病率依然处于较低水平，但在 2013 年，老年患者组的患病率高达 1%。

支气管扩张症相关的病死率方面，女性患者的年龄调整病死率为 1 437.7/10 万，一般人群死亡率 635.9/10 万；男性患者的年龄调整病死率为 1 914.6/10 万，一般人群死亡率为 895.2/10 万。罹患支气管扩张症患者的病死率是一般人群死亡率的两倍以上。

（四）西班牙

西班牙在 2012 年确诊了 20 895 例支气管扩张症患者，患病率约为 36.2/ 万，发病率为 4.81/ 万。整个患病人群中 2 703 例（12.9%）为新发病例。支气管扩张症患者中女性的发病率高于男性（分别为 39.1/ 万与 33.3/ 万）。年平均发病率女性高于男性（分别为 4.93/ 万与 4.69/ 万）。男女的患病率和发病率随年龄增加而增加，其中 65 岁以上的男性患病率最高（152.9/ 万），最高发病率为 21.95/ 万。

（五）儿童支气管扩张症流行情况

不同于老年人群体中对支气管扩张症的重视，在儿童和青年人中更容易出现诊断的忽视，除已知的支气管扩张症患者外，相信仍存在很多未能诊断或者未规范治疗的儿童和青年人，这些人群正面临着更早和更快速的肺功能下降。

新西兰 15 岁儿童的年总患病率为 3.7/10 万。太平洋地区儿童的患病率最高，为 17.8/10 万，而毛利人为 4.8/10 万，患病率随地域和种族的变化呈现出显著不同。诊断时的中位年龄为 5.2 岁，大多数患者出现症状在 2 年以上。83% 的患者有双侧肺部表现，中位值为 3 叶，平均第 1 秒用力呼气容积（FEV_1）为 77%。在芬兰 15 岁以下的儿童中，每 10 万人中有 0.5 人罹患支气管扩张症，整体患病率为 3.9/10 万。

二、中国支气管扩张症的流行病学及研究现状

我国在支气管扩张症流行病学方面的研究相对较少，目前有周玉民、王辰等在 2002—2004 年进行的研究。该研究选取了北京市、上海市、广东省、辽宁省、天津市、重庆市和陕西省 7 个省市进行随机抽样调查。只选取年龄大于 40 岁的居民。结果显示，我国支气管扩张症 2002—2004 年平均患病率为男性 1.5%、女性 1.1%，男女间无统计学差异。7 个省市中，患病率最高为北京市（1.7%），最低为天津市（0.7%），各地区间患病率无统计学差异。不同年龄段间，支气管扩张症的患病率逐渐上升，40～49 岁人群患病率为 0.5%，50～59 岁人群患病率为 1.1%，60～69 岁人群为 1.5%，70 岁及以上人群为 2.1%，各年龄段间存在统计学差异，这一结果与世界上其他地域的研究一致，即支气管扩张症的发病率随年龄的增加而增加。

由于该研究采用的支气管扩张症定义方式和调查方法与其他地区研究不同，所以无法直接比较，但是流行病学的趋势却可以进行比较。我国作为一个幅员辽阔的大国，各地区间经济发展、生活环境情况差别较大，人口流动相对于发达国家来说较小，因此，在支气管扩张症流行的空间性上可能会存在与其他国家的较大差异。由于没有相关数据支持，我们无法做出准确判断，这需要相关的研究者付出更多的努力去研究。尽管我国的囊性纤维化患者相对于发达国家来说较少，但是由于我国大部分地区仍处于经济相对落后的情况，儿童期呼吸道感染和结核感染的情况较多，我国支气管扩张症的流行情况可能比发达国家更加显著。在人种上，根据其他研究显示，亚裔较其他人种的支气管扩张症发病率更高，我国的数据似乎也支持这一结论。尽管我国男性和女性间的支气管扩张症患病率并不存在差异，但是根据其他国家的研究和我国临床实践来看，女性较男性更易患支气管扩张症。支气管扩张症的年龄相关性上，我国与其他国家一致，患病率随着年龄的增加而增加，老年人群是更需要关注的群体。但是，该研究中未包括儿童和青年人，这类人群的发病情况尚需更多研究。

近年来，雾霾已成为我国居民日益关心的环境问题，以上研究还提示我们，家庭燃煤烹饪或者取暖可能与支气管扩张症有关。同样，HRCT 在我国的普及率也不是很高，可能还存在众多已有支气管扩张症的影像学表现但未表现出症状的患者。综合以上各因素，我国的患病情况可能比数据显示的还要严重。

尽管我国不同地域间的支气管扩张症患病率不存在统计学差异，从数据结果上看不同地区间发病率确实不同，其他研究显示，在不同地域和不同人群间存在显著差异。由于统计学方法、诊断方法等不同，可能会导致统计结果的差别，这也是我国对支气管扩张症流行病学研究所需关注的要点。

对我国的支气管扩张症的另一研究是在香港,香港 1990 年的统计显示,香港地区支气管扩张症相关的住院率为 16.4/10 万,病死率为 1/10 万,由于多数患者为门诊患者,且有一些仍被误诊为慢阻肺等其他疾病,实际的患病情况可能被低估。

已有的关于支气管扩张症流行病学的研究,大多是基于健康或者医疗机构的注册患者,这些患者多数是因为有呼吸相关的症状出现才进行检查,从而发现有支气管扩张症的表现;在未能检查的患者中可能存在更多支气管扩张症患者而未被发现,说明支气管扩张症的患病率被严重低估。并且,各地域或者国家的研究中,对于支气管扩张症的诊断也不完全一致,这样的比较从证据的严谨性上来说也存在问题。

三、总结与展望

(一)支气管扩张症流行病学变化原因

从支气管扩张症早期的流行情况来看,随着抗生素的使用,肺部感染得到了有效的控制,支气管扩张症的流行史上出现过下降。但是,由于不同国家、不同时期支气管扩张症的主要病因是不断变化的,诊断支气管扩张症的技术手段也一直在进步,由影像学证据诊断的支气管扩张症患者越来越多,支气管扩张症自 2000 年开始呈现上升趋势。2000—2007年支气管扩张症的门诊就诊率一直在增加,并随着年龄、性别、种族等因素而变化。

随着 HRCT 的普及,支气管扩张症的患病率在统计上确有增加。通过对曾经行胸部影像学检查的患者进行回顾,发现有众多已有支气管扩张症影像学表现但未出现相应症状的人群,这说明尚有大量未被诊断的病例存在。因此,患病率的增加一方面是由于患者的整体数量增加,另一方面也是由诊断技术的进步导致。有学者认为,近年来胸部 CT 检查的使用频率增加,对于支气管扩张症的诊断数量也会有影响。这一解释可以被认为是支气管扩张症患病率增加的一种因素,但是目前尚无数据支持这样的结论。由其他慢性呼吸系统疾病的流行病学研究结论可以得出,我们使用客观证据作为依据来对疾病作定义,比使用临床医师诊断记录统计出来的发病率要更高,因此,逐步普及胸部 HRCT 也可以为了解支气管扩张症的具体发病情况提供很好的帮助。从世界各国尤其是亚洲国家的统计数据来看,支气管扩张症的患病率和发病率在逐年上升,上升速度也在逐渐加快。众所周知,亚洲是世界上人口密度最高的区域,预计到 2025 年世界人口将达到 79 亿,那么在未来的几十年,亚洲国家的支气管扩张症患者将大幅增加。

在抗生素大规模使用前,支气管扩张症与肺结核的流行情况相似,并且存在于绝大多数的慢性支气管炎病例中。由于它可以发生在各个年龄段,在流行早期以儿童期发病最为常见。随着时间的推移,中年支气管扩张症的流行性在缓慢下降。一个可能的解释是在他们的儿童时期,儿童呼吸道疾病的诊疗技术已明显进步。迄今为止,支气管扩张症在老年群体的流行率明显升高,影响超过 1% 的 70 岁以上人群。相比之下,老年组支气管扩张症患病率的增加是由支气管扩张症的成年发病原因驱动的,而这些原因所累积的影响随着年龄的增加而越来越明显。这可能是由于支气管扩张症病因的变化,还可能是由于使用胸部

CT 检查来评估肺部疾病的频率在升高。因此发病率或者患病率的增加至少部分是由新增病例引起的。

除了年龄和诊断技术外，支气管扩张症的流行病学变化还受许多其他因素影响。一个比较重要的因素是性别，多个国家的统计研究发现，女性支气管扩张症的患病率高于男性，在发病率增加的速度上也是女性更为明显。在不同地域间，支气管扩张症的增加程度也存在很大差异，其中亚洲人群的支气管扩张症增加速度可能超过了美国、欧洲等发达国家。当然这其中需要考虑的不仅仅是地域的问题，不同种族的人群罹患支气管扩张症的人数也不尽相同。由于以不同种族、不同地域的支气管扩张症发病率去估计其他种族和地域会产生较大偏差，衡量其流行程度时应全面考虑多种因素的相互作用，并且尽量以本地区内的流行病学数据为参考。

（二）支气管扩张症流行病学变化带来的思考和应对方案

从流行病学研究的结论来看，支气管扩张症的门诊处理是一项重要的任务。尤其对于我国这样人均医疗资源较少和医疗资源分布不均的国家，大多数的支气管扩张症患者需要长期在门诊处理。并且，定期的随访、检查和调整治疗方案对患者来说也是明显获益的。

随着支气管扩张症的流行性增加，其带来的经济和社会负担也日益加重。由于支气管扩张症是一种慢性疾病，会引起慢性咳嗽、进行性的呼吸困难和反复的肺部感染，导致频繁就诊、使用抗生素、住院治疗等，为了尽量减少反复发作的感染和降低疾病进展的风险，患者必须付出更多的时间和金钱。急性加重通常会导致反复的住院并需要长期使用抗生素，反复出现的急性加重将严重影响患者的个人生活质量。支气管扩张症患者通常伴随着长期慢性气道感染，如果这些病原体对口服抗生素耐药的话，对患者来说会带来更大的经济负担。随着老年人对健康的重视增加，这一负担有所减轻。但是对儿童期支气管扩张症患者的护理，是患儿父母的一项较大挑战，特别是在恶化期间。面对儿童期疾病，家庭成员及社区初级护理人员可能面临相当大的压力，甚至引起焦虑和抑郁等情绪。

到目前为止，支气管扩张症导致的卫生经济学损失尚没有全面的统计结果，但根据已有数据，其已超过了其他慢性疾病如心脏病和慢阻肺。因此，支气管扩张症这种长期被忽视的疾病应得到更多的关注和研究，以便临床医师能够更为全面地了解其特征并进行更充分的应对。

（韩昱飞　徐金富）

参 考 文 献

[1] WYNN-WILLIAMS N. Bronchiectasis: a study centred on Bedford and its environs[J]. Br Med J, 1953, 1(4821): 1194-1199.

[2] WEYCKER D, EDELSBERG J, OSTER G, et al. Prevalence and economic burden of bronchiectasis[J]. Clinical Pulmonary Medicine, 2005, 12(4): 205-209.

[3] SEITZ A E, OLIVIER K N, ADJEMIAN J, et al. Trends in bronchiectasis among medicare

beneficiaries in the United States，2000 to 2007[J]. Chest，2012，142（2）：432-439.

[4] MCSHANE P J，NAURECKAS E T，TINO G，et al. Non-cystic fibrosis bronchiectasis[J]. Am J Respir Crit Care Med，2013，188（6）：647-656.

[5] QUINT J K，MILLETT E R，JOSHI M，et al. Changes in the incidence，prevalence and mortality of bronchiectasis in the UK from 2004 to 2013：a population-based cohort study[J]. Eur Respir J，2016，47（1）：186-193.

[6] RINGSHAUSEN F C，DE ROUX A，DIEL R，et al. Bronchiectasis in Germany：a population-based estimation of disease prevalence[J]. Eur Respir J，2015，46（6）：1805-1807.

[7] MONTEAGUDO M，RODRÍGUEZ-BLANCO T，BARRECHEGUREN M，et al. Prevalence and incidence of bronchiectasis in Catalonia，Spain：a population-based study[J]. Respir Med，2016，121：26-31.

[8] NIEWIADOMSKA E，KOWALSKA M，ZEJDA J E. Spatial and temporal variability of bronchiectasis cases in Silesian voivodeship in 2006-2010[J]. Int J Occup Med Environ Health，2016，29（4）：699-708.

[9] TWISS J，METCALFE R，EDWARDS E，et al. New Zealand national incidence of bronchiectasis "too high" for a developed country[J]. Arch Dis Child，2005，90（7）：737-740.

[10] TSANG K W，TIPOE G L. Bronchiectasis：not an orphan disease in the East[J]. Int J Tuberc Lung Dis，2004，8（6）：691-702.

第三章

支气管扩张症的病因学

支气管扩张症根据不同的地域特征,其病因众多,包括既往感染、免疫缺陷、变应性支气管肺曲霉病和原发性纤毛不动综合征等。研究表明,47% 的支气管扩张症患者可以找到病因,但其中仅有 15% 的支气管扩张症患者得到相应的治疗。疾病长期迁延、生活质量下降、社会经济负担加重等使得对支气管扩张症的病因需要更进一步的研究。支气管扩张症的病因见表 3-0-1。

表 3-0-1　支气管扩张症病因汇总

结构性肺疾病	布鲁顿无丙种球蛋白血症
先天性支气管软骨发育不全(Williams-Campbell 综合征)	选择性 IgA 缺陷
	慢性肉芽肿病
巨气管支气管症(Mounier-Kuhn 综合征)	正常免疫球蛋白抗体缺乏
肺隔离症	威斯科特 - 奥尔德里奇综合征(Wiskott-Aldrich 综合征)
气管支气管软化症	
气道损害	Job 综合征
误吸	继发性免疫缺陷
胃食管反流病	血液系统恶性肿瘤
支气管阻塞	同种异体骨髓移植术后
肿瘤	药物引起的免疫抑制
异物	HIV 感染
淋巴结病	**感染**
阻塞性气道疾病	幼时感染
支气管哮喘	结核病
慢性阻塞性肺疾病	肺炎
α_1 抗胰蛋白酶缺乏症	麻疹
黏液纤毛清除障碍	百日咳
原发性纤毛运动不良症	非结核分枝杆菌
囊性纤维化	**系统性疾病**
超敏反应	结缔组织病
变应性支气管肺曲霉病	炎性肠病
免疫缺陷	黄甲综合征
原发性免疫缺陷	**特发性支气管扩张症**
常见变异型免疫缺陷病	

注:HIV, human immunodeficiency virus,人类免疫缺陷病毒。

第一节　结构性肺疾病

一、先天性支气管软骨发育不全

先天性发育异常可导致支气管功能异常，因此导致肺部清除痰液功能障碍且易于反复感染。先天性支气管软骨发育不全（Williams-Campbell 综合征）是 Williams 和 Campbell 于 1960 年通过对 5 名有相同临床表现及影像学表现的儿童进行研究而命名的，主要特征为支气管亚段管壁软骨缺乏，导致气管末端塌陷而使远端形成支气管扩张。临床症状和预后均与支气管先天性发育异常程度有关，治疗方面主要以预防为主，可使用抗生素减缓肺部症状。

二、巨气管支气管症

巨气管支气管症（Mounier-Kuhn 综合征）由 Mounier-Kuhn 于 1932 年提出，该病的主要特征为扩张的气管和支气管。病理提示气管壁的弹性纤维缺如或萎缩，支气管亚段还可出现支气管憩室。巨气管支气管症的病因尚未清楚，可能为原发性弹性纤维和平滑肌缺如／萎缩导致。病例报告显示巨气管支气管症与埃勒斯 - 当洛斯（Ehlers-Danlos）综合征相关，疾病的发生常呈家族性，因此提示巨气管支气管症可能与遗传相关。

三、肺隔离症

肺隔离症（pulmonary sequestration）是一种少见的肺组织与支气管树缺乏正常交通的先天性肺发育异常，其实质是由异常血管供血的肺囊肿症，占所有肺发育畸形的 0.15%～6.4%。其主要特征是胚胎期部分肺组织与正常肺组织分离，单独发育并接受体循环动脉供血，不具备正常肺的功能。

四、气管支气管软化症

气管支气管软化症（tracheobronchomalacia，TBM）是一种呼吸系统少见疾病，临床表现不典型。症状主要有慢性咳嗽、反复喘息、呼吸困难及肺部感染等，可有夜间憋醒、醒后窒息感等，是由于气管、支气管缺乏应有的硬度和支撑力而造成管腔不同程度塌陷的一种病理现象。

第二节　气 道 损 害

一、误吸

气管的异物以右侧居多，与右主支气管的生理结构有关，右主支气管短粗，且与气管长轴相交角度相比左侧较小。误吸的异物众多，主要包括植物性异物、矿物性异物、金属性异物、动物性异物和化学制品。慢性误吸发展为支气管扩张症在儿童中尤为常见。研究表明，诊断为慢性肺误吸的儿童（6 月龄～19 岁）中有 66% 伴有支气管扩张症。严重的神经功能损伤和胃食管反流病病史均为支气管扩张症的危险因素，成年人中支气管扩张症多与神经功能损伤和口腔操作有关。因此，对于临床可疑病例，应查清病史，及时进行纤维支气管镜检查，避免误诊、漏诊。

二、胃食管反流病

胃食管反流病及误吸占支气管扩张症病因的 0.7%（0.2%～4.35%）。目前研究显示，支气管扩张症与胃食管反流病之间相互作用，胃食管反流加重支气管扩张症急性感染期症状，反之支气管扩张症亦加重胃食管反流症状，形成恶性循环。临床上应警惕支气管扩张症患者是否存在胃食管反流病，42% 的支气管扩张症患者会出现无症状胃食管反流。同时对于难以控制的支气管扩张症症状，应高度怀疑是否合并胃食管反流病。

第三节　阻塞性气道疾病

一、支气管哮喘

目前，对于支气管哮喘（简称哮喘）与支气管扩张症之间的关系有待研究。哮喘占支气管扩张症病因的 1.4%，临床上发现 2.7%～42% 的支气管扩张症患者合并哮喘。多项研究表明，哮喘作为支气管扩张症的一项危险因素，合并哮喘的支气管扩张症患者的急性加重次数是单纯支气管扩张症患者的 2.6 倍，且急诊就诊次数也比单纯支气管扩张症高。在 HRCT 上，哮喘患者可呈现近端及远端支气管的形态学改变，例如支气管壁增厚、支气管扩张和肺气肿等。研究证实，支气管壁增厚与哮喘严重度有关，尤其是严重哮喘患者。因此，严重的哮喘患者有发展为支气管扩张症的风险。

二、慢性阻塞性肺疾病

随着 HRCT 的普及，越来越多的慢性阻塞性肺疾病（简称慢阻肺）患者被诊断为合并支气管扩张症。近年来，慢阻肺与支气管扩张症之间的关系仍然是研究热点。目前认为，支气管扩张症可能是慢阻肺在疾病进展过程中气道炎症的恶性循环和反复感染所致。在对 8 608 名支气管扩张症患者病因的系统性评价中，慢阻肺排在第四位。Lonni 等研究显示，慢阻肺占支气管扩张症患者的 15%，患者多为老年吸烟男性，BSI 评分以≥9 分为主。支气管扩张症是中到重度慢阻肺的全因死亡危险因素（风险比为 2.54）。其次，支气管扩张症和慢阻肺作为两种独立疾病状态。慢阻肺中 57.2% 的患者合并支气管扩张症，慢阻肺合并支气管扩张症的患者表现为更为长期、严重、频繁的急性加重期，更易出现细菌定植，肺功能表现更差。无论是诊断为支气管扩张症合并气流阻塞还是慢阻肺引起的支气管扩张形态学改变，这种重叠综合征仍需更多的大样本多中心研究来探究两者的关系。

三、α₁ 抗胰蛋白酶缺乏症

α₁ 抗胰蛋白酶（α₁-antitrypsin，AAT）是一种主要由肝脏产生的糖蛋白，其主要功能是通过抑制弹性蛋白酶防止细胞蛋白水解来保护肺部组织。α₁ 抗胰蛋白酶缺乏症是慢阻肺的一种遗传危险因素。文献报道，α₁ 抗胰蛋白酶缺乏症占支气管扩张症病因的 0.7%。少数病例报道发现支气管扩张症患者的 AAT 浓度降低，但无法完全证实两者的因果关系。Cuvelier 等的研究发现，支气管扩张症患者组与健康对照组之间在 AAT 的表型分布和基因分布上没有差异，同时强调了在 PI*Z 表型的患者中，支气管扩张症可能是作为肺气肿的一种结局而并非病因。另一篇研究发现 PIMM 表型比 PIMZ 表型能够更大程度地抑制 TNF-α 和 IL-1β 的表达。因此，MZ 蛋白的功能减退可能导致 PIMZ 表型患者的免疫调节失衡，幼时易患鼻窦炎及中耳炎，最终发展为支气管扩张症。2010 版 BTS 指南指出，除非在影像学中有肺气肿的存在，AAT 并不属于常规筛查项目。对于 α₁ 抗胰蛋白酶缺乏症与支气管扩张症之间的关系，仍需要大量的证据来进行证实。

第四节　黏液纤毛清除障碍

一、原发性纤毛运动不良症

原发性纤毛运动不良症占支气管扩张症病因的 2.5%。原发性纤毛运动不良症是一种以常染色体隐性遗传为主的疾病，包括纤毛不动综合征、卡塔格内（Kartagener）综合征，纤毛运动不良和原发性纤毛定向障碍等几种类型。原发性纤毛运动不良症的主要特征为纤毛细胞骨架蛋白缺少导致的纤毛功能障碍，致使气道黏液清除障碍，产生慢性或反复呼吸道感染。其基因突变主要发生在编码基因外侧动力蛋白臂元件的 *DNAZI* 和 *DNAH5*，引起外侧动力蛋白臂的缺失。研究表明，患有原发性纤毛运动不良症的 98% 的成年人与 61% 的儿童最终发展为支气管扩张症。对于临床怀疑为原发性纤毛运动不良症的支气管扩张症患者需要筛查鼻腔一氧化氮（FnNO），而电镜检查纤毛的超微结构或高速视频显微镜分析则用于确诊。

原发性纤毛运动不良症中 50% 的病例合并内脏转位，形成 Kartagener 综合征。Kartagener 综合征三联症包括支气管扩张症、鼻窦炎或鼻息肉和内脏转位（主要为右位心）。目前认为 Kartagener 综合征属于更为广泛的纤毛不动综合征的一部分，也称为功能障碍性纤毛综合征。纤毛运动障碍导致气道 / 鼻腔的黏膜黏液清除率下降，使分泌物和细菌不能有效及时排出，导致反复感染和炎症。胚胎早期上皮纤毛运动障碍会导致内脏无法顺利地完成移位，形成内脏反位。

二、囊性纤维化

囊性纤维化（cystic fibrosis，CF）是由位于第 7 对染色体 *CF* 基因突变引起的常染色体隐性遗传疾病，欧洲、北美洲及澳大利亚发病率较高。*CF* 基因编码囊性纤维化穿膜传导调节蛋白（cystic fibrosis transmembrane conductance regulator，CFTR），其功能为调节阴离子转运和清除气道黏液。CFTR 功能失调导致黏液清除障碍，细菌定植，继而发生慢性感染。研究发现 2 000 多种 CFTR 突变基因，而不同的突变类型对 CFTR 功能的影响不同。研究认为，在囊性纤维化中支气管扩张症的形成主要与中性粒细胞弹性蛋白酶有关，中性粒细胞弹性蛋白酶升高破坏固有免疫，增加黏液产生，破坏气道内多肽与蛋白质，分解细胞外基质，导致支气管壁的破坏。囊性纤维化患者目前平均年龄超过 40 岁，但相比支气管扩张症更危及生命，因此对于疑诊患者应及时进行筛查。

第五节 超敏反应所致变应性支气管肺曲霉病

超敏反应包含速发型超敏反应（Ⅰ型超敏反应）、免疫复合物型超敏反应（Ⅲ型超敏反应）和迟发型超敏反应（Ⅳ型超敏反应）。变应性支气管肺曲霉病（allergic bronchopulmonary aspergillosis，ABPA）是一种特殊类型的支气管扩张症，它是由于机体对寄生于气道内曲霉（主要是烟曲霉）产生的超敏反应而发生的一种疾病。据统计，变应性支气管肺曲霉病占支气管扩张症病因的 2.6%。三项研究发现 69%～76% 的变应性支气管肺曲霉病患者合并中央型支气管扩张。目前，对于变应性支气管肺曲霉病引起还是合并支气管扩张症仍有待研究。Wark 等认为变应性支气管肺曲霉病引起的气道炎症加重支气管扩张症的严重程度。Soyza 等认为烟曲霉感染破坏肺部组织，再加上气道炎症，最终引起支气管扩张症的发生。

第六节 免 疫 缺 陷

一、原发性免疫缺陷

在支气管扩张症患者中常见的原发性免疫缺陷包括：常见变异型免疫缺陷病（common variable immunodeficiency disease，CVID）、布鲁顿无丙种球蛋白血症（Bruton's agammaglobulinemia）和选择性 IgA 缺陷（selective IgA deficiency）。

（一）常见变异型免疫缺陷病

常见变异型免疫缺陷病（CVID）是一种低丙种球蛋白血症，表现为血清 IgG、IgA 和 / 或 IgM 降低，或特定抗体产生缺陷。常与反复细菌感染有关，也易并发自身免疫性疾病和肿瘤。反复肺部感染的 CVID 患者的平均年龄为 29 岁。研究显示，CVID 患者的死亡与支气管扩张症无关。CVID 是引起支气管扩张症的原发性免疫缺陷中最为常见的疾病。英国一项研究发现 68% 的 CVID 患者合并支气管扩张症,从首发症状到诊断的平均时间为 4 年,因此认为支气管扩张症的形成与 CVID 的长期延误诊断有关。

(二)布鲁顿无丙种球蛋白血症

布鲁顿无丙种球蛋白血症又称 X 连锁无丙种球蛋白血症(X-linked agammaglobulinemia,XLA),主要是由于 Bruton 酪氨酸激酶(BTK)变异,导致外周血缺乏 B 淋巴细胞和免疫球蛋白。一项印度的研究显示 XLA 的平均延误诊断时间为 4.2 年,平均生存时间为 137 个月。XLA 比 CVID 的免疫缺陷症状出现得更早,因此 XLA 通常在幼儿期即可诊断,可引起肺部的支气管扩张症表现。

(三)选择性 IgA 缺陷

选择性 IgA 缺陷是指血清 IgA 低于 0.05g/L,而 IgG 和 IgM 含量正常。多数患者无症状,有 1/3 的患者表现为反复感染、超敏反应和自身免疫性疾病。研究证明,选择性 IgA 缺陷合并其他抗体产生缺乏比单纯选择性 IgA 缺陷出现反复感染和支气管扩张症的频率更高。

二、继发性免疫缺陷

继发性免疫缺陷包括:血液系统恶性肿瘤、同种异体骨髓移植术后、药物引起的免疫抑制和 HIV 感染。由于免疫缺陷导致反复肺部感染,从而继发支气管扩张。研究发现,在给予免疫球蛋白替代治疗后,继发性免疫缺陷患者的非严重感染明显少于原发性免疫缺陷患者,但两者均受益于免疫球蛋白替代治疗。

第七节　感　染

感染在支气管扩张症病因中排名第二,仅在特发性支气管扩张症之后,占 29.9%。

一、幼时感染

在既往研究中,幼时感染(严重肺炎、结核病、麻疹、百日咳)导致肺部损伤成为支气管扩张症的主要病因。澳大利亚一项病例对照研究显示,婴幼儿时期严重或反复发作的肺炎,与支气管扩张症的形成具有相关性。结核后支气管扩张症患者的 HRCT 常呈局限性支气管扩张,多局限于段或叶。

二、非结核分枝杆菌

非结核分枝杆菌(nontuberculous mycobacteria,NTM)是指除结核分枝杆菌复合群和麻风分枝杆菌以外的一大类分枝杆菌的总称。NTM 是全球支气管扩张症死亡的主要原因。美国一项研究显示,37% 的支气管扩张症患者的痰液或肺泡灌洗液中发现 NTM,30% 的支气管扩张症患者符合非结核分枝杆菌肺病的诊断。而鸟分枝杆菌复合群(Mycobacterium avium complex,MAC)为非结核分枝杆菌肺病患者中主要分离出的菌株。目前研究提示 NTM 参

肺泡管相接，一个肺泡管壁由数个肺泡囊的开口组成，肺泡囊由许多肺泡开口组成，由此构成肺腺泡，是肺的基本功能单位。肺泡壁上富于毛细血管网，肺泡孔是肺泡间气体流通的通道。肺泡腔内被覆Ⅰ型和Ⅱ型肺泡上皮，90%以上的肺泡表面由Ⅰ型肺泡上皮覆盖，它扁平而菲薄。Ⅰ型肺泡上皮、基底膜和肺泡壁内毛细血管的内皮细胞共同构成气血屏障，是机体进行气体交换的组织结构。Ⅱ型肺泡上皮为立方状，胞核位于基底部，胞质内含有大量嗜锇性板层小体、丰富的内质网及高尔基体，并分泌肺泡表面活性物质。肺泡表面活性物质具有降低肺表面张力、维持肺泡直径及小气道通畅、防止肺泡塌陷的重要功能。同时，Ⅱ型肺泡上皮有较强的再生能力，是一种储备细胞，在损伤修复时能增生或再生为Ⅰ型肺泡上皮。

广义的肺间质包括结缔组织及血管、淋巴管和神经等。狭义的肺间质是指肺的纤维结缔组织支架，主要是指肺泡壁内肺泡上皮和毛细血管内皮基底膜之间的间叶组织。肺具有双重的血供系统。肺动脉携静脉血伴随支气管走行，逐级分支，在肺泡壁内形成丰富的毛细血管网，构成气血屏障的重要部分。肺静脉携气血交换后的动脉血走行于小叶间隔，起初并不与肺动脉相伴。支气管动脉是肺的营养血管，起源于降主动脉，沿支气管血管束走行，供养支气管壁、胸膜及小叶间隔的结缔组织，支气管静脉最后汇入肺静脉。肺内淋巴管分布于支气管、肺的动静脉周围，可分为深浅两组。浅组分布于胸膜内，深组起始于肺腺泡周围，伴随支气管而行，两组均向心性汇集于肺门淋巴结。根据分布位置，肺内淋巴结可分为以下几组：气管旁和气管支气管淋巴结、隆突下淋巴结、支气管肺门淋巴结、肺内支气管淋巴结。最小的淋巴组织为一些聚集的淋巴细胞，分布在末梢细支气管和肺泡管壁内外。淋巴引流最终到右侧淋巴导管或左侧胸导管，也可到纵隔淋巴结。

二、支气管扩张症的病理学改变

（一）基本病理变化

1. 好发部位　支气管扩张症多发生于双肺下叶，且左肺多于右肺，其原因可能为左侧支气管与气管分叉角度较右侧为大，加上左侧支气管较右侧细长，导致左侧支气管引流效果差。由于受心脏和大血管的压迫，左侧支气管扩张多发生于左肺下叶；左舌叶支气管开口接近左下叶背段，易受下叶感染波及。因此，左下叶与舌叶支气管扩张常同时存在，而左肺上叶固有段一般很少发生。

2. 大体检查　病变肺切面可见支气管呈圆柱状或囊状扩张，常累及段支气管以下及直径大于2mm的中、小支气管，有时可累及肺内各段支气管，使肺呈蜂窝状（图4-0-2、图4-0-3）。受累的支气管也可仅限于少数或个别支气管分支，或局限于一个肺段、一个肺叶、一侧肺甚至双侧肺均被累及。一般下叶多见，特别是下叶背部，左肺多于右肺，扩张的支气管管腔内常含有黏液、脓性分泌物。扩张支气管周围肺组织常有不同程度的萎陷、纤维化或肺气肿。炎症造成阻塞，阻塞又导致感染。慢性炎症破坏管壁的平滑肌、弹力纤维甚至软骨。吸气和咳嗽、胸腔负压牵引等引起支气管扩张，而呼气时管壁不能充分回缩。其下更小的支气管则形成瘢痕而闭塞。有时较大的支气管亦可受累，多见于变应性支气管肺曲霉病。

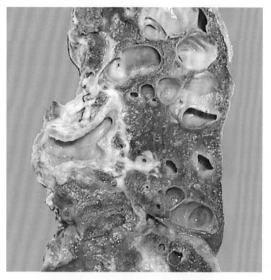
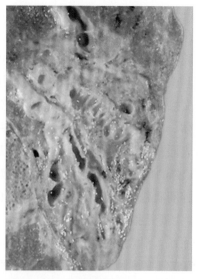

图4-0-2 支气管扩张症(大体观)
肺切面观,支气管、叶支气管囊状扩张,管壁增厚。

图4-0-3 支气管扩张症(大体观)
肺切面观,累及段以下支气管,支气管呈囊、柱状扩张,管壁增厚。

3. 光镜 早期,受累的支气管黏膜上皮为增生的高柱状黏液分泌细胞,伴有鳞状上皮化生,而纤毛细胞很少,有时见黏膜脱落所形成的溃疡面(图4-0-4、图4-0-5)。支气管管腔内充满黏液,壁内黏液腺、弹力纤维破坏,肌组织支离破碎,或消失或局灶性肥大(图4-0-6、图4-0-7)。支气管壁周围纤维组织增生,管壁增厚,并扩展到相邻支气管旁的肺实质,导致其广泛的纤维化(图4-0-8)。软骨尚保存,并伴有大量淋巴细胞、浆细胞浸润,甚至有淋巴滤泡形成(图4-0-9),后者致黏膜的腔面形成突起而呈曲折状。有时可伴有嗜酸性粒细胞浸润,特别是在有霉菌感染或有过敏反应的哮喘史时。浸润的淋巴细胞和浆细胞也波及扩张支气管周围的肺泡,致后者受到破坏,小叶间隔和胸膜下间质增多。

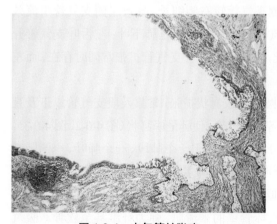
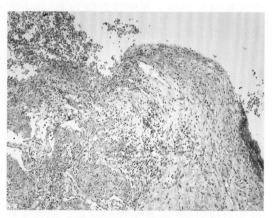

图4-0-4 支气管扩张症
光镜下,支气管管腔扩张,黏膜上皮增生,管壁慢性炎症细胞浸润(HE 40×)。

图4-0-5 支气管扩张症
炎症导致黏膜破坏、糜烂,小溃疡形成(HE40×)。

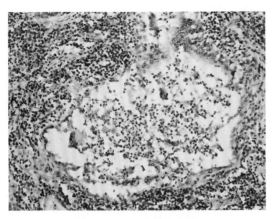

图 4-0-6　支气管扩张症
管腔内有脓细胞聚集，伴有多核巨细胞反应（HE 100×）。

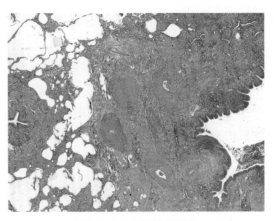

图 4-0-7　支气管扩张症
支气管上皮增生，管壁纤维组织和小血管增生，支气管壁明显增厚，肺泡壁纤维性增厚（HE 100×）。

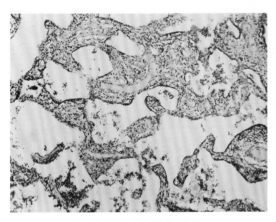

图 4-0-8　支气管扩张症
支气管周围肺泡间隔慢性炎症细胞浸润，纤维组织增生，肺泡壁宽，周围肺组织间质纤维增生（HE 100×）。

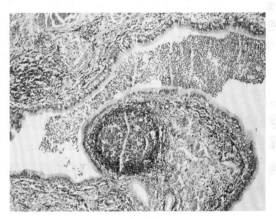

图 4-0-9　支气管扩张症
管壁小血管增生、扩张，慢性炎症细胞浸润，淋巴滤泡形成，管腔内有大量脓细胞聚集（HE 40×）。

（二）病理分型及特点

1. 先天性支气管扩张（congenital bronchiectasis）　亦称为气管支气管软化，属于支气管发育不全。由于软骨环的缺乏或发育不成熟而使支气管松弛，管壁变薄，支气管呈囊性扩张，组织学上常表现在小气道特别是末梢气道呈囊性细支气管扩张，管壁被覆纤毛柱状上皮，外绕平滑肌，而缺乏软骨，并常常伴有急慢性炎症细胞的浸润。

2. 后天性支气管扩张症　后天性支气管扩张症可分为柱型支气管扩张、囊状支气管扩张和曲张型支气管扩张，亦常混合存在。

（1）柱型支气管扩张：支气管扩张的管壁损害较轻，随着病变的发展，破坏渐重，变为囊状扩张。柱型支气管扩张或称为梭形扩张，发生于年龄较小的患者。病变管腔相对较直，呈柱形扩张，内径增大相对不明显。支气管壁增厚呈灰白色，这是因为有大量淋巴细胞浸润和纤维增生。黏膜增厚,表面不平,呈暗红带紫色,偶有溃疡。未累及的肺组织含气正常或有肺气肿现象。

(2)囊状支气管扩张:囊状支气管扩张见于年龄较大的患者,扩张呈灶性分布,累及中、小支气管,也呈现管壁破坏、变薄、管腔扩张、管周组织炎及纤维化等变化。这一型常是急性小支气管炎发展的后果。肉眼见支气管的末梢部分扩张呈囊状,圆球形,多如豌豆大小。空腔内充满脓液,鳞状上皮化生常见,支气管壁炎症累及附近支撑结构和肺组织。

(3)曲张型支气管扩张:此型支气管扩张介于柱型与囊状之间,扩张的支气管呈典型的"串珠状"改变,不规则,末梢气道扭曲,支气管管腔可被纤维组织堵塞,远端气道由上皮组织覆盖,并充满黏液。

(三)支气管扩张症的继发性病变

1.肺脓肿(lung abscess)　系由多种病因所引起的肺组织的局限性化脓性炎症,常继发于支气管扩张症、大叶性肺炎、支气管肺炎、肺癌和吸入异物等。早期为化脓性炎症,继而坏死形成脓肿,病灶由脓肿腔和脓肿壁构成。脓肿壁为肉芽组织,外周围以不同厚度的胶原纤维,腔内主要为变性坏死的中性粒细胞和坏死细胞的碎屑等。慢性脓肿周围有机化性肺炎改变,可合并真菌感染。脓肿腔与扩张的支气管相通时,脓肿壁可见被覆鳞状的支气管黏膜上皮。

2.血管瘤(hemangioma)　慢性炎症刺激可致黏膜下血管增生、扩张、充血,并可和肺动脉终末支吻合形成血管瘤,扩张的支气管动脉破裂是支气管扩张反复咯血的原因。

3.机化性肺炎(organizing pneumonia,OP)　是指继发于肺内各种炎症性病变后没能完全吸收而发生的机化(肺肉质变),是病变修复的一种方式。一般有肺炎等感染病史,多为单个病灶(78%)。大体检查病灶部位边界清楚,灰白色,病变可扩展到胸膜。光镜观察,在肺泡腔内可见由成纤维细胞组成的疏松的纤维息肉样组织,通过肺泡间孔到相邻肺泡腔,Ⅱ型肺泡上皮细胞增生,肺泡间隔显示慢性炎症。支气管扩张症可以引起继发性的间质性肺炎(图4-0-10);支气管扩张症反复发展,最终发生肺纤维化和肺组织结构改建,形成肺硬化(毁损肺)。

4.微小瘤(tumorlet)　肺神经内分泌细胞增生形成的微小瘤,是指与支气管相关的神经内分泌细胞结节状增生,结节直径小于5mm。其发病机制尚不完全清楚,可能与肺的炎性损伤、慢性毁损和瘢痕形成导致的缺氧相关。临床极少见,其常与支气管扩张症和其他伴有瘢痕形成的疾病(如叶内型肺隔离症)相伴随,有文献报道,单纯支气管扩张症患者比正常者的神经内分泌细胞数目增多,而伴发微小瘤者其肺组织毁损程度和瘢痕化程度最显著。微小瘤常散在多发,可发生在一个或多个肺叶,最多的可达数百个,体积微小,最大者直径不超过5mm,多分布于病变的支气管周围。镜下瘤细胞呈小巢状浸润性生长,或在细支气管内呈息肉样生长;瘤细胞大小相对一致,呈短梭形或卵圆形,胞质较少、嗜酸性,核染色质呈细颗粒状,核分裂象罕见,未见坏死(图4-0-11)。瘤细胞与类癌一样,常强表达CgA、Syn、CD56、NSE及降钙素等(图4-0-12、图4-0-13)。除此之外,还弱表达上皮性标志

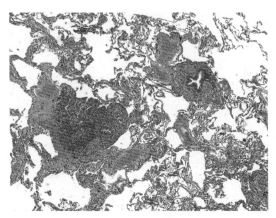

图4-0-10 支气管扩张症
在周围肺组织有富细胞性细支气管炎改变（HE 40×）。

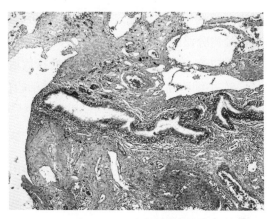

图4-0-11 支气管扩张症
管壁小血管增生、扩张，血管壁增厚，慢性炎症细胞浸润，部分区伴有微小瘤形成（HE 40×）。

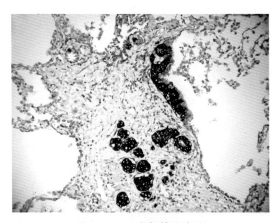

图4-0-12 支气管扩张症
微小瘤免疫组化表达 CgA（HE 40×）。

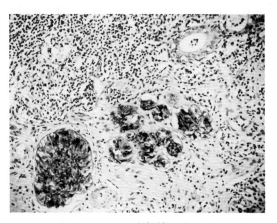

图4-0-13 支气管扩张症
微小瘤免疫组化表达 Syn（HE 100×）。

物 CK 和 EMA，而 TTF-1 表达有差异，细胞增殖指数低，瘤细胞银染呈强阳性反应。诊断肺微小瘤需与下列疾病相鉴别：①周围型类癌，微小瘤直径小于 5mm，如果增生的神经内分泌细胞聚集达到或超过 5mm 则称为类癌；②弥漫性特发性肺神经内分泌细胞增生（diffuse idiopathic pulmonary neuroendocrine cell hyperplasia，DIPNECH），是一种散在的单个细胞、小结节性弥漫性增生性疾病，临床多无特异性，常表现为呼吸道阻塞症状如干咳、气短等，病灶的炎性反应轻微，小气道可有轻微纤维化，周围肺组织相对正常。而肺微小瘤本身常无明显症状，多在因其他疾病切除肺脏病理取材时发现，因此临床多为慢性肺病如支气管扩张症或间质纤维化等表现，如为支气管扩张症时常以咳嗽、咯血等表现为主。尽管有支气管扩张症伴发的微小瘤已发展到微小类癌或类癌的文献报道，但 2004 年世界卫生组织（WHO）肺的肿瘤分类标准指出，支气管扩张症中伴发的肺神经内分泌细胞增生是一种慢性炎性刺激而引起的反应性改变，一般不会发展为类癌；而 DIPNECH 则不同，一旦增生的神经内分泌细胞达到或超过 5mm 时，即可诊断为类癌。虽然微小瘤与 DIPNECH、类癌都表达神经内分泌的标记，但文献报道，P16 与 P53 在 DIPNECH 与类癌中的表达明显高于微小瘤，Ki-67 在 DIPNECH 及类癌中阳性指数达 5%，而在微小瘤中则不表达。

5. 小细胞癌　对于经支气管镜肺活检的标本，由于组织小而局限，易将微小瘤误诊为小细胞癌，但后者肿瘤细胞小，胞质稀少呈嗜碱性，或呈裸核状，核形态不规则，染色质细腻，核分裂多，坏死常见。

三、支气管扩张症的病理鉴别诊断

（一）慢性支气管炎

慢性支气管炎（chronic bronchitis）是指气管、支气管黏膜及其周围组织的慢性非特异性炎症。临床上以反复发作的咳嗽、咳痰或伴有喘息为特征，症状每年持续 3 个月、连续发生 2 年以上可诊断。慢性支气管炎的病理改变有时与支气管扩张症难以鉴别，因为支气管扩张症一般伴有慢性支气管炎的病理改变，如果取材局限，支气管扩张症有时容易误诊为慢性支气管炎。慢性支气管炎的主要病变是黏膜上皮纤毛倒伏、脱失，上皮细胞变性、坏死脱落，杯状细胞增多，鳞状上皮化生；黏液腺肥大、增生，分泌黏液增多；支气管壁充血，淋巴细胞、浆细胞浸润（图 4-0-14）；支气管壁平滑肌束断裂、萎缩；喘息型患者平滑肌增生、肥大；软骨可变性、萎缩、钙化或骨化。与支气管扩张症不同的是黏膜一般不形成溃疡，支气管并不扩张和变形，而支气管扩张症的增生性病变更加明显。在临床上，慢性支气管炎有典型的病史特点可协助诊断。

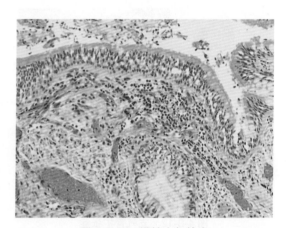

图 4-0-14　慢性支气管炎
光镜下，黏膜上皮增生，杯状细胞增多，固有层平滑肌增生，小血管增生、扩张、充血，周围慢性炎症细胞浸润（HE 100×）。

（二）肺气肿

肺气肿（emphysema）是指呼吸性细支气管以远的末梢肺组织（肺泡管、肺泡囊和肺泡）因含气量增多伴肺泡间隔破坏，肺组织弹性降低，导致肺体积膨大、功能降低的一种疾病状态，是支气管和肺部疾病中（包括支气管扩张症）最常见的合并症。肺气肿时也有小支气管、细支气管慢性炎症，但主要病理改变表现为肺泡腔扩张，肺泡间隔变窄、断裂，肺泡间孔扩大，肺泡腔融合，肺泡间隔毛细血管床明显减少，小动脉内膜纤维性增厚（图 4-0-15）。以上这些改变与支气管扩张症的病变部位和变化明显不同。

（三）支气管结核

支气管结核（bronchial tuberculosis）在局部可并发支气管扩张症，因此应注意鉴别。其早期在支气管腔面形成肉芽肿结节和多核巨细胞反应；随着疾病的进展，单核细胞开始聚集，吞噬结核杆菌及细胞碎片，形成干酪样坏死，导致支气管溃疡形成，纤维组织增生，管壁增厚，管腔狭窄，并扩展到相邻支气管旁肺实质，导致其广泛的纤维化（图4-0-16）。其所属的肺组织可发生萎陷，也可因支气管薄弱而引起支气管扩张。但是，结核性肉芽肿的形成及干酪样坏死是支气管结核病理特征，抗酸染色可以检出分枝杆菌，不难区别。

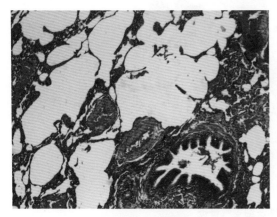

图 4-0-15　肺气肿

镜下表现为肺泡腔扩张，肺泡间隔变窄、断裂，肺泡间孔扩大，肺泡腔融合，肺泡间隔毛细血管床明显减少，小动脉内膜纤维性增厚，小支气管、细支气管慢性炎症，小血管增生，管壁增厚（HE 100×）。

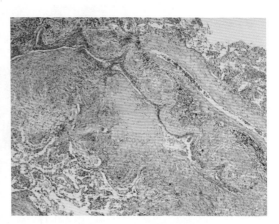

图 4-0-16　支气管结核

光镜下，支气管腔面形成肉芽肿结节和多核巨细胞反应；一侧支气管溃疡形成，纤维组织增生，管壁增厚（HE 40×）。

（四）先天性支气管扩张症与先天性肺囊肿

支气管扩张症可导致各级支气管化脓坏死，结构改变，正常结构消失，而肺囊肿则基本结构尚存。前者扩张的管腔内常因弹性组织不足，收缩无力，导致分泌物难以完全排出，积液多见，而肺囊肿膨胀的管壁不乏弹力组织，收缩时能将分泌物完全排出，积液少见。

（五）弥漫性泛细支气管炎

弥漫性泛细支气管炎（diffuse panbronchiolitis，DPB）为一种特殊类型的小气道病变，主要累及两肺呼吸性细支气管及其周围组织，因病变弥漫性累及呼吸性细支气管壁的全层，故称为弥漫性泛细支气管炎。支气管扩张症时常伴有细支气管炎，如果取材局限，支气管扩张症有时容易误诊为DPB。DPB低倍镜下，病变沿气道分布，主要累及呼吸性细支气管及其周围的肺组织，这也是HRCT上显示小叶中心部结节的病变基础。呼吸性及膜性细支气管壁增厚，管壁全层可见弥漫性淋巴细胞、浆细胞和组织细胞浸润。呼吸性细支气管周围的肺间质及周围的肺泡囊、肺泡壁间隔增宽，间质内有淋巴细胞、浆细胞及多量泡沫细胞浸润，间质中浸润的炎症细胞以泡沫细胞为主。泡沫细胞数量较多，呈片状、平铺排列（图4-0-17）。病变进一步发展，可导致细支气管周围纤维化，小支气管扩张，继发感染。如病变迁延不愈，将导致肺组织结构严重损伤。支气管扩张症时常有细、小支气管的慢性炎症,肺活检病理诊断时需要与 DPB 鉴别。支气管扩张症是由于支气管及其周围肺组织慢性化脓性炎症和纤维化,使支气管壁的肌肉和弹性组织破坏,导致支气管变形及持久扩张;而DPB 支气管管腔扩张多不明显,病变部位以细支气管为中心,也没有慢性化脓性炎症、管壁破坏和明显的纤维化,临床上较少出现咯血。

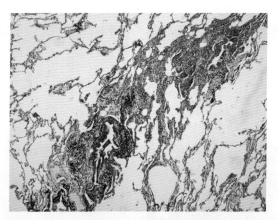

图 4-0-17　弥漫性泛细支气管炎
呼吸性及膜性细支气管壁增厚,管壁全层可见弥漫性的淋巴细胞、浆细胞和组织细胞浸润(HE 40×)。

四、支气管扩张症的病理生理学

支气管扩张症的病理生理改变,取决于支气管病变的数量及并发的肺实质病变。支气管扩张症的早期病变轻微且局限,由于肺的储备能力大,呼吸功能测定可在正常范围;随着病变范围的扩大,可出现轻度阻塞性通气功能障碍改变;当病变严重而广泛,使支气管周围肺纤维化且累及胸膜或心包时,肺功能测定可表现为以阻塞性为主的混合性通气功能障碍。由于分泌物滞留在支气管管腔,使炎症进一步加重,并可伴有支气管痉挛,吸入气体分布不匀,支气管扩张区引流肺组织肺泡通气减少,而血流很少受到限制,使通气/血流比值小于正常,形成肺内的动静脉样分流,以及弥散功能障碍导致低氧血症。支气管扩张症患者由于支气管周围炎症导致附近肺泡破坏,可出现不同程度的肺气肿和肺大疱的表现。当病变进一步发展,肺纤维化逐渐加重,肺泡毛细血管广泛破坏,肺循环阻力增加,低氧血症引起肺小动脉血管痉挛,出现肺动脉高压,支气管静脉流至右心的血流量也增加,右心负荷进一步加重,出现右心衰竭、右心室肥厚等肺源性心脏病表现。

(易祥华　陈　雪　宇小婷)

(致谢:朱旭友医师和黄子凌博士完成了部分图片的拍摄)

参 考 文 献

[1] CHALMERS J D，ALIBERTI S，BLASI F. Management of bronchiectasis in adults[J]. Eur Respir J，2015，45（5）：1446-1462.

[2] DO AMARAL R H，SCHULER NIN C，DE SOUZA V V，et al. Computed tomography in the diagnosis of bronchiectasis[J]. Eur Respir J，2015，46（2）：576-577.

[3] 易祥华. 呼吸性细支气管炎伴间质性肺病的研究进展 [J]. 国外医学（内科学分册），2002，29（4）：139-142.

[4] TAKANAMI I，IMAMUMA T，YAMAMOTO Y，et al. Bronchiectasis complicating rheumatoid arthritis[J]. Respir Med，1995，89（6）：453-454.

[5] BENSON R E，ROSADO-DE-CHRISTENSON M L，MARTÍNEZ-JIMÉNEZ S，et al. Spectrum of pulmonary neuroendocrine proliferations and neoplasms[J]. Radiographics，2013，33（6）：1631-1649.

[6] DAVIES S J，GOSNEY J R，HANSELL D M，et al. Diffuse idiopathic pulmonary neuroendocrine cell hyperplasia：an under-recognised spectrum of disease[J]. Thorax，2007，62（3）：248-252.

[7] WISTUBA I I，GAZDAR A F. Lung cancer preneoplasia[J]. Annu Rev Pathol，2006，1：331-348.

[8] COLETTA E N，VOSS L R，LIMA M S，et al. Diffuse idiopathic pulmonary neuroendocrine cell hyperplasia accompanied by airflow obstruction[J]. J Bras Pneumol，2009，35（5）：489-494.

[9] CANESSA P A，SANTINI D，ZANELLI M，et al. Pulmonary tumourlets and microcarcinoids in bronchiectasis[J]. Monaldi Arch Chest Dis，1997，52（2）：138-139.

[10] 林清华，郑智勇，姚丽青. 弥漫性特发性肺神经内分泌细胞增生伴微小瘤形成 1 例并文献复习 [J]. 临床与实验病理学杂志，2009，25（3）：325-326.

[11] 崔涛，葛益民，孔庆尧. 谈弥漫性特发性肺神经内分泌细胞增生症的诊断 [J]. 诊断病理学杂志，2008，15（6）：497-499.

[12] 易祥华. 呼吸介入的病理学 [M]// 王昌慧，范理宏. 呼吸介入诊疗新进展. 上海：上海科学技术出版社，2015：255-272.

[13] 李惠萍，范峰，李霞，等. 弥漫性泛细支气管炎 72 例临床分析 [J]. 中国实用内科杂志，2009，29（4）：328-332.

第五章
支气管扩张症发病的免疫学基础

一、概述

支气管扩张症是一种慢性呼吸系统疾病，其特点是永久的支气管扩张伴随管壁和相邻肺实质的炎症变化，出现纤维化，肺泡破坏可出现肺气肿甚至肺大疱。支气管扩张症的发病机制与反复的支气管壁炎症及其周围的肺实质纤维化有关，由此引发的对薄弱管壁的牵拉最终导致支气管的不可逆扩张。支气管扩张可由肺部防御机制缺陷引起，从而导致病情反复、加重，微生物的入侵或慢性细菌定植与持续的炎症反应引起气道结构的改变。平息炎症和恢复机体免疫平衡对于保护肺部这个脆弱的气体交换器官是至关重要的，抑炎通路的缺陷可能是导致支气管扩张症的原因之一。因此，本章主要概述肺部的免疫防御机制和抑炎通路失调导致的慢性炎症和气道结构的改变。在支气管扩张症里主要的炎症细胞类型有中性粒细胞、巨噬细胞、树突状细胞和淋巴细胞。淋巴细胞通常发生聚集，形成所谓的三级淋巴滤泡，是管状支气管扩张症患者小气道阻塞的一个主要原因。

二、肺的物理防御系统

众所周知，空气中包含了有害颗粒物和微生物。肺的第一道防线是由上下呼吸道复杂的物理形状构成的，吸入的空气形成高速湍急的气流，从而促使颗粒物和微生物在黏膜上沉积，紧接着这些沉积的粒子会在黏液纤毛运动和物理方式例如打喷嚏、咳嗽或吞咽等动作的作用下被清除出呼吸道。咳嗽反射的减弱与呼吸道感染频率的增加相关联，但目前尚不清楚这是否也引起支气管扩张症的发展。有研究提出孤立存在的中叶支气管扩张症合并非结核分枝杆菌的定植［Lady Windermere 综合征（温德米尔夫人综合征）］是由咳嗽抑制引起的。

黏液纤毛的运动作用像一个动态的、复杂调控的"自动扶梯"，将吸入的颗粒物运送到喉咙以便被吞咽。黏液纤毛运动功能的缺陷可能导致支气管扩张。气道内衬有纤毛上皮细胞，目前纤毛的结构和功能已被大量研究证实。连接纤毛微管的外动力蛋白臂结构的遗传缺陷是原发性纤毛运动障碍的原因。其他突变包括 *ktu* 基因，它参与了外动力蛋白臂和内动力蛋白臂的构成。纤毛运动不良（有时合并内脏逆位，Kartagener 综合征）几乎都会导致支气管扩张，往往也与慢性鼻窦炎有关。正常的纤毛运动和黏液纤毛的"自动扶梯"功能还取决于纤毛周围的低黏度液体层，其物理属性是一种水性溶胶层，保证了纤毛从上皮细胞顶端到黏液层的充分舒展。如果纤毛周围的液体层浓缩了（例如在囊性纤维化中），纤毛周围液体层变得更薄，纤毛被卷入黏液层，从而阻碍正常的纤毛黏液的推进。

三、肺的固有免疫系统

固有免疫系统是一种进化保守的防御途径，它能通过通用的途径杀伤微生物。其通常依赖于识别和拮抗微生物中常见的结构域，多为病原体蛋白质或凝集素，即所谓的病原体相关分子模式（pathogen associated molecular pattern，PAMP），它对微生物起到至关重要的作用，分子模式的拮抗剂能导致微生物丧失致病性。与适应性免疫一样，固有免疫也包括体液和细胞这两部分。

（一）固有体液免疫

肺部的固有体液免疫防御机制比较复杂，包括乳铁蛋白、溶菌酶、防御素、补体、抗菌肽和胶原凝集素（表 5-0-1）。这些分子可以由气道构成细胞分泌或通过募集固有免疫细胞如中性粒细胞和巨噬细胞等产生。乳铁蛋白的铁螯合物分子对一些细菌的生长至关重要，同时也能刺激中性粒细胞的功能。溶菌酶可以降解革兰氏阳性细菌的细胞壁。防御素可由中性粒细胞（α- 防御素）和上皮细胞（β- 防御素）产生，它们可以使细菌的细胞壁穿孔，从而起到真正的抗菌作用，还能够中和病毒及杀伤真菌。防御素能否发挥恰当的作用取决于气道表面液体中恰当的盐浓度。因此，在囊性纤维化患者中，防御素对金黄色葡萄球菌的杀伤作用受损，一定程度解释了细菌定植的易感性（这个理论也受到了质疑）。LL-37 是著名的气道抗菌肽，具有盐浓度敏感性和广泛的抗菌活性，对固有免疫细胞和适应性免疫细胞都有作用。肺泡表面活性蛋白 A 和 D 都是胶原凝集素，对细菌和病毒例如流感病毒具有调理

表 5-0-1　内源性抗菌物质的作用与机制

名称	性质	分布	作用	作用机制
乳铁蛋白 lactoferrin	单体糖蛋白	广泛存在于人体分泌物中，在母乳、泪液、阴道分泌物、肠道内衬液、宫颈黏液栓、唾液、呼吸道分泌物中有较高浓度	既可抗微生物又可抗炎症，有助于宿主全身和黏膜表面的防御。其抗菌效果包括直接杀菌和抑菌	通过结合铁，限制了可用的游离铁（微生物必需生长因子）的量；也可通过结合革兰氏阴性细菌的外膜破坏其稳定性，导致渗透性改变，引起微生物损伤和死亡
溶菌酶 lysozyme	碱性蛋白	存在于呼吸道分泌物中，这些溶菌酶主要来源于气道上皮及其腺体	除了酶裂解细菌细胞壁外，还可以通过非酶机制杀死细菌	与乳铁蛋白以高水平存在于黏膜分泌物和嗜中性粒细胞中，它们的相互作用可能有助于宿主防御。乳铁蛋白与其他辅因子破坏革兰氏阴性细菌的外膜，并允许溶菌酶接触敏感性肽聚糖层

续表

名称	性质	分布	作用	作用机制
防御素 defensin	阳离子多肽	α-防御素位于中性粒细胞的嗜天青颗粒中，也见于单核巨噬细胞、NK细胞、某些T细胞、B细胞和未成熟树突状细胞中。β-防御素主要由与外界相通的各种黏膜表面上皮细胞表达	具有广谱的杀菌作用，在人类的固有免疫系统发挥着重要的作用，同时还具有抗病毒作用，可抗囊膜病毒和非囊膜病毒的活性	通过破坏微生物的细胞质膜而助宿主防御；α-防御素通过增强上皮细胞增殖有助于肺上皮修复；直接抑制病毒的融合及病毒的中和作用；直接破坏病毒的包膜、糖蛋白和病毒衣壳；作为趋化因子调节适应性免疫反应
LL-37抗菌肽 LL-37 cathelicidin	双亲性α螺旋结构的抗菌肽	在人体组织中广泛分布，主要由中性粒细胞和上皮细胞表达	具有广谱抗菌作用，可杀死革兰氏阳性菌、革兰氏阴性菌和真菌，也具有抗病毒作用	通过形成地毯样层膜使细菌膜分解并随后死亡；改变白念珠菌细胞壁完整性和调控生物功能相关的基因表达；通过与病毒衣壳蛋白和囊膜的直接相互作用实现抗病毒效应；通过阻止病毒进入宿主细胞或通过抑制病毒基因表达来抑制病毒感染
表面活性蛋白A和D surfactant protein A and D，SP-A and SP-D	脂蛋白复合物	由Ⅱ型肺上皮细胞和气道克拉拉细胞合成，分泌到上皮内层液中调节表面张力	对大肠杆菌具有直接杀菌作用，且对荚膜组织胞浆菌具有杀真菌作用；SP-A可显著减弱肺炎支原体的生长	促进巨噬细胞和单核细胞吞噬细菌和病毒；通过与生物体表面表达的脂质配体相互作用在肺炎支原体的抗体依赖免疫中起直接作用
甘露糖结合凝集素 mannose-binding lectin，MBL	C型凝集素超家族中胶原凝集素家族的代表性分子	主要分布于肝胰腺和血细胞中	是天然免疫系统中重要的模式识别分子，具有激活补体、促进调理吞噬作用、调节炎症过程和启动细胞凋亡等多种生理功能	在Ca^{2+}参与下可与表达于微生物表面的糖类结合；能通过糖识别区识别曲霉表面的甘露聚糖、乙酰葡萄糖等外源性糖结构，活化MBL相关丝氨酸蛋白酶、激活补体的凝集素途径，发挥天然免疫的抗感染效应
分泌性白细胞蛋白酶抑制剂 secretory leukocyte peptidase inhibitor，SLPI	非糖基化单链多肽蛋白	存在于各种黏膜分泌液中，如唾液、呼吸道分泌液、胃肠道分泌液及子宫颈黏液等	具有抗真菌、抗病毒和抗菌性质，还可通过生长增殖、细胞凋亡、组织改建等多种途径来调控创伤微环境，也通过抑制多种蛋白酶的活性来保护局部组织	主要抑制中性粒细胞产生的弹性蛋白酶，此外还可抑制组织蛋白酶G、胰蛋白酶等多种蛋白酶。SLPI可防止过量的中性粒细胞对宿主组织的损伤破坏作用，从而调节蛋白酶活性来维持蛋白酶抑制剂与蛋白酶之间的局部平衡

注：NK细胞，自然杀伤细胞（natural killer cell）。

作用。和胶原凝集素密切相关的家庭成员是甘露糖结合凝集素（MBL），它是一个重要的循环因子，可以激活级联补体。MBL 的缺陷是反复细菌感染的原因之一，也有可能是支气管扩张症的一个病因。在囊性纤维化患者和其他类型的支气管扩张症患者中，MBL 低水平与肺功能迅速下降相关。

（二）固有细胞免疫

肺部的固有免疫细胞主要有肺泡巨噬细胞和募集的中性粒细胞。肺泡巨噬细胞的重要功能有吞噬、杀伤与中和吸入的颗粒抗原。由于肺泡巨噬细胞主要在肺泡腔中，所以会不断接触到吸入的物质。这些细胞富含各种酶、代谢产物和细胞因子，对肺泡腔的防御至关重要，但也可能损害肺泡毛细血管膜。为了避免对Ⅰ型和Ⅱ型肺泡上皮细胞产生连带损害，肺泡巨噬细胞对于无害的抗原识别处于静息状态，只产生少量的炎性细胞因子。据估计，肺泡巨噬细胞的级联反应可以处理多达 10^9 个气管内注入的细菌，不依赖于树突状细胞（dendritic cells，DC）抗原呈递和适应性免疫应答。有研究证明，利用氯膦酸盐脂质体清除体内的肺泡巨噬细胞会导致机体对无害的微粒和可溶性抗原产生明显的炎症反应，但也增加了机体对细菌、真菌和病毒感染的敏感性。肺泡巨噬细胞作为防御吸入病原体的第一道防线，不仅仅是通过直接的吞噬作用，还通过产生促炎的趋化因子、细胞因子、脂质介质和生物活性介质，募集其他类型的细胞到达肺部。

与肺泡巨噬细胞定居于肺脏不同，中性粒细胞在微生物进入肺部的几分钟后被招募到肺部。中性粒细胞的主要功能有吞噬和杀伤微生物，尤其是曲霉和肺孢子菌等真菌。它们还可以通过释放 α- 防御素和溶菌酶杀死微生物。中性粒细胞的杀伤作用依赖于氧化酶系统，例如还原型烟酰胺腺嘌呤二核苷酸磷酸氧化酶（NADPH 氧化酶）系统和髓过氧化物酶（MPO）系统。慢性肉芽肿病是由于 *p22*、*p40*、*p47*、*p67* 基因（常染色体慢性肉芽肿病）或 *gp91* 基因（X 连锁慢性肉芽肿病）的错义、无义、转接或缺失突变，导致中性粒细胞产生过量的活性氧而引起。中性粒细胞募集也是一个高度程序化的过程，需要通过细胞滚动、聚集和渗出血管壁等步骤。某些整合素、选择素或者激动蛋白的缺陷会影响中性粒细胞的招募和导致反复的肺部感染。先招募的中性粒细胞可以通过产生细胞因子白介素 -1、白介素 -6 和肿瘤坏死因子 α 进一步加强中性粒细胞的募集。

（三）固有免疫应答机制

上述的固有免疫防御机制是以协调的方式运行的。虽然固有免疫防御系统的某个单一方面可以直接通过识别异己的病原体相关分子模式（pathogen associated molecular pattern，PAMP）而被激活，但触发固有免疫防御机制往往需要同时通过触发吞噬细胞（产生固有细胞防御）和上皮细胞（产生体液固有防御）。最著名的模式识别受体属于 Toll 样受体家族（TLR）、NOD 样受体、RIG-I 样受体和 C 型凝集素受体。这些受体识别特定微生物组的特定保守的 PAMP。模式识别受体 TLR4 表达在细胞表面，识别革兰氏阴性细胞壁成分脂多糖，TLR2 识别肽聚糖，TLR5 识别细菌鞭毛蛋白，TLR3 识别双链 RNA，TLR7 和 TLR8 识别单链 RNA，TLR9 识别未甲基化的 CpG 结构域。

在过去的几年里,特定细胞的局部聚集和下游信号通路机制得到了广泛的研究,某些临床原发性免疫缺陷病也被证实是由于这些信号通路的某个中间体的缺陷而引起。TLR4信号通路中的关键中间体 IRAK4 的缺陷会导致反复的细菌感染。C 型凝集素受体 Dectin-1或下游信号分子 CARD9 的缺陷会引起念珠菌病和卡氏肺孢菌感染,最有可能是由于 Th17反应的减弱。相反,这些信号级联反应的过度活动,例如通路中某一位点的基因多态性改变或者负调控因子的突变,就可能与自身免疫性疾病和过度炎症相关。举个例子,泛素化修饰酶 TNF-α 诱导蛋白 3(TNFAIP3,也称为 A20)的基因多态性,导致 TLR 和细胞因子受体处于致敏状态,多见于系统性红斑狼疮患者。

四、肺的适应性免疫系统

和固有免疫一样,适应性免疫也由细胞和体液免疫两部分组成。细胞适应性免疫由不同类型的 T 淋巴细胞组成,而体液免疫由 B 淋巴细胞和浆细胞及其分泌产物免疫球蛋白(Ig)组成。

(一)通过树突状细胞介导的适应性免疫应答

树突状细胞(DC)是有效的抗原呈递细胞,也是适应性免疫的主要监管机构。肺部 DC的功能通常是识别和呈递机体外周的抗原,随后迁移到纵隔淋巴结进行抗原加工,抗原被加工成免疫原性肽,并表现出主要组织相容性复合体 MHC I 类和 MHC II 类分子,进而被呈递给初始 T 细胞。事实上,DC 是由固有免疫细胞演变而来的,应被视为单核吞噬细胞系统的一种特殊分化的细胞,从而系统地控制相对较晚出现的适应性免疫。DC 既表达固有免疫系统巨噬细胞的模式认识受体,又同时能根据不同类型的抗原与 T 细胞和 B 细胞进行交流,从而诱导特定的适应性免疫反应和启动长期免疫记忆。

DC 不仅能应对内源性和外源性的有害刺激,同时与肺部结构组成细胞如肺泡上皮细胞、内皮细胞和成纤维细胞有密切的交流,所以有学说认为其在许多肺部疾病中扮演重要角色,尤其是 T 细胞反应参与的疾病。最近已有 DC 系统缺陷的患者的病例报道。这些 DC缺陷患者有严重的病毒性皮肤感染和肺部非结核分枝杆菌感染,后者是支气管扩张症的一个重要病因。有实验采用 DC 缺陷的老鼠来阐明这些细胞对介导抗病毒免疫应答起到至关重要的作用。相似的结论已经在肺结核和肺部细菌的模型感染中被证明。相反,DC 也参与维持 T 细胞发挥主导作用的免疫病理反应,最好的例子是哮喘和慢阻肺中出现的气道黏膜炎症。在支气管扩张症患者及在支气管扩张的大鼠模型中,都存在气道壁 DC 的浸润增加。弥漫性泛细支气管炎的患者存在细支气管的病变,也可能导致支气管扩张,其中 DC 数目明显增多的患者有明显的激活表型,而用大环内酯类治疗降低了 DC 的抗原呈递能力。

(二)适应性细胞免疫

适应性细胞免疫包括 CD4$^+$T 细胞(辅助性 T 细胞)和 CD8$^+$T 细胞(细胞毒性 T 细胞)。一旦 DC 将抗原呈递到引流淋巴结,即会引起 T 细胞的增殖和分化,使初始的 T 细胞变成特定类型的 T 细胞。

Th1 细胞主要对抗细胞内细菌及原虫的免疫反应,主要为白介素(IL)-12 驱动诱发,主要的执行细胞因子是 γ 干扰素(IFN-γ),最重要的执行细胞为巨噬细胞。Th1 细胞主要的转录因子为信号转导及转录激活因子 4(STAT4)。CD4$^+$T 细胞分泌的 IFN-γ 会活化巨噬细胞,使其能够吞噬并消化掉细胞内的细菌及原虫,另外 IFN-γ 也会活化诱导型一氧化氮合酶(iNOS)而放出 NO 等自由基从而直接杀死胞内细菌及原虫。Th1 细胞免疫反应对应的是 Ⅳ 型超敏反应,Th1 细胞的过度激活将会导致巨噬细胞自体免疫疾病,如麻风病或结核菌素过度反应。

Th2 细胞主要对抗细胞外寄生虫的免疫反应,主要为 IL-4 所驱动诱发,主要的细胞因子是 IL-4、IL-5 和 IL-13,最重要的执行细胞为肥大细胞、嗜酸性粒细胞及嗜碱性粒细胞,另外还有产生 IgE 的 B 细胞,以及分泌 IL-4/IL-5 的 CD4$^+$T 细胞等,其主要的转录因子为 STAT6 和 GATA。CD4$^+$T 细胞分泌的 IL-5 会活化嗜酸性粒细胞,能够攻击细胞外寄生虫,另外 IL-4 和 IgE 会活化肥大细胞而放出组胺等物质,造成气管收缩、腹泻。Th2 细胞免疫反应对应的是 IgE 介导的 Ⅰ 型超敏反应,也就是 Th2 细胞过度激活将会导致肥大细胞及嗜酸性粒细胞相关过敏疾病,如过敏性鼻炎、哮喘等。

Th17 细胞主要对抗细胞外细菌及真菌的免疫反应,主要为 IL-6 及 TGF-β 所驱动诱发,主要的细胞因子是 IL-1、IL-6 及 TNF-α,最重要的执行细胞为中性粒细胞。另外还有产生 IgG/IgA/IgM 的 B 细胞,以及分泌 IL-17 的 CD4$^+$T 细胞等,其主要的转录因子为 STAT3 和 RORγ。CD4$^+$T 细胞分泌的 IL-17 和 TNF-α 会活化中性粒细胞,使其能够吞噬并消化掉细胞外细菌及真菌,另外 IL-6 等也会活化补体反应而直接杀死细胞外细菌及真菌。Th17 免疫反应对应的是 Ⅲ 型超敏反应,也就是过度的 Th17 激活将会导致中性粒细胞自体免疫疾病,如类风湿关节炎等。

(三)适应性体液免疫

体液免疫在防御有荚膜的微生物中起着主导作用。众所周知,抗体对再次感染具有中和作用,这是大多数疫苗能预防儿童感染的原理。然而,在初次感染中产生的某些广谱特异性抗体(所谓的自然抗体),也有激活补体和介导调理吞噬微生物细胞壁和荚膜的作用,从而促进病原体的清除。IgA 和 IgG 抗体通过免疫球蛋白聚合受体被不断地分泌进入气道。气道中的 IgA 是抵御病毒入侵的一道重要防线。也许支气管扩张症最普遍的原因是体液免疫缺陷,例如常见变异型免疫缺陷病(common variable immunodeficiency disease, CVID),患者的抗体和血清 IgG 明显不足伴有不同程度的 T 淋巴细胞异常。CVID 可能是由于参与 T-B 淋巴细胞沟通的蛋白质突变造成的,例如蛋白质 ICOS、BAFF、TACI 和 APRIL。这是一个快速发展的领域,相信在不久的将来,这些突变位点都可以被列入诊断常规。

(四)淋巴组织结构与支气管扩张症

在淋巴器官组织中积累的淋巴细胞具有优化机体平衡的免疫监视功能,以及对病原刺激的慢性反应。在胚胎发育过程中,循环中的造血细胞聚集在体内某些预定的位置,有序地排列在 T 细胞和 B 细胞的特定区域,由此形成周围淋巴器官,如淋巴结和脾脏。相比之下，在成年后，机体几乎不可能再支持新的淋巴细胞聚集形成周围淋巴器官。然而，这种情况有时会在局部的慢性炎症中出现，就是所谓的三级淋巴器官（TLO）。就像在淋巴结和脾脏中那样，局部的 TLO 的特点是形成特异性的高内皮小静脉，趋化因子的有序释放会引起 T 细胞和 B 细胞在不同的区域募集。在类风湿关节炎患者的关节和肺部及慢阻肺患者的气道中都能观察到 TLO 的形成。某些感染性疾病也伴随着 TLO 的形成。呼吸道流感病毒感染可诱导支气管相关淋巴组织（bronchial-associated lymphoid tissue，BALT）的形成，支持 T 和 B 淋巴细胞增殖及产生 Ig 类抗体。

三级淋巴滤泡或 BALT 在管状支气管扩张症中经常出现，其与支气管扩张症的密切关系或许可以用来解释小细支气管和气道的阻塞。在类风湿相关的支气管扩张症中也是如此，支气管阻塞通常是由于过度增大的 TLO 侵犯了管腔，病理表现为滤泡性细支气管炎，即 TLO 结构中出现 B 淋巴细胞滤泡。TLO 的形成可能是由于气道微生物的慢性定植引起，目前已经明确的滤泡性细支气管炎的一个病因是慢性潜伏的腺病毒感染。然而，某一学派认为 TLO 可以被视为一种自身特异性抗体和可反映潜在的自身免疫性疾病。在 TLO 相关的类风湿性支气管扩张症中，确实可见对瓜氨酸蛋白致病性抗体的产生。

五、气道慢性炎症与抗炎通路

由于拥有巨大的表面积，肺成为众多病原体入侵的门户。与此同时，吸入的微生物和有毒物质能够轻而易举地通过脆弱的肺泡毛细血管膜进入血液。固有免疫和适应性免疫防御对于保护脆弱的肺泡毛细血管屏障并不是一件容易的事，需要受到严格的控制，以防止过度水肿、炎症和细胞募集导致的肺泡壁增厚，否则将会危及对生命至关重要的氧扩散。值得注意的是，虽然呼吸道上皮细胞有巨大的表面积和日常有大量的气体交换，然而在正常情况下发生的炎症微乎其微，这表明机体中存在监管机制，用于保护气体交换功能。甚至在严重的细菌或病毒感染后，机体依然能够恢复体内的平衡机制。了解肺部免疫内稳态的调节机制，对于我们理解肺部炎症性疾病，例如支气管扩张症的发病机制至关重要。

肺泡巨噬细胞作为一种可以抑制肺部免疫反应的细胞类型已受到特别关注。肺泡巨噬细胞与肺泡壁上皮细胞紧密相贴，肺泡巨噬细胞之间相隔 $0.2\sim0.5\mu m$ 的间隙，以树突状细胞相间隔。在巨噬细胞被清除的小鼠中，树突状细胞的抗原呈递功能明显增强。当体外与树突状细胞混合后，肺泡巨噬细胞可以通过释放一氧化氮、前列腺素、IL-10 和 TGF-β 来抑制 T 细胞激活。肺泡巨噬细胞表达 CD200R，这种抑制性受体可以调节固有免疫对病原体的应答强度。

另一种备受关注的起调控作用的细胞类型是调节性 T 细胞（Treg 细胞）。自然调节 T 细胞表达高水平的 CD25 分子和特定的转录因子 Foxp3。这些细胞在胸腺中生成，对自我抗原和一些外界抗原具有天然的反应性，主要起到抑制自身免疫的作用。适应性调节 T 细胞是由 DC 遇到自身抗原或慢性免疫刺激而诱导产生的。假设这些适应性调节 T 细胞可以抑制免疫激活，那么病原刺激就不能被完全消除，一个典型的例子就是慢性寄生虫感染或结核分枝杆菌感染。正如支气管扩张症是一种慢性炎症性疾病，伴随着微生物的定植，在病变组织内调节性 T 细胞的数量很可能会增加。还有一种可能是调节性 T 细胞功能的缺陷会导致持续的炎症，这可能最终发展成纤维化。在此基础上还有一个惊人的发现，TGF-β 也是调节性 T 细胞发挥抑制作用的一个重要组成部分。TGF-β 可能处在免疫调节和初始纤维化的临界位置。免疫调节也可能受到气道基质细胞变化的影响，例如气道上皮细胞。气道上皮细胞对于是否识别急性或慢性刺激发挥着主要作用。上皮细胞表达许多模式识别受体，并且受体的敏感性可以通过负向调节机制进行调控。这些负向调节机制与支气管扩张症和慢性炎症的关系还需要进一步的探索。

六、总结与展望

人们对于肺部的固有免疫和适应性免疫应答的探究已经有了很大的进展，固有和适应性免疫、细胞和体液免疫的缺陷都可能导致支气管扩张症。相比其他阻塞性呼吸道疾病，例如哮喘和慢阻肺，支气管扩张症的免疫机制和慢性炎症通路仍有待更加深入的探索。

（黄华蓉 李成伟 徐金富）

参 考 文 献

[1] BATEMAN E D, HAYASHI S, KUWANO K, et al. Latent adenoviral infection in follicular bronchiectasis[J]. Am J Respir Crit Care Med, 1995, 151（1）: 170-176.

[2] BALS R, HIEMSTRA P S. Innate immunity in the lung: how epithelial cells fight against respiratory pathogens[J]. Eur Respir J, 2004, 23（2）: 327-333.

[3] KUHNS D B, ALVORD W G, HELLER T, et al. Residual NADPH oxidase and survival in chronic granulomatous disease[J]. N Engl J Med, 2010, 363（27）: 2600-2610.

[4] MOSER M, BAUER M, SCHMID S, et al. Kindlin-3 is required for beta2 integrin-mediated leukocyte adhesion to endothelial cells[J]. Nat Med, 2009, 15（3）: 300-305.

[5] KAWAI T, AKIRA S. The role of pattern-recognition receptors in innate immunity: update on Toll-like receptors[J]. Nat Immunol, 2010, 11（5）: 373-384.

[6] KU C L, PICARD C, ERDÖS M, et al. IRAK4 and NEMO mutations in otherwise healthy children with recurrent invasive pneumococcal disease[J]. J Med Genet, 2007, 44（1）: 16-23.

[7] FERWERDA B, FERWERDA G, PLANTINGA T S, et al. Human dectin-1 deficiency and mucocutaneous fungal infections[J]. N Engl J Med, 2009, 361（18）: 1760-1767.

[8] LAMBRECHT B N, HAMMAD H. Biology of lung dendritic cells at the origin of asthma[J]. Immunity, 2009, 31（3）: 412-424.

[9] LAMBRECHT B N, HAMMAD H. The role of dendritic and epithelial cells as master regulators of allergic airway inflammation[J]. Lancet, 2010, 376（9743）: 835-843.

[10] BAI H, CHENG J J, GAO X L, et al. IL-17/Th17 promotes type 1 T cell immunity against

pulmonary intracellular bacterial infection through modulating dendritic cell function[J]. J Immunol，2009，183（9）：5886-5895.

[11] MILNER J D，BRENCHLEY J M，LAURENCE A，et al. Impaired T（H）17 cell differentiation in subjects with autosomal dominant hyper-IgE syndrome[J]. Nature，2008，452（7188）：773-776.

[12] MINEGISHI Y，SAITO M，TSUCHIYA S，et al. Dominant-negative mutations in the DNA-binding domain of STAT3 cause hyper-IgE syndrome[J]. Nature，2007，448（7157）：1058-1062.

[13] ZHANG Q，DAVIS J C，LAMBORN I T，et al. Combined immunodeficiency associated with DOCK8 mutations[J]. N Engl J Med，2009，361（21）：2046-2055.

[14] HORI S，NOMURA T，SAKAGUCHI S. Control of regulatory T cell development by the transcription factor Foxp3[J]. Science，2003，299（5609）：1057-1061.

[15] HAMMAD H，CHIEPPA M，PERROS F，et al. House dust mite allergen induces asthma via Toll-like receptor 4 triggering of airway structural cells[J]. Nat Med，2009，15（4）：410-416.

第六章

支气管扩张症的发病机制

支气管扩张症是指直径大于 2mm 的中等大小的近端支气管由于支气管及其周围肺组织慢性化脓性炎症和纤维化，使支气管壁的肌肉和弹性组织破坏，导致支气管变形及持久扩张。由于该病的异质性较强，目前对于支气管扩张症的病因和发病机制还不清楚。目前认为发病机制主要分为先天性与继发性两种：先天性支气管扩张症较少见，为遗传因素导致；继发性支气管扩张症发病机制中的关键环节为支气管感染和支气管阻塞，两种相互影响形成恶性循环，表现为感染 - 炎症 - 酶的作用。

一、先天性支气管扩张症

支气管扩张症并非是一种独立的疾病，直接或间接影响支气管防御功能的多种疾病均可以导致支气管扩张症的发生。因此支气管扩张症的发病因素较多，可以是一种或多种病因同时存在。30%～70% 支气管扩张症患者可找到相关病因。一般认为，儿童时期的肺部感染（包括细菌、病毒等）是最常见的诱发因素。但随着抗生素的应用，遗传性疾病如肺囊性纤维化、α_1 抗胰蛋白酶缺乏症、原发性纤毛运动不良症等也成为常见病因。近年来的研究表明，发展中国家中感染是最常见病因，而发达国家中免疫缺陷、囊性纤维化是常见的病因，不同病因发病机制不同。

（一）肺囊性纤维化

肺囊性纤维化（pulmonary cystic fibrosis，PCF 或 CF）是一种外分泌腺疾病，是家族常染色体隐性遗传性的先天性疾病，是白种人中一种常见的遗传性疾病（发病率约为 1/2 500）。CF 主要见于欧美白种人，其次为黑种人与亚裔，而在我国罕见。目前研究认为 CF 的发生，与编码一个复杂的氯离子通道的基因——囊性纤维化穿膜传导调节蛋白（cystic fibrosis transmembrane conductance regulator，CFTR）的突变有关，从而导致多系统病变。CFTR 主要调节水、盐的穿膜运动。由于水、盐调节异常导致分泌物黏稠，支气管中的黏液增多，使支气管阻塞，引起某些细菌（如金黄色葡萄球菌、铜绿假单胞菌等）的生长繁殖，导致弹性蛋白酶等释放炎症反应，进一步引起肺、支气管的反复感染，继而引起肺囊性纤维化，严重损伤肺功能，最终发展为不可逆的支气管扩张症（图 6-0-1）。

（二）α_1 抗胰蛋白酶缺乏症

α_1 抗胰蛋白酶缺乏症（α_1-antitrypsin deficiency，AATD）是全小叶型肺气肿的主要病因，

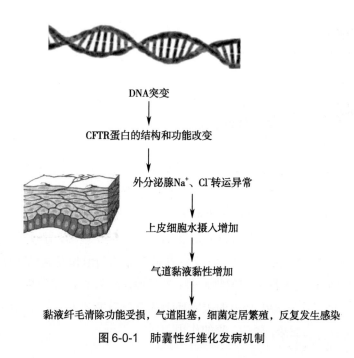

DNA突变

↓

CFTR蛋白的结构和功能改变

↓

外分泌腺Na$^+$、Cl$^-$转运异常

↓

上皮细胞水摄入增加

↓

气道黏液黏性增加

↓

黏液纤毛清除功能受损，气道阻塞，细菌定居繁殖，反复发生感染

图 6-0-1　肺囊性纤维化发病机制

也是一种常染色体遗传疾病，主要见于欧美等国家的白种人，特别在高加索地区分布较为集中，而在东亚人群中较为少见。AATD 亦为支气管扩张症常见的易感因素。纯合子 PiZZ 基因缺陷引起的 AATD 与支气管扩张症的发生有密切关系。抗蛋白酶对弹性蛋白酶等多种蛋白酶具有抑制功能，其中 α_1 抗胰蛋白酶（α_1-AT）是活性最强的一种，可拮抗这些蛋白水解酶类，以维持组织细胞的完整性。α_1-AT 缺乏时，蛋白酶 - 抗蛋白酶的平衡被打破，弹性蛋白酶便可侵蚀肺组织。当支气管壁被破坏后，产生肺气肿，严重时造成永久性支气管扩张。吸入有害气体、有害颗粒也可以导致蛋白酶产生增多或活性增强，而抗蛋白酶产生减少或灭活加快；同时氧化应激、吸烟等危险因素也可以降低抗蛋白酶的活性。但在英国胸科协会指南及我国专家共识中提到，除非影像学提示支气管扩张同时存在肺气肿，否则无须常规筛查是否存在 AAT 缺乏。

（三）原发性纤毛运动不良症

原发性纤毛运动不良症（primary ciliary dyskinesia，PCD）是因纤毛结构缺陷或运动功能异常引起的常染色体隐性遗传病，具有共同的特征——气道纤毛功能障碍，并因此形成了一组呼吸系统疾病。纤毛清洁功能受损是支气管扩张症形成的重要病理基础。纤毛功能障碍导致支气管内黏液不易排出，细菌容易繁殖，形成反复的呼吸道感染，造成支气管壁弹性纤维和平滑肌破坏，使支气管引流不畅，从而更易继发感染。感染 - 阻塞 - 感染的循环反复，最终导致支气管病理性改变。

（四）先天性支气管软骨发育不全（Williams-Campbell 综合征）

Williams-Campbell 综合征（Williams-Campbell syndrome，WCS）是罕见的先天性疾病，该病常表现为支气管壁的软骨发育异常或缺失，导致远端气道塌陷，产生通气障碍，从而导致远端支气管扩张症形成。缺陷通常在第4和第6级支气管之间，发生在肺发育形成的早期，表现为有家族倾向性的弥漫性支气管扩张症。

（五）巨气管支气管症

是一种常染色体隐性遗传病，其特征是先天性结缔组织异常、管壁薄弱、气管和主支气管显著扩张。

（六）马方综合征

马方综合征（Marfan syndrome）为常染色体显性遗传，表现为结缔组织变性，可出现支气管扩张症，常有眼部症状、蜘蛛指/趾和心脏瓣膜病变。

综上所述，有许多遗传性疾病可以引起支气管的扩张。有学者曾对家族性支气管扩张症做过病例报道，同一家系三代共16人中6人患有支气管扩张症，虽然未对是否合并其他系统表现做进一步描述，但该家系的遗传方式符合常染色体显性遗传。尽管很多支气管扩张症患者呈家族聚集性发病，但目前并未将支气管扩张症列入遗传性疾病。现在人们认识到支气管扩张症是很多遗传病的一种呼吸系统表现。

二、继发性支气管扩张症

继发性支气管扩张症的主要发病因素是支气管和肺的反复感染，引起支气管阻塞，激活了相关的炎症因子及酶的释放，而感染、炎症和酶的共同作用不断破坏管壁的平滑肌、弹力纤维甚至软骨，削弱了支气管壁的支撑结构，构成了一个复杂、慢性持续的交互作用，逐渐形成支气管的持久性扩张。感染-炎症-酶被认为是支气管扩张症发病中的三个明确的因素，成为破坏支气管-肺组织的恶性循环（图6-0-2）。

（一）感染及细菌定植

Cole在1984年提出了"恶性循环"假说。在这个假说模型中，他认为支气管的损害常常是在遗传易感背景下造成黏液纤毛清除功能损伤，使细菌存留在呼吸道并定植，而细菌感染导致的慢性炎症又进一步造成组织损伤及黏液纤毛运动障碍，这又会导致进一步的感染，反复循环造成炎症加重导致肺损害。

50%的成人支气管扩张症患者从儿童时期就开始出现症状，儿童时期的支气管-肺组织感染是支气管扩张症最常见的原因。由于儿童支气管较细，易阻塞且管壁薄弱，容易发生感染，如麻疹、百日咳、流行性感冒（某些腺病毒感染），或是严重的肺部感染如肺炎克雷伯菌、葡萄球菌、真菌及支原体感染等。而这些感染也会使支气管各层组织尤其是平滑肌纤维和弹性纤维遭到破坏，黏液纤毛清除功能降低，削弱了管壁的支撑作用，吸气、咳嗽时管腔内压力增加，管腔扩张且呼气时不能回缩，分泌物长期积存于管腔内，发展为支气管扩张症。麻疹、百日咳所致支气管扩张症的特点是以双侧、下肺为主，囊状或囊柱状多见。肺结核可造成支气管损害，肺组织破坏代之纤维化，造成支气管变形及扩张；原发肺结核时肺门、纵隔肿大的淋巴结可以压迫支气管形成肺不张，经久性的肺不张可造成支气管扭曲、移位、变形而形成扩张；干酪性肺炎、结核性胸膜炎、胸膜肥厚也可造成压迫性肺不张而导致

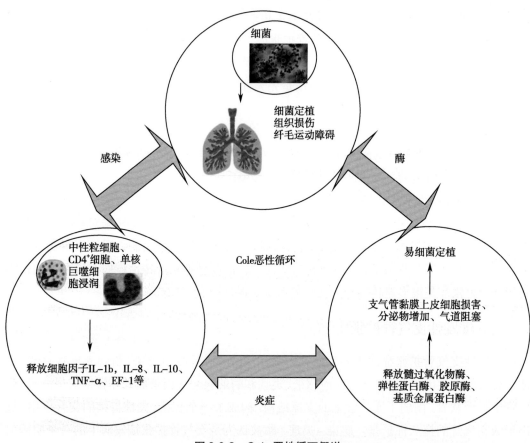

图 6-0-2　Cole 恶性循环假说

支气管扩张症。肺结核造成的支气管扩张症的特点是多发于肺上叶,单肺叶柱状扩张多见。而病毒(HIV、副黏病毒)、革兰氏阴性细菌(铜绿假单胞菌、流感嗜血杆菌)及其他非结核分枝杆菌也可引起。例如温德米尔夫人综合征是由鸟-胞内分枝杆菌复合群感染所致的非囊性纤维化支气管扩张症,其特征为中叶与舌叶支气管扩张,患者大多是免疫功能正常的老年妇女,无吸烟或肺病史,该部位除通气较差外,患者主观的抑制咳嗽导致痰液不能被很好地清除而易致感染。

细菌反复感染后容易造成细菌定植,使得病情迁延不愈。细菌之所以能在气道内慢性定植,最重要的是其生物膜的建立。细菌生物膜(bacterial biofilm, BBF)是指细菌为了适应生存环境,黏附于有生命或无生命物体表面后,被细菌胞外自身产生的多聚物基质包裹的有组织的细菌群体。铜绿假单胞菌、流感嗜血杆菌及金黄色葡萄球菌等均可形成生物膜。当细菌吸附在惰性表面后,其自身会产生大量的多糖、脂类等多聚物包裹在细菌外,从而形成了一层天然的屏障,可以防止抗生素进入细菌内,这是生物膜的显著特点之一。革兰氏阴性菌比革兰氏阳性菌细胞膜外多一层细胞外膜(多聚糖),就可以有效阻止抗生素的进入,降低进入药物的杀菌性。以铜绿假单胞菌为例,当感染从急性向慢性转变时,会减少鞭毛、菌毛、毒素等侵入性毒力因子的表达，在遇到低氧、机体免疫及抗生素等不良环境时，会筛选出表达类黏蛋白表多糖的菌株，包围在菌落周围形成生物膜，保护它们逃避宿主免疫系统的清除并对抗生素耐药，且生物膜形成后细菌不再运动可进一步逃避吞噬作用。除此之外，流感嗜血杆菌可在巨噬细胞内存活并侵入支气管上皮细胞内，金黄色葡萄球菌变异株也可侵入上皮细胞中并对抗生素明显耐药，这些也可能是此细菌慢性定植的原因。

细菌定植及反复感染可引起气道分泌物增加，痰液增加，损害气道纤毛上皮，影响气道分泌物排出，加重气道阻塞，引流不畅并进一步加重感染。

（二）炎症细胞及炎症因子的作用

慢性炎症持续进展可导致支气管树及其周围肺实质破坏，是发生支气管扩张症及其相关症状的一个主要原因。感染、黏液阻塞等使支气管扩张症患者存在持续的气道炎症，以支气管管腔内中性粒细胞募集，支气管壁和肺组织内中性粒细胞、单核巨噬细胞、$CD4^+$ 细胞浸润为主要特征。这些炎症细胞可以释放多种细胞因子，包括 IL-6、IL-8、IL-10、TNF-α 及内皮素 -1 等，进一步引起白细胞特别是中性粒细胞浸润、聚集，并释放髓过氧化物酶、弹性蛋白酶、胶原酶及基质金属蛋白酶等多种蛋白酶和氧自由基，导致支气管黏膜上皮细胞损害，出现脱落和坏死、气道水肿、黏液腺增生、黏液分泌增多和气道纤毛功能受损等。

1. 中性粒细胞及巨噬细胞　中性粒细胞及巨噬细胞是炎症性疾病的主要效应细胞，在支气管扩张症患者的痰液和支气管肺泡灌洗液中，都存在大量中性粒细胞。稳定期患者气道中的中性粒细胞数量会增加，而细菌感染或急性加重时中性粒细胞数量会增加得更明显。受 IL-8、白三烯 B4、IL-1β、TNF-α 等促炎因子的驱动，中性粒细胞被募集到炎症部位后被活化，使其吞噬及脱颗粒作用显著增强。中性粒细胞能有效识别、结合并杀死病原微生物，完成使命后出现程序性细胞死亡即凋亡。凋亡的中性粒细胞若不能被巨噬细胞及时清除，会发生继发性坏死，释放出细胞毒性内容物，损害附近正常的细胞，加重炎症和气道损伤。因此巨噬细胞有效地清除凋亡的中性粒细胞对炎症消退及机体恢复稳态起着非常重要的作用。当巨噬细胞清除功能障碍或者中性粒细胞凋亡异常时，容易引起气道的炎症，气道受损，最终导致支气管扩张症。

2. 上皮细胞　支气管上皮细胞在固有免疫里，有释放促炎因子募集中性粒细胞、黏附白细胞等多种功能。上皮细胞通过表达细胞黏附分子 -1 来增加白细胞黏附，从而应对细菌，增强吞噬功能，并导致炎症的加重。实验表明支气管扩张症患者的支气管上皮细胞受细菌激活后，释放促炎因子的反应异常活跃。

3. 嗜酸性粒细胞　嗜酸性粒细胞在支气管扩张症中的作用尚不清楚，只是有些患者的支气管黏膜及痰液中可发现嗜酸性粒细胞增多。另外，血清嗜酸性粒细胞阳离子蛋白在支气管扩张症患者中增加，但临床意义不明。

4. 内皮素 -1　对细胞因子内皮素 -1（endothelin-1，ET-1）的作用研究表明，在严重的伴铜绿假单胞菌感染的支气管扩张症患者中，ET-1 表达上升，并发现血管周围的 ET-1 上升与

IL-1β、IL-8 所促使的中性粒细胞的运动迁移有关，提示 ET-1 在支气管扩张症的发病过程中起到重要作用。

（三）酶的作用

支气管扩张症患者支气管肺泡灌洗液中弹性蛋白酶、组织蛋白酶 G 等蛋白分解酶活性增高，引起组织损伤，导致支气管扩张、肺组织变形。中性粒细胞的溶酶体中含有多种蛋白酶，如中性粒细胞弹性蛋白酶（neutrophil elastase，NE）、组织蛋白酶 G 和胶原酶等。NE 是最主要的一种蛋白酶，含量高、作用范围广、水解能力强，能通过多种途径导致支气管扩张症的发生发展。当中性粒细胞释放出的大量 NE 超过局部蛋白酶抑制系统的抑制能力时，NE 可水解周围组织，分解细胞外基质，能像"钻孔"一样通过血管屏障进入炎症部位，促进感染迁延、放大炎症反应、抑制炎症细胞凋亡、促进黏液分泌，进一步损伤支气管纤毛及上皮细胞，造成支气管 - 肺组织破坏。NE 还可上调内皮白细胞黏附分子 -1（endothelial leukocyte adhesion molecule-1，ELAM-1）及细胞间黏附分子 -1（intercelluar adhesion molecule-1，ICAM-1），促进中性粒细胞与内皮细胞黏附，进而向肺内浸润，释放炎症介质。NE 还能激活补体，诱导细胞因子如 IL-8、粒细胞集落刺激因子、血小板源生长因子 B、转移生长因子 β 和内皮素等的表达，而这些物质又能吸引和激活中性粒细胞释放更多的 NE。因此 NE 的这些多重效应构成了一个级联反应（cascade），从而形成恶性循环。类胰蛋白酶的活性在轻症支气管扩张症患者中也明显增高，提示在临床稳定期也始终存在的组织破坏，可能与肥大细胞激活及释放蛋白酶有关。组织蛋白酶 G 和类胰蛋白酶活化可激活基质金属蛋白酶 8（matrix metalloproteinase-8，MMP-8），与内源性胶原酶有显著的相关性。在支气管扩张症患者支气管壁及肺组织细胞外基质降解中，基质金属蛋白酶也有一定的作用，Zheng 等证实了在支气管扩张症患者气道 MMP-8、MMP-9 的过度表达。在这些炎症介质和酶的作用下，支气管黏膜上皮细胞损害，分泌物增加，气道阻塞，使细菌更易定植，细菌感染后，又使得肺组织进一步损伤，纤毛运动障碍，分泌物阻塞气道，机体分泌更多的炎症因子及炎症细胞，释放更多的酶，破坏组织细胞，形成感染 - 炎症 - 酶作用的恶性循环。

三、免疫缺陷

近年来免疫调节在支气管扩张症发病机制方面的作用已成为一个令人关注的焦点问题。体液免疫缺陷者由于气管 - 支气管分泌物中缺乏针对病毒的 IgA 和 IgG 中和抗体，或缺乏针对荚膜细胞的 IgG 调理抗体，易导致反复的病毒或细菌感染。除免疫球蛋白缺陷外，高丙种球蛋白血症和自身抗体等机制不明的原因也可引起支气管扩张症，IgM 是引起这种情况的最常见的免疫球蛋白。支气管扩张症时气道炎症反应是以中性粒细胞、CD4+、CD8+ 及 IL-8 升高为特征的，多项研究用免疫组化的方法证实细胞调节的免疫反应也参与了支气管扩张症的免疫反应。免疫相关的代谢疾病（如嘌呤核苷磷酸化酶缺乏症）或免疫缺陷病（如常见变异型免疫缺陷病）也常伴发支气管扩张症，提示支气管扩张症与免疫功能的异常有密切关系。

四、其他方面

支气管扩张症是由多种疾病（原发病）引起的一种病理性改变，支气管结核和肺结核是我国支气管扩张症的常见原因，尤其是肺上叶支气管扩张症。变应性支气管肺曲霉病（allergic bronchopulmonary aspergillosis，ABPA）及支气管哮喘也可能是加重或诱发成人支气管扩张症的原因之一。2.9%～5.2% 的类风湿关节炎患者肺部高分辨率 CT 检查可发现支气管扩张症，其他结缔组织疾病与支气管扩张症的相关性研究较少，有报道干燥综合征患者支气管扩张症的发生率为 59%，系统性红斑狼疮、强直性脊柱炎及复发性多软骨炎等疾病也有相关报道。支气管扩张症与溃疡性结肠炎有确定相关性。支气管肿瘤、支气管结核引起的肉芽肿、瘢痕性狭窄、异物吸入（吸入性肺炎、吸入有害气体或硅石、滑石粉等颗粒）、黏液嵌塞或管腔外原因（如肿大的淋巴结、肿瘤压迫）均可使支气管管腔发生不同程度的狭窄或阻塞，导致肺不张。随病情进展，支气管周围纤维增生、广泛胸膜增厚，并且由于失去肺泡弹性组织的缓冲，胸腔内负压对病肺的牵引，导致对支气管的牵拉，同时局部防御机制和清除功能降低，反复感染使支气管壁肌层萎缩、软骨破坏、张力下降，在管壁外牵拉力的作用下而形成持久的扩张。

综上所述，目前支气管扩张症的发病机制还不清楚，主要分为先天性与继发性两种。先天性支气管扩张症在我国较少见，而继发性支气管扩张症发病机制中的关键环节为支气管感染和支气管阻塞，两者相互影响，形成恶性循环。另外，先天性发育缺陷及遗传因素等也可引起支气管扩张症。

（施天昀　揭志军）

参 考 文 献

[1] 田欣伦，吴翔，徐凯峰，等. 成人支气管扩张患者的病因及临床特点分析 [J]. 中国呼吸与危重监护杂志，2013，12（6）：576-580.

[2] 陈杨，李兵. 纤毛异常与支气管扩张发病机制研究进展 [J]. 国际呼吸杂志，2013，33（18）：1437-1440.

[3] MARINI T，HOBBS S K，CHATURVEDI A，et al. Beyond bronchitis: a review of the congenital and acquired abnormalities of the bronchus[J]. Insights Imaging，2017，8（1）：141-153.

[4] 李訢，高金明. 支气管扩张症发病机制及治疗进展 [J]. 国际呼吸杂志，2013，33（8）：627-631.

[5] 张永祥，侯志云，尹凤先，等. 非囊性纤维化支气管扩张症的最新进展 [J]. 国际呼吸杂志，2012，32（24）：1885-1889.

[6] 张永祥，杨秀芬，孙武装，等. 支气管扩张症的诊治进展 [J]. 国际呼吸杂志，2006，26（9）：717-720.

[7] ARMENGOT M，MILARA J，MATA M，et al. Cilia motility and structure in primary and secondary ciliary dyskinesia[J]. Am J Rhinol Allergy，2010，24（3）：175-180.

[8] PLESEC T P，RUIZ A，MCMAHON J T，et al. Ultrastructural abnormalities of respiratory cilia：a 25-year experience[J]. Arch Pathol Lab Med，2008，132（11）：1786-1791.

[9] CARLÉN B，STENRAM U. Primary ciliary dyskinesia: a review[J]. Ultrastruct Pathol，2005，29（3/4）：217-220.

研究表明，多种微生物能够引起支气管扩张症，既包括常见的铜绿假单胞菌、流感嗜血杆菌、肺炎链球菌、非结核分枝杆菌等细菌，也包括曲霉属，有一些病毒也与支气管扩张症的发生发展密切相关。明确呼吸道微生物与支气管扩张症患者机体的作用机制，对于支气管扩张症的诊疗至关重要。

二、支气管扩张症的病原学分布

（一）细菌感染

基于传统的微生物诊断方法及不依赖于培养的分子生物学检测手段，发现支气管扩张症是主要由革兰氏阴性菌引起的复发和持续感染，其中流感嗜血杆菌和铜绿假单胞菌是最常见的病原体，此外还有肺炎链球菌、金黄色葡萄球菌、莫拉菌属、韦荣球菌、罗氏菌属、普雷沃菌属和非结核分枝杆菌等。痰液或支气管肺泡灌洗液中持续分离到这些微生物会增加急性加重频率，降低患者生活质量并导致死亡率升高。

1. 流感嗜血杆菌　流感嗜血杆菌是一种革兰氏阴性球杆菌，最初由 Robert Koch 的学生 Richard Pfeiffer 在 1892 年发现。1889—1890 年发生了流感大流行，此次流感造成 100 万人死亡。1892 年，Pfeiffer 从流感样本中分离到一株细菌，命名为流感杆菌，并认为是流感的病原体。在当时，微生物学的主流认为所有传染病都是细菌引起的，因此对 Pfeiffer 的这个发现，医学界几乎没有异议。直到 1933 年流感的病毒性病原被发现后，人们才消除了这种误解，但是这个名字被保留了下来，后来改名为流感嗜血杆菌。

（1）生物学特性：流感嗜血杆菌最适生长温度为 35～37℃，生长时需要"X"和"V"两种生长因子辅助才能合成完整的酶，参与细菌的代谢活动。流感嗜血杆菌能在血琼脂平板培养基上的金黄色葡萄球菌溶血带中生长，因为金黄色葡萄球菌使细胞溶血时能够释放出生长所需的"V"因子。在巧克力平板培养基上培养能够形成不溶于血、无色透明的露滴样微小菌落（图8-0-2）。另外，流感嗜血杆菌过氧化氢酶和氧化酶试验均为阳性。

（2）基因组：流感嗜血杆菌基因组较小，平均长度为1.85Mb，含有 1 725 个基因，$(G+C)\%$含量较低约为 38%。流感嗜血杆菌是第一种完成全基因组测序，而又能自由生存的生物。它的基因组测序于 1995 年完成并刊登于《科学》杂志上。

（3）分类：流感嗜血杆菌根据荚膜的特点分为两大类，即荚膜菌株和没有荚膜的菌株（NTHi）。荚膜可以帮助菌株抵抗没有免疫的宿主体内的吞噬作用和补体介导的溶解作用。根据荚膜的脂多糖成分，荚膜菌株可分为六种血清型，即 a、b、c、d、e 和 f，其中 b 型流感嗜血杆菌（Hib）是主要的致病菌株，接种 Hib 结合疫苗可以有效预防 Hib 感染。NTHi 无血清学分型，它们在人体内通过产生炎症反应进而导致多种症状，Hib 结合疫苗不能预防 NTHi 菌株的感染。

（4）致病机制：大部分流感嗜血杆菌都是条件致病菌，它们能够在人体内定植而不引起任何疾病，只有在病毒感染或免疫力下降等条件下才会引发病症。但是，如果是从无菌体液中分离到流感嗜血杆菌，通常认为是致病菌。对支气管扩张症患者的痰液标本进行病

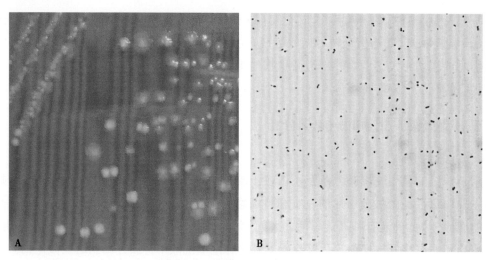

图 8-0-2 流感嗜血杆菌菌落形态
A. 流感嗜血杆菌菌落形态；B. 流感嗜血杆菌显微镜下形态。

原学检测，发现流感嗜血杆菌是较为常见的分离菌，尤其是 NTHi。NTHi 在人体内显示出高效的适应性，中性粒细胞摄取 NTHi 后，更倾向于裂解死亡，释放弹性蛋白酶和白细胞介素 -8（IL-8），进而募集更多的中性粒细胞，而 NTHi 在此过程中一般不会死亡。CD4$^+$T 细胞是人体免疫系统中的一种重要免疫细胞，能够分化为功能不同的 Th1 和 Th2 效应细胞，Th1 细胞分泌 IL-2、γ 干扰素（IFN-γ）等细胞因子，在宿主抗胞内病原感染中起重要作用。Th2 细胞产生 IL-4、IL-5 和 IL-10 等细胞因子，在拮抗胞外病原体及哮喘等方面起重要作用。King 等的一项研究比较了支气管扩张症患者和健康对照者之间细胞免疫与 NTHi 的关系，该研究发现健康人群主要通过 Th1 细胞对 NTHi 进行免疫应答，而支气管扩张症患者的 IL-2 和 IFN-γ 降低，IL-10 和 IL-4 升高，提示通过 Th2 细胞参与免疫反应，该结果表明 NTHi 改变了人体的免疫应答方式。IL-10 在控制炎症中发挥着至关重要的作用，但是其具体作用机制仍不清楚。2017 年发表在《科学》杂志上的一项研究中，来自美国耶鲁大学医学院和哈佛医学院的研究人员发现，IL-10 通过抑制脂多糖诱导的葡萄糖摄取和糖酵解，促进氧化磷酸化，进而阻断巨噬细胞的代谢，影响炎症反应过程。

2. 铜绿假单胞菌

（1）分布特点：铜绿假单胞菌在自然界分布广泛，尤其在潮湿的环境条件中。人体的皮肤、呼吸道和肠道等部位也有该菌存在。但是，只有免疫功能低下的人群才容易感染该菌，因此铜绿假单胞菌也被认为是院内感染的重要病原菌之一。

（2）生物学特性：铜绿假单胞菌属于非发酵革兰氏阴性杆菌，菌体细长且长短不一，菌体端生单鞭毛。该菌生长温度范围 25～42℃，可以根据在 4℃不生长而在 42℃可以生长的特点加以鉴别。另外，铜绿假单胞菌氧化酶试验阳性，也是实验室进行初步菌种鉴定的参考依据。在某些情况下，铜绿假单胞菌可以分泌多种色素，包括绿脓菌素（蓝绿色）、荧光嗜铁素（黄绿色和荧光）和菌红素（红棕色），可以用来识别该菌株。铜绿假单胞菌是需氧（有时兼性厌氧）菌，但是能够在部分或全部氧耗竭的条件下增殖，这时候它通过底物水平的磷酸化来发酵精氨酸和丙酮酸盐以获取能量，这一特性对铜绿假单胞菌的某些生活方式至关重要。此外，铜绿假单胞菌可分为黏液型和非黏液型，两者有着不同的表型及耐药情况（图8-0-3）。

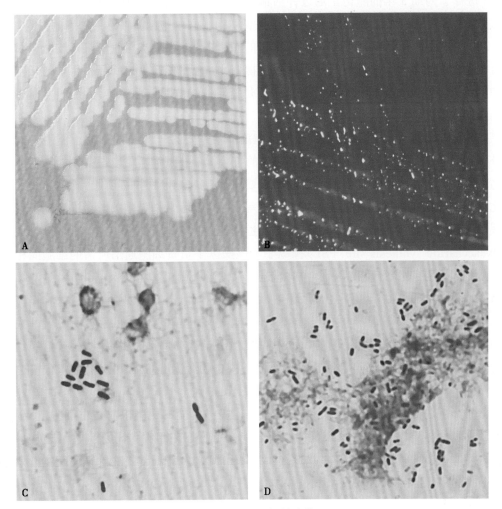

图 8-0-3 铜绿假单胞菌

A. 非黏液型铜绿假单胞菌菌落形态；B. 黏液型铜绿假单胞菌菌落形态；C. 非黏液型铜绿假单胞菌显微镜下形态；D. 黏液型铜绿假单胞菌显微镜下形态。

（3）基因组：目前已经完成全基因组测序的铜绿假单胞菌有 2 700 多株，基因组较大，平均长度为 6.6Mb，包含近 6 100 个基因，(G+C)% 含量约为 66%。不同菌株的基因组差别较大，De Smet 等最近比较了 389 株不同的铜绿假单胞菌的基因组，发现只有 17.5% 的基因是所有菌株共有的，称为核心基因组。

（4）对支气管扩张症患者的影响：铜绿假单胞菌是一种常见的条件致病菌，也是支气管扩张症的常见病原体，与支气管扩张症患者病情加重、医疗费用增加、死亡率增高密切相关。早在 1998 年，英国研究人员的一项研究发现，铜绿假单胞菌感染的患者死亡风险增加 3 倍，入院风险增加近 7 倍，患者急性加重次数每年平均增加 1 次。Araujo 等在 2018 年分析了来自欧洲和以色列 10 个不同支气管扩张症临床中心的 2 596 例支气管扩张症患者的数据，并进行了为期 5 年的随访。通过评估铜绿假单胞菌感染的患病率及其对急性加重、住院次数、生活质量和死亡率的独立影响，结果表明铜绿假单胞菌慢性感染的患病率为 15.0%（$n=389$），并且具有更高的死亡率。铜绿假单胞菌引起的慢性支气管感染对支气管扩张症具有显著的负面影响，并且与其他病原微生物相比，这种影响更为明显。目前市场上或研发中的绝大多数支气管扩张症治疗方法主要是针对铜绿假单胞菌感染，主要目标是减少急性加重的次数。

（5）致病机制：形成生物膜是铜绿假单胞菌非常重要的一种致病机制。生物膜由细菌、胞外多糖及蛋白质等成分构成，并且对膜内的细菌具有保护作用，使得菌体能够适应多种恶劣的环境，这也是导致抗菌治疗失败的重要原因之一。生物膜可引起慢性机会性感染，因此治疗铜绿假单胞菌引起的支气管扩张症等病症，破坏生物膜是关键。许多基因影响铜绿假单胞菌的生物膜形成，负责启动和维持生物膜的主要基因操纵子之一是多糖合成位点（polysaccharide synthesis site，PSL）操纵子。该操纵子负责细胞通信所需的细胞间相互作用，也负责隔离胞外聚合物，该聚合物由核酸、氨基酸、糖类和各种离子组成，是铜绿假单胞菌生物膜中的主要耐药机制之一。环鸟苷二磷酸（c-di-GMP）普遍存在于各种细菌，作为第二信使参与信号转导，同时它也是铜绿假单胞菌生物膜附着能力的主要贡献者。大量的这种信号分子使生物膜更容易附着，而当这些信号分子被抑制时，生物膜不易附着，达到治疗的效果。PSL 和 c-di-GMP 形成正反馈回路，PSL 刺激 c-di-GMP 生产，而高水平的 c-di-GMP 反过来作用于操纵子并增强操纵子的活性。

除了形成生物膜外，铜绿假单胞菌还有其他多种可能的机制来对宿主细胞造成伤害，比如能够使用外毒素 A 灭活真核延伸因子 -2，进而使真核细胞因不能合成蛋白质而坏死；使用外切酶 ExoU 降解真核细胞的质膜，导致裂解；通过从线粒体中去除铁而起到毒素的作用，进而对该细胞器造成损伤。

3. 肺炎链球菌

（1）生物学特性：肺炎链球菌为革兰氏阳性球菌，常成对出现（双球菌）并且不能运动。菌体呈矛头状，宽端相对，尖端向外。肺炎链球菌需在含血液或血清的培养基中生长，在固体培养基上形成小圆形、隆起、表面光滑、湿润的菌落。培养初期菌落隆起呈穹窿形，随着培养时间延长，细菌产生的自溶酶裂解细菌，使菌落中央凹陷，边缘隆起成"脐状"（图 8-0-4）。

（2）流行病学：肺炎链球菌可以无症状地存在于健康人体中，通常定植于呼吸道、鼻窦和鼻腔。然而，在免疫系统较弱的易感人群中，如老年人和幼儿，细菌可能会变成致病菌并传播到其他地方引起疾病。肺炎链球菌是儿童和成人支气管扩张症的重要病原菌，2012 年

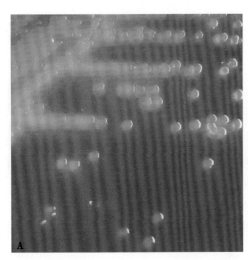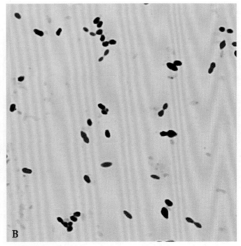

图 8-0-4　肺炎链球菌菌落形态
A. 肺炎链球菌菌落形态；B. 肺炎链球菌显微镜下形态。

波兰科学家收集了 41 例儿童支气管扩张症患者病例，病原学研究表明，肺炎链球菌是最常检测到的细菌，其次是流感嗜血杆菌和铜绿假单胞菌。Rogers 等在 2013 年对 38 例支气管扩张症患者的痰标本进行菌株分离培养，其中 31 个（81.6%）标本中检测到肺炎链球菌。

（3）致病机制：肺炎链球菌是一种条件致病菌，对免疫抑制患者，它们可引起急性局部感染。肺炎链球菌的荚膜是一种重要的致病因子，可以协助菌体屏蔽宿主的免疫系统，也是重要的疫苗靶标。根据其荚膜多糖抗原性不同，可以将肺炎链球菌分为 90 多种不同的血清型，并且这些类型在毒力、流行性和耐药性程度方面存在差异。然而，关于肺炎链球菌在支气管扩张症患者持续下呼吸道感染方面的作用知之甚少。有一些研究表明，肺炎链球菌在进入下呼吸道后，可引起血浆和白细胞填充肺泡的炎症反应。

4. 卡他莫拉菌

（1）生物学特性：卡他莫拉菌是一种不具运动性的革兰氏阴性双球菌（图 8-0-5），没有芽孢，在形态上易与其他奈瑟菌属相混淆。该菌可以在血和巧克力琼脂平板培养基上生长，培养物显示直径约 1mm 的灰白色半球菌落。这些菌落表面呈蜡质，易从培养基上刮下，没有表现出溶血，并且不能发酵葡萄糖、蔗糖、麦芽糖和乳糖。卡他莫拉菌能够产生 DNA 酶、氧化酶和触酶（又称过氧化氢酶），硝酸盐还原试验呈阳性。

（2）致病机制：过去一直认为卡他莫拉菌是上呼吸道共生菌群的一部分，最近二十几年的研究发现，该菌不仅可以致上呼吸道感染，而且也是致下呼吸道感染的重要病原菌，特别是在免疫系统受损的成年人身上。卡他莫拉菌在儿童和成人支气管扩张症患者中均有发现，其在呼吸道内的持续存在很可能是因其侵入呼吸道上皮细胞，灭活补体并形成生物膜所引起；另外，有研究表明卡他莫拉菌通过使用三聚体自转运黏附素附着于宿主细胞，进而引起呼吸系统、中枢神经系统和人体关节等部位的感染，但详细的作用机制尚没有明确结论。

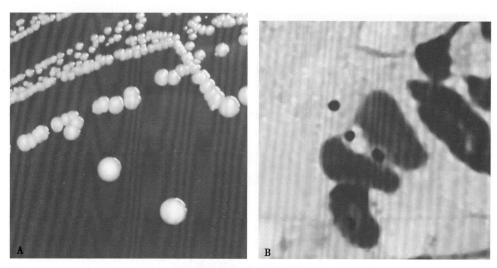

图 8-0-5　卡他莫拉菌
A. 卡他莫拉菌菌落形态；B. 白细胞吞噬卡他莫拉菌。

5. 非结核分枝杆菌

（1）分枝杆菌分类：分枝杆菌可分为结核分枝杆菌复合群、麻风分枝杆菌和非结核分枝杆菌（nontuberculous mycobacteria，NTM）3 类。NTM 包括 150 多种，在自然界中广泛存在，不同 NTM 在适应不同环境方面显示出广泛的多样性。在能够引起肺部疾病的 NTM 中，最常见的种类是鸟分枝杆菌复合群（MAC），然后是脓肿分枝杆菌（图 8-0-6），此外还有蟾分枝杆菌、堪萨斯分枝杆菌、偶发分枝杆菌等。

（2）流行病学：NTM 是无处不在的环境微生物，与支气管扩张症之间存在着不可分割的联系，支气管扩张症患者更容易感染 NTM。褚海青等搜集了 PubMed 和 MEDLINE 等主

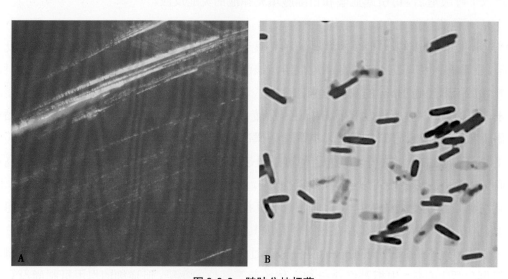

图 8-0-6　脓肿分枝杆菌
A. 脓肿分枝杆菌菌落形态；B. 脓肿分枝杆菌显微镜下形态。

要数据库,收集了 8 个研究组的 1 492 个支气管扩张症患者,荟萃分析结果显示 NTM 的总体患病率为 9.3%。Mirsaeidi 等的一项研究发现,近 30% 的支气管扩张症患者存在 NTM 感染。美国医疗保险计划进行的一项研究发现,支气管扩张症使 NTM 感染的风险增加了 50 倍以上。徐金富等在一项回顾性研究中,发现上海地区 3 857 例支气管扩张症患者中,有431 例至少存在一次 NTM 培养阳性,分离率为 11.2%。在这些患者中,192 例最终诊断为NTM 肺部疾病,占样本的 5%。

(3)致病机制:一般而言,NTM 的致病性较低。尽管如此,它们可能会导致人类患病,尤其是免疫力低下的人或既往患有肺部疾病的人。有些支气管扩张症患者可能出现 NTM合并感染,美国的一项研究报道,脓肿分枝杆菌感染的支气管扩张症患者标本中一半以上也培养出了 MAC 或者曾经感染过 MAC。此外,免疫缺陷人群比如人类免疫缺陷病毒(HIV)感染者对 MAC 和其他 NTM 的易感性明显增强。对于 NTM 的宿主免疫可能与结核分枝杆菌有着类似的免疫特征,即由 T 细胞介导的适应性免疫在分枝杆菌感染控制中起到关键作用。当然,对于 NTM 在支气管扩张症发生发展中的作用还需进一步的研究。

6. 韦荣球菌和普雷沃菌属 韦荣球菌是厌氧革兰氏阴性球菌,以其乳酸发酵能力而闻名,它们是人和动物胃肠道、口腔黏膜及女性生殖道中的正常细菌,但是可作为条件致病菌引起内源性感染,比如小儿脓肿和吸入性肺炎等,在许多支气管扩张症患者的呼吸道标本中也能够发现韦荣球菌的存在。Rogers 等报道,韦荣球菌是铜绿假单胞菌之外与支气管扩张症急性加重频率最为相关的微生物。

普雷沃菌属是拟杆菌门中的一组厌氧菌,革兰氏染色为阴性,主要在人类微生物群的16S rRNA 测序结果中提到,与牙周病和类风湿关节炎有关。Huffnagle 研究组在 2015 年的一项研究中比较了 28 名健康人的口腔、鼻腔、肺和胃的微生物群,他们发现支气管肺泡灌洗液(bronchoalveolar lavage fluid,BALF)和胃中的主要微生物为普雷沃菌属。另外,根据BALF 获得的淋巴细胞和中性粒细胞来判断,当前或既往吸烟者的肺微生物群中,韦荣球菌和普雷沃菌属的富集与炎症评分的升高有关。

(二)真菌感染

目前对肺部真菌感染的理解尚处于初始阶段,尽管对免疫抑制患者中的真菌病原谱进行了广泛研究,但对慢性肺部疾病如支气管扩张症的流行病学、风险因素及真菌感染的处理等知之甚少。在支气管扩张症患者中,最常见的真菌病原体是白念珠菌和曲霉属,其中曲霉属具有更大的致病潜力,比如烟曲霉和黄曲霉。真菌孢子吸入对健康人群几乎没有影响,但是在慢性肺部疾病患者中,因黏液纤毛清除率降低、黏稠度增加及真菌逃避宿主免疫的能力,使得真菌能够生长。

1. 生物学特性 烟曲霉(图 8-0-7A 和 B)是一种广泛存在于自然界中的腐生菌,易从土壤和腐烂的有机物中分离。显微镜下分生孢子头呈短柱形,顶囊呈倒立烧瓶状,有单层小梗,分布在顶囊的上半部分。分生孢子呈球形,绿色。烟曲霉在室温下培养菌落生长迅速,在马铃薯葡萄糖琼脂(PDA)培养基上菌落开始为白色,经 2～3 天后转为蓝绿色,但边缘仍为白色，后变为深绿色、烟绿色，质地为绒状或絮状，背面无色或带点黄褐色。黄曲霉表面呈黄绿色到棕绿色，分生孢子头开始呈放射状，逐渐成为疏松状，顶囊呈球形或近球形，小梗布满顶囊，孢子梗粗糙有刺（图 8-0-7A 和 C）。

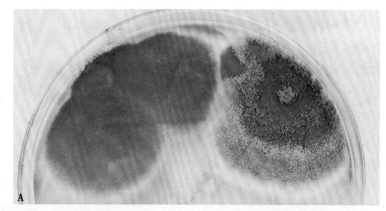

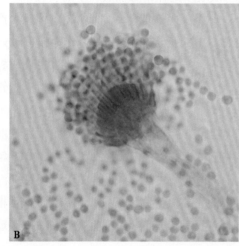
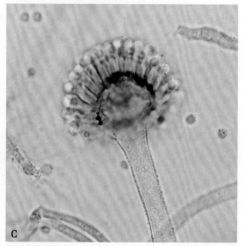

图 8-0-7 烟曲霉和黄曲霉
A. 烟曲霉（左）和黄曲霉（右）的菌落形态；B. 烟曲霉的显微镜下形态；C. 黄曲霉的显微镜下形态。

2. 流行病学 烟曲霉是在支气管扩张症患者中发现的最常见的丝状真菌，它也是几乎所有真菌病研究的主要焦点，因为它是最普遍和最致病的。其次是黄曲霉，此外还有黑曲霉和土曲霉等，其他的曲霉属物种更倾向于定植而非致病因子。有研究表明，7%～24% 的支气管扩张症患者分离培养出曲霉。

3. 致病机制 关于呼吸道疾病真菌病原的大多数研究都集中在囊性纤维化（CF）和慢性阻塞性肺疾病。目前我们所了解的真菌致病机制如下：支气管扩张症患者纤毛清除能力受损，支气管树遭到破坏，并且伴随着各种细菌和病毒引起的炎症，这种情况有利于真菌的致病定植。虽然健康人可以通过纤毛清除大多数真菌孢子，其余部分通过先天性免疫机制进行吞噬，但支气管扩张症患者不能消除大部分孢子，这意味着真菌会保留在呼吸道黏液中。对于丝状真菌，它们可以侵入组织，引起组织损伤，并刺激机体产生体液免疫反应。

Maiz 等提出有三个因素可以解释真菌对支气管扩张症的影响：真菌蛋白酶、遗传易感性，以及可能与其他微生物（如分枝杆菌）产生的相互作用。首先，真菌的细胞壁含有一些能够降解组织基质的成分，比如弹性蛋白酶、甲壳质、胶原酶、β-葡聚糖、胰蛋白酶等，一旦真菌侵入黏膜并发展成菌丝，就会产生真菌蛋白酶。真菌蛋白酶诱导产生细胞因子和其他促炎介质，来调节机体的免疫活性。其次，对于曲霉病易感患者，曲霉的孢子能抵抗吞噬细胞、中性粒细胞和肺泡巨噬细胞。最后，与其他微生物间的相互作用对支气管扩张症也可能产生影响。已经证明，NTM 在易感宿主变应性支气管肺曲霉病（ABPA）的患病中发挥重要作用。另有研究表明，ABPA 与曲霉和 NTM 的分离存在关联。

（三）病毒感染与急性加重

1．流行病学　在 20 世纪中叶，支气管扩张症病因的一个常见描述就是"儿童早期麻疹后咳嗽"，但在 70 年代引入疫苗接种计划后，麻疹病毒变成罕见的感染原。能够引起呼吸道疾病的病毒种类很多，比如流感病毒、腺病毒、呼吸道合胞病毒、鼻病毒等，但是与支气管扩张症发病相关的病毒性病原体的数据很少。最近在国内的一项分析中，陈荣昌研究组使用呼吸道病毒 PCR 探针对来自 58 名成人支气管扩张症患者的 100 次急性加重的鼻咽拭子和痰样本进行了 1 年的研究，发现急性加重期病毒阳性样本比稳定期多，并且病毒感染与支气管扩张症急性加重具有统计学相关性，表明呼吸道病毒在触发支气管扩张症急性加重中起了作用。在病毒阳性标本中，冠状病毒、鼻病毒和流行性感冒病毒（甲型或乙型）是检测到最多的病毒种类，分别占 29%、25% 和 25%。2014 年澳大利亚的一项研究对 69 个支气管扩张症患儿 77 次急性加重的病毒分布情况进行了类似分析，发现鼻病毒是最常见的呼吸道病毒，检测到了 20 次；然后是肠病毒和博卡病毒，分别有 4 次；腺病毒、人偏肺病毒、甲型流感病毒、呼吸道合胞病毒、副流感病毒（Ⅲ型和Ⅳ型）各 2 次；冠状病毒和副流感病毒（Ⅰ型和Ⅱ型）各 1 次。另有研究表明，鼻病毒也是其他呼吸道疾病比如 CF、哮喘和慢阻肺的急性加重过程中最常检测到的病毒。因此，本部分仅以最为常见的鼻病毒为例，介绍病毒在支气管扩张症中可能起到的作用。

2．病毒的特点

（1）结构特征：鼻病毒是小核糖核酸病毒科的一个属，是较小的病毒，直径约 30nm。鼻病毒含有正链单链 RNA 作为其遗传物质，这些 RNA 基因组跨越 7.2kb 至 8.5kb 之间的长度。病毒的结构是二十面体，没有围绕病毒颗粒的囊膜，核酸外部有核衣壳，表面包含 4 种病毒蛋白，VP1～VP4，每种都含有 40 个。VP1～VP3 构成了大部分的核衣壳，VP4 更具延展性，但是体积更小一些，抗体主要是根据 VP1～VP3 蛋白上的抗原表位来对该病毒进行识别和抵抗。

（2）基因组：鼻病毒含有正链单链 RNA 作为其遗传物质，这些 RNA 基因组跨越 7.2kb 至 8.5kb 之间的长度。基因组 5′ 端编码病毒结构蛋白，3′ 端编码非结构蛋白，与哺乳动物相同，3′ 端也含有 polyA 尾结构。

（3）致病机制：病毒阳性患者的急性加重倾向于产生更严重的后果，比如需要住院治疗、发热、组织缺氧、胸部体征等。尽管如此，对于病毒引起慢性肺部疾病急性加重作用机制的研究相对较少，而具体到支气管扩张症则更鲜有报道，只能从其他呼吸道疾病的相关研究中进行推测。一项关于慢阻肺的研究表明，鼻病毒感染可能损害干扰素的产生并诱导中性粒细胞炎症，进而导致急性加重的发生。也有报道称鼻病毒可以增加受试者气道中的5-脂氧合酶和环氧合酶-2含量，进而导致支气管壁厚度增加及腔内渗出物增加，可能是导致急性加重的原因。另外，其他可能的机制还包括病毒诱导的抗微生物肽的抑制及病毒诱导的免疫调节等。

三、总结与展望

目前来讲，我们对于肺部微生物菌群的了解，远远没有其他部位那么清楚，比如说肠道菌群。而关于支气管扩张症的病原学分布及其各自的致病特点，也存在众多未知，值得继续研究探讨：

1. 首先需要清楚的一个问题是，支气管扩张症是不是简单地对呼吸道病原菌高度易感的结果？许多研究比较了支气管扩张症稳定期、急性加重期及健康人群的肺部微生物组成，并没有发现显著的差别，如何科学合理地解释这个问题？

2. 支气管扩张症的病原谱有哪些？是否还存在一些潜在的病原体没有被发现？

3. 在共栖和致病性之间的边缘通常存在大量的环境微生物，健康人每天暴露于这些相同的微生物，如何通过免疫识别以确保相遇不会引发炎症，并且能够成功地清除病原体？

4. 肺内微生物（包括细菌、真菌和病毒）的相互作用在健康人群及支气管扩张症患者中分别是怎样的？

5. 肺部微生物与呼吸道上皮细胞的关系是怎样的？机体对不同微生物的免疫机制是否相同？

6. 有些支气管扩张症患者肺部微生物菌群多样性降低，是什么原因导致了这个结果？是物种间的竞争？抗生素的影响？还是宿主免疫？需要了解清楚。

7. 支气管扩张症的病原菌如何逃避宿主的免疫防御？存在哪几种机制？

（赵建康　曹　彬）

参 考 文 献

[1] HARE K M，SMITH-VAUGHAN H C，LEACH A J. The bacteriology of lower respiratory infections in Papua New Guinean and Australian indigenous children[J]. P N G Med J，2010，53（3/4）：151-165.

[2] KING P T，HOLDSWORTH S R，FREEZER N J，et al. Microbiologic follow-up study in adult bronchiectasis[J]. Respir Med，2007，101（8）：1633-1638.

[3] LOEBINGER M R，WELLS A U，HANSELL D M，et al. Mortality in bronchiectasis: a long-

支气管扩张症

BRONCHIECTASIS

第 二 篇

支气管扩张症临床诊断及鉴别诊断相关问题

第九章

支气管扩张症的临床表现

第一节　支气管扩张症的典型临床表现

一、临床特点

（一）症状

1. 慢性咳嗽，大量脓痰　咳嗽是支气管扩张症最常见的症状，发生在 90% 以上的患者中，且多伴有咳痰（75%～100%）。痰量的评估可由患者和临床医师来估计，也可收集超过 24 小时的痰液实际测量，并且可以记录为体积或重量。痰的变色与脓性（中性粒细胞髓过氧化物酶的释放）有关。肉眼检查痰液外观，可分为黏液性（无色）、黏液脓性（淡黄色）或化脓性（黄色至绿色）。合并感染时咳嗽和咳痰量明显增多，可呈黄绿色脓痰，重症患者痰量每日可达数百毫升。高分辨率 CT（HRCT）扫描中伴有静脉曲张或囊状支气管扩张的痰液颜色比柱型支气管扩张更相关。收集痰液并于玻璃瓶中静置后可出现分层现象：上层为泡沫，下悬脓性成分；中层为浑浊黏液；最下层为坏死沉淀组织。但目前这种典型的痰液分层表现较少见。

2. 反复咯血　咯血是指喉及喉以下的呼吸道（喉腔、气管、支气管和肺组织）出血且经咳嗽动作由口腔咯出。半数支气管扩张症患者可出现不同程度的咯血。咯血通常是患者焦虑的原因，多与感染相关。咯血不是具体的疾病，而是一组临床综合征，多种疾病都可以表现为咯血，但须与口腔、鼻、咽部出血或上消化道出血引起的呕血相鉴别。咯血可从痰中带血至大量咯血，咯血量与病情严重程度、病变范围并不完全一致。在一项研究中，痰液的血液染色为 27%，20% 患者出血达 10ml，而大出血（>235ml）患者达 4%。支气管扩张症受累区域过度的支气管动脉循环可能导致大多数患者出现这一症状，大咯血常为小动脉被侵蚀或增生的血管被破坏所致。部分患者以反复咯血为唯一症状，临床上称为"干性支气管扩张症"，其病变多位于引流良好的上叶支气管。咯血患者常伴有焦虑、发热、乏力、食欲减退、消瘦、贫血及生活质量下降。

3. 同一部位反复肺炎　同一部位反复发生肺炎是由于扩张的支气管清除分泌物的功能丧失，引流差，易于反复发生感染。

4. 呼吸困难　72%～83% 患者伴有呼吸困难。有研究表明支气管扩张症严重度和呼吸困难程度之间存在正相关，与 FEV_1 呈负相关，但与用力肺活量无关。另一项研究纳入 116 名诊断为支气管扩张症的患者，结果显示支气管扩张症患者呼吸困难指数［改良英国医学研究委员会呼吸困难量表（mMRC）评分 0～4 分］与痰液体积呈显著正相关（$P < 0.002$）。因此，支气管扩张症患者呼吸困难严重程度与 FEV_1 下降、HRCT 显示支气管扩张程度及痰量相关。

5. 胸痛 约 1/3 的患者可出现胸痛，通常是非胸膜性疼痛，范围从轻度到严重。有研究纳入 80 位支气管扩张症患者，询问其是否在过去 6 个月中出现与胸部症状急性加重无关的胸痛，28 位患者出现单独的疼痛，其中 18 例被认为是呼吸源性疼痛，这 18 例疼痛中的 17 例在支气管扩张症肺叶相关的区域中。

6. 急性加重 支气管扩张症常因感染导致急性加重。如果出现至少一种症状加重（痰量增加或脓性痰、呼吸困难加重、咳嗽增加、肺功能下降和疲劳乏力加重）或出现新症状（发热、胸膜炎、咯血和需要抗菌药物治疗），往往提示出现急性加重。

（二）体征

对支气管扩张症患者进行体格检查，可能无明显异常，或者在受累区域听到明显的哮鸣音、湿啰音或干啰音。支气管扩张症的特征性表现是听诊闻及湿啰音，以肺底部最为多见。肺音图（phonopneumography）研究表明，湿啰音多自吸气早期开始，吸气中期最响亮，持续至吸气末。湿啰音的定位与 HRCT 扫描的支气管扩张症区域相关性差。约 1/3 的患者可闻及哮鸣音或粗大的干啰音。

有些病例可见杵状指（趾），但其形成机制不明确，可能与慢性化脓性病变有关。部分患者可出现发绀。

晚期合并肺心病的患者可出现右心衰竭的体征。

（三）社会和心理影响，生活质量

心理症状和生活质量的评估表明，支气管扩张症患者焦虑和抑郁得分增加、疲劳增加、生活质量降低。圣·乔治呼吸问卷已被验证用于支气管扩张症。抑郁水平与呼吸困难指数相关，并且铜绿假单胞菌定植的患者生活质量低于其他细菌定植的患者。通过 CT 扫描测量的疾病严重程度与受损的心理健康不相关。症状特别是咳嗽，也可能影响家庭成员的生活质量和心理健康。

针对以上临床表现，英国胸科协会非囊性纤维化支气管扩张症指南指出，支气管扩张症患者症状的评估应包括临床稳定期脓性痰和 24 小时痰液体积评估或测量记录。应注意患者每年感染性加重的次数，包括抗生素使用的频率。同时应评估症状对日常生活的影响。

（李成伟 曹卫军）

第二节　干性支气管扩张症

一、定义

根据支气管扩张症症状分为湿性支气管扩张症和干性支气管扩张症，其中"湿性支气管扩张症"是以咳嗽、咳大量脓稠痰为主症；而部分患者以反复咯血为唯一症状，临床上称为"干性支气管扩张症"，多数患者发生少量咯血，少数患者可发生致命性大咯血。

二、临床表现

干性支气管扩张症的临床表现是患者反复咯血。

咯血的症状轻重，除原发疾病的性质外，主要决定于咯血的程度及其发生的速度，同时也与患者年龄、基础心肺疾病及心血管系统的代偿能力有关。咯血情况包括痰中带血、整口血痰或咯出鲜血。患者在咯血前常有咽喉部痒感、胸闷、咳嗽等症状；大咯血时，可有血压下降、出冷汗、脉搏细速、呼吸急促浅表、颜面苍白、恐惧感等。干性支气管扩张症患者常伴有焦虑、发热、乏力、食欲减退、消瘦、贫血及生活质量下降。

三、诊断

（一）病史采集和评估

诊断干性支气管扩张症时应全面采集病史，包括既往史（特别是幼年时下呼吸道感染性疾病的病史）、误吸史、呼吸道症状和全身症状、有害物质接触史等。对于确诊干性支气管扩张症的患者应记录咯血的量、颜色、性状、每年因感染导致咯血的次数及抗菌药物使用情况，还应查找支气管扩张症病因并评估疾病的严重程度。

（二）诊断

应根据既往病史、临床表现、体征及影像学检查等资料综合分析确定。症状和胸部HRCT是诊断干性支气管扩张症的主要手段。当患者出现无法解释的反复咯血或痰中带血时，需进行胸部HRCT检查，以除外干性支气管扩张症。

诊断干性支气管扩张症，仍需排除心源性咯血，以及口腔、鼻、咽部出血和上消化道出血引起的呕血。

四、鉴别诊断

1. 当患者有咯血，同时有反复咳嗽、咳痰，大量黄脓痰，应考虑湿性支气管扩张症，或如有淋雨、拔牙等病史，同时出现咳嗽，咳脓臭痰，胸部CT检查见肺内有空洞，需考虑肺脓肿可能。

2. 当患者有咯血，同时伴有急性发热、咳嗽、咳痰、胸痛等，要考虑肺炎可能。

3. 当患者有咯血，同时伴有午后低热、夜间盗汗、体重下降，咳嗽、咳痰等，要考虑肺结核可能。

4. 伴有近期体重明显下降的咯血患者，尤其是 40 岁以上的患者，要警惕支气管肺癌或恶性肿瘤肺转移的可能。

5. 当患者咯血，同时伴有突发呼吸困难、胸痛或休克者应考虑肺栓塞可能。

6. 当患者咯血，同时伴有基础心脏疾病（冠心病、二尖瓣狭窄、先天性心脏病等），并突发胸闷、气短，要考虑肺水肿、肺淤血的可能。

7. 伴有发热及全身出血倾向者须考虑血液病或寄生虫感染等传染病。

8. 伴有皮疹、关节病变、多系统受累的咯血患者，要考虑自身免疫性疾病的可能。

9. 长期服用抗血小板或抗凝药物的患者，如出现咯血，要考虑药物相关性咯血的可能。

10. 没有基础疾病，且查体未见明显异常者，需警惕先天性血管畸形。

11. 咯血需要和呕血进行鉴别，一般通过临床观察即能够鉴别咯血和呕血。咯血时，出血前症状常有喉部痒感、胸闷、咳嗽等症状，咯出的血一般为鲜红色，多混有痰液；呕血时，则常有上腹部不适、恶心、呕吐等症状，呕出的血一般为咖啡色或暗红色，但有时为鲜红色，呕出的血多混有食物残渣及胃液，常伴有黑便。

五、干性支气管扩张症咯血的诊断

根据每日咯血量可将咯血分为小量（<100ml）、中等量（100～500ml）和大量（>500ml）。根据每次咯血量可将咯血分为小量（<50ml）、中等量（50～100ml）及大量（>100ml）。通过简单的血常规、胸片检查可初步确定咯血程度及咯血原因。如果需要明确病因，常常需要进行胸部 CT 检查、CT 肺动脉造影（CTPA）、支气管动脉及肺动脉造影等其他检查，此时最好将患者转往有呼吸专科的医院进一步诊治。

六、干性支气管扩张症咯血的处理

根据咯血量决定救治的紧急程度和治疗手段。分清轻重缓急，治疗分门别类。

1. 对症治疗是首要治疗措施。让患者保持安静，平卧位或侧卧位（患侧朝下，以减少肺内出血流入对侧），冰袋冷敷胸部出血部位。平卧位时头应偏向一侧，以防误吸及窒息，病房床旁备吸引器，大咯血时首先应保证气道通畅，改善氧合状态。稳定血流动力学状态。咯血量少时应安抚患者，缓解其紧张情绪，嘱其患侧卧位休息。出现窒息时采取头低足高 45°的俯卧位，用手取出患者口中的血块，轻拍健侧背部促进气管内的血液排出。若采取上述措施无效时，应迅速进行气管插管，必要时行气管切开术。

2. 如有条件，可以进行适当的镇静、镇咳、补液及吸氧等。

3. 止血药物治疗

（1）垂体后叶素：为治疗大咯血的首选药物，一般静脉注射后 3～5 分钟起效，维持 20～30 分钟。用法：垂体后叶素 5～10U 加 5% 葡萄糖注射液 20～40ml，稀释后缓慢静脉注射，约 15 分钟注射完毕。继之以 10～20U 加生理盐水或 5% 葡萄糖注射液 500ml 稀释后静脉滴注 [0.1U/(kg·h)]，出血停止再继续使用 2～3 天以巩固疗效。支气管扩张症伴有冠状动脉粥样硬化性心脏病、高血压、肺源性心脏病、心力衰竭者及孕妇均忌用。

（2）止血药：为常用的止血药物，可酌情选用纤维蛋白溶解抑制剂，如氨基己酸（氨基己酸 4～6g 加生理盐水 100ml，15～30 分钟静脉滴注完毕，维持量 1g/h）或氨甲苯酸（100～200mg 加 5% 葡萄糖注射液或生理盐水 40ml 静脉注射，2 次 /d），或增加毛细血管抵抗力和血小板功能的药物如酚磺乙胺（250～500mg，肌内注射或静脉滴注，2～3 次 /d），还可给予凝血酶 1 000～2 000U 静脉注射，5～10 分钟起效，可持续 24 小时。

（3）其他药物：普鲁卡因 150mg 加生理盐水 30ml 静脉滴注，1～2 次 /d，皮内试验阴性（0.25% 普鲁卡因溶液 0.1ml 皮内注射）者方可应用；酚妥拉明 5～10mg 加生理盐水 20～40ml 稀释后静脉注射，然后以 10～20mg 酚妥拉明加于生理盐水 500ml 稀释后静脉滴注，不良反应有直立性低血压、恶心、呕吐、心绞痛及心律失常等。

4. 大咯血是临床上常见的急症之一，严重危及患者生命安全，患者常由于窒息和严重失血而死亡，其病死率高达 50%～100%。此外，大咯血的患者常会产生很多负面情绪，如恐惧、焦虑等，长时间的心理负担与反复的咯血症状，促使大部分患者产生了不同程度的心理障碍，严重危害其身心健康。对于大量咯血患者或药物治疗效果欠佳的患者，在采取上述治疗措施后需紧急转往有呼吸专科的医院进一步诊治（支气管动脉栓塞、外科手术治疗等）。干性支气管扩张症大咯血的治疗方法较多，有药物、支气管镜、气囊导管、激光、冷冻、支气管动脉栓塞术和外科手术止血等。

手术是大咯血的一线治疗方法：

（1）支气管动脉栓塞术：经支气管动脉造影向病变血管内注入可吸收的明胶海绵行栓塞治疗，对大咯血的治愈率为 90% 左右，随访 1 年未复发的患者可达 70%。对于肺结核导致的大咯血，支气管动脉栓塞术后 2 周咯血的缓解率为 93%，术后 1 年为 51%，2 年为 39%。最常见的并发症为胸痛（34.5%），脊髓损伤发生率及致死率低。

（2）经气管镜止血：大量咯血不止者，可经气管镜确定出血部位后，用浸有稀释肾上腺素的海绵压迫或填塞于出血部位止血，或在局部应用凝血酶或气囊压迫控制出血。

（3）肺切除术：反复大咯血用上述方法无效，对侧肺无活动性病变且肺功能储备尚佳又无禁忌证者，可在明确出血部位的情况下考虑肺切除术。适合肺段切除的人数极少，绝大部分要行肺叶切除。

（梁　硕　徐金富）

参 考 文 献

[1] CRISAFULLI E, COLETTI O, COSTI S, et al. Effectiveness of erdosteine in elderly patients with bronchiectasis and hypersecretion: a 15-day, prospective, parallel, open-label, pilot study[J]. Clin Ther, 2007, 29(9): 2001-2009.

[2] ALTENBURG J, WORTEL K, DE GRAAFF C S, et al. Validation of a visual analogue score (LRTI-VAS) in non-CF bronchiectasis[J]. Clin Respir J, 2016, 10(2): 168-175.

[3] TORREGO A, HAQUE R A, NGUYEN L T, et al. Capsaicin cough sensitivity in bronchiectasis[J]. Thorax, 2006, 61(8): 706-709.

[4] BIRRING S S, PRUDON B, CARR A J, et al. Development of a symptom specific health status measure for patients with chronic cough: Leicester Cough Questionnaire(LCQ)[J]. Thorax, 2003, 58(4): 339-343.

[5] MURRAY M P, TURNBULL K, MACQUARRIE S, et al. Validation of the Leicester Cough Questionnaire in non-cystic fibrosis bronchiectasis[J]. Eur Respir J, 2009, 34(1): 125-131.

[6] MUÑOZ G, BUXÓ M, DE GRACIA J, et al. Validation of a Spanish version of the Leicester Cough Questionnaire in non-cystic fibrosis bronchiectasis[J]. Chron Respir Dis, 2016, 13(2): 128-136.

[7] POLLEY L, YAMAN N, HEANEY L, et al. Impact of cough across different chronic respiratory diseases: comparison of two cough-specific health-related quality of life questionnaires[J]. Chest, 2008, 134(2): 295-302.

[8] MURRAY M P, PENTLAND J L, HILL A T. A randomised crossover trial of chest physiotherapy in non-cystic fibrosis bronchiectasis[J]. Eur Respir J, 2009, 34(5): 1086-1092.

[9] MANDAL P, SIDHU M K, DONALDSON L S, et al. Eight-weekly intravenous antibiotics is beneficial in severe bronchiectasis[J]. QJM, 2013, 106(1): 27-33.

[10] FRENCH C T, IRWIN R S, FLETCHER K E, et al. Evaluation of a cough-specific quality-of-life questionnaire[J]. Chest, 2002, 121(4): 1123-1131.

[11] HERRERO-CORTINA B, VILARÓ J, MARTÍ D, et al. Short-term effects of three slow expiratory airway clearance techniques in patients with bronchiectasis: a randomised crossover trial[J]. Physiotherapy, 2016, 102(4): 357-364.

[12] GAO Y H, GUAN W J, XU G, et al. Validation of the Mandarin Chinese version of the Leicester Cough Questionnaire in bronchiectasis[J]. Int J Tuberc Lung Dis, 2014, 18(12): 1431-1437.

第十章

支气管扩张症的辅助检查

第一节　支气管扩张症的微生物学检查

支气管扩张症感染病原体来源多样,包括病毒、细菌、衣原体和支原体等,并且传播迅速,临床表现相似,单从临床表现很难区分感染的病原体,易造成误诊、贻误病情和抗生素滥用。随着分子诊断技术、生物化学及免疫学的不断发展,现在不仅可以对微生物感染进行准确的病因学诊断,还可以对感染的病原体进行基因分型和耐药性监测,提高了呼吸道病原微生物检测的速度和准确度,为临床呼吸道感染的诊断和治疗提供极大支持和帮助。

一、常规培养技术

由于咽喉部及上呼吸道存在正常菌群,经口咽部咳痰无疑受到正常菌群的污染,因此临床上痰标本的正确采集和培养,以及接种前的预处理,对肺部感染病原学诊断十分重要。标本质量优劣将直接影响病原学诊断的准确性和可靠性。

(一)呼吸道感染样本的采集

1. 咳痰标本

(1)应在抗生素治疗前采集。

(2)患者用清水反复漱口、深吸气之后,用力咳嗽,从呼吸道深部咳出新鲜痰液送检。

(3)痰量极少者可雾化吸入45℃10%氯化钠溶液进行导痰。

(4)痰标本采集后应及时送实验室并接种标本,标本运送和接种要求在2小时内完成。

痰液在室温下放置超过2小时会降低肺炎球菌、葡萄球菌和部分革兰氏阴性杆菌的分离率,而定植于上呼吸道的非致病菌则呈过度生长。由于咳痰极易受到口咽部定植菌污染,分离到的细菌往往不能代表下呼吸道感染的病原菌。

为减少污染,痰培养前应做如下处理:①细胞学筛选。一般主张痰直接涂片,光学显微镜检查每低倍视野的鳞状上皮细胞<10个和白细胞>25个,或鳞状上皮细胞与白细胞比率<1:2.5,可做污染相对较少的合格痰标本接种培养,反之则认为是不合格的标本,应重新留痰送检。②将挑取的痰液在系列含灭菌等渗氯化钠液的平板培养皿内顺次漂洗后接种于培养皿内,这样可除去痰液外层唾液,保留来自下呼吸道的黏稠或脓性成分,一般认为,洗涤能使上呼吸道污染菌浓度降低100～1 000倍,但不能降低污染菌出现的频率,需结合定量

培养。③定量培养。痰定量培养分离的致病菌或条件致病菌浓度≥10^7CFU/ml,可认为可能是肺部感染的病原体;<10^4CFU/ml,则一般为污染菌;介于两者之间,则需要结合临床,并建议重复痰培养,如连续分离到相同细菌浓度在10^5~10^6CFU/ml两次以上,亦可认为是病原体。采样前使用过抗菌药物者,感染菌浓度降低,可导致假阴性。为简化手续也可采用半定量方法。痰定量与半定量培养,比较两者有较好的相关性。咳痰标本经过处理可在一定程度上减少口咽部菌群污染,但可靠性仍不理想。对重症病例或抗感染治疗失败者及免疫抑制宿主肺部感染而迫切需要准确的病原学诊断者,应采用一些能避免口咽部定植菌污染的下呼吸道标本直接采样技术。

2. 防污染样本毛刷采样 防污染样本毛刷(protected specimen brush,PSB)为尼龙刷外套双层塑料管构造,外套管远端用聚乙二醇封口。一般经纤维支气管镜采样,插入过程中尽量不吸引或向腔内注射黏膜麻醉药。PSB经纤维支气管镜插入并超越前端1~2cm,伸出内套管顶去聚乙二醇,越过外套管约2cm,随后将毛刷伸出内套管2~3cm刷取分泌物。采样之后依次将毛刷和内套管退回外套管内,然后拔出整个PSB。采样后的PSB用75%乙醇消毒外套管,以无菌剪刀剪去内外套管顶端部分,然后前伸毛刷并将其剪下至装有无菌等渗氯化钠液或乳酸林格液的试管内,彻底振荡使毛刷上的病菌洗涤混匀于稀释液中,送检做定量细菌和真菌培养。此法主要适用于重症、难治性或医院获得性肺部感染或免疫抑制宿主肺部感染的病原学诊断,PSB经纤维支气管镜采样具有较高的敏感性(70%~100%)和特异性(60%~100%)。但是PSB采样属侵入性操作,对有凝血功能障碍、严重低氧血症患者(吸氧后PaO_2<60mmHg)应谨慎考虑。

3. 支气管肺泡灌洗(BAL)和防污染支气管肺泡灌洗(PBAL) BAL采集标本的范围显著大于PSB。支气管肺泡灌洗液(BALF)中细菌浓度10^4CFU/ml,相当于感染肺组织中细菌浓度10^5~10^6CFU/ml。BALF用于诊断的敏感性和特异性均高,但单纯BAL有被定植菌污染的机会。近年来国外学者提倡经纤维支气管镜防污染BAL技术,可减少口咽部分泌物流入下呼吸道引起的污染。采用塑料导管,在顶端处设置一气囊,先将纤维支气管镜插入病灶引流支气管,注气使气囊膨胀填塞气道,然后用等渗氯化钠液10~20ml分次注入,并立即用负压吸引回收,弃去首次灌洗液以减少污染,收集以后回收的BALF送检。应用PBAL做细菌定量培养,如>10^3CFU/ml则认为有意义。目前认为,PBAL诊断肺部感染的敏感性和特异性优于BAL和PSB。PBAL除了可做普通细菌和真菌培养外,也可做离心涂片的细胞学和特殊病原体如卡氏肺孢菌(PC)和巨细胞病毒(CMV)的直接检测。

(二)呼吸道感染样本检测方法

1. 涂片检查 涂片检查操作简便、结果快速。通过对痰标本涂片固定染色光镜检查可取得早期的初步病原学诊断。对有些病原体如肺炎链球菌、抗酸杆菌、诺卡菌、隐球菌和曲霉及卡氏肺孢菌等引起的感染可做出较明确的倾向性诊断,甚至可以确诊。对于形态学上具有一定特征的病原体如肺炎链球菌和卡他莫拉菌,经验丰富的临床细菌学家可做出较为可靠的鉴定。

2. 培养鉴定　引起肺部感染的绝大多数细菌可通过体外培养和生物化学特性的测定而得到鉴定，对分离细菌的体外药物敏感试验可以指导临床选择敏感抗菌药物，提高感染的治愈率。因此微生物培养鉴定法是迄今为止肺部感染病原学实验室检测的最常用和最基本方法。普通血琼脂培养基可分离肺部感染的大部分细菌，如疑为流感嗜血杆菌、分枝杆菌、军团菌和厌氧菌等特殊病原体时，则需配备专用培养基或建立特殊培养环境。

二、分子诊断技术

病原体培养是临床诊断的金标准，但是对于一些苛养菌、生长缓慢的细菌或难以培养的病原体等，培养的阳性检出率不高，检测时间过长，无法满足临床早期、快速诊断以指导治疗的需要。新发展的感染性疾病分子诊断技术可有效弥补传统方法的不足，不仅可更快地为临床医师提供细菌、真菌或病毒等的感染信息，还能提供常见病原体的耐药基因结果，甚至病原体同源性分析，对指导临床医师及时准确地使用抗菌药物、查找并控制感染暴发提供重要证据。

（一）多重 PCR 技术

临床肺部感染中 10% 为两种病原体感染，可以是细菌和病毒、两种病毒、两种细菌的混合感染。临床上呼吸道病毒和非典型细菌感染的临床特征高度相似，迫切需要一种技术进行多种病原体感染检测。以荧光定量 PCR 技术为代表的分子诊断技术已经成为临床检测病原体最常规的检测手段之一。多重实时荧光定量 PCR（MRT-PCR）技术为多重 PCR 与荧光定量 PCR 相结合，实现了单一体系中多种病原体的并行定量检测，可用于呼吸道病原体的快速鉴定。最近一项研究应用可以检测 20 种呼吸道病原体，包括肺炎衣原体、肺炎支原体、军团菌的多重 PCR 技术，对 475 名肺部感染儿科患者进行检测，结果显示多重 PCR 技术敏感性是传统方法的两倍。王玉月等探讨 MRT-PCR 在 9 种常见呼吸道病原体检测中的价值，该研究纳入了 204 例临床标本进行回顾性检测，包括副流感病毒（Ⅰ、Ⅱ、Ⅲ型）、肺炎支原体、肺炎衣原体、甲型流感病毒、乙型流感病毒、腺病毒、呼吸道合胞体病毒。实验结果显示 MRT-PCR 的最低检出限为 10^3copies/ml，特异性达 100%，无交叉反应，且检测结果与其他试剂报告结果完全一致。表明 MRT-PCR 具有快速、准确、特异性高等特点，在呼吸道病原体检测方面有重要价值。

（二）基因芯片技术

基因芯片技术基于 DNA/RNA 分子杂交原理，靶序列能与固定在不同材料上的寡核苷酸片段相配对，同时借助一定的荧光检测系统检测待测标记样品的杂交信号，并通过计算机系统对杂交信号进行分析和处理，从而快速得出待测品的基因序列及表达的信息。基因芯片技术在各种病原体的高通量检测及基因分型领域有广泛的应用，主要包括传统的固相芯片、液相悬浮芯片及微流控芯片。

1. 固相芯片　传统的固相芯片基于 DNA/RNA 杂交技术，根据病原体序列设计特异的寡核苷酸单链点样于微阵列芯片上，提取待测样本的核酸，经体外扩增、探针标记和靶序列杂交 3 个步骤处理,最后根据荧光信号判定检测结果。此外,根据通量的需求,固相芯片技术可与多种技术联合建立快速、高通量和自动化的检测平台。最近,基于扩增子拯救 PCR 技术检测系统已经上市,该技术克服了多个靶点扩增条件不兼容的缺点,并创新性设计了一次性全封闭卡盒,以及配套的卡盒处理仪、阅读仪及控制软件。

2. 液相悬浮芯片 液相悬浮芯片(悬浮阵列芯片)技术是一种以荧光编码微球为核心,可以同时标记 100 种不同比例颜色配置的荧光微球,应用激光检测和流式细胞仪实现高分辨率和自动化,具有高灵敏度、高通量和并行检测等特点。在核酸研究方面,液相悬浮芯片常用于单核苷酸多态性基因分型、遗传疾病筛选、基因表达分析、微生物检测分析。基于这些技术开发的试剂盒使用便捷且具有较高的灵敏度,但它们都是开放性平台,易产生污染,同时靶序列多重 PCR 扩增限制了单管反应检测的病原体数量。

3. 微流控芯片 20 世纪 90 年代,微全分析系统的出现,通过化学分析将设备微型化与集成化,最大限度地将分析实验室的功能转移到便携的芯片中,实现"芯片实验室"的构想。微流控分析芯片通过微机电加工技术将整个实验室的功能,包括采样、稀释、加试剂、反应、分离、检测等集成在几平方厘米的微流控芯片上,且可多次使用,因而极大地减少了样品和分析试剂的用量,降低了分析的成本,加快了分析的速度,具有广泛的适用性。

(三)核酸恒温扩增技术

核酸恒温扩增技术是一种新型的体外核酸扩增技术,其扩增反应始终在一个温度下进行,反应快速、操作简便、检测灵敏度高。在呼吸道病原体检测方面,环介导等温扩增检测(loop mediated isothermal amplification,LAMP)、核酸序列扩增法(nucleic acid sequence-based amplification,NASBA)和森巴(simple amplification based assay,SAMBA)等恒温扩增技术运用较为广泛。LAMP 技术是一种基于链置换酶扩增核酸等温扩增技术,能特异、高效、快速地扩增 DNA,适宜病原体的快速分子生物学诊断,该技术在 2000 年由 Notomi 等报道。

(四)高分辨率熔解曲线技术

高分辨率熔解曲线(high resolution melting,HRM)技术是基于与饱和荧光染料结合的双链 DNA 在温度升高的过程中会形成不同形态熔解曲线而发明的一种新型分子诊断技术,该技术于 2003 年由美国 Utah 大学 Wittwer 实验室首次提出。由于其高灵敏度和分析速率,HRM 技术在遗传位点、疾病相关性及病原体检测方面应用较广。运用 PCR-HRM 技术检测患者下呼吸道分泌物中菌群种类,根据扩增得到的不同 HRM 图形与经过测序鉴定的菌株进行对比,结果显示 PCR-HRM 技术能够特异、快速地区分下呼吸道中不同细菌 16S V3 区。有研究根据嗜肺军团菌 16S rRNA 基因保守序列应用 PCR-HRM 法进行检测鉴定,该方法最低检出浓度为 0.1pg/μl,在 117 例患者样本中检测出 3 株嗜肺军团菌,与基因测序法结果一致。基于 HRM 技术原理,市场有一些相关的商品化试剂盒,如获得欧盟体外诊断医疗设备认证的 RespiFinder-SMART-22 试剂盒,能够一次性检测 22 种呼吸道病原体(18 种病毒和 4 种细菌),其体系中包含一份极具竞争力的内部扩增控制,具有单一实时荧光定量 PCR 的灵敏度,且能在核酸提取后 4 小时出检测结果。

（五）测序技术

呼吸道病原体最精确的鉴定方法就是获得该病原体的整个基因组信息。2005 年采用 454 焦磷酸测序法推出的高通量基因组测序系统，能够在短时间内多样本、高通量地获得基因组信息，被 *Nature* 杂志以里程碑事件报道。Bialasiewica 等运用 Solexa 平台检测 4 例临床患者和 1 例健康对照咽拭子标本，48 小时内测出 5.9×10^5 条序列信息，几乎涵盖所有病原体的核苷酸信息，同时该技术一直用于检测未知病原体，如副流感病毒Ⅳ型的发现。高通量测序技术将会是呼吸道病原体诊断发展的趋势。

（六）自动化平台

随着分子诊断技术发展，越来越多的分子自动化平台的出现，突破了传统的 PCR 空间限制，实现提取、扩增、检测合为一体的方案，解决了 PCR 污染的难题。它突破了 PCR 试验是"高难"检测的限制，无需特别培训，简单的手工步骤即可实现稳定的结果。其特点是每个样本使用一个反应盒进行处理，有效避免人工操作的失误和污染。系统中同时进行多个不同程序的 PCR 反应，并且包括探针质控、内质控及样本制备质控等多种内部质控保证 Xpert 系统反应的严谨性。基于 Xpert 平台已开发出多种感染病原体检测试剂盒，包括甲型、乙型流感病毒，HIV，人乳头状瘤病毒，金黄色葡萄球菌，耐甲氧西林金黄色葡萄球菌及结核分枝杆菌等。

（七）质谱分析技术

基质辅助激光解吸飞行时间质谱（matrix-assisted laser desorption ionization-time of flight mass spectrometer，MALDI-TOF MS）是 20 世纪 80 年代发展起来的一种新型软电离有机质谱，作为一项新兴的微生物鉴定技术，受到国内外的广泛关注。与传统的生化表型鉴定方法和分子生物学方法相比，MALDI-TOF MS 具有操作简单、快速、准确和经济的特点。MALDI-TOF MS 技术用于微生物鉴定的实质就是检测具有属、种或亚型特异性的生物标志的质量信号，主要是微生物菌体内高丰度、表达稳定和进化保守的核糖体蛋白。MALDI-TOF MS 仪器主要由基质辅助激光解吸电离（MALDI）和飞行时间质谱仪（TOF-MS）两部分组成。MALDI 的原理是用一定强度的激光照射样本与基质形成的共结晶薄膜，基质从激光中吸收能量而汽化，并迅速降解，使样本分解吸附，基质和样本之间发生电荷转移从而使样本分子发生电离；TOF-MS 的原理是带有电荷的样本分子在电场作用下加速飞过飞行管道，因为离子的质荷比与离子的飞行时间成正比，所以不同质量的离子因达到检测器的飞行时间不同而被检测，以离子峰为纵坐标、离子质荷比为横坐标形成特征性的质量图谱。将不同种属微生物经 MALDI-TOF MS 分析所形成的质量图谱与数据库中的参考图谱进行比较，从而实现对目标微生物种或菌株的区分和鉴定。研究表明，MALDI-TOF MS 技术对培养出的纯菌落进行菌种鉴定具有很高的稳定性及准确性，对常见细菌和酵母菌的属的鉴定率能达到 97%～99%，种的鉴定率也能达到 85%～97%。目前主要有 4 种 MALDI-TOF MS 系统：MALDI Biotyper 系统（德国），VITEK MS 系统（法国），AXIMA@SARAMIS 数据库（德国）和 Andromas（法国），其中前 2 种质谱系统已获得国家药品监督管理局（NMPA）批准，可以用于临床样本的检测。MALDI-TOF MS 是一种简单、快速、高通量和高效的微生物鉴定手段，在临床样本直接检测方面较传统的鉴定方法具有更大的优势，能显著降低样本检测的周转时间和成本，但尚存在一些不足之处，主要表现在：① MALDI-TOF MS 在检测和鉴定细菌方面的敏感性还不高，不能直接鉴定菌量较少的患者血样本中的病原菌；②对于一些核糖体蛋白差异较小的细菌用其辨别有较大的困难；③目前的研究都有各自不同的操作过程，在样本处理、质谱图采集和分析等方面没有统一的标准，可能会影响分析结果在实验室内和实验室间的可重复性；④标准的鉴定参考图谱数据库尚不够完善，需要进一步拓展；⑤对一些细胞壁难以破坏的病原菌（如分枝杆菌、诺卡菌和丝状真菌）和混合菌等的鉴定能力还不够高。

（罗柳林）

第二节　支气管扩张症的影像学检查及特点

一、概述

支气管扩张症是临床工作中的常见疾病，影像学检查是其诊断及疗效评价的重要工具。多种病因可引起支气管扩张症，在病理学上支气管扩张症可表现为支气管黏膜慢性溃疡、上皮化生或萎缩、管壁受损及管腔不同程度的变形及扩张。各种原因引起的支气管扩张症的影像表现不一，这些病因可为：特发性、先天性、感染后、免疫缺陷、机械性气道阻塞、黏液清除缺陷、免疫性及各种相关疾病所致的支气管扩张症，因此影像学检查结合病史、临床及实验室检查，有助于支气管扩张症的明确诊断。同时在诊断支气管扩张症时，还需与其他相似疾病的影像学表现相鉴别。在支气管扩张症的治疗过程中，呼吸科医师还需要影像学检查进行相应的疗效评价。总之，影像学检查在支气管扩张症的诊断、鉴别诊断及疗效评价中起着非常重要的作用。

二、影像学检查方法及表现

由于胸片检查简便、快速、应用广泛等特点，在许多医院或医疗机构中，它是支气管扩张症诊断首先需要进行的检查项目。但胸片诊断支气管扩张症的敏感性和特异性较低，因此它的诊断价值有限。胸片上可观察到的征象包括：由于黏液堵塞扩张的气道造成的管状或分支状阴影、肺容积减少或过度膨胀及局灶性的亚段肺不张。但这些征象往往不可靠，需要与之相鉴别的疾病很多，因此需要进行胸部 CT 检查，尤其是高分辨率 CT（HRCT）检查以确诊。常规胸部 CT 诊断支气管扩张症的敏感性从 66% 到 79%，随着扫描层厚的减少，其敏感性得以提高。HRCT 采用较薄的层厚（0.5～1.5mm）和骨算法进行图像重建，使得图像的空间分辨率得以提高。目前 HRCT 主要应用于气道疾病及弥漫性肺疾病的影像诊断。

支气管扩张症的 CT 表现包括：支气管管腔扩张、管壁增厚、马赛克灌注、气道阻塞、肺容积减少。

（一）支气管管腔扩张

根据病理表现，支气管扩张症的影像学表现可分为三种亚型：柱型、曲张型及囊状支气管扩张。柱型支气管扩张的气道扩张程度相对一致，形态上它是最轻的类型（图 10-2-1）。这与曲张型支气管扩张相对比应有显著差异，曲张型支气管扩张的气道扩张伴局部狭窄（图 10-2-2）。囊状支气管扩张的气道明显扩张表现为囊状（图 10-2-3）。

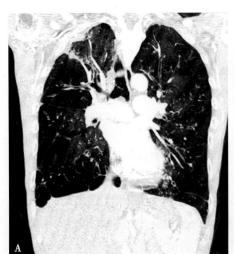 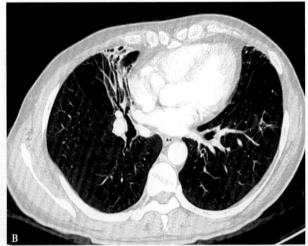

图 10-2-1　支气管扩张症的 CT 表现

A. CT 冠状面重建；B. CT 曲面重建显示右肺中叶支气管扩张，管壁增厚，肺野密度不同程度减低。

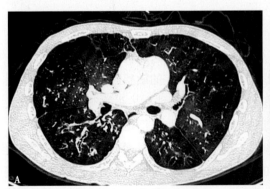 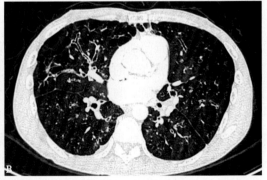

图 10-2-2　支气管扩张症的 CT 表现

患者，男，55 岁，咳嗽、咳痰、咯血 2 个月。横断面图像显示曲张型支气管扩张，支气管呈不规则扩张，管壁不均匀增厚。

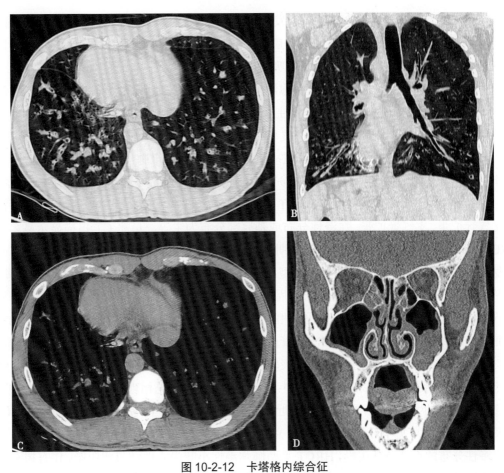

图 10-2-12 卡塔格内综合征

患者，男，33 岁，咳嗽、咳痰。A. 胸部 CT 平扫；B. 冠状面重建显示支气管扩张；C. 纵隔窗显示右位心；D. 鼻窦 CT 冠状面重建显示鼻窦炎。

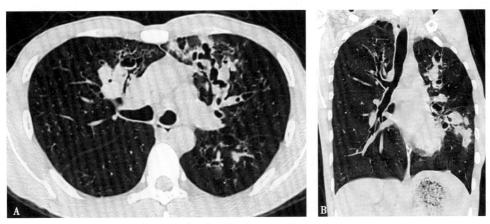

图 10-2-13 ABPA 的影像学表现

A. CT 横断面；B. 曲面重建显示支气管扩张伴黏液嵌塞。

生于任何年龄，以 40～59 岁好发，男女发病均等，有慢性鼻窦炎病史。临床表现无明显特征性，可表现为慢性咳嗽、咳脓痰及活动后呼吸困难。经大环内酯类治疗后，DPB 的小叶中心性结节影、树芽征、黏液嵌塞可减少或吸收，呈可逆性改变。

胸片上 DPB 可呈现特征性表现：弥漫性播散性的小结节影或粟粒状结节影，直径多在 2～5mm，边缘不清楚，形状不规整，主要分布于双肺下野。DPB 胸片表现可分为 5 型。①Ⅰ型：仅有含气量增加所致的肺透亮度增加而无小结节；②Ⅱ型：除含气量增加外尚可见小结节阴影，但仅限于 1 个肺叶；③Ⅲ型：小结节阴影分布于全肺；④Ⅳ型：除Ⅲ型改变外，两肺下野尚可见支气管充气和双轨征；⑤Ⅴ型：除Ⅳ型改变外尚可见大小不等的环形阴影。

根据病变的严重程度，DPB 的 HRCT 主要表现为边缘模糊的小叶中心性结节、树芽征、细支气管扩张、支气管扩张、弥漫性分布或基底部分布为主等。鼻窦 CT 扫描显示鼻窦炎。HRCT 表现正确地反映了本病的临床分期和病理改变。根据病变由轻而重及由肺周围向近端发展的过程，DPB 的 CT 表现分为 4 型。①Ⅰ型：是本病的最早期，可见小而边缘模糊的圆形影位于小叶内支气管血管分支末端周围，距胸膜面 2～3mm，结节无融合倾向；②Ⅱ型：结节与从近端的支气管血管束上发出的相距 1mm 的小细线相连，这种细线相当于增厚的终末细支气管，结节则位于呼吸性细支气管内；③Ⅲ型：有些结节与同样起源于近端支气管血管束的小环状或管状影相连接，后者代表轻度扩张的终末细支气管，当病变进展时，环状或管状影增加，而同时结节影减少；④Ⅳ型：为疾病的晚期，可见相当于扩张的近端终末细支气管和支气管的大囊状影，周围气道较近端气道扩张更显著，前者连接于后者上形成果树状表现，同时，仍可见小环状或管状影。总之，DPB 的影像学表现具有特征性，胸片显示两肺弥漫性分布的小结节状阴影，HRCT 见两肺弥漫性小叶中心性结节状阴影，伴有树芽征。典型病例经 HRCT 即可诊断（图 10-2-14）。

（四）非结核分枝杆菌肺病

非结核分枝杆菌（nontuberculous mycobacteria，NTM）是分枝杆菌属中除结核分枝杆菌及麻风分枝杆菌以外的一组分枝杆菌，它可引起肺部感染。与结核杆菌相比较，NTM 的毒力和致病性均较低。NTM 肺病的主要传播途径是经呼吸道吸入，一般认为不在人与人之间传播。NTM 感染的程度取决于个体的免疫状态，以及是否合并其他疾病（如支气管扩张症、硅沉着病和肺结核）。

NTM 可分为慢生长 NTM 和快生长 NTM。慢生长 NTM 中，与人类肺疾病最相关的种类是鸟分枝杆菌复合群（MAC）；快生长 NTM 有三种类型：龟分枝杆菌、偶发分枝杆菌及脓肿分枝杆菌。不同种类 NTM 的流行病学、微生物学、宿主反应及治疗方案具有显著差异。因此，了解各种 NTM 的临床和影像特征是非常必要的。

1. 鸟分枝杆菌复合群感染的影像学表现　HRCT 能够显示 MAC 感染的细微形态学异常改变（如轻微的柱型支气管扩张和小结节），可早期发现疾病，并做出提示性诊断。胸片提示病变局限于一个肺叶时，在 CT 上常显示广泛性支气管扩张。HRCT 征象可提示 MAC 的诊断，这些征象主要包括：

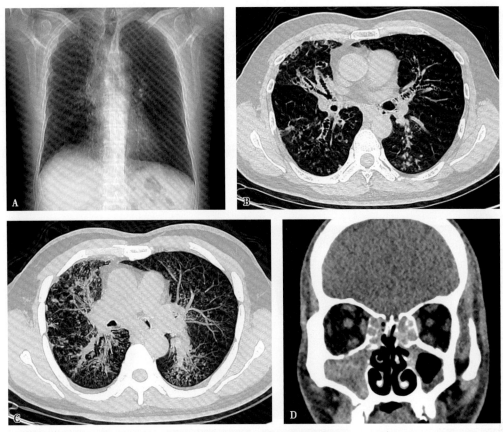

图 10-2-14　弥漫性泛细支气管炎

老年男性,间断咳嗽、咳痰 20 年。A. 后前位胸片显示两肺粟粒性结节影;B. CT 横断面显示左肺和右肺中、下叶多发的支气管扩张、树芽征;C. 横断面 MIP 清楚显示树芽征、小叶中心结节;D. 鼻窦CT 冠状面重建显示鼻窦炎。

（1）柱型支气管扩张：常呈多叶性分布,部分患者以右肺中叶和舌叶分布为主,而囊状支气管扩张或终末期支气管扩张罕见。

（2）肺结节：呈随机性分布,结节直径约 2cm,偶见空洞、局灶性小实变影、小叶中心性结节、不规则及分枝状结节（树芽征）。肺结节伴或不伴有空洞,有时毗邻胸膜面。结节内若有空洞,横轴位 CT 图像连续观察显示终末细支气管或小叶支气管与空洞相连接,提示此处是感染发生发展的部位。树芽征的病理基础为小气道内和其周围的渗出。一些结节伴有支气管充气征,提示局灶性感染性实变。

（3）其余肺实质正常：特别适用于温德米尔夫人综合征（Lady Windermere 综合征）。

除了支气管扩张、渗出性小气道病变（树芽征）的基本特征外,HRCT 有时显示马赛克灌注,其代表了闭塞性小气道病变。当这些征象见于老年女性患者时,将高度提示 MAC 感染的诊断。相同肺叶同时出现支气管扩张和肺结节,尤其主要分布于中叶或舌叶时,高度提示 MAC 感染。MAC 的少见征象包括：纤维化伴支气管扩张症、胸膜增厚或胸腔积液、纵隔淋巴结肿大。

2. 龟分枝杆菌和其他快生长 NTM　龟分枝杆菌感染影像学表现类似于 MAC 感染：①无明显的好发部位；②多发支气管扩张及肺结节；③空洞形成较 MAC 常见。脓肿分枝杆菌肺感染 CT 表现为双肺小结节影、支气管扩张及空洞形成，这些表现与 MAC 感染表现相互重叠。囊性纤维化患者容易重复感染脓肿分枝杆菌，而食管贲门失弛缓症患者容易发生偶发分枝杆菌感染。

大多数 NTM 感染患者都有一定程度的支气管损害，且大多数有明确的支气管扩张症。当单纯性肺气肿患者 HRCT 上出现结节状病灶、局限性支气管扩张症和空洞性病变时，可提示 NTM 诊断（图 10-2-15、图 10-2-16）。

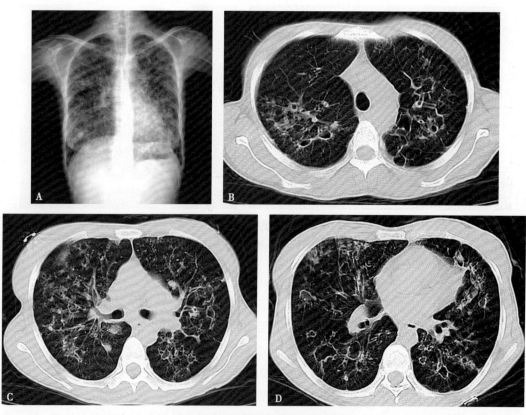

图 10-2-15　非结核分枝杆菌肺病

患者，女，40 岁，经痰液标本培养确诊为鸟分枝杆菌复合群感染。

A. 后前位胸片显示：双肺纹理增多，双肺内中野分布斑点、斑片及小空洞影，并可见病灶之间的"双轨征"，提示支气管扩张。B. 双肺上叶胸部 CT 平扫显示：右肺上叶尖段及后段、左肺上叶多发小空洞影，并可见扩张的支气管位于两个相邻的小空洞之间，病灶周围可见多发小叶中心性结节。C. 右肺上叶支气管水平胸部 CT 平扫显示：沿右肺上叶肺叶及肺段支气管走行的斑点及斑片状密度增高影，部分肺段支气管扩张；左肺上叶可见多发空洞影，部分空洞与相邻扩张的支气管相通，空洞之间通过扩张的支气管相互交通，病灶周围可见多发小叶中心结节影。D. 胸部双下叶支气管 CT 平扫显示：右肺中叶、左肺上叶舌段及双肺下叶支气管扩张，病灶周围可见小叶中心性结节聚集而形成的斑片影；右肺中叶、左肺上叶舌段及双肺下叶可见多发小空洞影，空洞壁薄，与周围扩张的支气管相通，病灶周围可见多发小叶中心性结节影。

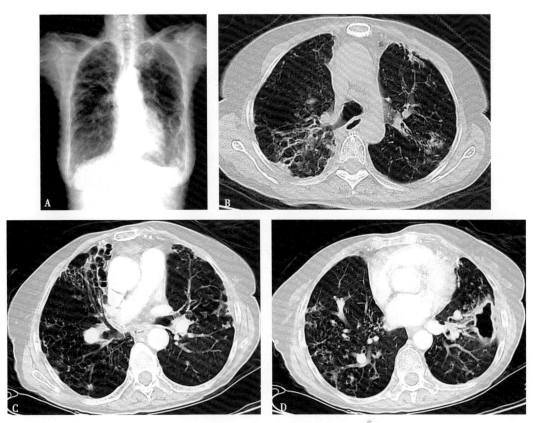

图 10-2-16　非结核分枝杆菌肺病

患者,女,81 岁,患者经痰液标本培养确诊为 NTM。

A. 后前位胸片显示:双肺纹理增多,双肺上叶肺野周边散在条状密度增高影、斑点影;左肺下叶可见一厚壁空洞影;双侧胸膜增厚。B. 胸部右肺上叶支气管水平 CT 显示:右肺上叶支气管扩张,伴周围小叶中心性结节,左肺上叶纤维索条影及小叶中心性结节。C. 胸部右肺中叶支气管水平 CT 平扫显示:右肺中叶囊状及柱型支气管扩张;左肺上叶舌段及双肺下叶支气管柱型扩张,伴周围小叶中心性结节;部分扩张的支气管之间可见相互沟通。D. 胸部右肺中叶支气管水平 CT 最大密度投影显示:右肺下叶纤维索条影,伴支气管扩张;左肺下叶可见均匀的厚壁空洞,其基底贴近胸膜,尖端指向肺门,并可见相应引流的支气管扩张。

(史景云)

第三节　支气管扩张症的肺功能检查及特点

除气道重塑外,支气管扩张症患者还伴有不同的病理学、病理生理学改变,例如炎症细胞浸润、黏液堵塞、通气分布不均、肺不张等,故支气管扩张症患者可能存在不同程度的肺功能损害。值得注意的是,影像学病变程度与肺功能受损程度不一定完全平行。肺功能测试涵盖多个维度的生理功能指标,可从不同角度评价疾病对患者呼吸功能的影响,评估疾病严重程度、治疗效果等。因此,合理开展肺功能检查、保证肺功能测试数据的准确性和可靠性,将提供与影像学互补的重要诊断学信息。

笔者将对肺功能检查的主要项目及其意义、质控要求、支气管扩张症患者肺功能损害的特征进行介绍。

一、支气管扩张症患者进行肺功能检查的必要性

肺功能测试是呼吸生理的重要评价指标,肺功能检查已于 2017 年被纳入我国的常规体格检查项目,但其对评估支气管扩张症的临床意义尚未引起足够重视。不少医疗机构(特别是基层医院)尚未常规对支气管扩张症患者进行任何的肺功能测定,不少综合性医院呼吸科未曾对门诊或住院治疗的支气管扩张症患者定期复查肺功能变化。呼吸科医师对肺功能检查的认识也较为片面。例如,既往的文献单纯依靠第 1 秒用力呼气容积(FEV_1)来评估支气管扩张症的严重程度;然而除用力肺活量测定外,不同的检查手段(气道阻力、弥散功能、支气管扩张试验等)能够相互补充、更全面地评估肺功能受损程度。正确认识肺功能的损害程度将有助于判断支气管扩张症的疾病严重程度、制订诊治策略。

(一)疾病严重程度的评估

既往一直缺乏评价疾病严重程度的综合评估系统。考虑到肺部受累情况可能与气流受限程度密切相关,前期的支气管扩张症研究主要从囊性纤维化或慢性阻塞性肺疾病的研究发现直接外推,即根据 FEV_1 的下降程度对支气管扩张症的严重程度进行分级。但是随着支气管扩张症研究的不断深入,人们逐渐认识到影像学严重程度与肺功能损害程度并不完全平行。单纯依靠肺功能损害程度的评价方法并不能全面地判断支气管扩张症的疾病严重性(急性加重的风险、死亡风险等)。但临床观察也确实发现,肺功能的损害程度与气道炎症、急性加重风险存在密切关联。自 2014 年,国外有学者开发出疾病严重程度综合评价指标(如 BSI、FACED 评分),但肺功能损害程度(FEV_1 占预计值的百分比)是重要的评价构成指标。该指标也侧面反映了肺功能受损对判断预后的重要性(尽管现用的评价指标已不再单纯考虑肺功能的受损程度)。

(二)临床疾病表型

支气管扩张症是一种异质性疾病,其有不同的临床表型。在现有的数篇临床分型研究中,根据发病年龄、定植细菌、是否咳痰等进行分类,不同表型的支气管扩张症患者肺功能指标(特别是 FEV_1)存在显著差异。虽然造成以上差异的具体原因尚不够明确,肺功能损害程度可能与临床表型存在密切的关联。对肺功能受损程度的判断,可能有助于识别患者所属的临床表型。

(三)疗效判断与疾病进展的监测

肺功能指标是判断用于治疗呼吸系统疾病(特别是哮喘、慢性阻塞性肺疾病)的某些治疗方式(如支气管舒张剂、抗 IL-5 治疗)疗效的重要指标。与正常人相比,呼吸系统疾病患者的肺功能年下降速度往往更快。若患者对治疗反应较佳,则治疗后肺功能可能表现为一定程度上的改善或下降速度减缓。此外,不同研究已经证实铜绿假单胞菌定植可以加速肺功能的下降速度,因此针对清除铜绿假单胞菌的抗感染治疗可能有助于减缓支气管扩张症

而，经过模型校正后，仅有至少 4 个受累肺叶数是弥散功能下降的危险因素。因此，识别出病程长、痰培养分离出铜绿假单胞菌、支气管扩张症影像学病变程度显著的患者，临床医师应更关注其肺功能损害的情况，以协助评估支气管扩张症的严重程度。

（二）运动耐量损害

目前国内外关于支气管扩张症患者运动耐量的报道均较少。

在个别大型药物临床试验中，支气管扩张症患者 6 分钟步行试验（six-minutes walk test，6MWT）的均数为 510m。有研究报道发现，6 分钟步行试验与用力肺活量（FVC）、受累肺叶数、圣•乔治呼吸评分相关；受累肺叶数、圣•乔治呼吸评分是影响 6 分钟步行试验的重要因素。在广州地区支气管扩张症研究中，6 分钟步行试验均数为 504m，且其与年龄、双肺支气管扩张、囊状支气管扩张、胸部 CT 评分、气促指数、弥散功能、生活质量相关；此外，6 分钟步行试验结果下降的影响因素为：弥散功能下降、气促指数增高。然而，6 分钟步行试验受混杂因素的影响较多，更客观的检查手段（如功率自行车运动心肺测试）更可能有助于发现不同发病阶段支气管扩张症患者的心、肺、代谢功能损害。

（三）气道阻力

气道阻力可以从另外一个侧面评价肺的生理。笔者曾使用脉冲振荡技术测定支气管扩张症患者的气道阻力，发现：①气道阻力指标增高的程度与支气管扩张症的疾病严重程度相关；②疾病严重程度更高者，其气道阻力指标增高程度更显著、异常的指标数目更多；③相对于传统检测的"金标准"（FEV_1），气道阻力指标可更敏感地识别外周气道结构异常；④若将任一气道阻力指标异常定义为气道阻力增高，则这将更好识别早期 / 轻度的支气管扩张症。

在对比脉冲振荡技术与用力肺活量的小气道指标对轻、中度支气管扩张症的诊断价值中，笔者还发现：①不同的小气道指标可区分轻 / 中度支气管扩张症患者和正常人；②小气道指标的数值下降程度与疾病严重程度相关；③两种测试的小气道指标诊断价值相近；④共振频率（Fres）与最大呼气中期流量（MMEF）为诊断价值最高的指标。

今后有必要进一步探讨气道阻力指标在治疗（例如化痰药、抗生素）前后的变化程度。

（四）通气分布不均

事实上，很早以前已有不少关于通气分布不均的检查，随着对呼吸生理了解的深入，这些检查手段被重新引进至呼吸道疾病（如支气管扩张症）的临床评价中。

重复呼吸气体（如氮气、六氟化硫）冲洗法是简便易行的一种方法。有研究发现，肺冲洗指数（lung clearance index，LCI）的可重复性、敏感性高，其水平与 FEV_1 呈负相关，且对识别支气管扩张症患者的早期肺功能损害更优于 FEV_1。支气管扩张症患者的 LCI 异常程度较囊性纤维化患者小，但与 FEV_1 呈负相关；此外，痰培养的细菌谱并不显著地影响 LCI 的数值。

FEV_1 反映大气道气流受限，MMEF 主要评价小气道功能；目前国内相当一部分的医疗机构仍未配备残气功能评价的仪器，而某些支气管扩张症患者可能因漏气等原因而不能配合 LCI 测定。笔者发现，MMEF 可在评价通气分布不均方面替代 LCI，故用力肺活量检测这一简便的手段也有可能协助评价支气管扩张症患者的通气分布不均,特别是对于未配备残气功能测定仪器的医疗机构或者不能配合检查的患者。

(五)气道反应性与可逆性气流受限

部分支气管扩张症患者同时合并哮喘,其病情较单一患有支气管扩张症的患者更严重,急性加重更常见。需指出的是,长期气道感染也可诱发气道高反应性,找出鉴别哮喘的诊断方法(如呼出气一氧化氮检测)将有助于临床医师判断是否需要在现有的支气管扩张症治疗方案基础上增加平喘药物。

有趣的是,部分支气管扩张症患者并未合并哮喘,但也表现出可逆性气流受限。笔者发现,在支气管扩张症患者中,可逆性气流受限程度与血、痰嗜酸性粒细胞计数无关;与支气管扩张症的病程、细菌谱等的临床指标无显著相关;程度更高者疾病严重程度更高、肺功能更差,但急性加重风险更低。

(六)急性加重期与恢复期的肺功能变化

与其他慢性气道炎症性疾病(哮喘、慢阻肺、间质性肺疾病等)相似,病毒感染、细菌移行、细菌毒力因子释放、宿主免疫功能下降、空气污染等因素可诱发支气管扩张症的急性加重。支气管扩张症急性加重的定义仍无"金标准",但大多数研究者认为咳嗽频率、痰量或脓性显著增加是充要条件。既往对支气管扩张症急性加重的肺功能定义是单纯从囊性纤维化的研究发现而外推的,即 FEV_1 较基线下降至少 10% 提示急性加重。出乎意料的是,笔者对比稳定期、急性加重期、恢复期(14 天抗生素治疗后 1 周),发现不仅大多数的用力肺活量指标没有显著下降,而且急性加重与恢复期的气道阻力、小气道指标、LCI 变化均不甚显著;此外,FEV_1 与 FVC 在急性加重时的下降虽有统计学意义,但无临床意义(相对于基线水平变化在 5% 以内)。这些发现显然有别于囊性纤维化、慢阻肺、哮喘急性加重期的肺功能变化特点。

目前尚未有研究解释上述发现,因目前的肺功能研究多数为单中心研究,样本量偏小很可能是重要原因。但在不同研究中,治疗急性加重的抗生素种类、剂量、时间存在差异,支气管扩张症急性加重的定义各异,现有发现也可能受到了各种混杂因素的影响。不过,即便增加样本量,上述结论可能仍然不会发生根本性转变。最近文献报道,静脉滴注抗生素与胸部物理治疗并不能显著改善支气管扩张症及囊性纤维化患者的肺冲洗指数,提示通气分布不均程度可能不依赖于抗生素治疗。今后仍需进一步研究以探讨急性加重与肺功能改变的关系。

六、总结与展望

总而言之,不少支气管扩张症患者出现肺功能损害,其程度与疾病严重程度相关。肺功能测定可能有助于判断支气管扩张症的临床表型,对治疗的效果及对重叠综合征进行鉴别。肺功能检查包括多个维度,临床医师应根据具体的目的选择最合适的检查项目。对肺功能结果的判读,除了应较好地理解各个指标的正常值范围及临床意义,还必须把握质量控制。

尽管已有研究探讨过支气管扩张症的肺功能损害特征,目前仍有不少问题尚待解决。下文列举了部分有代表性的问题或研究方向,供有兴趣的读者参考。

1. 哪个(些)肺功能指标对诊断早期或轻度的支气管扩张症最有诊断学意义?

2. 哪个(些)肺功能指标与支气管扩张症疾病严重程度的相关性最高?

3. 哪个(些)肺功能指标的变化最能反映支气管扩张症的急性加重?

4. 运动心肺功能测定对评估支气管扩张症病情及判断预后有何价值?

5. 哪些肺功能指标最能反映吸入性抗生素、化痰药后的疗效?

肺功能检查是诊断呼吸道疾病、评价疾病严重程度、治疗效果的重要手段,但其在支气管扩张症中的应用尚有待挖掘。目前越来越多国家的研究者已经意识到支气管扩张症给社会带来的经济负担。随着肺功能研究的深入及技术的发展,今后的研究将明确肺功能检查对评估支气管扩张症严重程度与预后的作用,肺功能指标可能成为个体化治疗支气管扩张症方案制订的重要参考标准。

(关伟杰　陈荣昌)

第四节　支气管扩张症的支气管镜下表现

近年来随着介入呼吸病学的发展,支气管镜成为呼吸道疾病诊疗中必不可少的工具之一。自从 1897 年德国人 Killian 发明了第一台硬质支气管镜以来,支气管镜技术得到了长足的发展,特别是 1966 年日本学者 Ikeda 发明了第一台可弯曲纤维支气管镜后,它在呼吸道疾病中的应用更加广泛。目前,通过支气管镜可以做到对支气管、纵隔、肺内病变的精确定位与诊断,对于气管、支气管甚至肺内病变的微创治疗,摆脱了原本单一的外科手术治疗方式,在支气管扩张症的诊断与治疗上起到关键的作用。本节将阐述支气管镜在支气管扩张症诊断中的作用与具体步骤,希望能给读者带来一些启示与帮助。

一、支气管镜在支气管扩张症中的适应证

1. 原因不明的咯血或痰中带血。

2. 反复咳嗽咳痰,或大量脓痰,伴痰中带血。

3. 肺部听诊局限性或双侧多发湿啰音。

4. 影像学检查 X 线或胸部 CT 检查提示支气管扩张症。

5. 合并诊断不明的肺部感染性疾病或弥漫性肺部疾病,需经支气管镜检查,做支气管肺活检、刷检或冲洗等,进行细胞学及细菌学检查。

6. 病原学不明的支气管扩张症伴感染,需经支气管镜灌洗取样行细菌学检测。

7. 确诊支气管扩张症,排痰困难或大量痰液难以排净,需通过支气管镜吸除痰液辅助治疗。

二、支气管镜在支气管扩张症中的禁忌证

1. 一般情况差、体质衰弱不能耐受支气管镜检查者。

2. 有精神障碍，不能配合检查者。

3. 有慢性心血管疾病者，如不稳定型心绞痛、心肌梗死、严重心律失常、严重心功能不全、高血压病、检查前血压仍高于 160/100mmHg、动脉瘤、肺栓塞等。

4. 有慢性呼吸系统疾病伴严重呼吸功能不全，若需要检查时，可在供氧和机械通气下进行。

5. 麻醉药物过敏，不能用其他药物代替者。

6. 有严重出血倾向及凝血功能障碍者，一周内服用过抗凝血药、抗血小板药者。

7. 呼吸道有急性化脓性炎症伴高热，急性哮喘发作者，可在病情缓解后进行。

8. 持续性中等量以上咯血者，或近期有反复咯血病史者需谨慎，待症状缓解后再行检查。支气管镜检查会刺激气道，加快心率，收缩血管，增加出血。但是在大咯血的紧急情况下也可以行支气管镜下球囊封堵止血。

三、支气管镜检查方法

（一）术前评估

首先，行支气管镜检查前应对患者的机体功能状态进行全面评估，判断其能否接受支气管镜检查。主要通过以下检查来评估：心电图、胸部影像学资料、血常规、血凝，必要时还需加上肺功能检查。如需行全身麻醉检查，还需要检测电解质、肝肾功能指标。另外，根据消毒隔离及不同地区质量监控要求，还需进行艾滋病抗体、梅毒抗体、肝炎标志物等传染病相关指标的检测。其次，根据患者的支气管镜检查要求做好术前分析及讨论，包括诊断及治疗两部分。最后，要对患者及其家属进行充分的术前告知，签署知情同意书。尽量缓解患者对于检查的恐惧心理，使其了解检查的整个过程，有利于患者更好地进行术中配合，减少不良事件的发生。

（二）麻醉

支气管镜检查麻醉分为局部麻醉、复合麻醉与全身麻醉。

1. 局部麻醉　一般使用 2% 利多卡因溶液做咽喉部喷雾或雾化吸入，术前还需使用利多卡因凝胶等对鼻腔进行适当的麻醉。

2. 基础麻醉和复合麻醉　如果患者局部麻醉后仍有较大反应，或者在进行一些特殊治疗、操作前可适当加以镇静。目前通常使用咪达唑仑（咪唑安定）合并芬太尼静脉推注。进入气管后，根据患者情况，可注入适量的 2% 利多卡因溶液进行气管、支气管壁的局部麻醉。

3. 全身麻醉　适用于无法耐受局部麻醉支气管镜检查的患者，需要有经验的麻醉师进行操作，静脉麻醉后行气管插管或喉罩置入，呼吸机辅助通气，有条件的单位可以酌情开展。

（三）术前准备

术前患者需禁食禁水 4～6 小时，高血压患者需预先服用降压药，哮喘患者或气道反应高者可于术前适当使用解痉平喘药物。检查时患者应取仰卧位，如不能平卧者可适当抬高头部。检查患者如有可摘局部义齿应及时取出，以防误吸；全程给予单侧鼻道吸氧，并监测氧饱和度和脉搏。

（四）操作过程

1. 通过鼻腔　支气管镜进入鼻腔后可以见到屏幕上方扁平的下鼻道，以及屏幕下方由三块鼻甲骨排列形成的三角形空隙即中鼻道。这两个鼻道均能通过，往往中鼻道更易进镜。

2. 通过声门　通过鼻腔后，可清晰看到咽部结构，可见声门及前方的会厌软骨。声门两侧为梨状隐窝，声门后方则为闭合的食管开口。进声门时右手推动气管镜进入的同时，左手向上推动角度控制钮，支气管镜顺利滑入气管。可于声门处注入 2% 利多卡因进行局部麻醉，便于支气管镜的插入。

3. 气管、支气管内的操作　支气管镜进入声门后需掌握如下操作要领：首先要循腔进镜，不可盲目推送；其次要保持视野清晰，尽量吸除分泌物；再次要使视野保持在管腔的中央，避免碰触支气管壁，减少患者的不适感；最后，检查顺序一般为先健侧、再患侧，先正常管腔、再病灶管腔，最后进行相关检查操作。

确定病变部位后可以进行相关操作；获取病理学或细菌学标本，以便明确诊断。常用操作：使用保护性细胞刷的刷检，使用活检钳钳取标本的活检术，以及支气管肺泡灌洗术。

（1）刷检：使用保护性细胞刷，通过支气管镜钳子通道，送达病灶部位，助手拉动扳手，伸出细胞刷，于病灶部位来回刷动 5～10 次，收回细胞刷，取出后刷毛上的组织可做涂片、液基细胞学检查等。

（2）活检：应用活检钳，对病灶部位的组织进行钳夹，获取标本送病理学或细菌学检测。活检的操作一般分为 4 个步骤：①通过钳子通道插入活检钳，支气管镜视野置于管腔中央；②助手张开活检钳，调整好角度；③调节气管镜角度，推进活检钳，使其紧贴活检部位；④助手关闭活检钳，术者快速提拉，获取组织。

（3）支气管肺泡灌洗术：术前准备痰液收集器连接于负压吸引装置中，支气管镜进入需灌洗段或亚段口，使用生理盐水进行灌洗，灌洗过程中需阻断负压吸引。灌洗后立即开放负压，同时进行吸引，回收一定量的灌洗液进行细胞学、细菌学检测。如回收量不满意时，可再次进行灌洗，注意充分全面的吸引，防止术后的感染。

4. 退镜　在进行完所有观察及检查等操作后，即可进行退镜，结束检查。退镜前需先观察操作部位有无渗血，如有活动性出血，千万不可急于退镜，需进行止血处理，血止后方能退镜。退镜前尽量吸除双侧支气管分泌物，在退镜过程中亦应不断地进行吸引，清除整个呼吸道的分泌物。退镜时不可过快，避免遗漏术中未发现的或因操作产生的病灶或损伤，及时对其进行处理。

四、支气管扩张症在支气管镜下的表现

支气管扩张症是慢性气道损伤引起的支气管壁平滑肌和弹力支撑结构破坏所导致的单一或多发支气管不可逆扩张。其主要病理机制为支气管及相关肺组织感染和支气管阻塞引起的解剖学改变。因此，支气管扩张症在支气管镜下存在不同的表现，且部分为特异性改变。通过观察支气管镜下图像能快速进行定位和诊断，同时为进一步治疗奠定基础。

（一）支气管黏膜充血水肿

支气管扩张症伴有感染时往往在镜下可见黏膜肿胀充血，由于支气管黏膜局部炎症反应出现上述表现。黏膜充血为非特异性镜下表现，易被操作者忽视，此时需结合影像学资料及患者的临床特征进行诊断。当发现黏膜充血肿胀的支气管应该尽可能伸入支气管镜，观察远端支气管有无特异性改变（图10-4-1）。

（二）支气管管腔分泌物增多

为支气管扩张症患者的镜下特异性改变，可见病变部位管腔内大量脓性分泌物。分泌物可流入其他管腔，通过吸引器吸除后在远端仍可见分泌物涌出。收集此类分泌物有助于进行诊断、细菌学鉴定及药敏试验。在操作中需注意先健侧后患侧的观察顺序，以免将脓性分泌物带入正常支气管造成感染播散（图10-4-2）。

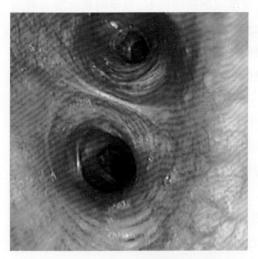

图10-4-1　支气管黏膜充血水肿

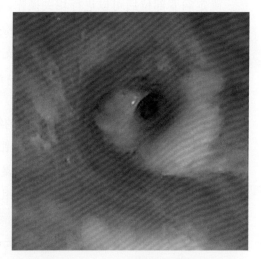

图10-4-2　支气管管腔分泌物增多

（三）支气管管腔内痰栓

部分支气管扩张症患者在远端小支气管内见痰液阻塞，称为痰栓形成。痰栓在支气管镜下较容易观察到，其特征为分泌物黏稠，不易吸引，清除后远端支气管通畅，通过这些表现可以和支气管内新生物进行鉴别。痰栓如吸引困难，可以注入生理盐水稀释后吸除，也可以使用冻切的方法，将冷冻探头伸入远端，冰冻后取出（图10-4-3）。

（四）支气管壁增厚变形

由于脓性分泌物堵塞，长期刺激支气管壁，造成管壁增厚、变形，甚至出现引流不畅而导致支气管狭窄闭塞。常发生于堵塞段的近端，是一种慢性改变，提示患病已久（图10-4-4）。

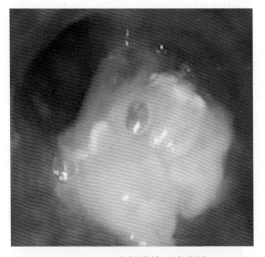

图 10-4-3　支气管管腔内痰栓

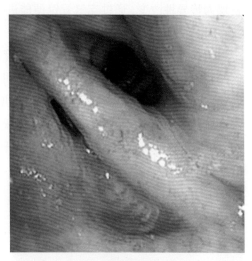

图 10-4-4　支气管壁增厚变形

（五）支气管管腔扩张

由于局部防御机制和清除功能降低，反复感染引起炎性分泌物和微生物潴留使支气管壁平滑肌萎缩，张力下降，久而久之便形成支气管扩张症。其病变位置多发生于下叶，亚段以下的小支气管。因为小支气管管腔直径小，管壁组织薄弱，管腔容易变形、凹陷或呈囊性改变。再加上小管腔易发生痰液潴留，因此易产生支气管扩张症。镜下可见支气管直径增大、管壁变薄、黏膜苍白等特征性改变。扩张大多发生在小气道，如大气道明显扩张需与巨气管支气管症（Mounier-Kuhn 综合征）相鉴别（图10-4-5）。

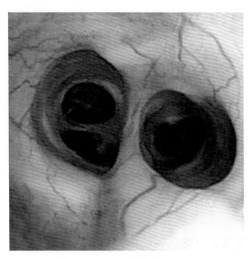

图 10-4-5　支气管管腔扩张

（六）囊状支气管扩张改变

囊状支气管扩张在支气管镜下可见局部多发小支气管扩张，呈囊腔样、蜂窝状改变。普通支气管镜可伸入7～9级支气管。远端管壁菲薄，黏膜苍白，部分伴有炭末沉着。此类表现为特异性改变，通过支气管镜便能进行诊断（图10-4-6）。

（七）出血

当支气管扩张症伴有出血时，支气管镜下可见目标支气管中有血液。新鲜出血为鲜红色，陈旧性出血为褐色。活动性出血时可见血液不断从支气管内涌出，或者有血块堵塞支气管。可通过吸引后观察有无血液再流出来判断是否存在活动性出血。少量出血可腔内注入止血药物进行治疗，观察至血止后退镜；中等量以上出血如药物效果不佳需尽快行血管介入手术；如出现致命性大咯血需及时开放气道，患侧卧位，积极止血抢救，必要时行手术治疗（图10-4-7）。

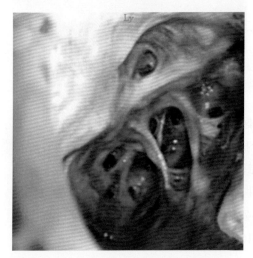

图10-4-6　囊状支气管扩张改变

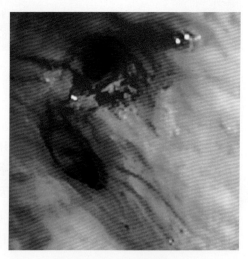

图10-4-7　支气管黏膜出血

五、总结与展望

综上所述，支气管镜检查在支气管扩张症的诊断中起到重要作用。通过识别不同的镜下表现来定位扩张部位、范围、程度及是否存在感染。学习支气管扩张症在支气管镜下的表现也能帮助临床医师进行早期诊断和收集痰液行细菌学鉴定，有利于疾病的治疗和预后。

支气管镜技术不但对支气管扩张症的诊断有帮助，其在治疗上也能起到一定的作用。其中包括支气管冲洗吸痰、局部注药治疗等，在国内临床中均已较早开展。随着新技术的不断研发，相信在不久的将来会有更高效的内镜介入方法诊疗支气管扩张症。

（顾　晔）

参 考 文 献

[1] CHEN J H, LAM H Y, YIP C C, et al. Clinical evaluation of the new high-throughput Luminex NxTAG respiratory pathogen panel assay for multiplex respiratory pathogen detection[J]. J Clin Microbiol, 2016, 54（7）: 1820-1825.

[2] HARVEY J J, CHESTER S, BURKE S A, et al. Comparative analytical evaluation of the respiratory TaqMan Array Card with real-time PCR and commercial multi-pathogen assays[J]. J Virol Methods, 2016, 228: 151-157.

[3] JIANG L X, REN H Y, ZHOU H J, et al. Simultaneous detection of nine key bacterial respiratory pathogens using Luminex xTAG® technology[J]. Int J Environ Res Public Health, 2017, 14（3）: 223.

[4] CHOUDHARY M L, ANAND S P, TIKHE S A, et al. Comparison of the conventional multiplex RT-PCR, real time RT-PCR and Luminex xTAG® RVP fast assay for the detection of respiratory viruses[J]. J Med Virol, 2016, 88（1）: 51-57.

[5] LAWN S D, MWABA P, BATES M, et al. Advances in tuberculosis diagnostics: the Xpert MTB/RIF assay and future prospects for a point-of-care test[J]. Lancet Infect Dis, 2013, 13（4）: 349-361.

[6] CHANG K, LU W P, WANG J J, et al. Rapid and effective diagnosis of tuberculosis and rifampicin resistance with Xpert MTB/RIF assay: a meta-analysis[J]. J Infect, 2012, 64（6）: 580-588.

[7] GUAN W J, GAO Y H, XU G, et al. Aetiology of bronchiectasis in Guangzhou, southern China[J]. Respirology, 2015, 20（5）: 739-748.

[8] MILLIRON B, HENRY T S, VEERARAGHAVAN S, et al. Bronchiectasis: mechanisms and imaging clues of associated common and uncommon diseases[J]. Radiographics, 2015, 35（4）: 1011-1030.

[9] WONG C, JAYARAM L, KARALUS N, et al. Azithromycin for prevention of exacerbations in non-cystic fibrosis bronchiectasis（EMBRACE）: a randomized, double-blind, placebo-controlled trial[J]. Lancet, 2012, 380（9842）: 660-667.

[10] GUAN W J, GAO Y H, XU G, et al. Impulse oscillometry in adults with bronchiectasis[J]. Ann Am Thorac Soc, 2015, 12（5）: 657-665.

[11] ROWAN S A, BRADLEY J M, BRADBURY I, et al. Lung clearance index is a repeatable and sensitive indicator of radiological changes in bronchiectasis[J]. Am J Respir Crit Care Med, 2014, 189（5）: 586-592.

[12] GONEM S, SCADDING A, SOARES M, et al. Lung clearance index in adults with non-cystic fibrosis bronchiectasis[J]. Respir Res, 2014, 15（1）: 59.

[13] SORIANO J B，SERRANO J. Bronchiectasthma and asthmectasis![J]. Eur Respir J，2016，47（6）：1597-1600.

[14] GUAN W J，GAO Y H，XU G，et al. Bronchodilator response in adults with bronchiectasis: correlation with clinical parameters and prognostic implications[J]. J Thorac Dis，2016，8（1）：14-23.

[15] DENTICE R L，ELKINS M R，MIDDLETON P G，et al. A randomised trial of hypertonic saline during hospitalisation for exacerbation of cystic fibrosis[J]. Thorax，2016，71（2）：141-147.

[16] AMIN R，STANOJEVIC S，KANE M，et al. A randomized controlled trial to evaluate the lung clearance index as an outcome measure for early phase studies in patients with cystic fibrosis[J]. Respir Med，2016，112：59-64.

[17] MILLIRON B，HENRY T S，VEERARAGHAVAN S，et al. Bronchiectasis: mechanisms and imaging clues of associated common and uncommon diseases[J]. Radiographics，2015，35（4）：1011-1030.

[18] KLIGERMAN S J，HENRY T，LIN C T，et al. Mosaic attenuation: etiology，methods of differentiation，and pitfalls[J]. Radiographics，2015，35（5）：1360-1380.

[19] 徐金富，季晓彬，范莉超，等. 支气管扩张症患者合并非结核分枝杆菌肺部感染的临床分析 [J]. 中华结核和呼吸杂志，2014，37（4）：301-302.

表 12-1-1 FACED 评分

严重程度指标	0 分	1 分	2 分
FEV$_1$% 预测值（F）	≥50%	—	<50%
年龄（A）	<70 岁	—	≥70 岁
铜绿假单胞菌定植（C）	无	有	
影像学受累肺叶数（E）	1～2	>2	
mMRC 呼吸困难指数（D）	0～Ⅱ	Ⅲ～Ⅳ	

亡率为 4%）、中度（5 年全因死亡率为 25%）和重度（5 年全因死亡率为 56%）。所占分值为：0～2 分为轻度，3～4 分为中度，5～7 分为重度。在验证组中，FACED 验证 5 年全因死亡率的 AUC 为 0.83，与推导组的 AUC 无统计学意义（C 分析，$P=0.85$），这充分说明 FACED 评分在推导组和验证组中均能很好地预测支气管扩张症患者 5 年全因死亡率。

关于 FACED 评分，其优点是包括了推导组和验证组（虽然来自同一队列），还包含了在临床实践中 5 个常见的相关指标。但这个评分未能说明是否与其他重要相关的结局指标如入院率、急性加重次数、生活质量、医疗利用率等有相关性。

第二节　BSI 评分

BSI 评分来自欧洲的一项前瞻性队列研究，其中对 608 名支气管扩张症患者进行数据分析并用 Cox 比例风险回归形成了 BSI 评分系统。这个评分在多个独立中心的 702 名支气管扩张症患者中得到了验证。这是一个能够预测支气管扩张症患者未来急性加重次数、入院次数、健康生活状况［圣·乔治呼吸问卷（SGRQ）］和 4 年死亡率的多维预测工具。BSI 包括年龄、体重指数（BMI）、FEV$_1$ 预测值、最近 2 年住院次数、最近 1 年急性加重次数、mMRC 呼吸困难评分、铜绿假单胞菌或其他菌定植状态和影像学受累程度（表 12-2-1）。

表 12-2-1 BSI 评分

严重指标	0 分	1 分	2 分	3 分	4 分	5 分	6 分
年龄 / 岁	<50	—	50～69	—	70～79	—	>80
BMI/(kg·m^{-2})	≥18.5	—	<18.5				
FEV$_1$% 预测值	>80%	50%～80%	30%～49%	<30%			
最近 2 年入院次数	无					有	
最近 1 年急性加重次数	0～2	—	≥3				
mMRC 呼吸困难评分	Ⅰ～Ⅲ		Ⅳ	Ⅴ			
铜绿假单胞菌定植	无			有			
其他菌定植	无	有					
影像受累肺叶段数	<3	≥3					

在推导组中,这个评分预测 4 年死亡率和入院次数的受试者操作特征曲线下面积(AUC)为 0.80(95% CI:0.74～0.86)和 0.88(95% CI:0.84～0.91)。随后在欧洲另外四个独立的群体中得到了验证。在验证组中,BSI 评分预测 4 年死亡率和入院次数的 AUC 为 0.81～0.84 和 0.80～0.88,其在死亡率的 AUC 和 FACED 评分类似。按照 BSI 评分将患者分为轻度(0～4 分)、中度(5～8 分)、重度(9 分或以上),并且这三个分级的人群随访过程中的死亡率、急性加重次数、入院次数和生活质量是有统计学差异的。

BSI 评分是第一个能够预测支气管扩张症多个临床结局指标并用于多个医疗系统验证的临床预测工具。这个研究排除了 NTM 患者和长期使用抗生素的人群,故 BSI 评分对这类人群并不适用。这也是第一个用于临床上预测支气管扩张症的国际多中心研究,这个评分也许可用于指导支气管扩张症患者的临床用药,通过对低风险的患者不需采用常规的二级护理而减少护理资源的使用,并为以后新疗法的临床研究提供了参考。

第三节 其他严重度评分

中国也存在支气管扩张症预后相关的评分研究,通过对 4 年连续住院的 228 例支气管扩张症急性加重患者采用多元 Logistic 回归分析的方法确定了 7 个与支气管扩张症急性加重的变量,其中分别为年龄≥60 岁(OR=2.583,95% CI:1.188～5.613)、体重指数(BMI)<18.5kg/m^2(OR=2.991,95% CI:1.112～8.042)、呼吸困难评分高(OR=7.905,95% CI:2.288～27.309)、痰培养检出铜绿假单胞菌(OR=3.227,95% CI:1.041～10.004)、HRCT 提示支气管扩张累及≥3 个肺叶(OR=3.179,95% CI:1.449～6.976)、人住监护室(OR=2.499,95% CI:1.301～4.801)。该研究结果可为规范化防治提供临床数据,改善患者预后,但还未形成量化的预测工具。

由上节内容可知,FACED 评分能很好地预测支气管扩张症患者死亡率,但在预测急性加重次数和入院次数上仍有欠缺。最近新改良后的 E-FACED 评分能很好地解决这一问题(表 12-3-1)。

表 12-3-1 E-FACED 评分

严重程度指标	0 分	1 分	2 分
最近一年至少有一次严重的急性加重(E)	无	—	有
FEV$_1$% 预测值(F)	≥50%	—	<50%
年龄(A)	<70 岁	—	≥70 岁
铜绿假单胞菌定植(C)	无	有	—
影像学受累肺叶数(E)	1～2	>2	—
mMRC 呼吸困难评分(D)	0～Ⅱ	Ⅲ～Ⅳ	—

E-FACED 评分总分值为 9 分。轻度为 0～3 分,4～6 分为中度,7～9 分为重度。与 FACED 相比,E-FACED 评分加入了一个新的变量:最近一年严重的急性加重次数即住院

次数,占分值 2 分。研究证明 E-FACED 评分能很好地预测支气管扩张症患者急性加重次数(1 年内至少 2 次急性加重次数的 AUC 为 0.82,1 年内至少 1 次急性加重次数的 AUC 为 0.87),并且明显优于 FACED 评分(0.78∶0.72,$P < 0.05$)。而在预测死亡率上,两者旗鼓相当,E-FACED 评分的 AUC 为 0.87,而 FACED 评分的 AUC 为 0.86。E-FACED 评分不仅保留了原有 FACED 评分的简洁,更提高了 FACED 评分预测未来急性加重次数的能力。虽然 E-FACED 评分仍需要更多研究验证,但无需质疑的是它将比 FACED 更适合应用到支气管扩张症患者的临床研究并评估不同的治疗方法。

作为一个复杂的受多因素影响的慢性炎症性疾病,支气管扩张症常与许多合并症共存。它们之间是否存在病因、协同或者单纯只是巧合的关系则取决于它们间相互的影响。通过目前的研究,我们已经知晓许多疾病的共存对支气管扩张症患者的预后有一定的影响。最近《柳叶刀 - 呼吸医学杂志》上的一篇文献深刻地研究了合并症对支气管扩张症患者疾病严重程度和死亡率的预后价值。作为一个国际多中心研究,该研究纳入了 4 个欧洲队列并有 5 年随访的支气管扩张症患者 986 名,通过预测 5 年死亡率建立了支气管扩张症病因学疾病指数(BACI)(表 12-3-2)并在英国和塞尔维亚两个中心进行验证。

表 12-3-2　BACI

合并症	风险比	分值
转移性恶性肿瘤	6.69	12
血液恶性肿瘤	2.85	6
慢性阻塞性肺疾病	2.22	5
认知障碍	2.21	5
炎性肠病	2.01	4
肝脏疾病	1.94	4
结缔组织病	1.78	3
缺铁性贫血	1.78	3
糖尿病	1.76	3
哮喘	1.65	3
肺动脉高压	1.58	3
周围血管疾病	1.50	2
缺血性心脏病	1.31	2

BACI 是一个定量的危险分层工具,它包括 13 个合并症。BACI 中整体的死亡风险增加了 1.18 倍(95% CI: 1.14~1.23,$P < 0.000\ 1$)。按照 BACI 分值的不同可将患者分为:低风险为 0 分;中等风险为 ≥1 分并 <6 分;高风险为 ≥6 分。若将支气管扩张症患者按照 BSI 进行轻中重度分级,可以发现 BACI 在其各个分级上均可以很好地预测 5 年的死亡率、入院次数、急性加重次数和健康相关生活质量(死亡率和入院次数 $P < 0.000\ 1$,急性加重次数

$P=0.03$，生活质量 $P=0.008$）。当与 BSI 结合时，这个组合模型比任何一个单独的模型的预测能力强（组合模型与 BACI 的 $P=0.01$，组合模型与 BSI 的 $P=0.008$）。BACI 与评价生活质量的 SGRQ 也具有一定相关性（$P=0.000\,8$）。BACI 是一个可评估支气管扩张症患者未来风险的合并症评估工具，在临床研究和设计上需识别、评估并控制合并症的发生并进行早期干预，最大限度地提高患者生存率。

综上所述，这几种评分系统在对支气管扩张症患者进行严重程度分级及未来风险预测上均有很大的临床应用价值，可在一定程度上指导临床工作者针对特定患者进行早期干预处理。然而目前这些评分系统也仍存在各自的缺陷，还需得到大样本多中心研究验证。临床上也没有针对各评分分级的具体治疗方案。总之，临床工作者应早期识别其危险因素，熟知并合理应用各评分系统，个体化针对治疗，改善支气管扩张症患者预后。

（王 红 徐金富）

第四节 支气管扩张症咳嗽程度评分

咳嗽是支气管扩张症最常见的症状（>90%），且多伴有咳痰（75%～100%），痰液可为黏液性、黏液脓性或脓性。合并感染时咳嗽和咳痰量明显增多，可呈黄绿色脓痰，重症患者痰量每日可达数百毫升。收集痰液并于玻璃瓶中静置后可出现分层现象：上层为泡沫，下悬脓性成分；中层为浑浊黏液；最下层为坏死沉淀组织。但目前这种典型的痰液分层表现较少见。临床上可以通过评定支气管扩症患者的咳嗽、咳痰症状评估疾病的严重程度来指导支气管扩张症的治疗，但目前尚没有一项评估支气管扩张症咳嗽的独特方法。

咳嗽症状评分是最简单而实用的评估工具，目前临床上常用的咳嗽症状评分方法有咳嗽视觉模拟评分法、生命质量问卷、咳嗽日记及症状问卷等。

一、咳嗽视觉模拟评分法

咳嗽视觉模拟评分法（cough visual analogue scale，CVAS）是患者自己对咳嗽程度进行评分，采用线性计分法，如 10cm 的线性评分尺，即做一刻度为 0、1、2……10 的 10cm 直线，0 刻度表示无症状，10 刻度表示患者症状最严重的程度。数值越大，表示症状程度越重（图 12-4-1）。患者根据自己咳嗽的严重程度在标尺的相应位置选择一个记分。这种评分简单，任何患者均可胜任，患者可以一目了然。与症状等级评分相比，CVAS 的评分分级较为详细。在用于治疗前后的纵向比较时，CVAS 评分能够很好地体现差异；但在对患者之间进行横向比较时，由于受到患者的主观感觉和耐受能力等因素影响，CVAS 也无法避免由此产生的误差。

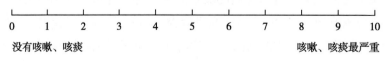

图 12-4-1 咳嗽视觉模拟评分法

视觉模拟评分法原来用于评估疼痛的严重程度,但被越来越多的学者用来评估咳嗽的严重程度。1984年,Gastpar H等首先采用CVAS来评估患者上呼吸道感染引起的咳嗽。以后该评分法逐渐被完善,并被广泛用于评价各种疾病引起咳嗽的严重程度。2007年,Crisafulli等在研究厄多司坦治疗支气管扩张症的有效性中采用CVAS评估患者治疗前后咳嗽的严重程度。Altenburg等的研究进一步证实CVAS能够有效、可靠地评估支气管扩张症的临床症状。

二、咳嗽症状积分

咳嗽症状积分是一种分栏式评分法,于1994年由Hsu等首先提出。该评分表根据咳嗽发生时间分为日间和夜间两部分,再按咳嗽频率、强度和对睡眠及日常活动的影响程度划分为0~3共4个等级,0为无咳嗽,3为最剧烈的咳嗽(表12-4-1)。咳嗽症状积分简单易懂,可由患者或医师完成,但要求患者具有一定的语言描述能力。研究证明日间咳嗽症状积分与客观咳嗽频率存在明显的正相关,但夜间评分的相关性不强,主要用来评估哮喘患者的咳嗽情况,也有个别研究用这种评分来评估支气管扩张症。

表12-4-1　咳嗽症状积分表

分值	日间咳嗽症状积分	夜间咳嗽症状积分
0	无咳嗽	无咳嗽
1	偶有短暂性咳嗽	入睡时短暂咳嗽或偶有夜间咳嗽
2	频繁咳嗽,影响日常生活	因咳嗽轻度影响夜间睡眠
3	频繁咳嗽,严重影响日常生活	因咳嗽严重影响夜间睡眠

三、生命质量问卷

生命质量问卷最早是采用一种非特异性健康状况问卷方式来评估咳嗽患者,该问卷方式由于缺乏特异性,很难获得患者咳嗽的真实数据。后来,国外学者在非特异性问卷方式基础上,发展了以下3种定量问卷方法,均可用来量化慢性咳嗽的总体影响,还可设置一系列与影响患者生命质量相关的问题。

(一)Leicester咳嗽问卷

Leicester咳嗽问卷(Leicester cough questionnaire,LCQ)是英国学者Leicester于2003年最早提出的一个有效的、可重复的、可自测的咳嗽特异性健康状态检测问卷,已经被广泛应用于评估咳嗽治疗的整体效率。LCQ问卷由患者自己完成,由19个项目组成,涉及生理、心理及社会3个领域的问题,患者所得分数越高表明生活健康相关质量越好(表12-4-2),LCQ分值越低代表咳嗽对患者生活质量的影响越大。许多研究结果表明,LCQ对于慢性咳嗽患者是可重复的和敏感的,对于急性咳嗽患者也是敏感的。因此,目前LCQ已被成功运用于临床试验和其他研究中,不仅可用于评估慢性咳嗽的严重程度及止咳药物治疗的效果,也可用于评估急性咳嗽患者的健康状况,使用非常方便。

表 12-4-2　Leicester 咳嗽问卷（LCQ）

下列问题是为评估咳嗽对您生命质量的全方位影响而设计的。请认真阅读每一个问题，在您认为最好的答案上画圈。请如实回答所有问题。

1. 近两周来，咳嗽会让您胸痛或肚子痛吗？
　　①一直都会　②大多数时间会　③时常会　④有时会　⑤很少会　⑥几乎不会　⑦一点也不会
2. 近两周来，您会因咳嗽有痰而烦恼吗？
　　①每次都会　②多数时间会　③不时会　④有时会　⑤偶尔会　⑥极少会　⑦从来不会
3. 近两周来，咳嗽会让您感到疲倦吗？
　　①一直都会　②大多数时间会　③时常会　④有时会　⑤很少会　⑥几乎不会　⑦一点也不会
4. 近两周来，您觉得能控制咳嗽吗？
　　①一点也不能　②几乎不能　③很少能　④有时能　⑤常常能　⑥多数时间能　⑦一直都能
5. 近两周来，咳嗽会让您觉得尴尬吗？
　　①一直都会　②大多数时间会　③时常会　④有时会　⑤很少会　⑥几乎不会　⑦一点也不会
6. 近两周来，咳嗽会让您焦虑不安吗？
　　①一直都会　②大多数时间会　③时常会　④有时会　⑤很少会　⑥几乎不会　⑦一点也不会
7. 近两周来，咳嗽会影响您的工作或其他日常事务吗？
　　①一直都会　②大多数时间会　③时常会　④有时会　⑤很少会　⑥几乎不会　⑦一点也不会
8. 近两周来，咳嗽会影响您的整个娱乐生活吗？
　　①一直都会　②大多数时间会　③时常会　④有时会　⑤很少会　⑥几乎不会　⑦一点也不会
9. 近两周来，接触油漆油烟会让您咳嗽吗？
　　①一直都会　②大多数时间会　③时常会　④有时会　⑤很少会　⑥几乎不会　⑦一点也不会
10. 近两周来，咳嗽会影响您的睡眠吗？
　　①一直都会　②大多数时间会　③常常会　④有时会　⑤很少会　⑥几乎不会　⑦一点也不会
11. 近两周来，您每天阵发性咳嗽发作多吗？
　　①持续有　②次数多　③时时有　④有一些　⑤偶尔有　⑥极少有　⑦一点也没有
12. 近两周来，您会因咳嗽而情绪低落吗？
　　①一直都会　②大多数时间会　③时常会　④有时会　⑤很少会　⑥几乎不会　⑦一点也不会
13. 近两周来，咳嗽会让您厌烦吗？
　　①一直都会　②大多数时间会　③时常会　④有时会　⑤很少会　⑥几乎不会　⑦一点也不会
14. 近两周来，咳嗽会让您声音嘶哑吗？
　　①一直都会　②大多数时间会　③时常会　④有时会　⑤很少会　⑥几乎不会　⑦一点也不会
15. 近两周来，您会觉得精力充沛吗？
　　①一点也不会　②几乎不会　③很少会　④有时会　⑤常常会　⑥多数时间会　⑦一直都会
16. 近两周来，咳嗽会让您担心有可能得了重病吗？
　　①一直都会　②大多数时间会　③时常会　④有时会　⑤很少会　⑥几乎不会　⑦一点也不会
17. 近两周来，咳嗽会让您担心别人觉得您身体不对劲吗？
　　①一直都会　②大多数时间会　③时常会　④有时会　⑤很少会　⑥几乎不会　⑦一点也不会
18. 近两周来，您会因咳嗽中断谈话或接听电话吗？
　　①每次都会　②大多数时间会　③时常会　④有时会　⑤很少会　⑥几乎不会　⑦一点也不会
19. 近两周来，您会觉得咳嗽惹恼了同伴、家人或朋友？
　　①每次都会　②多数时间会　③不时会　④有时会　⑤偶尔会　⑥极少会　⑦从来不会

注：Leicester 咳嗽问卷评分方法
1. 区域（问题）　　　　　　　　　　　　　　　　评定分数
　（1）生理：包括问题 1、2、3、9、10、11、14、15　　生理 =（　　　）÷8 =
　（2）心理：包括问题 4、5、6、12、13、16、17　　心理 =（　　　）÷7 =
　（3）社会：包括问题 7、8、18、19　　　　　　社会 =（　　　）÷4 =
2. 区域得分 = 区域各项问题总分÷问题数（分值 1～7）　　总分 =
　　总分 = 三区域得分之和（分值 3～21）

LCQ 最早于 2006 年被 Torrego 等首次用来评价支气管扩张症患者咳嗽的敏感性。以后国内外多项研究显示 LCQ 能够评估支气管扩张症疾病的严重程度,评分与支气管扩张症急性加重具有明显的相关性,并被用于各种支气管扩张症治疗药物的临床试验的评估,在许多国家都得到了广泛的认可,是目前最为常用的评估支气管扩张症临床症状的评分标准。但其缺点在于涉及内容较多,临床普及受到一定程度的限制。

(二)咳嗽特异性生命质量问卷

咳嗽特异性生命质量问卷(cough-specific quality-of-life questionnaire,CQLQ)是美国 Irwin 博士等在 2002 年提出的问卷,该问卷主要应用于急、慢性咳嗽的成人。问卷中包含了躯体状况、社会心理状况、功能状况、情绪状况、极端躯体不适、个人健康忧虑程度 6 个方面 28 个条目,每个项目分为极不相符、不相符、符合、十分符合四种程度作答记分,每项回答选项依据程度大小将分值记为 1~4 分,以增加量表的敏感性。量表最小分值为 28 分,最大为 112 分。CQLQ 的信度很好,其重测信度和克龙巴赫 α 系数分别达到 0.89 和 0.92。效度和反映度也令人满意。有个别报道显示 CQLQ 也能用来评估支气管扩张症的症状,但重复性和灵敏度均有待更多的研究证实。

支气管扩张症最常见的症状就是咳嗽、咳痰,而且是黄脓痰,而且多长期持续存在。在稳定期,患者咳痰可以是白痰,但因病灶的位置、范围、支气管扩张症的类型不同,不同患者咳嗽、咳痰的情况可能完全不同,轻者可以无症状,重者可以严重影响睡眠等生活质量。在急性加重期,患者咳嗽频率增加,白痰变为脓痰,且脓痰量显著增多,甚至出现咯血。评估支气管扩张症患者的咳嗽情况,有利于观察患者疾病的严重程度变化,为选择合适的用药提供依据。目前最常用的是 Leicester 咳嗽问卷,虽然在不同国家的翻译可以有少许不同,但研究显示均可以很好地评估咳嗽,进一步评估支气管扩张症的严重程度。至于其他评分标准目前临床、科研的运用均不是很多。但这些咳嗽评分基本上是原来用于评估慢性咳嗽、咳嗽变异性哮喘等疾病的,作为国内最常见的一种呼吸道疾病,目前尚没有专门单纯用于支气管扩张症方面的咳嗽评分。支气管扩张症的咳嗽评分最好包括:干性咳嗽/湿性咳嗽、咳嗽的频率、昼夜咳嗽的不同、白痰/脓痰、痰量、痰血、咯血等,还有就是对患者生活质量,比如睡眠、日常工作、饮食等是否造成影响及影响程度,都需要进一步全面评估。

四、总结与展望

比较几种支气管扩张症咳嗽程度评分的优势,以及存在的缺陷、是否具有互补性等问题,临床工作者应熟知并合理应用各评分方法,实现针对患者的个体化治疗等。

(白久武)

参 考 文 献

[1] O'DONNELL A E. Bronchiectasis[J]. Chest, 2008, 134(4): 815-823.

[2] FUSCHILLO S, DE FELICE A, BALZANO G. Mucosal inflammation in idiopathic bronchiectasis:

cellular and molecular mechanisms[J]. Eur Respir J, 2008, 31 (2): 396-406.

[3] MARTÍNEZ-GARCÍA M Á, DE GRACIA J, VENDRELL RELAT M, et al. Multidimensional approach to non-cystic fibrosis bronchiectasis: the FACED score[J]. Eur Respir J, 2014, 43 (5): 1357-1367.

[4] CHALMERS J D, GOEMINNE P, ALIBERTI S, et al. The bronchiectasis severity index. An international derivation and validation study[J]. Am J Respir Crit Care Med, 2014, 189 (5): 576-585.

[5] SALEH A D, HURST J R. How to assess the severity of bronchiectasis[J]. Eur Respir J, 2014, 43 (5): 1217-1219.

[6] ELLIS H C, COWMAN S, FERNANDES M, et al. Predicting mortality in bronchiectasis using bronchiectasis severity index and FACED scores: a 19-year cohort study[J]. Eur Respir J, 2016, 47 (2): 482-489.

[7] MCDONNELL M J, ALIBERTI S, GOEMINNE P C, et al. Comorbidities and the risk of mortality in patients with bronchiectasis: an international multicentre cohort study[J]. Lancet Respir Med, 2016, 4 (12): 969-979.

第十三章

支气管扩张症的鉴别诊断

支气管扩张症与其他疾病的鉴别诊断及病因鉴别诊断是呼吸内科面临的重要问题。其中支气管扩张症的病因学诊断将在后续的章节中介绍。通过详细的病史询问和认真的体格检查能够显著缩小许多支气管扩张症患者鉴别诊断的范围。鉴于临床表现和影像学特征，需与支气管扩张症进行鉴别的疾病如下。

一、慢性支气管炎和慢性阻塞性肺疾病

慢性阻塞性肺疾病（简称慢阻肺）是一种以持续气流受限为特征的可以预防和治疗的疾病，其气流受限多呈进行性发展，与气道和肺组织对烟草烟雾等有害气体或有害颗粒的慢性炎症反应增强有关。慢性支气管炎和慢阻肺主要临床特点为慢性咳嗽、咳痰或伴有进行性加重的呼吸困难，与支气管扩张症临床症状相似。但其咳痰多为白色黏性痰，痰量也不多，一般不伴痰血，而支气管扩张症患者痰量每日多达数百毫升，且多为黄绿色，常伴咯血。慢阻肺症状多在秋冬寒冷季节加重，多见于中老年男性，患者多有长期大量吸烟史；而支气管扩张症患者则相对年轻，女性多见，发病季节性不甚明显，与吸烟的关系也不甚密切。慢性支气管炎查体两肺底可有散在湿啰音；重症慢阻肺患者查体可见桶状胸，听诊呼吸音低，呼气相延长，有广泛的吸气相或呼气相哮鸣音；而支气管扩张症患者肺部听诊可闻及病灶对应部位固定的湿啰音，较少有哮鸣音，可合并杵状指（趾）。

慢性支气管炎和慢阻肺患者胸部 X 线检查可出现肺纹理增多、紊乱，呈条索灶、斑点状阴影，以双下肺野明显，晚期肺过度充气，肺容积增大，胸腔前后径增大，肋骨走向变平，肋间隙增宽，伴肺野透亮度增加，横膈低平下移，心影悬垂狭长，肺门血管纹理呈残根状，肺野外周血管纤细稀少等，有时可见肺大疱形成。胸部 CT 检查可确定腺泡中央型或全腺泡型肺气肿。而支气管扩张症胸部 X 线检查可表现为灶性肺炎、散在不规则高密度影、线性或盘状不张，也可有特征性的气道扩张和增厚，表现为类环形阴影或轨道征；胸部 CT 检查主要表现为支气管内径与其伴行动脉直径比例的变化，支气管呈柱状及囊状改变，气道壁增厚、黏液嵌塞、树芽征及马赛克灌注。

支气管扩张症与慢性支气管炎和慢阻肺均为慢性气道炎症性疾病。因气道炎症和管腔内黏液嵌塞，多数支气管扩张症患者肺功能检查提示不同程度气流阻塞，表现为阻塞性通气功能受损，并随病情进展逐渐加重，FEV_1、FEV_1/FVC 下降。慢阻肺患者终末细支气管远

端管腔伴有持续性不均一扩大及肺泡壁的破坏，因此残气量通常显著增加，弥散功能可有降低；而病程较长的支气管扩张，因支气管和周围肺组织纤维化，亦可引起限制性通气功能障碍，伴有弥散功能降低，但残气量一般不会增加，且 FEV_1/FVC 通常大于 70%。

支气管扩张症与慢阻肺是临床常见的两种疾病，它们有许多共同的特征，包括相似的临床表现，如慢性咳嗽、咳痰、呼吸困难和不完全可逆气流受限等。因此，一方面两者需要鉴别诊断，另一方面两者之间也存在因果关系。在中度和重度慢阻肺患者中，支气管扩张症的患病率高达 50%，远远高于普通人群，这表明慢阻肺是支气管扩张症的危险因素。Hurst 等提出了慢阻肺 - 支气管扩张症重叠综合征这一名称，慢阻肺和支气管扩张症可存在于同一患者。研究表明，慢阻肺合并支气管扩张症是慢阻肺的一种病理表型；该型患者与慢阻肺患者中无支气管扩张症的患者相比每日咳痰量较多、频繁发作次数较多、肺功能较差、炎性因子 C 反应蛋白（CRP）升高明显，且更易分离出定植的潜在病原微生物，更易出现急性加重事件，预后相对较差。但现阶段对于此型有待进一步研究，以指导临床得到更多的目标治疗。

二、肺脓肿

肺脓肿（lung abscess）是指各种微生物感染引起肺组织坏死性病变，形成脓腔。其临床特征为高热、咳嗽和咳大量脓臭痰，与支气管扩张症类似。急性肺脓肿急性起病，畏寒、高热，体温达 39～40℃，伴有咳嗽、咳黏液痰或黏液脓性痰。炎症累及壁层胸膜可引起胸痛，且与呼吸有关。病变范围大时可出现气促。此外还有精神不振、全身乏力、食欲减退等全身中毒症状。如感染不能及时控制，可于发病的 10～14 天，突然咳出大量脓臭痰及坏死组织，每日可达 300～500ml，静置后可分成 3 层。约有 1/3 患者有不同程度的咯血，偶有中、大量咯血。一般在咳出大量脓痰后，体温明显下降，全身中毒症状随之减轻，数周内逐渐恢复正常。肺脓肿破溃到胸膜腔，可出现突发性胸痛、气短，出现脓气胸。慢性肺脓肿可有不规则发热、咳嗽、咳脓痰、食欲缺乏、体重下降、贫血，可反复咯血。而支气管扩张症多慢性起病，常有与体位改变有关的咳嗽、咳痰，为大量黄绿色脓痰；感染时痰液收集于玻璃瓶中静置后可分层：上层为泡沫，下悬脓性成分；中层为浑浊黏液；下层为坏死组织沉淀物。肺脓肿起病初多有吸入因素，病原体经口、鼻、咽腔吸入，常见于近期有口腔手术、昏迷呕吐或异物吸入史患者。而支气管扩张症多在麻疹、百日咳、肺结核，病毒（HIV、副黏病毒、腺病毒及流感病毒）感染、革兰氏阴性菌（铜绿假单胞菌、流感嗜血杆菌）及其他非结核分枝杆菌（NTM）感染后起病。

肺脓肿的胸部 X 线检查表现为单发或多发直径为 2～6cm 的肿块影，伴有空洞。约 90% 患者的脓肿内壁光滑，10% 毛糙。大约 70% 患者可见气液平面，且 50% 患者可见相邻肺组织实变。肺脓肿可发生于肺的任何部位，但常见于上叶后段或下叶背段。胸部 CT 检查表现为单发或多发性肿块影伴中心低密度区或空洞，增强扫描后边缘强化，脓肿壁光滑或毛糙，壁厚 <15mm。急性肺脓肿经有效抗生素治疗后，炎症可完全吸收消退。支气管扩

张症,特别是囊状支气管扩张胸部 CT 检查表现为圆形薄壁囊腔,这与肺脓肿的厚壁空洞较易区分;而急性感染时囊状支气管扩张症囊腔壁厚时,两者不易区分,但急性感染控制后囊腔壁可变薄。

三、先天性肺囊肿

先天性肺囊肿是一种少见的肺部发育畸形,在患儿出生时已存在,但多为单发并且体积较小,如不伴并发症,一般无明显症状。75% 肺囊肿患者最终可发生感染,儿童多见,可能与儿童支气管柔软有关。其临床表现无特异性,主要取决于囊肿的大小、位置、有无与支气管相通及是否合并感染、并发气胸等。多表现为咳嗽、咳痰、发热、疼痛、呼吸困难甚至以咯血为主的呼吸道感染症状,故不易与支气管扩张症鉴别。但支气管扩张症为肺部常见病,继发性囊状支气管扩张症发病年龄相对较大,肺部多有慢性炎症及结核病史,支气管扩张症的痰量大、典型脓痰静置后可显示为 3 层,而肺囊肿的痰液分层不明显。

先天性肺囊肿与支气管扩张症由于起源部位相同,影像表现极为相似,所以常给影像鉴别诊断带来困难,特别是先天性多发性肺囊肿与囊状支气管扩张症鉴别尤为棘手。先天性多发性肺囊肿以肺内型多见,可发生于肺的任何部位,但以下肺居多,表现为多个囊腔,分布于单肺或全肺,大小不等,可相互重叠呈蜂窝状,合并感染,囊壁可增厚;反复感染的囊肿周围有慢性炎症及结缔组织增生,胸部 X 线检查表现为肺段、肺叶或一侧肺的实变影,密度不均,肺体积缩小,其内可见多发囊腔。多发性肺囊肿胸部 CT 检查典型表现为圆形或类圆形气囊肿、液囊肿、液气囊肿或多发环状囊肿,囊腔一般为 0.5～1.0cm,少数可达数厘米,边界清楚,囊壁薄而均匀,多伴有胸廓塌陷,无印戒征。支气管扩张症以两下叶基底段、左肺舌叶和右肺中叶多见,囊状支气管扩张形成多发囊腔阴影,直径为 1～3cm,可见印戒征、杵状指征及蜂窝肺,合并感染囊内可见液平,囊状支气管扩张内充满黏液时则形成结节影像。而多发性肺囊肿囊内无积液且与支气管不通。另外,二者的病理基础也不同。先天性多发性肺囊肿的形成与肺芽的发育障碍有关,是由于肺部细支气管的分支发育障碍,肺泡腔形成受到抑制,使末梢细支气管的盲端逐渐膨大,形成多数囊肿性病变。支气管扩张症则由于支气管壁弹性组织(弹力纤维、软骨)先天不足或后天破坏,造成管壁薄弱,支气管内分泌物淤积及长期剧烈咳嗽引起支气管内压增高所致,也可由肺不张及肺纤维化对支气管产生的外力牵拉引起。总之,综合分析临床表现、影像学特征,二者鉴别不难,必要时可行支气管造影或支气管镜检查进一步鉴别。

四、支气管肺癌

支气管扩张症多有慢性咳嗽、咳痰、咯血等症状,需与支气管肺癌相鉴别。但肺癌患者多见于 40 岁以上男性,可伴有咳嗽、咳痰、气短等症状,但一般痰较少,多为白黏痰。咯血小量到中量,多为痰中带血,呈持续性或间断性,大咯血者较少见。另外,肺癌患者还可有胸痛、呼吸困难、吞咽困难、声音嘶哑、上腔静脉阻塞综合征、霍纳综合征等肿瘤局部压迫症状及脑、肝、骨等部位转移的相应症状。晚期患者多有厌食、乏力、体重下降等消耗症状。而支气管扩张症可见于任何年龄段，病程较长，痰多为黄绿脓痰、痰量每日可达数百毫升，且多无上述肿瘤压迫及全身消耗症状。

影像学检查是鉴别肺癌与支气管扩张症的重要手段。中央型肺癌多为一侧肺门类圆形阴影，边缘毛糙，可有分叶或切迹等表现，肿块与肺不张、阻塞性肺炎并存时，可呈现反"S"形 X 线征象；周围型肺癌早期可局限性小斑片阴影，也可呈结节状、球状（直径≤2cm）、网状阴影。肿块周边可有毛刺、分叶和切迹，常有胸膜凹陷征，动态观察可见肿块逐渐增大，引流的肺门淋巴结肿大、胸腔积液、肋骨被侵犯等；细支气管肺泡癌可表现为肺部孤立性结节阴影、肺炎型或双肺弥漫性小结节型。肺癌诊断的金标准是病理诊断。因此，当支气管扩张症与肺癌难以鉴别时，可通过痰找脱落细胞、支气管镜检查、肺穿刺等进一步明确。

五、活动性肺结核

肺结核及气管支气管结核可继发支气管扩张症，有时与非结核原因引起的支气管扩张症鉴别比较困难。肺结核是结核分枝杆菌引起的慢性肺部感染性疾病。肺结核患者可有咳嗽、咳痰、咯血等症状，类似于支气管扩张症。但浸润性肺结核患者咳嗽轻微，干咳或仅有少量黏液痰；有空洞形成时痰量增加；合并支气管结核则咳嗽加剧，可出现刺激性呛咳、咳痰、咯血及呼吸困难等呼吸道症状；气管及中心气道狭窄时，咳嗽声如"犬吠"。肺结核患者可有低热、盗汗、消瘦、月经不调等全身结核症状及变应性关节炎、结膜炎等变态反应性表现。然而，对于支气管扩张症而言，除"干性"支气管扩张症仅表现为咯血外，绝大部分患者咳大量黄绿色脓痰，且多无全身结核中毒症状及变态反应性表现。

肺结核是我国支气管扩张症的常见病因，尤其是肺上叶支气管扩张症，应特别注意询问结核病史或进行相应的检查。肺结核患者病灶多发生于肺上叶尖后段、肺下叶背段、后基底段，病变可局限，亦可多肺段侵犯。在胸部 X 线及胸部 CT 检查上可呈渗出、增殖、纤维和干酪性病变等多形态表现，也可伴有钙化，易合并空洞；有时可伴有支气管播散灶，或伴有胸腔积液、胸膜增厚与粘连。当形成结核球时，病灶直径多 <3cm，周围可有卫星病灶，内侧端可有引流支气管征；合并淋巴结结核可见肺门及纵隔淋巴结肿大；胸部 CT 检查呈多叶段广泛分布的小叶中心结节和树芽征常反映肺结核的支气管内播散。非结核性支气管扩张症病灶分布无明显上述规律，双下肺多发，影像学上可见支气管呈特征性双轨征、印戒征，串珠状、蜂窝状改变。

肺结核患者结核菌素纯蛋白衍生物（tuberculin purified protein derivative，PPD）试验阳性、γ 干扰素释放试验（interferon-γ release assay，IGRA）阳性；痰、支气管刷片或支气管冲洗液抗酸杆菌涂片或快慢培养阳性；经支气管镜活检组织可呈增殖性肉芽肿或干酪样坏死等结核性病理改变。而非结核性支气管扩张症患者多有年幼时患麻疹、百日咳及肺炎等病史。结核病相关检查如痰菌检查等阴性。支气管镜检查对气管支气管结核引起的支气管扩张症诊断有一定价值。

六、非结核分枝杆菌病

非结核分枝杆菌（NTM）是指除人、牛结核分枝杆菌和麻风分枝杆菌以外的一类可致病性分枝杆菌，90% 以上由 NTM 引起的人体组织特异性炎症发生于肺部，导致非结核分枝杆菌肺病（nontuberculous mycobacterial pulmonary disease，NTM-PD）。NTM-PD 的典型症状有持续咳嗽、咳脓痰、呼吸困难、咯血，以及乏力、体重减低、间断发热等全身症状。影像学可表现为炎性病灶及单发或多发薄壁空洞，纤维硬结灶、球形病变及胸膜渗出相对少见；病变多累及上叶的尖段和前段。

非结核分枝杆菌感染也可导致支气管扩张症，同时支气管扩张症患者气道中也易分离出非结核分枝杆菌，尤其是中老年女性。

最新研究表明，37% 的非囊性纤维化支气管扩张症患者中查见 NTM，但气道中分离出 NTM 并不表明一定合并 NTM 感染，仅有 30% 的患者符合 NTM-PD 的诊断标准。

七、支气管哮喘

支气管哮喘是由多种细胞（包括嗜酸性粒细胞、肥大细胞、T 淋巴细胞、中性粒细胞、平滑肌细胞、气道上皮细胞等）及细胞组分参与的气道慢性炎症性疾病。其临床表现为反复发作的喘息、气短、胸闷或咳嗽等症状，常在夜间及凌晨发作或加重，多数患者可自行缓解或经治疗后缓解，同时伴有可变的气流受限和气道高反应性，随着病程的延长可导致一系列气道结构的改变，即气道重塑。反复气喘发作、支气管舒张试验阳性或支气管激发试验阳性、呼出气一氧化氮增加有助于哮喘的诊断。支气管扩张症是由于管壁的肌肉和弹性组织破坏引起的异常扩张，主要症状为慢性咳嗽，咳大量脓痰和反复咯血，可根据患者有无发作性喘息、有无大量脓痰及咯血等症状鉴别，也可行肺功能鉴别。

在支气管哮喘人群中，有 17.5%～28% 能够观察到支气管扩张症，因此哮喘可能是支气管扩张症的病因。一项排除了 ABPA 因素的权威研究表明，是否引发支气管扩张症可能与哮喘的类型及严重程度相关。研究称，患有严重非过敏性哮喘的患者 60% 有曲张型支气管扩张；而轻度哮喘患者 20% 有柱型支气管扩张，在严重过敏性哮喘患者中，该比例 >50%。那些非过敏性哮喘中，柱型支气管扩张的比例为 50%～80%。

八、心血管疾病

心血管疾病患者也可出现咳嗽、咯血等症状，类似支气管扩张表现，常见的心脏病有：

（一）风湿性心脏病二尖瓣狭窄

二尖瓣狭窄是风湿性心脏瓣膜病中最常见的类型，风湿热是其病因。二尖瓣狭窄患者可有呼吸困难、咯血、咳嗽、声嘶、体循环栓塞、心力衰竭及心房颤动（简称房颤）等表现，查体可见二尖瓣面容、颈静脉怒张、第一心音增强及心尖区隆隆样舒张期杂音。胸部 X 线检查可显示心脏增大呈"二尖瓣型心脏"、肺淤血和肺间质水肿；超声心电图检查发现二尖瓣狭窄可确诊。

（二）急性左心衰竭

急性左心衰竭是急性左心功能不全的简称，是由于心脏瓣膜疾病、心肌损害、心律失常、左心室前后负荷过重导致急性心肌收缩力下降、左室舒张末期压力增高、心排血量下降，从而引起以肺循环淤血为主的缺血缺氧、呼吸困难等临床综合征。临床表现为严重呼吸困难、发绀、咳粉红色泡沫样痰、端坐呼吸、大汗、两肺底可闻及湿啰音等，病情危急，可迅速发生心源性休克、昏迷而导致死亡。胸部 X 线检查可见肺门有蝴蝶形片状阴影并向周围扩展的肺水肿征象，心界扩大，心尖搏动减弱等。心电图检查可见窦性心动过速或各种心律失常，心肌损害，左房、左室肥大等。

（程克斌）

参 考 文 献

[1] PARK J, KIM S, LEE Y J, et al. Factors associated with radiologic progression of non-cystic fibrosis bronchiectasis during long-term follow-up[J]. Respirology, 2016, 21（6）: 1049-1054.

[2] GARGYA A, CHUA E. Focal bronchiectasis causing abnormal pulmonary radioiodine uptake in a patient with well-differentiated papillary thyroid carcinoma[J]. Case Rep Endocrinol, 2012, 2012: 452758.

[3] TRIGGIANI V, MOSCHETTA M, GIAGULLI V A, et al. Diffuse ^{131}I lung uptake in bronchiectasis: a potential pitfall in the follow-up of differentiated thyroid carcinoma[J]. Thyroid, 2012, 22（12）: 1287-1290.

[4] ROACH D J, CRÉMILLIEUX Y, FLECK R J, et al. Ultrashort echo-time magnetic resonance imaging is a sensitive method for the evaluation of early cystic fibrosis lung disease[J]. Ann Am Thorac Soc, 2016, 13（11）: 1923-1931.

[5] SVENNINGSEN S, GUO F M, MCCORMACK D G, et al. Noncystic fibrosis bronchiectasis: regional abnormalities and response to airway clearance therapy using pulmonary functional magnetic resonance imaging[J]. Acad Radiol, 2017, 24（1）: 4-12.

[6] SINGH M, REBORDOSA C, BERNHOLZ J, et al. Epidemiology and genetics of cystic fibrosis in Asia: in preparation for the next-generation treatments[J]. Respirology, 2015, 20（8）: 1172-1181.

[7] HURST J R, ELBORN J S, DE SOYZA A, et al. COPD-bronchiectasis overlap syndrome[J]. Eur Respir J, 2015, 45（2）: 310-313.

[8] STOCKLEY R A. Bronchiectasis with chronic obstructive pulmonary disease: association or a further phenotype?[J]. Am J Respir Crit Care Med, 2013, 187（8）: 786-788.

[9] AGARWAL R, CHAKRABARTI A. Allergic bronchopulmonary aspergillosis in asthma: epidemiological, clinical and therapeutic issues[J]. Future Microbiol, 2013, 8（11）: 1463-1474.

[10] AGARWAL R, CHAKRABARTI A, SHAH A, et al. Allergic bronchopulmonary aspergillosis:

review of literature and proposal of new diagnostic and classification criteria[J]. Clin Exp Allergy，2013，43（8）：850-873.

[11] LOBO J，ZARIWALA M A，NOONE P G. Primary ciliary dyskinesia[J]. Semin Respir Crit Care Med，2015，36（2）：169-179.

[12] DAVIS S D，FERKOL T W，ROSENFELD M，et al. Clinical features of childhood primary ciliary dyskinesia by genotype and ultrastructural phenotype[J]. Am J Respir Crit Care Med，2015，191（3）：316-324.

[13] 中华医学会呼吸病学分会哮喘学组. 支气管哮喘防治指南（2016 年版）[J]. 中华结核和呼吸杂志，2016，39（9）：675-697.

第 三 篇

支气管扩张症病因学诊断及合并症相关问题

第十四章

支气管扩张症的病因学诊断

第一节　变应性支气管肺曲霉病

变应性支气管肺曲霉病（allergic bronchopulmonary aspergillosis，ABPA）是一种常见的过敏性曲霉病，常见于支气管哮喘及囊性肺纤维化患者。由于一些临床医师缺乏对本病的认识，多数 ABPA 患者长期误诊为支气管哮喘、支气管扩张症、肺结核、肺炎等疾病，甚至误认为是肺癌而进行手术治疗，延误诊治，严重损害患者利益。

一、流行病学

1952 年 Hinson 等最先对 ABPA 进行报道。目前全球普通人群中 ABPA 患病率尚不明确，大部分研究基于在门诊支气管哮喘患者中进行筛查。在慢性持续性支气管哮喘患者中，ABPA 的患病率为 1%～12.9%；在囊性肺纤维化患者中，ABPA 患病率为 6%～10%；而在入住 ICU 的重症支气管哮喘患者中，ABPA 的患病率可高达 38.6%。我国马艳良等选取 200 例门诊就诊的支气管哮喘患者，烟曲霉皮肤点刺试验阳性者 11 例（5.5%），其中 5 例诊断为 ABPA，占总人数的 2.5%。上述数据表明在我国 ABPA 并非罕见，其患病率长期被低估，近年来由于血清学和影像学诊断方法的进展，ABPA 的诊断率明显提高。

二、发病机制

迄今为止，ABPA 的发病机制尚不完全清楚。当正常肺部黏膜 - 上皮屏障的黏液清除功能和肺泡巨噬细胞的吞噬作用健全时，抗原吸入后即被清除或局限，不易引起 ABPA。体质特异者暴露于抗原后才会产生特异性免疫球蛋白（immunoglobulin，Ig）E 抗体，当再次暴露后引起肥大细胞脱颗粒和嗜酸性粒细胞浸润。ABPA 的主要免疫病理为特异性 IgE 抗体介导的 I 型变态反应和特异性 IgG 抗体介导的 III 型变态反应。主要是由于大量的曲霉孢子 [主要是烟曲霉（Aspergillus fumigatus，Af）] 被机体吸入后，黏附于气道内过多的黏液中，发育长出菌丝，菌体不断产生烟曲霉毒素和 Af 抗原，损害黏液纤毛的清除功能，破坏气道上皮细胞，降解细胞外基质的蛋白质，使抗原能够通过上皮细胞层。同时毒素还可抑制巨噬细胞吞噬功能，使 Af 可在气道中长期定植，T 淋巴细胞与抗原接触后被激活，增强对 IL-4、IL-5、IL-13 的基因表达，引起血清总 IgE 和 Af 特异性抗体（IgE-Af、IgG-Af、IgA-Af）升高及局部嗜酸性粒细胞、单核细胞的大量浸润，导致机体对气道壁及周围肺组织发生炎症反应，最终出现支气管痉挛，支气管上皮细胞及腺体分泌增多，引起喘息、大量咳痰等临床表现。

在相同的环境下，仅有一部分支气管哮喘和囊性纤维化患者发展为 ABPA，表明 ABPA 存在个体差异及基因易感性。有研究表明，其发病机制与 IL-4 受体 α 链的基因多态性及 IL-10 启动子的基因多态性相关。

三、临床特征

ABPA 患者发病年龄多为 30～40 岁，无性别差异，临床主要症状表现为咳痰、喘息、胸闷、咯血、低热。其中咳出棕褐色痰栓为其特征性表现，发生率约占 69%；全身症状如反复低热、食欲缺乏、消瘦发生率大约为 26%；约 90% 的患者可有喘息发作，肺部听诊可闻及哮鸣音。随着病程的延长，ABPA 反复恶化可引起中心性支气管扩张症（central bronchiectasis CB），导致气道结构永久异常，最终可导致肺纤维化、肺动脉高压和呼吸衰竭。

四、辅助检查

1. 实验室检查　①总 IgE 抗体升高：总 IgE 抗体水平是诊断必需条件，同时也是疾病活动性的检测指标，是随访 ABPA 治疗疗效及更改治疗方案的重要指标，目前文献报道 ABPA 的诊断标准之一是总 IgE 抗体 >1 000IU/ml；②外周血嗜酸性粒细胞计数升高，也曾是 ABPA 的主要诊断指标之一，但最近研究表明，23.9%ABPA 患者未能显示外周血嗜酸性粒细胞增多，这可能与诊断疾病时患者所在的临床分期相关；③血清曲霉特异性 IgE 升高，被视为 ABPA 特征性的诊断指标，目前建议采用 >0.35kU/L；④血清曲霉沉淀试验阳性或曲霉特异性 IgG 抗体阳性；⑤痰培养见曲霉，曲霉检出率约 50%。

2. 曲霉皮肤试验　曲霉抗原皮肤试验呈速发阳性反应是 ABPA 的标志性特征，该结果阳性用来诊断 ABPA 的敏感性约为 90%。建议首选皮肤点刺试验，若阴性，可再行皮内试验，仍阴性则可基本排除 ABPA。

3. 胸部影像学　ABPA 的影像学具有一定的特征性，在大多数情况下决定临床医师是否需要进一步检查确诊，掌握本病影像学特点可有效减少误诊，进行早期诊断、及时治疗。ABPA 在胸部 X 线检查中约 50% 的患者可表现为正常，其表现可分为一过性的和固定的胸部浸润影，这一概念最先由 McCarthy 定义。一过性的胸部影像包括实变、支气管痰栓阻塞征象、结节影、肺不张；固定的胸部影像表现包括双轨征、空腔病灶、肺纤维化、胸膜增厚、气胸等。常见于中上肺野，有时呈对称分布。典型的支气管痰栓阻塞时可有"V"形、"Y"形或葡萄状影，阻塞远端可继发感染，产生肺不张和阻塞性肺炎，痰栓咳出后形成薄壁囊腔。胸部 CT 检查可表现为游走性和反复的肺部浸润。其特征性的胸部影像表现为中心性支气管扩张症（病变局限在中线内侧 2/3 肺野内，即近端支气管呈柱状或囊性扩张，远端支气管可正常），占 69%～76%。胸部影像可见支气管壁增厚及双轨征，如果伴有黏液栓嵌顿，可表现为指套征、牙膏征、结节病灶，部分可见高密度黏液栓（high-attenuation mucus HAM），也可表现为小叶中心性结节、树芽征、肺实变、马赛克灌注、肺不张、肺纤维化、肺大疱、纤维空洞性病变、胸膜增厚，肺门淋巴结肿大、胸腔积液较少见。ABPA 典型的中心性支气管扩张症以累及两上叶为主，一般可累及三个或三个以上肺段。故如果发现胸部影像上同时存在中心性支气管扩张症伴有黏液栓嵌顿、小叶中心性结节，应高度警惕 ABPA 的可能。

4. 肺功能　急性发作期患者主要表现为可逆性阻塞性通气功能障碍，支气管舒张试验可呈阳性，晚期 ABPA 患者出现肺纤维化可表现为限制性通气功能障碍及弥散功能障碍。

5. 支气管镜检查　支气管镜检查并非诊断 ABPA 所必需的检查，但可以帮助排除其他疾病。随着支气管镜检查的广泛开展，大大提高了本病诊断的准确性。支气管镜检查不但在曲霉检出率方面有其优势，且能从镜下发现相应的特征性表现。支气管镜检查可见胶冻状痰栓阻塞支气管管腔（图 14-1-1），反复吸取后可见黏膜肿胀充血，管口狭窄。通过支气管镜行刷检、支气管肺泡灌洗甚至支气管黏膜活检，直接取得深部分泌物或组织活检标本进行检验，可使污染所致的假阳性率大大减少，且能在组织学和病原体方面为诊断本病提供依据。

6. 病理特点　一般无需肺活检，ABPA 典型的病理学特征为：①黏液充满细支气管，可见黏液栓、夏科 - 莱登晶体、坏死的嗜酸性粒细胞及曲霉菌丝；②富含嗜酸性粒细胞的非干酪样肉芽肿，主要累及支气管及细支气管；③中心性支气管扩张症；④嗜酸性粒细胞性肺炎。

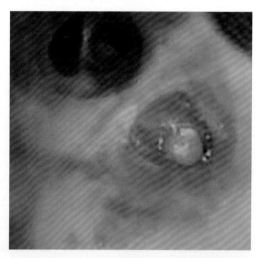

图 14-1-1　支气管镜检查可见胶冻状痰栓阻塞支气管管腔

五、诊断标准

目前 ABPA 的诊断标准尚不统一，自 1977 年以来，先后有学者和组织对其进行了修订和调整，目前多以 2013 年国际人类和动物真菌学会制定的诊断标准为依据。诊断标准如下：

1. 宿主因素　支气管哮喘或 CF。

2. 必要条件　①总 IgE > 1 000IU/ml；②曲霉特异性 IgE > 0.35kU/L 或曲霉皮内试验呈速发反应。

3. 其他条件（三条中符合两条）　①外周血嗜酸性粒细胞计数 > 0.5×10^9/L；②影像学表现符合 ABPA 的表现；③血清烟曲霉特异性 IgG 抗体与曲霉沉淀素阳性。当 IgE < 1 000IU/ml 时，若符合上述所有条件的话，也是可以诊断的。

时至今日，这些诊断标准仍面临挑战。对于各诊断标准中所提及的主要标准和次要标准，对具体需符合几条主要或次要诊断标准进行诊断，一直存在争议。文献报道，69%～90% 的患者会出现血清曲霉抗体沉淀素试验阳性，但有 9% 的不伴 ABPA 的支气管哮喘患者也会出现阳性；中心性支气管扩张症也可出现于不伴 ABPA 的支气管哮喘患者中。另外，由于患者就诊时疾病阶段的早晚及治疗及时与否的差异，不同患者必将呈现不同的临床经过和实验室检查结果，今后尚需要大量临床循证医学依据才能完善更为合理的诊断标准。

为了更好更早期地发现 ABPA 患者，目前建议在支气管哮喘门诊进行筛查。多项研究发现曲霉特异性 IgE 敏感性优于速发型曲霉皮肤试验，该指南特别修改了诊断流程（图 14-1-2）。

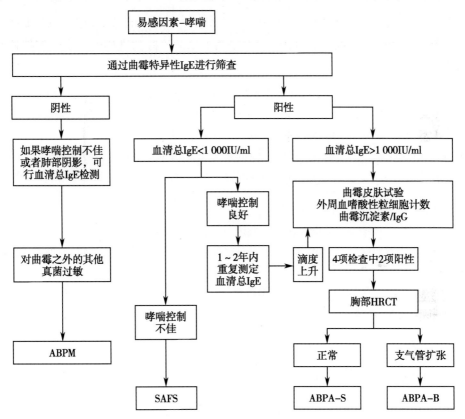

图 14-1-2　ABPA 的诊断流程

ABPM：变应性支气管肺真菌病；SAFS：真菌致敏性难治性哮喘；ABPA-S：ABPA 血清型；ABPA-B：ABPA 伴有支气管扩张型。

六、临床分期

Patterson 在 1986 年将 ABPA 分为五期：①急性期（Ⅰ期），典型发作症状，可有肺部浸润影，血清总 IgE 升高大于 1 000IU/ml，激素治疗有效；②缓解期（Ⅱ期），经治疗后患者症状明显好转，在激素治疗 6～12 周后血 IgE 抗体水平较前下降 35%～50%，胸部影像一般至少 6 个月内稳定；③复发加重期（Ⅲ期），25%～50% 患者可出现复发，再度出现急性症状或无症状，但是肺部出现新的浸润影，且血清 IgE 升高 2 倍以上，激素反应仍良好；④糖皮质激素依赖期（Ⅳ期），症状必须靠口服糖皮质激素控制，即使症状缓解也难以停药；⑤肺间质纤维化期（Ⅴ期），肺部呈广泛纤维化改变，不可逆性的肺损害，最终因呼吸衰竭而死亡，血清学指标可为阴性，激素治疗效果差。

2013 年国际人类和动物真菌学会 ABPA 专家组在原有的基础上提出新的临床分期（表14-1-1）：

表 14-1-1　支气管哮喘患者中 ABPA 的临床分期

分期	定义	特征描述
0 期	无症状期	符合 ABPA 标准，既往未曾诊断过 ABPA，哮喘症状控制良好
1 期	急性期	符合 ABPA 标准，既往未曾诊断过 ABPA，哮喘症状控制不佳
1a 期	伴黏液嵌塞	有明确黏液嵌塞的肺部影像和支气管镜表现
1b 期	不伴有黏液嵌塞	无黏液嵌塞的肺部影像和支气管镜表现
2 期	好转期	临床改善（症状缓解，哮喘被控制），主要影像学表现较前好转。治疗 8 周时，血清总 IgE 较治疗前下降≥25%
3 期	复发加重	临床症状和 / 或肺部影像加重，伴血清总 IgE 较前升高≥50%
4 期	缓解期	停用激素后，临床和影像改善，伴血清总 IgE 在新的基线水平波动 <50%，维持 6 个月以上
5a 期	ABPA 治疗依赖期	停止治疗后 6 个月内，病情出现 2 次以上复发；或在口服激素 / 唑类抗真菌药物过程中，临床、影像、免疫学指标再次加重
5b 期	激素依赖性哮喘	ABPA 活动性（肺部影像和血清总 IgE）虽得以控制，但仍需口服激素以控制难治性哮喘
6 期	晚期	并发Ⅱ型呼吸衰竭和 / 或肺心病，伴有肺纤维化影像

注：临床分期可指导治疗，但这 6 期不是 ABPA 的必然过程，各患者因其诊断早晚及治疗及时与否而呈现不同的临床经过。

七、ABPA 的影像学特点

ABPA 目前有三种影像学分类方法，分述如下：

1991 年的 Greenberger 诊断标准根据胸部影像有无中心性支气管扩张症对 ABPA 分为血清学阳性的 ABPA（ABPA-S）和中心性支气管扩张症的 ABPA（ABPA-CB）两种。

2003 年由 Kumar 提出分为三种：ABPA-S、ABPA-CB、ABPA-CB-ORF（with other radiologic findings）。作者认为这三种分别代表不同轻中重度的 ABPA，其中 ABPA-CB-ORF 胸部影像主要表现包括肺纤维化、肺大疱、纤维空洞性病变、胸膜增厚等。

1992 年 Goyal 最早提及 HAM，但是仍未被重视。随后的 4 年来仅有 Logan（1996 年）再次提及 HAM，当时文献报道 14 例病例中 4 例胸部 CT 检查上可见 HAM，约占 28%。近年来随着对疾病的深入了解，越来越多的人注意 HAM 的存在。

结合近年的研究，2013 年国际人类和动物真菌学会 ABPA 专家组提出新的影像学分类。① ABPA 血清型（ABPA-S）：符合 ABPA 诊断标准，但胸部 HRCT 无 ABPA 导致的异常改变；② ABPA 伴有支气管扩张型（ABPA-B）：胸部 HRCT 可见支气管扩张症（图 14-1-3A）；

③ ABPA 伴有高密度黏液嵌塞型（ABPA-HAM）：胸部 HRCT 可见高密度黏液嵌塞征象（图 14-1-3B）；④ ABPA 伴有慢性胸膜肺纤维化型（ABPA-CPF）：至少具备以下 2～3 种 ABPA 所致影像学改变，如肺纤维化、肺实质瘢痕、纤维空洞病变、肺曲霉球和胸膜增厚，但无黏液嵌塞和高密度黏液栓征象（图 14-1-3C）。

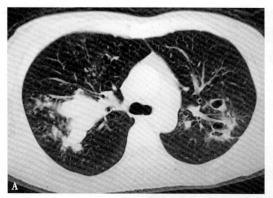
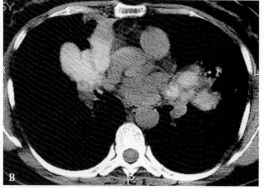
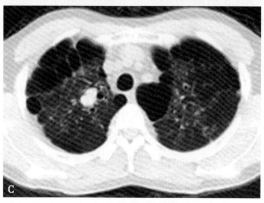

图 14-1-3　ABPA 的影像学分类

A. ABPA 伴有支气管扩张型（ABPA-B）；B. 伴有高密度黏液嵌塞型（ABPA-HAM）；C. ABPA 伴有慢性胸膜肺纤维化型（ABPA-CPF）。

研究表明，ABPA-CB-HAM 的患者总 IgE 和曲霉特异性 IgE 水平更高，复发的风险更高，其机制目前并未阐明，在这一类患者的诊治上，可能需要更长疗程的治疗和更密切的随访。而 ABPA-CPF 则提示病情进入晚期阶段。

八、ABPA 的常规治疗

ABPA 的治疗目标包括控制症状，预防急性加重，防止或减轻肺功能受损。治疗药物在抑制机体曲霉变态反应的同时，清除气道内曲霉定植，防止支气管及肺组织出现不可逆损伤。治疗包括药物治疗和非药物治疗，治疗全程及治疗后要对病情进行监测，以及时发现急性加重。

（一）去除病因和诱因

某些环境因素如发霉的地下室、潮湿的建筑物、废物处理站或通气不佳的室内环境常见真菌生长，应尽量避免接触。从事园林、农业等相关工作人员中也有发生 ABPA 的报道，应佩戴防护口罩减少真菌孢子气溶胶的吸入，必要时须进行 ABPA 筛查。

（二）药物治疗

1. 糖皮质激素　糖皮质激素是治疗 ABPA 最有效的药物，能够抑制烟曲霉刺激引起的气道炎症反应。糖皮质激素的使用途径有口服、静脉和吸入，一般以口服治疗为主；某些特殊情况下应用静脉大剂量冲击疗法（较为少见）；吸入疗法对治疗 ABPA 疗效并不确切，但可以改善哮喘症状。

（1）口服糖皮质激素（oral glucocorticosteroids，OGCS）：长疗程 OGCS 是 ABPA 最主要的治疗方案。早期应用 OGCS 治疗，可以减少支气管扩张症及肺纤维化造成的慢性肺损伤。过去 30 多年，一些非对照观察性研究发现口服激素能够治疗 ABPA，包括临床症状、胸部影像学及免疫反应均有明显改善。很少有随机对照性试验研究激素的治疗方案，所以临床上 ABPA 患者治疗中 OGCS 剂量、疗程只能依靠经验积累和临床实践。

至今为止，OGCS 的剂量、疗程、治疗方案尚未统一。目前比较公认的是 Greenberger 等提出的低剂量 OGCS 方案：初始每日口服泼尼松 0.5mg/kg，1～2 周后改为隔日一次，6～8 周后每 2 周减量 5～10mg 直至停药。Vlahakis 等提出另一相对高剂量 OGCS 方案：初始每日口服泼尼松 0.75mg/kg，维持 6 周，后改为每日 0.5mg/kg 维持 6 周，之后每隔 6 周减量 5mg，总疗程至少 6～12 个月。两种治疗方案中低剂量 OGCS 方案易导致 ABPA 复发或产生激素依赖，而高剂量 OGCS 方案在患者中获得较高的缓解率、较少产生激素依赖。

在一项前瞻性临床研究中，Agarwal 等对分别接受上述两种 OGCS 方案治疗的 ABPA 合并哮喘患者进行临床随访，发现高剂量 OGCS 组 6 周血清总 IgE 值较低剂量 OGCS 组显著降低，但两组的疗效（如急性加重次数、激素依赖的患者比例、肺功能改善程度及距离第 1 次急性发作时间）均无统计学差别。并且高剂量 OGCS 组发生不良反应（如皮质醇增多症、体重增加等）事件次数较低剂量 OGCS 组显著增多。因此，该研究不推荐将高剂量 OGCS 方案作为 ABPA 的常规治疗方案。选择低剂量 OGCS 方案、初治 6 周无明显改善者再考虑增加口服激素剂量。但该研究只针对 ABPA 合并哮喘的初治患者，并未对接受上述两种 OGCS 方案的复发患者、激素依赖者、合并囊性纤维化 ABPA 患者进行短期和长期的疗效比较。

目前推荐 ABPA 患者口服激素的治疗方案取决于患者的病情分期：Ⅰ期和Ⅲ期的 ABPA 患者，口服泼尼松的剂量为 0.5～1mg/（kg•d）持续两周以上，直到胸部 X 线检查异常表现消失，然后改为 0.5mg/kg，隔日用药，持续 6～8 周，并定期做胸部 X 线检查，然后在 3 个月内逐渐减量（每两周减量 5～10mg）。治疗持续时间因疾病时期和疾病的严重程度而不同，一般总疗程为 6～12 个月。为控制疾病，防止疾病复发，部分患者需要长期使用低剂量糖皮质激素维持治疗，建议隔日给药。

长期口服激素治疗可能出现一些不良反应,如生长发育障碍、糖尿病、高血压、白内障、骨质疏松等。临床中要注意预防,并加以相应处理。

(2) 吸入糖皮质激素(inhaled corticosteroids,ICS):ICS 是控制哮喘急性发作最有效的药物。但是,ICS 治疗 ABPA 的疗效并不确定。一项多中心双盲临床试验发现 32 名 ABPA 患者持续每日吸入 400μg 倍氯米松治疗 6 个月后,哮喘症状控制、肺通气功能较安慰剂组改善,但肺部嗜酸性粒细胞较安慰剂组增多。Agarwal 等进一步发现,21 名 ABPA 血清型患者经福莫特罗 24μg/ 布地奈德 1 600μg 每日吸入治疗 6 个月后其主观症状虽有所改善,但哮喘没有完全控制,平均血清总 IgE 值增加了 99.3%。后续接受 OGCS 治疗 6 个星期的 19 名患者哮喘完全控制,平均血清总 IgE 值降低了 52.6%,大部分患者在 15 个月之后达到完全缓解。上述研究提示单药高剂量 ICS 吸入对 ABPA 治疗效果不确切,不推荐其作为 ABPA 长期常规治疗。ICS 目前主要用于 ABPA 哮喘症状的控制,尤其当 OGCS 剂量减量至低于 10mg/d 时。

(3) 糖皮质激素冲击治疗:大剂量糖皮质激素静脉冲击治疗在发挥有效的抗感染作用的同时,可以减少全身激素治疗所致的不良反应,临床常用于治疗某些自身免疫性疾病、血液系统、肾脏病及皮肤病等。

2006 年 Thomson 等首次报道大剂量甲泼尼龙冲击可用于治疗激素依赖或无法耐受激素不良反应的合并囊性纤维化的儿童 ABPA 患者。Malena 等的回顾性病例分析也支持了上述研究结果,合并囊性纤维化的 ABPA 患者在接受伊曲康唑抗真菌治疗的基础上给予大剂量甲泼尼龙冲击治疗后,与对照组相比,实验组患者肺功能改善、血清总 IgE 值和外周血嗜酸性粒细胞数量减少,同时激素冲击的不良反应如疲劳乏力、面部潮红等发生少,且可在短时间内消退。需要注意的是,伊曲康唑作为 CYP3A4 的强抑制剂,抑制甲泼尼龙的代谢,增加其血药浓度,从而抑制肾上腺皮质醇分泌,联合应用伊曲康唑治疗时要注意其药物相互影响及不良反应的增加。

目前推荐的大剂量激素冲击治疗方案是甲泼尼龙 10~20mg/kg 静脉冲击治疗,每月 3 次,同时联合伊曲康唑口服抗真菌治疗,可用于口服激素依赖或无法耐受长期口服激素所致不良反应的患者。临床上,需要使用大剂量激素冲击疗法的 ABPA 患者并不多。

2. 抗真菌治疗 抗真菌治疗是 ABPA 重要的辅助手段。它主要通过减少支气管肺真菌定植量、减轻炎症反应,从而减少 ABPA 反复加重,并帮助全身口服激素逐步撤除,从一定程度上减少了激素相关不良反应,但目前仍缺乏大样本临床研究证据。目前用于 ABPA 治疗的抗真菌药物主要分为三唑类和两性霉素 B。

(1) 三唑类:三唑类药物主要包括酮康唑、伊曲康唑、伏立康唑、泊沙康唑,其中,伊曲康唑是最常用药物。

1) 伊曲康唑:伊曲康唑是 ABPA 治疗中应用最广的抗真菌药物,可显著降低血清总 IgE 水平,减轻 ABPA 临床症状,减少口服激素用量。一项随机对照试验(randomized controlled trial,RCT)发现哮喘合并 ABPA 患者经伊曲康唑口服液治疗(400mg/d 维持 16 周,后改为

200mg/d 维持 16 周）后其综合疗效提高，即口服激素剂量减少 ≥50%，血清 IgE 水平降低值 ≥25%，活动能力或肺功能改善 ≥25%，肺部浸润减少。而荟萃分析研究指出，伊曲康唑虽可降低血清 IgE 值达 25% 以上，但不能显著改善患者肺功能。上述研究均未对入组的 ABPA 患者进行 8 个月以上的长期研究，因此伊曲康唑对 ABPA 急性加重次数的影响有待进一步研究。

伊曲康唑用于治疗 ABPA 的剂量尚无统一规定，目前推荐剂量如下：常规口服剂量为 200mg 2 次 /d 持续 4～6 个月，在后续 4～6 个月内逐渐减量并停药，用于激素依赖或复发的 ABPA 患者。合并囊性纤维化的 ABPA 患者大多存在消化道吸收障碍，伊曲康唑胶囊可能难以达到合适血药浓度。另外，伊曲康唑可抑制 CYP3A4 活性，增加甲泼尼龙浓度，抑制肾上腺功能，临床上需监测肾功能以调整药物剂量。伊曲康唑的不良反应包括胃肠道反应、高脂血症、低钾血症、转氨酶升高、光毒性及光敏性等，发生率较低。

2）新三唑类（伏立康唑、泊沙康唑）：Chishimba 等报道伏立康唑、泊沙康唑分别可使 68% 和 78% 的 ABPA 患者哮喘症状改善、口服激素用量减少、血清总 IgE 值下降，且产生的毒副作用发生率较伊曲康唑少。

推荐成人常规剂量为口服伏立康唑 300～600mg/d，随机血药浓度需达到 1.3～5.7mg/ml；口服泊沙康唑 880mg/d，随机血药浓度需大于 0.7mg/L。伊曲康唑治疗失败的 ABPA 患者可尝试服用临床反应更好的伏立康唑或泊沙康唑。伏立康唑可出现光敏感、肝毒性等副作用，泊沙康唑价格昂贵，需考虑患者经济条件。需要注意的是，长期服用三唑类药物可能产生交叉耐药。

（2）两性霉素 B：两性霉素 B 通过与真菌胞质膜上的麦角固醇结合，促进其孔隙形成，引起膜渗透性增加，导致细胞死亡。2012 年 Godet 等首次报道了一名难治性 ABPA 患者初始口服糖皮质激素和两性霉素 B 脂质体吸入治疗，之后停用激素（继续两性霉素 B 吸入）12 个月未见疾病复发。Chishimba 等报道在 21 名三唑类治疗失败或无法耐受其不良反应的 ABPA 患者中，3 名经两性霉素 B 吸入治疗后哮喘完全控制、肺功能明显改善（平均 FEV_1 增加 0.5L）。这提示当出现三唑类治疗 ABPA 失败时可尝试应用吸入两性霉素 B。临床试验研究进一步证实反复急性加重的哮喘型 ABPA 患者经两性霉素 B 吸入治疗后，其急性加重次数较布地奈德雾化组明显减少。

推荐两性霉素 B 的常规治疗方案：两性霉素 B 脱氧胆酸盐 5～40mg 2 次 /d 或 10mg 2 次 /d 吸入，每周 3 次；两性霉素 B 脂质体 25mg 吸入，每周 2 次；两性霉素 B 脂质复合物 50mg 吸入，每周 2 次，疗程 4～6 个月。两性霉素 B 局部吸入在支气管肺泡灌洗液中达到最低抗真菌浓度（0.5mg/L），而不升高其血清浓度，因此药物毒副作用发生少。首次吸入两性霉素 B 非脂质体可能发生支气管痉挛，可能与脱氧胆酸盐改变肺表面活性有关，两性霉素 B 脂质体未见上述报道。

（三）合并症的治疗

ABPA 常见的并发症包括反复急性加重、急性呼吸衰竭、支气管扩张症、慢性肺曲霉病、肺源性心脏病及Ⅱ型呼吸衰竭。

晚期 ABPA 的胸部影像出现肺内空洞、肺叶收缩、胸膜纤维化等表现，提示 ABPA 并发慢性肺曲霉病可能。慢性肺曲霉病需长期口服抗真菌药物，应监测三唑类血清浓度以避免药物相互作用或毒副作用。若出现严重咯血、内科保守治疗无效，则需行外科手术切除病灶。

若 ABPA 没有及时诊治，支气管扩张症持续进展，出现肺组织纤维化，最终将导致慢性肺源性心脏病、Ⅱ型呼吸衰竭等严重并发症。除了抗感染治疗外，还需接受长期家庭氧疗以缓解症状。肺移植是终末期 ABPA 可以选择的治疗手段。

（四）特殊人群的治疗

1. 儿童 ABPA 的治疗　考虑到长期口服激素导致生长发育障碍，儿童 ABPA 患者需采用最低有效激素剂量，尽可能维持短疗程治疗。缓解期口服抗真菌药物、局部吸入两性霉素或皮下注射奥马珠单抗以代替口服激素治疗。激素依赖的 ABPA 患者可考虑大剂量甲泼尼龙冲击治疗以减少激素副作用。

2. 妊娠和哺乳期 ABPA 的治疗　糖皮质激素是妊娠期 ABPA 治疗的首选药物。妊娠前 3 个月服用伊曲康唑容易发生流产，妊娠期和哺乳期严禁服用新三唑类药物，两性霉素 B 雾化治疗相对安全。目前尚无研究证实奥马珠单抗与胎儿先天畸形、早熟、低出生体重相关。

（五）ABPA 的治疗研究进展

1. 单克隆抗体靶向治疗　Th2 细胞因子在 ABPA 发病中起重要作用。急慢性哮喘临床试验采用了靶向针对 IgE、IL-4、IL-13、IL-5 和 STAT6 等多种细胞因子或靶点的治疗方法。

（1）奥马珠单抗 /anti-IgE：IgE 是 ABPA 促炎症级联反应的关键因素。曲霉进入气道，由抗原呈递至 T 淋巴细胞，从而启动细胞介导的免疫反应。Th2 细胞及其相关的 B 细胞刺激因子可产生 IgE 抗体和过敏前细胞因子，如 IL-4、IL-5、IL-9 和 IL-13。B 细胞释放的游离 IgE 与肥大细胞和嗜碱性粒细胞表面的高亲和力 FcεR1 受体结合。结合 IgE 的受体通过变应原进行交联，触发细胞脱粒，释放白三烯、组胺、蛋白酶、细胞因子导致早期过敏反应。

奥马珠单抗是一种重组鼠抗人的单克隆抗体，可特异性结合游离 IgE 的 Fc 片段，阻断游离 IgE 与其效应细胞（肥大细胞、嗜碱性粒细胞）表面受体的结合，从而阻断 IgE 介导的过敏反应和肥大细胞激活。奥马珠单抗是首个美国 FDA 批准的治疗重度哮喘的生物制剂。近年来陆续有报道将奥马珠单抗用于治疗对激素或抗真菌药物反应不佳的 ABPA 患者。

van der Ent CK 在 2007 年首次报道将奥马珠单抗用于治疗一个 12 岁的女孩，并有效地改善临床症状，提高肺功能。截至 2015 年 11 月总计有 30 篇文献报道了奥马珠单抗治疗 ABPA，其中有 28 篇病例报道、一篇自身对照试验、一篇随机双盲试验。徐金富课题组总结这 116 例 ABPA 患者，排除因不良反应提前终止的患者，最后纳入分析为 102 例患者。其中患者最小的是 7 岁，最大的是 76 岁，21.57% 为青少年患者；40 例伴发囊性肺纤维化，17 例伴发哮喘。几乎所有的患者都经历了激素和抗真菌药物治疗的失败，比如激素的副作用、难以控制的喘息症状或频繁的急性发作。

统计发现所使用奥马珠单抗的剂量也有差别，主要与患者体重和血清 IgE 水平有关，剂量从 225mg/ 次到 750mg/ 次；频率也从 1 次 / 周到 1 次 / 月；绝大多数报道的剂量是 375mg，每 2 周一次；对于奥马珠单抗的使用方式也有差别，其中 70 例患者是静脉注射，14 例患者采用皮下注射；治疗周期从 3 个月到 5 年，平均治疗周期是 13.6 个月。经奥马珠单抗治疗后，ABPA 患者的症状有明显好转，哮喘控制测试评分有所提高，呼出气一氧化氮（FeNO）水平也有所下降，下降最为明显的是血清 IgE 水平，同时亚组分析显示奥马珠单抗对 IgE 基线水平较高（＞1 000IU/ml）的患者效果显著。另外一个显著的改变是减少了 ABPA 的急性发作次数，亚组分析显示越是频繁发作的患者效果越好，治疗时间的长短也对效果有影响。奥马珠单抗也有效改善了 ABPA 患者的激素依赖性，其中 29 人停止了激素治疗，其余患者激素使用量也减少了 90% 以上。

仅有部分病例报道了使用奥马珠单抗后患者肺功能有所改善。胸部影像学提示使用奥马珠单抗后患者支气管扩张症有所改善，肺部炎症也有所减轻。Collins Jennifer 报道了经奥马珠单抗治疗后 ABPA 患者血液中嗜酸性粒细胞绝对值有所下降。针对奥马珠单抗的安全性也有所报道，仅在提前终止的临床试验中有所报道，主要不良反应为肺下部感染、咳嗽、头痛、发热、咯血、注射部位红肿发热等。

综上所述，奥马珠单抗用于治疗对激素或抗真菌药物反应不佳的 ABPA 患者，可以减少其急性发作次数，降低血清总 IgE 水平，减少激素使用量，但是仍需随机对照试验进一步明确。

（2）anti-IL-4Rα：IL-4 是 Th2 优势免疫的启动因子，可促进 Th2 细胞分化、B 细胞同型转变、嗜酸性粒细胞浸润、肥大细胞增生、杯状细胞化生、黏液高分泌和气道重塑，并上调 IgE、炎症上皮黏附分子和嗜酸性粒细胞活化趋化因子的产生。此外，IL-4 还可通过上调心肌转录调节因子（GATA）结合蛋白 3 表达，抑制转录因子 FoxP3 表达，进而抑制哮喘免疫耐受。IL-4 对启动 Th2 炎症反应至关重要，可通过诱导 Th2 分化，促进 IL-13 产生而介导下游效应，二者均在 ABPA 发病中挥重要作用。

Dupilumab 是抗 IL-4 受体 α 亚基（IL-4Rα）的单抗，能抑制 IL-4Rα 与 IL-4 和 IL-13 结合并阻断其介导的下游信号转导，从而抑制哮喘气道炎症、气道高反应性和气道重塑的发生发展。Pitrakinra 是一种人类重组蛋白、IL-4 突变体，可通过结合 IL-4Rα，阻断 IL-4 和 IL-13 信号转导。哮喘患者吸入 Pitrakinra 可减少 FEV_1 水平下降，降低静息 FeNO 水平。另外，Pitrakinra 对 IL-4Rα 基因 rs8832 和 rs1029489 多态性人群的疗效优于其他人群，可呈剂量依赖性，降低哮喘患者急性加重率。

针对 IL-4 的单克隆抗体在哮喘患者表现出来潜在优势，但目前尚无其治疗 ABPA 患者的报道。Pascolizumab 是人源化抗 IL-4 单抗，具有较好的安全性和耐受性，但尚无其治疗 ABPA 患者的报道，有待进一步临床验证。

（3）anti-IL-5：Mepolizumab 为特异性靶向 IL-5 的全人源化单抗，可特异性结合 IL-5，阻断其与嗜酸性粒细胞表面受体结合，降低血液、组织和痰液嗜酸性粒细胞水平，并显著减轻气道嗜酸性粒细胞性炎症反应，降低哮喘急性加重频率。因此该抗体有望成为 ABPA 患者的重要治疗选择之一。

（4）anti-IL-13：IL-13 除了与 IL-4 有多种相同的病理生理功能以外，还参与气道高反应性、支气管成纤维细胞和平滑肌细胞增殖及嗜碱性粒细胞浸润。就黏液高分泌而言，IL-13 的作用似乎比 IL-4 更为突出。值得一提的是，重症哮喘患者尽管吸入或口服大剂量糖皮质激素，仍常见 IL-13 水平增高，提示激素抵抗性可能与 IL-13 高水平有关。因此，IL-13 抑制剂或可有助于治疗激素抵抗型哮喘。

Lebrikizumab 为人源化抗 IL-13 IgG4 单抗，可抑制 IL-13 依赖的信号转导及转录活化因子6（STAT6）磷酸化，增加哮喘患者 FEV_1 水平，降低 FeNO。然而，Lebrikizumab 对晨间呼气峰值流量、哮喘控制问卷评分、急救药物使用及哮喘急性加重频率并无显著改善作用。另外，一项 212 例哮喘患者的Ⅱ期临床试验发现，Lebrikizumab 仅轻微升高 FEV_1 水平，并无临床或统计学意义。GSK679586 也是全人源化抗 IL-13 单抗，可抑制 IL-13 与 IL-13Rα$_1$、IL-13Rα$_2$ 结合，并以剂量依赖方式降低 FeNO 水平。不过，多项研究表明，GSK679586 治疗并不能达到哮喘的临床控制目标，主要是不能显著改善肺功能或减少重症哮喘急性加重的频率和程度。关于 anti-IL-13 单抗在 ABPA 患者中的应用暂无临床报道。

（5）其他靶点：IL-4 和 IL-13 已成为哮喘和其他 Th2 相关疾病重要的治疗靶标。然而，单独靶向 IL-4 或 IL-13 的临床试验却显示疗效有限。原因在于这些细胞因子的功能有重叠，同时阻断 IL-4 和 IL-13 比单独靶向其中一个将更加有效。因此，通过同时拮抗哮喘病理生理机制中多种细胞因子和信号通路，联合治疗可望取得更好的功效。

目前尚有部分处于研究阶段的靶点，比如唾液酸结合的免疫球蛋白样凝集素8（Siglec-8），其选择性高表达于人嗜酸性粒细胞表面，当它与特异性抗体或配体交联后，能特异诱导嗜酸性粒细胞凋亡。STAT6 抑制性多肽亦可降低变应原诱导的支气管肺泡灌洗液（BALF）IL-13 升高、黏液高分泌、气道嗜酸性粒细胞浸润和气道高反应性。针对这些靶点的药物都是潜在的 ABPA 治疗的有效治疗药物。

2. 免疫调节治疗：变应原脱敏疗法　20 世纪 30 年代末期的研究发现，烟曲霉菌体疫苗由于佐剂和接种方法不同，其在系统性曲霉感染和肺曲霉感染的鼠及兔模型中的疗效也不相同。Tilden 等发现预先接种亚致死量的孢子或热灭活的孢子不能保护被大量曲霉孢子引起的血液感染；在系统性曲霉感染的鼠模型中，研究发现菌体疫苗可保护曲霉血行感染；在侵袭性肺曲霉病模型中，皮下接种含弗氏佐剂的活孢子可以诱发产生抗体和细胞免疫应答。Ito 等研究表明，不同方式预处理小鼠对致死量烟曲霉感染的保护作用有所差别，经非致死量孢子感染肺部进行预处理的小鼠接受致死量烟曲霉感染后死亡率为 12.5%；用高频声波灭活的菌体疫苗接种于小鼠鼻腔后感染死亡率为 29%；用曲霉培养物过滤液制成的疫苗预先进行鼻内接种再感染小鼠死亡率为 75%；但皮下接种该疫苗后再感染的死亡率为 50%，而空白对照组的死亡率为 100%。说明预先肺部感染非致死量孢子及高频声波灭活的菌丝体疫苗对患病小鼠有保护作用。Sandhu 等发现减毒孢子疫苗有免疫保护作用，用化学诱变法获得的无毒氨基苯甲酸（PABA-/-）营养缺陷突变株接种小鼠，其对有毒的亲本株所致系统性感染有保护作用：静脉注射该疫苗死亡率从 90% 降至 50%；肌内注射的保护效果则更佳，死亡率更低。以上研究提示，菌体疫苗无论是孢子还是菌丝相，无论是灭活菌苗还是减毒菌苗，其保护性免疫在系统性感染或肺部感染中都能够被诱导，可提高宿主对烟曲霉感染的防御能力。

目前针对曲霉的疫苗涉及范围更广，如烟曲霉细胞壁糖蛋白、反 β-1，3- 葡聚糖、抗甘露糖蛋白、抗甘露聚糖、抗糖抗体等。但是目前尚无针对 ABPA 患者进行免疫保护的相关报道。

九、监测及随访

初始治疗患者应关注咳嗽、喘息等临床症状，每隔 6～8 周复查血清总 IgE、胸部影像、肺功能（FEV_1、FVC），并进行生活质量评估，同时监测肝功能、肾功能防止药物毒副作用。血清总 IgE 值下降≥25%，胸部影像学改善提示治疗反应良好。反之，临床症状恶化、血清总 IgE 水平升高≥50%、肺部浸润影增多则提示急性加重，应给予相应治疗。

ABPA 的治疗目标不是使血清总 IgE 降至正常水平，而是使其降低≥25%，症状控制，肺部阴影明显减少直至消失。

随访血清总 IgE，有助于监测病情，及时发现 ABPA 急性加重。Ⅰ期和Ⅲ期应该每 1～2 个月复查一次血清总 IgE，之后可以每 2 个月复查一次，并确定个体的基线 IgE 值。进入Ⅳ期（缓解期）后，第一年每 3～6 个月监测一次血清总 IgE，完全缓解后每 6 个月～1 年复查一次。血清总 IgE 水平能反映疾病的活动性，如果发现总 IgE 水平较个体基线升高两倍以上，即使还没出现临床症状，肺部也没有出现浸润阴影，也预示着疾病复发，也要考虑增加糖皮质激素的剂量。

Ⅰ期和Ⅲ期第一年应该每 3 个月复查一次胸部 X 线片，之后如果疾病稳定可以每年复查一次。肺功能也需要每年复查。

监测病情可以及时发现急性加重，急性加重期的及时规范治疗有助于阻止肺部出现不可逆的破坏及肺纤维化的发生。

十、预后

如果早期诊断、及时治疗，ABPA 总体预后较好。由于支气管哮喘患者为 ABPA 的常见人群，尤其是慢性持续性支气管哮喘、激素依赖性支气管哮喘，故门诊需提高警惕，建议对控制不佳的支气管哮喘患者进行曲霉特异性抗体筛查，定期检测血清总 IgE 抗体及胸部影像。

（金美玲　陆海雯　李建雄）

参 考 文 献

[1] AGARWAL R, AGGARWAL A N, GUPTA D, et al. Aspergillus hypersensitivity and allergic bronchopulmonary aspergillosis in patients with bronchial asthma: systematic review and meta-analysis[J]. Int J Tuberc Lung Dis, 2009, 13（8）: 936-944.

[2] AGARWAL R，NATH A，AGGARWAL A N，et al. Aspergillus hypersensitivity and allergic bronchopulmonary aspergillosis in patients with acute severe asthma in a respiratory intensive care unit in North India[J]. Mycoses，2010，53（2）：138-143.

[3] 马艳良，张为兵，余兵，等. 支气管哮喘患者中变应性支气管肺曲霉病的检出及临床特点初步调查 [J]. 中华结核和呼吸杂志，2011，34（12）：909-913.

[4] AGARWAL R. Allergic bronchopulmonary aspergillosis[J]. Chest，2009，135（3）：805-826.

[5] AGARWAL R，GUPTA D，AGGARWAL A N，et al. Clinical significance of hyperattenuating mucoid impaction in allergic bronchopulmonary aspergillosis: an analysis of 155 patients[J]. Chest，2007，132（4）：1183-1190.

[6] PATTERSON R，GREENBERGER P A，HALWIG J M，et al. Allergic bronchopulmonary aspergillosis: natural history and classification of early disease by serologic and roentgenographic studies[J]. Arch Intern Med，1986，146（5）：916-918.

[7] AGARWAL R，CHAKRABARTI A，SHAH A，et al. Allergic bronchopulmonary aspergillosis: review of literature and proposal of new diagnostic and classification criteria[J]. Clin Exp Allergy，2013，43（8）：850-873.

[8] LIMPER A H，KNOX K S，SAROSI G A，et al. An official American Thoracic Society statement: treatment of fungal infections in adult pulmonary and critical care patients[J]. Am J Respir Crit Care Med，2011，183（1）：96-128.

[9] AGARWAL R，KHAN A，AGGARWAL A N，et al. Clinical relevance of peripheral blood eosinophil count in allergic bronchopulmonary aspergillosis[J]. J Infect Public Health，2011，4（5/6）：235-243.

[10] WALSH T J，ANAISSIE E J，DENNING D W，et al. Treatment of aspergillosis: clinical practice guidelines of the Infectious Diseases Society of America[J]. Clin Infect Dis，2008，46（3）：327-360.

[11] STEVENS D A，MOSS R B，KURUP V P，et al. Allergic bronchopulmonary aspergillosis in cystic fibrosis-state of the art: cystic fibrosis foundation consensus conferencc[J]. Clin Infect Dis，2003，37（Suppl 3）：S225-S264.

第二节　弥漫性泛细支气管炎

弥漫性泛细支气管炎（diffuse panbronchiolitis，DPB）是一种以两肺弥漫性呼吸性细支气管及其周围慢性炎症为特征的疾病。由于炎症病变弥漫性地分布并累及呼吸性细支气管壁的全层，故称为弥漫性泛细支气管炎。临床表现主要为慢性咳嗽、咳痰、活动后呼吸困难。部分患者肺部听诊可闻及细小湿啰音或哮鸣音。80% 以上的 DPB 患者合并或既往有慢性鼻窦炎病史。胸部 X 线检查可见两肺弥漫性分布的颗粒样小结节状阴影，以下肺明显。胸部 CT 检查尤其是高分辨率 CT（HRCT）对 DPB 的诊断有重要意义，可见两肺弥漫分布的小叶中心性颗粒样小结节影。肺功能检查主要为阻塞性通气功能障碍。实验室检查血清冷凝集试验效价升高，多在 1∶64 以上。治疗首选红霉素等大环内酯类，疗效显著。

一、流行病学

1969 年日本学者本间、山中等在研究肺气肿的过程中，发现 7 例以呼吸性细支气管为主要病变的新病种，将其命名为弥漫性泛细支气管炎。1980 年日本开始 DPB 的流行病学调查，调查结果总结 DPB 特点如下：①本病遍及日本各地，无地区分布差异；②患病男女之比为 1.4∶1，男性稍高，如考虑到就诊率则无明显差异；③发病年龄从 10 岁到 80 岁各年龄组均有分布，以 40~50 岁为发病高峰，推测患病率为 11.1/10 万；④ 2/3 的患者不吸烟，与吸入刺激性气体亦无相关性；⑤ 84.8% 患者合并慢性鼻窦炎或有既往史，并且 20.0% 患者有慢性鼻窦炎家族史，但发病时间与慢性鼻窦炎的发病时间和手术时间无关；⑥发病的最初常诊断为其他呼吸道疾病，如慢性支气管炎、支气管扩张症、支气管哮喘、肺气肿等占 90%，而诊断为 DPB 的仅占 10.0%。

20 世纪 90 年代后，韩国、中国台湾等亚洲国家和地区陆续有病例报道，意大利、英国、法国、美国等西方国家也有零星病例报道，但一半以上是亚裔移民。1990 年，Fraser 在 *Diagnosis and Diseases of the Chest*（3rd ed）一书中对 DPB 进行了描述，由此 DPB 成为世界公认的新病种。我国 1996 年《中华结核和呼吸杂志》上，刘又宁和王厚东分别报道有病理证实的 DPB，但至今我国仍无流行病学调查资料。有学者认为 DPB 可能为一种全球性的疾病，但确有人种和地域的差异，以日本、韩国、中国为代表的东亚地区较为常见。

二、病因

DPB 病因目前尚不明确，但 DPB 主要发生在东亚人群，包括亚裔移民，提示疾病易感性可能由亚洲人独特的遗传背景所决定。近年研究表明，DPB 与人类白细胞抗原（HLA）基因密切相关，日本 DPB 患者与 *HLA-B54* 基因有显著相关性，而韩国 DPB 患者与 *HLA-A11* 有高度相关性。2000 年 Keicho 等分析推测 DPB 的易感基因位于第 6 号染色体短臂上的 HLA-B 位点和 A 位点之间，距离 B 位点 300kb 范围内。亦有研究推测 DPB 发病可能与白介素 -8（IL-8）基因、黏蛋白基因（MUC5B）、*CFTR* 基因、抗原加工相关转运体（transporter associated with antigen processing, TAP）基因等有关。

三、病理

大体标本可见肺表面弥漫分布多个细小灰白色结节，结节大小较均匀，触之有细沙样、颗粒样不平感，以两肺下叶多见，切面可见广泛细支气管为中心的结节，有时可见支气管扩张，通常显示肺过度充气。DPB 特征性组织病理改变为双肺弥漫性分布、以呼吸性细支气管为中心的慢性细支气管炎及细支气管周围炎，镜下可见：①细支气管、呼吸性细支气管区域有淋巴细胞、浆细胞、组织细胞等炎症细胞浸润，导致管壁增厚、管腔狭窄，常伴有淋巴滤泡增生，细支气管邻近的肺泡间隔增宽，肺泡腔内见大量吞噬脂肪的泡沫细胞；②其他肺组织区域，除肺泡腔可伴有过度充气外，可无明显异常；③支气管管腔内及其周围的肺泡腔内可伴有大量的中性粒细胞聚集；④病程晚期，细支气管周围可见间质纤维组织增生。

四、病理生理

中性粒细胞、T淋巴细胞尤其是$CD8^+$细胞、细胞因子IL-8和巨噬细胞炎症蛋白（MIP）-1等被认为在DPB的发展中起关键作用。激活的中性粒细胞在气道中聚集，是该疾病引起损伤的重要机制，有报道显示DPB患者的支气管肺泡灌洗液中有大量中性粒细胞，与高浓度IL-8相关。此外，DPB患者肺泡灌洗液中的中性粒细胞趋化活性增加，相应的灌洗液中的弹性蛋白酶活性亦增加，对肺结构造成损伤。DPB也是一种高分泌的气道疾病，黏液高分泌的机制还不清楚，也许与 *MUC5B* 基因的异常高表达相关，另有研究提示因杯状细胞化生所致的黏液高分泌与中性粒细胞炎症和表皮生长因子受体（EGFR）表达密切相关。

五、临床表现

（一）症状

DPB多为隐匿缓慢发病，常见症状为咳嗽、咳痰，可伴有进行性活动后呼吸困难。早期咳无色或白色黏痰，并发呼吸道感染时痰量增多，咳大量脓性痰，每日可达数百毫升，并转为黄脓痰或绿痰。病程中易反复出现下呼吸道感染，急性感染时可有发热。如不及时治疗，可继发支气管扩张症，病情呈进行性发展可至呼吸衰竭、肺动脉高压、肺心病等。

（二）体征

查体可无特异性表现。部分患者有发绀、杵状指、桶状胸。部分患者肺部听诊常可闻及细小湿啰音或哮鸣音，或两者同时存在，以两下肺为主。晚期可出现肺心病、呼吸衰竭等相关体征。

（三）慢性鼻窦炎

80%以上的DPB患者同时患有慢性鼻窦炎或有既往史，部分患者有鼻窦炎家族史。有些患者即使没有鼻部症状，影像学检查可显示其有鼻窦炎。因此，疑诊为DPB的患者，即使没有鼻部症状，应常规拍摄鼻窦X线片或CT片，证实或排除鼻窦炎。慢性鼻窦炎与肺部症状出现的时间无明显相关性，慢性鼻窦炎可以是DPB的首发症状，也可以较肺部症状出现晚。

六、辅助检查

（一）实验室检查

DPB患者血清冷凝集试验效价在患病2周后即可上升，1个月时达高峰，可持续数月至数年；效价升高多在64倍以上，病情恶化时可高达1 024倍至2 048倍。但DPB患者支原体抗体多为阴性，血白细胞计数、中性粒细胞比例在稳定期多正常，急性加重期可增高，同时可出现 C 反应蛋白增加、红细胞沉降率（简称血沉）增快。部分患者可有血清 IgA、IgM 和血 CD4$^+$/CD8$^+$ 比值增高、γ- 球蛋白增高、类风湿因子阳性，但非特异性。DPB 患者支气管肺泡灌洗液检查示中性粒细胞数目及百分比升高，CD4$^+$ 和 CD8$^+$ 淋巴细胞总数增高，CD4$^+$/CD8$^+$ 比值明显下降。

（二）微生物检查

在疾病早期，痰培养检查多为流感嗜血杆菌、肺炎链球菌、卡他莫拉菌等。随着病情进展，如合并支气管扩张症，较易出现菌群交替而导致铜绿假单胞菌感染。

（三）肺功能检查及血气分析

DPB 的肺功能改变主要表现为阻塞性通气功能障碍，一秒率（FEV$_1$/FVC）< 70%，肺活量（VC）降低，残气量 / 肺总量比值增加，但通常弥散功能在正常范围。由于呼吸性细支气管慢性炎症容易导致管壁增厚、管腔狭窄、残气量增加、肺活量减少、气体分布不均、通气血流比例失调，导致发病初期即可发生低氧血症，随着病变进展，肺泡通气不足，也可出现高碳酸血症。

七、胸部影像学表现

（一）胸部 X 线检查

疾病早期胸部 X 线检查可无特殊改变。随着病情的进展，胸部 X 线检查可见两肺弥漫性分布的颗粒样小结节状阴影，以下肺明显，结节影可随着病情恶化或治疗而扩大或缩小甚至消失。同时有过度充气表现，横膈低位扁平，胸廓前后径增大。后期出现卷发影和轨道征等支气管扩张症表现，继发感染时可有局灶性肺炎 X 线表现。

（二）胸部 CT 检查

胸部 CT 检查尤其是胸部高分辨率 CT（HRCT）对 DPB 的诊断非常有帮助，是临床诊断 DPB 重要依据之一。早期，HRCT 可见两肺弥漫分布的小叶中心性颗粒样小结节影，伴树芽征；疾病进展严重时，出现两下肺为主的囊状支气管扩张。

1. 小结节影　两肺弥漫分布的小叶中心性颗粒样结节影，通常无融合，结节与近端支气管血管束的细线相连形成树芽征，不伴有小叶间隔增厚，以两下肺明显，但部分患者小结节影可呈局灶性分布。影像学显示的小结节影是呼吸性细支气管区域的炎性病变所致，经过治疗后，DPB 的小叶中心性结节影可减少或吸收，因此 HRCT 对疗效评价和随访也有重要的意义。

2. 支气管扩张　随着病情进展，细小支气管扩张呈小环状或管状影，伴有管壁增厚，HRCT 主要表现为两下肺为主的支气管扩张，为不可逆病变。

3. 空气潴留征　小气道狭窄或阻塞可引起局部肺内含气量增加、气体潴留。

这些影像学特征用来诊断和评估 DPB 的严重程度。疾病初期，直径小于 5mm 的小结节影见于支气管血管束的末端，结节代表细支气管被分泌物填充，这些小叶中心性结节与呈 Y 形布局的远端分支状支气管血管束相连，表现为树芽征。病情进展，可见到结节的囊样扩张,病程晚期,可见到大的囊状影与扩张的近端支气管相连。

尽管这些改变是 DPB 的影像学特征,但相似而不完全一样的改变也可见于低丙种球蛋白血症、囊性纤维化、原发性纤毛不动综合征、变应性支气管肺曲霉病(ABPA)、坏死性肉芽肿性血管炎、肺结核、结节病、闭塞性细支气管炎、结缔组织病相关的细支气管炎和溃疡性结肠炎患者伴发的细支气管炎等。

(三)鼻窦 CT 检查

80% 以上 DPB 患者合并有鼻窦炎或者有既往鼻窦炎的病史,有些患者没有鼻窦炎的主观症状,但鼻窦 CT 检查可见明显的鼻窦病变,如黏膜增厚、鼻窦积液等,受累部位可为单侧或双侧上颌窦、筛窦、额窦等。

八、诊断和鉴别诊断

(一)诊断标准

1998 年日本厚生省第二次修订了 DPB 临床诊断标准,该诊断标准包括必须项目和参考项目:

1. 必须项目

(1)持续咳嗽、咳痰,活动时呼吸困难。

(2)影像学确定的慢性鼻窦炎或有明确的既往史。

(3)胸部 X 线检查见两肺弥漫性散在分布的颗粒样结节状阴影或胸部 CT 检查见两肺弥漫性小叶中心性颗粒样结节状阴影。

2. 参考项目

(1)胸部听诊断续性湿啰音。

(2)一秒率(FEV_1/FVC)<70% 及动脉血氧分压(PaO_2)<80mmHg。

(3)血清冷凝集试验效价≥1:64。

3. 临床诊断

(1)临床确诊:符合必须项目 1、2、3,加上参考项目中的 2 项以上。

(2)一般诊断:符合必须项目 1、2、3。

(3)可疑诊断:符合必须项目 1、2。

需要说明的是日本提出的 DPB 诊断标准是不依赖于病理活检的临床诊断标准。1980—1982 年日本厚生省在全国 DPB 调查中,确诊 319 例 DPB,其中仅 82 例行病理检查、经病理组织学证实为 DPB,活检率仅约 25%。说明 DPB 的临床和影像学特点比较明显,典型病例一旦达到临床诊断标准则可不依赖于病理诊断。但临床和影像学改变不典型者,须行肺组织活检。经支气管镜肺活检术(transbronchial lung biopsy,TBLB)方法简便,较安全,但常因标本取材少,不一定能取到完整的呼吸性细支气管及肺组织,取材较为局限,病理诊断可能性较小。胸腔镜下肺活检或开胸肺活检取材较满意,可为本病的病理诊断提供很好的帮助。

（二）鉴别诊断

DPB 临床表现无特异性，其主要表现为咳嗽、咳痰、活动后呼吸困难，尤其是合并感染时与慢性阻塞性肺疾病、支气管扩张症等疾病相似，应注意鉴别。多种其他肺疾病胸部 CT 检查也可表现为两肺弥漫性小叶中心性小结节状阴影，如肺结核经支气管播散、非结核分枝杆菌肺病、支气管扩张症、吸入性细支气管炎、过敏性肺炎等，需要注意结合临床病史、实验室检查等进行鉴别。文献报道 DPB 可与其他疾病伴发，如类风湿关节炎、IgA 肾病、支气管哮喘、胸腺瘤、常见变异型免疫缺陷病等。

九、治疗

1980 年以前，没有有效的治疗能改善 DPB 的不良预后，DPB 治疗主要是激素、抗生素、化痰药和支气管扩张剂等，但都不能改善预后。自 1982 年开始应用低剂量红霉素长期治疗 DPB，该疾病的预后已明显改善，长期应用红霉素治疗已经使 10 年生存率达到 90% 以上。

（一）红霉素治疗

1982 年，日本工藤翔二医师组织了低剂量红霉素长期治疗 DPB 的开放性临床试验，观察到，经过 6 个月～3 年的红霉素 600mg/d 的治疗，18 例 DPB 患者临床症状、肺功能和影像学改变均明显改善，FEV_1 从 1.61L 提高到 2.17L（$P < 0.01$），PaO_2 平均从 65.2mmHg 提高到 75.1mmHg（$P < 0.01$），超过 60% 的病例经过治疗后胸部影像学上的小结节影消失。此后，红霉素治疗 DPB 的疗效又被日本多位学者的研究所证实。

目前红霉素是 DPB 治疗的首选药物，红霉素 400mg/d 或 600mg/d 口服，除非无效或因副作用而不得已停药。红霉素副作用主要包括胃肠不适、肝损害等，较为少见的有过敏性皮炎、QT 间期延长所致的室性心动过速等。

（二）疗效评估及疗程

DPB 诊断一旦成立，应立即开始治疗，早期治疗效果较好。应用红霉素/罗红霉素/克拉霉素/阿奇霉素治疗 1～3 个月后，评估临床症状、肺功能、动脉血气、胸部影像学表现，如果有效，继续用药，疗程至少 6 个月。经 6 个月治疗后病情恢复正常者可考虑停药，6 个月后如果仍有临床症状应继续用药 2 年。经 2 年治疗后，病情稳定者可停药。停药后如果复发，应重新开始治疗，再使用仍然有效。如果用药 3 个月以上仍无效者应注意排除有无其他疾病可能。

抗菌活性似乎不是红霉素等大环内酯类治疗 DPB 的主要作用机制。首先，不管细菌清除与否，大环内酯类治疗显著改善了 DPB 患者临床表现；其次，即便是对大环内酯类耐药的铜绿假单胞菌重复感染的病例，大环内酯类治疗依然有效；最后，在推荐剂量上，大环内酯类在痰液和血清中的峰浓度小于针对定植于气道的主要致病菌的最小抑菌浓度，推测大环内酯类治疗 DPB 可能与其抗感染作用和潜在的免疫调节作用有关，与其他抗生素不同。其次，已有多项研究显示，大环内酯类能够抑制气道高分泌、抑制中性粒细胞聚集、抑制淋巴细胞聚集等，可能是治疗 DPB 的潜在作用机制。

（三）其他大环内酯类治疗

20世纪90年代起，其他14元环大环内酯类也被应用于DPB的治疗，临床医师应用克拉霉素和罗红霉素治疗DPB，取得了与红霉素相似的临床获益。克拉霉素200mg/d或400mg/d口服，或罗红霉素150mg/d或300mg/d口服。阿奇霉素是15元大环内酯类，也有与14元环大环内酯类相似的治疗DPB的效果。阿奇霉素250mg，一周两次，已被证实与每日一次红霉素或克拉霉素同样有效，不良反应率明显降低。相较于其他大环内酯类，阿奇霉素显示对铜绿假单胞菌抑菌活性最好。

（四）其他治疗方法

抗生素治疗主要针对常见感染病原菌，感染严重时，针对铜绿假单胞菌、流感嗜血杆菌等常见感染菌，予以β-内酰胺酶抑制剂、氨基糖苷类、氟喹诺酮类、三代头孢菌素类及碳青霉烯类等抗生素治疗，可增加疗效。

虽然糖皮质激素治疗DPB疗效不肯定，但对呼吸系统急性症状改善有一定帮助，实际临床中应用普遍。通常为泼尼松1~2mg/（kg·d），待临床症状缓解后减量。其治疗机制可能主要在于其抗感染和免疫抑制作用。可与大环内酯类配合使用，疗程短于大环内酯类。

其他辅助治疗包括祛痰剂、支气管扩张药、鼻窦炎的治疗、免疫增强剂等。有低氧血症时应进行氧疗、机械通气等。如果长期大环内酯类治疗无效、病情持续恶化，最终可能需要肺移植。

十、预后

自应用红霉素等大环内酯类治疗DPB以来，DPB预后明显改善。20世纪70年代，DPB的5年生存率为63%；1985年以后，由于广泛应用红霉素治疗DPB，DPB的5年生存率显著提高到91%。如果DPB患者早期诊断、及时规范治疗，预后良好，患者可恢复正常生活。本病早期即可出现低氧血症，如病情没有及时治疗，进一步发展可出现肺动脉高压、肺心病、呼吸衰竭而死亡。

（李　燕　蔡后荣）

参 考 文 献

[1] HONMA H. Diffuse panbronchiolitis[J]. Nihon Kyobu Shikkan Gakkai Zasshi, 1975, 13（7）: 383-395.

[2] IZUMI T, DOI O, NOBECHI A, et al. Nation-wide survey of diffuse panbronchiolitis. Annual report on the study of interstitial lung disease in 1982[R]. Tokyo: Grant-in aid from the Ministry of Health and Welfare of Japan, 1983: 3-41.

[3] HOMMA H. Diffuse panbronchiolitis[J]. Jpn J Med, 1986, 25（3）: 329-334.

[4] POLETTI V, PATELLI M, POLETTI G, et al. Diffuse panbronchiolitis observed in an Italian[J]. Chest, 1990, 98（2）: 515-516.

[5] IZUMI T. Diffuse panbronchiolitis[J]. Chest，1991，100（3）：596-597.

[6] KUDOH S，KEICHO N. Diffuse panbronchiolitis[J]. Clin Chest Med，2012，33（2）：297-305.

[7] FITZGERALD J E，KING T E Jr.，LYNCH D A，et al. Diffuse panbronchiolitis in the United States[J]. Am J Respir Crit Care Med，1996，154（2 Pt 1）：497-503.

[8] 刘又宁，胡红，蔡祖龙. 弥漫性泛细支气管炎一例 [J]. 中华结核和呼吸杂志，1996，19（2）：118-119.

[9] 王厚东，孙铁英，李燕明. 弥漫性泛细支气管炎一例 [J]. 中华结核和呼吸杂志，1996，19（2）：119.

[10] NAKATA K. Revision of clinical guidelines for DPB. Annual report of the study of diffuse lung disease in 1998[R]. Tokyo: Grant-in aid from the Ministry of Health and Welfare of Japan，1999：109-111.

[11] 刘鸿瑞，刘彤华，任华. 弥漫性泛细支气管炎临床病理分析 [J]. 中华病理学杂志，2001，30（5）：325-327.

[12] YANAGIHARA K，KADOTO J，KOHNO S. Diffuse panbronchiolitis-pathophysiology and treatment mechanisms[J]. Int J Antimicrob Agents，2001，18（suppl 1）：S83-S87.

[13] KRISHNAN P，THACHIL R，GILLEGO V. Diffuse panbronchiolitis: a treatable sinobronchial disease in need of recognition in the United States[J]. Chest，2002，121（2）：659-661.

[14] 李英姬，胡红，工藤翔二. 弥漫性泛细支气管炎和大环内酯类药物疗法 [J]. 中华结核和呼吸杂志，2002，25（7）：421-423.

[15] CHEN Y，KANG J，LI S Q. Diffuse panbronchiolitis in China[J]. Respirology，2005，10（1）：70-75.

[16] AZUMA A，KUDOH S. Diffuse panbronchiolitis in East Asia[J]. Respirology，2006，11（3）：249-261.

[17] POLETTI V，CASONI G，CHILOSI M，et al. Diffuse panbronchiolitis[J]. Eur Respir J，2006，28（4）：862-871.

[18] 李惠萍，范峰，李霞，等. 弥漫性泛细支气管炎 72 例临床分析 [J]. 中国实用内科杂志，2009，29（4）：328-332.

[19] HANON S，VERBANCK S，SCHUERMANS D，et al. Evidence of improved small airways function after azithromycin treatment in diffuse panbronchiolitis[J]. Respiration，2012，84（1）：75-79.

第三节　纤毛运动不良症和卡塔格内综合征

原发性纤毛运动不良症（primary ciliary dyskinesia，PCD）也被称为纤毛不动综合征，是一种少见的先天性疾病，多为常染色体隐性遗传疾病，也有 X 染色体遗传的报道。此病于

"在线人类孟德尔遗传数据库"(online Mendelian inheritance in man, OMIM)的编号为244400。

卡塔格内综合征(Kartagener syndrome)为原发性纤毛运动障碍中的一种特殊类型。卡塔格内综合征特指那些同时具有"慢性鼻窦炎、支气管扩张症和内脏转位"三联征的原发性纤毛运动不良症患者。由于与PCD的发病机制相似,因此在此章节中一并讨论。

一、原发性纤毛运动不良症的发展简史和发病情况

对PCD的最初认识是1933年Kartagener发现了慢性鼻窦炎、支气管扩张症和内脏转位三联征,因此被称为卡塔格内综合征(Kartagener syndrome)。1976年Afzelius报道这些患者具有纤毛不动的特点,且在超微结构中发现了纤毛结构异常。此后的研究进一步发现这些患者的纤毛不一定完全不动,也可以表现为僵硬、运动不协调或是摆动出现障碍。因此改称"纤毛运动不良症"。"原发性"被引入命名是为了排除由于感染或炎症导致的继发或获得性纤毛运动不良症,而仅指遗传性纤毛运动不良症。

目前PCD的发病率不明,由于地域、人种及数据来源的不同而差异很大,已报道的发病率为每百万人(5~14岁)中0.0(爱沙尼亚)~441.5(英籍亚裔)。但由于PCD的漏诊率较高,故实际发病率应大于上述数字。目前还没有中国的PCD发病情况数据。男性与女性的发病率相同。纤毛或精子鞭毛上的任何多肽,以及其他出现于纤毛膜和基质,或影响纤毛正确排列的蛋白质异常都可以引起PCD。不同患者的基因缺陷或缺失有不同的组成,其临床表现可由于病变的部位决定。同一家族中的患者可能基因突变并不相同,但是临床表现类似。

为规范PCD的诊治,了解PCD的自然病程,"十三五"国家重点研发计划开展了中国遗传性支气管扩张症的注册登记研究项目,该项目将首次在全国多中心系统性研究我国PCD的发病情况、临床特征、诊疗水平、医疗质量和结局转归。

二、致病机制及遗传学

正常纤毛的功能:纤毛的黏液清除是肺部最重要的防御机制,而纤毛的作用就是使细菌和毒素从气道中定向清除。动力臂中的ATP水解产生的能量推动纤毛定向滑动,从而促进黏液从远端气道向中央气道移动。参与调节纤毛摆动的信号分子包括环腺苷酸(cAMP)、环鸟苷酸(cGMP)、钙离子(Ca^{2+})及一氧化氮(NO)。

基因突变导致纤毛超微结构异常,纤毛运动能力下降,纤毛不规则摆动,甚至纤毛不动。由于黏液清除是最主要的呼吸道防御机制,纤毛柱状上皮主要位于呼吸道,因此PCD患者的呼吸道纤毛结构或功能缺陷,造成呼吸道黏膜的纤毛麻痹,纤毛黏液传输功能障碍,继而将导致慢性复发性化脓性肺部炎症、中耳炎和鼻窦炎。纤毛在胚胎发育期的定向运动变成随机运动,导致部分患者的内脏转位过程变得随机,不能发生正常的转位。

(一)遗传特点

PCD符合孟德尔遗传规律,为常染色体隐性遗传病。1999—2010年,利用纯合子地图和候选基因筛查,发现了PCD的11种基因型。2011年开始,通过对外显子组测序,又发现

了 10 个新的基因。绝大多数基因突变（约 85%）为功能缺失变异（无意突变、移码突变或突变体缺陷），少数为保守的错意突变（约 15%）。一些基因在多数患者中常见，但多数突变仅见于 1 名患者或家系。

基因突变与纤毛超微结构有强烈的相关性。绝大多数基因编码的蛋白位于外动力臂（ODA）或内动力臂（IDA）或辐射丝，但是这些基因中的 6 种表达于细胞质，并且在纤毛的预装配中起重要作用。这 6 种表达于细胞质的基因突变导致了 ODA 和 IDA 的缺失，与纤毛不动或严重的纤毛运动障碍相关。IDA 缺失与微管组装异常相关（例如 *CCDC39* 和 *CCDC40* 突变）。此外，这些基因（例如 *DNAH11*、*RSPH4A*、*RSPH9*）异常而电镜检查正常的患者，其纤毛摆动频率可以正常，其摆动波形扫描也可以正常，或是仅有轻度缺陷。这些患者比起经典的 PCD 患者在超微结构上有较轻的表型。

由于高通量测序的发展，近期发现了更多新突变。基于超过 200 个患有 PCD 家庭的基因检测发现，大约 65% 的患者带有已发表的 21 个基因中的突变。新近发现的突变谱使得 80% 的 PCD 患者可以通过高通量测序的方法得到了正确的诊断。

采用高通量的基因测序，我们期待今后能发现更多新的 PCD 致病基因，使患者能得到早期诊断，并促进临床监测和治疗。

（二）基因突变谱

PCD 的基因突变较为复杂，目前已经比较清楚的突变和表型的关系见表 14-3-1。

表 14-3-1　引起原发性纤毛运动障碍的基因突变

人类基因	染色体定位	双等位基因突变时电镜表现	双等位基因突变的比例	MIM 编码[#]
DNAH5	5p15.2	ODA 缺失	占全部 PCD 患者的 15%～21%，占 ODA 缺失的 PCD 患者的 27%～38%	608644
DNAI1	9p21-p13	ODA 缺失	占全部 PCD 患者的 2%～9%，占 ODA 缺失的 PCD 患者的 4%～13%	244400
DNAI2	17q25	ODA 缺失	占全部 PCD 患者的 2%，占 ODA 缺失的 PCD 患者的 4%	612444
DNAL1	14q24.3	ODA 缺失	NA	614017
CCDC114	19q13.32	ODA 缺失	占 ODA 缺失的 PCD 患者的 6%	615038
TXNDC3（*NME8*）	7p14-p13	部分 ODA 缺失	NA	610852
DNAAF1（*LRRC50*）	16q24.1	ODA+IDA 缺失	占 ODA+IDA 缺失的 PCD 患者的 17%	613193
DNAAF2（*KTU*）	14q21.3	ODA+IDA 缺失	占 ODA+IDA 缺失的 PCD 患者的 12%	612517，612518
DNAAF3（*C19ORF51*）	19q13.42	ODA+IDA 缺失	NA	606763
CCDC103	17q21.31	ODA+IDA 缺失	NA	614679

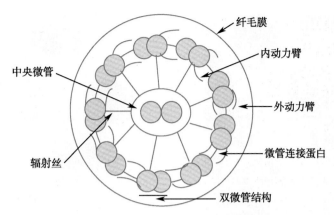

图 14-3-3 纤毛超微结构的示意图

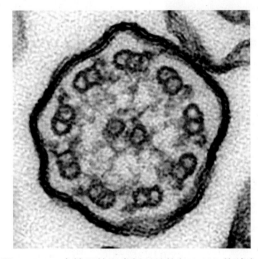

图 14-3-4 电镜下的正常纤毛结构(10 000 倍放大)

　　鼻黏膜或经支气管镜支气管黏膜病理检查,在光镜下观察纤毛摆动频率、摆动模式,在电镜下观察纤毛超微结构等进行确诊。PCD 患者最常见的纤毛结构异常为部分或完全动力蛋白臂的缺失。其他异常包括:纤毛数目异常、中央微管缺失、辐射丝缺陷和微管移位等(图 14-3-5、图 14-3-6)。PCD 患者有时也可出现巨大纤毛、微管数目增多和纤毛囊性化等。很少见的情况是:患者的超微结构完全正常,此时可以通过细胞培养观察到纤毛自定向的运动转变为无序的运动。

　　基因检测可用于有 HSVA、TEM 和免疫荧光(immunofluorescence,IF)技术检查确证的 PCD 患者,也可用于临床高度可疑的患者(典型临床表现,nNO 降低),以及没有其他检测手段(如 HSVA,TEM 或 IF)时。但是基因检测阴性不能排除 PCD。基因检测也可以用于高度怀疑 PCD 但是 HSVA/TEM/IF 阴性的患者来确定 PCD 的诊断(如有以下突变:*DNAH11*、*CCNO*、*MCIDAS* 或 *RSPH*)。目前比较成熟的基因检测是 *DNAI1* 和 *DNAH5* 基因,如果双等位基因存在,则可以确立诊断。如果仅发现一条等位基因异常,则需进一步鉴定。基因诊

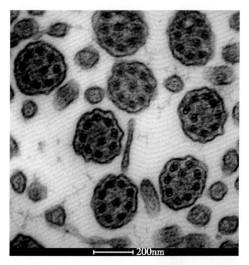

图 14-3-5　电镜下的异常纤毛结构,可见外周微管移位至中央微管,以及中央微管缺失(比例尺见图)

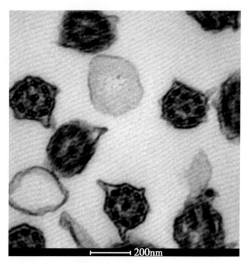

图 14-3-6　异常纤毛结构,可见中央微管移位和辐射丝缺失(比例尺见图)

断应该与临床及 TEM/IF/HSVA 等表型一致,如果不一致需要重新考虑诊断。在家庭中的等位基因分析(特别是父母双方)对于证实先证者的基因型非常重要。先证者和他亲属的基因检测对于再生育的基因咨询有帮助。

此外还可以采用免疫荧光技术。免疫荧光技术能确定突变的病因(例如编码辐射丝蛋白的错义突变);能检测部分正常超微结构或是轻微超微结构缺失的 PCD 患者的异常;能帮助确立 PCD 的诊断,如内外动力臂、微管移位(*CCDC39/CCDC40* 突变)、中央微管(编码辐射丝蛋白的基因)及微管连接蛋白(nexin)连接缺陷。因此认为免疫荧光技术比其他检查手段简单易行费用低,对资源缺乏的单位是一种选择。

五、治疗和预后

(一)内科治疗

虽然目前对于 PCD 的治疗并没有针对性的手段,但是由于患者得到及时而正确的诊断后,可以得到专门的看护和随访,患者的预后将得到很大改善,因此正确的诊断对于患者还是非常重要的。

稳定期 PCD 的治疗与非囊性纤维化支气管扩张症(non-cystic fibrosis bronchiectasis,NCFB)相似,包括体位引流、物理治疗、适当吸入支气管扩张剂、吸入高渗盐水、使用祛痰药,急性加重期使用敏感有效的抗生素等。建议患者进行流感和肺炎疫苗的接种。此外由于吸烟将加速患者肺功能的恶化,应建议患者戒烟。

基于 CF 和包括 PCD 在内的 NCFB 的研究显示,全身抗生素治疗对肺部症状急性加重期有效。因此我们建议根据患者稳定期呼吸道的病原菌培养结果选用抗生素,并在获得新的药敏结果后根据临床症状缓解的情况适当调整。

虽然对于 NCFB 的早期研究发现,长期吸入抗生素不能改善患者的肺功能指标,但是一些研究发现吸入抗生素能降低痰液中的中性粒细胞弹性蛋白酶水平;此外,一项为期 12 个月的对照研究表明,吸入庆大霉素能减少患者的急性加重次数,降低细菌负荷,并减少肺部和系统性炎症指标水平。因此对于 PCD 患者,雾化吸入抗生素治疗被逐渐广泛应用。可以采用的药物包括:庆大霉素、氨曲南、阿米卡星、环丙沙星、妥布霉素等。

一个小样本的研究中报道,吸入一种能刺激氯离子和水分泌的药物可以改善 PCD 患者的痰液清除能力。最近,一项研究表明在雾化吸入 7% 的高渗盐水 3 个月之后,改善了支气管扩张症患者的肺功能和生活质量。大概是因为高渗液体刺激了气道分泌,从而改善了气管、支气管的清除能力。

口服大环内酯类通过其抗感染作用能明显减少 CF 患者的急性加重次数。在 NCFB 的数据中也得到了类似的结果。与 CF 不同的是,多数 NCFB 患者的细菌感染并非铜绿假单胞菌,因此其机制大概除抗感染之外,还有抗微生物的作用。大环内酯类的长期使用有导致抗生素耐药的可能。目前的临床指南建议患者仅在没有非结核分枝杆菌感染的情况下才开始长期使用口服大环内酯类。

由于担心感染风险增加及对骨质疏松和生长发育的影响,是否给患者使用吸入糖皮质激素在学术界仍有争议。

对于有听力障碍的患者可以进行构音训练和助听。

(二)外科治疗

部分患者可以考虑用外科手段干预中耳炎、鼻窦炎和鼻息肉。息肉切除术和咽鼓管成形术的效果较好,而鼓膜造孔术的效果却并不肯定。除非病变局限,不推荐进行支气管扩张的外科切除。双肺移植可用于终末期呼吸衰竭的患者。对于合并先天性心脏病的患者可以进行先天性心脏病的外科治疗。

此外对于男性不育的患者可以通过人工授精解决不育。

目前还没有对 PCD 的有效基因治疗手段。

(三)预后

PCD 确诊可以改善 70% 以上患者的生活质量。多数患者的寿命与正常人群相差不大。

(四)如何随访患者

建议患者每次随访时都进行肺功能检查以了解肺部疾病的进展,每半年进行一次痰液病原学(包括非结核分枝杆菌)检查;虽然胸部 HRCT 可以非常敏感地观察支气管扩张症的病变程度和范围,但由于存在放射线辐射风险,一般在一年以上方进行胸部 HRCT 来定期观察患者的病变范围。不建议采用胸部 HRCT 作为患者的密切随访工具,而在患者出现症状或肺功能恶化时进行评估。

患者如果没有禁忌,应该进行常规的疫苗接种,每年的流感疫苗及 3～5 年一次的肺炎疫苗有助于减少患者感染的次数。

（五）遗传咨询

由于 PCD 是一种症状轻微的遗传病，多数患者的预期寿命与正常人差别不大，且其致病基因复杂，因此无须对该类患者进行常规的产前筛查。

PCD 以常染色体隐性方式遗传，常常没有阳性家族史。当先证者双亲之一系患者，其同胞患病风险为 50%。当先证者的基因突变是新发生的，其同胞患病风险与群体发病率相似。先证者后代如与正常人婚配，则再发风险非常低。

（徐凯峰　田欣伦）

（致谢：本文电镜图片均由北京大学人民医院电镜室郑姝颖老师提供。）

参 考 文 献

[1] KARTAGENER M. Zur pathogenese der bronkiectasien: bronkiectasien bei situs viscerum inversus[J]. Beitr Klin Tuberk，1933，82：489-501.

[2] BUSH A，CHODHARI R，COLLINS N，et al. Primary ciliary dyskinesia: current state of the art[J]. Arch Dis Child，2007，92（12）：1136-1140.

[3] MELGAREJO M P，GALINDO O X，MARQUES A L，et al. Ciliary changes with abscence of dynein arms in Kartagener's syndrome[J]. Acta Otorrinolaringol Esp，2004，55（3）：145-147.

[4] BUSH A，COLE P，HARIRI M，et al. Primary ciliary dyskinesia: diagnosis and standards of care[J]. Eur Respir J，1998，12（4）：982-988.

[5] KNOWLES M R，DANIELS L A，DAVIS S D，et al. Primary ciliary dyskinesia. Recent advances in diagnostics，genetics，and characterization of clinical disease[J]. Am J Respir Crit Care Med，2013，188（8）：913-922.

[6] 田欣伦，王世波，郑姝颖，等. 原发性纤毛运动障碍 17 例临床特点分析 [J]. 中华结核和呼吸杂志，2017，40（4）：278-283.

第四节　囊性纤维化

囊性纤维化（cystic fibrosis，CF）是一种由位于 7 号染色体上的囊性纤维化穿膜传导调节蛋白（cystic fibrosis transmembrane conductance regulator，CFTR）基因突变导致的多系统疾病。

一、囊性纤维化的发展简史和发病情况

CF 是西方国家最常见的威胁生命的常染色体隐性遗传病。18 世纪德国有句谚语："灾难降临到额头发咸的孩子，因为他被诅咒并即将死亡"。1936 年，Guido Fanconi 发表了一篇文献，将腹部疾病、胰腺疾病和支气管扩张症作出了联系。1938 年 Dorothy Andersen 最先提出了囊性纤维化这一诊断。1952 年 Paul di Sant Agnese 发现 CF 患者的汗液离子异常。

1988 年发现了第一个 CF 基因突变，*ΔF508*。随着医学的进展，这一遗传性疾病的治疗也获得了长足进展，欧美患者的预期寿命从 19 世纪的出生后即死亡延长至目前的 40 岁左右。

在美国，CF 在高加索人种中的发生率约为 1/3 000，西班牙人种为 1/9 200，美国原住民 1/10 900，非洲人种 1/15 000，亚裔 1/30 000。白种人中的携带者频率高达 1/29。亚洲 CF 的发病率明显低于西方国家，而且不同地区间发病率差异极大。比如约旦和巴林的 CF 发病率分别为 1/2 500 和 1/5 000，接近高加索人发病率，而日本 CF 发病率低达 1/350 000，国内报道病例数更少。

CF 在我国的报道非常罕见。最新报告显示，1974—2016 年，文献可查的中国 CF 患者共 48 例，其中 36 例在中国大陆，8 例在中国台湾，新加坡、澳大利亚、加拿大、美国各 1 例。亚洲各国报道发病率差异如此显著的原因可能与亚洲国家高发的结核、营养不良、腹泻等疾病和 CF 相关疾病类似而导致误诊，认识不足而导致漏诊、缺少疾病登记，以及 CF 突变携带者的频率的多样性有关。CF 在我国的确切的流行病学数据尚不清楚。

二、致病机制及遗传学

（一）发病机制

CF 是由于 CFTR 异常导致氯离子通道异常，引起呼吸、胰腺和胆管上皮的分泌物含水量减低，使分泌物变黏稠而难以清除。在皮肤上表现为汗液中的氯离子浓度升高，这也是 CF 的诊断方法之一。

CF 患者呼吸道分泌物的理化特性将导致慢性细菌感染，并逐渐出现肺部病原体的定植，最初常为流感嗜血杆菌和金黄色葡萄球菌，最终出现铜绿假单胞菌或克雷伯杆菌的慢性感染。一旦出现感染，中性粒细胞大量被募集到肺组织中，并释放弹性蛋白酶从而造成肺组织的破坏，导致支气管扩张症形成。

对胃肠道的影响主要是由于 CFTR 功能异常所致的黏稠分泌物会引起 CF 患者的胃肠道并发症。胆汁和胰液的流动异常可以导致消化不良和吸收不良，或是肝脏或胰腺疾病，严重时可以出现 CF 相关的糖尿病。黏稠的肠液还可能使 CF 患者更容易出现肠梗阻和直肠脱垂。

（二）基因突变谱

CF 是欧美人群最常见的常染色体隐性遗传病。CFTR 的突变谱非常广泛，大多数都不常见且可能导致 CFTR 功能的残留。目前已发现近 2 000 种 CFTR 基因突变，根据这些突变对 CFTR 功能产生的影响将其分为六类：CFTR 蛋白合成缺陷（Ⅰ类突变）；CFTR 蛋白加工和转运缺陷（Ⅱ类突变）；门控缺陷，也称调节缺陷（Ⅲ类突变）；离子传导缺陷（Ⅳ类突变）；合成 CFTR 减少（Ⅴ类突变）；膜定位稳定性下降（Ⅵ类突变）。Ⅰ～Ⅲ类突变使 CFTR 功能完全丧失，一般产生严重的表型；Ⅳ～Ⅵ类突变使 CFTR 功能部分残留，一般产生较轻的临床表现。CFTR 基因的一些突变如 *ΔF508*、*G542X* 和 *N1303K* 等，与严重的 CF 表型相关联并且表现出较高的外显率。关于亚洲 CF 患者 CFTR 基因突变的研究，目前的数据显示在大约 3 700 个亚洲患者 CF 染色体上发现了 160 多个 CFTR 变异。在不同人群中 CF 等位基因的分布存在巨大的突变异质性。虽然总的来说 *ΔF508* 仍然是亚洲国家最常见的突变,但只占 12%～31%,相比于西方人群高达 66% 的比例有明显差异。此外,*ΔF508* 在东亚 CF 患者中(中国、韩国、日本、越南、泰国)极为少见。在我们的研究中,中国人 CF 最常见的突变为 *G970D*(6/16＝37.5%),而 CFTR-DB 最常见的突变是 *I556V*(5/15＝33.3%),仅 1 例存在 *ΔF508* 突变。这些特点均与欧美人完全不同。

三、临床表现

(一)呼吸系统症状

CF 患者的呼吸系统症状常常在幼年出现,虽然也有一些轻症患者在 20～30 岁时才开始出现。常见的症状包括咳嗽、咳痰。婴儿可以出现反复的支气管炎。儿童虽然有痰,但是由于常常被吞掉,这一症状经常被家长忽略。

1. 支气管扩张症 支气管扩张症是 CF 患者最常见的呼吸系统表现,有研究发现 3～5 岁的儿童中 50%～75% 的患儿可以用 CT 检查发现支气管扩张症的存在。慢性的气道炎症和感染导致气道的破坏。随着疾病的进展,气道内大量黏稠的分泌物阻塞管腔,CT 上可见扩张的支气管中充斥着痰栓。晚期还可以出现咯血和气胸。由于患者支气管扩张症常常从上叶起病(图 14-4-1),在中国,常被误诊为肺结核,此外由于部分患者合并有变应性支气管肺曲霉病(ABPA),临床医师关注于这一诊断却漏掉了其后更为严重的 CF 的诊断。比起其他原因导致的支气管扩张症,CF 患者的支气管扩张症出现更早,中心性支气管扩张症显得更为明显,且起病初期一般上叶病变重于下叶,与其他病因导致的在重力下垂部位更明显的支气管扩张症常见特点明显不同。

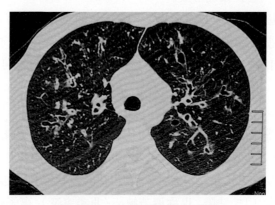

图 14-4-1 CF 患者胸部 CT 影像

2. 鼻窦炎 绝大多数 CF 患者存在鼻窦疾病,有研究表明九成以上的超过 8 月龄的儿童可以用影像学发现鼻窦炎(图 14-4-2)。鼻部症状可以表现为鼻塞、头痛、上气道咳嗽综合征和睡眠障碍等,也可以不出现症状。

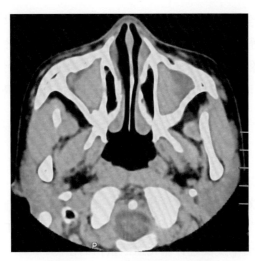

图 14-4-2　CF 患者鼻窦 CT 影像

3. 气道高反应性　CF 患者的气道高反应性常见，很多患者小儿时期就开始出现反复的喘息，且对支气管舒张剂有效。ABPA 可以见于 10% 的 CF 患者，这一比例在我国 CF 患者中更高。

4. 肺动脉高压　患者的肺部疾病进展可以出现肺动脉高压，且与患者的死亡风险相关。

（二）消化系统症状

虽然 CF 致死的主要原因是肺部疾病，但是随着患者寿命的延长，消化系统的问题逐渐增加。最常见的消化系统异常是胰腺功能障碍，其次为胃食管反流病、胎粪性肠梗阻、远端小肠梗阻综合征（distal intestinal obstruction syndrome，DIOS）等。

1. 胰腺疾病　胰腺功能异常是 CF 最常见的消化系统表现，所有 CF 患者都存在胰液分泌的减少。85% 的国外 CF 患者会出现胰腺功能不全。由于黏稠的液体阻塞胰腺导管，干扰了胰酶的分泌，导致胰腺外分泌功能不全，同时出现自溶并破坏胰岛，最终出现 CF 相关的糖尿病。胰腺功能不全常导致脂肪吸收不良，造成脂肪泻、营养不良及脂溶性维生素（如维生素 A、D、E、K 等）的缺乏。10% 的胰腺功能正常的 CF 患者表现为胰腺炎，但是在胰腺功能不全的患者中却罕见。一般认为，出现胰腺炎的患者至少会携带一个轻型（Ⅳ～Ⅵ型）CFTR 突变。

2. 胃食管反流病（gastroesophageal reflux disease，GERD）　30%～40% 的 CF 患者出现有症状的 GERD。对有严重肺部疾病的 CF 患者使用食管监测可以发现 90% 为 GERD 患者。GERD 可以增加诸如微误吸、反射性支气管痉挛或是气道高反应性等的风险。但是现有研究还不足以证实抑制胃酸分泌对 CF 的肺部疾病控制有好处。

3. 胎粪性肠梗阻　是新生儿由于胎粪浓缩导致小肠梗阻的临床情况。在国外大约 10% 的 CF 患者在新生儿阶段出现胎粪性肠梗阻，这也常常提示患者存在较为严重的 CFTR 突变。80%～90% 的胎粪性肠梗阻最终被证实存在 CF，因此一旦出现这一疾病，需要排查 CF。

4. 远端小肠梗阻综合征（DIOS）　这一疾病仅见于 CF。表现为浓缩的肠内容物导致的急性回盲部完全或不完全的梗阻。常见于较为严重的突变类型，与胰腺功能不全、未控制的脂肪吸收不良、脱水等情况相关。临床症状包括右下腹的痉挛性腹痛，完全梗阻时可以出现呕吐，可以出现便秘、腹泻，有时大便可以正常，右下腹可以触及肿块。

其他消化系统表现：CF 相关肝脏疾病，可以表现为转氨酶升高、肝硬化和门脉高压等；以及便秘、胆管疾病等。

（三）其他表现

1. CF 相关糖尿病　常常是由于 CF 患者的胰岛破坏导致胰岛素分泌不足所致，胰岛素抵抗是另一常见原因。CF 相关糖尿病的危险因素包括严重的基因型（如 *ΔF508* 纯合）、胰腺功能不全、女性。CF 相关糖尿病常常与肺功能下降、营养状态不佳和病死率增加相关。但这些情况会被胰岛素治疗所改善，因此建议对所有 10 岁以上的 CF 患者每年都进行口服葡萄糖耐量试验（OGTT），而不仅仅进行糖化血红蛋白的检测。

2. 营养不良　CF 患者还常常出现营养不良；由于脂溶性维生素吸收不良，CF 患者可以出现骨质疏松。

四、诊断标准

囊性纤维化的诊断标准如下：

至少一个器官存在 CF 的典型表现，以及存在以下至少一种 CFTR 基因功能异常的证据：

（1）2 个部位汗液氯离子测定超过 60mmol/L。

（2）等位基因上存在 2 个 CFTR 致病突变。

（3）鼻电位差异常。

新生儿的诊断不需要器官异常的证据，如果患者的同胞兄弟姐妹中有 CF 确诊患者且有相同突变时，也不需要临床症状作为确诊依据。

五、治疗和预后

（一）内科治疗

囊性纤维化的症状可以因为患者的年龄、体内器官受影响的程度、以前的治疗及被其他不同病症感染而有差异。目前仍然没有治愈 CF 的方法，CF 是一个慢性的、终身的疾病，在不同的年龄阶段需要不同的治疗，不同的患者需要不同的治疗方法。传统的 CF 治疗只是对症治疗，现在随着对 CFTR 基因的深入研究，CF 的治疗开始转向针对解决 CFTR 基因缺陷这一源头问题。

1. CFTR 调节剂　这是一类新药，通过改善缺陷的 CFTR 蛋白功能而发挥作用。代表性药物为依伐卡托（ivacaftor），于 2012 年 1 月经美国 FDA 批准上市，是首个获准用于 CF 治疗的药物，它能够修复突变 CF 蛋白的功能，而非试图针对其后续后果的一个或多个靶点。随后，美国 FDA 还批准依伐卡托用于存在其他门控突变的患者，即 *G178R*、*S549N*、*S549R*、*G551S*、*G1244E*、*S1251N*、*S1255P*、*G1349D* 或 *R117H*。依伐卡托其有益作用的程度和广度都显著超过了当前可用于 CF 的任何其他疗法。因此，所有 CF 患者都应该接受 CFTR 基因分型，以确定自身是否携带 *G551D* 突变或上述其他突变之一。该药单独使用对 *ΔF508* 纯合突变的 CF 患者无效。对于 *ΔF508* 纯合突变的患者，鲁玛卡托（lumacaftor）联合依伐卡托治疗能够轻度改善肺功能，并降低肺部疾病加重的风险。自 2015 年 7 月起，这种联合用药获得美国 FDA 批准，用于该纯合突变的 CF 患者。

2. 促进气道分泌物清除的药物　CF 患者难以将脓性分泌物从气道清除。目前用于气道分泌物清除的药物有：吸入 DNA 酶Ⅰ（DNaseⅠ）、高渗盐水、N- 乙酰半胱氨酸等。DNaseⅠ（α- 链球菌 DNA 酶）是一种核酸内切酶，通过裂解由变性中性粒细胞释放的变性 DNA 长链而降低 CF 患者脓性痰液的黏度。CF 基金会指南委员会推荐所有年龄超过 6 岁的 CF 儿童长期使用 DNase，还建议给存在肺部症状的 CF 婴儿和年幼儿童进行雾化 DNase 治疗。建议对所有 6 岁及以上存在慢性咳嗽和 / 或肺功能测定结果（如 FEV_1）轻度降低的患者进行吸入性高渗盐水（浓度为 5%～7%）的治疗，可以使 CF 患者气道内存在的浓稠黏液水化，且耐受性良好。一般在给予高渗盐水之前即刻用定量吸入器吸入沙丁胺醇，以减少支气管痉挛。值得注意的是，吸入性药物不应该在同一雾化器中混合，DNase 与 7% 盐水混合时会导致DNase 失活。吸入性 N- 乙酰半胱氨酸是一种自由巯基试剂，可裂解黏液糖蛋白的二硫键，它可在体外溶解 CF 痰液。但由于费用高且气味耐受性差，目前并未广泛使用。

可以遵从以下给药顺序：①用定量吸入器给予沙丁胺醇；②高渗盐水；③胸部理疗 / 锻炼和 DNase，顺序任选；④其他吸入治疗，如雾化抗生素。

3. 抗生素治疗　CF 肺病的病程特征为多种微生物慢性感染，导致肺功能逐渐降低。出生时，CF 患者的肺部并没有感染。无论始于婴儿期还是其后，几乎所有 CF 患者最终都会发生反复的急性病毒性、细菌性感染，这些感染会引发炎症并导致气道损伤。

CF 患者的肺部感染需要及时使用合适的抗生素。抗生素是治疗 CF 肺病慢性感染和急性加重的必不可少的手段。随着年龄增长，CF 的常见病原体从金黄色葡萄球菌和流感嗜血杆菌逐渐向铜绿假单胞菌过渡，因此经验性抗感染治疗需要覆盖上述病原体。遵循支气管扩张症合并感染的治疗原则，建议抗感染治疗疗程至少 10～14 天。如果患者存在铜绿假单胞菌感染，可以联合使用有效的抗生素治疗。

目前并不鼓励患者通过长期口服抗生素来控制感染，因为治疗的获益并未超过抗生素耐药所带来的问题，但下述 2 种情况除外：①推荐多数 CF 患者使用阿奇霉素，其获益可能是由于其抗感染和 / 或抗菌特性；②推荐反复出现感染的 CF 患者采用针对铜绿假单胞菌的雾化抗生素（妥布霉素和氨曲南等）长期治疗。

4. 支气管扩张剂　无论是否存在典型的哮喘症状，很多 CF 患者使用 β 受体激动剂、抗胆碱能药和 / 或茶碱后可以出现 FEV_1 的即刻改善，有气道高反应性且总体肺部疾病较轻的患者可得到最大程度的改善。尽管支气管扩张剂被广泛用于 CF 患者，但支气管扩张剂治疗长期疗效评估的研究并不充分。

5. 胸部物理治疗和运动　CF 患者脓性分泌物潴留是气流阻塞和气道损伤的一个重要

原因。1950 年前后，以体位引流和叩击形式的胸部理疗被引入 CF 治疗之中，并成为促进分泌物清除的标准方法。除了自主体位引流之外，气道振荡器、外部叩击背心和肺内叩击通气等装置也被用于临床。

6. 抗感染治疗　大环内酯类是目前最常使用的抗感染药物。阿奇霉素、克拉霉素、红霉素等都被用于 CF 患者的长期治疗，可改善 CF 患者的呼吸功能并减少肺部疾病加重的发生率。大环内酯类改善 CF 肺部疾病的作用机制尚不确定，可能包含对感染细菌的直接作用和 / 或抑制了 CF 患者肺部的过度炎症反应。在开始大环内酯类治疗之前，需要进行痰分枝杆菌检测以排除非结核分枝杆菌的感染。这是由于大环内酯类是鸟分枝杆菌感染治疗方案的一个重要组成部分，且应该作为多药联合治疗方案的一部分而使用，以避免分枝杆菌对之产生耐药性。

布洛芬也被用于 CF 的治疗。CF 基金会指南委员会建议给 6～17 岁肺功能良好（即 FEV_1 > 预计值的 60%）的儿童使用大剂量布洛芬。但是 13 岁以上的患者不建议初始给予布洛芬治疗。为避免药物不良反应，患者应定期接受药代动力学检查。

全身糖皮质激素目前仅用于以哮喘样症状为表现的 CF 患者的肺部疾病急性加重期，例如：出现显著胸部紧迫感，尽管胸部 X 线检查显示黏液栓但是极少咳痰，肺功能实验室检查记录显示对支气管扩张剂有反应，以及听诊时出现高调哮鸣音的患者。剂量为 0.5～1.0mg/（kg•d）的泼尼松，一般不超过 60mg/d，且不超过 5 天。但是如果患者存在 ABPA，则可以遵循 ABPA 的治疗原则。

此外，CF 患者存在消化和吸收的障碍，特别是和胰酶相关时，对于一些营养元素还需要额外的补充，例如为了保证骨的生长需要服用维生素 D 等。

（二）外科治疗

CF 肺部疾病治疗的进展延缓了疾病的进展，但并没有阻止疾病的进展；大多数患者仍然由于呼吸衰竭而过早死亡。肺移植为终末期 CF 患者提供了一个治疗选择。几乎所有 CF 患者均需要双肺移植，因为遗留一个自身肺在原位将使之成为一个巨大的感染性分泌物来源，从而威胁到移植肺。

目前针对 CF，采用以下因素来预测患者是否应该进行肺移植：① FEV_1 降至预计值的 30%。②晚期肺部疾病患者尽管接受优化治疗，FEV_1 仍然迅速下降，例如 FEV_1 小于预计值的 40%，特别是对于女性患者或 CF 相关性糖尿病患者。③ 6 分钟步行试验小于 400m。④无低氧血症恶化的情况下出现肺高压 [定义为超声心动图上收缩期肺动脉压（PAP）> 35mmHg，或者经右心导管术测得平均 PAP > 25mmHg]。⑤临床情况下降，表现为加重频率增加伴有下列任意情况：需要无创通气的急性呼吸衰竭发作；连续加重所致临床恢复较差的模式；尽管给予补充，营养状况仍然恶化；气胸，特别是反复发生或难以消退时；尽管实施支气管动脉栓塞术，仍出现危及生命的咯血。

（三）预后

随着研究的进展，CF 患者的预期寿命自 20 世纪 40 年代的很难成活到目前已可以接近

40 岁。这些进展与 CF 研究中的一个个里程碑意义的重大事件密切相关（图 14-4-3）。随着基因精准治疗的进展，相信在不远的将来，CF 患者的预后将得到更大程度的改善。由于中国人 CF 的基因型与欧美大不相同，因此开发具有中国人特色的靶向治疗任重道远。

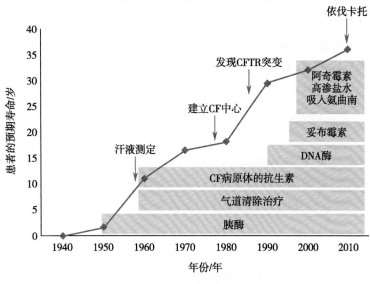

图 14-4-3　CF 研究相关进展

（田欣伦）

参 考 文 献

[1] LIU Y P，WANG L Q，TIAN X L，et al. Characterization of gene mutations and phenotypes of cystic fibrosis in Chinese patients[J]. Respirology，2015，20（2）：312-318.

[2] SINGH M，REBORDOSA C，BERNHOLZ J，et al. Epidemiology and genetics of cystic fibrosis in Asia: in preparation for the next-generation treatments[J]. Respirology，2015，20（8）：1172-1181.

[3] YAMASHIRO Y，SHIMIZU T，OGUCHI S，et al. The estimated incidence of cystic fibrosis in Japan[J]. J Pediatr Gastroenterol Nutr，1997，24（5）：544-547.

[4] ZHENG B Y，CAO L. Differences in gene mutations between Chinese and Caucasian cystic fibrosis patients[J]. Pediatr Pulmonol，2017，52（3）：E11-E14.

[5] SHEN Y L，LIU J R，ZHONG L L，et al. Clinical phenotypes and genotypic spectrum of cystic fibrosis in Chinese children[J]. J Pediatr，2016，171：269-76 e1.

[6] TIAN X L，LIU Y P，YANG J，et al. p.G970D is the most frequent CFTR mutation in Chinese patients with cystic fibrosis[J]. Hum Genome Var，2016，3：15063.

[7] EMERSON J，ROSENFELD M，MCNAMARA S. Pseudomonas aeruginosa and other predictors of mortality and morbidity in young children with cystic fibrosis[J]. Pediatr Pulmonol，2002，34（2）：91-100.

[8] FLUME P A, MOGAYZEL P J Jr., ROBINSON K A, et al. Cystic fibrosis pulmonary guidelines: treatment of pulmonary exacerbations[J]. Am J Respir Crit Care Med, 2009, 180（9）: 802-808.

[9] MOGAYZEL P J Jr., NAURECKAS E T, ROBINSON K A, et al. Cystic fibrosis pulmonary guidelines. Chronic medications for maintenance of lung health[J]. Am J Respir Crit Care Med, 2013, 187（7）: 680-689.

[10] CLANCY J P, JAIN M. Personalized medicine in cystic fibrosis: dawning of a new era[J]. Am J Respir Crit Care Med, 2012, 186（7）: 593-597.

第五节　结核性支气管扩张症

肺结核是继发性支气管扩张症最常见的病因之一，尤其是在结核高负担国家。肺结核继发支气管扩张症简称为结核性支气管扩张症，可见于活动性结核病的患者，亦可发生于经过正规抗结核治疗后痊愈的陈旧性结核病的患者。

一、发展史

医学界对肺结核继发支气管扩张症的认识要追溯至 19 世纪初，1819 年，听诊器的发明者 Laënnec 在一次对结核病合并肺炎的患者进行听诊时发现肺内有爆裂音；1878 年，法国医生 Grancher 也认识到结核病会引发支气管扩张症并发表相关的论文；此后多篇文献报道在对结核病死亡患者的尸检中发现继发性的支气管扩张改变。

早期的尸检结果发现肺结核患者继发支气管扩张症的发生率在 19%～65%，而且在慢性纤维化的结核病患者中发生率更高；儿童支气管扩张症是由于肺门淋巴结结核对气道的压迫造成支气管堵塞，或者支气管旁干酪性坏死型淋巴结侵犯支气管壁使结构破坏所致。

肺结核继发支气管扩张症并不罕见，据统计继发性肺结核病中有 56%～90% 的患者合并支气管扩张症，而慢性纤维空洞性肺结核患者患有结核性支气管扩张症的患病率几近100%。

二、发病机制

结核菌持续感染是促使结核性支气管扩张症病情进展和影响预后的最主要因素，尤其是儿童，因气管和肺组织结构尚未发育完善，结核菌感染将会损伤发育不完善的气道组织，最终导致支气管扩张。支气管扩张症患者气道内结核菌的反复感染可引起气道分泌物增加、痰液增多，损害气道纤毛上皮，影响气道分泌物排出，加重气道阻塞，引流不畅并进一步加重感染，同时造成气道壁和管腔内炎症细胞浸润，导致气道破坏。感染、黏液阻塞等因素使支气管扩张症患者气道存在持续炎症反应，以支气管管腔内中性粒细胞募集及支气管壁和肺组织内中性粒细胞、单核巨噬细胞、CD4[+] 细胞浸润为特征，肥大细胞可能也参与了支气管扩张症结核感染时的炎症反应，支气管扩张症患者气道肥大细胞脱颗粒较明显，且与病情严重程度相关。这些炎症细胞释放多种细胞因子,包括 IL-16、IL-8、IL-10、肿瘤坏死因子 -α(tumor necrosis factor-α, TNF-α)及内皮素 -1、白介素 -8(CXCL-8/IL-8)和白细胞三烯 B4 等的高度聚集进一步引起白细胞特别是中性粒细胞浸润、聚集,并释放髓过氧化物酶、弹性蛋白酶、胶原酶及基质金属蛋白酶等多种蛋白溶解酶和毒性氧自由基,导致支气管黏膜上皮细胞损害,出现脱落和坏死、气道水肿、黏液腺增生和黏液分泌增多,气道纤毛功能受损,造成支气管壁组织破坏,周围相对正常的组织收缩将受损气道牵张,导致特征性的气道扩张,在病程较长的支气管扩张症中,支气管周围的肺组织也会受到炎症破坏,从而导致弥漫性支气管周围纤维化(图 14-5-1)。最近有学者发现支气管扩张症患者支气管管腔内分泌性黏蛋白(MUC2、MUC5AC 和 MUC5B)增高可造成纤毛清除和中性粒细胞吞噬障碍导致细菌定植,可能加重及加速支气管扩张症的进展。Sibila O 等测定了有细菌定植和没有细菌定植的支气管扩张症患者的分泌性黏蛋白,发现铜绿假单胞菌定植的支气管扩张症患者 MUC2 增高。中性粒细胞弹性蛋白酶促进黏液高分泌并减慢纤毛摆动,中性粒细胞表面 IgG Fc 受体Ⅲb(FcγRⅢb)、CD35 及细菌表面调理素的缺乏导致了调理吞噬功能减退,中性粒细胞释放 α 防御素也抑制了细胞吞噬反应。Yamasaki 等分析了 NTM 阳性的支气管扩张症患者气管镜灌洗液的菌群,发现合并厌氧菌。用 16S rRNA 探针检测肺泡灌洗液显示 CT 上的肺实变与肺萎陷可能与普雷沃菌属有关。与支气管扩张症相关的泛细支气管炎患者的痰中常培养到 NTM,这些研究显示就发病机制而言 NTM 可以是支气管扩张症的病因,而 NTM 支气管扩张症患者合并厌氧菌感染可以导致肺实变。支气管扩张症加重时,基质金属蛋白酶 MMP8 和 MMP9 升高,金属蛋白酶组织抑制物或许可以改善支气管扩张症患者的反复气道感染和破坏。

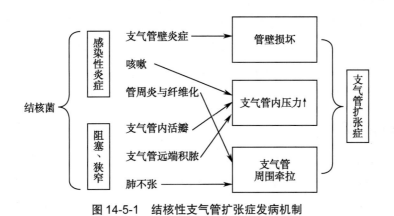

图 14-5-1 结核性支气管扩张症发病机制

三、病理生理

结核性支气管扩张症多位于结核病灶的好发部位,如两肺上叶尖后段、下叶背段,尤以右肺上叶为多。另外,右中叶支气管开口细长,并有 3 组淋巴结环绕,引流不畅,容易发生感染,因而儿童结核性支气管扩张症也多见于中叶。合并结核性胸膜炎的患者由于胸膜增厚粘连,支气管扩张症常发生在两肺下叶。一般支气管扩张症多位于4～9级支气管,即亚段支气管以下。

四、临床表现

(一)症状

患者除具有低热、乏力、消瘦和盗汗等结核病的一般表现外还有支气管扩张症的常见表现。咳嗽是支气管扩张症最常见的症状(>90%),且多伴有咳痰(75%～100%),结核性支气管扩张症的患者痰液以黄脓痰最常见,也可为黏液性或黏液脓性。合并其他细菌感染时咳嗽和咳痰量明显增多,可呈黄绿色脓痰,可混有血迹,痰量随体位的变化而出现变化。

患者中约半数以上(50%～90%)病程中有咯血。可为痰中带血或成口咯血,患者也可持续咯血,甚至是喷射状咯血。两肺结核病灶广泛且伴有多发空洞的患者,一次咯血量可达几百毫升甚至上千毫升。但有时咯血量与病情严重程度、病变范围并不完全一致。部分患者以反复咯血为唯一症状,临床上称为"干性支气管扩张症",结核菌随着咯血在两肺野内播散,造成病灶范围增多增大,病情进一步加重。儿童患者因支气管扩张症及结核病消耗而发育受阻。

72%～83%患者伴有呼吸困难,这与支气管扩张症的严重程度相关,且与FEV_1下降及高分辨率CT显示的支气管扩张症程度和痰量相关。约1/3的患者可出现非胸膜性胸痛。支气管扩张症患者常伴有焦虑、发热、乏力、食欲减退、消瘦、贫血及生活质量下降。

(二)体征

听诊闻及湿啰音是支气管扩张症的特征性表现,以肺底部最为多见,多自吸气早期开始,吸气中期最响亮,持续至吸气末。约1/3的患者可闻及哮鸣音或粗大的干啰音。有些病例可见杵状指(趾)。部分患者可出现发绀。晚期合并肺心病的患者可出现肺心病、呼吸衰竭及右心衰竭的体征。长期反复咯血的结核性支气管扩张症患者可有贫血、苍白面容。胸廓可见鸡胸或因胸膜增厚粘连及肺不张等所致一侧胸廓塌陷、畸形。

五、辅助检查

(一)影像学检查

1. 胸部X线检查　绝大多数结核性支气管扩张症患者胸部X线检查异常,除肺结核常见的散在斑片、斑点、结节影,单发或多发空洞及粟点状影外,还可伴有支气管扩张症的影像学表现。但是胸部X线检查的敏感性及特异性均较差,难以发现轻症或特殊部位的支气管扩张。

2. 胸部高分辨率CT检查　可确诊支气管扩张症,层厚4mm扫描阳性率已可达96%,但对轻度及早期支气管扩张症的诊断作用尚有争议。支气管扩张症的高分辨率CT主要表现为支气管内径与其伴行动脉直径比例的变化,正常值为0.62±0.13,老年人及吸烟者可能差异较大。主要表现为：①管壁增厚的支气管双轨征，远端支气管扩大的杵状指征，管壁呈波浪状的串珠征，支气管变形集束征。②环状影、印戒征（扩张支气管断面及伴行支气管的血管影）、蜂窝征或葡萄状成簇囊性影，可伴液平。③肺不张伴支气管扩张时相应叶、段呈尖端指向肺门的三角形高密度影或条带影，其纹理集中，可见不规则充气支气管征，或典型双轨征；如肺不张在肺尖、下叶内、后基底段，常显示靠胸壁的团块影，边缘清，其内为密集的蜂窝影。④胸膜增厚粘连部位支气管扩张，支气管扩张可为原发或继发，常见于肺尖、肺底、侧胸壁、叶间增厚胸膜或陈旧包裹积液内侧呈条索影，连于肺门，其中有时见不规则支气管影或双轨征。⑤肺间质纤维化蜂窝肺，CT 常显示中下肺野层面周边部胸膜下有呈月牙形分布的蜂窝影区，晚期蜂窝大小不等，局部胸膜常显示增厚。

（二）气管镜检查

可见脓痰及出血的部位或来源，有时可见扩张的支气管管腔与管腔变形，黏膜充血、糜烂，合并支气管结核的患者可见支气管干酪样坏死物、肉芽组织增生、支气管淋巴瘘及支气管狭窄等表现。

（三）实验室检查

1．血炎性标志物 血白细胞和中性粒细胞计数、红细胞沉降率（ESR）、C 反应蛋白可反映疾病活动性及感染导致的急性加重，当细菌感染所致的急性加重时，白细胞计数和中性粒细胞分类升高。

2．血清免疫球蛋白（IgG、IgA、IgM）和血清蛋白电泳 支气管扩张症患者气道感染时各种免疫球蛋白均可升高，合并免疫功能缺陷时则可出现免疫球蛋白缺乏。

3．结核相关检查 包括痰抗酸杆菌涂片、分枝杆菌培养菌种鉴定、PPD 皮试、γ 干扰素释放试验，以及结核菌分子生物学检测。

六、诊断

1．活动性肺结核患者或既往确诊肺结核病。

2．罹患肺结核病前无肺部支气管扩张症病史。

3．有慢性或反复咳嗽、咳脓痰、咯血三大主征，或仅反复咯血。

4．有以下三条中任一条所列征象者：

（1）普通胸片：显示卷发影、蜂窝征、多发囊状影，可伴液平；不规则条状支气管充气征或双轨影，显示管壁增厚、管腔扩大。

（2）胸部 CT 片：示双轨征、杵状指征、串珠征，可伴支气管集束征；连续层面示环形影、印戒征、斑点影、葡萄状影、蜂窝影；环、点影呈近端小远端大特点，或支气管环影直径 > 并行的肺动脉影直径，均显示扩张支气管壁增厚。胸膜下 2cm 内有蜂窝影均应考虑支气管扩张症。

（3）气管镜检查：较大支气管管腔扩大，伴或不伴腔内分泌物及管壁变形或炎症。

七、鉴别诊断

鉴别诊断见表 14-5-1。

表 14-5-1　非结核性支气管扩张症与结核性支气管扩张症比较

项目	非结核性	结核性
病因	先天性：卡塔格内综合征、γ-球蛋白缺乏 后天性：麻疹、百日咳、肺炎、异物误吸、肺纤维化、肺脓肿、化脓性肺炎、鸡胸	儿童：胸内淋巴结结核、胸膜炎 成人：双上肺结核、慢性纤维空洞性肺结核、毁损肺
发病年龄	多在 30 岁以前	多 >30 岁
症状	咳嗽、脓痰、咯血多，可有低热，抗感染有效；IPF 咳脓痰、咯血均少	干性支气管扩张症多，咯血多，有时可大量；可有低热、盗汗，抗结核治疗有效
体征	杵状指（趾）多见，常有固定湿啰音	较少湿啰音，杵状指（趾）少见
胸部 X 线及 CT 检查	中下肺野多见，亦可在上野，双下叶多，中叶、舌叶多，支气管近远端均可见。囊、柱状为主，末端钝角袋状，可多囊伴液平，固定部位反复炎症及局部胸膜受累。可有下叶后段内侧不张，伴蜂窝征。间质纤维化时双下周边蜂窝征	双上肺野或下叶背段多见，多发生在支气管近端 2/3。柱状多见，多不规则扭曲狭窄，呈念珠、鸡爪、花束状，末端呈三角形。常在上叶不张、毁损肺、胸膜增厚粘连处有大小不等蜂窝影
痰结核菌	阴性	可能阳性

注：IPF，特发性肺纤维化（idiopathic pulmonary fibrosis）。

八、治疗

（一）结核病的治疗

1. 化学治疗的原则　肺结核化学治疗的原则是早期、联合、适量、规律、全程。整个治疗方案分强化和巩固两个阶段。

2. 标准化学治疗方案

（1）初治活动性肺结核：新涂阳和新涂阴肺结核患者可选用以下方案治疗。

1）$2H_3R_3Z_3E_3/4H_3R_3$

强化期：异烟肼、利福平、吡嗪酰胺、乙胺丁醇隔日 1 次，共 2 个月，用药 30 次。

继续期：异烟肼、利福平隔日 1 次，共 4 个月，用药 60 次。

2）2HRZE/4HR

强化期：异烟肼、利福平、吡嗪酰胺、乙胺丁醇每日 1 次，共 2 个月，用药 60 次。

继续期：异烟肼、利福平每日 1 次，共 4 个月，用药 120 次。

3）注意事项：如新涂阳肺结核患者治疗到 2 个月末痰菌检查仍为阳性，则应延长 1 个月的强化期治疗，继续期化疗方案不变，第 3 个月末增加一次查痰；如第 5 个月末痰菌阴性则方案为 $3H_3R_3Z_3E_3/4H_3R_3$ 或 3HRZE/4HR。在治疗到第 5 个月末或疗程结束时痰涂片仍阳性者,为初治失败。如新涂阴肺结核患者治疗过程中任何一次痰菌检查阳性,均为初治失败。

(2)复治涂阳肺结核化疗方案

1)$2H_3R_3Z_3E_3S_3/6H_3R_3E_3$

强化期:异烟肼、利福平、吡嗪酰胺、链霉素、乙胺丁醇隔日1次,共2个月,用药30次。

继续期:异烟肼、利福平、乙胺丁醇隔日1次,共6个月,用药90次。

2)2HRZES/6HRE

强化期:异烟肼、利福平、吡嗪酰胺、乙胺丁醇、链霉素每日1次,共2个月,用药60次。

继续期:异烟肼、利福平、乙胺丁醇每日1次,共6个月,用药180次。

3)注意事项:因故不能使用链霉素的患者,延长1个月的强化期,即$3H_3R_3Z_3E_3/6H_3R_3E_3$或3HRZE/6HRE;如复治涂阳肺结核患者治疗到第2个月末痰菌仍阳性,使用链霉素方案治疗的患者则应延长1个月的复治强化期方案治疗,继续期治疗方案不变,即$3H_3R_3Z_3E_3/6H_3R_3E_3$或3HRZES/6HRE;未使用链霉素方案的患者则应再延长一个月的强化期,继续期治疗方案不变,即$4H_3R_3Z_3E_3/6H_3R_3E_3$或4HRZE/6HRE,均应在第3个月末增加一次查痰。第5个月末或疗程结束时痰菌阳性为复治失败。

(二)结核性支气管扩张症的治疗

结核性支气管扩张症患者合并急性细菌感染加重合并症状恶化,即有咳嗽、痰量增加或性质改变、脓痰增加和/或喘息、气急、咯血及发热等全身症状时,应考虑应用抗菌药物。仅有黏液脓性或脓性痰液或仅痰培养阳性不是应用抗菌药物的指征。

抗菌药物的雾化吸入治疗因可在气道内达到较高的药物浓度而比口服抗生素更有优势,Murray等研究发现雾化吸入庆大霉素12个月,与对照组比较,支气管扩张症患者管腔内细菌浓度明显减少[分别为2.96(1.0~5.9)log10CFU/ml和7.67(7.34~8.17)log10CFU/ml;$P<0.0001$],我国学者在临床实践中发现结核性支气管扩张症患者雾化吸入异烟肼和阿米卡星等药物对感染症状的控制有一定帮助,是否能降低结核性支气管扩张症患者管腔内结核菌的负荷量尚缺乏前瞻性大规模多中心的临床试验研究数据。

许多支气管扩张症患者频繁应用抗菌药物,易造成细菌对抗菌药物耐药,且支气管扩张症患者气道细菌定植部位易于形成生物被膜,阻止药物渗透,因此推荐对人多数患者进行痰培养,急性加重期开始抗菌药物治疗前应送痰培养,在等待培养结果时即应开始经验性抗菌药物治疗。

应及时根据病原体检测及药敏试验结果和治疗反应调整抗菌药物治疗方案,若存在一种以上的病原菌,应尽可能选择能覆盖所有致病菌的抗菌药物。临床疗效欠佳时,需根据药敏试验结果调整抗菌药物,并即刻重新送检痰培养。

九、患者教育及管理

同其他慢性气道疾病一样,患者教育及管理也是结核性支气管扩张症治疗的重要环节。教育的主要内容是使其了解肺结核及支气管扩张症的特征并及早发现急性加重,应当提供书面材料向患者解释支气管扩张症这一疾病；向其解释肺结核的治疗方法，提高治疗依从性，及时阻断传染源；还应向其介绍支气管扩张症治疗的主要手段，包括排痰技术、药物治疗及控制感染，帮助其及时识别急性加重并及早就医；不建议患者自行服用抗菌药物；还应向其解释痰检的重要性；制订个性化的随访及监测方案。

十、预防

应早期诊断、积极治疗肺结核，以预防支气管扩张症的发生。支气管扩张症患者应戒烟，可使用一些免疫调节剂如卡介苗多糖核酸等，以增强抵抗力，有助于减少呼吸道感染和预防支气管扩张症急性加重。

（桂徐蔚　沙　巍）

参 考 文 献

[1] 马屿，朱莉贞，潘毓萱. 结核病. 北京：人民卫生出版社，2006：347-359.

[2] SIBILA O, SUAREZ-CUARTIN G, RODRIGO-TROYANO A, et al. Secreted mucins and airway bacterial colonization in non-CF bronchiectasis[J]. Respirology, 2015, 20（7）：1082-1088.

[3] REDONDO M, KEYT H, DHAR R, et al. Global impact of bronchiectasis and cystic fibrosis[J]. Breathe（Sheff），2016, 12（3）：222-235.

[4] CHALMERS J D, ALIBERTI S, BLASI F. Management of bronchiectasis in adults[J]. Eur Respir J, 2015, 45（5）：1446-1462.

[5] CHALMERS J D, ELBORN J S. Reclaiming the name 'bronchiectasis'[J]. Thorax, 2015, 70（5）：399-400.

[6] LONNI S, CHALMERS J D, GOEMINNE P C, et al. Etiology of non-cystic fibrosis bronchiectasis in adults and its correlation to disease severity[J]. Ann Am Thorac Soc, 2015, 12（12）：1764-1770.

[7] QUINT J K, MILLETT E R, JOSHI M, et al. Changes in the incidence, prevalence and mortality of bronchiectasis in the UK from 2004 to 2013: a population-based cohort study[J]. Eur Respir J, 2016, 47（1）：186-193.

[8] HURST J R, ELBORN J S, DE SOYZA A, et al. COPD-bronchiectasis overlap syndrome[J]. Eur Respir J, 2015, 45（2）：310-313.

[9] MAO B, YANG J W, LU H W, et al. Asthma and bronchiectasis exacerbation[J]. Eur Respir J, 2016, 47（6）：1680-1686.

[10] GUAN W J, CHEN R C, ZHONG N S. The bronchiectasis severity index and FACED score for bronchiectasis[J]. Eur Respir J, 2016, 47（2）：382-384.

[11] GUAN W J, GAO Y H, XU G, et al. Bronchodilator response in adults with bronchiectasis: correlation with clinical parameters and prognostic implications[J]. J Thorac Dis, 2016, 8（1）：14-23.

[12] CHALMERS J D，POLVERINO E，DE SOYZA A，et al. Heterogeneity in bronchiectasis service provision in Europe：baseline data from the European Bronchiectasis Registry（EMBARC）. Eur Respir J，2015，46（Suppl 59）：PA374.

[13] RINGSHAUSEN F C，DE ROUX A，DIEL R，et al. Bronchiectasis in Germany：a population-based estimation of disease prevalence[J]. Eur Respir J，2015，46（6）：1805-1807.

[14] DIMAKOU K，TRIANTAFILLIDOU C，TOUMBIS M，et al. Non CF-bronchiectasis：aetiologic approach，clinical，radiological，microbiological and functional profile in 277 patients[J]. Respir Med，2016，116：1-7.

[15] FALZON D，MIRZAYEV F，WARES F，et al. Multidrug-resistant tuberculosis around the world：what progress has been made?[J]. Eur Respir J，2015，45（1）：150-160.

第六节 继发于特发性肺纤维化的支气管扩张症

特发性肺纤维化（idiopathic pulmonary fibrosis，IPF）是一种病因不明的慢性、进行性的纤维化性间质性肺疾病，好发于中老年人群，影像学和／或组织学特征性表现为普通型间质性肺炎（usual interstitial pneumonia，UIP）。主要临床症状为干咳、进行性呼吸困难，肺功能表现为限制性通气功能和弥散功能障碍，绝大多数患者最终因呼吸衰竭而死亡，确诊后中位生存期仅为 3～5 年。IPF 的典型影像学特点为双下肺、外周分布的网格影和蜂窝影，经常伴有牵拉性支气管扩张（traction bronchiectasis）。牵拉性支气管扩张主要出现在 IPF 的纤维化病变区域，呈静脉曲张样改变，不规则支气管壁增厚、结构扭曲。随着胸部 HRCT 在 IPF 诊断中的地位不断提高和临床广泛应用，IPF 继发的牵拉性支气管扩张已逐渐为临床医师所熟知。与气道感染和阻塞等因素相关的支气管扩张症不同，IPF 继发的牵拉性支气管扩张为单纯影像学的表现，并不代表一般意义上的原发气道疾病，无反复咳脓痰、间断咯血等典型支气管扩张症的临床症状，缺乏相对独立的临床和病理生理学特征。

一、流行病学

牵拉性支气管扩张是 IPF 患者的常见影像征象，在纤维化进展期患者尤为多见。一项纳入 212 例 UIP 患者的临床研究显示，95% 的患者 HRCT 出现牵拉性支气管扩张，主要位于已经形成的纤维化病灶周围。而且牵拉性支气管扩张与 UIP 患者的纤维化程度及肺功能下降具有高度相关性。IPF 患者在组织学上也存在广泛的细支气管扩张。一项对 69 例 UIP 移植肺的组织病理学特征研究发现，83% 的 UIP 患者出现细支气管扩张（bronchiolectasis），而且细支气管扩张的严重程度与蜂窝影和 UIP 型的 HRCT 表现具有高度相关性。

二、发病机制

IPF 继发支气管扩张症的主要机制可能与气道周围纤维组织的机械牵拉作用有关。在正常肺组织中，肺泡周围组织的弹性回缩力是防止气道塌陷的重要因素。径向分布的肺泡附着点对于维持无软骨支撑的小气道的开放至关重要，而大气道依靠软骨支撑维持气道开放。已形成的纤维化区域出现支气管扩张症可能是由于纤维组织对气道的径向牵拉作用增强所致。而牵拉性支气管扩张严重程度与肺纤维化程度具有相关性，也支持了这一观点。此外，牵拉性支气管扩张的形成与吸气时气道生理学机制改变及机械应力的变化有关。与健康者相比，IPF 患者需要更强的吸气努力，这样会导致胸腔负压升高，因此吸气时经肺压明显升高。而且纤维化的肺组织弹性回缩力增加，导致吸气时扩张气道的作用更为明显。

近年的研究显示，IPF 患者继发的支气管扩张症并不仅仅是纤维组织机械牵拉作用的结果，支气管上皮异常增生可能参与 IPF 继发支气管扩张症的形成，主要基于以下理由：①按照机械牵拉学说，在机械应力和组织重塑最为明显的区域，对应的是牵拉性支气管扩张和蜂窝影的肺组织，但绝大多数 UIP 患者的瘢痕组织位于牵拉性支气管扩张远端的区域，沿着胸膜下分布，而且并非向心分布在扩张的气道周围；相反，非特异性间质性肺炎（non-specific interstitial pneumonia，NSIP）患者牵拉性支气管扩张被纤维化肺组织完全包绕。②随着纤维化的进展，从肺外周到肺实质内侧 1/3 的气道扩张程度逐渐加重，而 HRCT 上纤维化较为严重的区域，支气管扩张症往往位于胸膜下，并与蜂窝影重叠存在，单纯用纤维组织牵拉作用难以解释这种现象。③ IPF 患者胸部 HRCT 蜂窝影和细支气管扩张的组织学改变具有很好的相关性，如果牵拉性支气管扩张仅仅是气道周围纤维化组织的机械牵拉作用所致，那么牵拉扩张的支气管数量应该比较稳定，而且扩张的气道应延伸至肺外周，事实上这种改变并不见于 IPF。④对病理诊断的 UIP 研究发现，牵拉性支气管扩张与蜂窝影和肺成纤维细胞灶数量具有高度相关性。综合以上，牵拉性支气管扩张可能是 IPF 持续肺组织重塑过程的主动参与因素。

三、病理学改变

IPF 的特征性组织病理学改变是 UIP，主要特点是纤维化病变程度和分布不均，低倍视野内可同时看到伴有蜂窝肺改变的瘢痕纤维化区域和病变较轻甚至正常的肺组织区域。病变通常以胸膜下和间隔旁肺实质为著，炎症较为轻微。成纤维细胞灶形成是 UIP 的重要病理特征。

2011 年《特发性肺纤维化诊治国际循证指南》根据组织病理学特征，分为以下 4 个等级：

1. 典型 UIP（符合以下 4 项标准）　①明显结构破坏和纤维化，伴或不伴胸膜下蜂窝样改变；②肺实质呈现斑片状纤维化；③出现成纤维细胞灶；④无不支持 UIP 的诊断特征（非 UIP）。

2. 可能 UIP（符合以下 3 项标准）　①明显结构破坏和纤维化，伴或不伴胸膜下蜂窝样改变；②缺少斑片受累或成纤维细胞灶两项之一；③无不支持 UIP 诊断的特征（非 UIP）或仅有蜂窝肺改变。

3. 疑似 UIP（满足以下 3 项标准）　①斑片或弥漫性肺实质纤维化，伴或不伴肺间质炎症；②缺乏典型 UIP 的其他标准；③缺乏不支持 UIP 诊断的依据（非 UIP）。

4. 非 UIP（符合以下任何 1 项标准）　①透明膜形成；②机化性肺炎；③肉芽肿；④远离蜂窝区有明显炎症细胞浸润；⑤气道中心性分布的病变；⑥支持其他诊断的特征。

有研究显示，牵拉性支气管扩张几乎均出现在 IPF 患者纤维化病变较为严重的区域，由于气道周围纤维组织的收缩牵拉导致气道管径增大、结构扭曲变形，类似静脉曲张、呈串珠样改变。肺段支气管、亚段支气管和细支气管受累最为明显，尽管主支气管和肺叶支气管管径也有所增大，但并不像外周气道那样呈现曲张样改变。而且受累的气道管壁结缔组织、软骨和平滑肌存在不同程度的萎缩。

四、临床表现

（一）症状

继发于 IPF 的支气管扩张症缺乏普通支气管扩张症的常见临床症状，如反复咳痰、脓性痰和间断咯血等，临床上主要表现为 IPF 的相应症状。发病年龄多在中年及以上，50～70 岁多见，男性多于女性。多数患者起病隐匿，主要表现为干咳和进行性呼吸困难，活动后明显。干咳常常为最初的临床症状，超过 70% 的 IPF 患者存在慢性刺激性干咳，以日间症状为著，常常对 IPF 患者的生活质量造成明显的不利影响。继发感染时可出现黏液脓性痰或脓痰，偶见血痰。IPF 一般没有肺外表现，但可有食欲减退、体重减轻、消瘦、乏力等伴随症状。

IPF 是一种慢性进展性疾病，发作性干咳和活动后呼吸困难随着病情进展而不断加重，肺功能逐渐恶化，经过数月至数年因呼吸衰竭或合并症而死亡。但 IPF 患者的自然病程呈现异质性，个体差异较大。大多数患者表现为缓慢渐进性病程，数年内病情保持稳定，但是病情不会出现自发缓解；部分患者病情进展较为迅速，病情常在数月或数年内急剧恶化；少部分患者在自然病程中会发生急性加重，经历一次或几次急性加重后，进展为呼吸衰竭或死亡。

（二）体征

大多数患者可闻及吸气末爆裂音（velcro 啰音），以两下肺基底部最为明显。尽管 velcro 啰音不是 IPF 所特有的体征，但它可以先于肺部影像学变化出现，对于 IPF 的早期诊断具有重要的价值。此外，超过半数患者可见杵状指（趾）。晚期患者可出现发绀、肺动脉高压、肺心病和右心功能不全的征象。

五、辅助检查

（一）肺功能

主要表现为限制性通气功能障碍。主要参数变化包括肺活量（VC）、用力肺活量（FVC），而 FEV_1 与 FVC 的比值正常或增加。多数患者肺总量（TLC）降低，伴有弥散功能障碍，一氧化碳弥散量（D_LCO）降低。早期静息肺功能可以正常或接近正常，但运动肺功能表现为肺泡 - 动脉血氧分压差（$P_{A-a}O_2$）增加。

（二）其他辅助检查

胸部 X 线检查诊断 IPF 及其继发的支气管扩张症敏感性和特异性差，胸部 HRCT 是必要的诊断手段。本病的 HRCT 主要表现为在 UIP 的影像表现基础上出现牵拉性支气管扩张。

根据 Fleischner 学会的定义,牵拉性支气管扩张是指发生在肺纤维化患者中的因纤维组织对支气管/细支气管壁的牵引而导致的气道扩张和管壁不规则增厚。牵拉性支气管扩张主要位于两下肺外周,以亚段支气管和细支气管受累最为严重。因为外周气道常缺乏软骨支撑,容易被扭曲破坏和牵拉扩张,而且纤维化病变分布及程度不同,对气道的牵拉并不是均匀一致,因此牵拉性支气管扩张通常表现为气道不规则扩张,呈静脉曲张样或串珠样改变。由于缺乏管壁炎性水肿及其引起的结构破坏,在 HRCT 上牵拉性支气管扩张的管壁较薄,界限较为清晰,而且多分布在纤维化病灶(网格影和蜂窝影)区域。

UIP 的典型 HRCT 表现为胸膜下、基底部分布为主的网格影和蜂窝影,伴(或不伴)牵拉性支气管扩张,磨玻璃影不明显。当具备所有的这些典型特征时,可以确定 UIP 型的诊断,而不依赖于肺活检。HRCT 对于 UIP 的诊断准确率可接近 90%～100%。蜂窝影则是影像学诊断 UIP 的关键征象,但仅约 50% 的 IPF 患者具备以上典型 UIP 的 HRCT 表现,而且有时候在影像学上准确识别蜂窝影较为困难。影像学识别蜂窝影的观察者间一致性较差,即使是有经验的放射科医师,对于蜂窝影的识别往往也较难达成一致,容易将蜂窝影和肺气肿及牵拉性支气管扩张相混淆。

当胸部 HRCT 显示病变呈胸膜下、基底部分布,但只有网格改变,没有蜂窝影,而且没有不符合 UIP 条件时,为可能 UIP 型。当胸部 HRCT 示病变分布特征和病变性质出现以下情况者为非 UIP 型:①病灶以中上肺为主;②病灶以支气管周围为主;③广泛的磨玻璃影(程度超过网状影);④多量的小结节(两侧分布,上肺占优势);⑤囊状病变(两侧多发,远离蜂窝肺区域);⑥弥漫性马赛克灌注/气体陷闭(两侧分布,3 叶以上或更多肺叶受累);⑦支气管肺段/叶实变。出现上述不符合 UIP 的表现,提示其他疾病。如 UIP 型改变合并胸膜异常,如胸膜斑、钙化、显著的胸腔积液时,多提示为其他疾病引起的继发性 UIP。

六、诊断

由于牵拉性支气管扩张并无相对特异的临床症状和体征,因此对 IPF 患者牵拉性支气管扩张的确诊依赖于胸部 HRCT。在确诊 IPF 的情况下,如果胸部 HRCT 表现为肺纤维化病变区域支气管管腔扩大和管壁不规则增厚,则可诊断为 IPF 继发牵拉性支气管扩张。需要注意的是,牵拉性支气管扩张也可见于其他类型的间质性肺疾病,如纤维化型非特异性间质性肺炎和慢性外源性变应性肺泡炎等。因此确诊 IPF 是诊断本病的必备条件。

七、鉴别诊断

IPF 继发的牵拉性支气管扩张,需与普通的支气管扩张症及结核性支气管扩张相鉴别,综合病史、临床症状和 HRCT 表现,一般不难鉴别。普通支气管扩张症患者发病年龄轻,多数患者在童年有麻疹、百日咳或支气管肺炎迁延不愈的病史。主要表现为反复咳嗽、脓痰、间断咯血等症状,可伴有呼吸困难,肺功能多表现为阻塞性通气功能障碍。胸部 HRCT 可见支气管呈柱状及囊状改变,典型患者可有双轨征或印戒征改变。影像学上区分牵拉性支气管扩张和普通支气管扩张症的要点在于,牵拉性支气管扩张症和基础的纤维化病变同时存在,而普通支气管扩张症患者的气道扩张和纤维化并不相关。结核性支气管扩张可有低热、乏力、盗汗和消瘦等结核中毒症状及慢性咳嗽、咳痰、咯血和胸痛等呼吸系统症状,病变往往位于双肺上叶,多发生在较大的支气管,可同时存在空洞、渗出、条索和结节等多形态病变,痰、支气管镜涂片和支气管肺泡灌洗液标本的结核杆菌检测有助于鉴别。

八、治疗

牵拉性支气管扩张本身不会导致反复咳痰、脓性痰、咯血和发热等普通支气管扩张症的表现,因此治疗上主要针对 IPF 进行治疗。近年来 IPF 的药物治疗较过去有了很大的进展,已在临床研究中证实部分药物能够延缓 IPF 的肺功能下降速度。尽管如此,总体上 IPF 尚缺乏有效的治疗措施。除肺移植外,尚无任何一种药物或治疗方案能够延长生存、逆转 IPF 的纤维化进程。

(一) 药物治疗

1. 酌情应用的药物

(1) 吡非尼酮:是一种多效性的吡啶化合物,具有抗感染、抗纤维化和抗氧化特性,是全球首个获批的 IPF 治疗药物。在动物和体外实验中,吡非尼酮能够抑制重要的促纤维化和促炎性细胞因子,抑制成纤维细胞增殖和胶原沉积。首先在日本开展的一项口服吡非尼酮治疗 IPF 的 3 期临床研究显示,IPF 患者对吡非尼酮有较好的耐受性,治疗 52 周能够延缓肺功能下降速度、延长无进展生存期。2010 年以后多项随机、双盲、安慰剂对照多中心临床研究证实,口服吡非尼酮能够延缓轻～中度肺功能损害的 IPF 患者肺功能下降速率,改善运动耐量和延长疾病无进展时间。目前日本、欧盟、加拿大、韩国、英国和美国等均已批准吡非尼酮用于治疗轻～中度 IPF 患者,该药在我国目前也已被批准用于治疗轻～中度 IPF 患者。2015 年更新的 IPF 国际治疗指南和 2016 年制定的《特发性肺纤维化诊断和治疗中国专家共识》均酌情推荐吡非尼酮用于 IPF 的治疗。

吡非尼酮按剂量递增原则逐渐增加用量,餐后服用为宜。推荐的初始用量为 200mg/ 次,3 次 /d,希望能在 2 周的时间内,通过每次增加 200mg 剂量,最后将本品用量维持在 600mg/ 次(1 800mg/d)。吡非尼酮的常见副作用包括胃肠道不适、光过敏、皮疹和肝功能损害等,通常发生在开始治疗的 3 个月内,大多数患者能够耐受。使用过程中应密切观察患者用药耐受情况,若出现明显胃肠道症状、皮肤反应、肝功能酶学指标的显著改变等现象,可根据临床症状减少用量或者停止用药。在症状减轻后,可再逐步增加给药量,最好将维持用量调整在 400mg/ 次(1 200mg/d)以上。

目前吡非尼酮主要应用于治疗轻～中度肺功能损害的 IPF 患者,其对于重度 IPF 是否具有疗效尚需进一步研究。有关吡非尼酮的服用疗程目前尚无定论,尚需更多的临床研究来评估吡非尼酮治疗 IPF 的远期疗效。

（2）尼达尼布：是一种多靶点酪氨酸激酶抑制剂，可同时阻断血小板源性生长因子（PDGF）、血管内皮生长因子（VEGF）和碱性成纤维细胞生长因子（bFGF）受体，打断纤维化进程。尼达尼布治疗 IPF 的疗效和安全性在 3 项随机对照试验中得到了证实。首先进行的一项为期 12 个月的 2 期临床研究（TOMORROW 研究）显示，尼达尼布 150mg 2 次 /d 在治疗第 52 周有延缓肺功能下降的趋势，并且能够减少 IPF 急性加重次数、改善生活质量。随后在全球 24 个国家平行进行了两项为期 52 周的双盲、随机、对照 III 期临床试验（INPULSIS-1 和 INPULSIS-2），结果显示尼达尼布可使 IPF 患者 FVC 年下降幅度减少 50%，而且 INPULSIS-2 显示尼达尼布组患者出现首次急性加重的时间间隔较安慰剂组有显著延长。对 TOMORROW 和两项 INPULSIS 研究的汇总分析也表明尼达尼布能够降低 IPF 首次急性加重的风险。目前尼达尼布已获得欧洲药品管理局（European Medicines Agency，EMA）和美国 FDA 批准用于 IPF 治疗，但在国内尚未上市。2015 年更新的 IPF 国际治疗指南中，有条件推荐尼达尼布治疗 IPF。在 2016 年发表的《特发性肺纤维化诊断和治疗中国专家共识》中，推荐轻～中度肺功能障碍的 IPF 患者酌情应用尼达尼布治疗。尼达尼布最常见的不良反应是腹泻，大多数病情不严重，无严重不良事件发生。重度肺功能障碍的 IPF 患者服用尼达尼布治疗能否获益，以及药物服用的疗程需要进一步探讨。

（3）抗酸药物：接近 60%～90% 的 IPF 患者合并胃食管反流病，且多数缺乏典型反流症状。目前普遍认可胃食管反流及其继发的微误吸是 IPF 发病的危险因素，可能引起或加重 IPF。应用抗酸药物包括质子泵抑制剂或组胺 H_2 受体拮抗剂，可能降低胃食管反流相关肺损伤的风险。尽管目前尚缺乏充分的循证医学证据来证实抗酸治疗能够延缓 IPF 的病情进展、降低病死率，但是鉴于胃食管反流和慢性微吸入可能的肺损伤作用，2015 年更新的 IPF 国际治疗指南中有条件推荐 IPF 患者应用抗酸治疗，其以 IPF 为治疗指征而不是胃食管反流病。IPF 抗酸治疗的有效性和安全性还需要进一步研究。

（4）N- 乙酰半胱氨酸（NAC）：NAC 是谷胱甘肽（GSH）的前体，后者是细胞内重要的非酶类抗氧化物。高剂量（1 800mg/d）N- 乙酰半胱氨酸在 IPF 患者体内可以转化为谷胱甘肽前体，间接提高肺脏上皮细胞衬液中谷胱甘肽水平，起到抗氧化作用。前瞻性的随机、双盲、安慰剂对照多中心临床研究显示，NAC 单药治疗未能延缓 IPF 患者肺功能下降，也不能改善生活质量和降低 IPF 急性加重频率和病死率。在 2015 年更新的 IPF 国际治疗指南，条件性不推荐 NAC 单药治疗 IPF。但 NAC 单药治疗可以改善 IPF 患者的咳痰症状，可用于 IPF 的辅助祛痰治疗，长期服用安全性好。并且 NAC 联合吡非尼酮治疗中晚期 IPF 患者优于吡非尼酮单药治疗。因此，2016 年《特发性肺纤维化诊断和治疗中国专家共识》建议已经应用 NAC 单药治疗的 IPF 患者，可以继续维持治疗。

2. 不推荐应用的药物或方案 下列药物或治疗方案在临床研究中均被证实无法延缓 IPF 病情进展，而且可能带来更多的副作用，因此对于大多数 IPF 患者不推荐使用：①泼尼松、硫唑嘌呤和 NAC 联合治疗；②抗凝药物华法林；③选择性内皮素受体拮抗剂西地那非；④双重内皮素受体拮抗剂波生坦和马西替坦；⑤单靶位酪氨酸激酶抑制剂伊马替尼。

（二）非药物治疗

1. 戒烟　大多数 IPF 患者是吸烟者，吸烟是 IPF 发病的潜在危险因素，必须劝导和帮助吸烟的患者戒烟。

2. 氧疗　长期氧疗可以改善患者的缺氧状况，提高患者的活动耐量。对静息状态下出现低氧血症（$PaO_2 \leqslant 55mmHg$ 或 $SaO_2 \leqslant 88\%$）的 IPF 患者推荐接受长程氧疗，氧疗时间 $>15h/d$。

3. 姑息治疗　咳嗽是影响 IPF 患者生活质量的主要症状，对于刺激性干咳为主要表现者，口服可待因和其他镇咳药可能有助于减轻咳嗽症状，沙利度胺或吡非尼酮均可能减轻 IPF 患者的咳嗽症状。此外，应注意排查 IPF 患者是否存在胃食管反流、支气管哮喘、慢性阻塞性肺疾病、上气道咳嗽综合征、使用血管紧张素转换酶抑制药等导致慢性咳嗽的常见病因。根据不同的病因，给予针对性治疗。给予社会心理支持有助于减轻患者的焦虑和痛苦，对于终末期 IPF 患者应给予临终关怀。

4. 肺康复　肺康复的内容包括呼吸生理治疗、肌肉训练（全身性运动和呼吸肌锻炼）、营养支持、精神治疗和教育。多数 IPF 患者推荐肺康复治疗，可能对提高生活质量、减轻症状和改善机体功能有一定帮助。计划接受肺移植的患者应该接受肺康复治疗，有助于维持患者最佳的肌肉骨骼状态，对将来肺移植的术后恢复很有帮助。

5. 肺移植　肺移植能够有效延长严重 IPF 患者生存期，改善 IPF 患者预后和生活质量，5 年生存率达 50%～56%。推荐符合肺移植适应证的 IPF 患者纳入等待名单，进行移植前评估。但供体来源困难、医疗条件要求高、术后并发症费用昂贵等因素制约了肺移植的临床应用。

九、预后

IPF 的预后较差，诊断后中位生存期一般为 3～5 年。呼吸衰竭是 IPF 最常见的死亡原因，其他常见死亡原因包括急性加重、肺部感染、肺栓塞、心力衰竭等。有研究显示，IPF 患者肺部 HRCT 牵拉性支气管扩张的范围越大，其预后越差，提示牵拉性支气管扩张的严重程度可能是 IPF 预后的预测指标。

（陈　碧　蒋捍东）

参 考 文 献

[1] RAGHU G, COLLARD H R, EGAN J J, et al. An official ATS/ERS/JRS/ALAT statement: idiopathic pulmonary fibrosis: evidence-based guidelines for diagnosis and management[J]. Am J Respir Crit Care Med, 2011, 183（6）: 788-824.

[2] RAGHU G, CHEN S Y, HOU Q, et al. Incidence and prevalence of idiopathic pulmonary fibrosis in US adults 18-64 years old[J]. Eur Respir J, 2016, 48（1）: 179-186.

[3] NALYSNYK L, CID-RUZAFA J, ROTELLA P, et al. Incidence and prevalence of idiopathic pulmonary fibrosis: review of the literature[J]. Eur Respir Rev, 2012, 21（126）: 355-361.

[4] WALSH S L, WELLS A U, SVERZELLATI N, et al. Relationship between fibroblastic foci profusion and high resolution CT morphology in fibrotic lung disease[J]. BMC Med, 2015, 13: 241.

[5] STAATS P, KLIGERMAN S, TODD N, et al. A comparative study of honeycombing on high resolution computed tomography with histologic lung remodeling in explants with usual interstitial pneumonia[J]. Pathol Res Pract, 2015, 211(1): 55-61.

[6] KING T E Jr., PARDO A, SELMAN M. Idiopathic pulmonary fibrosis[J]. Lancet, 2011, 378 (9807): 1949-1961.

[7] MILLIRON B, HENRY T S, VEERARAGHAVAN S, et al. Bronchiectasis: mechanisms and imaging clues of associated common and uncommon diseases[J]. Radiographics, 2015, 35(4): 1011-1030.

[8] 中华医学会呼吸病学分会间质性肺疾病学组. 特发性肺纤维化诊断和治疗中国专家共识 [J]. 中华结核和呼吸杂志, 2016, 39(6): 427-432.

[9] DEVARAJ A. Imaging: how to recognise idiopathic pulmonary fibrosis[J]. Eur Respir Rev, 2014, 23(132): 215-219.

[10] RAGHU G, ROCHWERG B, ZHANG Y, et al. An Official ATS/ERS/JRS/ALAT clinical practice guideline: treatment of idiopathic pulmonary fibrosis. An update of the 2011 clinical practice guideline[J]. Am J Respir Crit Care Med, 2015, 192(2): e3-e19.

[11] NOBLE P W, ALBERA C, BRADFORD W Z, et al. Pirfenidone in patients with idiopathic pulmonary fibrosis (CAPACITY): two randomised trials[J]. Lancet, 2011, 377(9779): 1760-1769.

[12] KING T E Jr., BRADFORD W Z, CASTRO-BERNARDINI S, et al. A phase 3 trial of pirfenidone in patients with idiopathic pulmonary fibrosis[J]. N Engl J Med, 2014, 370(22): 2083-2092.

[13] RICHELDI L, DU BOIS R M, RAGHU G, et al. Efficacy and safety of nintedanib in idiopathic pulmonary fibrosis[J]. N Engl J Med, 2014, 370(22): 2071-2082.

[14] SUMIKAWA H, JOHKOH T, COLBY T V, et al. Computed tomography findings in pathological usual interstitial pneumonia: relationship to survival[J]. Am J Respir Crit Care Med, 2008, 177(4): 433-439.

[15] JAVIDAN-NEJAD C, BHALLA S. Bronchiectasis[J]. Radiol Clin North Am, 2009, 47(2): 289-306.

第七节 肺 隔 离 症

一、定义

肺隔离症（pulmonary sequestration）是一种少见的肺组织与支气管树缺乏正常交通的先天性肺发育异常，其本质是由异常血管供血的肺囊肿症，占所有肺发育畸形的 0.15%～

6.4%。其主要特征是胚胎期部分肺组织与正常肺组织分离，单独发育并接受体循环动脉供血，不具备正常肺的功能。Rokitansky 和 Rektorzik 于 1861 年首次描述肺隔离症。直到1946 年 Pryce 用 sequestration 来称谓这种病变，始为此病变定名。

二、发病机制

肺隔离症的形成机制长久以来一直存在争议，Heithoff 等认为在胚胎期正常胚芽尾侧形成附属肺芽，如附属肺芽在胚胎早期形成，附属肺芽仍留在胸膜内则形成叶内型肺隔离症，如附属肺芽在胸膜形成后出现，则形成叶外型肺隔离症，其有自身胸膜包裹。Pryce 等提出血管牵拉学说，认为在胚胎初期，在原肠及肺芽周围有许多内脏毛细血管与背主动脉相连，当胚胎肺组织发生脱离时，这些相连的血管即逐渐衰退吸收。由于某种原因，发生血管残存时，就成为主动脉的异常分支动脉，牵引一部分胚胎肺组织，形成肺隔离症。Smith 等提出肺动脉供血不足学说，由于主动脉压力较肺动脉高 6 倍，隔离肺受压迫使病肺组织产生囊性及纤维性改变，再加上隔离肺与支气管多不相通，故病肺内分泌物无法排出而易形成囊肿，并易继发感染。

三、分型

肺隔离症分为叶内型（intralobar sequestration，ILS）和叶外型（extralobar sequestration，ELS）。叶内型常见，男女发生概率相同，其从同叶肺分离出来，周围为正常肺组织，与正常肺组织有共同胸膜包裹。通常不伴有其他先天畸形，常发生于左侧，多位于下叶的内或后基底段，其血供主要来自胸主动脉下部，极少来自腹主动脉，静脉血一般回流至肺静脉。因其可直接与气道或经邻近肺组织充气，故而通常是含气的，多伴有反复感染及咯血等肺部感染症状。叶外型非常少见，大多发生在男性，隔离肺可视为副肺叶，是从其他肺叶分离出来，常封闭于左下叶与膈肌之间或膈下。动脉供应来自降主动脉或其分支，也有部分来自肋间动脉、胸廓内动脉、主动脉弓、无名动脉、内乳动脉、锁骨下动脉、胃左动脉、冠状动脉、肠系膜上动脉、腹腔干、膈动脉或肾动脉等发出的分支，异常静脉一般会注入体静脉，也有个别异常静脉注入肺静脉。叶外型的患者多数合并其他先天异常，比较常见的如膈疝，叶外型也可与低位食管和胃相连，因叶外型缺乏与气道的相通，故而很少含气，不具备呼吸功能，临床症状较少。苏奕亮等对 30 例肺隔离症患者进行分析，术后病理结果明确叶内型 25 例、叶外型 5 例、左下肺 17 例、右下肺 8 例、左上肺 2 例、右上肺 2 例、右肺中叶 1 例。Savic 等对 547 例肺隔离症患者进行分析，发现其中 400 例为叶内型，133 例为叶外型，14 例为混合型。魏勇等由中国期刊全文数据库检索到 1998—2008 年肺隔离症 2 625 例，有分型报告2 234 例，其中叶内型 1 873 例（83.84%）、叶外型 358 例（16.02%）、混合型 3 例；有病变肺叶定位报告的 2 037 例，其中左肺下叶 1 457 例（71.52%）、右肺下叶 529 例（25.97%）、左肺上叶 38 例（1.87%）、左肺舌叶 5 例、右肺上叶 6 例、右肺中叶 2 例；有 1 805 例肺隔离症患者有供血动脉起源报告，起源于胸主动脉 1 384 例（76.68%）、腹主动脉 334 例（18.50%）、肋间动脉 36 例（1.99%）、膈动脉 28 例（1.55%）、主动脉弓 7 例（0.39%）、锁骨下动脉 6 例（0.33%）、肺动脉 4 例（0.22%）、胃左动脉 3 例（0.17%）、冠状动脉 2 例（0.11%）、腹腔干 1 例（0.06%）。

四、病理

叶外型有独立的胸膜包裹，与正常肺组织完全分隔。叶内型分布于正常肺组织内，与正常肺有薄层结缔组织相隔，可与正常支气管相通或不相通。

镜下可见非均质性纤维化实变的肺组织，部分可见囊肿扩张，内有脓性分泌物，囊壁内膜扁平上皮细胞、纤毛柱状上皮居多，其中可见肺泡间隔增宽、纤维组织增生、淋巴细胞浸润，周围肺组织呈慢性炎症改变，部分合并支气管扩张，可见异常血管，异常血管壁肌肉少，壁薄（图 14-7-1）。研究发现隔离肺组织囊肿上皮呈 P53 蛋白阳性表达，表达强度较弱，阳性细胞数在 10%～30%，阳性细胞位于增生的黏膜上皮的顶层，组织囊肿腔面呈弥漫的癌胚抗原（CEA）蛋白阳性表达。

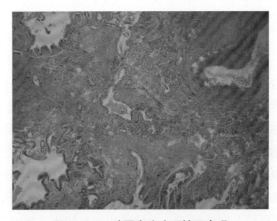

图 14-7-1　肺隔离症病理镜下表现

五、诊断

（一）病史
叶内型多数患者自幼有反复发作的肺部感染，叶外型多合并其他脏器的先天性畸形。

（二）临床表现
1. 叶内型　隔离肺多与支气管相通，常反复发生感染，表现为咳嗽、咳痰、发热等症状，感染严重时可有大量脓痰、咯血、胸闷、胸痛、气短等症状。

2. 叶外型　隔离肺多不与支气管相通，临床上多无症状，多于体检或因合并其他脏器畸形而被发现。

（三）辅助检查
1. 胸部 X 线检查　是诊断肺隔离症的最基本方法，其表现形式可分为肿块影（图 14-7-2）

和囊肿影（图 14-7-3），多位于后基底段贴近横膈及心影旁，治疗后病灶可好转，但长期不消失，呈动态变化。此外肺隔离症多发生于下叶，尤其是下叶后基底段，由于心影和横膈的遮盖，仅拍摄正位胸片极易漏诊，所以应常规拍摄正侧位胸片，防止漏诊。

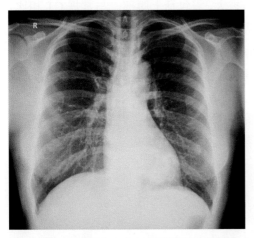

图 14-7-2　肺隔离症胸部 X 线检查见肿块影

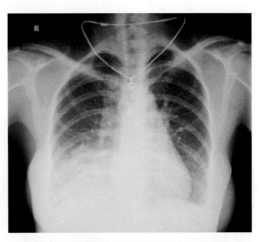

图 14-7-3　肺隔离症胸部 X 线检查见囊肿影

2. 胸部 CT 检查　肺隔离症的表现主要为肿块结节和囊肿影，肿块结节影多表现为圆形、卵圆形或三角形肿块影，密度均匀，边缘光滑，无毛刺及分叶征象（图 14-7-4）；囊肿影表现为囊性或蜂窝状多囊性（图 14-7-5）。实性肿块影增强后表现为无强化、薄壁环形强化或厚壁周围性强化，囊性及蜂窝状多囊性病灶强化后表现为病灶不均匀强化，病灶周围增强较显著（图 14-7-6）。异常供血的动脉 CT 增强表现为条索状、逗点状，可与主动脉呈条索状或逗点状相连（图 14-7-7），或在肿块旁、肿块内显示逗点状或结节状异常血管断面（图 14-7-8），可有数条，其强化密度、时相均与主动脉一致。尽管 CT 增强扫描可明确诊断，但缺乏对血管连续性的观察，不易明确异常供血动脉的起源、走行和形态。而 CT 血管造影（CTA）及造

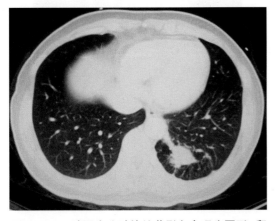

图 14-7-4　肺隔离症肿块结节影多表现为圆形、卵圆形或三角形肿块影，密度均匀，边缘光滑，无毛刺及分叶征象

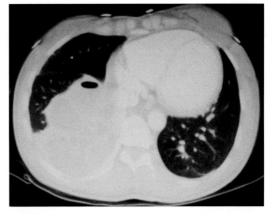

图 14-7-5　肺隔离症囊肿影表现为囊性或蜂窝状多囊性

影后重建不但有助于检查出细小的异常供血动脉,而且可以较清楚显示异常供血动脉的起源、走行及其分支,为外科手术前的充分评估创造了有利条件(图 14-7-9)。由于有些异常供血动脉直径较小,普通的 CT 显示不清,可以采用薄层螺旋 CT 进行增强扫描,同时因部分供血动脉来自腹主动脉及其分支,扫描部位应适当扩大,需包括上腹部。与常规 CT 相比,多层螺旋 CT 的多平面容积重建和三维图像对异常供血动脉的起源、走行和分支及其回流静脉的显示可提供更准确、更直观的信息。多平面容积重建技术中的最大密度投影是从不同角度将径线所通过的容积组成或物体中每个像素的最大密度值投影到一个二维平面,反

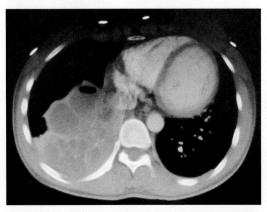

图 14-7-6　肺隔离症实性肿块影增强后表现为无强化、薄壁环形强化或厚壁周围性强化,囊性及蜂窝状多囊性病灶强化后表现为病灶不均匀强化,病灶周围增强较显著

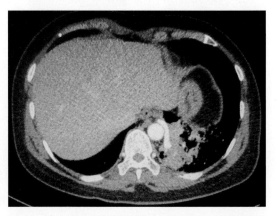

图 14-7-7　肺隔离症异常供血的动脉 CT 增强表现为条索状、逗点状,可与主动脉呈条索状或逗点状相连

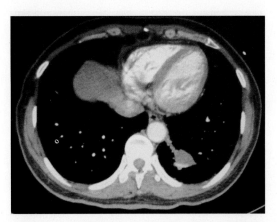

图 14-7-8　肺隔离症异常供血的动脉 CT 增强表现为在肿块旁、肿块内显示逗点状或结节状异常血管断面

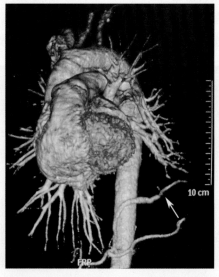

图 14-7-9　CT 血管造影(CTA)及造影后重建不但有助于检查出细小的异常供血动脉,而且可以较清楚显示异常供血动脉的起源、走行及其分支

映组织的密度差异,所得图像对比度高,且观察或显示角度可以任意预定。文献报道多层螺旋 CT 血管造影后重建诊断肺隔离症的准确率达 100%。相比 CT 增强扫描诊断肺隔离症66.7% 的准确率高出许多。

3．逆行主动脉造影 是诊断肺隔离症的传统方法,具有很高的特异性,是诊断肺隔离症的金标准。为手术治疗提供准确信息,可避免术中误伤供血动脉而导致大出血。但该方法为有创检查,具有一定风险,且不能同时显示肺内病变情况。目前 CTA、螺旋 CT 等非侵袭性血管成像技术不仅无创,且能清楚立体地显示异常供血动脉及对肺部病灶全面评估,已成为血管造影的重要辅助手段,故而临床上逆行主动脉造影已不常用。

4．胸部磁共振成像(MRI) 是一种无创性的影像检查方法,能够多平面成像,借助对比剂还可以有效显示隔离肺的供血动脉及引流静脉,包括供血动脉的起源、静脉引流情况、病灶与横膈、纵隔的解剖关系等,在鉴别叶内型和叶外型方面具有突出的优势。除了显示血管情况,T_1 加权像(T_1WI)、T_2 加权像(T_2WI)的信号差异还能够分析肺隔离症的病理结构和组织成分,并可用于筛查囊变及囊液性质。磁共振血管成像(MRA)为无创性血管成像,借助重建的三维影像可以完整显示供血动脉的起源和走行,从而为手术方案的制订提供更加完善的资料。与 CTA 及数字减影血管造影(DSA)相比,MRA 的视野更大,空间分辨力更高,特别在显示扭曲血管及其肺内走行方面,比 CT 和平扫 MR 具有更加突出的诊断优势,为临床诊断提供了更为确切的依据。

六、治疗

肺隔离症常不易与肺囊肿、肺癌、肺脓肿等疾病相鉴别,部分患者可合并上述疾病,且肺隔离症尤其是叶内型易引起反复肺部感染及致命性大咯血,抗感染治疗效果差,因此当临床高度提示肺隔离症时,应尽早手术治疗。叶外型肺隔离症如同侧胸内有其他器官严重畸形需手术者,可同时处理;如无症状者并非必须手术切除。隔离肺组织与正常肺组织常不易分离,单纯隔离肺组织切除容易出现并发症,故而多采用肺叶切除,叶外型肺隔离症可考虑单纯隔离肺切除,要注意的是叶外型常合并其他畸形,术中应注意探查,同时矫治。胸腔镜微创肺叶切除具有创伤小、恢复快等优点,部分学者认为胸腔镜能使手术野扩大,减少手术盲区,有利于下肺韧带及膈面的显露和探查。

随着介入放射学的发展,介入治疗已成为治疗肺隔离症的一种有效新方法,其机制是通过对异常供血动脉进行介入栓塞,使隔离肺组织血流灌注减少甚至消失,继而引起隔离肺组织缺血、变性、纤维化萎缩,并逐渐消散、吸收,消除了感染、咯血的源头,避免了肺部症状的反复发作。介入栓塞术后并发症主要为疼痛、发热等,予以对症支持治疗后能较快消失,无其他严重并发症发生。1993 年 Rothman 等首先采用血管栓塞成功治疗了 4 例肺隔离症患者,介入栓塞治疗逐渐发展成为肺隔离症的一种治疗方法。Curros 等、Lee 等使用介入栓塞治疗无症状型肺隔离症儿童及新生儿,长期随访后大部分隔离肺消失,且均未出现严重并发症。但目前文献局限于新生儿和儿童的肺隔离症治疗,缺乏应用于成人肺隔离症的长期随访和大样本研究，疗效尚待观察。目前认为对于经内科保守治疗无效且丧失急诊外科手术机会的急症大咯血患者，介入栓塞治疗不失为一种有效的治疗方法。

（苏奕亮）

参 考 文 献

[1] COOKE C R. Bronchopulmonary sequestration[J]. Respir Care, 2006, 51（6）: 661-664.

[2] SMITH R A. A theory of the origin of intralobar sequestration of lung[J]. Thorax, 1956, 11（1）: 10-24.

[3] 苏奕亮，曹卫军，李惠萍，等. 肺隔离症 30 例临床分析 [J]. 第二军医大学学报, 2013, 34（2）: 223-226.

[4] SAVIC B, BIRTEL F J, THOLEN W, et al. Lung sequestration: report of seven cases and review of 540 published cases[J]. Thorax, 1979, 34（1）: 96-101.

[5] 魏勇，李凡. 肺隔离症 2625 例文献复习 [J]. 中华全科医师杂志, 2010, 9（10）: 714-715.

[6] 吴楠，孙宇，郑庆锋，等. 叶内型肺隔离症的诊断、治疗及分子病理学特点 [J]. 中华医学杂志, 2007, 87（37）: 2627-2631.

[7] REN J Z, ZHANG K, HUANG G H, et al. Assessment of 64-row computed tomographic angiography for diagnosis and pretreatment planning in pulmonary sequestration[J]. Radiol Med, 2014, 119（1）: 27-32.

[8] AHMED M, JACOBI V, VOGL T J. Multislice CT and CT angiography for non-invasive evaluation of bronchopulmonary sequestration[J]. Eur Radiol, 2004, 14（11）: 2141-2143.

[9] ZHAO H, WANG J, ZHOU Z L, et al. Application of endobronchial ultrasound-guided transbronchial needle aspiration in the diagnosis of mediastinal lesions[J]. Chin Med J（Engl）, 2011, 124（23）: 3988-3992.

[10] RUANO R, LAZAR D A, CASS D L, et al. Fetal lung volume and quantification of liver herniation by magnetic resonance imaging in isolated congenital diaphragmatic hernia[J]. Ultrasound Obstet Gynecol, 2014, 43（6）: 662-669.

[11] BEBBINGTON M, VICTORIA T, DANZER E, et al. Comparison of ultrasound and magnetic resonance imaging parameters in predicting survival in isolated left-sided congenital diaphragmatic hernia[J]. Ultrasound Obstet Gynecol, 2014, 43（6）: 670-674.

[12] VICTORIA T, BEBBINGTON M W, DANZER E, et al. Use of magnetic resonance imaging in prenatal prognosis of the fetus with isolated left congenital diaphragmatic hernia[J]. Prenat Diagn, 2012, 32（8）: 715-723.

[13] ZAMORA I J, CASS D L, LEE T C, et al. The presence of a hernia sac in congenital diaphragmatic hernia is associated with better fetal lung growth and outcomes[J]. J Pediatr Surg, 2013, 48（6）: 1165-1171.

第八节　儿童支气管扩张症

由于儿童麻疹、百日咳等疫苗的广泛接种，以及对肺炎、肺结核积极有效的治疗，感染后支气管扩张症的发病率有所下降，但是在发展中国家和发达国家的某些地区发病率相对较高。芬兰0～14岁儿童支气管扩张症的发病率为0.49/10万，新西兰奥克兰儿童的发病率约为1/6 000，其中毛利儿童的发病率更高，在阿拉斯加土著地区的儿童发病率高达（11.0～20.5）/1 000。目前支气管扩张症仍是一种危害儿童身体健康的重要的慢性肺部疾病，病情的慢性进展可影响患儿的肺功能，进而影响其生存质量及生长发育，并且有一定的致残率及致死率，也会造成沉重的社会经济负担。

一、病因

支气管内感染和/或损伤、气道炎症、分泌物增加、黏液纤毛清除系统受损几方面互为因果、恶性循环导致支气管扩张的形成，呼吸道上皮损伤及阻塞使得支气管扩张症进一步加重。因此儿童支气管扩张症的病因是多种多样的（表14-8-1）。近些年对儿童支气管扩张症病因的研究越来越多，尤其是对一些特殊治疗有效的病因，因为针对病因给予及时治疗对预后非常重要。且近年的研究表明，儿童的支气管扩张是可逆的，部分患儿因及时诊断和治疗可以达到临床治愈。

表 14-8-1　儿童支气管扩张症的病因

1. 感染后：
   细菌（百日咳杆菌、肺炎链球菌、金黄色葡萄球菌、肺炎克雷伯菌、铜绿假单胞菌）
   病毒（麻疹病毒、腺病毒、流感病毒）
   其他（分枝杆菌、曲霉、肺炎支原体）

2. 免疫缺陷：
   以抗体缺陷为主的免疫缺陷病［先天性无丙种球蛋白血症、选择性 IgG 亚类缺陷（IgG2、IgG4）、常见变异型免疫缺陷病、选择性 IgA 缺陷］
   明确定义的免疫缺陷综合征［IgA 缺陷合并毛细血管扩张性共济失调综合征、威斯科特 - 奥尔德里奇（Wiskott-Aldrich）综合征］
   先天性吞噬细胞数目、功能缺陷（慢性肉芽肿病）
   联合免疫缺陷［重症联合免疫缺陷病、迪格奥尔格（DiGeorge）综合征］
   补体缺陷
   获得性免疫缺陷（药物性免疫抑制、HIV 感染、营养不良、恶性肿瘤）

3. 分泌清除异常（导致慢性气道感染）：
   异常分泌（囊性纤维化）
   纤毛异常（原发性纤毛运动不良症，包括卡塔格内综合征）
   其他原因（神经系统异常、肌无力、咳嗽无力）

4. 支气管狭窄 / 阻塞：

先天发育异常（气管、支气管软化 / 狭窄、血管环、先天性肺气道畸形）

异物吸入

黏液阻塞[黏液栓 - 支气管哮喘、肺不张、手术后；变应性支气管肺曲菌病（ABPA）]

肺门淋巴结肿大、肿瘤

5. 自身免疫性疾病 / 结缔组织病：

类风湿关节炎

马方综合征

系统性红斑狼疮

炎性肠病（溃疡性结肠炎、克罗恩病）

6. 吸入因素：

胃食管反流

气管食管瘘

吞咽功能障碍

有毒气体及粉尘吸入

7. 先天性支气管扩张：

先天性支气管软骨发育不全（Williams-Campbell 综合征）

巨气管支气管症（Mounier-Kuhn 综合征）

8. 其他：

闭塞性细支气管炎[感染后、移植后慢性排斥反应、史 - 约（Steven-Johnson）综合征]

弥漫性泛细支气管炎

黄甲综合征

杨氏综合征

不明原因

在西方国家，囊性纤维化（CF）是引起白种人儿童支气管扩张症的主要原因，但由于引起非囊性纤维化支气管扩张症病因更多、更复杂，非囊性纤维化支气管扩张症的病因也是目前相关领域的研究热点。最新的系统综述显示，在 989 例非囊性纤维化支气管扩张症的患儿中，63% 的病例有潜在病因，其中感染（17%）、原发性免疫缺陷病（16%）、吸入（10%）、纤毛运动障碍（9%）、先天畸形（3%）及继发性免疫缺陷（3%）为常见的病因。由于人种原因，我国以非囊性纤维化支气管扩张症更为常见，国内也有许多学者对儿童支气管扩张症的病因构成进行研究，其中以感染后支气管扩张症最为常见，30% 到 71% 不等，其他原因还包括支气管异物、原发性免疫缺陷病、纤毛运动障碍等。由于地域、样本量、年代及诊断技术水平等差异，上述研究并不能全面阐释我国儿童支气管扩张症的病因构成，仍需进一步的多中心大样本研究。

二、诊断

支气管扩张症患儿的主要临床表现为慢性咳嗽、咳痰（年幼儿不易咳出），多见于清晨起床或更换体位时，痰量或多或少，含黏稠脓液，亦可有不规则发热、乏力、喘息、咯血、呼吸困难、胸痛等。易反复患上、下呼吸道感染。肺部体征上大多数患者在肺底可闻及湿啰音，亦可闻及喘鸣音或哮鸣音，但也可无明显肺部体征，病程长者可见杵状指（趾）。对于慢性湿性咳嗽超过 8 周的患儿应怀疑支气管扩张症的可能。

胸部影像学对支气管扩张症的诊断至关重要。近年来，由于高分辨率 CT（HRCT）安全可靠，简单易行，且敏感性及特异性与支气管造影是相同的，已成为确诊支气管扩张的主要检查方法。支气管扩张在 HRCT 中的常见的特征性异常表现为（图 14-8-1）：支气管管腔增宽超过 1.5 倍，管壁增厚，扩张支气管直径与伴行肺动脉（不存在肺动脉高压的情况下）管径比值大于 1，对于儿童则为 0.8；支气管的纵切面呈"轨道征"，横切面呈"印戒征"；气道由中心向外周逐渐变细的正常走行规律消失，胸壁下 1cm 以内范围见到支气管影；沿气道有曲张样的狭窄及支气管末端见到气囊。尽管并不能仅通过 HRCT 表现、病变部位、范围等来确诊支气管扩张症的病因，但许多研究显示存在如原发性纤毛运动不良症（PCD）、免疫缺陷等基础疾病的患儿通常病变范围较广，累及多个肺叶，而局限性病变通常为感染、支气管异物引起。如果 HRCT 发现弥漫性支气管扩张病变将提示我们应更积极寻找其潜在病因。

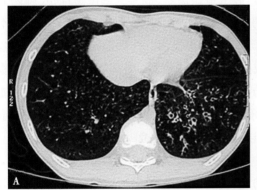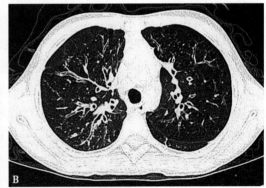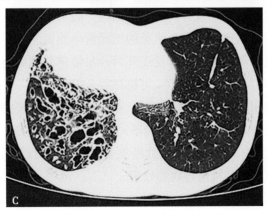

图 14-8-1　儿童支气管扩张症常见的特征性异常表现

A. 支气管管腔增宽超过 1.5 倍，管壁增厚，扩张支气管直径与伴行肺动脉（不存在肺动脉高压的情况下）管径比值对于儿童为 0.8；B. 支气管的纵切面呈"轨道征"，横切面呈"印戒征"；气道由中心向外周逐渐变细的正常走行规律消失，胸壁下 1cm 以内范围见到支气管影；C. 沿气道有曲张样的狭窄及支气管末端见到气囊。

胸部 MRI 显示的病变（如支气管壁增厚、支气管扩张、黏液栓等）与 CT 检查结果有良好的一致性，尤其是在叶／段水平，在诊断非囊性纤维化支气管扩张中的敏感性和特异性高达 97% 和 100%，与 HRCT 结果有高度的一致性，且可以避免射线辐射的危害，未来可能会逐步应用于临床。

由于明确支气管扩张症的病因对患儿十分重要，因此对于儿童支气管扩张症的诊断并不能仅仅停留在确定支气管扩张的存在，而应进一步对可能的病因进行相关检查以明确。

三、治疗

治疗支气管扩张症的主要目的是缓解症状，预防急性加重，维持肺功能稳定，改善患儿生活质量，保证患儿正常的生长发育。对于部分病因明确的患者，可以进行针对性治疗，如对于低丙种球蛋白血症患儿，确诊后应早期使用免疫球蛋白替代治疗，对于支气管异物患儿应及时清除异物阻塞。

（一）物理治疗

体位引流、用力呼气技术、呼气正压面罩、口腔气道振荡器、高频胸壁振荡背心、肺内振荡通气等气道清理技术是治疗支气管扩张症的有效方法，清除痰液可以改善临床症状，不仅可以通畅呼吸道，并且能减轻炎症和防止气道的进一步损伤。一项随机交叉试验证实，每天两次的物理治疗可以有效地减轻咳嗽，减少 24 小时排痰量，提高活动耐力及生活质量。北京儿童医院对支气管扩张症患儿的随访发现，由于不能长期配合，仅有 4 例患儿能进行规律体位引流治疗，但其中 3 例症状有所好转，1 例效果不明显。最新的系统综述显示有有限的证据证实气道清理技术及物理治疗可以改善支气管扩张症患者的生存质量。

（二）抗菌药物治疗

抗菌药物治疗可以避免感染对气道造成的进一步损伤，有助于维持肺功能、提高生活质量。对于支气管扩张症患儿在没有病原学依据时一线治疗药物是阿莫西林，青霉素过敏的患儿可选择克拉霉素。相比成人患者常见的铜绿假单胞菌感染，在非囊性纤维化支气管扩张症患儿中较为少见。如果患儿培养发现环丙沙星敏感的铜绿假单胞菌，可选用口服环丙沙星单药治疗，如培养发现多重耐药菌，可选择联合用药。

有证据证实长期应用抗菌药物（4 周以上）有益于支气管扩张症患者，可以减少半数以上的急性加重及住院次数。虽然有 9 项队列研究结果均显示，坚持 4 周～1 年的抗生素治疗有助于痰液的减少，但其中 2 项儿童的研究结果未发现明显的疗效。没有研究证实短期儿童支气管扩张症患者短期应用抗菌药物的效果。

（三）抗感染治疗

吸入糖皮质激素治疗的目的在于减少炎症细胞的聚集与激活，进而减轻炎症反应对支气管壁的破坏，改善气道阻塞。近年来有研究显示，规律地吸入丙酸氟替卡松（1mg/d）可以明显减少 24 小时排痰量，改善生活质量，但对肺功能及急性加重次数改善不明显。没有数据支持或反对儿童支气管扩张症患者应用吸入激素加长效 β_2 受体激动剂。BTS 指南不推荐支气管扩张症患儿常规应用吸入糖皮质激素治疗。

十四元环和十五元环大环内酯类不但具有抗菌作用，其抗感染作用可以直接针对支气管扩张症的发病机制，有助于支气管扩张症患儿改善生活质量。大环内酯类最早应用于弥漫性泛细支气管炎，患者从之前26%的五年生存率提高至当前92%的十年生存率。在囊性纤维化患者中大环内酯类的效果是肯定的，可以有效改善患者肺功能、减少肺部病变急性加重的发生，疗程至少为6个月。一篇纳入9项研究559例患者的系统综述结果显示，长期应用大环内酯类治疗，对成人及儿童非囊性纤维化支气管扩张症患者均可以安全有效地减少肺部病变急性加重次数。

（四）手术治疗

对于患有支气管扩张症的儿童，如合理内科治疗2年以上仍无效，反复感染、咯血不易控制，出现生长发育迟缓、不能完成学业及出现社会心理学问题等，可考虑手术治疗。研究显示手术治疗儿童支气管扩张症以肺段切除最为常见，长期随访证实可有效改善患儿症状提高生活质量。局限性支气管扩张症手术治疗的效果更好，对于弥漫性支气管扩张症尤其是卡塔格内综合征患儿，手术无法完整切除所有病变组织，甚至可能使病情加重。随着微创手术的发展，胸腔镜肺叶切除术已应用于支气管扩张症患儿，对于手术的依从性和术后疼痛等均有明显改善。对于肺部病变严重而广泛、临床症状重的患者，可考虑肺移植治疗，但存在免疫缺陷的患者肺移植后的生存率较低。

儿童支气管扩张症的死亡率在各个地区有所不同。2001—2007年在英格兰和威尔士共有5 745例患者死于支气管扩张症，其中仅有12例为14岁以下儿童，而在新西兰儿童支气管扩张症的死亡率高达7%。在发展中国家支气管扩张症仍威胁着患儿的生存质量和生长发育。早期诊断、早期治疗、病因特异性诊断及治疗对改善预后有重要意义。目前仍需提高广大医务工作者对儿童支气管扩张症的认识，并加强对本病高质量的临床研究。

（王　昊　申昆玲　徐保平）

参 考 文 献

[1] ALDAVE A P, SALISKI D W. The clinical manifestations, diagnosis and management of Williams-Campbell syndrome[J]. N Am J Med Sci, 2014, 6（9）：429-432.

[2] GOYAL V, GRIMWOOD K, MARCHANT J, et al. Pediatric bronchiectasis: no longer an orphan disease[J]. Pediatr Pulmonol, 2016, 51（5）：450-469.

[3] MCDONNELL M J, WARD C, LORDAN J L, et al. Non-cystic fibrosis bronchiectasis[J]. QJM, 2013, 106（8）：709-715.

[4] MCSHANE P J, NAURECKAS E T, TINO G, et al. Non-cystic fibrosis bronchiectasis[J]. Am J Respir Crit Care Med, 2013, 188（6）：647-656.

[5] 王昊, 徐保平, 刘秀云, 等. 儿童支气管扩张症172例临床研究[J]. 中国实用儿科杂志, 2014, 29（12）：936-939.

[6] MONTELLA S, MAGLIONE M, BRUZZESE D, et al. Magnetic resonance imaging is an accurate and reliable method to evaluate non-cystic fibrosis paediatric lung disease[J]. Respirology, 2012, 17（1）: 87-91.

[7] WELSH E J, EVANS D J, FOWLER S J, et al. Interventions for bronchiectasis: an overview of Cochrane systematic reviews[J]. Cochrane Database Syst Rev, 2015, 2015（7）: CD010337.

[8] HNIN K, NGUYEN C, CARSON K V, et al. Prolonged antibiotics for non-cystic fibrosis bronchiectasis in children and adults[J]. Cochrane Database Syst Rev, 2015, 2015（8）: CD001392.

[9] GOYAL V, CHANG A B. Combination inhaled corticosteroids and long-acting beta2-agonists for children and adults with bronchiectasis[J]. Cochrane Database Syst Rev, 2014, 2014（6）: CD010327.

[10] MASEKELA R, GREEN R J. The role of macrolides in childhood non-cystic fibrosis-related bronchiectasis[J]. Mediators Inflamm, 2012, 2012: 134605.

[11] RADEMACHER J, RINGSHAUSEN F C, SUHLING H, et al. Lung transplantation for non-cystic fibrosis bronchiectasis[J]. Respir Med, 2016, 115: 60-65.

[12] ROBERTS H J, HUBBARD R. Trends in bronchiectasis mortality in England and Wales[J]. Respir Med, 2010, 104（7）: 981-985.

[13] MUNRO K A, REED P W, JOYCE H, et al. Do New Zealand children with non-cystic fibrosis bronchiectasis show disease progression?[J]. Pediatr Pulmonol, 2011, 46（2）: 131-138.

第十五章

合并症及其对支气管扩张症的影响

第一节　支气管扩张症与哮喘

一、概述

支气管扩张症是呼吸系统的常见病和多发病。患者多表现为长期慢性咳嗽、咳痰，或咯血，病情反复加重，严重影响患者的生活质量。支气管哮喘（简称哮喘）是一种异质性的疾病，通常表现为发作性的气道阻塞、痉挛，多由运动、接触变应原或刺激物、天气变化、呼吸道感染诱发，表现为气道高反应性及气道嗜酸性炎症。哮喘的管理特别重要，如果哮喘反复发作未控制，会导致肺功能的不可逆受限，影响患者肺功能，甚至会并发其他阻塞性肺疾病。

支气管扩张症和哮喘是呼吸系统常见的多发病，二者有着不同的发病机制，却有着类似的喘息症状，有趣的是，临床上部分支气管扩张症患者存在着气道高反应性，激素可有效缓解患者的喘息症状，支气管扩张症和哮喘似乎存在着某种联系。

二、支气管扩张症合并哮喘的流行病学

国内外研究报道，支气管扩张症患者中合并哮喘的发生率从 2.7% 至 42% 不等，这个比率在不同研究人群之间不等。Pang 和他的同事早在 20 世纪 90 年代就做过这样一个研究，将 36 个支气管扩张症患者与 36 个健康对照者按照年龄、性别、吸烟史匹配，比较二者特质性疾病、对组胺/乙酰胆碱的气道反应性等的差异，结果表明，两组受试对象哮喘发病率、其他过敏性疾病发病率、皮肤点刺试验阳性均无统计学差异，然而，两组对象对组胺/乙酰胆碱的气道反应性却存在着显著差异——支气管扩张症患者存在着显著的气道高反应性——表现为气流受限（平均 FEV_1 占预计值 67%），然而肺功能参数与 Log PD20（$PD_{20}FEV_1$：导致 FEV_1 下降 20% 的组胺/乙酰胆碱的剂量）无线性相关。表明气道受限可能是患者气道高反应性的潜在因素，但不是唯一机制。仍需更多的研究证实气道高反应性是否是支气管扩张症发病机制之一，或是继发的结果。

同样的，Bahous 做过这样的研究，他们对 50 个支气管扩张症（病程 25 年 ±16.4 年）患者进行问卷调查、胸部影像学检查、肺功能测定，其中 43 人有阻塞或混合的通气功能障碍，

仅仅 4 人有正常的肺功能。有气道高反应性的支气管扩张症患者，其基线 FEV_1、肺活量、最大呼气中期流量（$FEF_{25\%\sim75\%}$）显著降低。由此可见，气道高反应性与支气管扩张症有着一定的相关性。

三、支气管扩张症合并哮喘的临床特征

　　国内有学者将支气管扩张症患者与支气管扩张症合并哮喘患者进行对比，分析出二者之间的临床特征差异。结果表明（表 15-1-1），支气管扩张症合并哮喘的患者年龄较轻，体重指数较高，症状持续时间短（较早被诊断），肺部听诊以干啰音为主，铜绿假单胞菌分离率较低。肺功能的差异通常表现为：合并哮喘的支气管扩张症患者肺活量较大，FEV_1 较小，有一部分表现为可逆性气道阻塞；支气管扩张症类型中以柱型为主，常累及双侧肺叶多段；可见，支气管扩张症合并哮喘患者，临床特征由两种疾病的症状相互交错而成。

表 15-1-1　国内研究支气管扩张症患者与支气管扩张症合并哮喘患者的临床特征差异

参数	支气管扩张症	支气管扩张症合并哮喘	P
年龄	（55.7±13.38）岁	（52.0±11.54）岁	0.002
性别（男：女）	86：163	78：136	0.668
BMI	（20.9±3.64）kg/m^2	（22.8±3.31）kg/m^2	<0.001
吸烟史	15.3%	19.2%	0.266
症状持续时间	（15.1±14.5）年	（11.7±14.58）年	0.001
湿啰音	57.0%	35.5%	<0.001
干啰音	16.1%	45.8%	<0.001
PA 分离率	29.3%	19.7%	0.022
FEV_1	（1.60±0.75）L	（1.69±0.74）L	0.212
FEV_1% 预计值	61.4%±23.17%	63.3%±24.02%	0.418
FVC	（2.20±0.85）L	（2.52±0.80）L	<0.001
FVC% 预计值	69.3%±20.12%	78.0%±18.52%	<0.001
FEV_1/FVC	71.2%±14.21%	65.7%±14.54%	<0.001
支气管扩张类型			<0.001
柱型	42.4%	63.7%	
囊状	25.1%	11.0%	
曲张型	32.5%	25.3%	
支气管扩张部位			0.219
单侧肺	20.2%	15.1%	
双侧肺	79.8%	84.9%	
支气管扩张累及			
累及叶数	3.5±1.48	3.4±1.46	0.9
累及段数	7.5±3.80	8.0±3.96	0.317

四、支气管扩张症和哮喘的相互影响

国外学者 Hye 做过这样一个研究,在他们医院随访的 2 270 名哮喘患者中,有 50 人同时合并支气管扩张症,他从剩余的 2 220 名哮喘患者中按照年龄、性别匹配出 50 人(不合并支气管扩张症的哮喘患者),分析比较二者的总的哮喘发作次数、每年激素使用情况、哮喘发作急诊或住院治疗次数等指标,研究发现,合并支气管扩张症的哮喘患者,每年哮喘发作发生率高于单纯哮喘患者[(1.08±1.68)vs.(0.35±0.42),$P=0.004$],同样,每年激素使用率[(0.9±1.54)vs.(0.26±0.36),$P=0.006$]、哮喘发作急诊治疗频率[(0.46±0.84)vs.(0.02±0.13),$P=0.001$]都是合并支气管扩张症的哮喘患者高于单纯哮喘患者。这个研究说明,支气管扩张症会影响哮喘病情的控制。

国内有这样的研究,徐金富团队纳入专科医院近两年的支气管扩张症患者,筛选出 249 例单纯支气管扩张症患者和 214 例支气管扩张症合并哮喘患者,并对他们进行长时间的随访,经过统计学分析得出以下结论:在这些患者出院后 1 年的随访中发生急性加重的风险,合并哮喘的支气管扩张症患者是不合并支气管扩张症患者的 2.6 倍(95% CI:1.15~5.88);其他危险因素是:$FEV_1<50\%$(OR=4.03,95% CI:1.75~9.26),支气管扩张累及两叶以上(OR=2.73,95% CI:1.16~6.45),分离出铜绿假单胞菌(OR=2.41,95% CI:1.00~5.79),年龄(OR=1.07,95% CI:1.03~1.11),症状持续时间(OR=1.06,95% CI:1.03~1.09)。这个研究说明,哮喘是支气管扩张症急性加重的独立危险因素(图 15-1-1)。

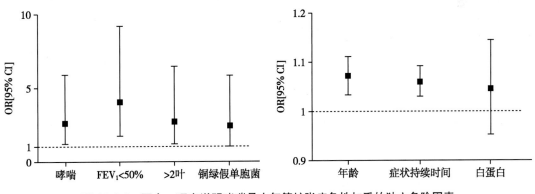

图 15-1-1 国内一研究说明哮喘是支气管扩张症急性加重的独立危险因素

目前对于支气管扩张症和哮喘的研究仍不充分,需要更进一步的研究去证实。无论支气管扩张症还是哮喘的疾病管理,都需要对二者有足够清晰的认识,才能制订完善的个体化诊疗方案。

(毛 贝 徐金富)

第二节　支气管扩张症与慢性阻塞性肺疾病

在 2014 年的《慢性阻塞性肺疾病全球防治创议》更新中,首次将支气管扩张症列为慢性阻塞性肺疾病(简称为慢阻肺,COPD)的第七个并发症,并强调应被纳入疾病严重程度的评估体系中。随着胸部 CT 检查尤其是高分辨率 CT 的普及,以往在慢阻肺患者中未识别的支气管扩张症受到越来越多的关注。

一、概述

支气管扩张症是一个解剖学诊断,诊断依靠胸部 CT 检查,影像学表现包括支气管内径宽于相邻血管,支气管没有逐步变细,以及肺野最外 1～2cm 仍可见支气管影像。而慢阻肺则是一个生理学诊断,其定义为"一种常见的以持续性气流受限为特征的可以预防和治疗的疾病,气流受限进行性发展,与气道和肺脏对有毒颗粒或气体的慢性炎性反应增强有关,急性加重和并发症影响着疾病的严重程度和对个体的预后",强调了持续性气流受限这一特征,诊断依靠肺功能检查。

慢阻肺与支气管扩张症都是老年人群的常见疾病。临床上,随着胸部 CT 检查的普及,慢阻肺患者中以前未识别的支气管扩张症不断被明确,并且相当部分的患者同时存在肺气肿和支气管扩张症。与典型的支气管扩张症不同,通过 HRCT 发现的在慢阻肺患者中出现的支气管扩张症多为亚临床状态,因此,对于这部分患者按照典型的支气管扩张症来治疗是不合理的。但是研究提示合并支气管扩张症可能是慢阻肺中一个不同的亚型,合并支气管扩张症的慢阻肺患者的预后不同于单纯的慢阻肺患者,同时他们的治疗也不尽相同。

慢阻肺的发病率随着年龄的上升而上升,同时随着 HRCT 的广泛应用,可以推测合并支气管扩张症的慢阻肺患者将不断增加。另一方面,典型的支气管扩张症的患者也可出现气流受限。因此,认识支气管扩张症与慢阻肺之间的关系及其影响有助于临床医师正确理解这两种疾病合并的结果,从而可以给出正确的诊断及治疗策略。

二、慢阻肺合并支气管扩张症的流行病学

慢阻肺合并支气管扩张症的发生率为 20%～69%,柱型、囊状及曲张型支气管扩张均可查见,约 66.7% 的支气管扩张症发生在下叶。在 O'Brian 等的一项研究中通过 HRCT 扫描发现在社区诊疗中心就诊的慢阻肺患者中有 29% 的患者存在支气管扩张症。该研究还提示合并囊状或曲张型(varicose)支气管扩张多见于 FEV_1 严重下降的患者;柱型支气管扩张及同时合并肺气肿与支气管扩张症则在 FEV_1 下降不同水平的患者中都可见到。值得注意的是,在这项研究中有 30% 患者的 FEV_1 在正常水平,但同时这部分 FEV_1 正常的患者中仍然可以查见支气管扩张症,提示这部分患者的临床症状可能多来自支气管扩张症而非慢阻肺。

在近期的一项研究中,Martinez-Garcia 等在诊断更为确切的一组慢阻肺患者中进行了

普通 CT 检查,发现有 57.6% 的患者合并支气管扩张症,且与气流受限的严重程度、机会致病菌的定植及过去一年中急性加重次数之间具有相关性。然而,在另一项大型的慢阻肺研究 ECLIPSE(evaluation of COPD longitudinally to identify predictive surrogate endpoints)研究中仅 4% 的患者存在支气管扩张症。两项研究之间慢阻肺合并支气管扩张症的发生率相差之大,可能与受试人群的选择偏倚有关。ECLIPSE 研究的最初设计是为了评估 CT 检查在诊断肺气肿中的意义,而并未关注支气管扩张症;并且,大部分纳入 ECLIPSE 研究的患者来自专科医院,可能已将大部分存在支气管扩张症的患者排除。因此,ECLIPSE 的研究结果可能不能很好地反映在社区诊疗中心临床诊断为慢阻肺的患者中合并支气管扩张症的发生率。

以上这些研究结果提示,慢阻肺与支气管扩张症之间存在某种联系,慢阻肺可能是导致支气管扩张症发生的危险因素。然而,大部分慢阻肺患者合并支气管扩张症是通过 HRCT 检查意外发现的,提示影像学诊断的支气管扩张症多为亚临床状态,可能对于疾病的管理并没有太大影响。虽然如此,认识慢阻肺与支气管扩张症之间的关系对于疗效及预后的推断仍然重要。有研究显示,合并支气管扩张症可以影响部分慢阻肺患者急性加重的次数及严重程度,对于这部分患者急性加重期的治疗及预防急性加重发生的治疗,可能需要增加类似典型支气管扩张症的治疗。

三、诊断

支气管扩张症的临床特征表现为咳嗽和脓痰,但是在慢阻肺合并支气管扩张症患者中临床表现往往不典型,且不易与慢阻肺本身的慢性咳、痰、喘症状相区分。但是反复出现脓痰,尤其是在疾病稳定期仍反复出现脓痰高度提示合并支气管扩张症的可能,特别是囊状支气管扩张,而柱型支气管扩张与痰液性质则没有明确的相关性。在 2011 年发表于 *Chest* 的一项研究提示:重度慢阻肺、痰中分离出一次以上机会致病菌(opportunistic pathogen)、前一年内因急性加重住院一次以上是慢阻肺合并支气管扩张症的三大相关因素,如三者同时发生则合并支气管扩张症的可能性达到 99%;而当三者均未出现时,合并支气管扩张症的可能性仅 33%。

由于慢阻肺合并支气管扩张症的发生率并不低,因此临床工作中应明确鉴别慢阻肺合并支气管扩张症与支气管扩张症合并持续气流受限。鉴别首先应从临床表现出发,前者多为中年起病,慢性进行性加重,多有吸烟史或其他烟雾暴露史;后者可以在青年即发病,大量脓痰是临床特征性的表现,详细询问病史可发现幼年时期感染病史。此外,胸部 CT 检查也是鉴别诊断的重要依据,前者的支气管扩张及支气管壁增厚多为弥漫性,同时往往合并肺气肿;后者的支气管扩张可以是弥漫的也可以是局限的,且多为囊状支气管扩张。

四、合并支气管扩张症对慢阻肺的影响

(一)临床表现

研究显示合并支气管扩张症往往导致慢阻肺患者咳痰症状明显增加且痰液形状更趋向

于脓痰,同时痰液 IL-8、IL-6 水平明显升高,但痰液细胞计数没有明显差异。荟萃分析研究发现合并支气管扩张症导致慢阻肺患者急性加重更为频繁,合并支气管扩张症患者过去一年中急性加重次数是不合并支气管扩张症患者的 1.54 倍,同时合并支气管扩张症的慢阻肺患者出现社区获得性肺炎的风险也较不合并支气管扩张症的患者增加 2.46 倍。

肺功能作为评估慢阻肺严重程度最重要的指标,与合并支气管扩张症也存在明显的相关性。在肺功能减退严重的患者中合并支气管扩张症的比例更高,且多为囊状支气管扩张。荟萃分析显示,与不合并支气管扩张症的慢阻肺患者相比,合并支气管扩张症的慢阻肺患者肺功能减退更严重,其中 FEV_1/FVC 下降增加 11.06%,FEV_1% 预计值下降增加 8.05%。

合并支气管扩张症在临床症状加重及肺功能减退的同时也明显影响慢阻肺患者的生存率。2013 年发表在 *Am J Respir Crit Care Med* 上的一项随访 7 年的研究显示,不合并支气管扩张症的慢阻肺患者生存率约 90%,而合并支气管扩张症患者生存率仅 62%。

(二)微生物学

对于合并支气管扩张症的慢阻肺患者,评估下呼吸道微生物定植情况是必须的。尤其对于稳定期仍反复出现脓痰的患者,明确是否存在微生物定植及定植的微生物种类对于抗生素治疗具有指导意义。

研究显示脓痰的出现往往提示细菌培养阳性及较高的细菌载量($> 10^7 CFU/ml$)。荟萃分析显示,在合并支气管扩张症的慢阻肺患者中更易出现机会性致病菌的定植,与不合并支气管扩张症的慢阻肺患者相比,OR 值达到 7.33。合并支气管扩张症与不合并支气管扩张症的慢阻肺患者,痰中可检出的机会致病菌谱并不相同;严重的支气管扩张症患者痰中多检出铜绿假单胞菌、肠杆菌、金黄色葡萄球菌;无支气管扩张症的患者痰中多检出肠杆菌、流感嗜血杆菌、金黄色葡萄球菌。

其中铜绿假单胞菌是最重要的机会性致病菌,是否存在铜绿假单胞菌的定植与支气管扩张症存在明显的相关性:存在铜绿假单胞菌定植的患者中,其支气管扩张症评分是无铜绿假单胞菌患者的 2 倍。关于铜绿假单胞菌在慢阻肺中的研究多为横断面研究,3%~20% 的稳定期慢阻肺患者的痰或气管镜标本中可分离出铜绿假单胞菌;随着气流受限的严重程度增加,铜绿假单胞菌的定植逐渐增加。在急性加重期,3%~10% 的慢阻肺患者的下呼吸道标本中能够分离出铜绿假单胞菌。合并支气管扩张症的慢阻肺患者出现铜绿假单胞菌定植的风险显著高于不合并支气管扩张症的患者,OR 值为 3.50。铜绿假单胞菌定植的患者 3 年死亡率更高,住院治疗更多,多因素分级系统(简称 BODE 指数)更高,且更需要系统性激素治疗。

(三)慢阻肺-支气管扩张症重叠综合征概念的提出

如前文所述,合并支气管扩张症对慢阻肺患者的肺功能、急性加重、死亡率等存在重要的影响。此外,合并支气管扩张症的慢阻肺患者往往全身炎症反应更严重,CRP 及血沉明显升高,同时伴有全身消耗的加剧,表现为血清白蛋白的减低。

2015 年发表于 *Eur Respir J* 的一篇述评中,Hurst 等提出了慢阻肺-支气管扩张症重叠

NTM 肺病影像学总体特点如下：①肺部病灶持续时间长，可数年无变化，正规抗结核治疗可无明显吸收或呈缓慢进展病程；②单侧双侧肺均可受累，可呈多叶或单叶受累（一般多叶多于单叶），上叶、中（舌段）叶多于下叶，以右肺上、中叶受累最多见；③肺部病灶形态多样，支气管扩张（图 15-3-1）、空洞、斑片状、纤维条索影及结节、小叶中心性结节（图 15-3-2）影均可见到，并常为几种病变形态同时多发混杂存在；④支气管扩张症合并 NTM 多见，可有支气管播散；⑤病程长，治疗复杂导致多伴有肺毁损、胸膜粘连肥厚及纵隔内淋巴结肿大等征象，部分见肺气肿或肺大疱；⑥病灶干酪样坏死和钙化较结核少见。

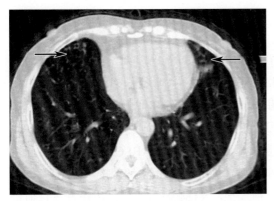 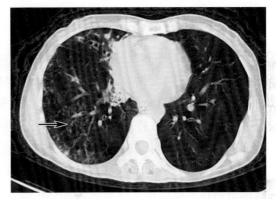

图 15-3-1　NTM 肺病 CT 影像提示支气管扩张　　　图 15-3-2　NTM 肺病 CT 影像提示小叶中心性结节

笔者 2015 年发表的一项研究中，比较了较大样本量的 NTM 肺病与肺结核的影像学特点，发现双侧支气管扩张、右中叶及左舌段支气管扩张、薄壁空洞（直径≥3cm）在 NTM 肺病中更加多发。Yuan 等更大样本量的研究认为支气管扩张和囊腔样改变与 NTM 肺病更加相关。Sinead McEvoy 在 2012 年的一项研究中，发现 CFB 的成年患者中，≥7 个支气管肺段在 HRCT 上显示树芽征/小叶中心性结节，高度提示 NTM 的感染。2016 年 S.Izhakian 等还在 NCFB 患者中进行了病原体和肺叶分布的关系研究，发现 NTM 多呈双侧分布（65.5%），最常见于右上叶、左舌段和左上叶。

（三）宿主特征

CF 患者本身就是 NTM 的高危因素，而 NCFB 中的 NTM 感染，多项研究中显示宿主的特征与 NTM 感染相关。例如过低的 BMI、女性、漏斗胸、脊柱侧凸和二尖瓣脱垂等。2016 年 Timothy 等对 BRR 的 2008—2014 年 1 826 名成人 NCFB 患者的回顾性分析中，指出高龄、女性、胃食管反流（gastroesophageal reflux，GER）是支气管扩张症合并 NTM 感染的高危因素，而支气管哮喘、原发性免疫缺陷和原发性纤毛运动不良症在不伴有 NTM 感染的支气管扩张症中更常见。L. Máiz 等在 2016 年的研究中发现，FVC≥75% 预测值、年龄≥50 岁、BMI≤23kg/m² 与 NCFB 患者合并 NTM 具有独立相关性。宿主本身的特征可以提示 NTM 感染易感性的存在。

（四）其他

1. 肺功能　有报道认为 NTM 肺病患者的肺功能 FEV_1 普遍下降，Martiniano 等在 2014 年对 2000—2010 年科罗拉多州囊性纤维化中心的 96 名 CFB 患者进行的回顾性研究，观察到最终发展为 NTM 感染的患者在第一次阳性培养时具有较低基线的 FEV_1，并且在第一次阳性培养后的 1 年中 FEV_1 的下降率较高。但由于 NTM 极易合并支气管扩张症、慢阻肺与肺结核，因此不能排除其他合并疾病的影响。

2. 微生物检查结果　有研究发现 NTM 肺病患者的微生物培养中铜绿假单胞菌和金黄色葡萄球菌更少见，病原体间可能存在着相互竞争和抑制的机制，这一点仍有待探索。

六、NTM 肺病的治疗

1. 菌种鉴定的重要性　尽管在环境中存在超过 150 种的 NTM，但目前已知仅有小部分会引起肺部感染。到目前为止，MAC 和 MABSC 是全世界 CF 和 NCFB 患者的最主要（70%～95%）的 NTM 感染菌种。其他 NTM 菌种，包括堪萨斯分枝杆菌、偶发分枝杆菌、蟾分枝杆菌、瘰疬分枝杆菌、玛尔摩分枝杆菌等引起的肺部感染远远少于 MAC 和 MABSC。在开始任何 NTM 肺病的治疗之前，均需先行菌种鉴定，尤其是 MABSC，鉴定需要到深入到亚种层面，因为不同的亚种存在不同的大环内酯类抗性，依靠 PCR 和测序结合的多位点基因分型技术能够可靠地鉴定 MABSC 到其亚种水平。NTM 肺病的具体治疗方案目前仍主要基于 2007 年 ATS/IDSA 指南中针对 CFB 和 NCFB 患者提供的菌种特异性治疗方案。本文只讨论了最主要的 MAC 和 MABSC 肺病的治疗。

（1）MAC 的治疗

1）方案：MAC 肺部感染的一线治疗方案由大环内酯类（克拉霉素或阿奇霉素）、利福平和乙胺丁醇组成。推荐的联合治疗方案：一种大环内酯类（阿奇霉素、克拉霉素）+ 利福平 / 利福布汀 + 乙胺丁醇，伴或不伴静脉氨基糖苷类抗生素治疗。大环内酯类是治疗方案中的核心组成部分，如果大环内酯类不包括在治疗方案中或者病原体产生大环内酯类抗性，临床疗效会非常差。MAC 的大环内酯类抗性产生多源于 23S rRNA 基因特定位点（2058/2059，大肠杆菌编码顺序）的单碱基突变，通常认为是大环内酯类单药治疗的结果，约 4% 的 MAC 临床分离株中存在此耐药机制。对于支气管扩张症合并 MAC 患者，有研究推荐每周三次"三联疗法"：大环内酯类 + 利福霉素 + 乙胺丁醇，药物耐受性与医疗成本均优于每日治疗。但也有研究认为支气管扩张症患者长期使用大环内酯类，可能导致后续耐药 NTM 感染。纤维空洞、治疗复发患者或严重病例，可考虑推荐方案 + 阿米卡星 / 链霉素的每日治疗。

2）疗程、停药和复发：MAC 感染的多药物联合治疗应该持续进行，治疗需要在痰菌阴性后至少再持续治疗 1 年，抗菌疗程通常 >18 个月。这对患者和临床医师来说都是一项具有挑战性的任务。即便联合治疗仍易复发，治愈的概念定义为停药后根除细菌，无复发数年，复发率约 32%，推荐方案治愈率约 55%。由于疗效欠佳、药物毒性等常常导致患者无法坚持用药，停药率为 11%～33%。得克萨斯大学健康科学中心的 Tyler 等的一项研究中，在遵守推荐治疗和疗程的 180 名 NCFB 患者中,治疗成功率(治疗后 12 个月痰培养阴性)为87%。研究期间没有观察到患者发生大环内酯类抗性。而初始治疗成功的患者中,48% 的患者在由于未继续坚持治疗而再次产生痰培养阳性或 MAC 的复发。复发患者 MAC 分离株的基因分型表明,75% 不同于原始的 MAC 菌株,而 25% 是原始菌株。

3)预防:对于部分患者,由于存在遗传性的宿主易感性或由于其严重支气管扩张症相关的气道清除功能的破坏,MAC 复发可能是很难避免的。对于这种情况,二级预防可能是有效和可行的。使用大环内酯类或吸入阿米卡星,既是联合治疗方案的一部分,又可以作为预防措施,但是在使用这些药物基础上发生反复感染时,需要权衡使用以防止抗药性的产生。

(2)MABSC 的治疗

1)MABSC 感染是临床的重大挑战:MABSC 是耐药性最强的病原体之一,耐药性在快生长细菌中居首,对绝大部分临床一线抗菌药物耐药,对抗结核药物天然耐药,被称为"新的抗生素噩梦(new antibiotic nightmare)",耐药程度远远超过广泛耐药和全耐药结核。NCFB 患者中的 MABSC 肺部感染相关的死亡率可高达 20%,而 CF 患者 MABSC 感染的流行率远高于 MAC 感染的流行率,且预后更差。来自斯堪的纳维亚半岛国家的一项对 125 名 NTM 培养阳性的 CF 患者回顾性研究中发现,与 MAC 相比,MABSC 感染在年轻的 CF 患者中更常见,并且后果更严重,有 1/4 的 MABSC 感染患者进行了肺移植或死亡。一项来自法国的研究中包含了 50 名 MABSC 感染和 23 名 MAC 感染的 CF 患者,发现 MABSC 感染在年轻患者中流行性较高(MABSC 的平均年龄为 17.4 岁,MAC 的平均年龄为 23.1 岁)。由于 MABSC 感染可以导致 CF 患者严重不良的预后,在常规随访中一旦发现 MABSC 痰培养阳性结果,临床医师需提高警惕,加强痰检,并且密切监测 HRCT 和肺功能变化。如果随后痰培养物持续阳性(≥3 次),在 CF 患者中发生进行性 MABSC 肺部感染的可能性相当高。在这些患者中应积极开始治疗 MABSC 感染。

2)方案与疗程:2007 年的 ATS/IDSA 指南中,没有能够为 MABSC 肺部感染提出一个可靠的循证治疗方案,而是建议定期的多种药物联合治疗,包括大环内酯类和胃肠外药物(阿米卡星 + 头孢西丁或亚胺培南)同时使用几个月,目的是改善症状和减缓疾病进展。Lyu 等对 41 名 MABSC 感染的 NCFB 患者进行了回顾性分析,患者接受的是口服大环内酯类和2～20 个月(中位时间 7.6 个月)胃肠外阿米卡星,伴或不伴 0.8～9.6 个月(中位时间 2.8 个月)的头孢西丁或亚胺培南的联合治疗方案。治疗 1 年后结果显示成功率为 80.5%(成功定义为痰菌转阴,临床改善,并且已接受至少 6 个月的治疗)和 10% 的复发率。他们认为接受一种肠胃外药物(阿米卡星)和两种胃肠外药物(阿米卡星 + 头孢西丁或亚胺培南)的成功率无显著差异。尽管这是一项小型研究,但他们的发现意味着长期胃肠外阿米卡星(伴或不伴头孢西丁或亚胺培南)结合大环内酯类可以高效地对抗 MABSC,而不仅仅是缓解症状。

3)大环内酯类(克拉霉素)耐药与 MABSC 的基因型:无论在 CF 还是 NCFB 患者中,

MABSC 肺部感染与 MAC 感染相比都是更严重的。然而，MABSC 的抗生素选择非常有限，大环内酯类中的克拉霉素是目前可用于抗 MABSC 的最有效的抗菌药物，但 MABSC 肺部感染对克拉霉素的耐药性越来越常见。大量研究证实，克拉霉素的抗药性与菌株的基因型相关（图 15-3-3）。目前普遍接受的 MABSC 克拉霉素耐药模式有 2 种：① 23S rRNA（rrl）基因 2058/2059 位点的突变，导致核糖体蛋白主体构象变构，影响了克拉霉素与核糖体靶位结合，导致"结构性耐药"——菌株在接触克拉霉素 3～5 天内便呈现出耐药性；②完整的红霉素核糖体甲基化酶基因 41［erythromycin ribosomal methylase 41, erm（41）］的 28 位核苷酸为 T，即 erm（41）T28 基因型，在大环内酯类与核糖体接触后高表达，使核糖体 23S rRNA 上单个腺嘌呤残基 N-6 二甲基化，从而阻止了核糖体与大环内酯类结合，产生"诱导性耐药"——菌株在初始接触克拉霉素的 3 天内对其敏感，但经过 10～14 天的药物诱导后变为耐药。与此相对应，脓肿分枝杆菌存在 2 种克拉霉素敏感模式：① erm（41）的 64、65 核苷酸 2bp 的缺失，或者 159-432 核苷酸 274bp 的缺失而导致 erm（41）甲基化功能缺失，即 M 基因型；②完整的 erm（41）的 28 位核苷酸发生"T to C"的突变，即 erm（41）C28 基因型，也会失去腺嘌呤甲基化功能。最近 Faiza 等系统探索了法国地区临床菌株体外标准抗生素敏感性实验结果与基因型的关系，进一步证实 rrl、erm（41）基因型可以有效解释和预测脓肿分枝杆菌临床菌株对于克拉霉素的耐药性和易感性，认为脓肿分枝杆菌的治疗和研究应该首先明确其基因型。

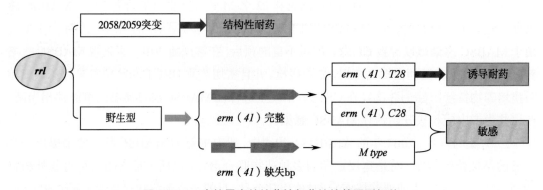

图 15-3-3 克拉霉素的抗药性与菌株的基因型相关

4）MABSC 的粗糙型菌落形态可能与更严重的感染和不良的预后相关：由于参与糖肽脂合成的基因发生突变，MABSC 的菌落可以发生从平滑到粗糙形态的转变（图 15-3-4）。Kreutzfeldt 等发现，MABSC 肺部感染患者的 MABSC 菌株从平滑转变为粗糙形态后存在明显的适应性优势，感染变得更长，与症状严重程度相关。最近感染斑马鱼胚胎的体内研究表明，具有粗糙形态特征的 MABSC 在细胞外空间的"成线性"（cording）更强，形成的"粗线"（thick cord）能够损害宿主巨噬细胞的吞噬作用，导致脓肿形成，但是这种"成线性"在人类肺部感染的意义是完全未知的。更严重的感染和不良的预后对治疗也提出了更高的要求，但目前尚无针对 MABSC 菌落形态变化调整治疗方案的报道。

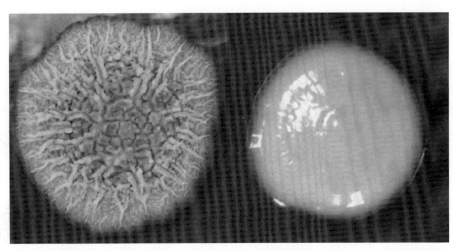

图 15-3-4 由于参与糖肽脂合成的基因发生突变，MABSC 的菌落可以发生从平滑到粗糙形态的转变

5）手术治疗：对于部分 NTM 肺部局限性感染的病例，可以考虑手术切除，特别是当感染的主要病灶局限于特定的叶段时。一项科罗拉多大学丹佛分校研究报告中，研究者对110 名 NCFB 伴有右中叶或左舌段局限性 NTM 病灶的患者进行了腔镜切除术与抗生素治疗相结合的治疗，疗效良好，他们观察到 84% 的患者成功痰菌转阴，复发率仅为 8.7%。需要注意的是，患者术前营养状况和心肺功能是需要参考的重要因素。

（3）阿米卡星是治疗 MABSC 和严重 / 难治性 MAC 感染的重要药物：无论是联合治疗方案，还是作为克拉霉素耐药方案，阿米卡星在体外和临床中都有较好的效果。但是，由于其耳毒性可能会造成不可逆转的听力损失，需要频繁监测其血清水平和对患者进行听力学检查。最近 Olivier 等有关脂质体阿米卡星的长期吸入治疗 NTM 感染的临床研究中，证明长期吸入脂质体阿米卡星可以改善感染患者的痰菌和 6 分钟步行试验，且耳毒性大大降低，改变输送方式的阿米卡星治疗可能更为安全有效。另外，也有研究报道阿米卡星的疗效与 *rrs* 基因 1 048 位点的突变相关，*rrs* 基因型对阿米卡星的选择可能也有指导意义。

（4）其他用于难治性 MAC 或 MABSC 感染的抗生素：一些体外药敏实验证实了氯法齐明和利奈唑胺与其他药物的协同作用（如氯法齐明和阿米卡星，利奈唑胺和大环内酯类），但是实际的临床反应仍待验证。加拿大的一个单中心研究测试了一种三药联合方案——氯法齐明（代替利福平）、乙胺丁醇和一种大环内酯类，对 MAC 感染的 30 个 NCFB 患者的有效性。研究中没有发现菌株对克拉霉素的抗性，其中 87% 的患者能够完成治疗，维持阴性痰菌至少 6 个月，治疗复发率为 19%。这些结果与传统治疗方案疗效相似，虽然这项研究并没有证明氯法齐明的优势，但是当患者由于其肝毒性或药物相互作用问题无法继续使用利福平时，氯法齐明可能是代替利福平的选择。利奈唑胺在多项体外实验中效果显著，但贫血等副作用发生率较高，目前仍多作为备选药物。Richard J 等在 2014 年发表了一项替加环素治疗 MABSC 和龟分枝杆菌感染的回顾性分析，该研究在 CF 和 NCFB 患者中分别观察到了 66.7% 和 54.5% 的有效率，未观察到严重的不良反应。他们认为替加环素也可作为

MABSC 感染的备选药物。

2. 支气管扩张症的治疗　支气管扩张症综合治疗不在此节的讨论范围,本节的重点集中在针对 NTM 肺病患者的支气管扩张症治疗。支气管扩张症和 NTM 感染在疾病过程中是密切相关的,在 NTM 肺部感染患者的临床治疗中,必须同时进行支气管扩张症的评估和管理,支气管扩张症和 NTM 肺病的治疗时机与策略也需要根据具体情况调整。一般来讲,如果怀疑单纯的支气管扩张症急性加重(通常是由于耐药菌如铜绿假单胞菌,或者支气管痉挛引起),例如支气管扩张症伴感染加重、肺炎、咯血等,需要先对其进行治疗(有时这可能是最重要和有效的治疗),然后再进行 NTM 感染的治疗,措施包括对已经使用 2~3 种抗生素治疗的患者进行抗生素方案调整、止血对症处理和 / 或引入新的治疗策略。需要注意的是,A 组抗结核药物(即氟喹诺酮类药物)虽广泛使用于治疗由假单胞菌引起的支气管扩张症急性加重,但实际其对 MAC 和 MABSC 效果有限。另外,近年来小剂量大环内酯类长期维持使用(6~12 个月)在单纯的支气管扩张症患者中观察到了疗效,但如前所述,单药极易诱发 MAC 和 MABSC 的结构性耐药,可能并不适合合并 NTM 感染的支气管扩张症患者。

大多数专家建议在稳定的支气管扩张症合并 NTM 感染的患者中常规使用气道清除措施,如高渗盐水或振动正压装置,虽然没有肯定的生存期获益的数据,但是可以改善痰菌情况,减少支气管扩张症的急性加重频率,且与提高患者生活质量有关。另外,在近年的随机临床试验中,稳定期支气管扩张症患者适当的有氧运动被证明也可以减少支气管扩张症急性加重的频率,笔者认为也适用于支气管扩张症合并 NTM 感染的患者。

(褚海青)

第四节　支气管扩张症与类风湿关节炎

自 20 世纪 60 年代起,有学者发现支气管扩张症与类风湿关节炎(rheumatoid arthritis, RA)两者关系密切,但随后的研究却非常有限。随着 HRCT 的普及,支气管扩张症诊断率逐年上升,人们对其发病机制有了更深入的研究。同时 RA 新的诊断标准问世,RA 自身抗体研究受到重视。支气管扩张症与 RA 之间相关性更加明确,对两种疾病共存患者的临床特点、影像学征象、病情严重度、治疗及预后近年来更为关注。

一、类风湿关节炎的概述

RA 是多种细胞及细胞因子参与的以侵蚀性关节炎为主要表现的一种自身免疫性疾病。主要为双手和腕关节等小关节受累,表现为对称性、持续性多关节炎,病理表现为关节滑膜的慢性炎症、血管翳形成,并出现关节的软骨和骨破坏,最终可导致关节畸形、功能丧失及关节外受累。2009 年美国风湿病学会联合欧洲抗风湿病联盟制订了 RA 新的诊断标准:对关节受累情况、血清学指标(类风湿因子、抗环瓜氨酸肽抗体)、滑膜炎持续时间和急性期反应物(血沉、C 反应蛋白)4 个部分进行评分,总分≥6 分即可诊断。类风湿因子(rheumatoid factor，RF）并非 RA 的特异性抗体，其他感染性、自身免疫性疾病及约 5% 的正常人也可以出现低滴度的 RF 阳性，RF 阴性者也不能排除 RA 的诊断。可应用酶联免疫吸附试验（ELISA）定性或定量检测患者血清中的抗环瓜氨酸肽抗体（anti-cyclic citrullinated peptide antibodies，抗 CCP 抗体）。抗 CCP 抗体是环状聚丝蛋白的多肽片段，是以 IgG 型为主的抗体，对 RA 的诊断敏感性（68%～75%）和特异性（96%）高，尤其是针对血清 RF 阴性、临床症状不典型的患者。联合检测抗 CCP 抗体和 RF 对 RA 的诊断及预后有很大的意义。RA 在中国大陆发病率为 0.2%～0.4%，致残率及致死率高。RA 发病机制与环境因素（吸烟、感染等）及遗传因素有关。改善病情抗风湿药物（disease-modifying anti-rheumatic drugs，DMARDs）（如甲氨蝶呤、来氟米特等）、生物制剂、糖皮质激素等治疗对控制病情、改善关节功能和预后有一定作用。

二、支气管扩张症与类风湿关节炎两者因果关系

有研究发现支气管扩张症早于 RA 发病，且平均早发 16.4～28.6 年，在遗传易感个体中，由于支气管扩张症的慢性感染提供了长期的抗原刺激源，从而诱导炎症的发生，并促进肺中蛋白质的瓜氨酸化，导致机体免疫耐受的破坏、RA 特异性免疫的产生。另外，支气管扩张症组中 RA 发病的平均年龄显著低于无支气管扩张症组。一项多中心、前瞻性研究发现非囊性纤维化的支气管扩张症患者与其他阻塞性肺疾病患者、正常健康人相比，RF、抗CCP 抗体有更高的阳性率，两指标阳性支气管扩张症患者中，50% 患者在 12 个月后发展为RA。RA 相关的抗体可以出现在疾病发生前很多年。在支气管扩张症患者中，RA 相关的自身抗体可作为 RA 的预测因子。Demoruelle 等将患者分为三组：抗 CCP 抗体（+）但没有炎性关节炎临床特点的受试者、抗体阴性对照组和血清抗体阳性早期 RA 的患者。在仅抗体阳性组和阴性对照组之间的气道异常有着明显的差异（主要是气道壁增厚和支气管扩张，由 HRCT 证实）：分别是 76% 和 33%。仅抗体阳性受试者与早期 RA 患者具有相似的气道异常情况。研究人员得出结论，肺可能是 RA 自身免疫相关早期损伤的部位，同时也是自身免疫异常的源头。已证实 RA 患者的肺和滑膜组织中存在共同的瓜氨酸抗原，这提供了关于疾病如何在肺中开始的免疫过程而最终定位在关节中的一些线索。

然而，另一些研究表明 RA 通常在支气管扩张症之前 11.5～24.7 年发病。RA 累及肺可引起肺间质纤维化、肺内类风湿结节、胸膜炎、慢阻肺、支气管扩张症等。支气管扩张症是晚期严重 RA 的关节外表现。RA 引起支气管扩张症的可能致病因素包括继发性干燥综合征、糖皮质激素及 DMARDs 等的应用。

三、流行病学

早在 1967 年 Walker 等发现在 RA 患者中支气管扩张症的患病率是退行性关节炎患者中的 10 倍。据统计，支气管扩张症患者中 RA 的患病率为 3%～5.2%。RA 患者中支气管扩张症的患病率为 2%～3.1%，但在一项 RA 患者尸检报告中支气管扩张症的发生率达 12%。

然而，近年来随着 HRCT 的广泛应用，有报道称 RA 患者中存在支气管扩张症的比例高达 17%～30.5%，但依据临床症状判定的 RA 合并支气管扩张症患病率为 2.9%。

四、发病机制

（一）感染学说

如果支气管扩张症、口周炎等患者因反复细菌感染导致肺起始的抗瓜氨酸化蛋白抗体（anti-citrullinated protein/peptide autoantibodies，ACPA）反应，在免疫耐受破坏的早期从低浓度、低亲和力、非特异性的 ACPA，最终导致高浓度、高亲和力、特异性的 ACPA 形成，作用于关节黏膜，导致类风湿关节炎发病。也有学者提出 RA 本身及相关治疗易于引起气道感染，从而导致支气管扩张症的形成，相关因素包括继发性干燥综合征、糖皮质激素及症状改善药物的应用等。国内刘涌等多因素分析显示来氟米特为发生支气管扩张的独立危险因素，与应用该药物后感染概率增加有关。

（二）免疫学说

McMahon 等分析了 RA 与支气管扩张症共存患者和单独患有 RA 或支气管扩张症的患者免疫球蛋白水平、自身抗体和补体水平，结果显示无显著性差异。补体 C3、C4、C1-INH 和 CH50 的水平在各个组之间没有差异。研究结果显示 RA 相关的自身免疫似乎不是支气管扩张症的重要致病因素。Snowden 等对比 RA 合并支气管扩张症与单纯 RA 病例的抗体生成发现，部分合并支气管扩张症患者有针对多糖抗原的缺陷性 IgG2 生成，单纯 RA 组无此现象发现。因此，推测用于 RA 治疗的 DMARDs 药物抑制免疫系统导致患者支气管扩张症的形成似乎是合理的。

（三）基因突变学说

遗传易感性主要集中于囊性纤维化穿膜传导调节蛋白（CFTR）的研究，Casals 等发现 36% 支气管扩张症患者存在 CFTR 基因突变，而 Puechal 等发现合并支气管扩张症的 RA 部分病例中杂合子 $\Delta F508$ CFTR 存在突变，单纯 RA 组及支气管扩张症组未发现，RA 患者中 CFTR 突变可能是 RA 相关支气管扩张症发生的标志物。也有学者提出人类白细胞抗原（human leukocyte antigen，HLA）与 RA 合并支气管扩张症的相关性，发现 DQB_1*0601、DQB_1*0301、DQB_1*0201、DQA_1*0501 表达增高。与单纯患有 RA 的种族匹配对照群体相比，在日本 RA 合并支气管扩张症患者群中已经识别出 $HLA-DRB_1*0405$ 与其关联。在法国 RA 合并支气管扩张症患者的研究中，也已经鉴定与共享表位（SE）等位基因 $HLA-DRB_1*0401$ 关联。这些证据支持了支气管扩张症可能驱动易感个体（$HLA-DRB_1$ SE 携带者）中 RA 自身抗体的发展这一假说。

五、危险因素

（一）吸烟

吸烟增加了 RA 的患病风险。16 项观察性研究荟萃分析证实在 $HLA-DRB_1$ 共享表位等位基因存在的情况下，RA 患者中抗 CCP 抗体阳性增加的风险与吸烟的剂量有关。研究人员发现，在 RF 阳性的 RA 男性中，吸烟是 RA 的重要危险因素。然而 RA 合并支气管扩张症患者与吸烟的关联性缺乏具体证据，有限的数据表明与单纯的 RA 相比，RA 合并支气管扩张症患者更有可能是非吸烟者。因此，从现有文献中没有证据表明吸烟与两种疾病并存的机制有关。

（二）感染

呼吸道感染是影响 RA 与支气管扩张症关联及疾病预后的另一个因素。长期以来，人们已经认识到严重和复发性下呼吸道感染（特别是在儿童期）易于引起支气管扩张症。Au 等报道 RA 疾病活动度的增加，感染的风险也随之增加，而且这一作用是独立于 DMARDs 治疗之外的。而另一研究发现 RA 合并支气管扩张症患者中气道内致病菌定植与感染风险增加相关。在同一研究中，应用 DMARDs 药物比气道定植菌的存在更易引起下呼吸道感染，DMARDs 的作用可能会导致患者更易于反复发生肺部感染。

六、肺功能改变

刘涌等对 RA 合并支气管扩张症组患者进行肺功能分析，MEF、FEV_1、$FEF_{25\%\sim75\%}$，D_LCO 与单纯 RA 组比较存在显著性差异，提示 RA 合并支气管扩张症患者更易出现阻塞性通气功能障碍、小气道功能障碍及弥散障碍。有研究提示 FEV_1/FVC 与支气管扩张症的严重程度相关，而 $FEF_{25\%\sim75\%}$ 则与气道壁的厚度相关。合并 RA 的支气管扩张症患者与其他类型的支气管扩张症相比，其不可逆气道阻塞程度更高。小型研究表明 RA 活动度评分与 FEV_1 呈负相关。我们的一项回顾性研究中发现合并 RA 的支气管扩张症组较单纯支气管扩张症组更易出现阻塞性通气功能障碍、弥散功能下降。

七、影像学特点

既往基于非囊性纤维化或感染相关支气管扩张症的研究显示，支气管扩张症病变在右肺中叶或左肺舌叶最为多见。对于 RA 患者中支气管扩张症的分布特点报道较少。刘涌等对 19 例 RA 合并支气管扩张症患者病灶分布部位进行分析，显示右肺中下叶为好发部位，分别占 52.6% 及 36.8%。李光韬等描述了 29 例 RA 合并支气管扩张症的 HRCT 分布特点，50% 以上患者中分布于双肺，最常累及下叶，这一特点与其他原因导致的分布不同。我们的研究对 70 例合并 RA 的支气管扩张症患者 HRCT 分析，囊状组比例高于单纯支气管扩张症组。

八、治疗和管理

支气管扩张症和 RA 均属于需要长期治疗的慢性疾病。然而当今仍缺乏 RA 合并支气管扩张症患者的管理指南。但建议应基于患者的不同状况进行相应的治疗与管理。皮质类固醇和 DMARDs 治疗增加了感染的风险，患者应在风湿科医师和呼吸科医师协商后进行相关药物的选择。对于开始用抗肿瘤坏死因子治疗的患者,应该仔细筛选非结核分枝杆菌引起的支气管扩张症,这些药物不应用于有非结核分枝杆菌或活动性结核分枝杆菌感染的 RA 合并支气管扩张症患者中。对于具有中重度支气管扩张症或频繁加重的患者,选择引起较低肺部感染倾向的 DMARDs 才是合理的。尽管缺乏证据表明吸烟会导致支气管扩张症疾病的进展,但戒烟也是必须的。我们主张运动耐力及生活质量较低的 RA 合并支气管扩张症患者参与到肺康复计划中。

九、预后

支气管扩张症合并 RA 的患者感染的风险增加,炎症反应更强,有更高的死亡率。研究发现其 5 年死亡率是正常人的 7.3 倍,是单纯 RA 患者的 5 倍,是单纯支气管扩张症患者的 2.4 倍。在 RA 合并肺部疾病中,支气管扩张症组 5 年生存率是 87.1%,而合并间质性肺疾病组仅为 36.6%。合并支气管扩张症的 RA 组较单纯 RA 组患者 DAS28-CRP 评分增高,血清抗 CCP 抗体和 RF 浓度增高。合并 RA 的支气管扩张症较单纯支气管扩张症患者支气管扩张症严重度评分(FACED 评分)增高。

(丁　薇　徐金富)

参 考 文 献

[1] CATHERINOT E, ROUX A L, VIBET M A, et al. Mycobacterium avium and Mycobacterium abscessus complex target distinct cystic fibrosis patient subpopulations[J]. J Cyst Fibros, 2013, 12(1): 74-80.

[2] CAUDLE A S, YANG W T, MITTENDORF E A, et al. Selective surgical localization of axillary lymph nodes containing metastases in patients with breast cancer: a prospective feasibility trial[J]. JAMA Surg, 2015, 150(2): 137-143.

[3] MCCULLOUGH A R, TUNNEY M M, QUITTNER A L, et al. Treatment adherence and health outcomes in patients with bronchiectasis[J]. BMC Pulm Med, 2014, 14: 107.

[4] OLIVIER K N, SHAW P A, GLASER T S, et al. Inhaled amikacin for treatment of refractory pulmonary nontuberculous mycobacterial disease[J]. Ann Am Thorac Soc, 2014, 11(1): 30-35.

[5] SLY P D, GANGELL C L, CHEN L P, et al. Risk factors for bronchiectasis in children with cystic fibrosis[J]. N Engl J Med, 2013, 368(21): 1963-1970.

[6] CHU H Q, ZHAO L, XIAO H P, et al. Prevalence of nontuberculous mycobacteria in patients with bronchiectasis: a meta-analysis[J]. Arch Med Sci, 2014, 10(4): 661-668.

[7] FAVERIO P, STAINER A, BONAITI G, et al. Characterizing non-tuberculous mycobacteria infection in bronchiectasis[J]. Int J Mol Sci, 2016, 17(11): 1913.

[8] IZHAKIAN S, WASSER W G, FUKS L, et al. Lobar distribution in non-cystic fibrosis bronchiectasis predicts bacteriologic pathogen treatment[J]. Eur J Clin Microbiol Infect Dis,

2016, 35（5）：791-796.

[9] JOHNSON M M, ODELL J A. Nontuberculous mycobacterial pulmonary infections[J]. J Thorac Dis, 2014, 6（3）：210-220.

[10] KANG H K, PARK H Y, KIM D, et al. Treatment outcomes of adjuvant resectional surgery for nontuberculous mycobacterial lung disease[J]. BMC Infect Dis, 2015, 15：76.

[11] KWAK N, LEE C H, LEE H J, et al. Non-tuberculous mycobacterial lung disease：diagnosis based on computed tomography of the chest[J]. Eur Radiol, 2016, 26（12）：4449-4456.

[12] MÁIZ L, GIRÓN R, OLVEIRA C, et al. Prevalence and factors associated with nontuberculous mycobacteria in non-cystic fibrosis bronchiectasis：a multicenter observational study[J]. BMC Infect Dis, 2016, 16（1）：437.

[13] PARK I K, OLIVIER K N. Nontuberculous mycobacteria in cystic fibrosis and non-cystic fibrosis bronchiectasis[J]. Semin Respir Crit Care Med, 2015, 36（2）：217-224.

[14] YAMASAKI K, MUKAE H, KAWANAMI T, et al. Possible role of anaerobes in the pathogenesis of nontuberculous mycobacterial infection[J]. Respirology, 2015, 20（5）：758-765.

[15] ANDRÉJAK C, NIELSEN R, THOMSEN V Ø, et al. Chronic respiratory disease, inhaled corticosteroids and risk of non-tuberculous mycobacteriosis[J]. Thorax, 2013, 68（3）：256-262.

[16] 丁薇, 赵云峰, 陆海雯, 等. 合并类风湿关节炎对支气管扩张症的影响及相关因素研究 [J]. 中华结核和呼吸杂志, 2017, 40（1）：24-28.

支气管扩张症

支气管扩张症

第四篇

支气管扩张症治疗相关问题

第十六章

支气管扩张症急性加重期的治疗

第一节　支气管扩张症的常规治疗

一、急性加重期的治疗原则

急性加重期的治疗应遵循以下原则：

1. 早期识别危险因素　如原有的细菌定植史、鼻窦支气管综合征、胃食管反流、高龄、免疫功能障碍等，并积极进行预防，早期控制症状，阻止病程进展，改善预后。

2. 重视患者的病情评估　通过详细询问病史，了解每年急性加重的次数及抗菌药物使用情况、痰液的性状及痰量等；并通过一些相关的疾病严重度评分如 CPIS、CURB-65、APACHE Ⅱ、SOFA 等，区分患者病情轻重，决定是否需要住院或住 ICU 和治疗。

3. 积极控制感染　支气管扩张症患者由于反复出现细菌感染，多有广谱抗生素治疗史，感染的耐药致病菌较多。对急性感染患者，应尽可能根据痰或肺泡灌洗液的培养及药敏结果选择抗生素。同时应警惕合并活动性结核或真菌感染者，应积极进行相应的检验和治疗。

4. 舒张气道与排痰　部分支气管扩张症患者存在可逆性气流受限和气道高反应性，使用支气管扩张剂治疗，不仅可缓解气急的症状，也有利于痰液的排出，改善患者肺功能。痰液的顺利排出可使感染更快地得到有效控制并缩短住院时间。有效的排痰方法包括物理治疗、药物祛痰及经支气管镜吸引等。

5. 积极的物理治疗　包括体位引流、震动叩击、雾化、呼吸训练等。对分泌物较多的患者，每天进行数次体位引流和胸部叩击有利于排出黏痰，这对于患者的治疗具有重要的意义。体位引流的原则是将病变部位抬高，引流支气管开口向下，使痰液能流入大气道并咳出，每日 2～3 次，每次 15～30 分钟，适宜在饭前或饭后 1～2 小时内进行。

6. 止血治疗　大咯血时首先应保证气道的通畅，改善氧合。稳定血流动力学，必要时行气管切开。药物治疗包括垂体后叶素、止血药，以及介入治疗或外科手术治疗。

7. 机械通气　伴有呼吸衰竭时需要根据病情给予有创/无创机械辅助通气，通过呼吸支持为基础疾病治疗、呼吸功能改善和康复争取时间和条件。

二、氧疗

（一）氧疗的目的

1. 纠正低氧血症　氧气可提高肺泡内氧分压，增加氧弥散量，使肺毛细血管的氧分压上升，纠正因通气血流比例失调及弥散功能障碍所引起的低氧血症，使 PaO_2 上升。

2. 减少呼吸功　氧疗能使肺内气体交换恢复到较正常水平，以维持适当的肺泡氧分压，使总通气量下降，减少呼吸功，降低氧耗量。

3. 减轻心脏负荷　心血管系统对缺氧和低氧血症的反应为心率增快，增加心脏做功，氧疗能有效地降低心脏的做功、减轻心脏负荷。从而改善生活质量和神经精神状态。

（二）氧疗的适应证

1. 急性加重期低氧血症　理论上，凡存在低氧血症，便是氧疗指征。但最好根据血气分析结果决定是否实施氧疗及如何实施，其中动脉血氧分压（PaO_2）测定尤为重要，同时参考动脉血二氧化碳分压（$PaCO_2$）来确定缺氧的类型与严重程度。

（1）单纯低氧血症：其 PaO_2 低于正常而 $PaCO_2$ 尚正常，包括所有通气功能正常或有轻度抑制的患者。这类患者存在换气功能障碍，可给予无控制性氧疗，任何较高浓度的氧都能维持满意的血氧分压，但应注意长时间吸入较高浓度氧的危险。氧疗后 PaO_2 的理想水平是 $60\sim80mmHg$。

（2）低氧血症伴高碳酸血症：其 PaO_2 低于正常，而 $PaCO_2$ 高于正常，包括所有通气功能异常、主要是依赖低氧来兴奋呼吸中枢的患者。这类患者的氧疗指标相对严格，在 $PaO_2<50mmHg$ 时才开始氧疗，结合患者的通气功能实施控制性氧疗，以避免因解除低氧性呼吸驱动而抑制呼吸中枢的危险。

2. 稳定期低氧血症

（1）轻度低氧血症：这类患者通常已适应轻度低氧血症，一般不需用氧疗。对病情可能恶化的患者，早期氧疗可能具有一定的治疗作用。

（2）中重度低氧血症：对长期处于慢性缺氧状态的阻塞性通气功能障碍患者，给予氧疗是有益的。当出现肺部感染加重时，通常合并有明显的低氧血症患者需要氧疗，氧疗期间还可能出现渐进性通气量降低，$PaCO_2$ 可能升高（$>55mmHg$），出现 CO_2 潴留者宜选用控制性氧疗，吸入氧浓度应控制在 28% 左右。

（三）普通氧疗的评估及方法

1. 氧疗前的评估　每位接受氧疗的患者都应先进行或同时进行其他治疗，包括适当的药物治疗、物理治疗、戒烟、减少饮酒及治疗红细胞增多症。通过动脉血气分析确诊患者是否存在低氧血症。简单的运动测试和夜间血氧仪可以用来检查患者吸氧和不吸氧时的情况，且患者在不同状况下，缺氧的程度和所需的吸氧流量并不相同，如运动、睡眠、进餐时都不一样，因此，每位需要氧疗的患者均需要进行周期性的评估。

2. 处于急性加重期且伴有低氧血症的患者　应尽可能长时间吸氧，最好 24 小时持续吸氧；存在阻塞性通气功能障碍的慢性缺氧患者，最好吸氧时间不低于15h/d。应鼓励患者尽量吸氧，包括进餐、如厕时。可以通过便携式吸氧装置和延长氧导管来帮助患者实现长时间吸氧。

3. 低流量氧疗系统

（1）鼻导管和鼻塞给氧：是临床上最常用的简单便捷的方法，也是国内外最常用的轻中度低氧血症的氧疗工具，简单、廉价、方便、舒适的特点使得多数患者易于接受。但吸入氧浓度不稳定，主要与吸入氧的浓度、患者通气量和吸气时间占呼吸周期的比值有关。粗略估计鼻导管吸入气氧浓度（FiO_2）=21+4×氧流量（L/min）。当吸氧流量达5L/min以上时，对局部有刺激作用，可导致鼻黏膜干燥、痰液黏稠。

（2）简单面罩：可提供比鼻导管更高的FiO_2。但应注意需要足够的氧流量才能把呼出的CO_2排出面罩外，否则面罩给氧可能加重CO_2潴留。适用于缺氧严重而无CO_2潴留的患者。

（3）附贮气袋面罩：在简单面罩上装配一个贮气袋，可用低流量氧为患者提供较高的FiO_2。氧气在呼气和呼吸间歇期间进入贮气袋，吸气时主要由贮气袋供氧。

三、高流量氧疗系统

高流量氧疗系统主要是指经鼻高流量氧疗（high-flow nasal cannula，HFNC），高流量给氧系统提供的气流一般大于患者的吸气峰流速，可完全满足患者的吸入需要，患者的呼吸方式对FiO_2没有影响。过去曾使用的有空气卷吸面罩、空气卷吸雾化器、氧帐等。

近年来，HFNC在临床的应用同样取得了良好的疗效，在国外已有十余年的发展历史，已经逐步成为部分替代无创通气或传统氧疗的治疗措施。HFNC即指通过无需密封的鼻塞导管直接将有一定氧浓度的空氧混合高流量气体输送给患者的一种氧疗方式。其组成包含以下四部分：内部使流量保持在设定值的流量感受器及涡轮系统、可加温的湿化水罐、内置加热线路的呼吸管及与患者端连接的鼻塞。

（一）HFNC的特点

HFNC具有明确的特点：①可调节的高流量氧气，2～70L/min；②可提供精确的氧浓度（21%～100%）；③适度的加温、加湿，可达到100%的相对湿度。这些技术优势使HFNC具有改善氧合、提供低水平呼气末正压、降低无效腔通气、减少呼吸做功、增加患者舒适度和依从性、无明确禁忌证等优点，在急性呼吸衰竭恢复期应用HFNC治疗可减少机械通气天数，对降低呼吸机相关性肺炎的发生率可能有帮助。

（二）HFNC的临床应用

1. 急性呼吸功能不全

（1）急性低氧性呼吸衰竭：无论是急性加重期还是恢复期的序贯阶段，很可能是使用HFNC的首选指征。关于急性加重期的治疗，迄今已有3项随机对照试验（RCT）证实，HFNC可以用于治疗急性低氧血症，特别是急性呼吸窘迫综合征（acute respira-tory distress syndrome，ARDS）患者。其中最具影响力的研究是 2015 年发表在《新英格兰医学杂志》上的一项 RCT，该研究比较了经面罩氧疗、HFNC 及无创机械通气 3 种方法对急性低氧血症患者（主要病因为肺炎）的预后影响，结果发现 HFNC 组 28 天气管插管率最低。在排除 $PaO_2/FiO_2 > 200mmHg$（$1mmHg = 0.133kPa$）患者后，HFNC 组的 90 天病死率下降近 50%。与此同时，HFNC 也应用于急性低氧血症恢复期的患者，已有 5 项 RCT 证实了 I 型呼吸衰竭患者在脱机拔管后给予 HFNC 序贯治疗的安全性和有效性，其中两项发表在 *JAMA* 上的研究较为明确地提出，术后使用 HFNC 可以促进患者尽早脱机拔管并降低再次插管率。我国的临床应用也发现，给予 I 型呼吸衰竭急性加重期患者 HFNC 治疗，明显提高了患者对治疗的舒适性和依从性；在恢复期应用 HFNC 治疗则减少了机械通气天数，可能降低了呼吸机相关性肺炎的发生率，而其总体的临床疗效不劣于无创通气或传统氧疗。

（2）拒绝插管的急性呼吸衰竭：可以尝试给予 HFNC。既往该类患者一般接受无创通气治疗。近年来，HFNC 治疗也应用在拒绝插管患者中，结果发现患者在治疗前后的氧合和心率均有所改善，81% 的患者可以持续使用 HFNC，只有 18% 的患者需要更换为无创通气治疗，因此 HFNC 可以部分改善该类患者的氧合状态。而在临床工作中，对于拒绝插管的患者而言，HFNC 确实成为了更为舒适、更能被患者本人和其家属所接受的另一种治疗选择。

（3）免疫抑制患者的急性呼吸衰竭：虽然 *JAMA* 发表的一项 RCT 研究表明，对于存在免疫抑制的急性呼吸衰竭患者，无创通气的疗效并不优于有创机械通气，但当我们面对该类患者接受有创治疗后的高感染率和高病死率，仍倾向于选择无创通气治疗。近期，虽然一项 RCT 表明，针对免疫抑制的急性呼吸衰竭患者，HFNC 治疗效果并不优于无创通气，但该治疗的耐受性通常优于无创通气。因此，对于合并急性呼吸衰竭的免疫功能抑制患者，可以尝试应用 HFNC。

2. 慢性呼吸衰竭　HFNC 的应用不仅仅局限于急性呼吸衰竭，同样可以应用于慢性疾病患者。

（1）慢性气道疾病：长期氧疗对于慢性气道疾病，特别是慢阻肺患者的益处已是众所周知。在慢阻肺和支气管扩张症患者中，每日≥7 小时持续应用 HFNC 也再次证实有助于支气管扩张症患者的痰液引流，减少慢阻肺患者急性加重的次数。但由于目前家用设备尚不完善，价格较高，因此还不具备将 HFNC 作为长期家庭氧疗仪进行全面推广的条件。

（2）气管切开的患者：患者在气管切开后，如何进行后续治疗始终是个难题。目前只有一项相关 RCT 包含了 HFNC 这一治疗，结果提示 HFNC 可能有益于气管切开后长期带管生存的患者。有研究在部分该类患者中应用 HFNC，结果发现患者气道由于获得了最佳加温、湿化，从而保持纤毛运动的功能，痰液引流较为理想，同时可能由于气道内存在正压，减少了气溶胶的误吸。因此，采用 HFNC 治疗增加了患者舒适度，同时也可能减少下呼吸道感染的发生。

3. 其他应用　在呼吸道相关的有创操作实施过程中，HFNC 可以作为一种较为便捷的支持措施。这主要包括应用在气管插管前的氧预充和纤维支气管镜检查过程中,这种鼻塞式给氧不会干扰喉镜或气管镜的操作。

(三)HNFC 的禁忌证

目前尚未明确 HFNC 应用的禁忌范围,但作为部分替代无创通气的治疗措施,HFNC 具有类似的禁忌证,例如无自主呼吸及内环境严重紊乱等,但该治疗手段不同于无创通气,对于伴有高碳酸血症的急性呼吸衰竭患者(Ⅱ型呼吸衰竭),HFNC 需慎重选择。目前没有关于 HFNC 治疗急性Ⅱ型呼吸衰竭患者的 RCT 研究结果,零星的回顾性研究和病例报道提示 HFNC 治疗可以一定程度地改善无效腔通气,降低 $PaCO_2$。从目前的临床应用来看,HFNC 在严重的Ⅱ型呼吸衰竭中没有可靠疗效,但可以部分应用于已经代偿的Ⅱ型呼吸衰竭或较轻的高碳酸血症患者。HFNC 治疗可以部分降低 CO_2,并加强湿化有助于痰液引流,但对于合并有慢阻肺的患者要注意吸入氧浓度的设定,避免给予高浓度氧疗。

(四)HFNC 的临床实施和疗效评估

基于已有的研究,目前认为尽早实施、设定适当参数、及时评估疗效是临床有效实施 HFNC 的主要原则。对于可能适用的患者,特别是严重的低氧血症患者,如果选择 HFNC 治疗,应尽可能早实施,否则会降低治疗成功率、增加医院获得性肺炎(hospital acquired pneumonia,HAP)发生的风险及延长住院天数。在低氧血症的治疗中,HFNC 的初始设置可以根据患者的耐受程度给予较大的流量设定:40～50L/min,FiO_2 也可定在较高的水平(70%～100%),随后依据目标经皮动脉血氧饱和度(SpO_2)进一步调节流量和 FiO_2 的设定数值。不少患者在治疗开始往往无法耐受过高流量的气体吸入,需要临床医师在床旁根据患者的需求和耐受性设定相关参数,但应尽量尝试将流量设定在能够满足患者气流吸入需求的高水平,以减少室内空气的加入稀释,确保吸入氧浓度能达到预设值,并帮助患者促进肺泡的复张。当患者病情好转后,可先降低 FiO_2,当其 <50% 以后,再开始下调流量。当 FiO_2 <50% 且流量 <20L/min 时,可以考虑给予患者传统氧疗。对于慢性疾病的应用,HFNC 的 FiO_2 则依据目标 SpO_2 调节,而流量则无需太高,一般在 20～30L/min。

所有应用 HFNC 治疗的患者,特别是危重症者,需要密切监测呼吸系统和循环系统的各项指标变化,尽早评估疗效,特别是治疗开始前 2 小时内,应结合患者主诉、症状和体征改善情况及心电监测、血气分析等因素,评估患者治疗效果,决定是否延续或更换治疗方案,避免因监测和评估不足而延误插管,增加患者病死率。

总之,HFNC 作为一项较新的呼吸支持手段,其安全性和疗效已经逐渐得到认同,如何更充分且有效地应用这一治疗手段仍不十分明确。但 HFNC 对于呼吸系统疾病,特别是呼吸衰竭患者的治疗是一种技术的推动和革新。

四、机械通气

当支气管扩张症患者合并严重阻塞性或限制性通气功能障碍、严重肺实质炎症时,往往需要机械通气的支持。机械通气是借助呼吸机建立气道口与肺泡之间的压力差,形成肺泡通气的动力和提供适宜的氧浓度,增加通气量,改善换气,降低呼吸功,达到改善或纠正缺氧、CO_2潴留和酸碱失衡的目的,防治多脏器功能损害。机械通气为呼吸衰竭患者提供呼吸支持,为基础疾病治疗、呼吸功能改善和康复提供条件。

首先要确定患者已处于需要进行通气支持治疗状态,临床有呼吸窘迫、呼吸困难表现,$PaCO_2 > 45mmHg$、$pH < 7.35$ 或氧合指数(PaO_2/FiO_2)< 200。其次是排除进行无创正压通气(non-invasive positive ventilation,NIPV)有风险的患者,如出现呼吸停止或即将停止,必须紧急气管插管患者;有呼吸系统以外重要器官功能严重损害(如低血压休克、未控制的上消化道大出血、威胁生命的心律失常)的患者;不能有效保护气道(如咳嗽反射或吞咽反射异常)、气道分泌物过多的患者;烦躁、激惹状态不能合作的患者;面部外伤、烧伤、手术或者面部解剖异常不能安放面罩的患者等。选择患者时必须综合考虑基础疾病及导致呼吸衰竭的促发因素,要谨记无创正压通气(NIPV)是为治疗提供时机、预防和减少插管的重要手段,但决不能完全取代气管插管有创通气。

(一)无创正压通气(NIPV)

对于支气管扩张导致急性呼吸衰竭的治疗,以往的观点认为,应用 NIPV 治疗不利于患者咳痰,反复摘戴呼吸机会降低患者对治疗的依从性,同时无创呼吸机缺乏专业的雾化设备而无法进行有效的气道湿化,造成痰液黏稠不易咳出,进而影响疗效,甚至延误救治时机。因此,传统观点认为,患者如需机械通气治疗时建议建立人工气道进行有创机械通气,保证有效地排痰及控制感染。随着 NIPV 技术在临床中的成功应用,该项技术改善肺通气功能、增强气道廓清能力的作用逐渐得到认可:一方面 NIPV 可以通过正压帮助患者克服吸气阻力,减少患者呼吸肌做功,减轻呼吸肌疲劳,改善呼吸肌肌力,增强患者咳嗽、排痰能力;另一方面 NIPV 通过提供外加的压力来对抗内源性呼气末正压,防止气道过早闭合,促进痰液引流,使呼吸肌得到充分的调整和休息,从而改善患者的通气功能,减轻缺氧和二氧化碳潴留,对于高碳酸血症和低氧血症都有较可靠的疗效。合理选择 NIPV 可以改善支气管扩张症患者的呼吸衰竭程度,改善患者的肺功能,并且可以避免呼吸机相关性肺炎的发生,缩短住 ICU 的时间。而严格的监护和评估是保证治疗成功的关键,治疗前和治疗过程中急性生理学和慢性健康状况评价Ⅱ(APACHEⅡ)评分也可作为独立的死亡率预测指标。需要注意的是,NIPV 的治疗过程中需监测血气分析并不断调整参数,保持呼吸频率 < 25 次/min。

NIPV 临床应用研究所使用的通气模式多为压力支持通气(PSV)或加呼气末正压通气(PEEP)、双相气道正压(BiPAP)等。采用 PSV 模式时最初吸气压的设定范围在不同的研究之间差别较大,有学者开始用较低的吸气压($8\sim10mmH_2O$),并逐渐上调至患者能接受的范围,并使潮气量(V_T)$> 7\sim10ml/kg$、呼吸频率 < 25 次/min。也有学者以高的吸气压($20mmH_2O$)开始,如患者不能适应则下调。

一般 NIPV 的应用无需 24 小时维持,具体使用时间视病情而定,一般每天 $6\sim12$ 小时。通常第 1 天使用时间最长,可持续进行,如动脉血气和症状改善,可逐日减少通气时间,间歇性卸下面罩让患者咳嗽、进食、饮水。

（二）有创机械通气

机械通气不仅限于抢救危重呼吸衰竭及呼吸停止，更多用于缓解缺氧和二氧化碳潴留，改善通气换气功能，减少呼吸做功，缓解呼吸肌疲劳，使患者及早地改善呼吸功能。因此，机械通气已成为目前治疗中常用且有效的治疗措施，而且逐渐强调早期应用机械通气，而不是被动地等到呼吸衰竭严重状态达非用不可的程度。如果无创正压通气短时间内不能改善症状，呼吸频率 > 35 次 /min，在 $FiO_2 \geq 0.5$，而 $PaO_2 < 60mmHg$，$pH < 7.26$，或伴有大量呼吸道分泌物，且咳嗽、排痰无力，呼吸衰竭对全身状态影响较大者，宜尽早使用有创机械通气治疗。有创机械通气是借助呼吸机建立气道口与肺泡间的压力差，给呼吸功能不全的患者以呼吸支持，即利用机械装置来代替、控制或改变自主呼吸运动的一种通气方式，是使患者恢复有效通气并改善氧合的方法。

1. 有创机械通气治疗目的

（1）维持代谢所需的肺泡通气：这是治疗的基本目的。当支气管扩张症患者气道内有大量脓痰阻塞时，应用气管插管或气管切开保持呼吸道通畅，加上正压通气以维持足够的潮气量，保证患者代谢所需的肺泡通气。

（2）改善换气功能：由于气道内正压可使部分萎陷肺泡扩张，增加气体交换面积，改善通气；运用一些特殊的通气方式，如呼气末延长、呼气末屏气、呼气末正压通气（PEEP）等，可改变通气与血流灌注比值，减少分流。

（3）减少呼吸功：应用机械通气可减少呼吸肌的负担，降低其氧耗量，有利于改善缺氧，有利于呼吸肌疲劳的恢复。同时也可减轻心脏的负荷。

2. 有创机械通气对支气管扩张症患者呼吸生理的影响

（1）增加肺泡通气量：机械通气时可扩张气道和肺泡，增加肺容量，使肺泡通气量增加，改善肺泡通气。

（2）肺内气体分布：机械通气时进入气体的分布取决于呼吸道内压力、气道阻力和局部组织的弹性。纵隔及中间部位的支气管周围肺组织充气较多，边缘肺组织充气相对较小，相同压力下，气道阻力低和弹性好的肺泡量先充气、充气量也较多；而气道阻力高，弹力差的肺泡充气慢、充气量也少。此外机械通气时，气流通过分支曲折的呼吸道，吸气流速愈高，就愈容易形成涡流，可增加气道阻力，加重气体分布不均。如适当延长吸气时间或吸气末加压，则可使吸入气体分布均匀。

（3）对通气血流比例（$\dot{V}/\dot{Q}$）的影响：正常人在自主呼吸时，因重力影响可引起胸腔内压力梯度的变化，有利于吸入气体分布到肺下部。机械通气时，这种压力梯度被改变，全肺可发生通气分布不均。由于重力影响，肺血流在肺下垂部位分布较多，所以机械通气时可产生较大的 $\dot{V}/\dot{Q}$ 比例失调，表现为生理无效腔增加和 $\dot{V}/\dot{Q}$ 不均增加。

（4）对呼吸动力的影响：①增加肺顺应性。机械通气后肺泡通气增加，减轻肺脏充血及肺水肿，复张萎陷的肺泡，改善肺泡弹性，从而增加肺顺应性。②降低气道阻力。扩张细支气管；增加肺泡充气，提高肺泡压力，增加咳嗽和排痰效能，保持气道通畅；缓解缺氧，纠正呼吸性酸中毒；如应用较慢的呼吸频率，较大潮气量，控制吸气流速，也可使气道阻力相对下降。③减少呼吸功。机械通气应用适当，由于呼吸肌的工作被部分或完全代替，呼吸功减少，氧耗量也降低，循环负担可减少；但是如呼吸机应用不当，自主呼吸与呼吸机拮抗，呼吸功反可增加。

3．禁忌证　应用机械通气时，在气胸及纵隔气肿未行引流者、肺大疱、大咯血或合并重症结核易出现播散等情况下，则应慎重应用。

4．合理设置各项工作参数

（1）呼吸频率、潮气量和每分钟通气量：阻塞性通气功能障碍患者，呼吸频率可选用 8～12 次 /min；限制型通气功能障碍患者，呼吸频率可为 12～18 次 /min。

（2）吸氧浓度：机械通气开始时，吸氧浓度应为 100%，以防任何可能出现的低氧血症，测定血气分析后可降低吸氧浓度，使 PaO_2 高于 8.0kPa（60mmHg）。

（3）吸呼气时间比：该比值的调节，要考虑呼吸和循环两方面，既要使吸气在肺内分布均匀，肺泡气能充分排出，又不增加心脏循环的负担。通常吸气时间为 0.5～1.5 秒，很少超过 2 秒。吸呼气时间比为 1∶2，但阻塞性通气功能障碍患者可为 1∶（3～5），而限制性通气功能障碍患者可为 1∶（1～1.5）。

（4）通气压力：①定压型呼吸机。气道压力决定呼吸机吸气相和呼气相的交换及潮气量的大小，该参数应根据气道阻力和肺顺应性而定，肺内轻度病变时为 1.18～1.96kPa（12～20cmH_2O），中度病变需 1.96～2.45kPa（20～25cmH_2O），重度病变需 2.45～2.94kPa（25～30cmH_2O），对严重肺部疾病或支气管痉挛的患者可达 3.92kPa（40cmH_2O）。②定容型呼吸机。通气压力取决于潮气量、流速、气道阻力、肺部顺应性等因素，这类呼吸机设有压力限制，达到一定压力时，呼吸机停止吸气并开始呼气，以防产生肺部气压伤，通常这一压力限制应高于正常通气压力 1.47～1.96kPa（15～20cmH_2O），造成压力过高的原因有：分泌物阻塞、管道扭曲或受压、患者与呼吸机拮抗等。

（5）高峰流速率（peak flow rate，PFR）：呼吸机释出潮气量时的最大流速率。通常呼吸机释出一个方形流速波，流速迅速上升，在整个吸气时期内维持该流速（某些呼吸机也用逐渐下降的流速波）。流速率应与迅速释出的潮气量相匹配，如潮气量或呼吸频率增加时，高峰流速率也应增加，以维持适当的吸呼气时间比。使用常规潮气量和频率时，高峰流速率一般为 40～60L/min 较为合宜。

（6）触发灵敏度（sensitivity）：也称为触发水平（trigger）。该参数用来决定呼吸机对患者自主呼吸的反应。触发灵敏度是指在该触发水平上，呼吸机能被患者自主呼吸所触发以协同呼吸。降低灵敏度，则患者需要作出较大努力来触发一次呼吸；如灵敏度太敏感，患者很易触发呼吸机，造成实际呼吸频率的增加，导致过度通气。

（7）叹气样通气（sigh ventilation）：现代呼吸机设备有叹气样通气，模仿正常人的呼吸，一般每小时为 10～15 次叹气样呼吸，叹气通气量为潮气量的 2 倍至 2.5 倍，可预防肺不张。但一般呼吸机所用的潮气量较大，故叹气样通气常不需要。

（8）吸气末暂停（end-inspiratory pause，EIP）：又称吸气屏气或吸气平台。EIP的主要作用是使气道压力提供最佳的吸入肺泡气分布，减少无效腔气量。现在机械通气时，常把EIP作为常规，EIP尤其对肺部顺应性明显下降或气道阻力显著增加的患者有效，EIP占吸气时间5%～15%。

5. 湿化（humidification）　气管插管或切开后，患者丧失了呼吸道天然的湿化功能，加上使用呼吸机，通气量增加，呼吸道丧失大量水分，可造成分泌物干结、痰栓形成、纤毛运动减弱，从而引起气道阻力增加、低通气。为克服这一缺点，可采用加热湿化、喷雾湿化、超声湿化或简便湿化法等方法。湿化的程度和温度、气体与水的接触面积及时间成正比。湿化过度可导致水潴留、心力衰竭、肺不张及肺部感染。

较理想的为恒温湿化器，每日湿化水量为500～600ml。至于吸入气体的相对湿度应达到100%，而温度则维持在32～35℃即可。吸入气温度太高可影响肺功能，也可产生呼吸道灼伤，高于41℃时纤毛活动可停止。还可用简便湿化法，包括气道内间断注液和持续滴液。间断注液是用一次性注射器抽取湿化液，每间隔30～120分钟通过人工气道向气管内注入3～5ml。持续滴注是运用输液泵或微量泵以4～6ml/h的速度将湿化液持续泵入人工气道，并根据患者气道分泌物的性状进行调整，一般不超过10ml/h。

6. 自主呼吸和呼吸机的同步　机械通气时，有时自主呼吸和呼吸机会发生拮抗，可导致每分钟通气量下降、气道压力增加、呼吸功增加并可加重循环系统负担，这样非但不能达到机械通气的目的，反而可引起休克和窒息。拮抗的原因有：①呼吸机调节不当，通气不足；②痰液阻塞气道或管道漏气；③患者咳嗽、疼痛或体位不当；④气管插管滑入右主支气管、气胸、支气管痉挛及病情恶化（并发心力衰竭、肺栓塞等）。

临床上可采取下列措施，处理自主呼吸和呼吸机的拮抗：①必要的体格检查。观察胸廓扩张情况，听诊呼吸音，做血气分析，摄床旁胸部X线片明确气管插管位置及肺部情况。②手控气囊法。机械通气前可先用简易呼吸器过渡，逐渐增大压力及通气量，待缺氧缓解，$PaCO_2$降到一定水平时，自主呼吸消失或减弱，再使用呼吸机。③适当调节呼吸机的触发灵敏度。患者的吸气在呼吸道内产生的负压（-0.196～-0.098kPa）可触发呼吸机，从而达到同步化。④必要时应用镇静镇痛药物抑制自主呼吸。⑤处理管道漏气、吸引气道分泌物，如有气胸应及时治疗。

五、抗菌药物的治疗

（一）支气管扩张症急性加重期与呼吸道感染

支气管扩张症急性加重表现为咳嗽、咳痰、气短等症状加重或出现发热、疲倦、肺功能下降等，其中咳嗽、痰量增多是最常见的急性加重症状，而导致急性加重最主要的因素就是继发细菌感染或原有感染的加重。一项研究表明，当支气管扩张症急性加重时，症状评分改变与肺功能相关，而肺功能中FEV_1的改变与痰液中细菌总数呈负相关。这提示感染时致病细菌数量增多，影响患者肺功能，导致多种临床症状的急性加重。

下呼吸道感染是儿童及成人支气管扩张症最常见的病因，同时也是急性加重的主要因素。支气管扩张症的致病机制中，感染、炎症和肺组织破坏往往互为因果。当患者下呼吸道有细菌（如铜绿假单胞菌、金黄色葡萄球菌）定植，其急性加重比无细菌定植的患者更多，这同样说明了定植菌大量繁殖导致感染后引发急性加重的可能。

（二）急性加重感染的病原学分布及耐药特点

早年报道支气管扩张症最常见分离的定植菌为流感嗜血杆菌和铜绿假单胞菌。近年来有研究指出，急性加重期感染病原体的检出率为 72.4%，最常见的为铜绿假单胞菌、大肠埃希菌和鲍曼不动杆菌等革兰氏阴性杆菌。另一份调查表明急性加重期患者痰培养中以铜绿假单胞菌、流感嗜血杆菌、金黄色葡萄球菌、烟曲霉、肺炎链球菌、卡他莫拉菌最常见。最近的荟萃分析表明流感嗜血杆菌、铜绿假单胞菌、肺炎链球菌、金黄色葡萄球菌、卡他莫拉菌为支气管扩张症患者最常见的分离菌种。当出现脓臭痰时，要考虑厌氧菌的感染，特别是基础的肺结构明显破坏的患者。其他少见的病原体包括病毒、分枝杆菌等。

是否存在铜绿假单胞菌定植对抗菌药物的选择有重要意义。铜绿假单胞菌感染的危险因素包括：①近期住院；②发作频繁（每年 4 次以上）或近期（3 个月以内）应用抗菌药物；③重度气流阻塞（$FEV_1 < 30\%$）；④口服糖皮质激素（最近 2 周口服泼尼松 > 10mg/d），当符合 4 条中的 2 条和 / 或既往细菌培养存在铜绿假单胞菌时，经验性治疗应该覆盖铜绿假单胞菌。

支气管扩张症急性加重时是否存在耐药菌感染，不同研究结果间差异较大，往往和当地医院的流行病学、患者用药情况、肺部结构破坏等情况相关。对肺炎链球菌来说，耐青霉素株是其主要的耐药性形式，不恰当抗菌药物方案可能导致病死率增加。耐青霉素肺炎链球菌（penicillin resistant Streptococcus pneumoniae，PRSP）在欧美分离率为 6.7%～40%。在我国链球菌对大环内酯类耐药率要比欧美高。链球菌对喹诺酮类药物耐药逐渐被重视，虽然发生率不高，大致不超过 3%。卡他莫拉菌对 β- 内酰胺类药物耐药较少，但对复方磺胺甲噁唑耐药率可达 50% 左右。流感嗜血杆菌对 β- 内酰胺类药物耐药率为 0.7%～17.6%，对阿奇霉素和喹诺酮类药物耐药相对较少。一份纳入近 10 年数据的研究表明支气管扩张症伴感染时，铜绿假单胞菌、大肠埃希菌和肺炎克雷伯菌是主要革兰氏阴性菌，分别占 23.0%、16.8% 和 13.3%，对青霉素、氨苄西林、头孢唑林耐药率 > 70.0%，铜绿假单胞菌对哌拉西林 - 他唑巴坦、妥布霉素、阿米卡星和亚胺培南等耐药率 < 10.0%，大肠埃希菌对哌拉西林 - 他唑巴坦、亚胺培南、阿米卡星和头孢吡肟等耐药率 < 20.0%，肺炎克雷伯菌对哌拉西林 - 他唑巴坦、亚胺培南、阿米卡星等耐药率 < 20.0%。但各地区革兰氏阴性杆菌等对药物敏感性差异较大，要根据细菌培养来协助判断。

（三）支气管扩张症急性加重时感染的诊断标准

支气管扩张症急性加重时继发感染并无统一标准参照，支气管扩张症急性加重期的诊断可参见第十一章第二节相关内容。当急性加重的患者表现为痰液变脓或脓痰量增加，结合血清炎性标志物如血常规白细胞和中性粒细胞计数、ESR、C 反应蛋白升高等，可考虑为支气管扩张症急性加重伴感染。如果胸片提示肺部阴影，符合感染征象，则诊断为肺炎。

（四）全身抗菌药物的合理应用

支气管扩张症急性加重的治疗需要综合处理,抗菌药物治疗是关键。开始抗菌药物治疗前应送检痰培养加药敏试验,在等待培养结果时即应开始经验性抗菌药物治疗。经验性抗菌药物治疗应参考既往的痰培养结果;既往无痰培养结果的中重度支气管扩张症患者,因国内支气管扩张症患者铜绿假单胞菌分离率最高,应常规覆盖铜绿假单胞菌,选择具有抗铜绿假单胞菌活性的药物。临床疗效欠佳时,需根据药敏试验结果调整抗菌药物,并即刻重新送检痰培养,有条件可行支气管镜下灌洗及刷检取样进行微生物培养。急性加重期抗菌药物治疗的最佳疗程尚不确定,建议疗程为 14 天,轻度急性加重的支气管扩张症患者可适当缩短疗程。

抗菌药物选择的其他参考因素包括:参照当地药敏试验的监测结果调整抗菌药物;尽可能选择组织穿透性好、肺组织浓度高、可降低细菌负荷的抗菌药物。应及时根据病原体检测及药敏试验结果和治疗反应调整抗菌药物治疗方案,若存在一种以上的病原菌,应尽可能选择能覆盖所有致病菌的抗菌药物。支气管扩张症急性加重时应常规多次反复行痰培养检查,其他一些如 PCR 方法也有助于明确急性加重的病原学。若存在耐药菌特别是严重耐药的革兰氏阴性杆菌感染时,可考虑联合用药,但目前尚无证据表明两种抗菌药物联合治疗对铜绿假单胞菌引起的支气管扩张症急性加重有益。急性加重期不需要常规使用抗病毒药物。采用抗菌药物轮换策略有助于减轻细菌耐药,但目前尚无临床证据支持其常规应用。抗菌药物的选择主要参照其他肺部感染的研究和理论来推断,在支气管扩张症的研究中相对较少,需要更多的临床研究来佐证。

急性加重期抗菌药物治疗的最佳疗程尚不确定,建议所有急性加重治疗疗程均应为7~14 天,具体疗程应根据患者的感染控制情况如临床表现、炎症标志物、影像学、治疗反应等决定。较长时间使用抗菌药物的目的是降低症状的严重程度和急性加重频率,提高生活质量,防止疾病进展;但长期使用抗菌药物治疗的副作用明显,包括增加不良反应和经济负担,更重要的是可能会诱导耐药性的产生,需要严格掌握适应证。具体的疗程应如何设定尚需要更多的临床研究来确认。

（五）局部雾化抗菌药物的合理应用

雾化抗菌药物也是近来提及相对较多的治疗方案。雾化吸入时气道内抗菌药物的浓度可以达到血浆的 20 倍,这对一些耐药细菌可能仍有作用,特别是对那些频繁急性加重、长期反复使用抗菌药物的患者有较大的临床意义。雾化吸入理论上有效、副作用小,但国内缺乏抗菌药物的雾化制剂(静脉制剂含有的一些溶剂雾化时可出现气道高反应性),证据等级高的临床研究并不充分,需要进一步研究。在吸入抗菌药物前给予 β_2 受体激动剂可缓解雾化抗菌药物带来的气道反应性。一些雾化装置和制剂正在研究中以达到更好的药物投送率、黏膜分泌物穿透率和较低的气道反应性。雾化抗菌药物一般应与全身抗菌药物给药同时进行,以增加疗效和减少耐药性的产生。雾化治疗的具体疗程尚无明确的界定,通常为 2 周,需要临床医师依据患者的实际情况来选择。

常用的雾化抗菌药物：①氨基糖苷类抗生素，包括阿米卡星、庆大霉素和妥布霉素；妥布霉素是应用和研究较多的一种雾化抗菌药物，雾化治疗时可降低气道内细菌量，但对患者肺功能和生活质量的改善价值有限，部分患者可能对雾化不能耐受。②多黏菌素，主要是多黏菌素 E（黏菌素），对大多数耐药革兰氏阴性菌保持高度敏感，但雾化的疗效不太确切，多黏菌素雾化量尚无有效地研究。多黏菌素长期用于非囊性纤维化支气管扩张症（NCFB）患者，2 年后患者咳痰量及痰液中细菌数量减少，急性加重次数及住院率下降（回顾性的研究）。③环丙沙星，国外目前已经有环丙沙星的脂溶性和干粉吸入制剂，用于临床和研究；吸入环丙沙星有良好的耐受性，可减少细菌负荷和急性加重的次数。④氨曲南，一份荟萃分析提示氨曲南吸入治疗在稳定期患者有一定临床获益，但对于急性加重患者似乎不能改变住院率和临床症状，甚至会降低患者的肺功能，这似乎是局部使用 β- 内酰胺类抗生素时常出现的问题。

其他吸入抗菌药物还有左氧氟沙星等。由于目前国内缺乏雾化抗菌药物剂型，尚难以开展大规模的临床研究，使用经验不足，需要进一步积累。

（谢作舟　刘　漪　徐小勇　施　毅）

第二节　支气管扩张症铜绿假单胞菌急性感染的治疗

铜绿假单胞菌是支气管扩张症患者最常见的致病病原体之一，因为其细胞膜通透障碍而天然耐多种抗菌药物，加之其获得性耐药，同时又易在医院内各种潮湿环境中生存，而成为医院感染常见、难治疗的革兰氏阴性杆菌之一。铜绿假单胞菌感染的危险因素：①近期住院；②发作频繁（每年 4 次以上）或近 3 个月以内曾应用抗生素；③重度气流阻塞（$FEV_1 < 30\%$）；④口服糖皮质激素（最近 2 周口服泼尼松 >10mg/d）至少符合 4 条中的 2 条，或根据既往细菌培养结果选择抗菌药物。

治疗的原则：①治疗目标应该是临床表现好转，而不应将铜绿假单胞菌的清除作为停用抗菌药物的指征；确定并治疗潜在病因以阻止疾病进展，维持或改善肺功能，减少急性加重，减少日间症状和急性加重次数，改善患者的生活质量。②经验性治疗应充分评估患者可能感染的病原菌及其耐药性，选择敏感率高的药物。③需结合临床给予最佳支持治疗和良好的护理，并尽可能去除高危因素。④根据药代动力学 / 药效动力学（PK/PD）选择合适的给药剂量和用药方式。

一、急性加重期的治疗

（一）抗菌药物治疗

1. 单药治疗　根据临床危险因素给予经验性抗生素治疗，若对环丙沙星敏感，可单一口服环丙沙星作为一线治疗；口服环丙沙星无效时，采用抗铜绿假单胞菌药物单药静脉治疗，如酶抑制剂复合制剂（哌拉西林 - 他唑巴坦、头孢哌酮 - 舒巴坦）、头孢菌素类（头孢他啶、头孢吡肟）和碳青霉烯类（美罗培南、亚胺培南）。临床治疗疗效欠佳时，考虑根据药敏结果调整抗菌用药；抗菌药物治疗失败者需即刻重新痰培养。若有一个以上的病原菌，应尽可能选择可覆盖所有致病菌的一种抗菌药物。急性加重期抗菌药物治疗的最佳疗程尚不确定，建议所有急性加重治疗疗程均应为14日左右。

2. 联合治疗　建议耐药或者病情严重时应选择联合治疗。

（1）多耐药治疗：据2015年中国细菌耐药监测网（CHINET）数据，铜绿假单胞菌对亚胺培南和美罗培南的耐药率高于20%；对多黏菌素B和阿米卡星的耐药率分别为1.1%和9.2%；对2种酶抑制剂复方制剂、庆大霉素、环丙沙星、头孢他啶、头孢吡肟和哌拉西林的耐药率<20%；同时，动态分析2005—2014年CHINET铜绿假单胞菌耐药监测数据，对铜绿假单胞菌敏感率一直保持较高的药物依次为：阿米卡星＞头孢他啶＞头孢吡肟＞环丙沙星＞美罗培南＞哌拉西林-他唑巴坦＞亚胺培南＞头孢哌酮-舒巴坦，可作为经验性用药的依据。美国临床和实验室标准协会（Clinical and Laboratory Standards Institute，CLSI）建议，对铜绿假单胞菌所致耐药及严重感染患者的治疗应联合用药，结合这两次监测结果，联合用药时建议选择头孢他啶或头孢吡肟联合阿米卡星或环丙沙星。

（2）泛耐药菌感染治疗：广泛耐药（extensively drug resistant，XDR）是临床抗感染治疗非常棘手的问题，但耐药监测结果显示，2012年以来，我国铜绿假单胞菌泛耐药株的分离率保持在1.0%～1.1%，较前有所下降。根据国外及我国相应的指南或专家共识，对于铜绿假单胞菌泛耐药株感染，推荐以多黏菌素为基础的联合给药。目前临床可用品种是硫酸多黏菌素B或多黏菌素E。值得注意的是，对其使用剂量、给药方式、药物安全性（尤其是肾毒性）等，是否与国外相应指南或报道一致，还有待临床摸索并积累临床数据。此外，多黏菌素因存在一定的异质性耐药，故需联合应用其他抗菌药物以达最佳临床疗效，铜绿假单胞菌泛耐药株大多分离自ICU，且多为克隆传播，易引起医院感染暴发流行。这与ICU住院患者基础疾病较重，常需要应用广谱抗菌药物，同时使用多种导管，加上机械通气、人工吸痰等因素，使感染耐药菌的机会大大增加。因此，加强洗手、接触隔离、器物表面消毒和限制抗菌药物的使用等医院感染控制措施极为重要。

（二）对症治疗

对慢性咳痰或有黏液阻塞征象者应尽可能选择个体化的气道廓清技术。

二、维持治疗

（一）长期口服抗菌药物或抗感染药物

适用于每年急性加重且需要抗菌药物治疗≥3次的患者，或急性加重次数较少，但病情严重的患者。国外多项研究表明，长期口服抗菌药物可改善症状、降低痰量和急性加重率，但不能降低铜绿假单胞菌的定植率，肺功能及生活质量无明显改善。以红霉素为主的大环内酯类低剂量使用是常用选择。研究证明，长期使用红霉素治疗能改变支气管扩张症患者呼吸道菌群的组成，但是在没有铜绿假单胞菌气道感染的患者中，红霉素并没有显著降低急性加重情况，因此对大环内酯类在没有铜绿假单胞菌呼吸道感染患者中的使用应谨慎。

有报道利用阿托伐他汀的抗感染和免疫调节作用，作为稳定期支气管扩张症的治疗，6个月后咳嗽减少，但对肺功能、气道细菌的定植菌和生活质量没有影响。以上这些还有待于更多临床实践证实。

（二）长期吸入性药物治疗

首次分离出铜绿假单胞菌者应口服环丙沙星14日以清除细菌，口服失败者可采用静脉给药和/或雾化清除治疗。针对支气管扩张症患者铜绿假单胞菌定植率高的风险，一些药企近年研发了可吸入性抗菌药物制剂，以期能降低痰中细菌浓度，降低急性加重风险。研究表明，吸入多黏菌素、环丙沙星脂质体及环丙沙星干粉可显著降低痰中铜绿假单胞菌的浓度，降低急性加重风险，且其耐受性良好，是一种安全有效的方法。有研究显示吸入抗生素比安慰剂或对症治疗根除痰液细菌的可能性高四倍，其亚组分析显示吸入环丙沙星比氨基糖苷类抗生素和多黏菌素在降低痰中细菌浓度方面更加有效，但不同抗生素在细菌清除率上差异无统计学意义。氨曲南在治疗铜绿假单胞菌感染的囊性纤维化时可减轻症状，延缓下一次急性加重的发生，改善肺功能，有研究发现氨曲南吸入治疗并不能为非囊性纤维化支气管扩张症的治疗提供临床益处。为增强对铜绿假单胞菌的清除，有学者建议使用静脉或者单独口服环丙沙星联合3个月的雾化多黏菌素治疗，使部分患者保持痰中无铜绿假单胞菌，这可能会实现长期清除并降低恶化率，但有部分患者出现再次感染，这个结果需要临床前瞻性研究予以证实。

（三）长期雾化治疗

对于每年急性加重且需要抗菌药物治疗≥3次的患者，或急性加重次数较少但病情仍严重的患者，有铜绿假单胞菌定植时，应考虑长期雾化治疗。有研究发现长期雾化吸入庆大霉素有临床益处，可降低痰中细菌浓度、减少脓痰和急性加重次数，对肺功能无明显改善，其持续的有效性还需进一步研究。

（四）黏液溶解剂

有报道，长期吸入渗透剂甘露醇或定期雾化使用7%高渗盐水，可能改善非囊性纤维化支气管扩张症患者首次发作时间、肺功能、生活质量，并改善痰液黏稠度使痰液易咳出，并缩短抗生素治疗时间。

（马明葱　卓　超）

参 考 文 献

[1] FRAT J P，THILLE A W，MERCAT A，et al. High-flow oxygen through nasal cannula in acute hypoxemic respiratory failure[J].N Engl J Med，2015，372（23）：2185-2196.

[2] HERNÁNDEZ G，VAQUERO C，GONZÁLEZ P，et al. Effect of postextubation high-flow nasal cannula vs conventional oxygen therapy on reintubation in low-risk patients：a randomized clinical trial[J]. JAMA，2016，315（13）：1354-1361.

[3] ONEN Z P，GULBAY B E，SEN E，et al. Analysis of the factors related to mortality in patiens

with bronchiectasis[J]. Respir Med，2007，101（7）：1390-1397.

[4] YU V L，CHIOU C C，FELDMAN C，et al. An international prospective study of pneumococcal bacteremia：correlation with in vitro resistance，antibiotics administered，and clinical outcome[J]. Clin Infect Dis，2003，37（2）：230-237.

[5] RUBIN B K，WILLIAMS R W. Aerosolized antibiotics for non-cystic fibrosis bronchiectasis[J]. Respiration，2014，88（3）：177-184.

[6] SERISIER D J. The evidence base for non-CF bronchiectasis is finally evolving[J]. Respirology，2014，19（3）：295-297.

[7] SERISIER D J，MARTIN M L，MCGUCKIN M A，et al. Effect of long-term，low-dose erythromycin on pulmonary exacerbations among patients with non-cystic fibrosis bronchiectasis：the BLESS randomized controlled trial[J]. JAMA，2013，309（12）：1260-1267.

[8] MANDAL P，CHALMERS J D，GRAHAM C，et al. Atorvastatin as a stable treatment in bronchiectasis：a randomised controlled trial[J]. Lancet Respir Med，2014，2（6）：455-463.

[9] WILSON R，WELTE T，POLVERINO E，et al.，Ciprofloxacin dry powder for inhalation in non-cystic fibrosis bronchiectasis：a phase II randomised study[J]. Eur Respir J，2013. 41（5）：1107-1115.

[10] WHITE L，MIRRANI G，GROVER M，et al. Outcomes of Pseudomonas eradication therapy in patients with non-cystic fibrosis bronchiectasis[J]. Respir Med，2012，106（3）：356-360.

[11] BILTON D，TINO G，BARKER A F，et al.，Inhaled mannitol for non-cystic fibrosis bronchiectasis：a randomised，controlled trial[J]. Thorax，2014，69（12）：1073-1079.

[12] KELLETT F，ROBERT N M. Nebulised 7% hypertonic saline improves lung function and quality of life in bronchiectasis[J]. Respir Med，2011，105（12）：1831-1835.

第十七章

支气管扩张症的稳定期治疗

第一节　支气管扩张症的化痰治疗

因为支气管扩张，黏液无法正常排出，黏液堵塞和高分泌使细菌大量滋生繁殖，造成反复感染，气道防御功能受损，周而复始造成支气管炎症、扩张、纤维化，形成恶性循环。因此，支气管扩张症稳定期的化痰治疗很重要。

一、化痰药物种类及特点

（一）祛痰药

包括两大类：痰液稀释剂和黏痰溶解剂。前者口服后增加痰液中水分含量，稀释痰液，包括恶心性祛痰药和刺激性祛痰药；后者使痰液黏稠度降低或调节黏液成分，使痰液容易排出。

1. 恶心性祛痰药　氯化铵为本类药物代表，服用后可有轻度恶心、呕吐，过量或者长期服用可以造成酸中毒和低血钾，是祛痰合剂的主要成分之一。本类药物口服后刺激胃黏膜通过迷走神经反射促进支气管腺体分泌增加，使痰液稀释，易于咳出；同时药物分泌至呼吸道，增加管腔渗透压，保留水分而稀释痰液。

适应证及禁忌证：适用于干咳及痰液不易咳出者。溃疡病和肝肾功能不全者慎用。

剂量与用法：口服，成人 0.3～0.6g/ 次，3 次 /d。

2. 刺激性祛痰药　愈创木酚甘油醚也有恶心祛痰作用。口服后刺激胃黏膜，反射性引起支气管分泌增加，使痰液稀释。并有镇咳、解痉、抗惊厥作用，用于慢性支气管炎的多痰咳嗽、肺脓肿、支气管扩张症和继发性哮喘。多与其他镇咳平喘药合用。

适应证：用于痰液黏稠不易咳出的情况。

剂量及用法：口服。片剂，成人 0.1～0.2g/ 次，3～4 次 /d；儿童每次 15mg/kg，1 次 /6h。糖浆剂 10～15ml/ 次，3 次 /d。

不良反应有恶心、头晕、嗜睡和过敏。本品有刺激和扩张血管平滑肌的作用，故禁用于支气管 - 肺出血、急性胃肠炎和肾炎患者。

3. 黏痰溶解药　痰液的黏性来自气管支气管腺体及杯状细胞分泌的黏蛋白（白色痰液的主要成分）和呼吸道感染后大量破损炎症细胞残留的 DNA 等。因此，黏痰溶解药通过破坏黏蛋白中的二硫键，或者降解痰液中的 DNA 达到溶解脓性痰液的目的。

（1）乙酰半胱氨酸：乙酰半胱氨酸为巯基化合物，通过水解二硫键来解聚黏蛋白低聚物，从而降低痰液的黏稠度。对于黏稠的脓性及非脓性痰液均有良好的疗效，对于脓性痰液中的 DNA 也具有一定的降解作用。可雾化给药，也可口服。

剂量及用法：乙酰半胱氨酸雾化液，用氯化钠注射液使之溶解成 10% 溶液，雾化吸入，1～3ml/ 次，2～3 次 /d，用于非紧急情况。气管滴入：急救时用 5% 溶液，经气管或直接滴入气管内，1～2ml/ 次，2～6 次 /d。口服片剂：0.6g/ 次，1～3 次 /d。

不良反应：本品有特殊的臭味，对呼吸道有刺激性，可引起呛咳、支气管痉挛、恶心、呕吐等反应，减量即可缓解或停药。

（2）福多司坦：福多司坦片是一种常用的黏液溶解剂，可用于治疗慢性呼吸道疾病，包括支气管扩张症。它可以抑制杯状细胞的过度增生，通过抑制 MUC5AC 基因表达和相关的信号通路达到祛痰作用。福多司坦片还可以增加浆液的分泌，稀释痰液，并可促进纤毛的摆动，使痰液易于排出。福多司坦已被证实可以直接清除过氧亚硝酸盐，从而抑制肺上皮细胞中因过氧化亚硝酸盐诱导的气道氧化应激压力。

用法用量：口服。通常成年人 0.4g/ 次，3 次 /d，餐后服用，根据年龄、症状适当调整剂量。孕妇及哺乳期妇女用药需慎用，哺乳期妇女用药时应停止哺乳。对本品过敏者禁用。

（3）羧甲司坦：羧甲司坦能裂解黏蛋白中的二硫键，从而起到排痰的效果。

适应证：用于痰液黏稠引起的呼吸困难、咳痰困难。

剂量及用法：成人，片剂口服，0.5g/ 次，3 次 /d；2% 糖浆，25～30ml/ 次，3 次 /d；儿童：30mg/（kg•d）。

不良反应：偶有轻度头晕、恶心、胃部不适、腹泻、胃肠道出血、皮疹等不良反应。消化道溃疡活动期患者禁用。

（4）厄多司坦：厄多司坦体内代谢物能使支气管分泌物中黏蛋白的二硫键断裂，并改变分泌物组成和流变学性质，降低痰液黏度，改善受抑制的呼吸功能；本品能清除自由基，有效保护 α_1 抗胰蛋白酶免受烟、尘诱发的氧化灭活作用，防止对肺弹性蛋白及中性粒细胞的损伤；本品还能明显增加 IgA/ 白蛋白、乳铁蛋白 / 白蛋白的比值，减弱局部炎症，增强和改善抗生素对支气管黏膜的渗透作用，有利于呼吸道各种炎症的治疗。适用于对急性和慢性支气管炎所致的痰液黏稠症状的治疗。

剂量及用法：口服，300mg/ 次，2 次 /d。

不良反应：恶心、胃部不适、腹胀及胃肠道反应。

（5）氨溴索：氨溴索属于黏痰调节药，能抑制气管和支气管腺体、杯状细胞合成酸性黏多糖，同时使腺体和杯状细胞分泌小分子的黏蛋白，从而使黏稠度降低，痰液易于咳出。另外，氨溴索可促进呼吸道黏液纤毛运动，促进痰液排出及增强恶心祛痰的作用。作用强于溴己新，毒性小，是目前应用最广的祛痰药。

剂量及用法：片剂，口服 30～60mg/ 次，3 次 /d。盐酸氨溴索葡萄糖注射液缓慢静脉滴注，成人及 12 岁以上儿童：2～3 次 /d，15～30mg/ 次。本品（pH≈5.0）不能与大于 6.3 的其他溶液混合,因为pH增加会导致本品游离碱沉淀。

不良反应:不良反应发生较少,偶有转氨酶的升高,溃疡病患者禁用。

(6)溴己新:溴己新能抑制气管和支气管腺体、杯状细胞合成酸性黏多糖,同时使腺体和杯状细胞分泌小分子的黏蛋白,从而使黏稠度降低,痰液易于咳出。另外,本品能促进呼吸道黏液纤毛运动,促进黏液排出及增强恶心祛痰的作用。

本品可口服、雾化、静脉给药,口服后1小时起效,3~5小时达到高峰,维持6~8小时,用于支气管炎、肺气肿、硅沉着病、慢性肺部炎症、支气管扩张症等有白色黏痰而不易咳出的患者。

剂量及用法:静脉注射:用0.9%氯化钠注射液或5%葡萄糖注射液稀释后静脉滴注,4mg(1支)/次,8~12mg(2~3支)/d。口服:片剂8mg/片,成人1~2片/次,3次/d。

不良反应:发生少,偶有转氨酶升高,溃疡患者慎用。

(二)糜蛋白酶

为动物胰腺中分离制得的一种蛋白分解酶类药物,其作用与胰蛋白酶相似,能促进血凝块、脓性分泌物和坏死组织等的液化清除。本品具有肽链内切酶及酯酶的功能,可以将蛋白质大分子的肽链切断,成为分子较小的肽,或在蛋白肽链端上作用,使氨基酸分出;并可以使某些脂类水解。通过此作用能使黏痰液化,便于咳出,对脓性和非脓性痰液都有效。

剂量及用法:雾化吸入,用于液化痰液,可以制成0.05%溶液雾化吸入。用前将本品以氯化钠注射液适量溶解。

不良反应:吸入可引起支气管痉挛。

(三)甘露醇

为高渗性组织脱水剂,用于颅内高压的治疗。雾化吸入干粉剂可以提高痰液的渗透压,达到稀释黏痰,有利于痰液的排出。推荐用量:雾化吸入400mg,2次/d;但需要特殊的雾化吸入装置,临床目前无专门雾化吸入的药物可用。

不良反应:吸入导致支气管痉挛发生率比较高,应用前可以雾化吸入平喘药如β_2-受体激动剂。

(四)高渗盐水(hypertonic saline,HS)

雾化吸入可以提高痰液的渗透压,达到稀释黏痰的目的,有利于痰液的排出。

推荐用量及浓度:3%HS,4ml/次,3~4次/d;

不良反应:吸入导致支气管痉挛发生率比较高,应用前可以雾化吸入平喘药如β_2-受体激动剂。

(五)中药及提纯药

1.标准桃金娘油肠溶胶囊　本品是黏液溶解性祛痰药,标准桃金娘油可重建上、下呼吸道的黏液纤毛清除系统的清除功能,从而稀化和碱化黏液,增强黏液纤毛运动,黏液移动速度显著增加,促进痰液排出。具有一定的抗感染作用,能通过减轻支气管黏膜肿胀而起到舒张支气管的作用。

本品的剂型为口服肠溶胶囊,到达小肠后胶囊内药物才被释放。即使是有胃病史的患者亦能耐受良好。本品不含糖,因而可用于糖尿病患者。300mg/次,2~4次/d。

不良反应:即使在使用大剂量时亦极少发生不良反应,极个别有胃肠道不适及原有肾结石、胆结石的移动。偶有过敏反应,如:皮疹、面部水肿、呼吸困难和循环衰竭。

2. 桉柠蒎肠溶软胶囊 本品为黏液溶解性祛痰药,成分与标准桃金娘油类似。0.3g/次,2~4次/d。

3. 其他 百合固金丸,橘红片,通宣理肺口服液,二母宁嗽丸等。

二、化痰药在支气管扩张症治疗中的研究

(一)溴己新

作用比较肯定。在急性加重期,大剂量溴己新30mg/次,3次/d,连续2周,溴己新组患者较安慰剂对照组患者的痰液量明显减少,症状评分明显改善,不良反应少。推荐应用于支气管扩张症的治疗。稳定期长期应用疗效未知。

(二)重组人脱氧核糖核酸酶(rhDNase)

在61名参与者为期2周的研究,比较了rhDNase和安慰剂在支气管扩张症患者中的疗效。发现与安慰剂相比,rhDNase治疗组在FEV_1或FVC没有明显的差异。在一个大规模、随机试验中研究了rhDNase对成年支气管扩张症患者的有效性。349名符合标准的患者随机雾化吸入rhDNase或安慰剂,2次/d,24周。试验发现,与安慰剂组相比,接受rhDNase治疗组恶化更加频繁,住院率、抗菌药物使用量、类固醇激素使用量增加,FVC明显下降。结论是,rhDNase不应该用于成年支气管扩张症患者的治疗。

在研究使用rhDNase治疗特发性支气管扩张症中,发现rhDNase在体内不能改善纤毛的转运能力,在体外对痰的流动性有不利影响。他们推测,上叶病变为主的支气管扩张症可能使用rhDNase更有效,由于重力排水的作用,稀薄的黏液可以从上部肺裂流下来。大多数特发性支气管扩张症患者有弥漫性或下叶为主的病变,导致黏液流动更加困难。rhDNase虽然可以有效降低黏稠的分泌物,但是稀薄的分泌物流向更远的气道和肺实质,而不是被排出体外。这些变化,可能合并脓性分泌物,气道阻塞和随后的感染加重,导致支气管的破坏,从而有可能使rhDNase事倍功半。鉴于此次试验显示,rhDNase不应该用于成人NCFB稳定期的治疗。

(三)厄多司坦

在支气管扩张症患者中,黏液堵塞和高分泌的增加与死亡的相对危险有关,Crisafulli等研究厄多司坦治疗支气管扩张和黏液分泌过多的老年患者的有效性,符合实验标准的30名患者随机分成2组,研究组给予厄多司坦225mg/次,口服,2次/d,联合胸部物理治疗;对照组单纯接受胸部物理治疗。发现研究组患者FEV_1和FVC有明显的提高。治疗15天两组的黏液密度(mucus density, MD)、黏液产生量(mucus volume produced, MVP)都较前有明显改善,但是研究组改善更加明显。厄多司坦在15天的时间内与物理治疗相结合,比

单纯的物理治疗更有效地提高了肺活量和减少痰液的黏度。也鉴于厄多司坦不良反应少，推荐用于支气管扩张症的治疗。

（四）N-乙酰半胱氨酸

在支气管扩张症并铜绿假单胞菌感染时，生物膜的形成是细菌难以清除的主要原因之一。体外研究表明，N-乙酰半胱氨酸在抑制生物膜形成、破坏预先形成的生物膜（包括初始和成熟），以及减少细菌生物膜的生存能力方面都是有效的。

另有作者探讨了雾化吸入 N-乙酰半胱氨酸治疗支气管扩张症急性加重期患者的临床疗效及安全性。将 83 例支气管扩张症急性加重期患者随机分成治疗组 42 例和对照组 41 例。两组患者均给予常规基础治疗，治疗组在此基础上采用雾化吸入 N-乙酰半胱氨酸治疗，0.3g/ 次，2 次 /d，共 10 天。比较两组患者的咳嗽、咳痰症状和肺功能变化情况。结果试验结束时，治疗组患者在咳嗽、咳痰症状方面较对照组有显著好转（$P < 0.05$）；但两组在改善肺功能方面 FEV_1、FVC 及最大呼气流量（MEF）差异无显著性（$P > 0.05$）。另外，治疗组 4 例患者于治疗初期出现雾化吸入 N-乙酰半胱氨酸后感到咽喉部不适，继续治疗后症状好转；2 例患者出现恶心、胸闷症状，给予间断雾化处理后缓解，停药后患者症状消失。因此雾化吸入 N-乙酰半胱氨酸可改善患者临床症状，安全性较高，不良反应少，推荐用于急性加重期的治疗。

在稳定期的支气管扩张症患者，长期口服 N-乙酰半胱氨酸是否减少急性加重次数未知。据笔者收录的 160 例稳定期患者长期口服 N-乙酰半胱氨酸 0.6g/ 次，2 次 /d，与常规对症治疗相比，可以明显减少急性加重次数，改善生活质量，不良反应少。

（五）甘露醇

吸入甘露醇干粉作为支气管扩张症患者的痰液清除治疗的研究较多。有采用大样本 461 例患者，吸入不同剂量（400mg/ 次或 5mg/ 次，2 次 /d）甘露醇 12 个月，最终发现不同剂量组的患者急性加重次数相同，但大剂量组至首次急性加重的时间明显延长，SGRQ 评分较低剂量对照组明显改善。不良反应两组相同，主要是咳嗽和支气管痉挛。证实吸入甘露醇治疗是安全和可耐受的。

另有报道甘露醇对支气管扩张症患者黏液纤毛清除作用（mucociliary clearance，MCC）的影响。11 例患者吸入甘露醇，发现使用甘露醇的患者明显减少了喘息和咳嗽的次数，同时显著提高了 MCC（使用放射性气溶胶技术和动态双头 G 相机成像检测），甘露醇治疗组平均痰液清除率明显增加。结论认为吸入的干粉甘露醇能有效增加支气管扩张症患者痰液的清除率。

Diana Bilton 报道了稳定期患者长期应用甘露醇的临床疗效和安全性。该试验是一项随机、安慰剂对照、双盲研究。其研究对象主要是年龄 15～80 岁、FEV_1≥50% 预计值，且 FEV_1≥1L 的支气管扩张症患者。在甘露醇激发试验阴性后，受试者被随机分为 2 组，并分别吸入甘露醇干粉 320mg（$n = 231$ 例）或安慰剂（$n = 112$ 例），均为 2 次 /d，连用 12 周。为进一步评估甘露醇吸入疗法的安全性，研究者还使用同样剂量和用药频率的甘露醇，对一个亚组患者进行了为期 52 周以上的开放标签延长（open label extension，OLE）研究。研究的主要终点为患者 24 小时痰量和圣·乔治呼吸问卷（SGRQ）得分的变化。研究发现，经 12 周治疗后，甘露醇组痰量比安慰剂组减少 4.3g，甘露醇组和安慰剂组患者与基线 24 小时痰重量的变化有统计学上的显著性差异，SGRQ 评分两组比较无统计学上的显著性差异。安慰剂组患者抗菌药物的使用率明显高于甘露醇吸入组（45%，37%）。在亚组研究中（$n = 82$ 例），甘露醇组经 12 周治疗后，其 HRCT 检查的小气道黏液堵塞发生率较安慰剂组明显减少（$P = 0.048$）。研究还发现，甘露醇组患者对治疗的依从性高、耐受性好；其不良事件发生率也与安慰剂组相似（$P = 0.304$），主要为咳嗽和支气管痉挛。

值得注意的是，吸入甘露醇引起支气管痉挛比较常见，有推荐需先做甘露醇激发试验确定吸入甘露醇的安全性。

甘露醇激发试验方法：

（1）询问患者关于抗哮喘药物和抗组胺药物使用情况。

（2）测量 FEV_1 值和计算 FEV_1 占预计值百分比，一般要求 $FEV_1 > 70\%$ 预计值时开始试验；在特别的临床试验中，也有较低的 FEV_1 进行激发试验者。

（3）甘露醇粉为干粉喷剂制剂，采用噻托溴铵吸入试验的装置，胶囊装，甘露醇粉分别以 50mg、100mg、150mg、200mg、250mg、300mg、400mg、500mg、600mg 递增，直至出现阳性反应，吸入后 90 秒测定肺功能，FEV_1 下降 $> 20\%$ 为阳性。如果吸入 600mg 后仍不能使 FEV_1 下降 $> 20\%$ 者为阴性。

（六）高渗盐水

Kellett 等发现雾化吸入 7% 的高渗性生理盐水可以改善支气管扩张症患者的肺功能和生活质量。小样本患者评估雾化吸入 0.9% 的氯化钠（IS）和 7% 的高渗盐水（HS）4ml，1 次 /d，3 个月为 1 个疗程。32 名患者中 28 人随机完成了这项研究。HS 与 IS 相比明显改善了肺功能，生活质量（quality of life，QOL）得到显著改善，平均每年抗菌药物的使用减少。此外，痰液黏度和痰液的改善也有改善（视觉模拟量表）。

Nicolson 等研究长期吸入高渗性盐水的效果。本研究的目的是确定吸入 6%HS，1 次 /d，连续 12 个月，对支气管扩张症患者急性加重、生活质量（QOL）和呼吸功能的影响。有 40 名患者随机吸入了等渗盐水（IS）或 6%HS 12 个月。结果发现在这两组中，12 个月的急性加重次数相似，6 个月后 FEV_1 在两个组中都增加，但两组之间没有差异（$P = 0.394$）。结论认为支气管扩张症患者吸入 HS 或者 IS 对急性加重次数、生活质量（QOL）和呼吸功能作用相近，但尚需要大样本研究验证。

同样值得注意的是，吸入 HS 引起支气管痉挛比较常见，有推荐需先做 HS 激发试验确定吸入 HS 的安全性。

高渗盐水激发试验方法目前尚无标准统一的方法，研究者使用的高渗盐水的浓度不同，较常用的浓度是 4.5% 和 10%。一般来说浓度低需要反应时间长，而浓度太高则安全性高。使用 10% 高渗盐水具有无须配制、易于保存管理、实验时间短等优点。国内的方法推荐应用 10% 的高渗盐水,调节流量至 0.4ml/min,总量在 6.4ml,敏感性较高,方法简便。方法如下:雾化吸入 10% 高渗盐水,调节流量为 0.4ml/min,受试者先测基础 FEV_1,测 3 次取高值后,每次雾化吸入高渗盐水 2 分钟,测 FEV_1 与基础值进行比较。直至 FEV_1 下降 20% 或吸入时间超过 16 分钟停止实验。累计吸入 16 分钟而 FEV_1 下降小于 20% 试验阴性,试验过程中 FEV_1 下降 ≥20% 或出现双肺哮鸣音为阳性。

高渗盐水试验中易出现较多痰液、咳嗽、恶心等不良反应,但是均可完成试验。

(七) 其他

1. 中药 未见中药治疗支气管扩张症的临床研究。由于此类药物不良反应少,疗效可靠,在支气管扩张症患者可以应用。

2. 糜蛋白酶 未见有治疗支气管扩张症的临床研究。由于糜蛋白酶与 rhDNase 有相同的作用机制,吸入会有支气管痉挛,没有研究推荐用于支气管扩张症患者的治疗。

3. 氨溴索 作为临床应用最广的祛痰药,未见支气管扩张症患者应用的临床研究。由于氨溴索不良反应少,疗效可靠,支气管扩张症患者可以应用。

三、治疗推荐总结

化痰药治疗支气管扩张症推荐建议:

1. 人类重组 DNA 酶(rhDNase)不应当在成人支气管扩张症患者中使用。

2. N- 乙酰半胱氨酸在急性加重期治疗有效,可以应用。但稳定期使用需要随机对照实验的研究以确立它的临床功效。

3. 甘露醇、高渗盐水的疗效比较肯定,在正式的吸入甘露醇粉剂获批之前,吸入高渗盐水更适于临床。长期应用的疗效需要通过大样本、随机对照实验进一步研究。

4. 其他痰液溶解药物如溴己新、氨溴索、福多司坦、羧甲司坦、厄多司坦作用可靠,不良反应少,价格低廉,在支气管扩张症急性加重期短期应用有效;而在稳定期长期应用,目前临床应用较多,但是否可以减少急性加重次数、改善生活质量,需要大样本的临床研究来验证。

5. 对于痰液多症状严重的患者,联合应用祛痰药物如吸入 HS 联合氨溴索是否更有效未知。

除此之外,还可以通过体位引流、叩击震荡、主动呼吸训练等辅助排痰技术加强患者的痰液清除能力。

四、总结与展望

当前支气管扩张症治疗原则是治疗基础疾病、抗感染、改善气流受限、清除气道分泌物和其他对症支持治疗。针对支气管扩张症的特点,祛痰、清除气道分泌物是治疗的关键,这就需要使用各种方法化痰,减少感染发生概率,减少支气管扩张症的急性加重次数,延缓病情进展。目前的有关支气管扩张症化痰治疗的研究太少,除了传统的祛痰药,吸入高渗剂如高渗盐水、甘露醇等也有可能成为痰液清除的有用方法，但缺乏长期应用的临床研究。相信随着临床研究的进一步深入，用于治疗支气管扩张症的化痰药物会出现更好的效果，解决支气管扩张症难治的难题。

（李　玉）

第二节　支气管扩张症的大环内酯类维持治疗

大环内酯类抗生素（macrolides antibiotics，MA）系一类含有 14、15 及 16 元内酯结构的具有抗菌作用的药物（本书多简称为大环内酯类）。最近 20 多年的研究发现，大环内酯类不仅具有抗菌作用，而且具有抗感染和免疫调节作用。支气管扩张症是一种不可逆性支气管壁的持久扩张性变形。支气管扩张症在国人中属常见病，缺乏有效治疗手段。近年来多项临床试验证实长期小剂量大环内酯类在弥漫性泛细支气管炎（DPB）、囊性纤维化（CF）、哮喘和慢阻肺等呼吸道疾病中取得了良好的治疗效果，这也使得越来越多的人们开始关注其对支气管扩张症的疗效。

一、大环内酯类维持治疗支气管扩张症的有效性

（一）减少患者急性加重次数

支气管扩张症患者的平均急性加重次数是 1.5～6.5 次 / 年。急性加重的次数越多，对患者的不利影响越大。2012 年，新西兰进行了一项随机双盲安慰剂对照临床研究试验（EMBRACE 试验）。他们将 141 名支气管扩张症患者随机分为阿奇霉素治疗组和安慰剂对照组。为期 6 个月的治疗结果显示，每周给予阿奇霉素 500mg 口服 3 次，需要抗生素治疗的急性加重次数减少了近 2/3。为期 12 个月的治疗结果显示，阿奇霉素治疗显著延长了距离第一次急性加重的时间。2013 年，荷兰进行了一项多中心的随机双盲安慰剂对照试验（BAT 研究）。83 名支气管扩张症患者被随机分为阿奇霉素（250mg/d）治疗组和安慰剂对照组。为期 12 个月的治疗结果显示，阿奇霉素治疗组的急性加重次数是 0，显著低于安慰剂对照组 2（$P < 0.001$）。至少有一次急性加重的人数在安慰剂对照组占 80%，而在阿奇霉素治疗组是 46.5%。同年，澳大利亚 Serisier 等也发表了长期低剂量红霉素对支气管扩张症患者的研究（BLESS 试验）。他们招募了 679 名支气管扩张症患者，在排除其他因素的影响后将 117 名患者随机分为安慰剂对照组和红霉素治疗组，最后 107 名患者完成了该研究。在为期 12 个月的治疗中，他们发现在安慰剂对照组平均每名患者年平均急性加重次数是 1.97 次（95% CI: 1.45～2.48），而在红霉素治疗组是 1.29 次（95% CI: 0.93～1.65）。其中，亚组分析在合并铜绿假单胞菌感染的患者中，服用红霉素治疗组较安慰剂对照组平均减少急性加重次数 1.32 次（95% CI: 0.19～2.46）。其他相关报道也均提示大环内酯类可以有效减少支气管扩张症患者的急性加重次数。

在全面搜索了 Pubmed、Web of Science 和 Embase 数据库后，我们纳入了 10 项随机对

照试验,汇总了 601 名支气管扩张症患者。荟萃分析结果显示,大环内酯类治疗显著降低了患者急性加重次数风险比(RR = 0.56,95% CI:0.47~0.66)。在研究期间,大环内酯类治疗组没有急性加重次数的人数是对照组的 2.81 倍(95% CI:1.85~4.26,$P < 0.001$)。亚组分析中,大环内酯类治疗组中急性加重次数大于或等于 3 次的人数较对照组显著减少(OR = 0.38,95% CI:0.22~0.65,$P < 0.01$),但是两组在急性加重次数小于 3 次的人数上没有差异性。而且,大环内酯类治疗组显著延长距离第一次急性加重的时间(HR = 0.38,95% CI:0.28~0.53,$P < 0.001$)。

(二)延缓肺功能的下降

支气管扩张症患者肺部反复感染和炎症导致支气管进行性破坏,肺功能逐渐下降,研究发现不吸烟的支气管扩张症患者 FEV_1 绝对值平均每年下降 52.7ml,其中慢性铜绿假单胞菌定植患者 FEV_1 绝对值平均每年下降 123ml。如何有效缓解肺功能的恶化为越来越多的临床医师所关注。BLESS 试验显示,红霉素或者安慰剂治疗 1 年,和基线相比,红霉素治疗组 FEV_1% 预计值平均下降量是 1.6,而安慰剂组是 4,两组差别有统计学意义,提示红霉素可以缓解肺功能的恶化。在一项对 21 例支气管扩张症患者为期 8 周的低剂量红霉素治疗的 RCT 研究结果显示,试验组较对照组的 FEV_1、FVC 均有显著提高,差异有统计学意义。和这些研究不同的是,EMBRACE 研究显示阿奇霉素治疗对于 FEV_1 没有作用。我们荟萃研究结果显示,大环内酯类治疗可以显著延缓 FEV_1 和 FEV_1% 预测值的下降,但是对于 FVC 没有显著作用。这些结果提示大环内酯类治疗在一定程度上可以延缓肺功能的恶化。

(三)减少痰量及清除痰菌

病原菌清除不良与反复感染是促使支气管扩张症病情进展和影响预后的最主要因素。成人稳定期的支气管扩张症患者 60% 以上有细菌定植,其中最常见的细菌是流感嗜血杆菌、铜绿假单胞菌,其次为肺炎链球菌、金黄色葡萄球菌及卡他莫拉菌。一项随机开放交叉试验显示,使用阿奇霉素,500mg,2 次 / 周,治疗 6 个月,平均 24 小时痰量下降 15%,差异有统计学意义。Davies 等对 39 例支气管扩张症患者使用阿奇霉素的治疗结果显示,和治疗前相比,痰量、痰的颜色都有显著改善,差异有统计学意义。痰菌也有明显降低,有 3 个患者在治疗开始前培养到铜绿假单胞菌,在随后治疗过程中显示为阴性。上述报道均提示长期大环内酯类治疗对病原菌的清除和抑制有一定作用,但也有研究显示,长期低剂量大环内酯类对于铜绿假单胞菌的清除没有显著差异。我们荟萃研究结果显示,尽管大环内酯类维持治疗可以有效清除流感嗜血杆菌和卡他莫拉菌,但是对于铜绿假单胞菌、金黄色葡萄球菌和肺炎链球菌的清除没有统计学差异。

(四)提高生活质量评分

支气管扩张症的治疗目标是减少患者急性发加重的次数,缓解肺功能的恶化,避免毒性反应,提高生活质量。刘积锋等使用长期小剂量罗红霉素对 50 例支气管扩张症患者的治疗结果显示,治疗组治疗后生活质量评分和呼吸困难评分均比治疗前显著改善,差异有统计学意义。EMBRACE 研究显示,阿奇霉素治疗后 6 个月和 12 个月,和基线相比,两组圣·乔治呼吸问卷（SGRQ）总评分改变量没有显著统计学差异。在治疗后 6 个月，阿奇霉素组较安慰剂组 SGRQ 中症状评分有显著降低，差异有统计学意义，但是在 12 个月时，差异无显著性。BAT 的研究显示，阿奇霉素治疗组 LRTI-VAS 生活质量总评分每 3 个月下降 1.11，安慰剂组下降 0.056，差异有统计学意义。我们荟萃分析结果显示，大环内酯类治疗在 SGRQ 总评分有显著统计学差异，但是在症状评分和活动评分没有差异性。

二、大环内酯类维持治疗支气管扩张症的安全性

大环内酯类对机体存在一定的毒副作用。EMBRACE 的研究结果显示，阿奇霉素组出现胃肠道症状的患者显著多于安慰剂组（27% vs. 13%），差异有统计学意义。BAT 的研究结果显示，在治疗期间出现的副作用中，只有腹泻危险系数升高，阿奇霉素组和安慰剂组的风险比是 8.36。恶心、腹痛、腹泻、皮疹等副作用大多出现在治疗的第一周且症状都较轻微。荟萃分析显示，出现恶心、呕吐、头痛、鼻窦炎及皮疹的比例在大环内酯类治疗组和安慰剂对照组没有差异性。Ray 的研究报道，5 天的阿奇霉素治疗可增加心血管疾病的死亡风险。但是，关于大环内酯类维持治疗出现心血管副作用的报道并不多见，BLESS 研究显示红霉素治疗没有增加 QT 间期延长和心律失常的风险。

长期使用大环内酯类可能会带来细菌耐药及菌群失调等风险。在 BLESS 和 BAT 研究中，细菌培养结果显示，治疗前后，大环内酯类治疗和安慰剂对照组相比没有显著差异，提示大环内酯类治疗没有增加新的病原体。美国一项对大环内酯类导致肺炎链球菌耐药的流行病学资料显示，大环内酯类耐药从 1995 年的 10.6% 上升到 1999 年的 20.4%。BLESS 研究结果显示，红霉素治疗显著增加口咽部链球菌耐药的比例。BAT 结果显示阿奇霉素治疗显著增加流感嗜血杆菌、金黄色葡萄球菌和卡他莫拉菌的耐药性比例。这些报道和长期大环内酯类治疗在慢阻肺、囊性纤维化出现细菌耐药的结果是一致的。而且，一项对健康志愿者给予 3 天阿奇霉素或者 7 天克拉霉素的随机双盲安慰剂对照试验显示，大环内酯类显著增加了口咽部链球菌耐药的比例，且其效应长达 180 天，提示呼吸道共生菌可能成为潜在的耐药菌群。然而，BLESS 和 BAT 都忽视的一个问题是大环内酯类的使用可能导致其他抗生素耐药。例如，大环内酯类的使用会导致克林霉素耐药。因此，大环内酯类维持治疗需要平衡药物的耐药性，包括大环内酯类及其他抗生素。另外一个潜在的问题是大环内酯类可能会损害自噬，它是宿主抵抗非结核分枝杆菌非常重要的过程。长期使用低剂量大环内酯类会诱导非结核分枝杆菌耐药，这对于临床上这种棘手的病原体治疗极为不利。

三、大环内酯类维持治疗支气管扩张症的适宜人群、剂量及周期和局限性

什么样的支气管扩张症患者适合大环内酯类维持治疗，以及选用什么特定种类的大环内酯类是广大医师和患者关心的话题。EMBRACE 研究建议，在过去一年至少有 1 次急性加重的支气管扩张症患者就可以考虑阿奇霉素治疗。BLESS 研究提示，合并铜绿假单胞菌感染或者每年急性加重次数≥4 次的患者对于红霉素维持治疗的效果好。Elborn JS 等学者

认为，在 *JAMA* 上发表的临床试验，BLESS 招募的患者是在过去一年有至少 2 次急性加重，BAT 研究是至少 3 次急性加重。基于此，支气管扩张症患者在过去一年至少有 2 次急性加重就应该考虑大环内酯类维持治疗。需要注意的是，这 3 个临床试验对于急性加重次数的定义并不完全一致。Wilson 指出支气管扩张症疾病严重程度和临床表现有时并不一致，有些患者尽管接受标准治疗但急性发作次数仍很频繁，有些患者肺功能检查显示气道损害很明显但是很少急性发作。有趣的是，阿奇霉素对于老年（>65 岁）的慢阻肺患者效果最好，但是对于因急性加重需住院治疗的患者疗效反而不佳。因此，需要更多的临床试验来验证什么表型的支气管扩张症患者适合大环内酯类维持治疗。

尽管 EMBRACE、BAT 和 BLESS 等研究提供了很好的安慰剂对照，但是迄今缺乏设计良好的临床试验直接比较不同种类大环内酯类的疗效，因此，关于哪种大环内酯类效果更优还不能得出明确结论。

大环内酯类维持治疗的最佳使用周期也没有完全建立。在 EMBRACE 研究中，大环内酯类治疗组和安慰剂对照组在治疗 3 个月以上没有急性加重的人数差异性持续显著。在 BLESS 研究，急性加重次数的差异性持续至治疗 1 年的周期。在 BAT 研究中，阿奇霉素治疗 3~6 个月时，两组在没有急性加重的人数上差异性最大，且治疗 1 年仍然存在差异性。考虑到大环内酯类的免疫调节作用及在 CF 患者的随机对照试验（RCT）都是 3~6 个月，同时临床研究表明，阿奇霉素对于 CF 患者肺功能的改善不超过 12 个月的治疗周期，Charles 等认为大环内酯类维持治疗最好介于 3~12 个月，再长时间的治疗需要临床试验加以验证。

四、总结与展望

综上所述，大环内酯类除了具有抗菌作用外，其抗感染和免疫调节作用为临床治疗难治性支气管扩张症提供了新的思路。长期使用大环内酯类治疗需要平衡其益处及可能出现的耐药性升高风险及副作用。临床医师需要考虑的首要的问题是什么样的患者适合大环内酯类维持治疗。有关其具体种类选择、用法、用量及疗程等亦有待深入研究。我们期待针对国人的设计良好的临床研究来回答上述问题。大环内酯类的抗感染和免疫调节作用的机制及耐药性产生的原理也需要基础研究进行探索。长期低剂量大环内酯类在支气管扩张症患者中的应用仍有许多研究要做。

（范莉超　徐金富）

第三节　支气管扩张症的吸入抗生素治疗

抗生素在支气管扩张症患者中的应用在治疗感染、急性加重和预防致病菌的慢性气道定植方面发挥了重要作用，但稳定期支气管扩张症的治疗被极大地忽视了。最近关于吸入抗生素治疗稳定期支气管扩张症成为该领域的研究热点。

一、吸入抗生素治疗支气管扩张症的发展

在 20 世纪 40 年代以前，由于当时药物、医疗技术水平较差，可用抗生素的种类、剂型及受药物装置的限制，吸入药物虽可直接进入气道并在局部达到较高的浓度，全身毒性低，但其可强烈刺激气道，引起喉头水肿、支气管痉挛、窒息等严重威胁生命的不良反应。因此，抗生素的吸入治疗是被否定的。然而，随着细菌谱的演变和多种耐药菌株的出现，临床医师发现要想彻底根除致病菌和显著改善患者的临床症状，通常需要大剂量和长疗程系统抗生素的应用，这通常又会伴随细菌耐药性的产生和副作用的发生，例如耳毒性、肾毒性甚至系统毒性，而吸入治疗药物可直接进入气道，并在气道感染局部达到较高的药物浓度，并且具有较低的系统毒性的风险。所以，从 20 世纪 40 年代开始，吸入抗生素治疗支气管扩张症又逐渐受到临床医师的重视。早在 1950 年，Farber 和 Ross 就尝试使用吸入青霉素和链霉素来改善慢性支气管扩张症患者的临床症状。后来，吸入抗生素被越来越多地应用于治疗支气管扩张症，尤其当口服或静脉应用抗生素治疗失败后。20 世纪 80 年代，Hill 和 Burnett 等也尝试应用雾化吸入阿莫西林治疗慢性化脓性支气管扩张症，研究发现吸入阿莫西林可明显改善支气管扩张症患者的黏液高分泌状态，减少患者的痰量和痰脓性成分。但是早期关于吸入抗生素治疗支气管扩张症的研究都是小样本单中心的试验性研究或者病例研究，没有明确的治疗药物、剂量、装置或严格入选标准的患者，这也使得吸入抗生素治疗支气管扩张症没有得到认可和重视。而后，随着各种抗生素的诞生，以及吸入装置的出现，使得吸入抗生素的治疗得到了更进一步的推广。而抗生素吸入剂的给药途径较口服制剂复杂，患者需配合医师正确指导才能达到预期治疗效果。目前已经上市和在研发中的相关制剂主要集中于口服吸收不佳和口服给药后不良反应明显的抗生素，如妥布霉素、阿米卡星等氨基糖苷类抗生素，多黏菌素、万古霉素等多肽类抗生素等。随着干粉吸入剂的发展，抗生素干粉吸入剂的临床应用将进一步扩大，某些口服给药吸收较好的抗生素也可制备成干粉吸入剂，如环丙沙星等。目前吸入抗生素治疗支气管扩张症已经成为支气管扩张症稳定期治疗的研究热点。近 20 年来研究最多的就是吸入氨基糖苷类抗生素（妥布霉素或庆大霉素）治疗稳定期支气管扩张症。并且妥布霉素已经成为目前美国 FDA 唯一批准上市的可用于吸入治疗支气管扩张症的药物。

二、吸入抗生素治疗支气管扩张症的研究进展

（一）常见的吸入药物

早期尝试吸入抗生素治疗支气管扩张症的研究多为单中心小样本的探索性研究或临床观察性研究，吸入药物多为青霉素类、头孢类等药物，现已不再使用。近 20 年国外研究较多的吸入抗生素药物为氨基糖苷类，主要有阿米卡星、庆大霉素、妥布霉素等，另外研究较多的有多黏菌素、氨曲南、环丙沙星等，这些吸入抗生素多用于稳定期支气管扩张症的治疗。目前已上市的抗生素吸入剂有 2012 年 2 月获欧洲 EMA 批准上市的多黏菌素 E 甲磺酸

钠和 2013 年 3 月获美国 FDA 批准上市的妥布霉素干粉吸入剂。此外,环丙沙星、万古霉素、左氧氟沙星、克拉霉素、两性霉素 B、庆大霉素和阿奇霉素等抗生素吸入剂目前尚处于研发阶段。而国内目前还没有任何可用于吸入治疗的抗生素获得批准上市。

(二)剂型和剂量

目前国际上无论是已经上市的还是处于研发阶段的吸入抗生素药物常见的剂型有两种:干粉和脂质体,其实严格意义上讲脂质体也属于干粉剂型。而干粉吸入剂越来越受到人们的青睐。干粉吸入剂在肺部给药系统中应用广泛,具有肺局部药物浓度高、无首过效应、药物吸收快及全身性不良反应发生率低等特点。此外,与其他肺部给药制剂相比,干粉吸入剂给药速度更快,并具有携带方便、给药装置的清洁与消毒简易及污染风险低等优势,患者依从性高。抗生素给药系统近年不断优化,干粉吸入剂相比其他吸入剂,递送药物剂量更高,可满足抗生素给药剂量偏大的要求。

关于药物的给药剂量因不同的药物、不同的吸收率,以及患者不同的耐受性而异。目前研究较多的是妥布霉素干粉吸入剂(300mg/ 次,2 次 /d,雾化吸入)、庆大霉素(80mg/ 次,2 次 /d,雾化吸入)及多黏菌素(100 万 U/ 次,2 次 /d,雾化吸入)。环丙沙星国外研究的剂型有脂质体吸入剂,还有脂质体和无脂质体包膜的混合剂型,两种剂型的用法和用量不一致,所以目前尚无定论。多中心随机对照临床研究中环丙沙星脂质体干粉吸入剂的使用方法是32.5mg/ 次,2 次 /d,吸入,而混合剂型的用量比较复杂,为脂质体包被的环丙沙星 150mg 联合未用脂质体包被的环丙沙星 60mg 一起雾化吸入。此外,尚有研究氨曲南(75mg/ 次,3 次 /d,雾化吸入)、阿米卡星(脂质体 280mg/ 次或 560mg/ 次,1 次 /d,雾化吸入)治疗支气管扩张症。而其他吸入抗生素的剂型及用药剂量尚在进一步研究中。上述所有的药物使用剂量均为国外研究报道中的给药剂量,而国际上尚没有任何指南推荐任何一种吸入抗生素药物的具体用药剂量。所以,我们还有更多的工作要做。

(三)疗程

关于吸入抗生素治疗支气管扩张症的疗程,目前仍没有明确的定论。多是一些多中心随机对照临床试验的经验性治疗方案。而国际上较一致的结论是:对于稳定期支气管扩张症的治疗应该是长疗程的,现有的报道从 4 周～1 年不等。几乎所有研究的终点事件均为痰中微生物学的变化,无论是吸入治疗 4 周、半年、1 年,均能够降低痰中细菌的负荷,所以最有效的疗程仍待研究。而个人认为,治疗时间越长,患者的依从性越差,尤其对于轻症支气管扩张症患者。此外,还有研究采用周期性给药的方式,即用药 4 周,停药 4 周,如此循环,或许也是一个选择。但是,现阶段关于吸入抗生素治疗支气管扩张症的最佳用药疗程仍未明确。

(四)有效性

目前,关于吸入抗生素治疗支气管扩张症的有效性和安全性的研究全部是国外的研究,多为美国和欧洲。中国甚至整个亚洲都没有相关报道。从目前已发表的研究来看,吸入抗生素治疗稳定期支气管扩张症最有效的结局就是对患者痰中微生物学的变化,而对于患者临床症状的改善，以及生活质量的改善、肺功能的改善等结局仍然存在很大争议，尚无定论。以下我们具体从一些经典的研究中分享吸入抗生素治疗稳定期支气管扩张症的有效性。

早在 1999 年，Orriols 等就对 17 个支气管扩张症伴铜绿假单胞菌阳性的患者进行吸入抗生素治疗的研究，该研究将 17 个患者随机分为 A 和 B 两组，A 组 7 个患者接受 1 年吸入头孢他啶和妥布霉素（1 000mg/ 次、100mg/ 次，2 次 /d）的治疗，B 组 8 个患者接受系统性抗生素治疗，A 组 1 人因支气管痉挛退出研究，B 组 1 人死亡，最后 15 人完成试验。该研究结果显示吸入抗生素治疗组平均住院人次及平均住院天数均明显少于和短于对照组，但是对于肺功能的改善两组之间没有明显差异，并且吸入抗生素治疗组没有耳毒性和肾毒性的发生。从而得出结论：长期吸入抗生素治疗支气管扩张伴铜绿假单胞菌阳性的患者是安全的，并且可以减轻对其他途径的抗生素治疗无反应患者的疾病严重性。由于年代久远，该研究只是小样本单中心的临床研究。

2000 年时 Barker 等对吸入抗生素治疗支气管扩张症进行了更为严格的随机对照研究。其将 74 个铜绿假单胞菌阳性的稳定期支气管扩张症患者进行随机双盲分组，治疗组 37 人接受吸入妥布霉素（300mg/ 次，2 次 /d）治疗 4 周，而对照组 37 人接受安慰剂吸入治疗 4 周，停药后随访 2 周，共 6 周的研究周期。结果表明在治疗结束后，吸入抗生素治疗组痰中铜绿假单胞菌的密度明显少于对照组（$P<0.01$）；而到了研究的第 6 周，吸入抗生素治疗组患者中铜绿假单胞菌彻底根除的患者有 35%，而对照组没有一人达到铜绿假单胞菌完全根除。通过研究者对患者临床症状的评估，吸入抗生素治疗组 62% 的患者临床症状得到了明显改善，而对照组只有 38% 患者临床症状得到了改善。同时吸入抗生素治疗组 11% 的患者出现铜绿假单胞菌耐药，而对照组只有 3% 的患者出现铜绿假单胞菌耐药，但是两组之间无明显统计学差异（$P=0.41$）。并且，两组之间肺功能的改善也没有明显差异。此外，吸入抗生素治疗组出现了更多的刺激性咳嗽、呼吸困难、气喘、非心源性胸痛等症状，但是这些症状都可以耐受，不影响继续治疗。故得出结论：长期吸入妥布霉素治疗铜绿假单胞菌阳性的支气管扩张症是较为安全的，并且可以有效降低痰菌负荷或者清除铜绿假单胞菌。

2004 年 Drobnic 等应用交叉研究的方法对吸入妥布霉素治疗铜绿假单胞菌感染的支气管扩张症患者进行了研究。此项研究共纳入 30 个稳定期的铜绿假单胞菌感染的支气管扩张症患者，前 6 个月其中 15 个人接受吸入妥布霉素（300mg/ 次，2 次 /d）治疗，另外 15 个人接受安慰剂治疗，治疗结束后进行为期 1 个月的洗脱期，然后两组交叉互换治疗方案，再进行 6 个月的治疗。该结果表明接受妥布霉素吸入治疗可明显减少平均住院人次及平均住院天数，并且痰中铜绿假单胞菌的密度也明显下降。然而，对于急性加重次数、肺功能和生活质量的改善方面，接受吸入妥布霉素治疗和接受安慰剂治疗，两者之间无差别，并且在铜绿假单胞菌出现耐药、其他新的细菌检出率方面两种治疗之间也无差别，此外，吸入妥布霉素治疗时 3 个患者出现了支气管痉挛。因此得出结论：吸入妥布霉素治疗支气管扩张症能降低住院风险，降低痰中铜绿假单胞菌密度，但对肺功能、生活质量没有明显改善，并且有发生支气管痉挛的风险。

而到了 2010 年，Murray 等对吸入庆大霉素治疗支气管扩张症进行了相关研究。本研究纳入了 65 个稳定期支气管扩张症患者，基线时都是痰培养阳性的患者，但不全是铜绿假单胞菌感染，还有其他细菌感染。随机双盲分组，吸入组接受 12 个月吸入庆大霉素（80mg/次，2 次 /d）治疗，对照组接受 12 个月吸入生理盐水，其间每 3 个月一次访视。最后吸入组 27 人完成研究，对照组 30 人完成研究。该研究表明：吸入庆大霉素组与对照组相比，能明显降低痰菌负荷，增加痰菌的根除率，并且可以减少急性加重的次数及延长到第一次急性加重的时间，运动耐力及生活质量也得到了明显改善（尤其莱赛斯特咳嗽问卷评分和圣•乔治呼吸问卷评分）。然而，对于肺功能和 24 小时痰量，两组之间无差别。从而得出结论：长期规律吸入庆大霉素能够使支气管扩张症患者明显获益，但是需要长久有效的吸入治疗。

近来关于吸入环丙沙星治疗支气管扩张症也有所研究。2012 年《欧洲呼吸病学杂志》上发表了一篇关于吸入环丙沙星干粉治疗支气管扩张症患者的Ⅱ期临床试验。该研究共纳入 124 个支气管扩张症患者，研究周期 12 周，前 4 周用药，后 8 周随访。60 人接受吸入环丙沙星干粉治疗（32.5mg/ 次，2 次 /d），对照组 64 人接受吸入安慰剂治疗。结果显示治疗结束后，接受吸入环丙沙星治疗组的总痰菌密度明显低于对照组（$P < 0.001$），然而，停药后一段时间痰菌密度又恢复。治疗结束后，治疗组 40 例痰菌阳性的患者中 14 人在治疗结束后痰中致病菌完全根除，对照组 49 例痰菌阳性的患者中 4 人在治疗结束后痰中致病菌完全根除，两组相比有明显的统计学差异（$P = 0.001$）。然而，对于肺功能的改善，两组之间没有明显的统计学差异。没有报道异常的不良反应，并且两组支气管痉挛的发生率都极低。研究证实，吸入环丙沙星治疗支气管扩张症，患者能够接受，并且能够明显降低痰中总的细菌量。

另一篇关于吸入环丙沙星治疗支气管扩张症的研究发表在 *Thorax* 杂志上。该研究是发生在澳大利亚和新西兰的为期 24 周的多中心、双盲、安慰剂对照的Ⅱ期临床试验。吸入制剂为脂质体包被的环丙沙星 150mg 联合未用脂质体包被的环丙沙星 60mg 一起雾化吸入，每天用药一次。共 42 个铜绿假单胞菌感染的支气管扩张症患者入组，其中 20 个接受双重释放环丙沙星吸入剂治疗，22 个患者接受吸入安慰剂治疗。治疗 3 个循环，每个循环前 4 周给药，后 4 周停药。结果表明在第一个循环结束给药时，即研究的第 28 天，吸入环丙沙星治疗组患者痰中铜绿假单胞菌的密度明显少于安慰剂组（$P = 0.002$）。而整个研究显示吸入环丙沙星治疗组患者到第一次急性加重的时间明显延缓于安慰剂组患者（134 天 vs. 58 天，$P = 0.057$）。但是对于肺功能的改善，两组之间没有明显统计学差异。两组之间不良反应的发生也无差异，并且两组不良反应的发生率均较低。缺陷是未在研究终点对相关指标进行分析。

最近几年研究较多的是吸入多黏菌素治疗支气管扩张症。最新研究是 2014 年发表在《美国呼吸与危重症医学杂志》上的一项研究，此研究是一项多中心随机对照试验，为吸入多黏菌素治疗慢性铜绿假单胞菌感染的支气管扩张症。实验组 73 人接受吸入多黏菌素（100 万 U/ 次，2 次 /d）治疗 6 个月，对照组 71 人接受安慰剂治疗 6 个月，每组 11 个患者未完成试验。研究结果表明：对于所有入组患者，吸入多黏菌素治疗组和对照组相比，到第一次急性加重的中位时间两组之间无差异（165 天 vs. 111 天，$P = 0.11$），而对于完成研究的患者，吸入治疗组患者到第一次急性加重的中位时间明显长于对照组患者（168 天 vs. 103 天，$P = 0.038$），并且在治疗的第 4 周（$P = 0.001$）和第 12 周（$P = 0.008$）痰铜绿假单胞菌的密度均明显低于对照组，在治疗的第 26 周，圣·乔治呼吸问卷评分的改善明显优于对照组（$P = 0.006$）。两组之间没有明显的不良事件的发生。因此得出结论：吸入多黏菌素治疗慢性铜绿假单胞菌感染的支气管扩张症是一种安全有效的治疗方案。

为此，我们对吸入抗生素治疗支气管扩张症的相关研究进行了系统回顾和荟萃分析。研究共纳入 8 篇随机对照临床研究，共 539 个支气管扩张症患者。我们的研究表明，吸入抗生素治疗能明显降低痰菌负荷（$WMD = 2.85$，95% CI：$1.6 \sim 4.09$，$P < 0.000\ 01$）。并且吸入抗生素治疗组铜绿假单胞菌根除的患者明显多于对照组（$OR = 6.6$，95% CI：$2.93 \sim 14.86$，$P < 0.000\ 01$）。此外，治疗组发生急性加重的患者数也明显少于对照组（$OR = 6.74$，95% CI：$2.22 \sim 20.52$，$P = 0.000\ 8$）。没有证据显示吸入抗生素治疗会增加铜绿假单胞菌耐药的风险（$OR = 1.6$，95% CI：$0.63 \sim 4.68$，$P = 0.32$）。而对于生活质量相关指标（如肺功能、圣·乔治呼吸问卷评分）的改善两组之间也没有差异。此外，该研究结果显示吸入抗生素治疗组气喘（$OR = 6.74$，95% CI：$2.22 \sim 20.52$，$P = 0.000\ 8$）和支气管痉挛（$OR = 2.84$，95% CI：$1.11 \sim 7.25$，$P = 0.03$）的发生率明显高于对照组。

此外，Zhang 等也对吸入抗生素治疗支气管扩张症进行了相关的系统综述，得出了与我们相似的结论。该研究表明：和对照组相比，吸入抗生素治疗组能够明显降低痰中细菌负荷（$-2.65\ \log_{10}$ CFU/g，95% CI：$-4.38\ \log_{10} \sim 0.92\ \log_{10}$ CFU/g），痰中细菌的根除率也明显增加（$RR = 4.2$，95% CI：$1.66 \sim 10.64$），并且降低了急性加重的风险（$RR = 0.72$，95% CI：$0.55 \sim 0.94$）。但是支气管痉挛的发生率在吸入抗生素治疗组是 10%，在对照组只有 2.3%（$RR = 2.96$，95% CI：$1.30 \sim 6.73$），两组因为不良反应退出研究的比例无差别。表明吸入抗生素治疗支气管扩张症是一种可以承受的治疗选择。

（五）安全性

虽然多篇多中心随机对照临床试验均报道吸入抗生素治疗支气管扩张症的不良反应的发生率极低，且治疗组和对照组无统计学差异，患者可接受，但这种治疗方案还是存在一定风险的。最常见的不良反应就是喘息、支气管痉挛，此外头痛、恶心、头晕、味觉异常、复杂疼痛综合征、幻觉等都有报道。荟萃分析的结果也表明吸入抗生素治疗组气喘（$OR = 6.74$，95% CI：$2.22 \sim 20.52$，$P = 0.000\ 8$）和支气管痉挛（$OR = 2.84$，95% CI：$1.11 \sim 7.25$，$P = 0.03$）的发生率均明显高于对照组。但大部分不良反应在用药 28 天后即可消失，患者耐受性较好。因此，对于高龄老人、肺功能极差或者有气道高反应性的患者，或许发生不良事件的风险更高，需要警惕。

三、吸入抗生素治疗支气管扩张症的前景与局限性

从上述这些报道来看，吸入抗生素治疗稳定期支气管扩张症，可明显降低患者的痰菌

量,增加痰中铜绿假单胞菌的清除,并且极少出现细菌耐药性和新的致病菌。痰菌量的下降最终降低了黏液的分泌,使得患者的痰量和痰液脓性度明显改善。但是,吸入抗生素是否能改善患者的生活质量与肺功能,其安全性如何,尚需进一步探讨。

我们荟萃分析的结果表明吸入抗生素治疗可改善支气管扩张症患者的疾病严重程度,降低急性加重的风险,减少住院次数和住院天数。然而,对于患者肺功能和生活质量的改善仍然没有非常明确的结论。可能是因为支气管扩张症患者多为老年且多有严重的气流受限或气道阻塞等基础肺疾病,使得肺功能的改善难以测定。此外,对患者全身症状的改善缺乏合理全面的评定体系。因此,关于吸入抗生素对支气管扩张症患者肺功能和生活质量的改善仍需进一步研究。

其次,上述诸多研究都证实了吸入抗生素可显著降低痰菌密度,增加痰中铜绿假单胞菌的清除。然而,随着治疗的结束、药物的停用,在随访期内很多细菌会重新出现,痰菌密度会达到与治疗前相似的水平,已根除细菌也会重新出现,这对长期吸入抗生素治疗支气管扩张症提出了严峻的挑战。

另外,治疗的副作用也是需要考量的因素。吸入抗生素增加患者发生喘息、支气管痉挛、异常味觉、呼吸困难等的风险,但是这些不良反应大多是能够耐受的。副作用的严重性与受试人群的人口学特征、疾病严重性、患者的健康状况、有效的评估手段等密切相关,这也是一个急需解决的重要问题。

最重要的是,这些研究几乎都是国外所做的,在中国还没有关于吸入抗生素治疗非囊性纤维化支气管扩张症的大规模的临床试验,这有待于进一步地实施。近来欣闻一些吸入性干粉剂型即将在我国开展针对稳定期支气管扩张症的临床试验,相信在不久的将来会有更多的成熟产品进入中国市场,这应该是呼吸科医师和患者的福音。

总之,我国目前支气管扩张症形势不容乐观,吸入抗生素治疗稳定期患者,其前景可期,风险可控。未来,我国吸入抗生素治疗的研究应主要着眼以下几个方面:①开展严格的、大样本的、多中心随机对照试验评估吸入抗生素治疗支气管扩张症在我国患者的有效性和安全性;②确定可吸入的抗生素类型,理想的用药剂量、疗程,使患者既能达到良好的微生物学效应(长期保持低菌负荷或无致病菌的定植),又能获得较好的临床受益,并且极少有不良反应和细菌耐药性的发生,循环或周期用药或许是理想的选择;③完善临床评估制度,不仅仅是针对呼吸道症状改善的评估,还应包括全身症状改善的评估,进一步探索吸入抗生素治疗对支气管扩张症患者肺功能、生活质量改善的有效性;④未来应进一步关注新型粒子工程技术、新型给药装置及新型安全型肺部吸入性辅料等,此外,目前抗生素干粉吸入剂临床应用过程中尚未规范患者的使用年龄和疾病状态,随着基因组学及蛋白组学等生物医学技术的发展,有望研发用于个体化治疗的新型抗生素干粉吸入剂。

(杨加伟　徐金富)

参 考 文 献

[1] CAMERON E J, CHAUDHURI R, MAIR F, et al. Randomised controlled trial of azithromycin in smokers with asthma[J]. Eur Respir J, 2013, 42（5）: 1412-1415.

[2] TAYLOR S P, SELLERS E, TAYLOR B T. Azithromycin for the prevention of COPD exacerbations: the good, bad, and ugly[J]. Am J Med, 2015, 128（12）: 1362.e1-e6.

[3] PASTEUR M C, BILTON D, HILL A T, et al. British Thoracic Society guideline for non-CF bronchiectasis[J]. Thorax, 2010, 65（7）: 577.

[4] ALTENBURG J, DE GRAAFF C S, STIENSTRA Y, et al. Effect of azithromycin maintenance treatment on infectious exacerbations among patients with non-cystic fibrosis bronchiectasis: the BAT randomized controlled trial[J]. JAMA, 2013, 309（12）: 1251-1259.

[5] FAN L C, LU H W, WEI P, et al. Effects of long-term use of macrolides in patients with non-cystic fibrosis bronchiectasis: a meta-analysis of randomized controlled trials[J]. BMC Infect Dis, 2015, 15: 160.

[6] ANTONIU S A, TROFOR A C. Inhaled gentamicin in non-cystic fibrosis bronchiectasis: effects of long-term therapy[J]. Expert Opin Pharmacother, 2011, 12（7）: 1191-1194.

[7] CHALMERS J D, SMITH M P, MCHUGH B J, et al. Short-and long-term antibiotic treatment reduces airway and systemic inflammation in non–cystic fibrosis bronchiectasis[J]. Am J Respir Crit Care Med, 2012, 186（7）: 657-665.

[8] 范莉超, 徐金富. 大环内酯类药物维持治疗对支气管扩张症的应用价值 [J]. 中华结核和呼吸杂志, 2014, 37（1）: 48-50.

[9] 徐金富. 支气管扩张症——没有得到充分重视的常见病 [J]. 国际呼吸杂志, 2013, 33（21）: 1601-1604.

[10] MURRAY M P, GOVAN J R, DOHERTY C J, et al. A randomized controlled trial of nebulized gentamicin in non-cystic fibrosis bronchiectasis[J]. Am J Respir Crit Care Med, 2011, 183（4）: 491-499.

[11] HAWORTH C S, FOWERAKER J E, WILKINSON P, et al. Inhaled colistin in patients with bronchiectasis and chronic Pseudomonas aeruginosa infection[J]. Am J Respir Crit Care Med, 2014, 189（8）: 975-982.

[12] WILSON R, WELTE T, POLVERINO E, et al. Ciprofloxacin dry powder for inhalation in non-cystic fibrosis bronchiectasis: a phase II randomised study[J]. Eur Respir J, 2013, 41（5）: 1107-1115.

[13] YANG J W, FAN L C, LU H W, et al. Efficacy and safety of long-term inhaled antibiotic for patients with noncystic fibrosis bronchiectasis: a meta-analysis[J]. Clin Respir J, 2016, 10（6）: 731-739.

[14] BRODT A M，STOVOLD E，ZHANG L J. Inhaled antibiotics for stable non-cystic fibrosis bronchiectasis: a systematic review[J]. Eur Respir J，2014，44（2）：382-393.

[15] TARRANT B J，LE MAITRE C，ROMERO L，et al. Mucoactive agents for chronic，non-cystic fibrosis lung disease: A systematic review and meta-analysis[J]. Respirology，2017，22（6）：1084-1092.

[16] BLASI F，PAGE C，ROSSOLINI G M，et al. The effect of N-acetylcysteine on biofilms: Implications for the treatment of respiratory tract infections[J]. Respir Med，2016，117：190-197.

[17] BILTON D，TINO G，BARKER A F，et al. Inhaled mannitol for non-cystic fibrosis bronchiectasis: a randomised，controlled trial[J]. Thorax，2014，69（12）：1073-1079.

第十八章

支气管扩张症咯血的诊治

咯血是指气管、支气管或肺组织的出血，并经咳嗽动作从口腔排出的过程。咯血为支气管扩张症的常见症状，而大咯血则为临床重症；大咯血临床死亡率高达 28%，主要死亡原因为窒息。目前大咯血的出血量尚无统一标准，一般指一次出血量≥200ml 或 24 小时出血量≥300ml。对于支气管扩张症咯血患者的诊治需要综合评估，包括患者基础疾病、肺功能情况和合并症等；不能完全按照咯血量决定救治流程。

一、临床表现和诊断

支气管扩张症咯血一般分两种情况。一种为咳嗽、咳痰伴咯血（称为混合性支气管扩张症）；另一种为无咳嗽和咳痰，咯血为唯一表现（称为干性支气管扩张症）。咯血可反复，前者咯血往往继发于肺部感染加重。一般咯血症状加重往往发生于春秋季交界期，此时期气温变化较大，血管扩张和收缩较频繁。一般情况下，随着病情的发展，咯血量逐步增多，间隔时间逐步缩短。支气管扩张症咯血基本是以支气管动脉为主的体动脉出血，色鲜红，胸部听诊可闻及出血侧湿啰音、局部呼吸减弱或消失，大咯血者随着血液向双肺播散可闻及双肺湿啰音。大咯血者可合并胸闷、呼吸困难和休克。

咯血的主要诊断方法为胸部 X 线检查、支气管镜和胸部 CT 检查三种，诊断的主要目的为明确基础疾病、病灶范围和出血部位。胸部 X 线检查为咯血的常规检查，但其正确诊断率较低；有大样本研究证实只有 50% 的咯血患者在 X 线平片上得到明确诊断。支气管镜检查为明确咯血部位的经典的诊断手段，同时可以对出血部位进行局部治疗；但支气管镜检查只能检查段及以上气道，同时在我国大咯血仍为支气管镜检查的禁忌证。胸部 CT 检查可以明确咯血基础疾病性质，同时大概了解出血部位。目前 CT 血管成像（computed tomography angiography，CTA）已经成为咯血患者最重要的诊断手段。

CTA 可以同时观察体肺循环、肺内病变和心血管的情况。目前国内医院的多层螺旋 CT 的配置已经非常普及，咯血患者首选 CTA 检查。首先进行胸部 CT 平扫，然后经肘静脉以 4～5ml/s 的速度注入 300mg/ml 或 350mg/ml 非离子型碘对比剂 100～120ml。16 层以下螺旋 CT 在注射后约 20 秒进行扫描，16 层及以上螺旋 CT 在注射后约 18 秒进行扫描。螺旋 CT 也可应用 CT 值峰值触发模式扫描，阈值点定于隆突水平胸降主动脉，触发值为 100～120HU，触发后延迟 6 秒进行扫描。扫描范围从颈根部至 L_2 水平。

二、一般处理

首先快速评估支气管扩张症患者咯血量、脉搏、血压、呼吸和其他基础疾病。无论咯血量多少，患者需积极行胸部 CTA 检查，观察出血血管的情况和出血部位等，为后续可能的治疗做好充分的准备。少量咯血者予以休息，稍多者卧床，并予止血药物和抗感染治疗。中大量者需药物治疗的同时积极行其他有创治疗干预，此时采取患侧卧位，患侧予以冰敷，嘱患者轻咳排血，避免不必要的移动，同时予以吸氧，失血多者予以扩容和输血。大咯血窒息者积极予气管插管或气管切开，并予以气管内吸引，保持呼吸道通畅。支气管扩张症咯血为体动脉源性，可常规应用各类一般止血药物（维生素 K、卡巴克洛、酚磺乙胺和凝血酶等），同时配合垂体后叶素（有心脑血管疾病者慎用）进行治疗。咳嗽剧烈者适量应用镇咳药，避免应用吗啡等强镇咳药，特别是老年患者（避免抑制咳嗽反射导致窒息）。

药物治疗：①垂体后叶素，为治疗支气管扩张症大咯血的首选药物，静脉内缓慢推注（10～15 分钟）5～10U 加 20ml 生理盐水或 5% 葡萄糖注射液，注射完毕后以 10～20U 加生理盐水或 5% 葡萄糖注射液 500ml 静脉滴注 [0.1U/(kg·h)]，出血停止后继续使用 2～3 日巩固；②促凝血药，可选择抗纤维蛋白溶解药物，如氨基己酸（4～6g 加生理盐水 100ml，15～30 分钟静脉滴注，维持量 1g/h）或氨基苯酸（100～200mg 加 5% 葡萄糖注射液或生理盐水 40ml 静脉推注，2 次 /d），或增加毛细血管抵抗力和血小板功能的药物如酚磺乙胺（250～500mg 静脉滴注，2～3 次 /d），或凝血酶 1 000～2 000U 静脉推注，5～10 分钟起效，可持续 24 小时；③其他药物，如普鲁卡因 150mg 加生理盐水 30ml 静脉滴注，1～2 次 /d；酚妥拉明 5～10mg 加生理盐水 20～40ml 静脉推注，然后以 10～20mg 加生理盐水 500ml 静脉滴注，注意低血压、恶心呕吐和心律失常等并发症。

三、气管镜介入治疗

目前大咯血仍为我国支气管镜检查的禁忌证，但对于少量中量咯血和插管后急救的患者行支气管镜检查和局部治疗仍可获益。内镜下局部使用药物可在施行咯血治疗方案以前保证暂时的安全。局部使用的药物包括：冰生理盐水、肾上腺素、血管升压素和各种止血药物。对于已经插管抢救的支气管扩张症大咯血患者，可经支气管镜置入球囊压迫局部出血部位，为后续的治疗争取时间。

四、经血管内介入治疗

（一）概述

Remy 在 1973 年报道了支气管动脉栓塞术（bronchial artery embolization，BAE）治疗大咯血，在 1984 年报道了肺动脉栓塞术（pulmonary artery embolization，PAE）治疗肺动脉（pulmonary artery，PA）源性大咯血。我国在 20 世纪 80 年代中期开展 BAE，而 PAE 治疗 PA 源性大咯血则是近几年才报道。BAE 在国内常被错误地认为只是栓塞支气管动脉（bronchial artery，BA），而国外所述的 BAE 即为体动脉栓塞术，包括 BA 和非支气管性体动脉（nonbronchial systemic artery，NBSA）。咯血的栓塞包括体动脉和肺动脉栓塞术，统称为血管内栓塞（endovascular embolization，EVE）。因此 EVE 治疗咯血的靶血管包括 BA、NBSA 和 PA。BA 源性咯血占 65%～70%。NBSA 源性咯血占 20%～25%；NBSA 因相邻肺异常组织的刺激使其通过脏层胸膜进入肺内，包括肋间动脉、胸廓内动脉、膈下动脉、食管固有动脉、甲状颈干、肋颈干、胸外侧动脉、肩胛下动脉、胃左动脉和肝动脉等（图 18-0-1）。PA 源性咯血占 5%～15%，最多见于空洞性肺结核，好发于病程超过 2 年的慢性空洞，因此出血部位往往好发于上叶和下叶背段。结核空洞内肺动脉假性动脉瘤（pulmonary arterial pseudoaneurysm，PAPA）又特称为拉斯穆森动脉瘤（Rasmussen aneurysm），其他坏死性肺炎、肿瘤和曲霉球等空洞性疾病也可出现PAPA。咯血的经血管内介入治疗还包括肺动脉隔绝术、胸主动脉隔绝术和肺静脉成形术等。

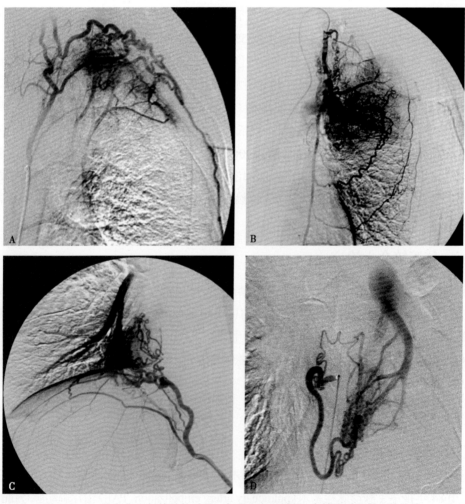

图 18-0-1　异常非支气管性体动脉，表现为主干增粗、末梢紊乱和体 - 肺分流

A. 异常的左侧第 1～2 肋间动脉；B. 异常的左侧胸廓内动脉；C. 异常的右侧膈下动脉；
D. 异常的食管固有动脉。

（二）支气管动脉的解剖

支气管扩张症咯血的患者出血血管基本为体动脉，主要为 BA，可涉及 NBSA；PA 出血极少，除非支气管扩张症合并坏死性肺炎或曲霉感染。因此了解 BA 的解剖对咯血的介入栓塞治疗尤为重要。

BA 的标准定义为此体动脉必须进入肺门，沿着支气管分布并入肺。1948 年，Cauldwell 等的 150 例尸体 BA 解剖学研究，建立了经典的 BA 解剖学理论，定义了 BA 的正常起源部位为 T_4～T_6 水平的胸降主动脉。主要分型为三型：①右侧 1 支 BA（通常和右侧肋间动脉共干），左侧 2 支 BA，占 40.6%；②右侧 1 支 BA（通常和右侧肋间动脉共干），左侧 1 支 BA，占 21.3%；③右侧 2 支 BA（其中 1 支和右侧肋间动脉共干），左侧 2 支 BA，占 20.6%。

BA 在正常起源 T_4～T_6 水平的胸降主动脉以外部位的起源称为迷走、异位或异常起源，各文献报道不一，占 8.3%～35%。迷走 BA 最多起源于主动脉凹，其他部位包括下位胸主动脉、主动脉弓上壁、锁骨下动脉、胸廓内动脉、甲状颈干、肋颈干、食管固有动脉、头臂干、椎动脉、颈动脉、胃左动脉和冠状动脉等（图 18-0-2）。起源于主动脉弓三大分支的 BA 亦称

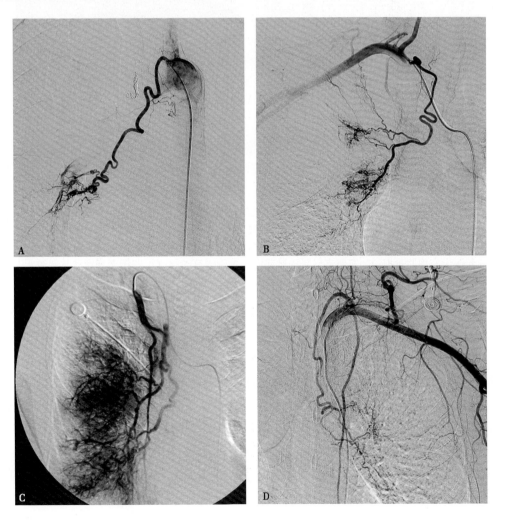

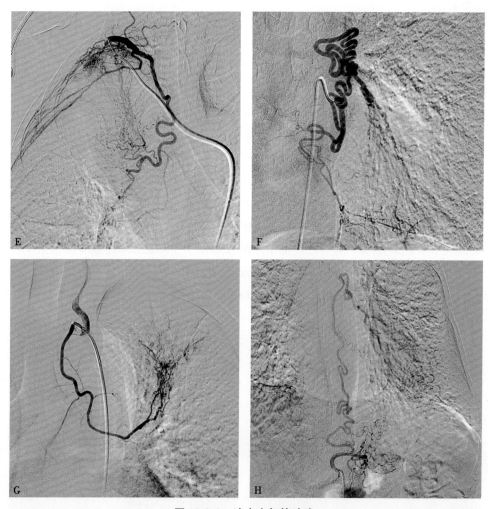

图 18-0-2　迷走支气管动脉

A. 右侧支气管动脉起源于主动脉弓顶；B. 右侧支气管动脉起源于右侧锁骨下动脉；C. 右侧支气管动脉起源于右侧胸廓内动脉；D. 左侧支气管动脉起源于左侧甲状颈干；E. 右侧支气管动脉起源于右侧肋颈干；F. 左侧支气管动脉起源于食管固有动脉；G. 左侧支气管动脉起源于左侧椎动脉；H. 左侧支气管动脉起源于胃左动脉。

高位 BA。BA 的变异众多，和其发生过程有着密切关系。胚胎发育初期，起源于背主动脉的原始小分支对肺芽供血，形成原始肺血管床。肺动脉受肺芽血管床的刺激从第 6 对弓动脉发育，开始与肺芽的血管床进行连接。此时供血肺芽的原始小分支开始退化，成人后大部分退化，少数形成为 BA。BA 形成的过程中，主动脉各级分支也逐渐发育成型，另外肺芽和肺动脉的连接时间较长；这些原因均可导致 BA 的起源变异众多。

（三）支气管动脉栓塞术

因 BAE 是微创、重复性强的治疗手段，目前 BAE 已经是治疗支气管扩张症咯血的首选，上海市肺科医院的即刻止血率接近 100%。复发咯血可以重复、多次进行栓塞治疗。最

近有研究表明应用 α- 氰基丙烯酸正丁酯（N-butyl cyanoacrylate，NBCA）作为栓塞剂可明显降低支气管扩张症导致咯血的复发率。对于复发咯血者，往往是原栓塞血管再通。支气管扩张症咯血的 BAE 是对症治疗，对于感染的控制和治疗是减低复发率的根本。

1. EVE 适应证　①经内科治疗无效，需进行急救的急性大咯血患者；②经内科治疗复发，且不宜或拒绝外科手术的大咯血患者；③经内科治疗复发，且不宜或拒绝外科手术的长期咯血患者；④经外科治疗无效或复发的咯血患者。

2. EVE 禁忌证　①血管插管禁忌者，如严重凝血功能不全、穿刺部位感染和不能平卧者等；②血管造影禁忌者，如对比剂过敏、严重肾功能不全和血管插管失败者等；③血管栓塞禁忌者，如选择性插管失败和避开脊髓动脉的超选择性插管失败等。

3. 术前准备　完善检查各项术前检查，包括凝血指标、血常规、血生化、CTA 和支气管镜检查等。穿刺处备皮（一般为股动脉入路）、心电监测、吸氧和开放静脉通道等。做好术前临床评估，根据临床、影像学和支气管镜检查，评估出血量、基础疾病、介入干预适应证和出血部位等。急危重患者给予气管插管和呼吸机辅助通气，充分保持呼吸道通畅。根据手术方式，签署相应的知情同意书。

4. 介入手术操作程序　行术前 CTA 者：①通过 CTA 图像分析患者的体动脉和基础疾病情况；②根据 CTA 提供的信息，直接经动脉入路后对靶血管进行造影。未行术前 CTA 者：①经股动脉入路应用猪尾巴（PIG）导管行术中主动脉弓造影分析主动脉弓、胸降主动脉和上腹主动脉的体动脉分支的整体情况；②如遇大咯血急救时，主动脉弓造影可在经验性栓塞控制大咯血后进行（排除可能的漏栓）。

一般经股动脉入路，置入 4～6F 血管鞘进行栓塞术。如遇股动脉、髂动脉和 / 或主动脉严重扭曲导致导管操控不佳者，可置入各型血管长鞘进行支撑。如进行锁骨下动脉分支选择性、超选择性插管失败者，可经相应的上肢动脉（桡、肱动脉）入路。咯血的体动脉栓塞术涉及锁骨下动脉、胸降主动脉和上腹主动脉的诸多分支，因此所需的栓塞用造影导管较多。栓塞胸降主动脉和上腹主动脉分支的造影导管建议选用 Cobra2、Cobra3、Mikaelsson、RLG、SIM1、Shepherd 和 RH 等。栓塞锁骨下动脉分支的造影导管建议选用 Cobra1、Headhunter1、VERT、MPA、JB1、RIM 和 RDC 等。微导管尽量选用内腔较大、头端柔软者，微导丝选用塑形性能佳者。咯血的栓塞材料众多，包括：真丝线段、明胶海绵颗粒和条、聚乙烯醇颗粒（PVA）、各种栓塞微球和各种金属弹簧圈等。最近有文献报道了液体胶用于咯血的栓塞治疗且取得满意的效果，即 NBCA 和 Onyx 胶（ethylene vinyl alcohol copolymer）。目前国内外常用的仍为明胶海绵、PVA 和弹簧圈。将外科手术止血明胶海绵块进行切剪可手工制成直径 500～2 000μm 的末梢性栓塞颗粒，也可制成各种形态的主干性栓塞条。目前市场上也有成型的明胶海绵颗粒，但性价比不高。PVA 一般选用 300～500μm、500～700μm 和 700～1 000μm 三种规格，作为末梢性栓塞剂。弹簧圈一般作为主干性栓塞剂，可脱性弹簧圈可用于支气管动脉瘤的栓塞。栓塞方法包括选择性和超选择性两种。选择性栓塞常选用锥形头端的造影导管和 / 或反弧造影导管，通过调整导管头端位置使其深入动脉内并固定，注入栓塞剂进行栓塞。超选择性栓塞常用同轴导管系统或用较细的造影导管（4F）进行靶血管的超选择性插管后进行栓塞。虽然成功的选择性和超选择性栓塞的止血和复发率相近，但超选择性栓塞大大提高治疗成功率并降低并发症发生率。目前一般为超选择性栓塞。咯血体动脉的栓塞一般采用末梢+主干栓塞，即先应用各种末梢性栓塞剂进行末梢栓塞，然后应用各种主干性栓塞剂进行主干栓塞；既达到即刻止血的效果，同时又降低复发率及延长复发时间。可用两种或三种栓塞材料进行三明治样栓塞，如：PVA+明胶海绵颗粒+明胶海绵条。不建议弹簧圈应用于主干性栓塞，因其可导致血管再通后再次栓塞困难，同时血管闭塞后广泛侧支形成导致再次栓塞困难。

5. 并发症及处理

（1）常见并发症：低热、胸闷、胸痛、吞咽异物感和呃逆等，为常规的栓塞后综合征和BA、NBSA栓塞后使纵隔、食管和膈肌等缺血所致。一般无需特殊处理，1～3周即可自愈。

（2）脊髓损伤：予以扩血管、神经营养和高压氧舱治疗；部分可恢复者，应加强肢体的锻炼。栓塞时，认识和避开脊髓动脉仍是防止这类严重并发症最重要的措施。

（3）其他严重并发症：①术后呼吸衰竭，与BA和诸多NBSA众多血管同时栓塞，导致纵隔缺血、呼吸肌（主要为膈肌）功能受影响有关，特别是合并本身肺功能有限者；因此同侧胸廓内动脉和膈下动脉尽量避免进行末梢性栓塞；②严重异位栓塞，BA和主动脉分支可以出现诸多异常吻合，栓塞可导致颅内后交通系统和冠状动脉栓塞；因此需仔细观察体动脉造影，观察是否有BA和锁骨下动脉、头臂干和冠状动脉的异常吻合。

6. 疗效评价　患者术后是否即刻止血，需观察是否仍有活动性咯血。一般大咯血患者1～2周仍咯暗红色陈旧性血。复发为再次咯血的出血量大于前次咯血50%以上。无效则为术后仍有活动性咯血，需要考虑是否漏栓，特别是NBSA和PA（图18-0-3）。

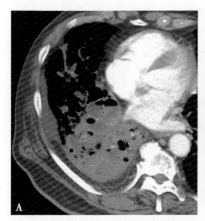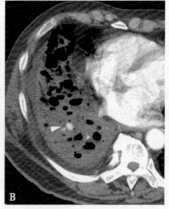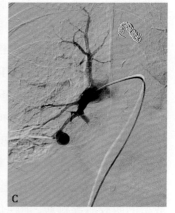

图 18-0-3　支气管扩张症合并坏死性肺脓肿的大咯血，支气管动脉栓塞术后短期复发

A. 首次咯血，支气管动脉栓塞术前CTA未见右肺下叶肺动脉异常；B. 3周后再次咯血，CTA示右肺下叶基底段肺动脉一假性动脉瘤（箭头）；C. 选择性肺动脉造影证实肺动脉假性动脉瘤存在。

综合各种祛痰、引流、抗感染等治疗措施，应尽可能将痰液量控制在 50ml 以下，以保证患者围手术期安全；如经以上治疗措施，痰液量仍不能控制，考虑有无继发肺脓肿可能，术前与麻醉医师沟通，重视术中经气管插管吸痰措施。

1. 术前抗结核治疗　　对于怀疑结核或混合感染的患者，必须常规行痰液浓缩查抗酸杆菌和结核杆菌培养以明确诊断，术前加用抗结核药物 1～2 周，以防术后结核杆菌播散、并发结核性脓胸及支气管胸膜瘘。

2. 再次明确靶灶部位、范围　　所有准备接受肺切除术的支气管扩张症患者，术前明确肺组织靶灶部位、范围是手术成功的先决条件。尤其是针对双侧病变、准备选择主要病灶切除者，必须仔细检查，注意听诊啰音部位与 CT 影像是否一致，明确真正导致患者反复感染的支气管扩张靶灶，否则影响患者术后疗效。

对于大咯血患者的手术，应尤其谨慎：急诊咯血患者 CT 影像往往表现为双侧肺内积血，难以准确判断活动性出血灶位置。由于支气管动脉痉挛等原因，支气管动脉造影也不一定能观察到出血的支气管动脉。此时，如何根据患者病史及检查结果判断出血位置，显得至关重要。切记，出血灶并不一定来源于支气管扩张症征象改变明显的病灶；临床上，常常见到 CT 影像改变轻微的支气管扩张症大咯血患者。

（二）术前充分备血

支气管扩张症为慢性感染性疾病，往往合并明显的支气管动脉扩张及胸膜粘连征象，导致术中出血意外发生风险高于其他肺切除手术。在支气管扩张症患者的入院体格检查时，要密切注意病变附近有无胸膜粘连导致的听诊杂音，对闻及血管杂音者应高度重视术中出血风险。另外，偶有支气管扩张与叶内型肺隔离症鉴别困难，术中可能误伤异常体动脉分支，造成出血意外。针对重度支气管扩张症、毁损肺，应重视术前大量备血，准备纤维蛋白原和凝血酶原复合物；协同麻醉科制订术中出血预案，术前行深静脉置管，利于术中监护、输血和快速补液。

三、支气管扩张症手术治疗

支气管扩张症手术的先决条件是术前确定手术切除范围，手术过程中很难准确判断受累肺组织范围，原则上每一种肺切除术都适用于支气管扩张症。

（一）麻醉

所有支气管扩张症手术均需双腔插管，以避免术中脓液流向对侧肺叶的风险。如术前痰液量不能有效控制或者为大咯血急诊手术，双腔气管插管尤为重要，患侧肺分泌物或者血液流向健侧，可引起吸入性肺炎，甚至造成窒息死亡。麻醉师需密切配合术者操作，强调术中勤吸痰，注意手术操作。

（二）手术方式

传统支气管扩张症外科治疗选择开胸手术，伴随近年来电视胸腔镜外科手术（video-assisted thoracic surgery，VATS）的广泛普及，VATS 手术指征逐步放宽，逐渐应用于支气管扩张症的外科治疗。

一般认为，支气管扩张症作为一种感染性疾病，多伴有胸膜粘连、淋巴结硬化增生明显及支气管动脉扩张，这些病理改变均使 VATS 手术不宜在支气管扩张症中应用。文献报道，通过术前精细化评估，在合理选择患者的前提下，VATS 应用于支气管扩张症手术同样安全、可行。针对支气管扩张症病损严重，伴肺组织广泛纤维化、实变，胸膜明显增厚甚至钙化的毁损肺患者，胸膜腔粘连严重，术中表现为"封闭胸"，不适合 VATS 手术开展；对于此类患者，开胸手术往往需要切除肋骨以获得良好术野暴露；切除 3 根以内肋骨，一般不需要补片重建，不会导致明显胸廓畸形。

支气管扩张症患者脏、壁层胸膜间的粘连较重，下叶的支气管扩张其粘连常在膈面，开胸手术下往往难以暴露清楚，手术操作易损伤膈肌及毗邻结构。VATS 手术的优势之一在于良好术野暴露，可清楚显示肋膈角、膈面；笔者经验，在开胸手术中，如患者膈面胸膜粘连严重，存在膈肌损伤风险，可尝试 VATS 手术辅助，通过开胸切口放置胸腔镜镜头，可轻松获得良好的术野暴露，简化手术操作，降低膈肌误伤风险。

（三）手术效果

支气管扩张症病灶是否完全切除、有无残余病灶与患者手术效果直接相关。一般情况下，术后近期疗效比较确实，患者咳痰、咯血症状会得到立竿见影的改变。但是针对非局限性支气管扩张症患者，手术仅切除主要病灶，患者支气管扩张症存在远期复发的风险。文献报道支气管扩张症手术远期治愈率不尽相同，70%～80%，这主要与术前手术指征不同有关。

（四）手术特殊注意事项

1. 对于术前痰液未得到有效控制的支气管扩张症患者，术中注意轻柔操作，保持切除肺组织的完整性，防止脓液溢出到术野。同时，移除病肺标本后，麻醉师仍需注重吸痰操作，防止残肺内分泌物淤积，可有效防止患者术后肺部感染及残肺肺不张。另外，术中应注意收集痰液标本，重视反复痰液涂片、培养及药敏试验，有助于指导患者术后抗感染治疗。

2. 支气管扩张症往往伴随明显的支气管动脉增生、扩张，支气管扩张症术中经常发现支气管动脉异常增粗，如果不能仔细地确认及结扎，可导致术中和术后严重出血。同时，作为感染性疾病，肺动脉及其分支周围多有肿大的淋巴结，增加血管游离困难，发生意外出血的风险增加。支气管扩张症手术，尤其是病损严重的"毁损肺"患者，术前必须做好备血工作，术中精细化操作，制订大出血处理预案。有趣的是，因为支气管动脉增生及支气管良好的血运，行肺叶切除的支气管扩张症患者，术后支气管胸膜瘘的发生率低于类似手术的肺癌患者。

3. 术后并发症　肺不张伴肺部感染是术后最主要的并发症。支气管扩张症作为一种感染性疾病，术后肺部感染及肺不张的发生率明显高于其他肺部切除术。预防术后肺不张、感染的主要措施是术前良好的呼吸道管理及痰液控制，同时术后注意祛痰、镇痛治疗，鼓励患者自主咳嗽、咳痰。术后发生肺不张及感染后，除及时静脉给予有效抗生素外，重点要维持呼吸道通畅，重视祛痰治疗，必要时通过经鼻/口纤维支气管镜吸痰，促使余肺尽快复张，消灭无效腔，是处理术后肺部不张和感染的关键。

四、支气管扩张症咯血的外科干预

咯血是支气管扩张症的常见并发症，当短期内出现大量咯血或咯血反复发生时，常威胁患者生命安全。如咯血症状在经过各种非手术治疗后仍未有效控制，继续保守治疗会导致很高的患者死亡率。因此，对支气管扩张症咯血的急诊外科治疗至关重要。

支气管扩张症发作性大咯血往往难以通过保守治疗有效控制，掌握外科急诊手术处理策略可及时抢救患者生命。针对支气管扩张症咯血处理的早期指南，建议以内科保守治疗为主，只有当非手术治疗无效时方考虑外科治疗。目前倾向早期积极对支气管扩张症大咯血患者采取外科干预。这主要是因为，虽然大咯血过后，由于血容量减低、血压下降及病灶周边血管收缩，咯血有可能暂时趋于稳定；但其短期复发风险较高，一旦再度发作，可使患者陷入严重的缺血性休克、窒息，存在高致死率。故经过积极药物治疗后，对于咯血复发风险较高，存在窒息、低血压等并发症，或有明确手术指征的患者，应积极采取外科手术治疗。

支气管扩张症的外科手术

外科手术是支气管动脉栓塞介入治疗后再发大咯血有效的补救治疗手段。

1. 手术指征与禁忌证

支气管扩张急症咯血的外科手术指征：① 24 小时咯血量超过 600ml 者；②不可逆的支气管扩张病变局限于 1～2 肺叶者；③咯血速度快，6 小时达到 600ml，经内科治疗咯血不止者；④一次咯血量达 200ml 者；⑤患者既往曾有咯血引起窒息或反复咯血造成贫血及低血压需输血。以上患者，只要无手术禁忌证，即使经内科治疗得到暂时缓解，也应尽早手术。

支气管扩张急症咯血的外科手术禁忌证：①出血部位不明确或者肺切除术不能迅速有效控制出血者；②心肺功能和全身状况差者；③有不适宜做肺切除术的其他较严重的伴发病者。这类患者可施行支气管动脉栓塞术，以控制大咯血，为后续治疗创造条件。低血压、休克或因误吸引起的呼吸功能不全等，并非手术的绝对禁忌证。

2. 手术策略

（1）出血部位判断：如何准确判定支气管扩张症咯血部位，以决定手术切除范围和部位，是支气管扩张症咯血处理中最棘手的问题，也是决定手术疗效最重要的因素。由于误吸和肺内积血，双肺均可有明显的啰音征象，仅根据病史、肺部体征及胸片往往很难准确定位。

术前 CT 检查作为一种无创检查具有重要诊断价值，能比较满意地显示支气管扩张症部位和范围。因此只要病情允许，无论部位是否已明确，都应争取做 CT 检查，以便更多地了解原发病灶与出血部位的关系、肺叶内积血情况。当 CT 证实为双肺或单肺超过 1 个肺叶有支气管扩张病变时，咯血定位往往困难，这时最具价值的定位方法是急诊做支气管镜检查。支气管镜往往能提示出血位置。

但是，尤其注意在咯血量大时，出血涌入健康肺叶，纤维支气管镜下血性泡沫可从多个肺叶开口随呼吸涌出，干扰出血位置判断。无双腔气管插管保护的前提下，贸然进行纤维支气管镜检查，如患者突然咯血加重，可使出血瞬间涌入健康肺，导致患者窒息，操作风险很高。咯血手术患者应尽快行双腔气管插管，分隔两侧主支气管，阻止血液继续进入健康肺，通过双侧吸出的血量，辅助判定何侧出血；同时支气管镜可经双腔气管插管观察出血位置，此时可比较从容地洗净气道内残血，判断活动性出血位置。切记，针对大咯血患者的支气管镜检查，必须在双腔气管插管的保护下进行，防止出现窒息意外。

另外，术中肺部出血异常改变可辅助判断出血位置，支气管扩张病变部位的肺泡呈现粉红色（色素明显减少），表现为萎缩或肺气肿状态，常可扪及大小不等的结节或小团块。此外，肺实变、出血斑、支气管动脉增粗均可作为肺切除范围的参考。

（2）手术方式选择：对于局限性支气管扩张症病灶，应尽快明确出血位置，并谨慎选择肺切除范围，肺叶切除为首选术式。术中若发现支气管扩张症病灶区供血丰富，尤其是支气管周围有数支粗大的支气管动脉，在行相应的肺叶切除术后，均要逐一结扎，以免咯血复发。

如果患者出血量较大，各级支气管被血液掩盖，各种方法均无法判断出血部位。一般认为，下列情况可做一侧全肺切除：①单侧肺支气管扩张症病变超过 1 个肺叶时；②如术中切除病变明显的 1 个或 2 个肺叶后，支气管残端检查发现余肺支气管仍有出血来源时；③术前检查及术中探查均不能判断出血来源于哪一具体肺叶时，可以做一侧全肺切除以挽救生命。全肺切除的并发症远高于肺叶切除，支气管扩张作为良性病变，应尽量避免做全肺切除，精准的病灶定位十分关键。

五、非局限性支气管扩张症的手术治疗

外科手术在局限性支气管扩张症的治疗中占有重要的地位，并得到了广泛的应用。然而，手术治疗主要针对病灶局限在一个肺段或者同一肺叶的不同段的局限性支气管扩张症患者。对于多肺叶或者双侧非局限性支气管扩张症，传统的观念认为外科手术治疗无法切除全部的病灶，术后症状缓解有限，同时此类手术难度较大并伴有较高的出血和感染风险，因此非局限性支气管扩张症的患者常常被认为是外科手术治疗的禁忌证，只能通过药物治疗或者物理治疗减轻症状，只有出现危及生命的情况（如大咯血）和感染相关并发症（如肺脓肿）时，才会考虑外科手术治疗。

（一）非局限性支气管扩张症外科干预的主要适应证

随着外科手术与麻醉技术的发展，以及对支气管扩张症外科手术治疗经验的积累和认识的加深，目前有外科医师主张，当非局限性支气管扩张的症状不能通过传统的药物治疗来控制的时候，外科手术仍然具有一定治疗价值。临床上，非局限性支气管扩张症患者越来越多见，对于这类患者的外科手术干预效果目前还不够明确。

根据文献报道,非局限性支气管扩张症外科干预的主要适应证:

1．非局限性支气管扩张症存在明确的主要病灶。

2．持续性的或者复发的大量咯血或者脓痰。

3．内科保守治疗无效。

4．足够的心肺储备功能,能够耐受麻醉的风险。

(二)手术治疗效果评估

研究表明,经过充分评估后,选择性的对非局限性支气管扩张症进行外科干预是安全有效的,大部分非局限性支气管扩张症的患者在接受主病灶切除后,咳痰、感染及咯血症状可得到明显的改善,长期生活质量得到提高。

2003 年 Mazieres 医师报道,16 名双侧多肺段的非局限性支气管扩张症的患者,接受支气管扩张症主病灶切除,无围手术期死亡发生,术后并发症发生率为 18%;术后所有患者感染、咳痰及咯血症状得到有效改善,5 年远期随访中,5 例患者症状完全消失,11 例患者感染发作次数明显降低,高分辨率 CT 显示肺部残余支气管扩张症病灶未见明显进展征象。该研究证实外科手术干预,在非局限性支气管扩张症的治疗中不可完全忽视,大部分支气管扩张症患者接受主病灶切除后,仍可获得显著的症状改善与生活质量提高。2005 年,Schneiter 等进行了类似研究,发现局限性 / 非局限性支气管扩张症患者在接受外科手术治疗后,症状均有明显的缓解,患者生活质量有显著提升。2016 年上海市肺科医院报道了手术治疗非局限性支气管扩张症的经验,37 例非局限性支气管扩张症患者接受主病灶肺叶切除,小的残余支气管扩张症病灶保留,无围手术期死亡发生,术后并发症发生率为 21.6%,其中 1 例为脓胸,1 例为持续漏气,6 例为轻微的暂时性并发症。随访期内发现,非局限性支气管扩张症患者接受主病灶切除后,症状明显改善,肺部感染[(5.3±2.1)次 / 年 vs.(1.8±2.3)次 / 年]和咯血[(4.9±2.8)次 / 年 vs.(1.1±0.7)次 / 年]发作频率降低,痰液量[(37.1±3.4)ml/d vs.(10.7±4.6)ml/d]明显减少,超过 89% 的患者手术受益,这与之前报道的局限性支气管扩张症外科手术治疗效果类似。

(三)注意事项

1．把握手术指征　对非局限性支气管扩张症患者进行手术干预,需要非常谨慎,必须严格筛选适合的患者,确保患者术后受益。术前需结合患者听诊啰音部位、高分辨率 CT 图像、纤维支气管镜检查及通气血流灌注扫描结果进行综合评估,确定有无主要病灶、主要病灶与患者目前症状之间的关系,评估术后症状改善程度,这是非局限性支气管扩张症手术成败的关键。尤其是针对支气管扩张症伴咯血患者,需术前支气管镜明确咯血来源,切记,咯血并非一定来源于支气管扩张症改变最明显的病灶。

2．围手术期并发症　对于非局限性支气管扩张症患者,围手术期并发症的预防和管理是极其重要的,由于术后存在残余病灶,肺部仍存在潜在感染灶,非局限性支气管扩张症患者围手术期肺部感染发生风险更高,因此非局限性支气管扩张症的患者术前准备应更加严格。

首先，这类患者必须更加严格控制排痰量，低于20ml/d，术前支气管镜检查，确认支气管管腔内无充血和水肿。虽然术前支气管镜检查对于非局限性支气管扩张症的诊断并不是必需的，但是作为一种辅助工具，可以协助判断非局限性支气管扩张症的主要病变位置，以及评估支气管的炎症和阻塞情况。其次，非局限性支气管扩张症患者接受外科治疗后，存在残余病灶，术后仍应多次涂片与培养以探明细菌种类，加强抗生素的使用。另外，这类患者术中胸膜粘连发生较常见，细心地分离胸膜粘连，手术操作细致，降低肺部物理损伤，也是显著降低患者术后感染及肺不张风险的重要措施。

总之，并非所有非局限性支气管扩张症均为手术禁忌证，合理选择存在主病灶的非局限性支气管扩张症患者，切除与症状相关的主要"责任"病灶，可以保护受影响相对较少的支气管，使其免受进一步感染，挽救健康的肺组织，减缓支气管扩张症病变恶化进程。合理筛选非局限性支气管扩张症患者进行外科干预，多数患者能够获得明显症状改善及提高远期生活质量。

六、支气管扩张症相关毁损肺的外科治疗

支气管扩张症是目前导致毁损肺的最主要病因，临床上近50%的毁损肺全肺手术与气管扩张症相关。毁损肺的全肺切除操作比较困难，传统上患者围手术期并发症发生率与死亡率均较高。尽管伴随围手术期管理的完善及外科技术的进步，毁损肺的全肺切除手术并发症已明显降低，但毫无疑问，支气管扩张症导致的毁损肺手术对胸外科医师具有相当挑战性，应引起重视。

支气管扩张症导致的毁损肺切除需满足以下指征：①单侧毁损肺，且合并反复感染或者咯血；②对侧肺功能正常，或仅有局限性小的病灶；③肺功能及全身情况可耐受全肺切除打击。切记，并非全部支气管扩张症毁损肺患者均需手术切除，对于已内科控制稳定、无感染/咯血发作的陈旧性毁损肺患者，无需手术切除。另外，肺结核亦是导致毁损肺的主要原因，注意诊断有无合并结核感染，必要时术前给予充分的抗结核治疗，防止手术操作导致结核播散感染。对于双侧肺实质毁损明显的支气管扩张症，为常见终末期肺疾病，需考虑肺移植。

特殊注意事项：

1. 支气管扩张症导致的毁损肺患者，病程迁延多年，反复感染/咯血导致长期营养消耗；此类患者全身情况多较差，且毁损肺手术损伤大，术前宜给予充分呼吸道准备及全身营养加强，提高患者手术耐受力，保证围手术期安全。

2. 术前需全面评估手术安全性，估计术中出血量，术前充分备血。陈旧性支气管扩张症患者可存在明显的胸膜钙化，术中粘连分离困难，需胸膜外解剖层面进行分离，出血创面较广，甚至需要切除多根肋骨以获取手术操作视野。

3. 毁损肺术中损伤肺实质几乎不可避免，切记，及时吸除术野残肺内涌出的脓液，防止吸收入血，导致全身毒血症。另外，毁损肺患者麻醉，切不可忽视双肺隔离的重要性。认为

毁损肺组织实变，已无通气功能，贸然采取单腔插管，会给手术带来极大不便。因为，尽管毁损肺组织已广泛纤维化、实变，与胸壁粘连、固定，但多数情况下，肺实质仍与主气道有良好的交通。如果术中双肺隔离效果不佳，导致术野肺实质创面漏气，此时肺创面的出血很难控制。

七、总结与展望

支气管扩张症手术是临床上胸外科常见的良性疾病手术之一，也是最常见的咯血急诊手术，对其病程机制及外科干预指征的掌握具有重要临床意义。

总体来说，内科治疗无效的、可完全切除局限性支气管扩张症的患者，是外科手术的主要适应证；对于该类患者，外科手术可起到根治的效果。对于存在主病灶的非局限性支气管扩张症患者，手术切除主要"责任"病灶，可明显降低急性感染及咯血发作频率，延缓疾病进程，提高患者生活质量。针对内科治疗或者栓塞治疗无效的大咯血患者，外科手术是抢救患者生命的重要手段。另外，支气管扩张症是目前导致"毁损肺"的最常见病因，症状明显的单侧毁损肺患者可进行全肺切除，双侧肺组织毁损的终末期支气管扩张症患者则需考虑肺移植治疗。

（陈　昶）

参 考 文 献

[1] 顾恺时. 顾恺时胸心外科手术学 [M]. 上海：上海科学技术出版社，2003.

[2] CHALMERS J D，ALIBERTI S，BLASI F. Management of bronchiectasis in adults[J]. Eur Respir J，2015，45（5）：1446-1462.

[3] 张志庸. 协和胸外科学 [M]. 2 版. 北京：科学出版社，2010.

[4] POLVERINO E，GOEMINNE P C，MCDONNELL M J，et al. European Respiratory Society guidelines for the management of adult bronchiectasis[J]. Eur Respir J，2017，50（3）：1700629.

[5] BAYSUNGUR V，DOGRUYOL T，OCAKCIOGLU I，et al. The feasibility of thoracoscopic resection in bronchiectasis[J]. Surg Laparosc Endosc Percutan Tech，2017，27（3）：194-196.

[6] 丁嘉安，王兴安，郑华. 大咯血的急诊外科治疗 [J]. 中华结核和呼吸杂志，2003，26（5）：294-295.

[7] MILMAN S，NG T. Experience and patient selection are the keys to successful surgical treatment for nonlocalized bronchiectasis[J]. J Thorac Cardiovasc Surg，2017，153（4）：986.

[8] MAZIÈRES J，MURRIS M，DIDIER A，et al. Limited operation for severe multisegmental bilateral bronchiectasis[J]. Ann Thorac Surg，2003，75（2）：382-387.

[9] DAI J，ZHU X S，BIAN D L，et al. Surgery for predominant lesion in nonlocalized bronchiectasis[J]. J Thorac Cardiovasc Surg，2017，153（4）：979-985.

[10] RIVERA C，ARAME A，PRICOPI C，et al. Pneumonectomy for benign disease：indications and postoperative outcomes，a nationwide study[J]. Eur J Cardiothorac Surg，2015，48（3）：435-440.

[11] LI Y P, HU X F, JIANG G N, et al. Pneumonectomy for treatment of destroyed lung: a retrospective study of 137 patients[J]. Thorac Cardiovasc Surg, 2017, 65（7）: 528-534.

[12] RADEMACHER J, RINGSHAUSEN F C, SUHLING H, et al. Lung transplantation for non-cystic fibrosis bronchiectasis[J]. Respir Med, 2016, 115: 60-65.

第二十章

支气管扩张症的免疫调节治疗

虽然支气管扩张症的诊断已经存在上百年,但相应的治疗却进展缓慢。近些年对非囊性纤维化支气管扩张症的免疫机制理解的加深,指导了药物研究的方向,涌现出了一些新的治疗药物。已知抗生素可以打断恶性循环,但之前有关长期使用抗生素在支气管扩张症中治疗的荟萃分析结果却令人失望。不过新近有研究在支气管扩张症患者中长期使用庆大霉素雾化可显著减少痰菌量和急性加重次数,并改善患者活动耐量,使人对抗生素在支气管扩张症中的长期应用再次燃起希望。

一、支气管扩张症的免疫调节治疗

(一)大环内酯类

大环内酯类作为抗生素用于临床已有 50 多年。基于大环内酯类结构,大环内酯类包括三类:14 元环的红霉素、罗红霉素和克拉霉素;15 元环的阿奇霉素与 16 元环的螺旋霉素和交沙霉素。大环内酯类通过结合细胞内核糖体亚单位从而抑制蛋白合成而发挥抗革兰氏染色阳性、革兰氏染色阴性和细胞内微生物的活性。大环内酯类是近年来在支气管扩张症患者中研究比较充分的一个药物。其本身对革兰氏阳性菌、革兰氏阴性菌和胞内菌如衣原体、军团菌均具有较好的疗效,是临床上广泛用于呼吸道感染的抗生素之一。与支气管扩张相关的是大环内酯类具有抗流感嗜血杆菌、卡他莫拉菌和肺炎链球菌的作用。大环内酯类对容易形成生物被膜的铜绿假单胞菌也有一定活性,表现在大环内酯类能抑制铜绿假单胞菌的毒性因子。

大环内酯类不仅具有抗微生物活性,还具有抗感染和免疫调节作用。大环内酯类改善气道炎症主要通过以下几个机制发挥作用:①作用于细菌,减少生物膜形成,减少负责细菌黏附与运动的分子的生成,减少细菌分泌细胞毒成分;②作用于气道黏膜,通过减少气道分泌糖复合物和抑制 *MUC5ACmRNA* 基因表达与蛋白分泌以减少黏蛋白,从而减少黏液分泌,减轻咳痰;③免疫调节,通过减少促炎性细胞因子与趋化因子(IL-1、IL-4、IL-5、IL-6、IL-8、TNF-α、GM-CSF 等)的生成及抑制黏附分子(L 选择素、ICAM-1、CD11b/CD18、VCAM-1 等)的生成以减少中性粒细胞在炎症部位的汇集,对氧自由基及核转录因子也有一定的调节作用,此外,还可促进中性粒细胞凋亡,加速巨噬细胞对中性粒细胞的吞噬。

侵入机体的细菌释放的内毒素直接或间接通过 Toll 样受体刺激人支气管上皮,触发炎症因子瀑布导致核因子 NF-κB 激活，NF-κB 调节了编码前炎因子 IL-6、IL-8、TNF-α 和细胞间黏附分子 -1（intercelluar adhesion molecule-1，ICAM-1）的活性，体外研究表明红霉素和克拉霉素具有抑制 NF-κB 活性的作用，以及抑制激活上皮细胞释放 IL-1、IL-6、IL-8 和 ICAM-1 的能力。大环内酯类还具有调节中性粒细胞活性的作用。支气管扩张症的动物实验研究表明，大环内酯类通过抑制 ICAM-1 从而抑制中性粒细胞在气道的募集。14 元环大环内酯类还具有抑制呼吸爆发和中性粒细胞弹性蛋白酶释放的作用。

黏液高分泌是支气管扩张症的典型特点，阿奇霉素能降低 *MUC5AC* 和 *MUC2* 基因表达，因此具有抑制人气道上皮细胞合成黏液的能力。有研究表明使用阿奇霉素治疗 12 周后，支气管扩张症患者 24 小时平均痰量明显减少，生活质量显著提高。

有研究表明，使用罗红霉素治疗支气管扩张 6 个月，能够显著降低炎症标志物的水平。还有研究显示低剂量克拉霉素能够降低支气管扩张症患者外周血 CD$^+$Th17$^+$T 细胞和呼出气冷凝汽中 IL-17 的水平。

中性粒细胞在支气管扩张症的发病中起重要作用，随着对中性粒细胞迁移机制的了解，可能启发支气管扩张症的针对性治疗思路，比如抗 IL-8 单克隆抗体在慢阻肺中的一个 Ⅱ 期研究表明药物很安全，并且可改善临床症状。但并不是所有类似研究均能获得预期结果，如研究发现慢阻肺或哮喘患者并不能从抗 TNF-α 治疗中获益，并且在慢阻肺试验中发现有增加恶性肿瘤和肺炎发病率的趋势。作为中性粒细胞脱颗粒过程中释放的最重要的酶，弹性蛋白酶也成为支气管扩张症治疗中重要的目标，许多药物公司正在研发口服弹性蛋白酶抑制剂以用于支气管扩张症和其他慢性呼吸道疾病的治疗，但其在慢阻肺中的研究未能获得阳性结果。

（二）他汀类降脂药物

他汀类药物具有多向性作用，除了降低胆固醇外，还具有免疫调节作用包括调节先天和过继免疫系统以减轻炎症的作用。他汀类药物能减轻人和动物无菌性炎症的中性粒细胞的募集。金黄色葡萄球菌感染的动物实验研究还表明，高剂量他汀类药物通过吞噬增强肺部细胞外 DNA 捕获作用，避免了细菌在机体的播散，并且实验动物模型结果显示长时间使用高剂量他汀类药物以剂量依赖效果为机体提供了肺炎链球菌感染的保护作用，其保护作用表现为减少中性粒细胞浸润、维持血管的完整性和减少趋化因子的释放。他汀类降脂药物还可抑制支气管上皮细胞释放 IL-17 诱发的 IL-8、IL-6、GM-CSF 和 VEGF，并抑制转化生长因子诱发的 IL-6、GM-CSF 和基质金属蛋白酶。他汀类药物在支气管扩张症中应用的相关研究已经在开展中。使用 6 个月阿托伐他汀可降低支气管扩张症患者循环中 IL-8 水平，降低支气管扩张症患者呼吸道分泌物的趋化活性。阿托伐他汀的免疫调节作用在慢阻肺中得到证实，阿托伐他汀治疗 2 年，能显著降低慢阻肺患者的死亡率，还有研究显示阿托伐他汀还能降低肺移植患者闭塞性细支气管炎的发生。最近一项随机安慰剂对照的前瞻性研究显示 6 个月阿托伐他汀治疗能显著减少支气管扩张症患者的咳嗽指数，提高生活质量。

二、支气管扩张症免疫治疗展望

目前治疗支气管扩张症的新药物是针对中性粒细胞炎症。以前研究证明了中性粒细胞弹性蛋白酶在支气管扩张症中的重要作用，这代表了有希望的治疗靶位。口服中性粒细胞弹性蛋白酶抑制剂Ⅱ期临床试验正在进行，但临床收益有待报道。CXCR2 主要表达于中性粒细胞，它是炎症过程中中性粒细胞的重要趋化因子，抑制 CXCR2 可减轻气道黏液分泌、抑制中性粒细胞浸润气道及对杯状细胞的直接抑制作用。CXCR2 抑制剂（AZD5069）Ⅱ期临床试验表明 CXCR2 抑制剂可降低支气管扩张症患者痰中中性粒细胞计数达 69%。

有限的证据显示 23 价肺炎球菌疫苗可作为成人支气管扩张症患者常规治疗。

目前正在中国支气管扩张症患者中进行的临床研究是使用口服免疫调节剂 OM-85（含8 种呼吸道感染常见病原体包括流感嗜血杆菌、肺炎球菌、肺炎克雷伯菌、臭鼻克雷伯菌、金黄色葡萄球菌、草绿色链球菌、化脓性链球菌、卡他莫拉菌的提取物），OM-85 通过增强巨噬细胞、T 淋巴细胞功能及增加支气管黏膜表面分泌型 IgA 的水平，从而发挥抗病原微生物的功能，OM-85 还具有调节 T 淋巴细胞功能的作用。随机双盲安慰剂对照的临床研究证实OM-85 具有预防慢阻肺急性加重和预防儿童喘息的作用。而在中国支气管扩张症患者进行的这项研究目的是看 OM-85 能否减少支气管扩张症的急性加重。但支气管扩张症的免疫治疗的证据非常有限，需要开展更多的临床研究。

三、总结与展望

支气管扩张症中细菌通过对环境的适应发展出特定的机制以在气道内长期慢性定植，机体由于免疫调节能力失衡未能清除细菌，反在此过程中造成气道炎症，并导致气道结构损伤。更好地理解支气管扩张症中免疫功能失调和细菌定植的机制对于发展新的治疗至关重要。

（高金明）

参 考 文 献

[1] PASTEUR M C, BILTON D, HILL A T, et al. British Thoracic Society guideline for non-CF bronchiectasis[J]. Thorax, 2010, 65（7）: 577.

[2] BOYTON R J, ALTMANN D M. Immune regulation in idiopathic bronchiectasis[J]. Ann N Y Acad Sci, 2012, 1272: 68-72.

[3] STARNER T D, ZHANG N, KIM G H, et al. Haemophilus influenzae forms biofilms on airway epithelia: implications in cystic fibrosis[J]. Am J Respir Crit Care Med, 2006, 174（2）: 213-220.

[4] FIGUEIREDO B C, IBIAPINA C C. The role of macrolides in noncystic fibrosis bronchiectasis[J]. Pulm Med, 2011, 2011: 751982.

[5] LIU J F, ZHONG X N, HE Z Y, et al. Effect of low-dose, long-term roxithromycin on airway

inflammation and remodeling of stable noncystic fibrosis bronchiectasis[J]. Mediators Inflamm,
2014, 2014: 708608.

[6] FOUKA E, LAMPRIANIDOU E, ARVANITIDIS K, et al. Low-dose clarithromycin therapy
modulates Th17 response in non-cystic fibrosis bronchiectasis patients[J]. Lung, 2014, 192 (6):
849-855.

[7] SERISIER D J, MARTIN M L, MCGUCKIN M A, et al. Effect of long-term, low-dose
erythromycin on pulmonary exacerbations among patients with non-cystic fibrosis bronchiectasis:
the BLESS randomized controlled trial[J]. JAMA, 2013, 309 (12): 1260-1267.

[8] MANDAL P, CHALMERS J D, GRAHAM C, et al. Atorvastatin as a stable treatment in
bronchiectasis: a randomised controlled trial[J]. Lancet Respir Med, 2014, 2 (6): 455-463.

[9] GAO J M, GAO X, KONG L F. To investigate the prevention of OM-85 on bronchiectasis
exacerbations (iPROBE) in Chinese patients: study protocol for a randomized controlled trial[J].
Trials, 2014, 15: 150.

3. 否认期康复患者的心理治疗策略和方法

（1）尊重患者，避免争执。

（2）渐进性的透露真实病情：使患者在不知不觉中，逐步接受自己的病情。

（3）劝导患者接受康复治疗：实事求是地宣传康复知识，强调康复对病情的重要性和意义，劝导患者尽早接受康复治疗。

4. 抑郁期康复患者的心理治疗策略和方法

（1）主动对患者进行心理干预：及时了解患者的心理状况，协助患者早日度过抑郁期。

（2）预防自杀：及时与家属及医护沟通，加强对患者的保护。

（3）增强患者对生活的信心。

（4）药物治疗：配合抗焦虑抑郁药物协助治疗。

5. 反对独立期康复患者的心理治疗策略和方法

（1）积极发现患者心理方面的变化：及时反馈积极的变化，塑造正面行为，以更好地巩固心理治疗关系。

（2）帮助患者建立起合理的认知模式：以提高患者适应环境的能力。

（3）消除自卑和恐惧心理：对帮助患者早日适应患病后的家庭和社会生活至关重要。

6. 适应期康复患者的心理治疗策略和方法

（1）帮助患者掌握人际交往技巧：以便更好地适应家庭和社会生活。

（2）对回归后的生活进行指导：根据个人情况重点进行指导和治疗。

（3）鼓励患者参与社会活动：鼓励他们走出家门，参与社会活动。

六、支气管扩张症肺康复疗效的评价工具

长期以来，慢性呼吸系统疾病一直是危害人民健康和生命的常见病和多发病，给患者带来由于呼吸功能受损而产生的呼吸困难、运动耐力下降、生活质量下降、心理行为的异常。我们有必要对患者进行呼吸功能障碍的评估，了解患者的呼吸功能受损程度，从而制订个体化的肺康复治疗方案。目前常用的呼吸功能障碍评价系统包括某些客观指标和患者自己的主观感觉，列举如下：

（一）肺功能评价

常用指标包括肺活量（VC）、肺总量（TLC）、用力肺活量（FVC）、残气量（RV）、功能残气量（FRC）、一氧化碳弥散量（D_LCO）、通气血流比例（$\dot{V}/\dot{Q}$）等。根据肺功能结果可以判断疾病对肺的损伤程度、类型，从而帮助临床医师做出正确的诊断和治疗方案。包括功能损害程度的判定、小气道功能评价、阻塞性通气功能障碍、限制性通气功能障碍、弥散功能障碍等类型。

（二）胸部影像学评价

应用最广的是胸部 CT 检查，尤其是 HRCT，可观察肺的微小结构，如小支气管、肺小叶、小血管、小叶间隔等，在肺小叶的水平观察肺结构病变的范围、程度、性质和类型。

（三）6分钟步行试验（6MWT）

让患者在平的硬地上尽可能快地行走6分钟，测量行走距离。该方法操作简单，不需要任何运动设施也不需要先进的技术。适用于慢阻肺、囊性纤维化、肺间质疾病、肺动脉高压、心力衰竭等患者。可用于心肺疾病治疗前后的对比，评价机体功能状态、预测患病率和死亡率等。推荐使用6分钟步行试验的距离绝对值评价改善程度，对至少中度损伤的患者的功能评定是有益的，但受多种因素（年龄、性别、体重、肺部疾病等）的影响，缺乏一定的特异性。

（四）日常生活活动能力评价

日常生活活动（activities of daily living，ADL）能力是指个人为了满足日常生活的需要每天所进行的必要的活动的能力。评价方法很多，包括Barthel指数、FIM等，但多数是针对伴有肢体功能障碍者，对于慢性肺病患者并不完全适用。更新后的ADL分级加入呼吸困难评分，能够更完整、更准确地反映慢性肺病患者的生活功能情况。

（五）生活质量评价

健康相关生活质量（health-related quality of life，HRQL）关注疾病对患者从事日常生活及享受生活的能力的影响，内容包括身体功能，心理状态，独立生活、活动能力，社会关系及环境。现已设计出多种HRQL量表。分为总体量表和疾病特异性量表。

1. 总体量表　用于评价患者总体的生活质量，包括疾病对生活的影响（SIP）、疾病治疗结果研究等。

2. 疾病特异量表　用于评价与某疾病相关的特异的生活质量。如针对哮喘患者的哮喘问卷、哮喘生活质量量表（AQLQ）等，针对慢阻肺的慢性呼吸系统疾病问卷（CRQ）、圣·乔治呼吸问卷（SGRQ）等。

这些量表多是针对支气管哮喘、慢阻肺、肺癌、囊性肺纤维化、肺间质纤维化等呼吸系统疾病所设计，缺乏支气管扩张症患者特定的评价量表。

（六）康复心理评定

指运用心理学的理论和方法，对因疾病或外伤造成身体功能障碍的患者的心理状况（即认知能力、情绪、行为和人格等）进行量化、描述和诊断。心理评定是肺康复患者评定中的一个重要组成部分。可通过观察法、访谈法、主观标尺法、心理测验法对患者进行心理评定。常用的心理测试工具和量表有：韦克斯勒成人智力量表（WAIS）、韦克斯勒记忆量表（WMS）、艾森克人格问卷（EPQ）、抑郁自评量表（SDS）等。

七、总结与展望

我国呼吸科医师对支气管扩张症的处理主要是关注急性加重期症状的减轻，但支气管扩张症不只是一种感染性疾病，支气管扩张症稳定期的治疗，特别是在肺康复方面治疗的安全性和有效性仍然需要我们进一步验证。总之，在支气管扩张症的肺康复治疗方面，未来迎接我们的更多的是挑战，我们还有很多工作要做。我们期待在未来进一步参与更多的研究，以进一步寻找对支气管扩张症患者最优的康复治疗措施，以提高患者的生活质量。

（王玉光）

参 考 文 献

[1] 孟申. 从肺康复指南的更新看肺康复研究的进展 [J]. 中华结核和呼吸杂志，2010，33（3）：216-218.

[2] 张淳珂，高海妮. 慢性肺疾病康复治疗 [J]. 临床肺科杂志，2006，11（5）：652.

[3] 周良斌，黎春红. 康复治疗减少支气管扩张合并症 32 例临床分析 [J]. 现代医药卫生，2008，24（1）：2157.

[4] 张淑丽，鞠贞会，韩炜，等. 肺康复训练用于支气管扩张症患者的效果评价 [J]. 中国临床实用医学，2015，6（2）：68-69.

[5] NEWALL C，STOCKLEY R A，HILL S L. Exercise training and inspiratory muscle training in patients with bronchiectasis[J]. Thorax，2005，60（11）：943-948.

[6] ONG H K，LEE A L，HILL C J，et al. Effects of pulmonary rehabilitation in bronchiectasis：a retrospective study[J]. Chron Respir Dis，2011，8（1）：21-30.

[7] LEE A L，CECINS N，HILL C J，et al. The effects of pulmonary rehabilitation in patients with non-cystic fibrosis bronchiectasis：protocol for a randomised controlled trial[J]. BMC Pulm Med，2010，10：5.

第二十二章

支气管扩张症的中医学治疗

支气管扩张症在传统中医学中没有相应的病名,现代中医学根据其临床证候特点,多将其归属于"咳嗽""肺痈""咯血"等病症,疾病后期亦有归属于"肺痿""劳嗽"等病症。

一、中医学对于支气管扩张症的认识

(一)古代文献论述

支气管扩张症在中医古籍中未见有专门论述,根据其临床证候特点,多以"咳嗽""肺痈""咯血"等病症来进行相关阐述。

《素问·宣明五气篇》曰:"五气所病……肺为咳",《素问·咳论篇》云:"五脏六腑皆令人咳,非独肺也""皮毛者肺之合也,皮毛先受邪气,邪气以从其合也。其寒饮食入胃,从肺脉上至于肺则肺寒,肺寒则外内合邪,因而客之,则为肺咳。"即言支气管扩张症病位在肺,发病还与其他脏腑相关。

《素问遗篇·刺法论篇》曰:"正气存内,邪不可干",《素问·评热病论篇》云:"邪之所凑,其气必虚",意即体内存在旺盛的正气,邪气就不容易侵犯,而"外邪入侵""正虚邪犯"是支气管扩张症反复感染加重的发病基础。

《素问·咳论篇》记载:"肺咳之状,咳而喘息有音,甚则唾血。"《金匮要略·肺痿肺痈咳嗽上气病脉证治》曰:"咳而胸满,振寒脉数,咽干不渴,时出浊唾腥臭,久久吐脓如米粥者,为肺痈。"肺痈发病原因是"风中于卫,呼气不入,热过于营,吸而不出;风伤皮毛,热伤血脉……热之所过,血为之凝滞,蓄结痈脓。"《景岳全书》云:"水亏则火盛,火盛则刑金,金病则肺燥,肺燥则络伤而嗽血,液涸而成痰。"《证治要诀·诸嗽门》曰:"劳嗽,有久嗽成劳者,有因病劳久嗽者,其证寒热往来,或独热无寒,咽干溢痛,精神疲极,所嗽之痰或浓或时有血腥臭异常,语声不出者。"这些表述,与支气管扩张症之慢性咳嗽、咳黄脓痰和/或咯血的主要临床表现相一致。

《医门法律·肺痈肺痿门》记载:"肺痈由五脏蕴崇之火,与胃中停蓄之热,上乘乎肺,肺受火热熏灼,即血为之凝,血凝即痰为之裹,遂成小痈。"《血证论》云:"此证多系痰挟瘀血,碍气为病。若无瘀血,何致气道如此阻塞,以致咳逆倚息,而不得卧哉。"表明支气管扩张症的形成与痰、热、瘀等致病因素有着密切的联系。

（二）现代中医认识

现代医学认为，支气管扩张症病位在肺，涉及肝、脾、肾等诸脏，是本虚标实之症，本虚在肺、脾、肾的亏虚和素体因素，标实在痰、热、瘀，病理因素多见于阴虚痰热。

朱良春认为支气管扩张症有虚、实之别，虚有肺肾阴虚、气阴两虚、肺脾两虚之不同，实有痰热、痰湿、痰浊、肝火之区别，但以痰热居多，后期、迁延期可见痰浊为主，也常见虚实夹杂。洪广样认为支气管扩张症的主要病机是发作期以痰瘀阻肺，郁久化热，热壅血瘀，蕴结痈脓。"痰、瘀、热"是本病的核心病机，病程迁延，由肺及脾，脾虚气弱，抗邪能力下降，常为本病反复感染的主要内因。外感风热、燥气、火邪，以及内因七情所郁，常为本病的诱发因素。邵长荣认为痰热壅肺是支气管扩张症最常见证型，病机以肝木失于疏泄为主，宜疏肝气、泻肺热为法，从肝论治。许建中认为支气管扩张症以肺脾肾三脏亏虚为本，而肺脾肾的亏虚又以气虚、阴虚、阳虚各有侧重。王会仍认为肺气阴两虚是支气管扩张症发病的重要体质基础，以肺气阴两虚为本，滞、痰、血、热为标，外感六淫、饮食不节、情志不畅、劳累过度为诱因。

二、中医支气管扩张症的发病机制

（一）病因

1. 感受外邪　外感六淫，多由口鼻而入，或经皮毛感邪内合，侵及肺系，肺宣肃失令而为病。邪阻肺系，肺气上逆而咳嗽时作；水液失布，津液不化，而痰浊内生；痰蕴结于肺，日久郁而化为痰热；或邪伤肺络，血溢气道，引起咯血；或反复感邪，以致肺络痹阻不畅，发为喘闷。

2. 饮食不节　痰湿之体，或因过食肥甘厚腻辛辣之品，积湿生热酿痰，蕴结中焦，循经干肺，出现咳吐黏痰；或饮食寒凉，脾胃失于运化，痰湿内生，循经干肺，出现痰吐清稀白沫。

3. 情志失调　郁怒忧思太过，心肝火旺，邪火犯肺，肺失清肃，咳嗽气逆，遇情绪波动即见病情加重；或邪火伤及肺络引致咯血；或邪热炼液成痰，阻于肺络，咳出黄绿色脓性浊痰。

4. 久病肺虚　慢性咳嗽日久不愈，肺气渐损，气不化津，水液失于输布，凝液成痰；或有哮喘、肺痿、肺痨病史日久迁延，或因风温未能透达、肺痈日久肺脏受伤，最终导致肺脏气阴不足。

以上病因中外感、情志和饮食因素，既可是原发病因，亦可成为支气管扩张症反复发作的诱因。

（二）病机

支气管扩张症病位在肺，属于中医肺系疾病，病证属于本虚标实，肺脾肾虚和素体因素为本，痰、热、瘀为标，而外感六淫、饮食不节、情志失调、久病肺虚是其发病因素。

从病变部位而言，支气管扩张症病在肺脏本身，可涉及肝、脾、肾。与肝有关者，因郁怒伤肝，邪郁化火，木火刑金，上逆犯肺；亦有木克土，土不生金之肺脏虚损。与脾有关者，因饮食不当，脾失健运，痰湿内生，上干于肺；或久病不愈，子盗母气，肺虚及脾，肺脾两虚。

与肾有关者，因肺金久病不足，失于流下，肾水失养，肾阴暗耗，涎沫不摄，失于气化，上逆干肺。

从病理因素而言，支气管扩张症由于外感、内伤、久病等原因，导致脏腑功能失调，产生痰、热、瘀等病理因素。其基本病机为痰热互结，蕴阻于肺，薰灼肺络，发为本病。

支气管扩张症的痰的产生，或因外感风寒、风热之邪未能及时表散，肺气失宣，津凝为痰；或因情志失调，肝火灼津为痰；或因肝木克土，脾虚生痰；或因饮食甘肥，酿生痰热；或因寒食伤脾，失于运化，痰湿内停。痰热、痰浊蕴结于肺，肺失肃降，则见咳嗽、咳痰黄浊；如痰热入于血分，与瘀血搏结，则可蕴酿成痈，表现为咳痰有腥臭味，或脓血相间。

支气管扩张症的热有实热、虚热之别。实热或因外感风热、风寒化热入里所致，或因过食辛辣炙煿，醇酒厚味，以致酿痰生热，化火循经犯肺；也有郁怒伤肝，木火刑金。虚热多因久病肺肾阴精不足，不能制阳，阴虚火旺，虚火炎上。无论虚热还是实热，损伤肺络，血溢脉外则见咯血，故热邪亦是本病的主要病理因素之一。

支气管扩张症的瘀之形成，可因痰热互结，或阻滞气血运行，或热伤血络，离经之血不行而留瘀。久病肺气不足，无力推动血液运行，气虚血瘀，血不循经，亦是原因之一。

由此可见，痰、热、瘀是导致支气管扩张症的主要病理因素，且往往相互夹杂，贯穿于本病的整个过程。在疾病发作期主要是以标实为主，具体如痰热壅肺、肝火犯肺、热伤血络等，稳定期以虚为主，主要是肺脏气虚、肺肾阴虚，夹痰、瘀、湿等可导致支气管扩张症迁延不愈。

三、支气管扩张症的辨证论治

（一）辨证要点

支气管扩张症辨证首先要分虚实。实证于急性发病期多见，以咳嗽、黄黏痰为主要表现，伴见身热、烦渴、胸痛、便干等，以邪气犯肺为主。虚证多为慢性迁延，病程较长，以慢性咳嗽、痰多为主症，伴有气短、疲劳、纳呆、口干咽燥等症，以正气亏虚为主，伴有余邪未清。支气管扩张症往往病程较长，病势缠绵，临床多见于虚实夹杂之象。

实证还需要辨风热犯肺、痰热蕴肺和肝火犯肺之不同。风热犯肺者，多见恶寒轻发热重、咳嗽痰黄，或见痰中带血，咽痛头痛；痰热蕴肺者，可见咳痰黄稠，或有腥臭味，咯血鲜红，身热烦渴，口干口苦；肝火犯肺者，多见呛咳，痰中带血或咯吐纯血，胸胁疼痛，烦躁面赤汗出，情绪易于波动。

虚证应辨阴虚火旺、气阴两虚之不同。阴虚火旺者，多见干咳，痰少质黏难咳，痰中带血或反复咯血，潮热，颧红；气阴两虚者，咳而气短，痰白质稀量多，或见痰中带血，神疲声怯。

（二）治疗原则

本病治疗重点在于：①未病先防，在尚未形成支气管扩张前，积极治疗原发病如肺痈、肺痨等病症，预防支气管扩张症的发生；②既病防变，对于已经产生了支气管扩张，应该防止或积极控制肺部感染，尽量减少咯血，保护好肺功能，对于本病的预后有重要意义。早期或病变较轻而局限者，可仅以中医药治疗；重症或合并明显感染及咯血者，主张中西医结合治疗，迅速控制病情。

治疗时应该注意：

1. 整体治疗　中医认为，人体是以五脏为中心，通过经络等与六腑、五官、肢体等进行互相联系的有机整体。支气管扩张症的治疗，必须遵循整体论治。如健脾益气以培土生金，脾气健旺，痰湿得化，肺气得宣，则咳喘咳痰自止。

2. 标本缓急　应遵循急治其标，缓治其本，或标本兼顾的原则。要注意掌握标本转化的规律，随证变化，始终抓住主要矛盾。如外感导致痰咳加重，既疏风宣肺止咳治标，又理气化痰治本，标本同治，这种方法在支气管扩张症患者感冒初期运用较多。

3. 补虚泻实　补虚泻实，亦即扶正祛邪。支气管扩张症患者多病程较长，病势缠绵，多为虚实错杂之证，为达到未化之痰引之归正，已成之痰攻而去之的目的，须根据患者的禀赋厚薄，病邪深浅，正气盛衰情况，辨其虚实，分别采用先攻后补、先补后攻；或攻补兼施，扶正祛邪；或以扶正为主兼以祛邪；或以祛邪为主兼以扶正。如若见痰专治痰，攻逐太过，则会导致虚虚实实之象，徒伤正气。若一味补益，难免会滞邪留寇，贻误病情。总之，在攻逐与补益同时并举时，应以扶正不留邪，攻邪不伤正为原则。

4. 因人制宜　患者的年龄、体质、生活习惯及精神状态不同，整体及其他脏器功能的盛衰不同，治疗用药也有所区别。《医门法律》："少壮新病，攻邪可审，老衰久病，补益为先。"总之要根据痰证痰病患者的年龄、素体体质及病情变化，或从少量开始，或可中病即止。

在具体治疗时，中医治疗肺系疾病的方法大体可分为直接治肺法和间接治肺法。直接治肺法包括宣肺、肃肺、清肺、泻肺、温肺、润肺、补肺、敛肺等，即所言治肺八法。治肺八法经常两两一起联用，如宣肺、肃肺同用，清肺、泻肺同用，补肺、敛肺同用；也可以几个方法合用，如宣肺、肃肺、清肺、润肺合用。临床时也要结合辨证，参考脏腑五行生克等作用，配合以间接治肺法，如脾肺气虚用培土生金法，肺肾阴虚用金水相生法，木火刑金用清肝泻火法等。

支气管扩张症患者平素多以痰盛为患，针对支气管扩张症患者痰患特点，灵活合理采用中医祛痰方法，如化痰、豁痰、涤痰、滚痰、坠痰、打痰等方法，都是中医药的特色所在。《医林绳墨》所言："热痰则清之，湿痰则燥之，风痰则散之，郁痰则开之，顽痰则软之，食痰则消之，在上者吐之，在中者下之，在下者提之。"

对于痰血者，注意止血不留瘀，以免离经之血逗留，导致反复咯血难愈为患。应随证运用唐容川《血证论》中治血四法，即止血、消瘀、宁血、补虚，达到血止邪去正安的目标。对于近期痰中有血，或有出血倾向的，还应谨慎或者避免应用活血、升提、温热、流动药味。

对于胸闷不畅，可以通过调节胸中气机升降的方法，如泻肺气、降胃气、补脾气、疏肝气，辛开苦降，宽胸理气，调畅气机，改善胸闷症状。

中药具体药味与剂量的选择，当重视肺系病用药特点，重点掌握轻清灵动，切忌厚重滋腻，还应该根据药物的性味归经而合理选择配伍，如《黄帝内经》云"甘缓""酸收""苦燥""苦泄""辛润"等，灵活掌握。

支气管扩张症患者，痰浊中阻日久，脾胃已伤，又长期服用药食，更易产生脾胃虚损，遣方用药时，应处处顾护胃气，切忌过多使用寒凉碍胃之品。

支气管扩张症患者，临床经常需要应用抗生素等西药，容易引起肝肾损伤，选择中药时，也应该避免应用影响肝肾功能的药味，或者中病即止，及时调整，意在长远。

（三）辨证分型与论治

1. 急性发作期

（1）风热犯肺证

证候：发热初起，微恶风寒，或有汗出，咳嗽，痰黄质黏难咳，或咯吐少量鲜血，咽痛喉痒，口干鼻燥，胸闷气急，舌红少津，苔薄黄，脉细数。

证候分析：风热之邪侵袭人体，卫表失和，故此发热，微恶风寒；肺失清肃，故见咳嗽、气急；肺热内郁，蒸液为痰，而见咳痰黄稠难咳；热伤肺络，则痰中带血；肺热伤津，故口干鼻燥；肺络不和，气机不畅，故胸闷；舌红少津，苔薄黄，脉细数，皆为风热在表之象。

治法：清宣肺热，凉血止血。

取方：银翘散加减。

方药分析：方中银花、连翘、竹叶清热透邪，牛蒡子、薄荷、枇杷叶疏风宣肺，干芦根、白茅根清热生津，山栀炭、侧柏叶凉血止血。若由风寒化热者，加荆芥、苏叶、防风温散宣肺；痰热壅肺而见痰多黄稠者，加柴胡、黄芩、桑白皮、前胡清热肃肺，或合千金苇茎汤既能清肺热，又可化瘀滞；表邪已解，津伤较甚，干咳痰少带血，舌红少津，去薄荷之辛散，加南沙参、天花粉、玄参养阴生津；燥热犯肺，痰少，口鼻咽喉干燥，加桑叶、南沙参、知母、石膏润肺生津。

（2）痰热蕴肺证

证候：咳嗽，咳痰色黄质黏量多，口干口苦，或有身热，胸闷胸痛，便秘，小溲黄赤，或咳吐脓血腥臭痰，痰中带血，甚则咯吐鲜血。舌红，苔黄腻，脉滑数。

证候分析：邪热壅肺，炼液成痰，故见咳痰黄稠；肺之肃降无权，则见咳嗽；肺络受损，则痰中带血；痰热郁蒸，故口苦口干；痰热壅盛，肺络不和，气机不畅，故胸闷胸痛；舌红，苔黄腻，脉滑数为痰热壅肺之象。

治法：清热化痰，凉血止血。

取方：千金苇茎汤加减。

方药分析：方中芦根清热生津、排脓解毒，冬瓜子、薏苡仁、败酱草、苦杏仁、玉桔梗化痰排脓，黄芩、生甘草清肺泻热，枳壳宽胸理气。若痰热较甚，胸闷，咳痰黄稠量多，加鱼腥草、浙贝母加强清肺化痰；瘀热相结，痰黏稠臭，或咳脓血痰，量较多，加金荞麦、葶苈子、桃仁、柴胡解毒泻肺排脓；热伤肺络，出血较多，去桔梗之升散，加白茅根、地骨皮、藕节炭清热凉血止血，三七、花蕊石、云南白药活血止血。

（3）肝火犯肺证

证候：咳嗽阵作，气逆呛咳，情绪波动时易于引发。痰黏量少咳吐不畅，痰中带血或咯吐鲜血,胸胁胀痛,烦躁易怒,面红目赤,口干口苦,舌质红,苔薄黄,脉弦数。

证候分析:肝火上逆犯肺,肺失清肃,肺络受损,故咳嗽咯血;肝之络布于胁肋,肝火偏亢,脉络壅滞,故胸胁胀痛;肝火上炎,故口苦,烦躁易怒;舌质红,苔薄黄,脉弦数为肝火偏亢之象。

治法:清肝泻肺,顺气降火。

取方:泻白散合黛蛤散加减。

方药分析:方中桑白皮、地骨皮清肺泻热,丹皮、山栀、赤芍清泻肝火,青黛、海蛤壳清肺凉肝止咳,仙鹤草、白及、侧柏叶凉血止血。若肝气上逆,心烦咳呛,面部升火,加矮地茶、代赭石、灵磁石泻降肝气;肝络不和,胁痛胸闷,加川楝子、郁金、丝瓜络疏肝和络;腑实热结,大便秘结,舌苔黄燥,加生大黄、瓜蒌仁泻火通腑;肝火动血,血热妄行,咯血量多势急,加水牛角、赤芍、参三七、白茅根清热泻火,凉血止血;火郁伤津,口干口苦,咳嗽日久不减,可加沙参、麦冬、天花粉、诃子养阴生津敛肺。

2. 迁延期

(1) 阴虚火旺证

证候:病程较久,干咳气急,痰少质黏难出,痰中带血或反复咯血,血色鲜红,口干咽燥,颧红,五心烦热,或见午后潮热,盗汗,腰膝酸软,舌质红或红绛,少津液,苔少或花剥,脉细数。

证候分析:肺金失养,清肃失令,故咳嗽,痰少而黏;火热灼肺,损伤肺络,故痰中带血或反复咯血;阴虚津乏,不能上承,故口干咽燥;阴虚火旺,则颧红,五心烦热,潮热盗汗;舌质红或红绛,少津液,苔少或花剥,脉细数为阴虚有热之象。

治法:滋阴降火,宁络止血。

取方:百合固金汤加减。

方药分析:方中生地、熟地、麦冬、白及滋养肺肾之阴,百合、玄参养阴润肺清热,南沙参、川贝母、生甘草润肺止咳,仙鹤草、白芍止血。诸药共起滋阴降火润肺止血之效。若火旺较甚,身热明显,颧红,加胡黄连、黄芩、生石膏、知母以坚阴清热;痰热蕴肺,咳嗽痰黏色黄,胸闷,加桔梗、金荞麦、浙贝母清热化痰;咯血量多,虚火灼络者,加紫珠草、山栀炭、花蕊石等凉血活血,止血而不留瘀;痰出紫暗血块,伴有胸痛,可加三七、花蕊石、郁金化瘀和络止血;盗汗明显,可加地骨皮、桑白皮、稽豆衣、麻黄根、浮小麦等敛阴止汗。

(2) 气阴两虚证

证候:咳而无力,声低气短,咳痰清稀色白量多,偶见痰中带血,或咯血,血色淡,神疲乏力,头晕心悸,面色少华,食少便溏,或午后潮热,畏风,自汗盗汗,舌淡,边有齿印,或舌红少津,脉细弱。

证候分析:肺脾两伤,气阴耗伤,清肃失司,故见咳嗽;肺不主气,气不化津,故见痰稀色白;肺虚络损,则痰中带血;气虚不布,阳陷入阴,故见午后潮热,畏风,自汗盗汗;脾虚不运,清气下陷,则见神疲乏力,头晕心悸,面色少华,食少便溏。舌有齿印,或舌红少津,脉细弱,为肺脾不足,气阴两伤之象。

治法:益气养阴,补肺健脾。

取方:保真汤加减。

方药分析:方中人参、黄芪、白术、茯苓、甘草补肺益气,健脾助运。天冬、麦冬、生地、五味子滋阴养肺、润燥和络。陈皮、砂仁、桔梗化痰理气。可以加天花粉、芦根以清热生津排痰,仙鹤草、白芍、阿胶珠养血止血,浙贝母清肺化痰。若肝肾阴虚,腰膝酸软,足心发热,加女贞子、旱莲草滋养肝肾;痰热未清,咳嗽痰黄,胸闷苔腻加橘红、枇杷叶、瓜蒌皮、鱼腥草清热化湿排痰;咯血较多,头晕心慌,加诃子、花蕊石、五味子敛肺宁络止血;骨蒸、盗汗者,可加鳖甲、牡蛎、银柴胡等调和阴阳;便溏、腹胀、纳呆,应加白扁豆、薏苡仁、莲子肉等甘淡健脾。

(四)综合治疗

1. 针灸治疗

(1)急性加重期治疗:选孔最、膈俞、肺俞、三阴交为主穴。若痰湿盛者配丰隆、公孙;阴盛火旺配太溪、劳宫;肝火犯肺配太冲、阳陵泉;肺肾气虚配脾俞、足三里。每日针 1 次,平补平泻,可留针 10～20 分钟。出血量多者,加灸涌泉。

(2)缓解期治疗:预防感冒,可取穴肺俞、膻中、迎香、太溪、三阴交,留针 15 分钟,隔日 1 次。增强体质,提高免疫能力:取穴大椎、足三里、血海、肺俞、命门、三阴交,留针 15 分钟,隔日 1 次。

2. 中药穴位注射　对于支气管扩张症咯血患者,采用鱼腥草注射液,注射双侧孔最穴,取 5 号注射针快速垂直刺入穴位约 0.5cm,然后缓慢向深部刺入至 1cm,回抽无血后,将药液缓慢注入。2～3 次/d,每次每穴用药液 2ml,3 天为一疗程。咯血止后,改为 1 次/d,剂量同上,双侧穴位注射,或左右穴位隔日交替注射,巩固治疗 2～3 天。

3. 中药病变支气管肺泡灌注治疗　术前 CT 确定病变部位,常规纤维支气管镜插入,充分吸出管腔内的分泌物、脓液或血凝块等,局部注入少量 2% 利多卡因局麻,然后用 37℃ 0.9% 氯化钠注射液反复冲洗病变管腔,至吸出液澄清为止,总量约 100ml。若为双侧病变,先灌洗病变较轻一侧,视情况许可再灌洗另一侧。灌洗后将含痰热清注射液 5ml 的盐水溶液约 10ml 注入病变支气管内。每周灌洗 2 次,2 周为 1 个疗程。

4. 中药支气管肺泡灌洗治疗　先确定病灶所在部位,把纤维支气管镜固定在病灶所在的亚段支气管开口处,将鱼腥草注射液与蒸馏水按 1:1 稀释配制,每次抽取其中 10～20ml,经纤维支气管镜行肺泡灌洗,总量不超过 200ml。每周灌洗 2 次,2 周为 1 个疗程。

5. 中药雾化吸入治疗　通过小容量喷雾器,采用 6～8L/min 氧气驱动,雾化吸入桔芩合剂溶液(桔梗、黄芩、鱼腥草、侧柏叶),10ml/ 次,2 次/d,15min/ 次,疗程 15 日,治疗全程遵循无菌操作规范。

6. 体疗法　可以太极拳为主,结合慢跑、散步等,以调和阴阳,增强体质。其他如八段锦、易筋经,也有强身健体作用。

四、预后与转归

支气管扩张症的预后及转归,与病程长短、病情轻重有关。本病的基本病机为痰热蕴结,薰灼肺络,肺络受伤,故基础病机始终存在,以致病势缠绵,难以尽复。

如果发病初起,证见痰热壅盛、肝火犯肺等证候,以邪实力主,治疗及时,调理得当,肺气得复,病情得以控制者,预后较好。如反复发作或久治不愈,大量咯血,形成阴虚火旺证候者,预后较差,当按血证处理。如果出血不止,气随血脱,导致厥脱,预后凶险。

如果反复发作,肺叶受伤,痿弱不用,咳吐浊唾涎沫,则发为肺痿。如果反复发作不愈,出现气机不利,肺气壅塞,难以敛降,出现胸部胀闷如塞,则发为肺胀。如果反复发作,久病及肾,导致肺不主气,肾不纳气,动辄气促,则发为喘证。如果随体质痰饮寒化,留于胸胁,则见证于痰饮、支饮。

五、支气管扩张症的现代中医药研究

中医体质因素,决定着疾病的发生、证型、转归和预后。有学者通过 80 例支气管扩张症患者,采用标准化的体质量表进行体质辨识和辨证分型,归纳分析体质与证型的关系。发现:①支气管扩张症患者中医体质以平和质、气虚质和阴虚质为多见,其次为痰湿质、湿热质、阳虚质和气郁质,特禀质和血瘀质少见。②中医证候类型以痰热郁肺证最多,占 48.75%,肝火犯肺证和阴虚火旺证分别占 21.25% 和 18.75%,气阴两虚证仅占 11.25%。③从不同体质支气管扩张症患者中医证候类型分布可以发现:平和质、气虚质、阳虚质、痰湿质、湿热质患者以痰热郁肺证较多;气虚质患者以气阴两虚证较多;阴虚质患者以阴虚火旺证较多;气郁质患者以肝火犯肺证较多。

支气管扩张症患者中医证型多样。有学者通过检索中国知网(CNKI)、中国生物医学文献数据库(CBM)和维普网(VIP),时间跨度为 1989 年 1 月至 2010 年 12 月发表的文献,检索词包括:支气管扩张症 / 支扩,证候 / 证型 / 辨证。最后确定符合研究标准者 27 篇,包含样本数共 1828 例。发现现代文献支气管扩张症中医证型分布在前 5 位的是痰热壅肺(36.93%)、肝火犯肺(26.80%)、阴虚火旺(23.03%)、肺脾两虚(3.56%)、气虚血瘀(3.39%)。

有学者对于支气管扩张症患者中医舌、脉诊进行分析。通过中国知网检索支气管扩张症中医文献,共收录医案 60 例,所有医案西医明确诊断为支气管扩张症。发现从舌象频次分析看,舌质红最多(36.7%),舌苔黄和黄腻最多(23.3%),说明支气管扩张症主要证候为痰热证。从单一的脉象频数看,细脉频数最高,其次为滑脉、数脉、弦脉、沉脉。根据脉象主病来看,细脉主气血两虚、诸虚劳损,又主湿病;滑脉主痰饮、食滞、实热;数脉主热证;弦脉主痰饮、肝胆病;沉脉主里证。从脉象可推测支气管扩张症以痰热为主为标实,以气阴两虚为本虚。

有学者对于支气管扩张症的中医药用药规律进行了数据挖掘整理。数据基于"现代名老中医肺病数据库"(1911—2011 年),包含肺病相关中医著作 853 种,以及"中医肺病数据库"（1989—2012年），包含肺病相关文献16 981篇。以"支气管扩张症""支气管扩张"为关键词进行检索，采用Excel 2007版软件建立的"现代名老中医诊治支气管扩张文献研究数据库"，数据库包括病名、症状（包括舌质、舌苔、脉象）、中药等内容。发现：

1. 对支气管扩张症的症状进行频次统计，得出频率最高的3种症状依次为咳嗽（73.1%）、咳痰（67.5%）、咯血（65.3%），其频率均高于60%，而其他症状的频率均低于20%。

2. 将名老中医治疗咳嗽常用的中药进行因子分析归纳为5组　①对于支气管扩张症迁延期出现肺脾两虚证表现的反复咳嗽，咳痰量多者，运用组别1（白术、茯苓、半夏、陈皮、黄芪、甘草、桔梗）益气健脾，祛痰止咳；②对于咯血减少，痰少之阴虚火旺而咳嗽明显者，运用组别2（北沙参、麦冬、百合、仙鹤草、生地黄、阿胶、枇杷叶）滋阴降火，润肺止咳；③对于气促气紧，胸闷气短，痰阻气道，咳嗽不畅者，运用组别3（款冬花、紫菀、杏仁、桔梗、川贝母、枇杷叶）宣降肺气，化痰止咳；④对于肺热壅盛，热迫肉腐成痈，热迫血瘀而咳嗽剧烈者，运用组别4（薏苡仁、冬瓜子、桃仁、瓜蒌、桑白皮、白茅根、芦根、黄芩、杏仁、柴胡、白芍、牡丹皮、茜草、藕节）清肺泄热，化瘀止咳；⑤对于咳嗽与咯血并重者，宜标本兼顾，运用组别5（三七、百部、仙鹤草、阿胶、五味子、麦冬、藕节）补敛并用，止咳止血。

3. 对名老中医治疗咳痰常用的中药进行因子分析归纳为4组　①对于支气管扩张症后期气虚痰阻，以痰多为主要表现者，运用组别1（半夏、陈皮、姜、白术、茯苓、黄芪、甘草、百合）补肺益气，健脾化痰；②对于肺热炽盛，热迫肉腐，蕴成痈脓，以咳黄浓痰为主者，运用组别2（冬瓜子、薏苡仁、芦根、瓜蒌、金银花、连翘、鱼腥草、桔梗、黄芩、川贝母、沙参、甘草）清金解毒，化痰排脓；③对于支气管扩张症后期出现肺气阴亏虚，痰黏难咳者，运用组别3（沙参、麦冬、百合、款冬花、紫菀、杏仁、桔梗、阿胶、川贝母、甘草、白芍、枇杷叶、生地黄）滋阴凉血，润肺化痰；④对于痰热伤络，血溢成瘀，而又咳痰显著者，运用组别4（前胡、柴胡、茜草、黄芩、侧柏叶、藕节、茯苓、三七、白芨）化瘀止血，清肺排痰。

4. 对名老中医治疗咯血常用的中药进行因子分析归纳为5组　①对于支气管扩张症初期机体痰热素盛，热迫血瘀而致咯血者，运用组别1（桃仁、薏苡仁、冬瓜子、芦根、瓜蒌、陈皮、枇杷叶、半夏、甘草、鱼腥草、小蓟、桔梗、甘草）清金解毒，化瘀止血；②若仅肺热炽盛，热迫血瘀而痰热不明显之咯血者，运用组别2（北沙参、蒲黄、牡丹皮、茜草、藕节）清热凉血，化瘀止血；③对于本病后期气阴耗伤，肺体失润，肺络损伤而咯血者，运用组别3（川贝母、枇杷叶、白芍、玄参、生地黄、牡丹皮、白茅根、百部、阿胶、桔梗）润肺化痰，凉血止血；④对于咯血或痰中带血，咳嗽尚重者，运用组别4（款冬花、紫菀、代赭石、百部、小蓟、白茅根、杏仁、五味子）清肺止咳，收敛止血；⑤对于肺体热盛，气逆咯血者，运用组别5（黄芩、栀子、白茅根、桑白皮、代赭石、茜草、枇杷叶、藕节）清肺泄热，降逆止血。

（张　炜）

参 考 文 献

[1] 邵长荣. 邵长荣实用中医肺病学 [M]. 北京：中国中医药出版社，2009.

[2] 吴坚，蒋熙，姜丹，等. 国医大师朱良春支气管扩张症辨治实录及经验撷菁 [J]. 江苏中医药，2014，46（3）：1-3.

[3] 耿佩华，张惠勇. 邵长荣从肝论治痰热壅肺型支气管扩张经验 [J]. 上海中医药杂志，2008，42（12）：17-18.

[4] 张文江，樊长征，苗青，等. 许建中治疗支气管扩张症经验 [J]. 四川中医，2010，28（9）：5-6.

[5] 刘贤忠，张丽婷，童卫泉，等. 王会仍教授治疗支气管扩张经验撷英 [J]. 辽宁中医药大学学报，2015，17（8）：95-97.

[6] 朱振刚，袁琛，刘桂颖. 经支气管镜灌洗痰热清注射液治疗支气管扩张症的临床观察 [J]. 中国中医急症，2014，23（8）：1513-1515.

[7] 孙锦贤，席明健，屠春林，等. 桔芩合剂雾化吸入治疗支气管扩张 [J]. 中国实验方剂学杂志，2015，21（7）：167-170.

[8] 陈芳，金阳辉，宋康. 体质辨识在支气管扩张症中的应用 [J]. 浙江中医药大学学报，2014，38（1）：40-41.

[9] 何德平，王维亮，黄颖. 支气管扩张症中医辨证分型规律的文献研究 [J]. 新中医，2012，44（12）：129-130.

[10] 郭美珍，李军所，李均梅. 名中医支气管扩张医案数据关联性分析 [J]. 河南中医，2015，35（7）：1708-1711.

[11] 李宣霖，王憭瑶，张蓝熙，等. 基于文献的支气管扩张典型症状的用药规律研究 [J]. 中医研究，2016，29（12）：56-59.

[12] 张元兵，王丽华，洪广祥. 洪广祥从"治肺不远温"辨治支气管扩张 [J]. 上海中医药杂志，2013，47（2）：1-4.

支气管扩张症

第 五 篇

支气管扩张症的管理
与临床研究

第二十三章

支气管扩张症患者的教育与管理

我国《成人支气管扩张症诊治专家共识（2012 版）》提出，要加强对支气管扩张症患者的教育和管理，并努力探索有效的预防措施，从而改善患者的呼吸功能，避免反复发生下呼吸道感染，减少急性加重次数，减轻患者的经济负担，改善其生活质量。

一、支气管扩张症患者的教育

（一）住院期间患者教育前的评估

支气管扩张症患者的教育对提高临床疗效、减少疾病复发、提高患者生活质量至关重要。在对患者进行教育之前，医护人员应通过与患者及其家属交谈，了解其病情、心理、社会、文化、经济等状况。在此基础上，对其进行个性化的系统教育。只有这样才能提高其治疗的主动性和依从性，从而保证疗效。

（二）住院期间患者的健康教育

患者住院期间，由于病房环境的特殊性，加上患者处于急性加重或者咯血的情况较多，所以首先应该消除患者的焦虑情绪，在此基础上，开展之后的健康教育。

1. 心理支持　支气管扩张症不能治愈、反复发作的特征给患者的生理及心理造成了严重的不良影响。大部分患者存在焦虑、情绪低落、惊恐、悲观、自卑、心理依赖性增强等负面情绪。据报道，西方国家大量支气管扩张症患者存在焦虑和抑郁情绪，而且这些人群的生活质量往往很差。高永华等研究了中国部分成人支气管扩张症中焦虑和抑郁与疾病严重程度的关系，结果显示支气管扩张症患者的焦虑、抑郁普遍存在，但与疾病的严重程度无关。因此，及时评估和治疗支气管扩张症患者的心理问题可以提高患者的生活质量。遗传和环境因素可破坏呼吸系统，减弱其重塑能力，而情绪则影响支气管扩张症的发作及治疗效果。对抑郁、恐惧或焦虑的支气管扩张症患者，医务人员要有同理心，加强与患者的情感交流，稳定患者的情绪，为其讲解情绪对疾病的影响，尽量满足其合理需求，以取得患者的配合。

鼓励患者之间多交流，可以举办座谈会等活动，让患者讲述自己的心路历程和情绪变化。鼓励患者多参加集体活动，扩大社交圈，克服自卑心理，避免孤立。

（1）介绍支气管扩张症和自我管理的知识，让患者认识到支气管扩张症目前虽然不可治愈，但是可以通过良好的自我管理来控制病情。医务人员要以良好的服务态度、专业的医疗和护理知识及娴熟的操作取得患者的信任。

（2）保持情绪稳定。嘱患者咯血时勿紧张、急躁，并指导患者将气管内存留的积血轻轻咯出，勿吞下，以免血块阻塞气道引起窒息。指导患者通过深呼吸、听轻音乐等方法放松心情。

（3）患者夜间频繁咳嗽可能会导致烦躁、焦虑，此时可指导患者睡前泡脚、看书报、听音乐等，从而改善其睡眠质量。

2. 休息与环境　保持病房安静、清洁、整齐、舒适，温度在18～22℃，湿度在50%～70%。室内湿度小于30%时，可加快机体水分的蒸发，导致呼吸道黏膜干燥、咽痛、口渴，对支气管扩张症患者尤其不利；湿度高于80%会减慢人体水分的蒸发，加速细菌繁殖，使患者感到不适，所以病房需要定时通风。

急性感染或病情严重的患者应卧床休息，患侧卧位可降低患侧胸廓活动度、防止病灶扩散入健侧，同时有利于健侧肺的通气。尽量不要搬动患者，以减少肺活动度。支气管扩张症早期、血氧饱和度正常时，患者可以做一些有氧运动，如：游泳、慢走等。一旦血氧饱和度低于90%则需要卧床休息，持续吸氧。

3. 饮食指导　支气管扩张症患者应进食高蛋白、高维生素、高纤维、营养丰富、易消化的温凉、半流质食物。高纤维食物可以防止便秘，从而避免腹内压增高引起咯血。少食多餐，忌油腻、辛辣刺激及粗糙食物。勤漱口、多刷牙，保持口腔清洁，以增强食欲。每天饮水1 500ml以上，充足的水分可稀释痰液，利于痰液的排出。大咯血时禁食，小量咯血的患者宜进少量温凉流质饮食，过冷或过热均可诱发再度咯血。

4. 病情的观察

（1）观察体温变化：患者可表现为咳嗽加剧、痰量增多、发热等。机体抵抗力弱的老年患者可无发热或仅为低热。

（2）观察痰液的颜色、性状、气味和量的变化：支气管扩张症患者咳嗽、咳脓性痰多为阵发性，常与体位改变有关，常见于晨起和晚上睡下时。痰量每日可达数百毫升，痰放置数小时后，可分为3层：上层为泡沫，中层为黏液，下层为脓性物和坏死组织。一般为黄色或黄绿色的黏性脓液，伴有厌氧菌感染时，可有恶臭味。必要时留痰送检：留痰之前先用清水漱口数次，以清除口腔内的食物残渣及部分杂菌；应自肺底部用力咳出，盛于痰盒内送检；不要混入唾液或鼻涕，以免影响检验结果；其中以清晨第一次咳出的痰标本最佳。

（3）观察咯血的量：咯血量与病情严重程度、病变范围有关，可为痰中带血、血痰、小量咯血或大咯血。支气管动脉破裂可引起大咯血，每次数百至千余毫升不等。

（4）指导患者正确识别窒息的先兆症状：如胸闷、气急、呼吸困难、咯血不畅、喉部有痰鸣音等，以及时采取措施。

（5）观察全身症状：如盗汗、食欲减退、乏力、消瘦和贫血。本病若不能及时控制可引起周围肺组织化脓性炎症和纤维化，并发肺气肿、肺心病。患有慢性支气管炎、支气管哮喘等慢性肺部疾病的老年患者并发支气管扩张症时，全身症状往往较重。

5. 痰液的排出　支气管扩张症患者应及时排出痰液，减少痰液在气道内的积聚。有效排痰是控制感染的关键。

（1）指导患者深呼吸：深呼吸时患者经鼻深吸气，再经缩拢的两唇呼出，可使肺泡最大程度再膨胀。多次深呼吸，可防止呼吸道闭塞和分泌物阻塞远端气管，此外还可诱发咳嗽。

1）腹式呼吸：患者取仰卧位、半卧位或半坐位。两膝轻轻弯曲，使腹肌松弛。一手放在胸骨柄控制胸部起伏，另一手放在脐部感觉腹部隆起程度。深吸气使腹部徐徐凸隆后，憋气约 2 秒，然后缩唇（吹口哨状）缓慢呼气，腹部凹陷。呼气时间是吸气时间的 2 倍。

2）吹气动作：适用于慢性阻塞性肺气肿、支气管哮喘、咳嗽无力者。即让患者先做一个深的腹式呼吸，迅速小口地向外吹气后，再深吸一口气，又猛地呼出一口气后，更深地吸一口气，然后更强地吹一口气。此种方法可诱导患者咳嗽。

（2）指导患者有效咳嗽：患者取坐位，上身稍向前弯，用手压腹部，用鼻深吸气的同时用枕头轻轻将胃部下压使空气经口呼出。如此反复 4 次后，上身稍向前弯的同时从肺底强咳嗽 2 或 3 声（两次咳嗽之间，不要急呼吸），咳嗽后，恢复原位。休息片刻后可多次重复上述动作，以患者不感到疲劳为止。

（3）胸部叩击：在医院治疗过程中可选择机械振动排痰，但也要教会患者家属如何进行人工叩背，此外还应向患者及家属讲解排痰的重要性。

1）人工叩背：五指并拢，手掌稍弯曲，呈空心掌，腕部放松，从肺底到肺尖，从肺外侧到肺内侧，每个肺叶 1～3 分钟，每次 15～20 分钟，同时鼓励患者叩背后深呼吸和咳嗽、咳痰，2～3 次 /d，最好在餐前进行。

2）医用振动机拍背排痰：专人看护，操作时设置为低频（频率 3～6Hz）、时间 15～20 分钟，可在每日清晨及餐前进行。

3）有研究表明，支气管扩张症患者住院期间应首选振动排痰机。原因是振动排痰机的穿透力强，可定向叩打，排痰更有效，且频率恒定，力量平稳、持续，可减少皮下出血。孙晖等报道，使用振动排痰机能明显降低呼吸机治疗患者肺不张的发生率，减少肺部感染的发生，改善患者的通气功能。

（4）雾化吸入：研究表明雾化吸入高渗盐水对囊性纤维化及非囊性纤维化支气管扩张症患者气道分泌物的清除及肺功能的改善均有明显效果。雾化吸入一般在体位引流之前进行，原因是痰液经充分稀释后更容易引流。

（5）体位引流：体位引流的原理是使病肺处于高位，引流支气管开口向下，从而促使痰液顺体位引流至气管咳出。引流时应注意：①病变部位不同，体位也不一样；②1～2 次 /d（清晨、入睡前），15min/ 次，鼓励患者咳嗽，引流完毕后漱口；③记录痰液的量及性质；④引流应在饭前进行，引流的同时协助拍背；⑤若痰液黏稠不易引流，可先服祛痰剂或生理盐水超声雾化稀释痰液，也可以间歇做深呼吸后用力咳嗽，同时用手轻拍患部；⑥痰液较多时，应注意将痰液逐次咳出，以防痰量过多引起窒息；⑦在引流过程中，密切观察患者生命体征的变化，以免呼吸和循环负担过重而发生意外；⑧年老体弱、全身情况较差、呼吸困难、高血压、心力衰竭、大咯血患者忌做体位引流。

6. 合理用药

（1）向患者详细讲解药物的剂量、用法及不良反应等，如大咯血患者静脉滴注垂体后叶素止血，可能会出现心慌、头痛、腹痛、腹泻等。必要时请患者复述，以确保宣教效果。

（2）肺功能不全及老年患者，应用镇静剂和止咳药后，需密切观察呼吸中枢和咳嗽反射是否受抑制，尽早发现因呼吸抑制导致血块不能咯出而发生窒息。

（3）研究显示，支气管扩张症患者长期应用小剂量红霉素可使痰量减少、改善症状、提高肺功能，目前尚未发现其耐药和严重的不良反应。

（三）支气管扩张症患者的出院指导

支气管扩张症的患者在住院期间接受短暂的临床健康教育后，虽然对疾病的发生、发展过程有了一定的了解，但需对患者进行详细的出院指导，只有这样才能使患者出院后在没有医务人员指导的情况下自我管理疾病。

1. 完善患者对疾病的认识　让患者充分了解支气管扩张症是支气管的慢性异常扩张，慢性咳嗽、大量咳痰、反复咯血是其典型症状，支气管和肺部反复感染是支气管扩张症的主要病因。内科治疗只能控制症状，不能修复扩张的支气管。这就需要医护人员与患者及家属制订长期的防治计划，指导患者自我监测病情。

2. 运动指导　根据患者的病情、爱好等制订个性化的有氧运动训练方案，循序渐进，每周至少4～5次。活动应于气候温暖、空气质量好时进行。有氧运动联合呼吸系统吸入用药除能缓解呼吸道症状外，还有减低肺动脉压力的作用。肺动脉压力减低，有利于患者肺功能的改善和生活质量的提高。此外有氧运动还可以通过加快新陈代谢、提高机体免疫力来减少反复感染。

3. 正确处理和观察痰液

（1）指导患者有效咳嗽、咳痰，咳痰后漱口，每次要记录痰液的量和性质，一旦出现脓性痰和血痰，应立即到门诊就诊或打电话咨询医护人员。

（2）痰液可以反映病情的变化，急性加重时的痰液分层现象明显，痰液伴有恶臭味时提示有厌氧菌的感染，患者在日常生活中要格外留心观察。

（3）根据患者支气管扩张症的部位，指导其每日晨起、睡前各进行一次体位引流，夜间睡前的体位引流尤其重要。指导患者和家属正确学习有效咳嗽、胸部叩击、雾化吸入，长期坚持可控制病情进展。

4. 生活指导

（1）戒烟酒：香烟燃烧后产生的有害物质可直接刺激气道，引起呼吸道炎症及痉挛，加重通气阻碍。酒精能扩张外周血管，加快心率，增加耗氧量，加重肺的供氧负担。所以，支气管扩张症应坚决戒除烟酒。

（2）避免疾病诱发因素：房间不铺地毯、不摆放花草，不养宠物，不用羽毛或陈旧棉絮填充的被褥、地毯等，避免接触刺激性气体和异物。

（3）最好不要到人多、空气不清新的地方，避免交叉感染。

（4）避免在雾霾天、阴天外出，出门戴口罩。

（5）注意保暖，积极防治感冒、麻疹、百日咳、支气管炎及肺结核等急、慢性呼吸道感染。

（6）记健康日记：要求患者记录每日症状、咳嗽程度、咳痰量、呼吸困难程度，以及呼吸操、有氧运动等的完成情况。

（7）提倡患者接种流感疫苗：预防病情急性加重和呼吸道感染。

（8）注意保持口腔卫生：勤漱口、多刷牙，避免细菌进入下呼吸道引起感染，定期更换牙刷。

5. 嘱患者按时复诊。

二、支气管扩张症患者的管理

除内科正规、系统的治疗外，出院后对患者进行社区康复指导及管理也很重要。许多支气管扩张症患者只有在出现症状或症状加重，甚至出现严重并发症时才到医院就诊。一旦病情稳定便出院或停止系统性治疗，这对疾病的控制非常不利。

（一）自我管理

自我管理是慢性病患者在应对漫长疾病过程中逐渐形成和发展的一种管理症状、治疗、生理、心理，适应社会变化及做出生活方式改变的能力。主要包括症状控制、治疗监测、行为和情绪调节及生活方式的改变。良好的自我管理能够减少医疗经济负担并积极地影响健康结局。

1. 自我效能感　自我效能感是影响自我管理效果最重要的因素之一。有研究证明，总体自我效能感能够较好地反映特定情境下的自我效能感。自我效能感是美国心理学家Bandura 提出的，是指人们对自己是否能在一定水平上完成某一活动所具有的能力判断、信念或主体自我的把握与感受。

2. 症状控制　支气管扩张症患者的自我管理涉及日常胸部物理治疗、抗生素和支气管扩张药的使用、气道分泌物清除等多个方面。因此，医护人员应鼓励支气管扩张症患者进行自我管理，并提供疾病相关知识。支气管扩张症的治疗主要是防治感染，其关键在于加强呼吸道痰液的引流，根据病情、痰培养及药物敏感试验由医师开具适合的抗生素。护士应帮助患者和家属了解疾病的相关知识，指导其掌握有效咳嗽、雾化吸入、胸部叩击及体位引流等排痰方法，增强其自我保健意识和能力，告知患者一旦症状加重应立即就医。

（二）社会和家庭支持

社会或家庭支持对于患者的疾病管理具有重要作用。医护人员对患者进行干预的同时，应加强与家庭成员的沟通，指导他们参与并监督患者进行自我管理，提高患者的自我管理能力。

（三）肺功能监测

支气管扩张症患者肺功能呈进行性下降趋势，由于支气管扩张症早期症状轻微，不易察觉，往往会错过最佳的治疗时机。对于反复急性加重入院的支气管扩张症患者，肺功能检查应该列入常规体检项目，以及早发现病情急性加重的潜伏阶段。

（四）社区管理

支气管扩张症是一种内科慢性疾病，应重视对患者的长期管理。医院可以建立呼吸疾病宣教中心，加强对稳定期支气管扩张症患者的主动管理。并建立分级诊疗体系，对基层医院及社区医护人员进行技术培训等。

1. 社区个案管理　社区个案管理通过社交媒体（如微信等）、电话和上门随访，可以引起患者对疾病的重视，及时处理患者遇到的问题，有利于提高患者自我管理的积极性和战胜疾病的信心，从而巩固医院健康教育的成果，实现延续护理。

2. 社区卫生服务站　社区应配备专业的医务人员和有效康复措施，通过医务人员督导患者采取体位引流、雾化吸入等手段减轻患者咳嗽、咳痰、呼吸困难症状，进而改善患者通气功能，提高 FEV_1。

3. 社区运动训练　是肺康复的一个重要内容，在宣教中心专家的指导下为患者建立个体化运动方案，由社区医务人员在社区完成患者的运动监测，逐步提高患者的运动量。

社区护理应充分依靠家庭支持系统。家庭是人们生活的主要环境，患者的行为和生活习惯的转变除个人的因素外，还需要家庭的支持，因此，在管理中应将患者家属纳为管理对象，督促家属关心、支持、监督患者的行为。

稳定期支气管扩张症患者，应该对其实施长期医院主动管理，结合社区康复指导，引起患者和家属足够的重视，从而有力促进支气管扩张症的防治工作。

（马德东）

参 考 文 献

[1] 赵梅霖，张琳. 健康教育小组对促进出院高血压患者自我管理的作用 [J]. 护理学杂志：综合版，2010，25（11）：72-73.

[2] 王晓，韩玉梅，徐莎莎，等. 慢性病患者自护能力与社会支持的相关性研究 [J]. 护理学杂志，2014，29（3）：27-29.

[3] 鞠贞会，张淑梅，张秀婵，等. 有氧运动联合噻托溴铵治疗慢性阻塞性肺疾病合并肺动脉高压的疗效观察 [J]. 中华物理医学与康复杂志，2013，35（11）：883-886.

[4] 施小青，曹伟新，杨小芳，等. 慢性病自我管理概念的研究进展 [J]. 中华现代护理杂志，2011，17（16）：1968-1971.

[5] OLVEIRA C，OLVEIRA G，GASPAR I，et al. Depression and anxiety symptoms in bronchiectasis: associations with health-related quality of life[J]. Qual Life Res，2013，22（3）：597-605.

[6] OLVEIRA C，OLVEIRA G，GASPAR I，et al. Depression and anxiety symptoms in bronchiectasis: associations with health-related quality of life[J]. Qual Life Res，2013，22（3）：597-605.

[7] SERISIER D J，MARTIN M L. Long-term, low-dose erythromycin in bronchiectasis subjects

with frequent infective exacerbations[J]. Respir Med，2011，105（6）：946-949.

[8] 万志辉，范慧，胡克，等. 长期吸入沙美特罗 / 氟替卡松联合小剂量红霉素口服治疗支气管扩张症的疗效观察 [J]. 中国呼吸与危重监护杂志，2012，11（4）：371-374.

[9] 陶凌凤，钟美兴. 支气管扩张并咯血患者的心理特征及护理对策 [J]. 赣南医学院学报，2010，30（5）：718.

[10] 杜世正，袁长蓉. 自我管理模式的研究实践进展及思考 [J]. 中华护理杂志，2009，44（11）：1048-1050.

[11] 张永祥，侯志云，尹凤先，等. 非囊性纤维化支气管扩张症的最新进展 [J]. 国际呼吸杂志，2012，32（24）：1885-1889.

[12] SEITZ A E, OLIVIER K N, STEINER C A, et al. Trends and burden of bronchiectasis-associated hospitalizations in the　United　States，1993-2006[J]. Chest，2010，138（4）：944-949.

[13] GAO Y H, GUAN W J, ZHU Y N, et al. Anxiety and depression in adult outpatients with bronchiectasis: associations with disease severity and health-related quality of life[J]. Clin Respir J，2018，12（4）：1485-1494.

[14] 程洁，鲁敏，侯黎莉，等. 自我管理在支气管扩张症病人中的应用研究进展 [J]. 护理研究，2015，29（1）：132-135.

第二十四章

支气管扩张症的预防

支气管扩张症造成气道不可逆的损伤，肺功能显著下降，给患者及家庭和社会带来了沉重的疾病和经济负担，因此支气管扩张症的预防对患者家庭和社会显得尤为重要。

支气管扩张症作为一种慢性呼吸系统疾病，它的预防同疾病的宏观预防措施相同，也包括一级预防、二级预防和三级预防三个方面。

疾病的一级预防，又称病因预防，主要针对致病因子，在其还未进入生活环境对人体形成病理效应之前采取预防措施，称为根本性预防。

疾病的二级预防，又称"三早预防"，主要采取早发现、早诊断和早治疗来控制疾病的发展和恶化。对于传染病，除了"三早"，还需做到及早报告病情和隔离患者，即"五早"。

疾病的三级预防，主要是对患者采取适当的治疗措施，终止疾病的发展、恶化，保留其已有的生理和心理共能，尽可能恢复其生活和劳动能力。

一、支气管扩张症的一级预防

支气管扩张症的一级预防，即病因预防，主要针对支气管扩张症的病因采取措施，将疾病扼杀在萌芽前。

支气管扩张症可由感染性和非感染性因素引起。肺部病灶的表现形式常常可提示潜在的病因。局限性支气管扩张症指支气管扩张样改变局限于肺的一个区域，这常由气道阻塞引起，可能是外在性阻塞（如邻近淋巴结肿大或器质性肿块的压迫），也可能是内在性阻塞（如气道内肿块或吸入性异物、瘢痕性或狭窄性气道或先天性气道闭锁）。弥散性支气管扩张症以全肺广泛的支气管扩张样改变为特征，常由潜在的系统性疾病或感染性疾病发展而来。显著的肺上叶受累在囊性纤维化患者中最常见，也可见于放射后肺纤维化患者，病变范围对应放射区域。主要累及肺下叶的支气管扩张症常见于慢性反复性误吸（如硬皮病引起的食管运动失调），终末期纤维性肺疾病（如特发性肺纤维化引起的牵拉性支气管扩张），或者反复发生的免疫缺陷相关性感染（如低丙种球蛋白血症）。非结核分枝杆菌（最常见为鸟分枝杆菌复合群）感染导致的支气管扩张症倾向于累及中叶。纤毛活动障碍或原发性纤毛不动综合征等先天性异常导致的支气管扩张症的病灶也以中叶为主。最后，有报道称病灶与中心性支气管扩张症和变应性支气管肺曲霉病（ABPA）相关，机体对曲霉的免疫反应引起支气管壁损伤。先天性异常引起的中心气道病变为主的支气管扩张症可见于先天性巨气管支气管症（Mounier-Kuhn 综合征）和先天性支气管软骨发育不全（Williams-Campbell 综合征）。

　　大多数情况下，支气管扩张症的病因难以确定。病例研究显示，多达 25%～50% 的支气管扩张症患者属于特发性。尽管一部分支气管扩张症是特发性，但仍有一部分支气管扩张症患者，由于在青少年时期呼吸道感染后未及时根除致病菌，导致致病菌在机体长期潜伏存在，机体处于慢性感染状态。致病菌的长期慢性存在，导致气道发生不可逆的破坏和过度的炎症激活，而后者则进一步加重了气道的损伤和肺功能的下降。

　　因此对于免疫力低下有感染风险的人群，可以通过定期接种疫苗，如流感和肺炎链球菌疫苗，来降低反复感染的风险；免疫缺陷的患者积极纠正免疫缺陷状态（如针对免疫球蛋白缺乏者应用丙种球蛋白）。青少年是呼吸道感染的易感人群，已发生呼吸道感染的患者或患儿，则需要及时行强化治疗根除致病菌，防止致病菌在下呼吸道定植造成气道损伤和过度的炎症激活免疫失衡，打破支气管扩张症形成的恶性循环。对吸烟患者应劝导其戒烟。

二、支气管扩张症的二级预防

　　支气管扩张症的二级预防主要包括以下三个方面：及早发现症状及时就医、及早诊断和及早治疗改善症状和预后。

　　对于具有支气管扩张症典型症状的患者，如长期咳嗽、咳大量脓痰和咯血，尤其是长期咳嗽、咳痰按哮喘治疗无效的青少年患者，建议及早到呼吸内科就诊，经过专业的问诊和查体及辅助检查排除支气管扩张症的可能。支气管扩张症主要的影像学检查包括胸部 X 线检查和胸部 HRCT 检查。胸部 X 线检查主要是排除并发症和其他肿瘤等可能，确诊主要依靠胸部 HRCT 检查，此外肺功能检查主要用于评估患者的通气功能和气道反应性。

　　若患者经过检查确诊支气管扩张症，则需要根据相应的微生物学检查结果尽早开始相应的抗生素治疗及适当的对症治疗。已有文献报道，对于轻中度的支气管扩张症患者，及早进行强化抗生素治疗能有效地改善下呼吸道致病菌的定植、菌群分布，部分逆转支气管扩张症的气道损伤，显著改善肺功能的快速下降。同时也有研究表明，抗生素强化治疗能减少急性加重的次数，改善支气管扩张症患者的生活质量。常用的抗生素有红霉素和阿奇霉素等大环内酯类，据报道它们之所以能改善支气管扩张症患者的急性加重和预后，不仅是因为其具有抗菌作用，还因其具有免疫调节及减少革兰氏阴性杆菌生物膜的作用。

　　对支气管扩张症的患者及早识别进行治疗，能尽可能地保留其劳动和生活能力，甚至使之基本恢复正常，进而减轻家庭和社会经济负担，因此，患者和医师都需要提高对支气管扩张症的警惕和预防意识。

三、支气管扩张症的三级预防

　　支气管扩张症的三级预防主要针对已确诊的患者，及早采取有效治疗措施，终止疾病发展,防止病情恶化,预防并发症和致残,尽最大可能促进患者的身体功能恢复,保留患者的生活和劳动能力。

对于反复急性加重的患者(如每年≥3 次),适当的抑菌治疗可以改善预后和生活质量。有文献研究报道,使用小剂量的红霉素或阿奇霉素治疗,能够减少这些患者的急性加重次数和改善圣•乔治呼吸调查问卷评分。目前,可供选择的抑菌治疗主要有以下几种方案:①口服抗生素(如环丙沙星等),1 次 /d,每月 1~2 周;②按照一个循环时间表周期性口服抗生素(使耐药性发生的风险最小化),或雾化吸入抗生素(如妥布霉素吸入溶液),旨在降低细菌负荷量的同时避免全身应用抗生素带来的副作用;③口服大环内酯类,1~3 次 /d,或 3 次 / 周(其获益机制可能来自非抗菌作用,如抗感染作用和减少革兰氏阴性杆菌生物膜的作用);④对严重支气管扩张症和 / 或合并耐药病原菌感染的患者间断静脉注射抗生素(如清除治疗)。英国 P. Mandal 等针对反复急性加重支气管扩张症患者的一项研究表明,持续 8 周(共14 天)的静脉注射抗生素,能够显著减少患者的急性加重次数,提高生活质量及运动耐力。

长期坚持并重视支气管卫生管理能提高气道对分泌物的清除能力,减少细菌负荷量。提高支气管扩张症患者的气道分泌物清除能力有多种方法,包括使用水化和黏液溶解药物,雾化吸入支气管扩张剂和高渗性药物(如高渗性生理盐水),以及物理排痰治疗(如体位引流、传统的叩击胸部排痰、借助呼气末正压振荡排痰装置或高频胸壁振荡系统排痰)。囊性纤维化相关的支气管扩张症患者推荐常规使用黏液溶解的链球菌 DNA 酶(DNase I),而非囊性纤维化支气管扩张症患者因其临床疗效差及潜在的毒副作用,并不推荐使用。

此外,应对患者进行教育,使患者对支气管扩张症有所了解,加强患者自我预防的意识。使患者学会对病情进行自我监控和管理,戒烟限酒,避免呼吸道感染、劳累等诱发因素,加强营养,进行适当体育锻炼,提高免疫力增强体质,减少急性发作,尽可能保留已有的身体功能,提高生活质量。

同时,家人及护理人员也应注意对患者的饮食、环境、身体及心理护理。饮食可咨询中医,因"肺与大肠相表里",如饮食需清淡,忌肥甘厚腻等。环境则需要注意清洁舒适,避免螨虫和霉菌滋生,减少开花植物的种植和注意通风。保持呼吸道通畅,减少痰液在气道和肺内的积聚,是控制感染的重要环节,有文献报道体位引流排痰的患者较对照组患者,急性加重次数减少,因此体位引流排痰对于支气管扩张症患者的预防至为重要。另外,对于大部分支气管扩张症患者,发现时已无法完全逆转,因此,医务人员和家属需注意对其情绪的疏导,消除其焦虑,增强对其心理支持,尽可能恢复其生活和劳动的信心和能力,提高其生活质量。

总之,对于支气管扩张症患者,要将早发现、早诊断和早治疗尽可能做到最好,通过治疗尽可能恢复患者的劳动生活能力,改善生活质量。

(米文君　陈亚红)

参 考 文 献

[1]　傅华. 预防医学 [M]. 6 版. 北京：人民卫生出版社. 2013.

[2]　BOYTON R J, REYNOLDS C J, QUIGLEY K J, et al. Immune mechanisms and the impact of the disrupted lung microbiome in chronic bacterial lung infection and bronchiectasis[J]. Clin Exp Immunol，2012，171（2）：117-123.

[3]　CROFTON J. Respiratory tract disease. Bronchiectasis. II. Treatment and prevention[J]. Br Med J, 1966, 1（5490）: 783-785.

[4]　荣恒漠，杨炯. 肺炎疫苗应用于支气管扩张症及慢性阻塞性肺疾病患者的效果 [J]. 武汉大学学报：医学版，2017，38（1）：90-95.

[5]　MANDAL P, SIDHU M K, DONALDSON L S, et al. Eight-weekly intravenous antibiotics is beneficial in severe bronchiectasis[J]. QJM，2013，106（1）：27-33.

[6]　马艳良. 成人支气管扩张症诊治专家共识解读 [J]. 结核病与肺部健康杂志，2013，2（2）：79-82.

[7]　马淑玲，邢蕾. 支气管扩张症的护理措施与健康教育 [J]. 中外健康文摘，2011，08（21）：345-346.

[8]　胡章良，刘斌，陈维钧，等. 肺泡灌洗加体位引流预防支气管扩张再感染与咯血的研究 [J]. 中国内镜杂志，2007，13（2）：212-213.

[9]　陈晶晶，胡蝶，张念志. 浅谈支气管扩张的护理教育与自我预防措施 [J]. 中国民族民间医药杂志，2013，22（13）：161.

[10]　金烨，朱纯，戴莉莉. 小剂量罗红霉素治疗支气管扩张的疗效观察 [J]. 临床肺科杂志，2013，18（1）：49-50.

第二十五章

支气管扩张症的动物模型研究

由于支气管扩张症的患病率和发病率都在逐年升高，关于支气管扩张症的研究也越来越受科研人员重视。但是到目前为止，供基础研究的动物模型研究却相对较少，支气管扩张症的动物模型构建方案也不甚完善。由于动物模型在疾病的发病机制、防治措施、诊疗技术及治疗相关药物的开发方面有不可忽视的作用，关于支气管扩张症动物模型的研究也成为时下的一个热点问题。现将目前已有的支气管扩张症动物模型的构建方案分别阐述，供有志于此类研究的科研人员借鉴和参考。

一、世界首个支气管扩张症动物模型

世界上第一个支气管扩张症动物模型在 1959 年由 Delarue 首次建立。鉴于当时的实验条件，他们选择了犬类动物来进行研究，以便更好地观察支气管是否扩张。为了研究支气管扩张症形成的因素，他们设计了三个方案同时进行：①支气管管腔内刺激，通过支气管镜在支气管内壁上涂抹 20% 氢氧化钾，并利用金属丝网直接刺激支气管内膜；②通过将支气管动脉和肺动脉吻合、肺动脉结扎等方法扰乱肺部血流动力学；③隔断迷走神经。

在处理后的 60 天、90 天和 150 天，他们分别在每种方案中观察到了支气管扩张症的表现。实验动物处理后的短时间内，各级支气管即开始出现炎症反应，在实验进行到 90 天后，炎症反应处开始形成扩张的支气管；150 天后出现了支气管硬化的表现。Delarue 等认为支气管扩张症的形成是由于相应叶段支气管受到刺激，对应部位出现血管及神经变化，最终同时导致了支气管扩张症的发生。

二、铜绿假单胞菌单次肺部注射法

根据支气管扩张症患者常伴随铜绿假单胞菌定植或者感染的特点，有学者开始利用铜绿假单胞菌进行支气管扩张症模型的构建。虽然支气管扩张症的病理学已经有了很好地描述，但其发病机制仍然知之甚少，早期就已经有学者提出用于描述支气管扩张症发病机制的"恶性循环"假说。即感染引起的支气管损伤导致了黏液纤毛清除作用的下降，进而增加了机体对微生物定植的易感性，这些微生物可以继续释放损害纤毛上皮功能的物质。同时，在整个过程中宿主的炎症反应不能消除这些微生物，却在不断损伤周围正常的肺组织，这种损害进一步减少黏液纤毛清除作用。在两方面的原因同时促进下机体进入感染 - 损伤 - 感染加重的恶性循环。

借用这一机制，Lapa 等首先采用铜绿假单胞菌气道滴入结合支气管结扎的方式，成功构建了支气管扩张症大鼠模型，并对支气管扩张症发生发展的免疫机制进行了研究。他们采用手术的方法，将大鼠肺部的右顶叶分离，通过针筒注射器，经右支气管，将适当剂量的铜绿假单胞菌菌液注射入大鼠肺部，再注射适量的空气，完成后结扎右支气管。以不结扎和不注射菌液的正常大鼠进行对照。

结果显示，只进行铜绿假单胞菌注射而未结扎支气管的大鼠，其顶叶均未出现支气管扩张，单核细胞的数量和分布与正常组大鼠相比无显著差异。相比之下，所有铜绿假单胞菌注射并进行结扎的大鼠均出现典型的人类支气管扩张症的组织学变化。且在这组大鼠中可以区分出 3 种不同的组织学类型，即主气道和末梢支气管出现的弥漫性柱型支气管扩张、囊状支气管扩张和支气管炎。

肺部上皮组织内，表达免疫相关抗原（Ia 抗原）阳性的单核细胞轻微增加，上皮细胞也呈 Ia 抗原阳性。在肺泡灌洗液中，Ia 抗原阳性的细胞绝对数量大大增加，但是占总细胞比例却未发现明显变化。肺部血管周围也聚集了大量的单核细胞，其中超过 50% 的细胞表达 Ia 抗原。他们认为支气管扩张的程度和模式与支气管上皮的 Ia 抗原表达之间存在相关性。在不同支气管扩张的类型中，单核细胞在上皮下的浸润均有增加，但是仅在有囊状支气管扩张的两只大鼠中，上皮细胞的 Ia 抗原的表达显著增加，而在弥漫性柱型支气管扩张的大鼠中反而有所减少。

在浸润的炎症细胞中，组织内的 T 细胞有少量增加，肺泡灌洗液中的 T 细胞增加明显，支气管周围区域 T 细胞增加明显，且密集分布在基底膜下。肺泡内的 T 细胞数量也有轻微增加，但几乎仅限于间质内。除上皮组织外，在肺泡灌洗液、肺泡和支气管、血管周围均可见大量的巨噬细胞。

我国首例支气管扩张症的大鼠模型是由万毅刚等建立的，他们对 Lapa 的方法进行了改进，虽同样采用手术的方法进行铜绿假单胞菌肺部注射，但与 Lapa 的方案略有不同。首先他们选择的菌株是临床患者分离的铜绿假单胞菌菌株；其次，他们通过两种方案进行铜绿假单胞菌的注射。一种是在支气管根部进行穿刺，在右上叶注射，注射后结扎右侧支气管，这一种方案同 Lapa 的方案相似；另一种方案则是通过支气管插管的方式，将铜绿假单胞菌直接注射至肺底部，并且不结扎支气管。

结果显示，两个实验组的支气管分泌量较对照组均增加，铜绿假单胞菌的含量也处于较高水平。组织学上看，模型大鼠出现了柱型、囊状和球形的支气管扩张，腔内充满分泌物部分或全部的阻塞支气管，管壁有不同程度的破坏，大量炎症细胞浸润，分布在支气管、黏膜、平滑肌层等。浸润细胞以中性粒细胞、单核细胞、淋巴细胞为主。同时伴有小动静脉的出血。

Lapa 等建立的方案是在铜绿假单胞菌注射外，同时进行支气管结扎，目的是通过感染和局部升压的方法造成支气管扩张。该方法难度较高，成功率低，并且结扎的效果对实验结果影响较大。而万毅刚等改进的方法，不再采用支气管结扎，而是用气管插管的方法将铜绿假单胞菌直接注入肺底部，防止铜绿假单胞菌被快速清除，从而同样成功建立了大鼠的支气管扩张症模型。

采用铜绿假单胞菌单次感染的方法到目前为止已确定可以构建动物支气管扩张症模型，但该类方法仍具有一定的局限性。因为该类方案较复杂，无论是否进行支气管结扎，都需要对实验动物进行手术开胸和气管插管，操作难度大且易造成实验动物死亡。

三、反复感染继发支气管扩张症

由于支气管扩张症发病的一个主要因素是反复感染，一次感染无法保证铜绿假单胞菌在动物体内持续存在，但是反复进行可能也可以形成慢性感染达到建模的目的。李斌等在家兔上进行了这一研究，他们采用喷雾吸入器使家兔经鼻咽吸入菌悬液，隔天吸入，35 天后终止实验。

结果显示，在接种早期家兔的肺部即出现水肿、出血、实变等肺炎早期表现，炎症细胞的浸润以中性粒细胞为主，并形成脓肿灶；感染晚期肺部实变渐渐减少，局部肺开始出现不张和纤维增生，同时伴有肉芽肿形成，免疫细胞浸润以淋巴细胞为主。影像学检查提示出现支气管扩张。

开胸接种法可以直接将铜绿假单胞菌接种到肺内，但其操作难度大，建模的成功与否很大程度上依赖于操作者是否娴熟，且手法方案容易造成混合感染；雾化吸入的操作相对简单，且更加符合真实的感染方式，但对细菌感染接种量不易控制。两种方案均存在一定的局限性。

四、铜绿假单胞菌包裹制剂法构建支气管扩张症模型

（一）铜绿假单胞菌 - 琼脂包裹体

为了减少手术本身带来的操作难度和实验动物无法耐受的问题，科研人员开始尝试直接将铜绿假单胞菌滴入实验动物肺部进行建模。不过遗憾的是，采用这种方案却无法成功。因为如果使用铜绿假单胞菌的剂量太大，会导致实验动物直接发生败血症死亡；若是采用较小剂量的细菌感染，由于肺部本身的清除功能和免疫功能均完好，铜绿假单胞菌很难在肺部生存形成慢性感染，进而也就无法形成支气管扩张。

为了克服这一问题，Cash 等设计了新的建模方案。他们采用囊性纤维化儿童肺部分离的铜绿假单胞菌菌株，由于这种菌株通常是黏液型，比起科研常用的标准菌株，会大量分泌黏液，形成有效的保护措施，防止被机体自身的免疫细胞快速清除。当然，仅仅如此是不够的，他们还采用了非常巧妙的办法使得铜绿假单胞菌能够在肺部持续存在，不被机体的免疫细胞杀死，并且能够持续分泌毒性物质，使肺部的炎性反应持续存在。具体是这样：

将 2% 的低熔点琼脂糖与磷酸盐缓冲盐溶液（phosphate buffered saline，PBS）混合，保持混合液的温度在 50℃，然后将培养好的铜绿假单胞菌菌液加入其中，调整细菌浓度至

10^6CFU/ml。将混合好的菌液加入 50℃的石蜡油中，经快速剧烈的搅拌混匀后，放置冰上降温同时继续搅拌，数分钟后，琼脂糖会逐渐凝结成小珠，而铜绿假单胞菌则被包裹在其中，接下来依次用 0.5%、0.25% 的脱氧胆酸盐溶液和 PBS 清洗琼脂小珠。清洗过的铜绿假单胞菌 - 琼脂珠可以通过涂布计数法再次计数，并可短暂保存于 4℃。对于实验动物通过在气管处做一小切口，将制作好的铜绿假单胞菌 - 琼脂珠通过注射的方式注入老鼠肺部即可。

实验结果显示，若直接将浮游型的铜绿假单胞菌注入肺部，在处理后的第 3 天，小鼠肺部匀浆菌荷量检测就已无法检测到铜绿假单胞菌，而通过琼脂珠包裹后，在处理后的第 35 天后，仍可检测到铜绿假单胞菌。

肺部病理显示，老鼠肺部存在多处坏死和炎症，多位于在肺后 1/3 处，这也是预期的接种部位。大多数老鼠存在纤维性的胸膜粘连，偶有纤维结节形成。支气管上皮处于增生状态，有绒毛褶皱和乳头状突起进入管腔。支气管扩张的表现明显，特别是在远端气道。含有铜绿假单胞菌的琼脂珠在气道中被急性炎症渗出物包围，中性粒细胞是主要的细胞类型，也存在部分巨噬细胞。相邻的支气管壁受慢性炎症的影响明显，也有一些细支气管被围绕在琼脂珠周围的脓液堵塞，并且出现纤维化损伤。

（二）铜绿假单胞菌 - 海藻糖包裹体

在囊性纤维化患者中，由于存在黏液型的铜绿假单胞菌，这比非黏液型菌株更难以清除，黏液可以防止免疫系统攻击细菌和影响巨噬细胞的细菌吞噬功能，而这其中比较重要的物质是海藻糖，其本身是铜绿假单胞菌有效的毒力因子并能够引起免疫耐受。相比于琼脂糖，海藻糖是铜绿假单胞菌自身分泌的物质，因此可能更为适合模拟铜绿假单胞菌在体内的感染环境。在 1990 年，Pedersen 等就对利用海藻糖进行铜绿假单胞菌包裹来构建慢性肺部感染模型的方案进行了研究。具体如下：

将海藻糖溶于 0.9% 的 NaCl 溶液，调整其浓度至 11mg/ml，取 1ml 培养好的铜绿假单胞菌菌液，与 10ml 配制好的藻酸盐溶液混合，调整菌液浓度为 10^8CFU/ml，将黏性悬浮液置于圆柱形储存器中，并通过压缩空气使其通过一根插管，同时沿插管同轴地喷射另一股空气以吹散藻酸盐小滴。将凝结形成的藻酸盐液滴小球转入 0.1mol/L 的 $CaCl_2$ 溶液（TRIS-HCl；0.1mol/L，pH = 7.0）中。通过调节气流，可以改变液滴以制备不同尺寸的藻酸盐微珠。将藻酸盐微珠在钙浴中固化 1 小时，然后离心分离，并在 4℃下储存备用。接种动物同琼脂糖包裹法，通过气管切开，用注射器将铜绿假单胞菌 - 海藻糖微珠直接注入大鼠肺部。

这种方法构建的铜绿假单胞菌 - 藻酸盐微珠大小约为 60μm（30～110μm）。其中可见包埋在内的铜绿假单胞菌均匀分布在整个藻酸盐基质，中位数量约 100CFU。在 4℃下，细菌在微珠内保持存活几个月。1 个月后，剩余的接种物也能超过 80%。

给予铜绿假单胞菌微珠的动物肺部可观察到灰色结节和纤维粘连的肉眼可见损伤，而接受无菌株的动物没有出现该类肺部损伤。铜绿假单胞菌微珠引起了明显的炎症反应，浸润以多核白细胞为主。在较高放大倍数下，可以在珠内看到细菌，还可观察到在微珠的外周形成的小菌落。给予无菌株的动物肺部炎症反应轻微，并且主要由单核细胞构成。

这项研究提供了海藻酸盐在铜绿假单胞菌肺部感染的发病机制中起重要作用的实验证据。通过在微小的藻酸盐珠粒中包埋铜绿假单胞菌的黏液型菌株可以建立慢性非菌血症肺部感染。藻酸盐的作用可能与细菌生物被膜成分相似，提供了细菌对宿主防御机制的保护。类似的作用也可用以解释琼脂珠是如何促进慢性肺部感染形成的。海藻糖还可干扰肺泡巨噬细胞的吞噬作用，抑制中性粒细胞的趋化性和清除中性粒细胞释放的自由基从而防止铜绿假单胞菌被清除。而固定在藻酸盐凝胶中的铜绿假单胞菌仍具有代谢活性，并且可以在低温条件下长时间存活。在大鼠模型中，处理后的 4 周时细菌计数未发现细菌明显增殖，说明感染仅仅是持续而并未加重。

对感染的大鼠血清进行免疫印迹法可观察到不同的条带，提示存在针对铜绿假单胞菌鞭毛和外膜蛋白的抗体。这些发现表明菌体分泌的包括脂多糖、内毒素、组织蛋白酶等多种毒素不断释放到肺组织中，导致慢性炎症反应的发生。

国内学者如王炜芳等也对以上构建方式进行了研究，同样采用海藻糖包裹，他们使用特殊的锐孔喷射装置，在不同实验条件和实验动物中成功建立了铜绿假单胞菌慢性感染模型。

当然，由于该方法中所用的锐孔喷射装置难以获得，并不是所有实验室都具备这种条件。宋方等设计了更加巧妙的方法，简化了这一实验。具体操作如下：量取 2ml 铜绿假单胞菌悬液和 18ml 1.1% 的藻酸盐溶液混于烧杯中，充分搅拌均匀后，用 1ml 注射器缓慢滴入 $CaCl_2$ 缓冲液中并持续搅拌冷却，后同样经过脱氧胆酸盐和 PBS 溶液的清洗，即可得到铜绿假单胞菌藻酸盐包被体。再通过经口气管插管法将处理好的包被体滴入大鼠肺部，也成功地构建了大鼠铜绿假单胞菌肺部感染的模型。

此外，硅胶管等其他介质也有被采用，本质上都是通过维持铜绿假单胞菌在动物体内形成稳定的生存环境进行建模。比起反复使用细菌维持感染的动物模型来说，这类方法简单，一次成型，实验动物的死亡率也更低。

五、利用支气管扩张症的原发性病因建模

以上无论是通过直接破坏支气管壁、金属刺激还是肺部慢性感染的方法，采用的思路都是继发性支气管扩张症发生的病因。一部分学者另辟蹊径，从原发性因素上设计动物模型。众所周知，囊性纤维化是引起支气管扩张症的重要因素之一，尤其在欧美国家，囊性纤维化的发病率较我国明显升高。因此国外对这类疾病研究较多，也较早开始构建囊性纤维化的动物模型。以此为基础，有学者提出用囊性纤维化模型构建小鼠的支气管扩张症模型。即采用基因靶向的方法，在胚胎干细胞中敲除囊性纤维化穿膜传导调节蛋白（CFTR）基因，创造出基因缺陷鼠。由于囊性纤维化小鼠在清除细菌感染方面存在缺陷，因此更易形成慢性感染。但由于导致小鼠和人类的 CFTR 基因缺陷的位点不同，囊性纤维化模型鼠构建难度大，且不易成功，且对于我国来说，囊性纤维化的发病率较低，我国的支气管扩张症的病因主要还是继发性因素，如反复感染、结核等。因此，采用继发性因素设计的动物模型更适合研究我国支气管扩张症人群的问题。

六、总结与展望

以上是到目前为止，已有的构建支气管扩张症动物模型的方法，但是各方法均存在不同程度的缺点，目前应用较多的，即采用琼脂珠或者海藻糖的方法进行铜绿假单胞菌包裹，再接种于动物肺部，形成慢性感染以构建支气管扩张症模型，但是该类方法的造模成功率也并不是很高，构建包裹体的操作步骤、接种方法甚至不同的实验动物都需要仔细的摸索条件后方能成功。可以说，支气管扩张症动物模型的构建任重而道远。

（韩昱飞　卫　平）

参 考 文 献

[1] DELARUE J A，ABELANET R M. Pathogenesis of bronchiectasis：an experimental study[J]. Dis Chest，1959，35（4）：394-408.

[2] 万毅刚，曹世宏. 大鼠支气管扩张症模型研制 [J]. 上海实验动物科学，2000，20（2）：65-68.

[3] 李斌，朱冬青，于红，等. 建立铜绿假单胞菌肺部感染动物模型的两种方法 [J]. 第二军医大学学报，2012，33（8）：829-832.

[4] 王炜芳，方向群，刘又宁. 铜绿假单胞菌大鼠肺部感染模型的建立 [J]. 中华医院感染学杂志，2007，17（5）：499-501.

[5] 宋方，吕欢，何晓静，等. 大鼠铜绿假单胞菌慢性肺部感染模型的建立与评价 [J]. 中国医院药学杂志，2015，35（9）：786-789.

[6] ALIPOUR M，OMRI A，LUI M K，et al. Co-administration of aqueous ginseng extract with tobramycin stimulates the pro-inflammatory response and promotes the killing of pseudomonas aeruginosa in the lungs of infected rats[J]. Can J Physio Pharmacol，2013，91（11）：935-940.

[7] CAI Y，FAN Y，WANG R，et al. Synergistic effects of aminoglycosides and fosfomycin on Pseudomonas aeruginosa in vitro and biofilm infections in a rat model[J]. J Antimicrob Chemother，2009，64（3）：563-566.

第二十六章

支气管扩张症的干细胞治疗探索

干细胞（或称祖细胞）往往兼具普通体细胞的功能特点和干细胞的"干性"，一方面在成体肺脏内存在且发挥功能，另一方面又可分化为新的支气管或肺泡上皮细胞来发挥损伤修复作用。对以组织结构异常改变为病变基础的支气管扩张症而言，许多学者对干细胞结构修复及多重调控能力在支气管扩张症中的治疗应用充满遐想，认为患者肺组织中成体干细胞的功能恢复或强化将成为支气管扩张症极具前景的变革性治疗举措。

一、干细胞的基本概念

干细胞（stem cell）是一类具有自我复制能力和多向分化潜能的细胞，在特定情况下，可分化为特定功能的细胞。根据分化潜能不同，干细胞可分为全能干细胞（totipotent stem cell，TSC）、多能干细胞（pleuripotent stem cell，PSC）和单能干细胞（unipotent stem cell）。

根据来源不同，临床上习惯接受内源性和外源性肺干细胞的分类方法。现有观点认为，肺内的不同解剖部位均有相应的干细胞参与细胞稳态维持和相关损伤修复。因此，成体肺组织内存在的少量"成体干细胞"被认为是最有临床应用价值的干细胞类型之一。

（一）肺上皮细胞的主要类型与特性

肺的结构复杂，至少含有 40 种细胞成分。上皮细胞主要起源于内胚层，在支气管黏膜上皮中包含未分化的上皮细胞、纤毛细胞、杯状细胞、浆液细胞、克拉拉细胞、刷细胞、中间细胞、基底细胞共 8 种上皮细胞，以及源于中胚层的淋巴细胞与球状白细胞两类游走细胞。此外，成人肺上皮细胞中尚有起源于外胚层神经嵴的 Kulchitsky 细胞。

1. 基底细胞（basal cell）　因其形状较短并位于上皮基底层而得名。在人胚 10 周，上皮分化成假复层时即已形成，位于气道上皮深部，与克拉拉细胞、纤毛细胞等构成气道假复层上皮，维持近端气道的生长及更新。该群细胞表达 *Trp63*、*Krt5*、*Krt14*、*Ngfr*、*Pdpn* 等标志基因。基底细胞除了自我增殖，还可分化为克拉拉细胞、纤毛细胞、神经内分泌细胞、Ⅰ和Ⅱ型肺泡上皮细胞，因此它属于典型的多能干细胞。小鼠气道中基底细胞较为稀少，但在人肺中则广泛存在，人的大气道直至细支气管均有分布。值得注意的是，并非所有的基底细胞都具干性，其中干性细胞所占的比例约为 10%。

无论是毒性气体吸入法还是流感病毒感染法来制备的气道损伤修复小鼠模型，基底细胞功能正常状态下气道上皮修复时细胞增殖和分化的程度惊人的相似。上皮修复过程中基底细胞会产生一类中间细胞，共表达 Krt5 和 Krt8，继而分化为成熟的纤毛细胞和克拉拉细胞。在静息状态下，基底细胞在功能上具有异质性，少许细胞表达分化标志 Krt8，克拉拉细胞和纤毛细胞早期分化标志为 Notch2ICD 或 c-Myb。提示基底细胞在损伤发生后会出现极化状态继而快速分化，以维持纤毛细胞和克拉拉细胞的适当数量。而气道损伤发生后，表达分化标志的基底细胞的数量则会迅速增加，提示损伤诱导基底细胞促极化信号活化或者解除活化抑制信号，基底细胞的内在分化潜能得以释放。近来还发现基底细胞具有免疫调节功能，如通过分泌 IL-33 募集免疫细胞至气道局部。

2. 克拉拉细胞（Clara cell/Club cell） 以具有圆顶形外观、无纤毛、胞质内富含分泌颗粒为特征，其分泌物为气道纤毛提供液体环境。分布在鼠的气管、支气管和细支气管，而人的气道上皮中则散在出现，表达 Scgb1a1 和 Cyp2f2 标志基因。能够自我更新并分化为纤毛细胞和基底细胞。在生理状态下，大气道纤毛细胞多源自克拉拉细胞。在小鼠细支气管神经内分泌小体周围的克拉拉细胞具有抵抗萘损伤的作用，能够自我更新并修复萘诱导的细支气管上皮损伤，称为变异型克拉拉细胞。

3. 纤毛细胞 大气道和小气道均有纤毛细胞分布，以细胞近腔面出现多纤毛和表达核转录因子 FoxJ1 为特征，属于终末分化细胞。生理状态下，大气道纤毛细胞的更新源自克拉拉细胞，但也有小部分细胞更新直接来自基底细胞；而在克拉拉细胞丢失状态下，绝大部分的纤毛细胞可直接源自基底细胞。小气道纤毛细胞主要源自克拉拉细胞，纤毛细胞破坏可引发气道邻近区域克拉拉细胞的增殖反应，而大气道纤毛细胞被消融后，未能引起克拉拉细胞或基底细胞的增殖。大小气道纤毛细胞缺失后所引发的不同反应可能缘于纤毛细胞或克拉拉细胞的内在不同、基底细胞的存在或缺失等因素。气道纤毛细胞的形态各异，小鼠气道上皮细胞的纤毛随着气道变细而逐渐变短。因此，纤毛细胞异质性源自细胞本身还是微环境中的不同信号值得进一步探索。

4. 肺神经内分泌细胞（pulmonary neuroendocrine cell，PNEC） PNEC 常常单个或成簇出现在气道黏膜中，与神经纤维紧密结合并被变异克拉拉细胞所围绕。表达降钙素基因相关肽（CGRP）、嗜铬粒蛋白 A（chromogranin A）和 ASCL1 等标志基因，在气道分支点呈富集分布。生理状态下，PNEC 具有自我更新能力，但不能转化成其他上皮细胞。其功能涉及变异克拉拉细胞的功能维持、氧感受器、动力传导、免疫调节与化学感受器，其中一部分功能通过与之相连的神经纤维来实现。

5. Ⅱ型肺泡上皮细胞（typeⅡ alveolar epithelial cell，AEC2） 鼠胚胎发育过程中，肺泡和气道上皮源自 ID2⁺Sox9⁺ 多能气道上皮祖细胞。在胚胎第 26~28 周时出现的终末囊泡是肺泡的前身，此时 AEC2 开始出现，细胞近似立方形，面向泡腔的游离缘有类似微绒毛的胞质突起，胞内细胞器较多，起源于高尔基体的嗜高渗包涵体增多，这些包涵体将合成典型的 AEC2 的板层体，内含构成肺泡表面活性物质的磷脂和蛋白质。AEC2 表达 Sftpc 标志基因，具有自我复制与 AEC1 分化功能。在成体肺组织，AEC2 自我更新并维持 AEC1 的稳态与细胞更新，博来霉素肺损伤模型中大量 AEC1 源自 AEC2。损伤因素能够唤醒 AEC2 进入细胞增殖程序。近来发现有一种 AEC2 亚型，表达 Wnt 反应性 Axin2，具有分化为肺泡上皮的强大潜能。

6. 支气管肺泡交界区（bronchoalveolar duct junction）　是细支气管向肺泡区的过渡区域，在此区域内有少数上皮细胞共表达克拉细胞和 AEC2 的基因标志（*Scgb1a1* 和 *Sftpc*），被认为是支气管肺泡干细胞（bronchoalveolar stem cell, BASC），具备自我更新、向克拉细胞与 AEC2 分化的能力。目前缺乏 BASC 在人肺的相关研究。

7. 黏膜下腺体　腺体位于气道上皮下层，嵌入气道下层结缔组织中，由导管和腺泡 2 部分组成。导管上皮类似于气道表面上皮，包含基底细胞、克拉细胞和纤毛细胞；腺泡组织包含 2 种独特的细胞类型，即位于基底层的扁平状肌上皮细胞及管腔细胞，前者表达 Krt14、α-SMA（ACTA2）和 Krt5，后者表达 Krt8。腺体广泛分布于人的气管直至小叶细支气管。

根据上皮细胞的自我更新能力及转分化潜能，内源性肺干细胞主要包括以基底细胞、Itga6$^+$Itgb4$^+$Sftpc$^-$ 肺泡细胞、BASC 为代表的多能干细胞；以克拉细胞或变异型克拉细胞为代表的气道干细胞及 AEC2 为代表的终末气道干细胞。

（二）外源性肺干细胞

外源性肺干细胞来源于肺脏以外的组织，但在一定条件下可形成肺组织的干细胞。目前已发现胚胎干细胞（embryonic stem cell, ESC）、间充质干细胞（mesenchymal stem cell, MSC）等可以向肺干细胞乃至成熟肺细胞分化。

1. ESC　是一群胚胎发育早期、尚未分化的原始细胞，属于全能干细胞，可自我更新并分化为体内所有组织。多项研究表明，在体内外培养条件下，ESC 都可以分化为肺上皮细胞。

2. MSC　属于多能干细胞，Friedenstein 等于 1974 年首先在人骨髓细胞中分离获得，具有可贴壁生长、呈纺锤体状、纤维细胞样和有增殖能力的特性。骨髓中 MSC 占有核细胞的 0.1～1/ 万，或占造血干细胞（HSC）的 1/10，主要作为 HSC 在体内的微环境"龛"（niche），维持着 HSC 在骨髓中的干性状态。近年来发现，MSC 也存在于骨髓之外的其他组织器官，如胎盘、羊水、脐带和脐带血、皮肤、软骨膜、牙髓、脂肪、肌肉、肝脏、肺脏及脾脏，并参与多类组织损伤的自我修复过程。国际细胞治疗协会（International Society for Cell Therapy, ISCT）在 2005 年提出了 MSC 的三大标准：①在标准培养体系中能够贴壁生长；②表达 CD73、CD90、和 CD105，但不表达 CD34、CD45、CD14、CD11b、CD79、CD19 和 MHCⅡ；③在体外须具有向成骨细胞、脂肪细胞和成软骨细胞分化的能力。

综上，肺干细胞虽来源和种类不同，但都有分化为肺组织的潜力，其用于肺组织的修复有各自的特点。肺内源性干细胞可分化为特定的肺组织细胞，修复效果明确，安全性也较高，但肺内源性干细胞在肺组织中所占比例较低，取材的阳性率随之降低。外源性肺干细胞，尤其是 MSC，可从多种组织中分离获得，包括脐带、脂肪、骨髓等，取材方便，也具多潜能性和可扩增性。近年的研究结果显示基底细胞与间充质干细胞在肺组织修复中的作用前景愈发明晰。

二、极具肺组织再生潜能的成体干细胞

（一）基底细胞

研究发现急性呼吸窘迫综合征（ARDS）患者肺损伤区域有大量的 Krt5（+）基底细胞增殖，并可初步形成管状结构。利用遗传谱系追踪的方法，用 *Krt5* 基因驱动的 LacZ 表达技术示踪流感病毒感染小鼠体内干细胞的增殖、迁移和分化等过程，发现 Krt5（+）细胞具有肺脏修复功能。进一步的实验还发现小鼠支气管基底细胞被选择性剔除后，肺功能不仅无法修复，反而会发生纤维化。在博来霉素诱导的小鼠肺损伤模型中，移植的人体支气管基底细胞（GFP 绿色荧光标记）可以大面积整合到受体肺脏中的损伤区域，并分化为成熟的人肺泡上皮和支气管结构，另外新生成的人支气管肺泡上皮还能募集周围的毛细血管，重新建成具有血气交换能力的功能单元。重要的是，通过重建上皮组织结构，细胞移植可以有效地减少肺内成纤维细胞（α-SMA 阳性）的增殖和激活，并发现移植到体内的细胞及其分化之后的细胞可长期存活。可见基底细胞的数量与功能状态对肺脏的正常修复是必要的，基底细胞属于非常有应用前景的成体干细胞。

2015 年开始，本课题组积极探索在人体基底细胞的取材、分离与培养技术，经过支气管镜进行刷检取材，从人的 3～5 级支气管中获取微量组织分离提取支气管基底细胞，将获得的组织冲洗下来，用酶解消化成单细胞悬液后进行细胞培养。利用包含特殊生长因子组合的培养基和复合材料在体外模拟基底层环境，能够选择性地扩增支气管基底细胞，而其他类型的成熟上皮细胞和成纤维细胞等则无法生长将自然凋亡。支气管基底细胞在经过一段时间扩增之后，可以长期保存在液氮细胞库内。在用于患者之前，支气管基底细胞需要经过一系列严格的检测，包括微生物污染检测、细胞形态、细胞存活力、遗传特性、*Krt5* 标记基因检测等。

（二）间充质干细胞

MSC 具备向多种组织分化的能力，可通过诱导分化成为相应组织细胞，参与组织修复。如 MSC 可在体内体外分化成骨细胞，在动物模型及人体内参与体内骨组织损伤修复，分化为神经胶质细胞促进神经损伤修复；经诱导后，MSC 还可分化为具有生物学功能的肝脏细胞和胰岛细胞，参与肝脏损伤及糖尿病的治疗。

MSC 具有定向趋化至损伤或炎症部位的特性，参与组织修复。在此过程中，CXCL12-CXCR4 及 CCL2-CCR2 趋化轴所涉及的趋化因子扮演了重要角色。另外，黏附分子 P-selectin 及 VCAM-1-VLA-4 也被发现参与介导 MSC 跨血管内皮过程。其次，MSC 还可表达基质金属蛋白酶（MMP）-1/2，参与 MSC 迁入组织过程调控。因此，有研究拟将 MSC 改造成为生物载体，使其迁移至损伤部位表达特定细胞因子，从而更有效地进行疾病治疗。

近来，MSC 免疫调节特性尤为引人注目。早期临床应用尝试阶段，MSC 就被用来缓解患者接受骨髓移植后的移植物抗宿主排斥反应，提高了骨髓移植的成功率。近来逐渐发现 MSC 可广泛针对多种免疫细胞发挥免疫抑制作用，如能够显著抑制 Th1/Th17 淋巴细胞的增殖及相应 IFN-γ 和 IL-17 的表达、促进 Th2 细胞的分化及 IL-4/IL-10 的产生、通过分泌

IL-6 促进调节性 T 细胞的分化与增殖、诱导具有促炎性的 I 型巨噬细胞向抑炎性的 II 型巨噬细胞分化。在上述免疫调节过程中，MSC 可通过分泌 IL-10、TSG-6、精氨酸酶 1、TGF-β、NO、IDO、PDL1 或者 PGE2 等多种免疫抑制类因子或与细胞直接接触的方式参与免疫调节作用。

时玉舫实验室是我国最早开始进行 MSC 临床转化研究的团队之一，研究工作中证明小鼠促炎性细胞因子组合 IFN-γ 和 TNF-α 或者 IL-1β、IL-1α 可刺激活化 MSC 大量分泌多种趋化因子，如 CCL2、CCL5、CXCL9 和 CXCL10 等募集免疫淋巴细胞趋化至 MSC 周围，与此同时，MSC 通过产生的高浓度 NO 显著抑制免疫细胞增殖和细胞因子的产生；在人 MSC 中，促炎因子同样扮演重要角色，MSC 在它们的刺激下可以大量表达趋化因子（CCL2、CXCL9、CXCL10 和 CXCL11 等）和 IDO；前者可以招募以 T 淋巴细胞为主的免疫细胞趋化至 MSC 周围，而后者可以大量消耗色氨酸这一必需氨基酸，并产生多种代谢产物，从而抑制免疫细胞的增殖及生物学活性。

时玉舫团队还发现 MSC 的免疫调节作用具有可塑性。MSC 介导的免疫调节作用在 MSC 治疗多种临床疾病中发挥了举足轻重的作用。疾病微环境中适当强度的炎症因子可赋予 MSC 强大的免疫调节能力，然而，当炎症因子处于较低水平时，MSC 仍能通过分泌多种趋化因子招募淋巴细胞聚集，但此时，MSC 中 iNOS 与 IDO 的表达水平不足以发挥免疫抑制作用，招募获得的淋巴细胞大量增殖，呈现免疫促进的特性。同时，还发现不同炎症因子对 MSC 的免疫调节特性具有特殊影响，如 TGF-β$_1$ 能够抑制小鼠 MSC 的 iNOS 表达，从而消除 MSC 的免疫抑制作用；相反地，IL-17α 能够通过维持 iNOS mRNA 的稳定性，增强 MSC 的免疫抑制作用。因此，针对不同疾病特点，通过控制机体炎症的强弱与类型，有助于更好地活化并发挥 MSC 的免疫调节作用。

三、干细胞用于支气管扩张症治疗的理论基础

（一）反复损伤参与支气管扩张症的发生与进展

支气管扩张症是指在感染、理化、免疫、遗传等多种原因影响下，引起支气管壁肌肉和弹力支撑组织的破坏。主要归结于以下两个因素：①感染的持续刺激；②气道阻塞、支气管引流功能损害和防御功能缺损。两种因素可单独存在，也可并存，互为因果，使气道损害持续发生并进行性加重。感染或其他因素诱发气道上皮的炎症反应，释放 IL-1β、IL-8、TNF-α 等炎症介质，募集中性粒细胞至支气管管腔，并引起中性粒细胞、单核细胞、CD4$^+$T 细胞等组织浸润；反复和持续性的慢性炎症反应引起支气管壁和肺组织的损伤，破坏气道纤毛上皮的清洁功能，进一步加重感染和细菌定植，形成恶性循环，最终形成支气管不可逆的损伤。因此，控制感染的同时，加强对气道上皮的修复，对支气管扩张症的治疗有着重要的意义。

（二）反复损伤会抑制肺组织固有的修复功能

近来研究发现损伤程度较轻时，肺组织具有较好的自我修复能力，而反复发生或程度严重的损伤则会严重抑制肺组织的修复功能。如 Cao 等应用反复气道注入博来霉素制备肺纤维化小鼠模型，每次滴注药物后检测血气变化，发现前 3 次注射博来霉素后，小鼠动脉血

氧水平下降后均可自行恢复，但第 4 次注射后，肺泡受损的氧合功能不再恢复。机制研究发现单次注射博来霉素后Ⅰ型肺泡上皮细胞的结构破坏明显，但其结构可以恢复并呈时间依赖性，但注入博来霉素 6 次后，Ⅰ型肺泡上皮细胞的修复被明显抑制，肺泡上皮的形态持续异常。同时还发现，Ⅱ型肺泡上皮细胞经博来霉素注射后也会出现增殖反应，但注射博来霉素 5 次后，Ⅱ型肺泡上皮细胞的增生反应不再出现。注射博来霉素 1 次或 2 次后，小鼠肺的纤维化水平（α-SMA、Ⅰ型胶原）于 35 天后有减弱，但注射博来霉素 4 次后，纤维化被逐渐修复的现象不再出现，并且博来霉素多次注射后可诱导持续高水平的肺纤维化。该研究结果提示反复发生的损伤将会大大削弱肺组织固有的再生能力，进而出现肺组织的永久破坏；而损伤因素的及时去除将会阻止支气管扩张症的进展。

（三）损伤状态下的肺上皮细胞具有高度可塑性

1. 气道上皮细胞的去分化功能　肺发育与生理状态下细胞稳态维持的机制研究加深了人们对成体肺再生医学的认识。近来发现，损伤状态下，气道上皮的细胞更新程序可能会明显不同——肺损伤修复中上皮细胞的可塑性极其明显。早期研究发现，分选出的非基底细胞移植到鼠缺失上皮的气管后，能够长出几乎所有主要的上皮细胞类型，表明气道损伤后非基底上皮细胞能够生成基底细胞。近来有研究证实小鼠气道被二氧化硫吸入损伤后，克拉拉细胞能够生成基底细胞。而在白喉毒素消融基底干细胞的小鼠模型中，克拉拉细胞可以去分化并形成真正的基底细胞，进而参与损伤肺的修复过程，产生基底细胞、克拉拉细胞和纤毛细胞。但当 80% 以上的基底细胞被去除时，克拉拉细胞才开始增殖。更少比例的基底细胞被去除时，克拉拉细胞的增殖反应并不明显。另外，肺叶切除诱导肺再生模型显示Ⅰ型肺泡上皮细胞可以自我复制并能生成Ⅱ型肺泡上皮细胞。

2. 气道上皮细胞的转分化功能　肺内一个区域来源的干细胞可以转化成其他部位的干细胞。早期研究表明，气道严重损伤后，黏膜下腺体导管细胞能够再生并迁移到受损的假复层上皮细胞中。萘损伤的小鼠气道内完全分化的神经内分泌细胞能够生成克拉拉细胞和纤毛细胞。H1N1 感染肺损伤修复小鼠模型远端气道干细胞具有扩增和迁移能力，发挥肺泡上皮再生功能。

借鉴肺上皮细胞在损伤环境中的去分化和转分化能力，运用干细胞的广泛调控与修复功能，将可能在多个环节调控支气管扩张症的进展。

四、干细胞治疗肺部疾病的初步临床应用

干细胞在呼吸系统疾病治疗中的应用目前处于探索阶段，尚无成熟的治疗规范。结合其他领域的治疗进展，推测基底细胞与间充质干细胞将会成为首批肺部疾病临床应用的干细胞。

（一）基底细胞

纤毛细胞的功能恢复将是支气管扩张症治疗的关键环节，纤毛功能的恢复有利于分泌物的清除和感染的恢复。基底细胞属于多潜能干细胞，可以分化为纤毛细胞、克拉拉细胞、

神经内分泌细胞及肺泡细胞,而克拉拉细胞也可以分化为纤毛细胞。

2017 年 3 月国家卫生计生委和国家食品药品监督管理总局在其医学研究备案登记信息系统中公布了首批通过备案的 8 个干细胞临床研究项目,任涛与左为项目组申报的"人自体支气管基底层细胞移植治疗间质性肺病临床研究"(注册号 CMR-20161214-1002)正式备案,旨在利用胎儿发育阶段遗留下来的成体肺脏干细胞进行组织修复。

入组志愿者中有 1 例间质性肺疾病合并支气管扩张症表现,接受 2 次自体基底细胞气道内移植,随访 6 个月,未出现治疗相关的不良反应,气道分泌物明显减少,6 分钟步行试验有增加,肺部 CT 检查发现部分较小的肺大疱消失。尽管该例志愿者不是单纯的支气管扩张症患者,但至少部分证明基底细胞治疗支气管扩张症的安全性和有效性,在此基础上我们将进一步设计临床研究方案,详细评价基底细胞对支气管扩张症的治疗效果。

(二)间充质干细胞

骨髓源 MSC 最早用于临床,21 世纪初临床医学杂志《柳叶刀》连续报道了 MSC 共同移植,用于辅助提高造血干细胞移植成功率的临床研究,验证了 MSC 在临床治疗中的极大潜力。MSC 在多种类型疾病(如移植物抗宿主病、系统性红斑狼疮、肝纤维化、肝硬化、糖尿病、肠炎、帕金森病、卒中等)治疗中确具不错的安全性和有效性。自 2004 年来,全世界开展的 MSC 相关临床试验数量逐年递增。截至 2017 年 3 月,在美国国立卫生研究院下属临床试验专业注册网站(www.clinicaltrials.gov)上登记在研的临床研究数量已高达 5 861 项,其中,已有不少 I/II 期临床试验已顺利完成并发表,同时也有不少试验项目进入了临床 III/IV 期阶段。但目前还鲜有 MSC 在支气管扩张症治疗的研究。

为了提高 MSC 的获取率、解决由患者状态原因导致的 MSC 来源不稳定性,人们已成功地从脐带、脂肪及牙髓等组织中分离扩增出 MSC。特别是脐带华通胶(Wharton's jelly)中存在数量众多、性质均一、状态原始、无成瘤性的优质 MSC,将是未来临床使用 MSC 极佳的分离获取来源之一。

支气管上皮修复是支气管扩张症治疗的重点环节,MSC 具有分化为肺上皮细胞的潜能,具有治疗的可行性。且相比于其他器官的干细胞治疗,支气管扩张症的治疗可选择静脉输注 MSC,还可通过经支气管镜移植治疗,或者通过介入方式在病变部位经支气管动脉输注 MSC,局部输注的方式相比于全身输注 MSC,需要的 MSC 数量更少、安全性应该更高。

五、总结与展望

干细胞因其突出的组织修复和免疫调控功能得到临床研究机构的广泛重视,但肺的再生医学研究刚刚起步,许多一手数据来自鼠等动物研究,而小鼠的气道上皮细胞的种类、分布及生物学特性与人体存在物种差异,干细胞是否能够修复受损的成体气道上皮细胞、能否进一步修复受损的气道结构,以及内源性干细胞在支气管扩张症进展中的角色等均需要进一步探索和研究。除 MSC 以外,胚胎干细胞的细胞替代治疗在伦理允许的情况下也有广阔前景。

　　我国已将发展干细胞应用纳入研究规划，同时，国家卫健委已出台《干细胞临床试验研究项目管理办法（试行）》及《干细胞制剂制备质量管理自律规范》，并确定了第一批干细胞临床试验基地，上述举措将大力推动干细胞临床应用转化。相信随着相关研究的不断发展，干细胞的未来可期。

（任　涛）

参 考 文 献

[1] KOTTON D N, MORRISEY E E. Lung regeneration: mechanisms, applications and emerging stem cell populations[J]. Nat Med, 2014, 20(8): 822-832.

[2] ZUO W, ZHANG T, WU Z A, et al. p63(+)Krt5(+)distal airway stem cells are essential for lung regeneration[J]. Nature, 2015, 517(7536): 616-620.

[3] HOGAN B L, BARKAUSKAS C E, CHAPMAN H A, et al. Repair and regeneration of the respiratory system: complexity, plasticity, and mechanisms of lung stem cell function[J]. Cell Stem Cell, 2014, 15(2): 123-138.

[4] VAUGHAN A E, BRUMWELL A N, XI Y, et al. Lineage-negative progenitors mobilize to regenerate lung epithelium after major injury[J]. Nature, 2015, 517(7536): 621-625.

[5] SCHILDERS K A, EENJES E, VAN RIET S, et al. Regeneration of the lung: Lung stem cells and the development of lung mimicking devices[J]. Respir Res, 2016, 17: 44.

[6] XU C L, YU P F, HAN X Y, et al. TGF-β promotes immune responses in the presence of mesenchymal stem cells[J]. J Immunol, 2014, 192(1): 103-109.

[7] CAO Z W, LIS R, GINSBERG M, et al. Targeting of the pulmonary capillary vascular niche promotes lung alveolar repair and ameliorates fibrosis[J]. Nat Med, 2016, 22(2): 154-162.

[8] TATA P R, RAJAGOPAL J. Plasticity in the lung: making and breaking cell identity[J]. Development, 2017, 144(5): 755-766.

[9] TADOKORO T, WANG Y, BARAK L S, et al. IL-6/STAT3 promotes regeneration of airway ciliated cells from basal stem cells[J]. Proc Natl Acad Sci U S A, 2014, 111(35): E3641-E3649.

第二十七章
支气管扩张症的肺损伤修复探索

一、支气管扩张症中组织破坏和损伤的表现和机制

支气管扩张症在解剖学上以支气管壁结构破坏为特征，其多继发于急、慢性呼吸道感染和支气管阻塞后的反复支气管壁炎症。显微镜下可见支气管壁水肿、炎症和新血管形成，以及周围间质组织和肺泡破坏所致的纤维化和肺气肿。

反复感染、局部炎症反应、氧化应激、蛋白酶释放等对支气管上皮细胞和细胞外基质的持续破坏若超过了内源性修复的潜力，则会出现支气管结构破坏，并进一步导致感染易发，进入恶性循环，最终出现不可逆的肺组织损伤，范围广泛者易损害肺功能，甚至发展至呼吸衰竭而引起死亡。

二、支气管扩张症的潜在损伤修复方法

支气管扩张症的已有治疗方法多为控制感染、改善气流受限、清除气道分泌物等对症处理，对于局限性病灶而反复感染和咯血的患者可通过外科切除病变组织。目前尚缺乏针对支气管壁及其周围结构损伤破坏的有效修复方法，近年来在这方面出现了一些探索性工作，介绍如下。

（一）大环内酯类

除了抗菌作用外，大环内酯类还具有炎症和免疫调节作用。多项研究显示，小剂量、长疗程口服大环内酯类能够改善弥漫性泛细支气管炎、哮喘、支气管扩张症、囊性纤维化、鼻窦炎等疾病的临床表现。有观点认为，14 元环、15 元环大环内酯类对于这些慢性炎症性肺部疾病还具有损伤修复的作用，其作用机制在于药物和膜磷脂结合，继而下调由慢性炎症反应诱发的组织内效应细胞持续的、不可控的、正反馈式的非特异性炎症反应及其继发组织破坏。此外，支气管扩张症患者下呼吸道常有铜绿假单胞菌定植和／或感染，而大环内酯类可通过抑制细菌毒素的作用减轻相应的炎症损伤。

（二）干细胞再生医学

1. 内源性干细胞 内源性组织干细胞在维持组织、器官功能和修复方面起到重要作用。在肺组织中，目前发现克拉拉细胞、支气管基底细胞具有类似干细胞功能，该类细胞参与了内源性肺损伤后的再生过程，它们在远端气道分布于气管支气管软骨区域、细支气管

的神经上皮小体和支气管肺泡管结合部。当正常气道出现损伤破坏时，这些具有干细胞功能的细胞通过快速完整的气道重塑实现气道上皮功能完好。干细胞功能存在不同程度受损时，便导致了持续的气道上皮破坏。

研究显示，干细胞在特定微环境下能够实现肺组织修复，国内左为等应用自体肺基底细胞移植的方法，在2例支气管扩张症患者中取得了较好疗效，包括咳痰、气促等症状改善、影像学显示支气管扩张部位肺组织破坏的显著修复、肺功能改善等，并且无明显不良反应。目前已有数项小样本临床研究在进行中，以期进一步明确肺基底细胞自体移植治疗支气管扩张症的临床效果和安全性；此外局部的细菌定植、感染及其相关炎症反应对移植后干细胞数量与功能的影响也有待阐明。

2. 外源性干细胞　研究显示，胚胎干细胞在特定的培养条件下可向肺泡上皮定向分化。但是胚胎干细胞表达的许多基因在肺内源性干细胞中并没有表达，其体内诱导分化等机制和条件目前均不清楚。

内皮祖细胞（endothelial progenitor cell，EPC）起源于循环中的骨髓分化的血管祖细胞并表达特殊的表面抗原，它们在肺血管重塑中可能起到重要作用，它们可分化为平滑肌细胞，起到血管肌化、内皮增殖和加强血管收缩的作用。目前EPC在肺部疾病中的作用还有待深入研究。

国外也有学者在开展静脉注射骨髓来源的间充质干细胞治疗非囊性纤维化支气管扩张症的探索性研究。

（张　静）

参 考 文 献

[1] MCSHANE P J, NAURECKAS E T, TINO G, et al. Non-cystic fibrosis bronchiectasis[J]. Am J Respir Crit Care Med, 2013, 188（6）: 647-656.

[2] HIROTA N, MARTIN J G. Mechanisms of airway remodeling[J]. Chest, 2013, 144（3）: 1026-1032.

[3] CRAMER C L, PATTERSON A, ALCHAKAKI A, et al. Immunomodulatory indications of azithromycin in respiratory disease: a concise review for the clinician[J]. Postgrad Med, 2017, 129（5）: 493-499.

[4] HILL A T. Macrolides for clinically significant bronchiectasis in adults: who should receive this treatment?[J]. Chest, 2016, 150（6）: 1187-1193.

[5] Regend Therapeutics. Autologous bronchial basal cells transplantation for treatment of bronchiectasis[DB/OL].（2020-3-18）[2021-3-31] https://clinicaltrials.gov/. Identifier: NCT02722642.

[6] GLASSBERG M. Safety and potential efficacy of human mesenchymal stem cells in non-cystic fibrosis bronchiectasis（CELEB）[DB/OL].（2019-8-28）[2021-3-31] https://clinicaltrials.gov/. Identifier: NCT02625246.